创新 泌尿外科学

主　编

杨金瑞　彭风华　饶建明　杨　欣

副主编

刘龙飞　王　龙　宋　伟　唐智旺　魏永宝　钟德文　李　清　戴英波　李显文
尹　焯　严　彬　高云亮　王　钊　郭　琼　吴铁球　杨　灿

编　委

杨金瑞　彭风华　饶建明　杨　欣　刘龙飞　王　龙　宋　伟　唐智旺　魏永宝
钟德文　李　清　戴英波　李显文　尹　焯　严　彬　高云亮　王　钊　郭　琼
吴铁球　杨　灿　刘　斌　李　可　姚　成　黄　靓　王珂楠　何　芊　蒋照辉
任利玲　李　敏　粘烨琦　刘　磊　顾栋华　梁波罗　任剑南　邓光程　康秀英
吴　湘　易　路　李　源　金　鑫　邓　飞　彭　谋　熊　伟　任　达　彭龙开
谢续标　余少杰　宋　磊　姚恒昌　黄　莉　李旭睿　周克勤　彭　双　戴彩霞
朱田开　谌　磊　张　威　张宏伟　魏寅生　贺书云

CNS 湖南科学技术出版社 · 长沙

作者名单（按参编章节顺序排列）

杨金瑞　中南大学湘雅二医院
李旭睿　中南大学湘雅二医院
任剑南　中南大学湘雅二医院
彭　双　中南大学湘雅二医院
戴彩霞　中南大学湘雅二医院
杨　欣　中南大学湘雅二医院
杨　灿　南华大学衡阳医学院
黄　靓　湖南省人民医院
刘　斌　中南大学湘雅三医院
宋　伟　湖南省人民医院
高云亮　中南大学湘雅二医院
唐元媛　中南大学湘雅二医院
尹　焯　中南大学湘雅二医院
严　彬　中南大学湘雅二医院
李　清　南方医科大学第五附属医院
吴泰宏　南方医科大学第五附属医院
蔡　燚　中南大学湘雅医院
李　可　长沙市第一医院
任利玲　宁波市第一医院
邓光程　长沙市第四医院
饶建明　长沙市第四医院
周华英　中南大学湘雅二医院
熊　伟　中南大学湘雅二医院
袁　坤　中南大学湘雅二医院
李　源　中南大学湘雅二医院
戴英波　中山大学附属第五医院
王　龙　中南大学湘雅三医院
唐智旺　长沙市第一医院
魏永宝　福建省立医院
王珂楠　大连医科大学附属第一医院
任　达　中南大学湘雅二医院
易　路　中南大学湘雅二医院
刘龙飞　中南大学湘雅医院
顾栋华　南通市第一人民医院
邓　飞　中南大学湘雅二医院
钟德文　龙岩市第一医院
郭　琼　湖南省人民医院
贾志华　湖南省人民医院
姚　成　长沙市第一医院
吴铁球　长沙市第一医院
周祎昕　湖南省人民医院
张　亮　中南大学湘雅医院
蒋照辉　宁波市第一医院
何　芊　浙江大学医学院附属邵逸夫医院
周克勤　中南大学湘雅二医院
郑智桓　中南大学湘雅医院
王　钊　中南大学湘雅医院
吴自强　中南大学湘雅医院
刘　磊　威海市立医院
彭　谋　中南大学湘雅二医院
李　敏　解放军总医院第六医学中心
唐秀英　岳阳市中心医院
吴　湘　湖南省妇幼保健院
任诗帆　湖南省妇幼保健院
粘烨琦　南开大学附属第一中心医院
彭风华　中南大学湘雅二医院
彭龙开　中南大学湘雅二医院
余少杰　中南大学湘雅二医院
姚恒昌　中南大学湘雅二医院
谢续标　中南大学湘雅二医院
宋　磊　中南大学湘雅二医院
曾　锋　中南大学湘雅医院
金　鑫　中南大学湘雅二医院
李显文　深圳市盐田区人民医院
刘佳豪　中南大学湘雅医院
梁波罗　张家界市人民医院
钱　程　中南大学湘雅医院

内容简介

本书共分 3 篇。上篇为泌尿外科基本知识，仅收入以往书籍中很少出现的创新内容；中篇为泌尿外科当前热点临床问题的介绍；下篇为泌尿外科领域的创新思考、假说和创新技术应用。其中下篇以亚专科的分类编排，包括在国际上创新的一些疾病假说、疾病分类、入选指南的诊疗技术、原创的阴囊镜微创诊断和手术技术等。本书不是穷尽每种泌尿外科疾病，而是专注于亚专科领域的创新思考与践行的创新技术内容，同时使读者了解和学习在临床诊疗中遇到问题和困惑时的创新思路与解决问题的方法，给予读者的是“鱼”与“渔”。

序　一

2020 年，习近平总书记在科学家座谈会上指出，科学家和科技工作者要肩负起历史责任，坚持面向世界科技前沿、面向经济主战场、面向国家重大需求、面向人民生命健康，不断向科学技术广度和深度进军。医学创新是建设创新型国家的重要内容，是引领卫生健康事业高质量发展的根本动力。公立医院作为我国医疗服务体系的主体，更应该牢固坚持“四个面向”，扛起引领高质量医学创新的主体责任。

近年来，对标国家《关于推动公立医院高质量发展的意见》要求，在中南大学“四个转型”战略（加快向高水平综合性大学转型、向基础研究与应用研究并重转型、向人才培养从重规模向重质量转型、加大力度实现向国际化办学转型）指引下，中南大学湘雅二医院牢固树立高水平、高质量、高价值导向，积极鼓励“全链条”创新。

泌尿外科作为中南大学湘雅二医院 1958 年建院就创建的学科，在医院大力支持和引导下，在一代代学科带头人的引领下，保持了良好的发展势头。例如，首创前列腺等离子电切、阴囊镜微创手术等医疗新技术，成为湖南省首批国家批准的住院医师培训基地，2003 年获批国家临床药物试验基地，逐步形成了泌尿系肿瘤专科、结石专科、男性疾病专科、小儿及女性专科、肾移植专科等相对完整的精细化亚专科体系，并入选国家临床重点专科建设项目。

杨金瑞教授深耕泌尿外科领域 40 余年，多次参与泌尿外科疾病诊断治疗指南的编审工作，在泌尿外科疾病的诊断与治疗、前沿技术的创新与使用等方面积累了丰富的经验。由杨金瑞教授领衔编写的《创新泌尿外科学》，在内容安排、编著体例、技术创新等方面下了很大功夫，弥补了很多以往专著的关注空白，更加便于读者识别与操作。

他山之石，可以攻玉。我相信，本书一定能够为学术交流和创新带来推动作用，一定能够为广大读者带来借鉴和启迪。

中南大学副校长
中南大学湘雅二医院院长　　黎志宏

序　二

人类疾病诊断与治疗的每一次里程碑式的发展，都是与医师永不满足的创新精神不可分割的。正如穆勒的那句名言：现在的一切美好事物，无一不是创新的结果。外科手术技术的不断开创与创新，带动了外科领域的整体发展与提高。19世纪后半期，由于先后成功地解决了手术疼痛、伤口感染、止血和输血等关键性技术难题，外科治疗发生了革命性的变化。手术部位由体表进入体内，手术种类由单一走向多样，手术难度由简单变为复杂。外科医师重视创新技术的开发应用及理论与实践相结合，使得自己逐渐从手术开刀匠发展成了创新研究型的医师。

泌尿外科的创新性发展对外科领域的发展具有重要的影响，如腔镜微创技术。最早的腔镜微创技术就起源于泌尿外科的膀胱镜，1804年，德国医师Philip Bozzini首创膀胱镜，借助蜡烛光源通过细铁管窥视尿道，开辟了内镜微创手术的起源。1901年，德国医师Georg Kelling在德国汉堡生物医学会议上报道了在活狗腹腔内充入气体后，用膀胱镜对狗的腹腔内进行检查，开始了腹腔镜的起源。事实上，也正是一位对泌尿内镜深有造诣的英国泌尿外科医生——Wickham，于1983年首次提出了微创外科的概念：minimally invasive surgery（MIS）。

《创新泌尿外科学》一书编写的是近几年来泌尿外科领域临床诊疗中的创新思考与创新技术实践经验的总结。本书组织国内一些涉及泌尿外科临床诊疗工作的作者，就他们在泌尿外科临床诊疗工作中的创新思考与创新技术的实践编写成这本专著。

本书除了给读者提供泌尿外科领域的一些诊疗创新的新技术与理论思考外，还可使读者了解这些作者在临床诊疗中遇到问题与困惑时的创新思路和方法，给予读者的是“鱼”与“渔”。我坚信，本书的正式出版，必将对读者在泌尿外科临床诊疗工作中有启迪、借鉴乃至指导作用。

中国医师协会泌尿外科医师分会会长
中国医学科学院肿瘤医院副院长、泌尿外科主任　**邢念增**

序 三

泌尿外科的发展史是伴随着思维观念创新与技术的科技创新的。泌尿外科的技术创新在外科领域中一直走在前列，尤其是腔镜微创诊断与手术技术，其腔镜微创技术的发展在各个学科中起了先导作用。最早的腔镜微创技术就起源于泌尿外科的膀胱镜（1804 年）。第一个腹腔镜器械来源于改良的膀胱镜定名为腹腔镜（1914 年）。近 20 年来，我国泌尿外科在腔镜微创技术创新、疾病诊治理论创新、人才培养等领域迅速发展，有些技术已达到国际领先水平。

《创新泌尿外科学》编写时并不是每个疾病均面面俱到，而是专注于各亚专科领域内的创新思考与践行创新技术内容，国内外罕见以此类构思编排出版的泌尿外科专业书籍。本书内容的中心特色就是创新，如“入选 EAU 指南的经尿道等离子剜除大体积前列腺增生技术”“一种假说的提出：良性前列腺增生是一种免疫炎症疾病”“慢性前列腺炎新致病机制：尿道菌群失调理论假说的提出和验证”，尤其是在国际上创建的“阴囊镜微创技术理论和方法体系的建立与专用器械的研制应用”，填补了人体腔镜技术的空白。

本书编排内容按泌尿外科专业学组也即亚专科分类编排，而不是按器官疾病分类编排。这种分类编排，便于按亚专科查找，内容上不会重复。

本书除了给读者提供泌尿外科领域的一些诊疗创新的新技术与理论思考外，还可使读者了解这些作者在临床诊疗中遇到问题与困惑时的创新思路和方法。

综上所述，本书是一本思维方式与编写体例新颖，展示创新的技术与思考观点，启迪读者临床诊治和科研思路的书籍。

中华医学会泌尿外科学分会前任副主任委员
中国医科大学附属第一医院副院长、泌尿外科主任 **孔垂泽**

前　　言

临床医学的发展进步，临床诊疗新技术的创新均离不开医务人员在临床诊疗工作中不断地创新思考，以及将创新思考和创新技术付诸于实践。临床诊疗中的一些观念、思维、方法、技术并不是一成不变的，而是在不断地探索与创新之中，泌尿外科疾病的临床诊疗也是一样。近年来，泌尿外科的诊断和治疗新技术不断被开发和应用，给广大泌尿外科医生带来更广阔的选择。

有鉴于此，我们特组织国内一些涉及泌尿外科临床诊疗工作的作者，就他们在泌尿外科临床诊疗工作中的创新思考与创新技术的实践编写成这本《创新泌尿外科学》，即他们在临床诊疗中遇到问题与困惑时，是如何创新思考的？如何创新与实践新技术的？因此，本书专注于近几年来泌尿外科领域临床诊疗中的创新思考与创新技术实践经验。

本书共分3篇。上篇为泌尿外科基本知识，与其他专业书籍不同的是这一篇仅收入创新的内容及弥补以往书籍中很少出现的内容。中篇为泌尿外科当前热点临床问题的介绍，重点放在临床应用上。下篇为泌尿外科领域的创新思考、假说和创新技术应用。该篇以亚专科的分类编排，而不是按器官疾病分类编排，这种分类编排，便于按亚专科查找内容，内容上不会重复。本书并不是穷尽每种泌尿外科疾病，而是专注于亚专科或专业学组领域的创新思考与践行的创新技术内容，介绍各位作者在泌尿外科诊疗中针对问题与困惑的创新思考和创新技术的应用。即他们在临床诊疗中是如何创新思考的？如何创新与实践医疗新技术的？所有作者入书的创新内容必须有“佐证”材料作为支撑。“佐证”材料是指有发表文章、获得课题、获得成果、参编著作等。本书除了给读者提供一些临床诊疗新的技术方法与创新思考外，还可使读者了解和学习在临床诊疗中遇到问题与困惑时的创新思路和解决问题的方法，给予读者的是“鱼”与“渔”。

因此，本书适合于泌尿外科临床医师，特别是基层医师阅读，同时适合于做为医学生、研究生、住院医师规范化培训和进修医师继续医学教育的教材。如本书能对读者有点滴可取受益之效，则编者感到莫大的欣慰。

由于各作者分头执笔，故各章节的叙述风格、内容详略及介绍的多寡不尽一致，敬请读者见谅。同时限于作者水平，书中难免有不足和欠妥之处，尚望读者批评指正。

杨金瑞

于中南大学湘雅二医院

目　录

上篇　泌尿外科基本知识

第一章　以患者的诉求方式创新泌尿外科疾病的症状问诊 ……（3）
　第一节　排尿异常与相关症状 ……（3）
　第二节　疼痛 ……（12）
　第三节　肿块 ……（14）
　第四节　男性性功能障碍和精液异常 ……（14）
第二章　泌尿外科体格检查中量化标准的检查 ……（19）
　第一节　肾区检查 ……（19）
　第二节　输尿管区检查 ……（19）
　第三节　膀胱区检查 ……（20）
　第四节　腹股沟区检查 ……（20）
　第五节　阴茎和尿道检查 ……（21）
　第六节　阴囊及其内容物检查 ……（21）
　第七节　直肠指检与前列腺检查 ……（21）
　第八节　女性盆腔检查 ……（22）
第三章　病历书写 ……（24）
　第一节　病历书写基本要求 ……（24）
　第二节　入院记录 ……（25）
　第三节　病程记录 ……（27）
　第四节　术前讨论记录 ……（28）
　第五节　手术记录 ……（29）
　第六节　门诊病历 ……（30）
　第七节　急诊病历 ……（31）
第四章　泌尿外科疾病诊断思路 ……（33）
　第一节　临床资料收集 ……（33）
　第二节　临床资料分析 ……（36）
　第三节　诊断的检验和修正 ……（37）
第五章　泌尿外科疾病自我管理和治疗 ……（38）
　第一节　凯格尔训练法 ……（38）

第二节 间歇性自家清洁导尿 …… (39)
第三节 膀胱训练 …… (41)
第四节 导尿管引流袋护理 …… (42)
第五节 腹膜透析管理 …… (43)
第六节 膀胱灌注后注意事项 …… (46)
第七节 造瘘口管理与更换引流管 …… (46)
第八节 术后卧床下肢血栓的预防 …… (47)
第九节 排尿日记 …… (48)
第十节 阴茎夹的使用 …… (50)
第十一节 阴茎假体使用方法 …… (50)
第十二节 夜间阴茎勃起试验 …… (52)
第十三节 早泄自我手法治疗 …… (52)
第十四节 勃起功能障碍自我手法治疗 …… (53)
第十五节 腹部手术后的功能锻炼 …… (54)
第十六节 Valsalva 试验 …… (55)
第十七节 热水坐浴 …… (56)
第六章 泌尿外科常用量表 …… (59)
第一节 国际前列腺症状评分（IPSS） …… (59)
第二节 生活质量评分（QOL） …… (59)
第三节 慢性前列腺炎症状指数评分（NIH-CPSI） …… (60)
第四节 慢性前列腺炎/慢性骨盆疼痛综合征（CP/CPPS）的 UPOINT 临床症状分型表 …… (61)
第五节 国际勃起功能指数（IIEF-5）调查问卷表 …… (62)
第六节 抑郁自评量表（SDS） …… (63)
第七节 焦虑自评量表（SAS） …… (64)
第八节 症状自评量表（SCL-90） …… (64)
第九节 O'Leary Saint 间质性膀胱炎评分 …… (69)
第十节 膀胱过度活动症评分（OABSS） …… (70)
第十一节 健康相关生活质量（HRQL） …… (71)
第七章 泌尿外科常用药物分类和简要 …… (80)
第一节 抗微生物药 …… (80)
第二节 利尿药 …… (87)
第三节 脱水药 …… (89)
第四节 抗尿崩症药 …… (90)
第五节 抗遗尿药 …… (90)
第六节 治疗膀胱过度活动症药 …… (90)
第七节 治疗压力性尿失禁药 …… (91)
第八节 治疗尿石症药 …… (91)
第九节 治疗前列腺疾病药 …… (92)
第十节 尿路消毒药 …… (94)
第十一节 治疗尿毒症药 …… (94)
第十二节 膀胱灌注治疗药 …… (94)
第十三节 泌尿男生殖肿瘤靶向药和免疫检查点抑制剂 …… (95)

第十四节　治疗男性性功能障碍药 …………………………………………………………………………（96）
第八章　泌尿男性生殖系统肿瘤放射治疗技术和应用 ………………………………………………………（98）
第一节　常用于泌尿男性生殖系统肿瘤的放射治疗技术和设备 …………………………………………（98）
第二节　放射治疗在肾细胞癌治疗中的应用……………………………………………………………（122）
第三节　放射治疗在膀胱癌治疗中的应用………………………………………………………………（123）
第四节　放射治疗在前列腺癌治疗中的应用……………………………………………………………（126）
第五节　放射治疗在睾丸肿瘤治疗中的应用……………………………………………………………（131）
第六节　放射治疗在阴茎癌治疗中的应用………………………………………………………………（133）
第九章　泌尿外科相关疾病康复治疗……………………………………………………………………（139）
第一节　尿失禁和尿潴留的康复治疗……………………………………………………………………（139）
第二节　尿路感染的康复治疗……………………………………………………………………………（151）
第三节　男性性功能障碍的康复治疗……………………………………………………………………（155）
第四节　前列腺炎的康复治疗……………………………………………………………………………（159）
第五节　肾移植术后的康复治疗…………………………………………………………………………（162）

中篇　泌尿外科当前热点临床问题

第十章　腹腔镜下肾部分切除术热缺血时间和保肾的掌控技术………………………………………（171）
第一节　概述………………………………………………………………………………………………（171）
第二节　肾部分切除术相关肾脏缺血灌注损伤…………………………………………………………（171）
第三节　不同的动脉阻断技术……………………………………………………………………………（173）
第四节　小结………………………………………………………………………………………………（177）
第十一章　输尿管软镜的种类和临床应用………………………………………………………………（182）
第一节　概述………………………………………………………………………………………………（182）
第二节　问题与困惑………………………………………………………………………………………（182）
第三节　创新与思考………………………………………………………………………………………（183）
第四节　理论支持与践行实施……………………………………………………………………………（183）
第五节　适用与展望………………………………………………………………………………………（185）
第十二章　神经源性膀胱的微创治疗……………………………………………………………………（186）
第一节　概述………………………………………………………………………………………………（186）
第二节　肉毒杆菌毒素……………………………………………………………………………………（186）
第三节　辣椒素与 RTX …………………………………………………………………………………（189）
第四节　小结………………………………………………………………………………………………（190）
第十三章　经尿道前列腺切除术和经尿道前列腺剜除术的器械种类和临床应用…………………（194）
第一节　概述………………………………………………………………………………………………（194）
第二节　器械种类…………………………………………………………………………………………（194）
第三节　关于未来发展方向的思考………………………………………………………………………（196）
第十四章　腹腔镜根治性前列腺切除术和机器人辅助腹腔镜根治性前列腺切除术中保护尿控和性功能的技巧和方法…………………………………………………………………………………（197）
第一节　前列腺癌相关解剖基础…………………………………………………………………………（197）
第二节　腹腔镜根治性前列腺切除术和机器人辅助腹腔镜根治性前列腺切除术中尿控和性功能保护的技巧………………………………………………………………………………………………（198）

第三节 小结……(202)
第十五章 肌层浸润性膀胱癌保留膀胱的手术和综合治疗方法……(203)
第一节 概述……(203)
第二节 肌层浸润性膀胱癌保留膀胱的治疗……(203)
第十六章 泌尿系肿瘤基因检测和临床应用……(208)
第一节 概述……(208)
第二节 前列腺癌基因检测……(208)
第三节 肾细胞癌基因检测……(210)
第四节 膀胱癌、阴茎癌和睾丸癌基因检测……(212)
第五节 基因检测结果的解读……(212)
第十七章 良性前列腺增生合并前列腺炎相关研究热点……(215)
第一节 概述……(215)
第二节 良性前列腺增生与前列腺炎可能的相互作用机制……(216)
第三节 良性前列腺增生合并前列腺炎的组织病理学研究……(218)
第四节 良性前列腺增生合并前列腺炎对临床表现的影响……(218)
第五节 良性前列腺增生、前列腺炎与前列腺癌的相关性……(219)
第十八章 终末期肾病血液透析治疗进展……(224)
第一节 概述……(224)
第二节 终末期肾病开始血液透析的时机……(225)
第三节 透析膜和血液透析模式分类……(225)
第四节 透析用水与透析器……(227)
第五节 透析剂量……(228)
第六节 家庭透析和可携带等新型人工肾……(228)
第七节 透析质量评估和提高……(228)
第十九章 肾静脉受压综合征的诊断和治疗进展……(232)
第一节 肾静脉受压综合征与胡桃夹现象……(232)
第二节 肾静脉受压综合征的病因……(232)
第三节 肾静脉受压综合征的临床表现……(233)
第四节 肾静脉受压综合征的诊断……(233)
第五节 肾静脉受压综合征的治疗……(235)
第六节 小结……(237)
第二十章 机器人辅助腹腔镜手术在泌尿外科中的应用……(239)
第一节 机器人辅助腹腔镜手术系统的组成和功能……(239)
第二节 机器人辅助腹腔镜手术在泌尿外科疾病中的应用优势……(240)
第三节 机器人辅助腹腔镜手术在泌尿外科疾病中的应用……(241)
第四节 机器人辅助腹腔镜手术存在的问题和发展前景……(253)

下篇 泌尿外科领域的创新思考、假说和技术实施

第二十一章 微创和机器人泌尿外科技术……(259)
第一节 卵圆钳法建立后腹腔镜腹膜后操作腔……(259)
第二节 腹腔镜肾上腺嗜铬细胞瘤切除术手术技巧……(261)

第三节　中央静脉优先阻断法在后腹腔镜下肾上腺切除术中的应用探讨…………………………（263）
第四节　腹腔镜下肾部分切除术中零缺血免缝合激光技术的应用……………………………………（266）
第五节　后腹腔镜下肾错构瘤剥离-剜除术 ………………………………………………………………（269）
第六节　腹腔镜下根治性全膀胱切除术M型回肠原位膀胱术的技术改进 …………………………（272）
第七节　单孔腹腔镜泌尿外科手术中自制器械的应用…………………………………………………（276）
第八节　改良全腹腔镜下回肠原位新膀胱术……………………………………………………………（280）
第九节　腹腔镜下阴茎癌腹股沟淋巴结清扫手术改良…………………………………………………（286）
第十节　重谈输尿管镜术的手术要点和注意事项………………………………………………………（289）
第十一节　入选EAU指南的经尿道前列腺等离子剜除大体积前列腺增生技术 ……………………（294）
第十二节　经尿道前列腺切除术应去除一个"堤坝"和两个"闸门" ………………………………（297）
第十三节　阴囊镜微创技术理论和方法体系的建立与专用器械的研制应用…………………………（301）
第十四节　阴囊镜探查在睾丸扭转中的应用……………………………………………………………（310）
第十五节　阴囊镜电切技术在附睾肿物中的应用………………………………………………………（314）
第十六节　阴囊镜探查在阴囊壁肿物诊断和治疗中的应用……………………………………………（317）
第十七节　精囊镜治疗精道远端疾病的思考和创新……………………………………………………（319）
第十八节　机器人辅助泌尿外科腹腔镜手术径路的创新………………………………………………（323）
第十九节　复杂肾肿瘤的精准3D评估策略——湘雅"七步法" ……………………………………（326）
第二十二章　泌尿男性生殖系统肿瘤……………………………………………………………………（335）
第一节　肾癌保留肾单位手术：理论创新、临床实践与推广应用……………………………………（335）
第二节　嗜酸性粒细胞异常与肾嫌色细胞癌不良预后的关系…………………………………………（339）
第三节　肾癌根治切除同期行下腔静脉癌栓切除加下腔静脉补片右半结肠切除个例报道………（341）
第四节　回肠膀胱输尿管吻合方式（Bricker或Wallace）抉择：一种基于患者特征的个性化策略
………（343）
第五节　膀胱肿瘤病因的表观遗传学机制及其应用研究探讨…………………………………………（346）
第六节　交感神经兴奋与前列腺癌的关系………………………………………………………………（350）
第七节　低危前列腺癌管理中究竟怎样应用主动监测…………………………………………………（352）
第八节　前列腺癌引起输尿管自发性破裂个案报道……………………………………………………（356）
第九节　一体位上尿路尿路上皮癌根治术的改进………………………………………………………（358）
第二十三章　泌尿系结石…………………………………………………………………………………（364）
第一节　国人肾盂的形态特点与上尿路结石的关系……………………………………………………（364）
第二节　显微镜下尿液结晶检测在预测泌尿系结石患者体内结石成分的应用价值研究…………（366）
第三节　如何完善尿酸结石的临床诊断和标准化治疗…………………………………………………（368）
第四节　部分无管化经皮肾镜取石术的技术要点………………………………………………………（374）
第五节　微通道经皮肾镜取石术中无管化技术的评价和改进…………………………………………（376）
第六节　微创经皮肾穿刺取石术并发出血的原因分析和处理策略……………………………………（378）
第七节　如何对输尿管中段结石施行个体化的腔内手术治疗…………………………………………（380）
第八节　输尿管上段嵌顿结石微创处理的改进技术……………………………………………………（383）
第九节　异常输尿管下段结石并异位精囊开口被误诊为精囊结石个案报道…………………………（386）
第十节　腹腔镜联合输尿管镜治疗盆腔异位肾结石的构思和技术实施………………………………（388）
第十一节　输尿管镜钬激光碎石致输尿管狭窄的预防…………………………………………………（390）
第二十四章　男科学………………………………………………………………………………………（396）
第一节　良性前列腺增生研究的层次：组织学良性前列腺增生的机制是否揭示了临床良性前列腺

增生的机制…………………………………………………………………………………… (396)
第二节 一种假说的提出：良性前列腺增生是一种免疫炎症疾病………………………… (398)
第三节 慢性前列腺炎新致病机制：尿道菌群失调理论假说的提出和验证……………… (399)
第四节 慢性前列腺炎与心身症状的关系如何……………………………………………… (401)
第五节 前列腺液白细胞计数是否与慢性前列腺炎病情程度有关………………………… (406)
第六节 天然植物提取物在前列腺癌治疗中的潜在价值…………………………………… (407)
第七节 非那雄胺治疗良性前列腺增生时对同时合并的慢性前列腺炎的治疗效果……… (413)
第八节 西地那非治疗新婚勃起功能障碍有良好疗效……………………………………… (415)
第九节 临床上的困惑：Ⅲa、Ⅲb 型前列腺炎前列腺液检查结果不稳定性的变化 ……… (417)
第二十五章 尿控与神经泌尿外科学…………………………………………………… (423)
第一节 氯胺酮对泌尿系统损伤的初步研究………………………………………………… (423)
第二节 吸食氯胺酮致上尿路积水的机制…………………………………………………… (427)
第三节 尿路上皮损伤是否是氯胺酮导致膀胱炎的机制…………………………………… (430)
第四节 间质性膀胱炎容易误诊为慢性前列腺炎…………………………………………… (431)
第五节 腹腔镜回肠膀胱扩大术治疗神经源性膀胱的技术流程和改进…………………… (437)
第六节 根治性前列腺切除术保护尿控功能的关键技术…………………………………… (440)
第二十六章 小儿泌尿外科学与女性泌尿外科学……………………………………… (448)
第一节 改良小儿包皮切割吻合器辅助下包皮环切………………………………………… (448)
第二节 个体化小切口微创鞘膜切除在鞘膜积液治疗中的价值…………………………… (450)
第三节 重视小儿睾丸扭转的临床特点……………………………………………………… (454)
第四节 重视小儿隐睾的临床特点…………………………………………………………… (457)
第五节 梗阻性阴道分隔及同侧肾畸形综合征的新型分类法……………………………… (458)
第六节 经阴网片修补治疗膀胱脱垂的手术流程优化……………………………………… (462)
第七节 膀胱白斑诊断和治疗新标准探索…………………………………………………… (465)
第八节 经闭孔无张力尿道中段悬吊术的改进……………………………………………… (471)
第九节 妇产科手术泌尿道损伤术中和术后处理要点……………………………………… (474)
第二十七章 肾移植……………………………………………………………………… (483)
第一节 免疫衰老对实体器官移植术后抗排斥治疗的影响………………………………… (483)
第二节 针对边缘供肾的成人双供肾 DCD 肾移植病理评估及手术 ……………………… (491)
第二节 婴幼儿双供肾给成人受者进行肾移植手术………………………………………… (494)
第四节 极低龄婴儿双供肾给大龄儿童或成人受者进行肾移植手术……………………… (496)
第五节 新型血型抗体检测与清除技术在 ABO 血型不相容活体供肾肾移植中的应用 ……… (499)
第六节 预致敏患者的移植前脱敏治疗……………………………………………………… (503)
第二十八章 基础研究…………………………………………………………………… (512)
第一节 肌醇氧化酶通过铁死亡促进顺铂诱导的急性肾损伤……………………………… (512)
第二节 血管生成拟态在前列腺癌中发生机制的探索和 EphA2 的临床应用前景 ……… (515)
第三节 基于组织炎症与行为学证据的慢性前列腺炎动物模型构建……………………… (518)
第四节 慢性前列腺炎细胞因子基因多态性研究…………………………………………… (523)
第五节 慢性前列腺炎对男性不育的影响…………………………………………………… (527)
第六节 良性前列腺增生和前列腺癌组织中细胞增殖数增加而细胞凋亡数是否绝对减少……… (529)
第七节 大鼠逼尿肌不稳定模型的建立和评估……………………………………………… (532)
第八节 RB1 蛋白 S249/T252 位点磷酸化在前列腺癌发病机制中的研究和应用 ……… (539)

第九节　凋亡抑制蛋白 Livin 与膀胱癌相关性研究 …………………………………………………………（543）
第十节　miR-29b 在前列腺癌中作用机制的研究……………………………………………………………（547）
第二十九章　肾上腺疾病、肾输尿管异常与肾血管外科……………………………………………………（557）
第一节　肾上腺区域占位分类的临床应用……………………………………………………………………（557）
第二节　PET/CT 误诊肾上腺结核为肾上腺癌个例报道　……………………………………………………（560）
第三节　肾上腺皮质嗜酸细胞腺瘤的诊断和治疗……………………………………………………………（562）
第四节　交叉融合异位肾合并输尿管倒 Y 重复畸形、输尿管异位开口和双角子宫个例报道　…（565）
第五节　左侧交叉异位融合肾并左输尿管发育不全个例报道………………………………………………（568）
第六节　肾先天畸形的总结与交叉异位融合肾新亚型的发现………………………………………………（570）
第七节　气肿性肾盂肾炎的临床特点和治疗策略……………………………………………………………（572）
第八节　巨输尿管症不同手术方法的比较……………………………………………………………………（574）
第九节　肾静脉受压综合征诊治技术创新和应用……………………………………………………………（577）
第十节　肾静脉受压综合征合并右腔静脉后输尿管个例报道………………………………………………（579）
第十一节　外伤性肾动脉假性动脉瘤的诊断和治疗…………………………………………………………（582）
第十二节　从一例腹膜后肿块的病程演变谈腹膜后纤维化的诊断和治疗…………………………………（585）
第三十章　疾病诊治认知调查………………………………………………………………………………（593）
第一节　调查类文章在泌尿外科医师中的应用………………………………………………………………（593）
第二节　中国泌尿外科医师对慢性前列腺炎的认知和诊治行为问卷调查…………………………………（597）
第三节　中国泌尿外科医师对慢性前列腺炎患者精神症状的认知和诊治行为调查…………………………（599）
第四节　中国泌尿外科医师对前列腺癌的认知和诊治行为调查……………………………………………（600）
第五节　中国泌尿外科医师对前列腺癌放疗的认知调查……………………………………………………（602）
第三十一章　泌尿外称诊疗器械设备的研发…………………………………………………………………（609）
第一节　基于尿液 DNA 的膀胱癌液体活检技术平台 ………………………………………………………（609）
第二节　一种用于造口袋底盘开口的精准切割装置…………………………………………………………（611）
第三节　一种用于阴囊内容物病变诊断和电切治疗的一体镜………………………………………………（613）
第四节　一种用于阴囊微创口的固定装置……………………………………………………………………（615）
第五节　一种阴囊镜穿刺套管…………………………………………………………………………………（616）
第六节　一种小儿生殖器术后保护罩…………………………………………………………………………（618）

特别提供　本书增值视频目录

1. 杨金瑞　卵圆钳法建立后腹腔镜腹膜后操作腔
2. 李　清　腹腔镜激光肾部分切除
3. 杨金瑞　腹腔镜膀胱全切改进
4. 王　龙　阴茎癌淋巴结清扫改良
5. 饶建明　前列腺等离子剜除术
6. 杨金瑞　经尿道前列腺切除应去除一个“堤坝”及两个“闸门”
7. 杨金瑞　阴囊镜手术切口的建立（穿刺法）
8. 杨金瑞　阴囊镜手术切口的建立（开放法）
9. 杨金瑞　阴囊镜手术切口的建立（穿刺改开放）
10. 杨金瑞　阴囊镜检查
11. 杨金瑞　附睾头囊实性肿块电切除术
12. 杨金瑞　阴囊镜辅助睾丸鞘膜切除术

13. 杨金瑞　阴囊镜辅助附睾肿块切除术
14. 杨金瑞　阴囊托的制作
15. 杨金瑞　阴囊手术学出版介绍
16. 郭　琼　URL 伴输尿管息肉狭窄
17. 郭　琼　PCNL 伴输尿管息肉狭窄
18. 钟德文　经阴前盆网片修补术
19. 唐秀英　膀胱白斑等离子电切术
20. 吴　湘　TOT 手术视频

上　篇
泌尿外科基本知识

第一章　以患者的诉求方式创新泌尿外科疾病的症状问诊

了解患者的症状是临床诊断的第一步。询问了解患者的症状，对疾病的正确诊断十分重要。症状询问对临床其他资料的收集如体格检查、辅助检查及疾病观察均有指导意义。以往的泌尿外科书籍介绍临床症状问诊是按照“医学术语”排列介绍的。每个症状的定义概念对医师来说都是清晰的，但患者主诉症状时，对一些症状的描述是无医学术语概念的。患者常常把一些症状相混淆，如把“红色尿”均称为“血尿”。本章以患者常见的症状诉求为起因，把临床症状进行统一分类归纳，也增加了一些临床上患者常见的而一般书中却较少描述的症状，便于医师临床问诊，方便与患者沟通及指导医师进行正确的问诊与病因判断。

第一节　排尿异常与相关症状

排尿异常包括患者关注到的排尿功能异常、感觉异常及尿液异常。目前临床常用下尿路症状(lower urinary tract symptom，LUTS）的概念，将下尿路症状分为储尿期症状，如尿频、尿急、尿失禁；排尿期症状，如排尿等待、排尿无力、尿痛、尿线变细、排尿中断、尿末滴沥、尿潴留；排尿后症状，如尿不尽感、排尿后滴沥。但下尿路症状没有包括尿液异常。患者是不会也不可能按照医学的分类方法去描述症状的。患者就诊时，是直接诉说自己体会到、感觉到及看到的排尿异常。

一、尿频、多尿和夜尿症

【问诊指南】

1. 是否尿频及与时间的关系：每天排尿几次？排尿次数增多有多长时间？

2. 尿频与尿量的关系：一次排尿量大概是多少？与发病前一样还是量少？24 小时的尿量共有多少？每天饮水量多少？

3. 尿频与昼夜的关系：排尿次数增多是在白天或夜晚？还是日夜都增多？白天几次？夜晚几次？

4. 尿频程度及进展：排尿次数增多是间断发生？是越来越严重，还是始终一样？

5. 尿频伴发症状：是否有解完小便马上又想解及憋不住的感觉（尿急）？有否排尿时尿道疼痛或烧灼样感觉（尿痛）？有血尿吗？有无排尿费力？

【病因剖析】尿频、多尿、夜尿三者代表的意义不同，但患者常混为一谈，均诉为“尿频”。尿频即排尿次数增多。正常成人白天排尿 5～6 次，夜间 0～1 次。每次尿量 200～300 mL，全天量约 1 500 mL。昼夜排尿次数增多，但每次尿量正常，24 小时尿量必增多，称为多尿，每天常达 2 500 mL 以上。而夜间排尿次数增多，称夜尿。正常人饮水过多或食用含水分较多食物时，可出现暂时生理性多尿；水肿患者应用利尿药或巨大肾盂积水突然通畅时，亦出现暂时性多尿现象。多尿常见于下列疾病：①内分泌与代谢病，如糖尿病、尿崩症、原发性醛固酮增多症、失钾性肾炎等；②肾脏疾病，如慢性肾功能不全、急性肾功能不全多尿期、肾性尿崩症、肾性糖尿病、肾小管酸中毒等；③精神疾病，如癔病性多饮、多尿症。

夜尿见于：①生理性夜尿，睡前大量饮水、茶、咖啡及失眠等；②病理性夜尿，见于肾脏浓缩功能减退，如慢性肾功能不全；下尿路梗阻，如前列腺增生症早期；全身性疾病，如原发性醛固酮增多症、心功能不全。

排尿次数白天增加，夜晚不增加见于：①膀胱结石，夜间休息时结石不移，刺激减少，故夜尿不增加；②精神性尿频，白天精神紧张而尿频，夜晚入睡后即无尿频。

昼夜排尿次数增多，但每次尿量减少，24 小时总尿量不增加，多见于病理性因素：①炎症性刺激，各种原因所致的尿路感染，特别是膀胱炎时；②机械性刺激，膀胱内结石、异物、肿瘤等；③膀胱容量减少，如膀胱内占位性病变或膀胱外肿块压迫、挛缩膀胱等；④下尿路梗阻，如尿道狭窄、结石、异物、前列腺增生、膀胱颈挛缩等，是由于膀胱内有较多残余尿，使膀胱的功能性容量减少所致；⑤精神神经疾病，如癔病、神经源性膀胱等；⑥泌尿系邻近器官疾病，如盆腔炎症、肿瘤、精囊炎、阴道炎、低位阑尾炎等。

尿频病史很长，但症状没有进行性加重，亦不伴尿急、尿痛等症状，可能是精神性尿频，亦可能与饮水习惯有关。如果起病时间短，症状重，多为急性感染。如果病史长，症状进行性加重，伴尿急、尿痛症状，应考虑为泌尿系统结核，而慢性非特异性感染尿频常间歇性发作。尿频伴尿急、尿痛多为尿路感染及结石、异物、肿瘤等机械性刺激所致。尿频伴有排尿困难多为下尿路梗阻所致。

二、少尿和无尿

【问诊指南】

1. 无尿与尿潴留鉴别：是排不出小便，还是无小便可排？下腹部有否胀痛感？

2. 尿量与少尿、无尿时间：每天 24 小时尿量共有多少？如果用这么大的杯子（或瓶子）来量，可装多少杯？这种情况有几天了？

3. 伴发症状：起病以来有否水肿、头昏、头痛、恶心、呕吐、气急、抽搐、皮肤瘙痒等不适？

4. 少尿与无尿病因：起病前有否剧烈呕吐、腹泻、呕血、便血？身体部位有否感染病灶？有手术、外伤病史吗？以前有否高血压及心脏疾病？有否肾脏疾病如肾炎、肾盂肾炎？有否尿路结石、前列腺增生、肿瘤？是否用过何种药物？吃过何种食物？服过鱼胆吗？

【病因剖析】24 小时尿量＜400 mL，或每小时尿量＜17 mL，称为少尿；24 小时尿量＜100 mL，称为无尿。无尿首先要与尿潴留鉴别，虽通过体格检查可鉴别，但问诊亦重要。少尿或无尿常同时伴有氮质血症及水电解质及酸碱平衡紊乱。其病因可分为三大类：①肾前性。有效血容量减少所致，如大量失血、外伤、严重脱水、败血症、心力衰竭、休克等。②肾后性。肾以下尿路梗阻所致，如结石、肿瘤、狭窄、前列腺增生等。③肾性。肾脏疾病及肾毒性物质造成肾实质损害所致，如各种肾炎，肾盂肾炎，多囊肾，恶性高血压，汞、砷、铬、铋等重金属，氨基苷类、磺胺类等药物，毒蕈，甲醇，鱼胆，蛇毒等。

三、尿急

【问诊指南】

1. 尿急与时间：是否解完小便马上又想解小便，有控制不住感觉？如强行不解小便，是否容易湿透裤子？此种情况持续多长时间？

2. 尿急与尿痛关系：同时伴有排尿时尿道内疼痛或烧灼样感觉吗？

【病因剖析】尿急指有尿意即迫不及待要排尿而不能自制，往往容易尿湿衣裤。尿急一般都合并尿频，但尿频不一定合并尿急。尿急合并尿频或尿痛，多由尿路感染，尤其下尿路感染及结石、异物等刺激引起。低顺应性神经源性膀胱，当膀胱内尿量达一定量时，膀胱反射性收缩，可发生不能控制的排尿，但病史较长，不合并尿痛。当精神紧张时，偶尔 1～2 次尿急，甚至湿透衣裤，尿液中无病理变化，不属病理现象。膀胱过度活动症，又称尿急症候群，因膀胱逼尿肌不稳定性收缩，可表现为尿急为主的尿频，伴或不伴急迫性尿失禁。

四、尿痛

【问诊指南】

1. 尿痛与排尿的关系：排尿时感觉尿道内疼痛吗？有烧灼样感觉或针刺样疼痛吗？是排尿时感觉疼痛，还是排完尿后疼痛？

2. 尿痛与尿潴留关系：是排尿时疼痛而不敢排尿，还是排不出尿而下腹胀痛？

3. 尿痛时间：是排尿起始时出现还是排尿终末时出现尿痛？

【病因剖析】排尿时或排尿后的尿道内疼痛称为尿痛。有时尿痛表现为烧灼感或刺痛样感觉。常与尿频、尿急合并存在，合称为尿路刺激征或膀胱刺激征。尿痛见于尿路感染，尤其下尿路感染，亦见于下尿路结石、异物、梗阻等。排尿起始时疼痛一般表示为尿道病变，排尿终末时疼痛一般表示病变位于膀胱，排尿后疼痛多见于前列腺炎。尿痛剧烈可使患者畏惧排尿而出现尿潴留。而因尿潴留排不出尿引起的下腹胀痛不属于尿痛。

五、尿道痒

【问诊指南】

1. 症状特点：感觉尿道内痒感是发生在排尿时还是没排尿时？是一种虫爬样感觉吗？

2. 伴发症状：同时有排尿时疼痛感觉吗？尿道口有分泌物吗？是稀薄的分泌物吗？有前列腺炎疾病史吗？

【病因剖析】尿道痒，有时似爬虫样感觉是支原体和衣原体尿道炎的典型症状。发生在非排尿时多见，可伴尿道口有稀薄的分泌物。可伴有也可不伴有尿频、尿急、尿痛等症状。支原体和衣原体尿道炎又称非淋菌性尿道炎。支原体和衣原体感染的前列腺炎也可出现尿道痒症状。

六、两段排尿

【问诊指南】

1. 症状特点与时间：是一次排尿后，又产生尿意，可再次排出较多的尿液吗？这种症状持续多久了？经常发生吗？

2. 伴随症状：有排尿费力现象吗？伴随尿痛吗？

【病因剖析】两段排尿指排尿全过程分为两个阶段，即中间有一次非自主性暂停，并无排尿困难，没有合并感染时不伴尿痛，这种症状经常发生。见于较大的膀胱憩室及巨输尿管症。在一次排尿后，憩室内或巨输尿管内的尿液即流入膀胱又产生尿意，再次排出相当量的尿。

七、排尿困难和尿线异常

【问诊指南】

1. 表现形式：排尿起始需等待一段时间才能排出尿吗？尿线比以前变细吗？排尿的射力减退、排尿射程变短了吗？有否排完尿后又滴几滴尿，有时容易湿鞋的现象？排完一次尿需多长时间？排尿时尿线有否分叉现象？有否尿线中断现象？排尿时是否需将阴茎向前拉长或改变排尿体位才能排出尿？

2. 病程与进展：排尿困难何时开始的？感觉排尿困难越来越严重吗？

3. 排尿困难病因：有否尿道外伤史？有否尿道接受手术及器械操作史？有否尿道狭窄、尿路感染及尿路结石病史？

【病因剖析】排尿困难即排尿不够通畅、费力。可表现为排尿起始等待、无力、射程缩短、排尿时间延长。排尿困难患者可以尿线异常就诊，如尿流分叉、尿线变细、滴状排尿、尿线中断、尿终滴沥等。

排尿困难多见于：①膀胱颈以下梗阻，如前列腺增生、尿道狭窄、膀胱颈挛缩、尿道结石、异物、尿道外伤、手术、精阜肥大等；②功能性排尿困难，如神经源性膀胱、会阴手术后、脊髓损伤及精神紧张；③肛门、女性生殖器炎症等。

尿流分叉常见于远端尿道狭窄如尿道口狭窄、包茎及前列腺中叶增生、精阜肥大。滴状排尿是排尿困难的严重表现，由尿线变细发展而来，常见于膀胱颈挛缩、后尿道狭窄、前列腺增生等。尿终滴沥主要是由于膀胱收缩无力或后尿道内尿液尚未排尽所致，常见于前列腺增生、尿道憩室、尿道狭窄及老年人肌肉松弛、膀胱颈口关闭不严。尿线中断见于：①前列腺增生，致使膀胱逼尿肌疲乏，尿线不能维持而发生中断现象；②尿道感染的尿痛；③膀胱结石、肿瘤的脱落块或血块阻塞。当膀胱结石阻塞膀胱颈部时，可致排不出尿，常伴有阴茎、会阴部疼痛，在改变体位、结石移动后，或将阴茎拉长而延长后尿道形成空隙后，尿液才得以排出。

八、尿不尽感

【问诊指南】

1. 症状特点：是排尿结束后仍感觉有尿没有排干净吗？

2. 以前排尿情况：在此之前有排尿费力及尿线变细吗？

【病因剖析】尿不尽感指排尿过程结束后仍然感觉有尿没有排干净，是膀胱内残余尿量增加所致。正常人排完尿后，膀胱内无残余尿。残余尿增加，见于前列腺增生、尿道狭窄等膀胱出口梗阻患者。膀胱炎、膀胱结石、膀胱肿瘤患者也可出现该症状。

九、排尿后滴沥

【问诊指南】

1. 症状特点：是你认为排尿已结束了，但仍然从尿道口滴沥出尿液吗？

2. 并发症状：有这种滴沥现象同时也有感觉尿没有排完吗？

【病因剖析】正常情况下，在排尿终末期，位于尿道球部和前列腺部的少许尿液会被回吸收到膀胱，而膀胱出口梗阻时，这少量尿液无法反流入膀胱而在排尿结束后从尿道口滴出。主要见于前列腺增生患者。常常伴有尿不尽感觉。

十、尿潴留

【问诊指南】

1. 尿潴留与排尿困难的关系：排尿不出有多长时间？在此之前有否排尿费力、尿线变细现象？此现象持续多久？

2. 尿潴留与下尿路梗阻的关系：有否尿道结石、膀胱结石病史？有前列腺增生吗？有否骨盆骨折、会阴部损伤病史？接受过尿道方面的手术吗？有无尿痛、尿道流脓病史？

3. 尿潴留与饮食及药物：排尿不出前饮酒或吃刺激性食物了吗？服过什么药物，如阿托品、丙胺太林？

4. 女性患者：有无阴道流血？有尿痛及排尿次数增多吗？怀孕了吗？有何妇科疾病？

5. 儿童：有包茎现象吗？包皮经常发炎吗？排尿时是否常牵拉阴茎？

【病因剖析】尿潴留即膀胱内充满尿液而不能排出，可表现为慢性和急性发生。慢性常是严重排尿困难的后果，急性常突然发生。尿潴留常见原因为下尿路梗阻，如前列腺增生、尿道结石、尿道瓣膜、外伤性狭窄、炎症性狭窄、膀胱颈挛缩及神经源性膀胱等，此类患者常有排尿困难的病史（见排尿困难与尿线异常），而急性尿道损伤，脊髓损伤，急性尿道炎，腹部、盆腔、会阴手术后，膀胱结石或血块阻塞膀胱颈部，服用某些药物如阿托品、冬眠药等所致的尿潴留常突然发生。老年人常患有前列腺增生，在饮酒或吃刺激性食物后可致前列腺充血而发生尿潴留。女性如患严重的膀胱尿道炎，可因严重尿痛而不敢排尿，导致尿潴留。子宫及盆腔肿瘤、妊娠子宫后嵌顿也可压迫尿道导致尿潴留。小儿常见有膀胱结石嵌顿于膀胱颈部而发生急性尿潴留。临床上由小儿包茎导致的尿潴留并不罕见，值得注意。

十一、尿失禁、漏尿和遗尿

【问诊指南】

1. 鉴别尿失禁、漏尿与遗尿：尿液是否不能控制而自行流出？是从尿道口流出，还是在尿道口以外的瘘口中流出？漏尿的瘘口在哪个部位？此部位受过伤或接受过手术吗？小儿的“尿失禁”在白天发生吗？

2. 起病时间：尿液不能控制从什么时候开始的？一直这样吗？

3. 尿失禁类型：是否在咳嗽、大笑、喷嚏时发生尿失禁而湿衣裤？生育过几次？有难产病史吗？尿失禁以前有排尿费力或发生过尿潴留的病史吗？有尿急迫感、排尿疼痛及尿液混浊吗？有肾结核、膀胱结核病史吗？有脊髓损伤或手术病史吗？有前列腺切除或膀胱结石碎石病史吗？

4. 漏尿的特殊情况：小儿尿液是从尿道口出来的，但除了“尿失禁”之外，是否还有一次次地排尿？

5. 遗尿病因：有否癫痫、脑肿瘤、脊柱裂病史？有否包茎、外阴炎症、肠道寄生虫或手淫习惯？

【病因剖析】患者就诊时常将尿失禁与尿道口周围的瘘口漏尿及遗尿均视为“尿失禁”。尿失禁是指尿液不受主观控制而自尿道口处流出。漏尿是指尿液不经尿道口而由泌尿系瘘口流出。遗尿俗称“尿床”，是指 3 岁以上儿童，醒时能控制排尿，在入睡后不自主地排尿于床上。尿失禁可见于生理性的，如一时的精神紧张可出现尿失禁，其病理性可分为：

1. 真性尿失禁：为神经源性膀胱功能障碍或尿道括约肌的严重损伤所致，膀胱内无尿。见于神经源性膀胱、脊髓损伤、昏迷、痴呆、前列腺手术或膀胱碎石等损伤尿道括约肌。

2. 充盈性尿失禁：各种原因排尿障碍引起尿潴留时，膀胱过度充盈，膀胱内压力大于尿道括约肌阻力，尿液不断溢出。常见于前列腺增生、尿道狭窄、神经源性膀胱，往往有排尿困难的病史。

3. 压力性尿失禁：尿道括约肌或盆底及尿道周围肌肉与筋膜松弛，尿道阻力下降，平时能控制排尿，但在腹部压力突然增加时（如大笑、咳嗽、体位改变等）出现尿失禁，多见于女性，与多次分娩有关，亦见于会阴部、尿道损伤或手术后。

4. 急迫性尿失禁：严重的尿频、尿急，不能控制所发生的尿失禁，常伴有尿痛。见于严重的膀胱炎或前列腺炎、膀胱挛缩等。

漏尿的发生可以由创伤、手术、结核、难产等病因所致，常有较明确的病因，如外伤性会阴漏尿、各种泌尿系手术后伤口漏尿、难产所致的膀胱阴道瘘、尿道阴道瘘、输尿管阴道瘘。此外，膀胱外翻、尿道上裂、先天性输尿管异位开口等亦发生漏尿，且病史长，自幼起即漏尿。如果先天性输尿管异位开口在尿道远端，则除“尿失禁”外，还有一次次的膀胱可控性排尿。

遗尿次数不一，可以每晚 1 次或数晚 1 次或每晚 2～3 次。大多数小儿属生理性的，系由于神经系统发育不全或排尿训练不够，条件反射不完善所致，随年龄增长逐渐减少。亦可由器质性原因所致，如癫痫、脑血管意外、脊髓肿瘤等。包茎、尿道瓣膜、包皮炎、外阴炎、肠道寄生虫病等亦可致遗尿。

十二、排尿晕厥

【问诊指南】

1. 排尿晕厥与排尿关系：是排尿过程中及排尿末发生晕倒吗？发作前有头晕、头痛、心慌的症状吗？

2. 伴随症状：平时有血尿症状吗？有高血压及血糖增高吗？

【病因剖析】排尿晕厥又称小便猝倒，俗称“尿晕症”。主要表现为排尿时因意识短暂丧失而突然晕倒。多发生在夜间和清晨起床排尿时。主要是由于血管舒张和收缩障碍造成低血压，引起大脑一时性供血不足所致。晕厥发生 2 分钟左右患者可自行苏醒。该病诱因主要与体弱、睡眠不足、过度疲劳，饮食过少或过饱有关。膀胱嗜铬细胞瘤也可发生排尿晕厥。机制与缩血管物质过度释放后血管扩张，有效血容量减少有关。膀胱嗜铬细胞瘤平时可表现为高血压，血糖增高及血尿。

十三、血尿、血红蛋白尿和红色尿

【问诊指南】

1. 是否血尿：最近服用过什么药物，如氨基比林、利福平、酚红等？有溶血性疾病病史，如“蚕豆病”病史吗？肯定不是月经或痔疮出血与尿液相混了吗？

2. 血尿的时间与程度：血尿是什么时候开始的，是间歇性的还是持续性的？间歇期多长？是大量的血尿，还是轻微的血尿？

3. 血尿与排尿的关系：是排尿之初即出现血尿后渐转清，还是排尿将完时出现血尿？或排尿全过程血尿无差别均一样红吗？

4. 血尿颜色与形状：血尿是鲜红的还是暗红色的？有无血块？血块是长条形如蚯蚓状，还是不规则的平块状？

5. 血尿与伴随症状：血尿时有没有腰部疼痛？是疼痛先发生，还是血尿先发生？有无受伤史？血尿时有否尿次增多、排尿急迫感及排尿疼痛？是尿急感及排尿疼痛在先，还是血尿在先？有否头昏、水肿？有否发热、身体出现出血点？

6. 血尿与行为：血尿是在活动后发生吗？血尿是否发生在大便后或性交后？

7. 血尿病因：有否泌尿系方面疾病，如结石、肿瘤、感染、畸形等？有否肾炎、高血压疾病？有否妇科肿瘤、炎症如输卵管炎、盆腔脓肿等？

【病因剖析】尿液为红色时，患者往往以“血尿”就诊，但红色尿不一定就是血尿。服用下列药物或食物尿液可呈红色：氨基比林、酚酞、卟啉、甜草、红萝卜、伊红、利福平等。尿镜检无红细胞、尿隐血试验阴性。

血红蛋白尿、肌红蛋白尿亦呈红色。常见于溶血性疾病、挤压伤、大面积烧伤、蛇咬伤、中毒等。尿镜检无红细胞，尿隐血试验阳性。

尿道损伤及病变可出现尿道滴血，如骑跨伤，因仅有血而无尿液，不属血尿，称为尿道滴血。

血尿是指尿液中含有红细胞且超过一定数目。离心沉淀尿中高倍镜（400 倍）视野下有 3 个及以上的红细胞，或非离心尿液中红细胞超过 1 个为血尿。但亦要注意与月经、痔疮等出血混于尿液中的假血尿相鉴别。

血尿常常表示泌尿系统存在病变。但血尿不仅仅只与泌尿系统病变有关，泌尿系统邻近器官病变也可出现血尿，如宫颈癌、阑尾炎等。一些可以影响到泌尿系统的全身性疾病也可导致血尿，如血液系统疾病，原发性高血压，糖尿病，风湿及结缔组织疾病等。

1. 血尿分类：①显微血尿，仅在显微镜下发现较多红细胞；②肉眼血尿，肉眼可见，一般每 1 000 mL尿中有 1 mL 血即可见。

2. 血尿定位：

（1）显微血尿：尿三杯试验，即在连续排尿过程中，分别取开始、中间、终末三部分尿液做三杯试验，帮助估计出血部位。在显微镜下发现细胞管型，说明血尿来源于肾脏。应用位相显微镜观察细胞形态，可鉴别肾小球源性血尿（畸形红细胞）与非肾小球源性血尿（正常形态红细胞）。肾小球源性血尿，由于红细胞通过有病理改变的肾小球基膜时，受到挤压损伤，其后在漫长的各段肾小管中受到不同 pH 和渗透压变化的影响，使红细胞出现皱缩细胞、大型红细胞，胞质葫芦状外展内有细胞颗粒，或胞膜破裂及部分胞质丢失等畸形，多形性变化常超过 50%；而非肾小球源性血尿主要指肾小球以下部位和泌尿通路上的出血，多因有关毛细血管破裂出血，不存在通过肾小球基膜裂孔，红细胞未发生上述变化，因此形态可完全正常，呈均一性血尿。

（2）肉眼血尿：①初期血尿，排尿初始血尿明显，以后渐清。病变多在尿道。②终末血尿，排尿终末时出现血尿。病变多在膀胱三角区、颈部或后尿道。③全程血尿，排尿全程均为血尿。提示出血来自膀胱或膀胱以上。此外，膀胱出血为鲜红色，血块不规则，蝶形或平块状，可有耻骨上区疼痛及排尿不畅；膀胱以上（多为肾脏）出血为暗红色，血块如蚯蚓状、三角小片状，可有肾区疼痛，无排尿不畅情况。

3. 血尿伴随症状：

（1）血尿伴腰痛：多见肾、输尿管结石。常先有绞痛，后有血尿，尤其在活动时发生。肾脏肿瘤出血有血凝块时，可先有血尿，后有腰痛。

（2）无痛性血尿：多考虑泌尿系肿瘤及出血性疾病以及肾静脉受压综合征。

（3）血尿伴尿路刺激征：多为泌尿系感染。短期，间歇性，多为一般感染，如膀胱炎、尿道炎、前列腺炎；长期，反复发作，进行性加重，为肾、膀胱结核。如血尿在前，尿路刺激征发病在后，要注意膀胱肿瘤并感染。

（4）外伤后血尿：腰部外伤，考虑肾损伤；骨盆骨折，考虑后尿道损伤；骑跨伤，考虑前尿道损伤。

（5）血尿伴腰酸坠胀感（久站明显，平卧好转）：考虑肾下垂。

（6）血尿伴高血压水肿及蛋白尿：多为肾炎。

（7）血尿伴其他系统及皮肤出血：考虑血液系统疾病。

（8）血尿伴发热：多为尿路感染或全身性感染性疾病，如流行性脑脊髓膜炎、流行性出血热、钩端螺旋体病等。

（9）血尿伴腰部肿块：双侧性，考虑多囊肾，常伴高血压；单侧性，考虑肾积水、肾肿瘤等。

（10）血尿伴邻近器官疾病症状：阑尾炎波及右输尿管，盆腔炎、直肠癌、宫颈癌等可侵入泌尿系统致血尿。

4. 血尿的程度与时间：血尿量大，病史短，常见为泌尿系肿瘤、损伤、出血性膀胱炎、泌尿系手术继发感染、结石等；轻微血尿常见一般性尿路感染、结核、畸形、结石、肾下垂、多囊肾及药物如磺胺、保泰松等损害所致。泌尿系肿瘤如膀胱癌的血尿可表现为间歇性发作，突然发生，血尿量大，不伴尿痛，消失亦快。

5. 血尿与行为：大便或性交后有血尿，常为后尿道炎、前列腺炎，表现为终末血尿。运动后血尿常见为尿路结石、肾下垂。

6. 血尿与年龄及性别：

（1）儿童：常见肾炎、肾盂肾炎、先天性畸形、结石等。

（2）青壮年：男性，常见尿路结石、肾结核、前列腺炎等；女性，常见尿路感染、尿路结石、肾结核、肾下垂。

（3）中年以上：常见膀胱及肾肿瘤、结石。

（4）60 岁以上：男性，常见前列腺增生、膀胱肿瘤等；女性，常见膀胱肿瘤、尿路感染等。

7. 运动性血尿：指与运动有直接关系而找不到其他肯定原因的血尿。许多运动项目可引起不同程度的血尿，如游泳、田径、拳击、球类、划船等项目。运动性血尿起因有：①创伤性因素，剧烈运动时肾受震荡、挤压而引起出血。②非创伤性因素，剧烈运动时，心、肺、骨骼肌血量增加，内脏和肾血流量减少，肾单位缺氧，肾小球通透性增加，使红细胞及蛋白在尿中排出增多。医师不得轻易下运动性血尿的诊断，要注意与肾脏原有的某些疾病在运动后产生的血尿相鉴别，如肾下垂、肾结石等。运动性血尿应符合下列条件：①大运动量后突然出现血尿；②除血尿外，不伴其他泌尿系症状和体征；③各项检查都未发现任何泌尿系或全身其他疾病；④血尿持续时间一般不超过 3 天；⑤自限的良性过程，血尿在多年内可反复发生，但患者全身情况依然良好。

8. 特发性血尿：指原因不明的血尿。血尿的原因经过反复检查仍不清楚。一般认为所谓特发性血尿只是病变较细小或处于早期，对这样的病变还缺乏足够的认识，采用目前一般的检查无法做出诊断，并非不存在疾病。这类患者必须坚持定期复查。特发性血尿的原因可能有：①非典型性肾炎，典型的肾炎有血尿、蛋白尿、水肿、高血压四大症状，而非典型性肾炎仅有血尿一项；②肾内小血管瘤或血管扩张，病灶很小，无法察觉；③微结石，结石细小，密度低，不易发现；④肾血管壁通透性增加，一些药物如保泰松和某些抗生素可致肾血管壁通透性增加而血尿；⑤坏死性乳头炎，由于糖尿病、创伤或有毒因子的作用，使肾乳头黏膜缺血、缺氧、坏死而引起大量血尿。

十四、尿道滴血

【问诊指南】

1. 尿道滴血表现形式：是排尿时尿液红色怀疑为血尿吗？不排尿时尿道口有血滴出吗？排大便时尿道口滴血吗？

2. 病史与伴发症状：有尿道受伤吗？排尿时尿痛吗？患有尿道炎疾病吗？

【病因剖析】如果在没有排尿时尿道口滴血，因其仅为血液，而没有尿液，不称为血尿，而称为尿道滴血。见于男性前尿道损伤。也见于尿道炎性病变。女性尿道炎常描述在解大便时尿道口滴血。

十五、脓尿、乳糜尿、晶体尿和白色尿

【问诊指南】

1. 白色尿特点：排白色尿的同时有尿道烧灼样感觉及疼痛吗？有解完尿后马上又想解的感觉吗？是尿排出即呈白色混浊，还是在地上静置后呈白色混浊？

2. 白色尿与排尿关系：白色尿出现在排尿开始时，还是排尿终末？是全程性的吗？

3. 白色尿与饮食及运动关系：是否在劳累、吃较多肥肉后明显？

4. 白色尿与时间关系：白色尿持续多长时间？是间断性的还是持续性的？

5. 伴随症状与体征：是否伴有发热？伴有腰痛及排尿不畅吗？有血尿吗？伴有腥味、粪臭或恶臭味吗？患过血丝虫病吗？有否下肢或阴囊肿胀现象？有尿路感染结核病史吗？

【病因剖析】患者以“白色尿”或“混浊尿”就诊常见于脓尿、乳糜尿、晶体尿。脓尿常为乳白色，甚至伴有脓块，为肉眼可见。正常尿液中含有少量白细胞，如尿离心镜检白细胞数＞3 个/HP，为镜下脓尿。正常尿液中不含有细菌，在新鲜没有被污染的尿液中发现细菌应考虑尿路感染。脓尿主要是由于泌尿及男生殖系感染或泌尿系统邻近器官感染波及尿路所致。感染包括非特异性感染及特异性感染如结核分枝杆菌、淋病奈瑟菌、寄生虫感染。亦包括单纯性感染及合并有结石、异物、肿瘤、梗阻等的复杂性感染。脓尿常伴有尿频、尿急、尿痛。

1. 脓尿部位：脓尿来源部位分析，可做尿三杯试验，根据显微镜观察白细胞分布情况判断部位。如脓尿肉眼可见，可根据其初期、终末、全程性而判断部位，参见“血尿定位”。

2. 脓尿伴随症状：

（1）脓尿伴发热及腰痛：考虑肾盂肾炎、肾脓肿。

（2）脓尿伴耻骨上区疼痛：考虑急性膀胱炎。

（3）脓尿伴排尿不畅：见于前列腺炎、尿道炎、尿道狭窄、前列腺增生。

（4）脓尿伴肉眼血尿：见于严重膀胱炎、膀胱肿瘤。

3. 脓尿特点分析：

（1）间歇性脓尿：多见于肾盂积脓。

（2）大量脓尿：亦可见于肾盂积脓、膀胱或尿道憩室严重感染。

（3）脓尿伴恶臭：见于恶性肿瘤溃烂、膀胱直肠瘘、坏死性膀胱炎。

（4）脓尿伴酸性尿：见于单纯性的大肠埃希菌、结核分枝杆菌、淋病奈瑟菌、链球菌等感染。

（5）脓尿伴碱性尿：见于变形杆菌、尿素双球菌、葡萄球菌等感染。

乳糜尿是由于肾水平以上淋巴系统梗阻，乳糜液进入尿路所致，见于血丝虫病、腹膜后肿瘤、创伤等。乳糜尿呈牛奶样白色混浊，如混有少量血液，称为乳糜血尿。乳糜尿在排尿时可伴有尿频，但多无尿痛，而脓尿常伴有尿频、尿急、尿痛。乳糜尿呈全程性，可伴有下肢或阴囊部位象皮肿，常间歇性发作，在运动或食用较多脂肪食物后明显，乙醚可溶解乳糜，使乳糜尿变清，从而确诊乳糜尿，称为乳糜试验阳性。

晶体尿是尿中含有较多草酸盐或磷酸盐所致。尿液可呈白色混浊，亦可表现为尿排出时清亮，在地上静置后呈现白色混浊，多见于小儿就诊的主诉，天气寒冷时明显。正常人过量食用含草酸的蔬菜、碱性食物或药物如牛奶、水果、碳酸氢钠等可出现。失眠、疲劳、多吸烟、精神紧张亦可发生。小儿有肠胃病者，粪中排泄的钙减少，而尿中排的钙增多，会发生磷酸盐尿。晶体尿排尿时一般无不适症状，晶体尿在加热、加酸后可溶解，乳糜试验阴性。晶体尿一般不需治疗，可鼓励多饮水。

十六、气尿和残渣尿

【问诊指南】

1. 病史：有肠道受伤或手术病史吗？有阴道受伤、分娩时损伤或手术病史吗？有尿路结石、结核或肿瘤病史吗？

2. 气尿与残渣尿关系：排尿时尿中有气体吗？排尿时尿中有残渣吗？或尿中有气体和残渣同时出现吗？

【病因剖析】排尿时尿中出现气体称为气尿，可随尿排出小气泡，有时可听到细小声音。排尿时尿中出现固体残渣称为残渣尿，残渣可为血块、脓块、组织碎块、干酪样物质、散沙状小结石、粪渣等。尿路有产气细菌感染，如大肠埃希菌、乳酸杆菌感染时，可使尿中蛋白分解而产生气体。尿路小结石、结核干酪样物质及肿块坏死组织均可形成残渣从尿中排出。肠道及阴道与尿路有瘘道相通时，可产生气尿及残渣尿，且往往同时出现，如直肠膀胱瘘、阴道膀胱瘘，见于创伤、手术、严重感染所致。

十七、泡沫尿

【问诊指南】

1. 泡沫尿性状：排出尿液泡沫大小不一吗？泡沫是很快就消失吗？

2. 泡沫尿伴随症状：伴有尿频、尿急和尿痛吗？泡沫尿颜色是浅红色吗？

3. 伴随疾病：有肝脏疾病或肾炎病史吗？有糖尿病病史吗？最近有尿路感染疾病吗？

【病因剖析】正常情况下，尿液表面张力很低，形成气泡较少。尿液含有一些有机物质和无机物质，使尿液张力较强而出现一些泡沫，所以，出现泡沫尿不一定就是有病。但由于各种原因，尿液中成分发生改变时，尿液表面张力增大，气泡就会增多，且气泡大持续时间长。肝肾疾病时，尿液中胆红素或蛋白质含量增多，尿液表面张力增大，在排尿时可产生较多气泡；膀胱疾病如膀胱炎、膀胱癌等，使尿液的成分发生改变而产生气泡；泌尿道中有产气菌存在时，尿液中可产生气泡；糖尿病时，尿液中尿糖或尿酮体含量升高，尿液的酸碱度发生改变，尿液表面张力增大，产生气泡。男性性交前后受精液与前列腺液影响，可出现泡沫尿。

十八、尿道分泌物

【问诊指南】

1. 尿道分泌物的性状：尿道分泌物的颜色是黄灰色还是红色血性的？尿道分泌物是浓稠状还是水样？

2. 尿道分泌物与排尿关系：不排尿时也常有尿道分泌物吗？是排尿后有尿道口滴白色液体吗？

3. 尿道分泌物伴随症状：伴有排尿疼痛吗？有尿频尿急症状吗？下腹部有疼痛症状吗？

【病因剖析】尿道分泌物与尿道滴白常混淆，患者常描述为尿道口有液体流出。黏稠、量多、黄灰色的脓性分泌物是淋菌性尿道炎的典型症状，非特异性的尿道炎则表现为少量稀薄的水样分泌物。尿道炎症感染性的分泌物常伴尿频、尿急、尿痛。血性分泌物提示尿道肿瘤可能，可有尿道滴血症状，常无尿痛。尿道口滴白常出现在排尿终末后或者在解大便时，尿道口有白色混浊液体流出。可伴有尿道痒或尿痛，也可不伴尿痛，常常是代表患有前列腺炎。

第二节 疼 痛

泌尿男生殖系统疾病导致的疼痛表现形式多样。疼痛按性质分有绞痛、烧灼样痛、刺痛、隐痛、钝痛等。按时间分有持续性和间歇性疼痛。疼痛经常是由于腔道的梗阻和感染所致。泌尿生殖系统的肿瘤一般不会引起疼痛，除非肿瘤产生梗阻及感染，或侵及周围神经。疼痛程度与梗阻程度密切相关，肾盂内鹿角型结石在未引起梗阻时可无疼痛，或表现为肾区隐痛，但堵塞输尿管的米粒大小结石却可引起剧烈绞痛。

一、肾脏疼痛

【问诊指南】

1. 疼痛部位与性质：疼痛是哪个部位？是持续性疼痛还是间歇性的？感觉是隐隐作痛还是绞痛？

2. 疼痛放射部位：除了腰部疼痛外，还有哪些部位疼痛？同时感觉后背疼痛吗？肩部疼痛吗？向下外阴部疼痛吗？

3. 疼痛伴随症状与体位：疼痛伴有恶心，呕吐、出冷汗吗？不活动是否疼痛减轻一些？腰痛同时有单侧下肢后面疼痛吗？

4. 相关病史：有肾结石和输尿管结石病史吗？有腰椎骨质增生、腰椎间盘突出病史吗？

【病因剖析】肾脏疾病引起的疼痛一般位于病变侧的肋脊角处，即骶棘肌两侧的第 12 肋下。肾脏一般病变如结石、肾盂肾炎、结核、肿瘤等常引起腰部钝痛、隐痛，可表现为持续性，而肾周围炎、肾脓肿、恶性肿瘤晚期常导致腰部剧痛。肾和输尿管结石，尤其是可移动的结石及血块常导致绞痛。肾及输尿管绞痛是由于输尿管平滑肌痉挛所致，常呈阵发性发作，突发剧烈绞痛向下腹部股内侧、外阴部放射，伴有恶心、呕吐、出冷汗、脉搏细速等。右肾绞痛应注意与胆绞痛鉴别，胆绞痛的放射是向上放射到肩部。腹腔内脏病变由于刺激膈神经和膈肌，经常向肩部放射。十二指肠穿孔和急性胰腺炎引起的疼痛经常向后背放射。腹腔内脏器病变疼痛患者常通过减少活动来减轻疼痛，而肾绞痛患者常通过变换调整体位寻找疼痛减轻的位置。肾区疼痛，注意于腰肌劳损、腰椎间盘病变，腰椎骨质增生等疾病鉴别。腰椎间盘突出，同时有单侧下肢后侧疼痛。肾区疼痛还要与腰部带状疱疹早期鉴别。

二、输尿管疼痛

【问诊指南】

1. 疼痛性质与部位：疼痛是持续性的还是一阵阵的？是像刀绞样疼痛吗？是突然发生的腰痛吗？

2. 疼痛放射部位：感觉哪些部位疼痛呢，后面背部疼痛吗？下腹部外阴部疼痛吗？

3. 疼痛伴随症状：疼痛时有恶心、呕吐、出冷汗吗？疼痛伴尿频、尿急、尿痛吗？疼痛伴有总想解大便的感觉吗？

4. 疼痛病史与相关疾病史：经常发生类似这样的疼痛吗？病史多久了？有肾和输尿管结石病史吗？

【病因剖析】输尿管疼痛往往表现为急性发作的绞痛，与梗阻有关。症状表现与肾脏病变所致的肾绞痛类似。梗阻的原因多为结石和血块。发展缓慢且引起部分梗阻的输尿管病变，可没有输尿管疼痛表现。

通过疼痛放射的部位可判断输尿管的梗阻部位。当右输尿管中段发生梗阻时，疼痛常放射到右下腹区麦氏点周围，表现类似阑尾炎；而左输尿管中段发生梗阻时，疼痛常放射到左下腹区，表现很像憩室炎。疼痛可向阴囊或阴唇放射。当患者以睾丸不适为主诉就诊时，如果阴囊体查无异常发现，应考虑肾和输尿管疾病的可能。输尿管下段梗阻经常表现为膀胱刺激征。输尿管壁内段结石还可以有里急后重的肠道症状表现。

三、膀胱疼痛

【问诊指南】

1. 疼痛部位与性质：是下腹部疼痛吗？是间歇性疼痛吗？

2. 疼痛与排尿关系：下腹部疼痛排尿时有尿频、尿急、尿痛吗？可以排出小便吗？小便呈滴沥状排出吗？不排尿时下腹部胀痛吗？如果排尿后疼痛可消失和减轻吗？排尿时有尿中断现象吗？

【病因剖析】膀胱炎经常表现为间歇性的耻骨上区疼痛不适，亦即患者所诉下腹部疼痛。膀胱炎在排尿终末感到明显的耻骨上区刺痛，称之为痛性尿淋沥（strangury）。膀胱炎同时可伴有膀胱刺激征。膀胱结石及后尿道结石可有耻骨上区的疼痛，可伴有排尿中断。急性尿潴留出现膀胱疼痛伴排尿不出来或小便呈滴状。

间质性膀胱炎有典型的尿充盈膀胱时疼痛，而排尿后疼痛会明显缓解的表现。逼尿肌收缩亢进、低顺应性神经源性膀胱可表现尿急、尿频，同时有耻骨上区疼痛。有些患者尿路梗阻和膀胱扩张进展较为缓慢，如低张力性神经源性膀胱，即使残余尿超过 1 000 mL 也无疼痛感觉。

四、前列腺、精囊疼痛

【问诊指南】

1. 疼痛部位与性质：你能准确的定位是哪个部位疼痛吗？是隐痛还是胀痛？

2. 疼痛时间与排尿关系：疼痛是持续性还是间歇性？排尿后疼痛能缓解吗？

【病因剖析】前列腺疼痛多继发于炎症引起的前列腺水肿和包膜扩张。患者对疼痛部位常常不能准确确立。下腹部、腹股沟区、腰骶部、外阴部、会阴部等部位均可是疼痛部位，犹如围绕“以前列腺为中心”的周围部位均可是疼痛部位。慢性前列腺炎可有尿频、排尿不尽、尿等待症状，疼痛间歇性发生。急性前列腺炎可伴寒战、高热及膀胱刺激征。没有引起尿潴留及不合并前列腺炎的单纯良性前列腺增生通常不引起前列腺疼痛。前列腺癌侵犯周围组织、腰骶部、直肠等部位时，疼痛可成持续性。精囊炎的疼痛部位类似于前列腺炎，表现为下腹部、腹股沟区及会阴部的疼痛，可伴有射精痛和血精。

五、阴囊和睾丸疼痛

【问诊指南】

1. 疼痛性质：阴囊部位疼痛是胀痛感还是坠痛感觉？用手上托阴囊疼痛可缓解还是加重？

2. 疼痛放射部位：阴囊疼痛的同时有同侧腰部和腹股沟区的疼痛吗？

【病因剖析】阴囊皮肤病变如毛囊炎及皮脂腺感染等，疼痛部位比较表浅，容易定位。但继发于富尼埃坏疽（fournier gangrene）则是一种阴囊部位的严重坏死性的炎症，进展迅速，不及时治疗可危及患者生命。

阴囊内容物睾丸附睾急性炎症和睾丸扭转可导致睾丸疼痛，并可沿精索向同侧腹股沟区及腰部放射，早期托举阴囊急性炎症所致疼痛可缓解，睾丸扭转后所致疼痛则可加重，病程后期则很难区分。慢性的睾丸疼痛一般与非感染性因素有关，如鞘膜积液和精索静脉曲张，其特点为钝痛和坠胀感，无放射痛。精索静脉曲张引起的患侧坠胀在久立和劳累后加重，平卧位和上托阴囊后可缓解。临床需注意的是肾脏和腹膜后病变可引起睾丸的牵涉痛。腹股沟区斜疝可引起阴囊钝痛。

六、阴茎疼痛

【问诊指南】

1. 疼痛与勃起的关系：阴茎疼痛是在勃起时发生还是非勃起时发生？

2. 阴茎头及尿道口病变：阴茎头包皮翻不下来吗？阴茎头长赘生物吗？

3. 疼痛与排尿的关系：不排尿时疼痛吗？尿道口流脓吗？除排尿时疼痛还有其他症状吗？

【病因剖析】非勃起状态下的阴茎疼痛一般由尿道、膀胱的炎症或结石等所致。常常同时伴尿频、尿急及排尿时的刺痛和烧灼感。勃起状态下的阴茎疼痛，多由阴茎海绵体硬结症、阴茎下曲畸形或阴茎异常勃起所致。阴茎疼痛要注意有否包皮嵌顿，也应注意有否性传播疾病。

第三节 肿 块

泌尿系统器官解剖位置较隐蔽，这些器官出现肿块时，往往不易被患者本人发现，当患者主诉发现肿块时，往往肿块已存在一定时间了。而男生殖系统的阴茎、阴囊及内容物的肿块，容易被患者发现。肿块的原因可以是肿瘤、畸形、感染、外伤，梗阻等疾病。

【问诊指南】

1. 肿块部位：肿块在何处（腰部、上腹部、耻骨上区、腹股沟区、阴囊内、阴茎部）？平卧位时可消失吗？

2. 生长速度：肿块在不断长大，还是几年没有什么变化？发现时有多大？现在多大？

3. 合并症状：肿块发生过程中，是否伴有血尿？血尿时有尿道疼痛吗？是否伴阵发性绞痛及排大量尿液？有发冷、发热病史吗？伴有排脓尿、尿液混浊病史吗？肿块部位有疼痛吗？发现肿块后，是否觉得身体日见消瘦？

4. 外伤与行为：受过伤（膀胱尿道外伤、外阴部踢伤等）？外阴部肿块多久了？有尿道流脓史吗？有冶游史吗？

【病因剖析】腰部及上腹部肿块可为肾脏肿瘤、肾囊肿、肾盂积水、肾周脓肿及其他系统肿块。肋缘下活动的肿块，常为游走肾。晚期肾癌、肾周脓肿常伴较剧烈腰痛。多囊肾可表现为两侧或单侧上腹部肿块。肾下垂肿块移动性大。下腹部包块首先排除尿潴留。大的膀胱肿瘤或膀胱巨大结石，可在耻骨上区发现肿块。腹股沟区肿块可以是淋巴结、隐睾、鞘膜积液、及肿瘤所致。阴囊内睾丸、附睾、精索均可有肿块发生，伴有疼痛多为炎性肿块，如附睾炎及结核等。软性肿块站立明显，平卧缩小或消失的多为精索静脉曲张、疝或交通性鞘膜积液。睾丸扭转及急性睾丸炎体积增大可表现为炎性肿块。睾丸肿瘤可表现睾丸体积增大，质地坚硬有沉重感。阴茎头部的肿块，多为乳头状瘤、癌肿（尤其包茎患者）、包皮垢石、尖锐湿疣等。阴茎海绵体部肿块，多为阴茎海绵体硬结症、梅毒等。阴茎硬化性淋巴管炎表现为冠状沟处形成蚯蚓状、条索状、半透明状团块。前列腺部位肿块患者自己很难发现，常因患者排尿不适时经直肠指检而发现。

恶性肿块生长速度快，如肾癌、肾胚胎瘤、膀胱癌。恶性肿块常伴无痛性血尿，患者日渐消瘦。良性肿块生长慢，可以数年没变化，如多囊肾、游走肾、睾丸鞘膜积液。肿块发生过程中，有发冷、发热病史，为炎性肿块。腰部肿块伴大量脓尿，多为肾积脓。肾盂积水可有阵发性绞痛，有时排出大量尿液。肾或膀胱尿道外伤有尿外渗时，可出现肾区或膀胱区肿块，伴疼痛。有不洁性关系史后出现的外阴肿块应想到性传播疾病的可能，如尖锐湿疣。

第四节 男性性功能障碍和精液异常

男性的性行为生理过程包括性欲冲动，阴茎勃起，性交行为，射精以及达到性欲高潮。上述性行为中任何一个环节出现功能障碍均可造成男性性功能障碍，包括性行为和性感觉的障碍。而一些可能于性交活动无关的阴茎异常勃起以及精液异常如血精、遗精也在本节讨论。

一、性欲低下

【问诊指南】

1. 症状与全身健康状况：感觉性欲不如以前多久了？身体状况怎样？有哪些慢性疾病吗？工作及体力等活动较以前减弱吗？

2. 勃起及射精功能：尽管觉得对性生活兴趣减弱，但在同房时阴茎可勃起吗？同房时可排精吗？

3. 精神状态与服药情况：除性欲外，对其他事物的兴趣同前吗？有抑郁现象吗？在服用什么药物吗？

【病因剖析】雄激素是影响性欲的主要因素，所以性欲低下表明雄激素缺乏，可以是脑垂体和睾丸功能障碍所导致，可做性激素测定。一般患者仅主诉性欲低下，可能勃起及射精功能尚可，但一般可同时存在。射精时用于刺激精囊和前列腺的睾酮量比用于维持性欲的睾酮量大，如果射精功能正常者，由于内分泌因素导致的性欲低下的可能性很小。

性欲于年龄及全身健康状况，是否有慢性疾病，体弱，过度劳累等因素有关。男性一般 50 岁以后性欲逐渐减低。对于精神状态欠佳，有抑郁病症的患者性欲也受影响。性欲低下也是某些可影响性欲的药物副作用所致。

二、勃起功能障碍

【问诊指南】

1. 勃起与相关情况：是同房时阴茎不能勃起吗？在夜间和早上出现过勃起吗？手淫时可勃起吗？手淫时的勃起状况与同房时勃起状况一样吗？作为看病医生我想了解一下，你有其他性伴侣吗？与不同性伴侣同房都会出现阴茎不能勃起吗？

2. 勃起与精神状况：最近有什么精神不愉快，比如感觉工作生活压力大？夫妻关系融洽吗？同房时你妻子配合吗？有什么事件让你担心吗？

3. 勃起与相关疾病：有神经系统方面的疾病吗？有原发性高血压？高血脂？糖尿病吗？有过阴茎部位和睾丸部位的疾病或手术等治疗病史吗？哪些部位受过伤吗？哪些部位做过什么手术吗？有慢性前列腺炎吗？目前在服用哪些药物吗？比如治疗精神方面的药物或抗高血压药？

【病因剖析】勃起功能障碍（erectile dysfunction，ED）是指在性交时阴茎不能勃起，或勃起硬度不足以插入阴道，或不能维持至射精。可分为功能性勃起功能障碍和器质性勃起功能障碍。功能性勃起功能障碍为精神心理因素所致。是 ED 的主要原因。而器质性勃起功能障碍，有以下类型：①神经性勃起功能障碍；②动脉性勃起功能障碍；③静脉性勃起功能障碍；④内分泌性勃起功能障碍；⑤药物性勃起功能障碍；⑥手术创伤性勃起功能障碍。

评估勃起功能障碍的患者时，很重要的一点是确定勃起障碍是否在任何情况下都会出现，比如，在手淫时？在夜间或早上晨勃吗？更换性伴侣时？只要患者在一些情况下能够达到正常勃起，就说明病因为精神心理因素，而不是器质性病变。

三、早泄

【问诊指南】

1. 早泄与时间：是阴茎插入阴道前即射精？阴茎插入阴道后大约多少时间射精？你认为应该是多少时间射精才正常？

2. 早泄的感觉：你刚才说了阴茎进入阴道后射精，射精后你感觉如何？是你认为早泄不舒服来就诊，还是你妻子认为无快感让你来就诊？

3. 早泄相关状况：平时性生活频率？有手淫习惯吗？多久手淫一次？有慢性前列腺炎吗？平时有尿频和下腹部胀痛不舒服吗？

【病因剖析】目前早泄的定义上不确切。早泄指阴茎在未插入阴道或刚插入时即射精，也认为在插入1分钟之内射精属于早泄。健康青壮年男子一般性交2～6分钟射精，有的时间还短。不能单纯依性交时间过短或女方未达到性高潮而认为是早泄。偶尔有1～2次阴茎未插入阴道即射精不是病理现象，只有经常早泄而不能性交者才属于病理现象。

早泄是自身和受配偶影响的一种非常主观的症状，要询问患者是他本人感觉射精过快不适还是配偶不满意？有的患者即使插入阴道1分钟内射精，他认为从性兴奋开始到勃起、插入、射精、性兴奋止经历了一个完整过程，并没有不适感觉，有些患者是受有关性交射精时间长短的观念影响或者受配偶的影响而就诊。在性交开始2分钟内射精，是很常见的。很多因早泄就诊的患者事实上并不是性功能不正常，而是对性生活的期望不正常。几乎所有的早泄患者都是精神心理因素导致。但也有器质性因素导致，如神经系统病变，以及前列腺炎，尿道炎，精囊炎，包皮炎等生殖系统炎症。过于频繁的手淫也可导致早泄。

四、不射精和逆行射精

【问诊指南】

1. 表现形式：是同房过程中不射精吗？是在同时期第二次同房时不射精吗？同房中有阴部肌肉收缩动作伴性兴奋感觉吗？

2. 性生活与手淫：性生活多久一次？以前有手淫习惯吗？手淫多久一次？

3. 药物与手术等病史：正在服用什么药物？做过经尿道前列腺电切术吗？做过结肠直肠切除术吗？做过腹膜后淋巴结清扫术吗？

【病因剖析】不射精是指在性交时不能射精，尿道口无精液流出也无性欲高潮，多数在性交时进行至一定时间后，以萎软而告终，但患者可有梦遗及手淫射精。逆行射精是虽有性欲高潮及射精感觉，但尿道口没有精液流出，性交后男方排尿检查确有精子发现，这是精液从后尿道反流进入膀胱。

逆行射精多为器质性原因所致，可分为医源性病因（如术后膀胱颈关闭不全）和非医源性病因（如尿道瓣膜、膀胱颈挛缩）。患者可能均诉说为没有精液排出，但两者区别在于，不射精无性欲高潮，而逆行射精有性欲高潮。

频繁的性生活，尤其在同房后短时间内进行二次同房时可有不射精现象。既往有频繁手淫习惯，手淫的行为与射精会达到一定的条件反射，当转变为同房状态时，由于未达到已形成的条件反射状态，会有不射精现象发生。不射精可有心理因素导致，也可由器质性因素导致，如大脑病变，脊髓损伤，盆腔和下腹部大手术，腹膜后淋巴结清扫手术，这是由于破坏了前列腺和精囊的自主神经支配，导致在性活动中无平滑肌的收缩和精液排出。一些药物，如α受体阻滞药会妨碍性高潮时膀胱颈部的关闭，导致逆行射精。膀胱颈部手术，尤其是经尿道前列腺电切术，也会导致膀胱颈部关闭障碍，造成逆行射精。

五、射精痛

【问诊指南】

1. 射精痛发生的状态：是同房时射精痛还是遗精时疼痛？

2. 伴随症状与疾病：最近时间有尿痛等排尿不适吗？有前列腺炎、精囊炎吗？伴有血精吗？

【病因剖析】射精痛指性兴奋或射精时感觉阴茎根部或会阴部疼痛，可发生在性交时或遗精时。射精痛的病因与尿道炎、精囊炎、前列腺炎、前列腺结石、附睾炎等有关。精囊炎时，可伴有血精，尿道炎时可伴有尿痛。

六、无性高潮

【问诊指南】

1. 无性高潮与排精：是感觉到性高潮减退不如以前吗？还是没有性高潮？有排精吗？

2. 无性高潮与药物、疾病：在服用治疗精神类疾病的药物吗？有糖尿病吗？

【病因剖析】无性高潮是指性交活动中性欲高潮减退或不能达到性高潮，但有排精。无性高潮，可由心理因素导致，也多见于服用治疗精神类疾病药物的患者。糖尿病周围神经病变、各种原因导致阴部感觉神经损伤的患者。

七、遗精

【问诊指南】

1. 遗精频率：多长时间发生一次遗精？遗精伴有疼痛或不适感觉吗？

2. 遗精及症状相关情况：性生活有规律时仍然有遗精吗？在白天时也发生遗精吗？平时有手淫习惯吗？睡觉前常看有关性方面书籍和图片吗？有何慢性疾病？患有包皮炎和前列腺炎吗？

【病因剖析】在没有性交活动的情况下射精为遗精，在睡眠时发生称为梦遗，在清醒状态下发生称为滑精。未婚男子遗精是一种生理现象。遗精的频度在个体之间差异很大，可从1～2周或4～5周一次不等，但是对于遗精次数过多，如一周内有几次或一夜几次遗精就属于一种病理现象。在有规律的性生活后仍经常遗精或仅有性欲即射精者，多有病理因素存在。导致遗精的因素：有心理因素，如性需求强烈，睡前有性兴奋及性冲动，手淫习惯；体质虚弱，患慢性疾病，器官功能不全；局部病变，包皮龟头炎，前列腺炎，尿道炎。有局部炎症者可伴有不适的感觉。

八、阴茎异常勃起

【问诊指南】

1. 阴茎勃起持续时间：阴茎这样持续勃起状态有多长时间了？

2. 伴随症状与相关疾病：伴有阴茎疼痛吗？之前进行了阴茎海绵体内注射药物吗？服用了抗高血压药物吗？有镰形细胞贫血疾病吗？患有白血病吗？服用过氯丙嗪及抗抑郁药物吗？有腰椎间盘突出病史吗？

【病因剖析】阴茎异常勃起是指在非性兴奋情况下阴茎持续性勃起或性高潮后不疲软，这种状态持续时间超过6小时。常伴有疼痛。异常勃起可发生于任何年龄段。阴茎异常勃起可分为非缺血性阴茎异常勃起，又称高流量型阴茎异常勃起或动脉性异常勃起；缺血性阴茎异常勃起，又称低流量型阴茎异常勃起或静脉性异常勃起。以低流量阴茎异常勃起较常见，常伴有静脉血液滞留，引起勃起组织的低氧血症和酸中毒。

引起阴茎异常勃起常见病因：①镰状细胞贫血、白血病，导致阴茎静脉回流障碍；②因治疗勃起障碍而阴茎海绵体内注射药物；③脊髓损伤、椎间盘突出；④抗高血压药物，如肼苯哒嗪、胍乙定；酚噻嗪类抗精神抑郁药物如氯丙嗪；抗抑郁药如曲唑酮等；⑤局部有恶性肿瘤转移；⑥其他不明确病因。

九、血精

【问诊指南】

1. 血精颜色：排精带血是什么颜色？鲜红色？酱红色？

2. 血精相关疾病：有慢性泌尿系统炎症吗？比如前列腺炎？精囊炎？排精伴随疼痛吗？

【病因剖析】血精为精液中含有血液。常表现为酱色或红色为陈旧性出血。有时也可表现为鲜红色。几乎都是由于前列腺或/和精囊炎非特异性炎症引起。常发生在较长时间停止性生活的男性，大多数会自愈。应做生殖器检查和直肠指检及相关检查。部分患者可由泌尿生殖系统肿瘤所致。

〔杨金瑞〕

参考文献

〔1〕 杨金瑞. 泌尿外科临床进修手册［M］. 长沙：湖南科学技术出版社，2003.
〔2〕 CAMPBELL M F，WALSH P C，WEIN A J，et al. Campbell-Walsh urology［M］. ［S. l. ］：Elsevier Saunders，2015.
〔3〕 CAMPBELL M F，WALSH P C，WEIN A J，et al. 坎贝尔-沃尔什泌尿外科学［M］. 北京：北京大学医学出版社，2009.
〔4〕 孙颖浩. 吴阶平泌尿外科学（上、中、下册）［M］. 北京：人民卫生出版社，2019.
〔5〕 那彦群，郭震华. 实用泌尿外科学［M］. 北京：人民卫生出版社，2009.

第二章　泌尿外科体格检查中量化标准的检查

本章所述体格检查主要是指泌尿外科专科情况检查。在临床工作中体格检查不仅仅是专科检查，全身体格检查也是不可忽略的环节。有些泌尿外科疾病具有特征性的全身表现，如库欣综合征具有典型的“满月脸”“水牛背”“向心性肥胖”、腹部皮肤紫纹等体征。在体格检查中发现的阳性体征，需进行类型、程度、鉴别等定性和量化标准的体格检查，这是本章所注重的内容特点。

第一节　肾区检查

患者取平卧位、侧卧位，必要时加以立位或坐位检查。

1. 视诊：肾脏肿大、积水或肾周围病变时，可在上腹部及背后脊肋部视诊发现局限性隆起。

透光试验：适用于婴幼儿，辅助鉴别肾肿物的性质，可将直射光源置于患侧肋脊角处，如前腹壁有红色光透过，则肿物多为囊性且其中充满液体。如前腹壁无光透过，则肿物为实性，应高度怀疑肾肿瘤。

2. 触诊：以双手触诊法检查。检查者一只手在肋下缘触摸，另一只手托在同侧的肋脊角处；随患者深呼吸而轻缓地触诊肾脏（图 2－1－1）。部分正常人可触及右肾下极。检查新生儿时可将一只手的拇指置于患儿肋缘下，其余四指放在肋脊角，随患儿呼吸可触到肾脏。肾脏位置随体位明显变化可能为游走肾或肾下垂，后者在站立时可下降至脐水平以下。触及肾脏肿大时，应考虑肾积水、囊肿、肿瘤、肾周围疾病等。

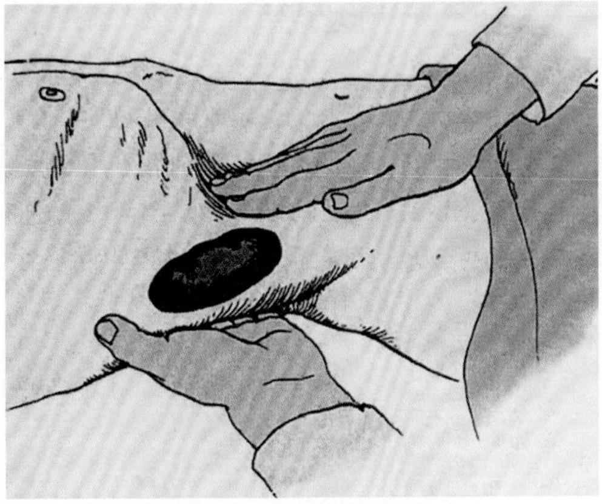

图 2－1－1　肾脏触诊

3. 叩诊：手法是一只手扣于肋脊角区，另一只手拳击于扣手的手背上，叩击痛者为阳性。肾脏及其周围疾病时，可在肋脊角有压痛及叩击痛。

4. 听诊：腹部脐上正中或两侧的血管杂音，要考虑是否有肾动脉狭窄。

第二节　输尿管区检查

患者取平卧位。

触诊：正常输尿管行腹部触诊时不能触及。当其有病变时，可于腹直肌外缘行腹部深触诊，可触及压痛。其压痛点为：①上输尿管点，于腹直肌外缘平脐处；②中输尿管点，于髂前上棘与脐连线外中1/3交界点之下内1.5 cm处；③下输尿管点，直肠指诊时，于直肠前壁、前列腺外上方处。

第三节 膀胱区检查

患者取平卧位。膀胱位于耻骨联合上区，视诊发现局部膨隆，触及球形肿物，且有囊性感，叩诊呈浊音时，为充盈之膀胱。排尿后不消失，则为尿潴留表现。

1. 视诊：膀胱尿量达到500 mL以上，可看到下腹部膨隆饱满。若视诊发现脐部有间歇性漏尿，经膀胱内注入亚甲蓝后漏尿为蓝色，为开放性脐尿管的表现。

2. 触诊：膀胱尿量达到150 mL以上时，膀胱颈部超过耻骨上缘，有可能触诊或叩诊到膀胱。膀胱区有压痛，说明膀胱内有刺激症状，如结石及膀胱炎所致。

双合诊：膀胱结石，异物、肿瘤或输尿管囊肿较大时，可触诊或行双合诊触及。双合诊手法是检查者一只手放于膀胱区，另一只手示指经直肠或阴道（限已婚女患者）行触诊（图2-3-1、图2-3-2）。

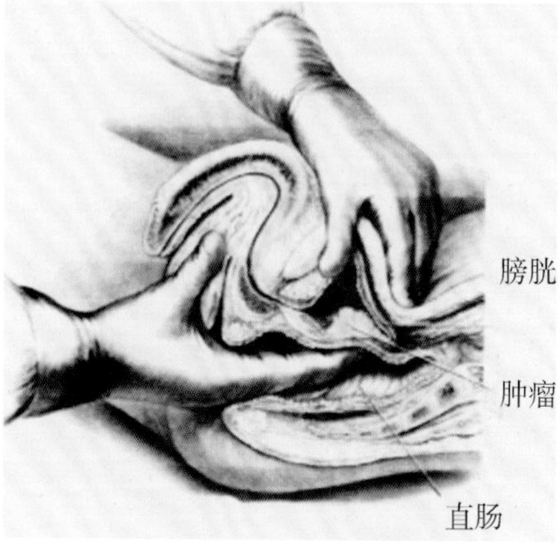

图2-3-1 双合诊（男性）

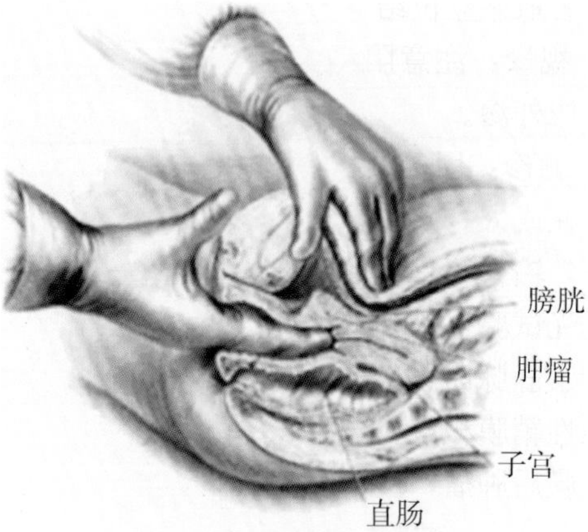

图2-3-2 双合诊（女性）

3. 叩诊：膀胱区有否叩痛。尿潴留的局部膨隆，呈浊音。如叩诊鼓音，说明是肠道。

第四节 腹股沟区检查

患者取平卧位结合站立位。

1. 视诊：腹股沟区有否局部隆起、肿物。隆起及肿物的大小、走行方向，是否进入阴囊，两侧腹股沟是否对称。

2. 触诊：腹股沟区有否淋巴结肿大，肿物大小、形状，有否压痛，是否融合。肿物可否在轻按压下减小或消失。当疑有腹股沟疝时，可做腹股沟外环冲击试验（图2-4-1）。

腹股沟外环冲击试验：检查腹股沟疝及鉴别斜疝与直疝。检查者的示指应轻轻通过阴囊插入腹股沟外环，阴囊应内折于睾丸前方，避免抬起睾丸而导致疼痛。手指进入外环后嘱患者咳嗽，示指尖有冲击感为斜疝。此试验对确定疝囊位于腹股沟管内，尚未突出外环口的不完全性斜疝有意义，若指腹有冲击感为直疝。

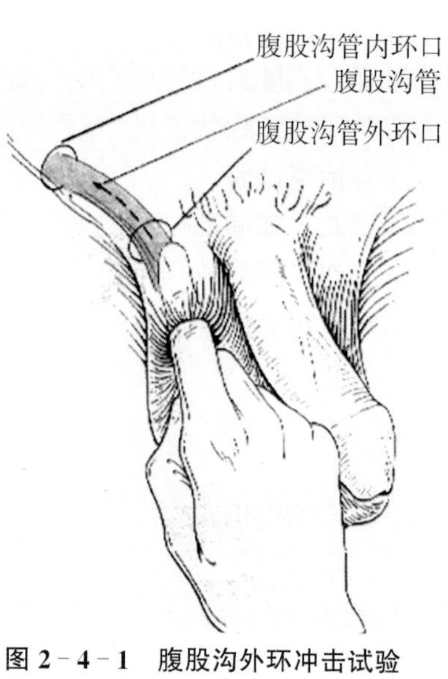

图2-4-1 腹股沟外环冲击试验

第五节　阴茎和尿道检查

患者取站立位，或视病情平卧位。

1. 视诊：注意阴毛分布、阴茎发育、阴茎大小、有无畸形，有否包皮过长或包茎。阴茎有无硬结、肿块、溃疡。龟头有无糜烂、肿块、湿疣。尿道检查注意尿道口位置是否正常，有无狭窄，尿道口有无分泌物。淋病性尿道炎时，尿道口有较多分泌物，浓稠，灰黄色。血性分泌物则见于尿道肿瘤、异物、慢性精囊炎。男性压力性尿失禁者（如前列腺切除术后），通过 Valsava 动作和咳嗽动作检查有否尿失禁。

2. 触诊：阴茎海绵体有无硬结。触诊尿道走行区有无结节或条索状改变。包皮下龟头有否肿块。

第六节　阴囊及内容物检查

患者取站立位结合平卧位检查。医师触诊时应双手触诊。

1. 视诊：注意阴囊大小、形状，有无空虚，有无水肿、象皮肿、血肿，有无炎症、溃疡、窦道、肿块、尿外渗。

2. 触诊：用双手触诊睾丸、附睾、精索，注意睾丸大小、质地、形状，有无触痛、沉重感，有无肿块；在成人，睾丸长约 6 cm，宽约 4 cm。附睾头、体、尾有无肿大、结节及触痛；精索有无精索静脉曲张，输精管是否光滑有无结节。所有阴囊内的肿物都应做透光试验（图 2-6-1）。

透光试验：透光阳性表示有睾丸鞘膜积液。对精索或睾丸鞘膜积液及精索静脉曲张患者，应立位及卧位检查。平卧位积液不消失者为非交通性鞘膜积液。静脉曲张不消失者提示回流受阻，右侧者应怀疑有否腹膜后肿瘤，左侧者应警惕是否有左肾癌。精索静脉曲张的检查应结合 Valsava 试验，判别程度。

精索静脉曲张程度（站立位检查）如下。

轻度（一度）：站立时看不到阴囊皮肤有曲张静脉突出，触摸也摸不到阴囊内曲张静脉，但患者做增加腹压动作（Valsava）可摸到阴囊内曲张静脉。

中度（二度）：站立时看不到阴囊皮肤有曲张静脉突出，但触摸可摸到阴囊内曲张静脉。

重度（三度）：站立时可看到阴囊皮肤有曲张静脉突出，触摸阴囊内有明显的蚯蚓状扩张的静脉。

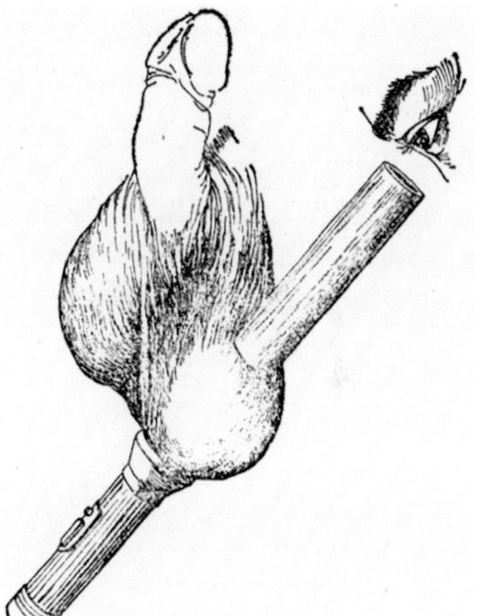

图 2-6-1　透光试验

阴囊抬高试验（Prehn sign）：又称睾丸托举试验。怀疑睾丸扭转时患者取平卧位，检查者向上抬高患侧睾丸，如局部疼痛加重，则阴囊抬高试验阳性。这是由于托举睾丸时扭转的精索受到进一步的挤压所致。如果疼痛减轻，则表明睾丸附睾炎可能性大。

精索牵拉痛征：牵拉睾丸时，如感觉精索疼痛，即为精索牵拉征阳性，提示精索炎。

第七节　直肠指检与前列腺检查

患者取侧卧位、膝胸位、仰卧位及站立弯腰体位行直肠指检。最佳的检查体位是站立弯腰体位或膝胸位。

1. 视诊：分开两侧臀部，观察肛门有否痔疮，肛周有否瘘口及分泌物，有否肿物，尤其是疣状肿物或湿疹。

2. 指检：液状石蜡充分润滑右手示指指套后，轻轻按摩肛门表面，指尖腹侧面向下轻压，使示指第一指节缓慢滑入肛门。评估肛门外括约肌张力，肛门括约肌逐渐松弛后，示指进一步进入直肠。前列腺距离肛门口 4 cm。应注意前列腺形态、大小、硬度、表面是否光滑、有否结节及压痛、中央沟是否存在及变浅。正常成人前列腺如栗子大，长约 2.5 cm，宽约 3.5 cm，质地均匀有弹性，有中央沟。中央沟消失表浅示前列腺增大，是前列腺增生的重要体征。精囊一般不能分辨。直肠指检不能只查前列腺，应注意直肠壁情况，有无硬块及触痛。

判断前列腺大小程度：根据前列腺增大的程度可分为三度。一度，突入直肠距离为 1～2 cm，中央沟变浅；二度，突入直肠距离 2～3 cm，中央沟消失或略突出；三度，突入直肠距离>3 cm，中央沟明显突出，手指触不到其上缘。

前列腺按摩方法：怀疑慢性前列腺炎行前列腺按摩取前列腺液时，以手指适度压力，由前列腺两侧叶自上而下，由外向内逐渐向中央沟按压，每侧重复 2～3 次，最后于中央沟由上而下按压 1 次，使前列腺液由尿道外口滴出，收集送检。急性前列腺炎时禁忌按摩。精囊一般不能分辨（图 2－7－1）。

评估肛门外括约肌张力：临床上，一般以肛门外括约肌代表会阴部的横纹肌，通过肛门外括约肌的功能来评估尿道外括约肌的功能。最常用的反射是轻触肛门黏膜皮肤交界处可以引起肛门外括约肌的收缩，称为肛门反射。在进行直肠指检时，示指第一指节进入肛门后，必要时嘱患者进一步收缩肛门来评估肛门外括约肌的张力，因为肛门外括约肌与尿道外括约肌由共同的神经支配，如肛门外括约肌张力不足也提示尿道外括约肌张力不足，对诊断神经源性膀胱功能障碍有一定意义。

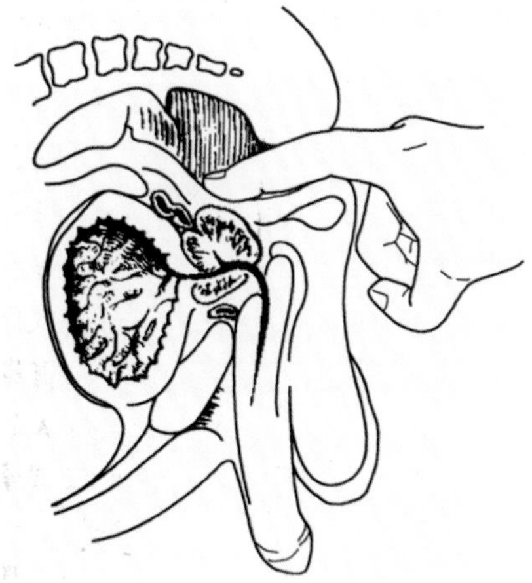
图 2－7－1 前列腺按摩

球海绵体肌反射检查：指盆底肌肉对会阴部及生殖器刺激的反射。检查者一只手指在患者肛门内，另一只手捏患者的阴茎头，或用纯针去刺阴茎头（女性则为阴蒂）。正常情况下会引起患者肛门括约肌强烈收缩，肛门内的手指会感觉到这种收缩。该检查主要检测脊髓 S_2～S_4 截段的反射弧，若其正常则无骶髓或周围神经受损。

第八节 女性盆腔检查

男性医生为女患者实施检查时应有女护士或其他医务人员陪同。患者取截石位。

1. 视诊：注意外阴皮肤有无溃疡、萎缩、增厚、赘生物或肿物。检查发育情况、阴蒂大小。注意尿道口与阴道口距离，尿道口有无肉阜或尿道黏膜膨出。尿道口有无分泌物。尿道口靠近阴道或有处女膜伞覆盖或尿道肉阜，常是已婚女性尿路感染反复发作的原因。女性尿道憩室在阴道前壁可触及囊性肿物，按压时尿道口可见脓性分泌物溢出，亦是女性反复尿路感染的原因之一。在正常排尿外，有持续漏尿的女患者，应在尿道口旁或前庭处检查有无异位输尿管开口。嘱患者做 Valsava 动作检查有否膀胱脱垂或直肠脱垂。嘱患者咳嗽是否诱发尿道口漏尿。

2. 触诊：检查者手指进阴道触及尿道，了解有否肿物，有否脓性分泌物自尿道口流出。女性尿道憩室在阴道前壁可触及囊性肿物，按压时尿道口可见脓性分泌物溢出，亦是女性反复尿路感染的原因之一。

双合诊：检查者将一只手两指放阴道，另一只手放下腹部行双合诊。检查膀胱、子宫与附件。

压力试验（stress test）：在患者感觉膀胱充盈的情况下进行检查。嘱患者连续用力咳嗽数次，注意观察尿道口有无漏尿现象，有则压力试验阳性。压力试验是压力性尿失禁的初筛试验。不能判断尿失禁严重程度。

指压试验（marshall-bonney test）：又称膀胱颈抬高试验。当压力试验阳性时，进行指压试验（图

2－8－1)。以中指及示指伸入阴道，分开两指置于尿道后部两侧，注意勿将两指压在尿道上，将膀胱颈向前上推顶，尿道旁组织同时被托起，尿道随之上升，从而恢复了尿道与膀胱的正常角度。试验前，嘱患者用力咳嗽，可见尿道口漏尿；试验时，嘱患者连续用力咳嗽，观察尿道口是否漏尿。如试验前咳嗽时漏尿，试验时咳嗽不再漏尿，则指压试验阳性。提示压力性尿失禁可能性大。

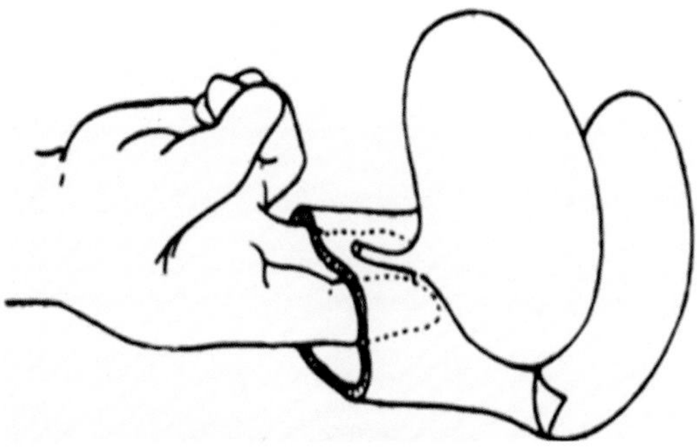

图 2－8－1　指压试验

棉签试验(Q-tip test，cotton swab test)：该试验用于测定尿道的轴向及活动度。将一个润滑消毒的细棉签经尿道插入膀胱，进入膀胱后将棉签退至阻力点水平，此时棉签前端处于膀胱与尿道交界处。分别测量患者在 Valsava 动作前后棉签棒于水平线之间夹角的变化。如该夹角＜15°，说明有良好的解剖学支持。如果＞30°和上行 2～3 cm 说明膀胱颈尿道后部过度下移，解剖支持薄弱；15°～30°时结果不能确定解剖学的支持程度。对＜30°，而有压力性尿失禁者应进一步检查(图 2－8－2)。

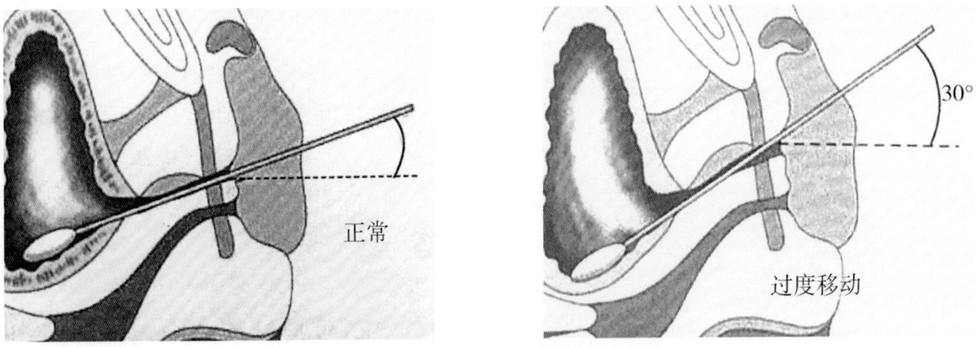

图 2－8－2　棉签试验

染料试验：膀胱置管后，阴道填塞纱布，然后膀胱内注入亚甲蓝，若所填纱布染色提示膀胱损伤。若所填纱布未染色，则再静脉注射靛胭脂，此时纱布染色即提示为输尿管损伤，也见于输尿管异位开口。

〔杨金瑞〕

参考文献

[1]　杨金瑞. 泌尿外科临床进修手册[M]. 长沙：湖南科学技术出版社，2003.

[2]　CAMPBELL M F，WALSH P C，WEIN A J，et al. Campbell-Walsh urology[M]. [S. l.]：Elsevier Saunders，2015.

[3]　孙颖浩. 吴阶平泌尿外科学(上、中、下册)[M]. 北京：人民卫生出版社，2019.

[4]　那彦群，郭震华. 实用泌尿外科学[M]. 北京：人民卫生出版社，2009.

第三章　病历书写

病历书写是临床医师必须掌握的一项技能。它应客观地记载着疾病发生、发展和转归的全过程。它是临床医师对患者的病史、症状、体征和各种检查结果进行归纳、整理、分析而写成的医疗资料，亦是医学教学和科学研究的重要资料及现代医学的法定文件。一份病历可以体现一个医院、一个医师的医疗质量和业务水平，因此临床医师必须以高度负责和实事求是的科学态度，书写好每一份病历。

第一节　病历书写基本要求

1. 须按规定的内容和格式书写病历，不能自行其是。

2. 住院病历应在患者入院后 24 小时内完成。急病危重病历由当班医师负责立即完成。

3. 病历内容必须客观真实地反映病情和诊疗经过。要求完整、系统、重点突出、层次分明、条理清楚。

4. 所有需手工书写的记录一律用蓝黑墨水或碳素墨水笔书写，不得用圆珠笔或铅笔。要求表达准确、语句通顺、文字简练、字迹清楚、卷面整洁、标点符号正确。

5. 各种症状、体征，应采用医学术语记载，一般不得用医学诊断名词。

6. 病历系法律性文件，不得将原始记录删改、剪贴、涂擦。不留空行及空页。

7. 有药物过敏史者，应以红笔用醒目的方式写出［住院病历写于病历首页，门（急）诊病历写在封面上］。

8. 病历首页应按要求逐项填写，特别是最后诊断、治疗效果、手术切口分类等项，一律用中文填写，其后可附有英文名称，但应写全名，或全名加缩写，英文字母一律用楷体书写。

9. 病历中所有记录每页的首行应标明“完整病历”“入院记录”“出院记录”等及序号。每页应有患者姓名、住院号及序编号。

10. 检验单及特殊检查结果报告单应按日期顺序排列，以便查阅。

11. 为保证质量，病历须经主治医师审查修改补充并签名，各种记录均应有医师签名，并应签全名，字迹可以辨认。对上级医师的查房、会诊等意见亦以全名方式记录，如××医师；不得只写姓，如×医师。

12. 日期及时间一律按年，月、日、时的顺序填写，如 2000.6.4.9Am；不得写成分数，如 2000.4/6。

13. 患者出院时，出院记录应注明住院号以及特殊检查结果如 X 线片、病理报告等的编号，以便在门诊继续就诊。死亡病历应将门诊病历附于住院病历之后，一并归档。

14. 需手术治疗者，应有术前讨论记录和手术记录。死亡病例应有死亡记录，死亡讨论记录，且均由主治医师审查签名。

15. 病历应按规定顺序排列，以便统一及查找。

第二节　入院记录

一、入院记录要求

1. 一般资料：姓名、性别、年龄、婚姻、出生地、民族、职业、住址、联系电话、入院时间、记录时间、病史陈述者。入院方式（步行或抬送）。

2. 主诉：主要症状或体征的就诊申诉之概括，是患者就诊的最主要原因，描写主诉应表明时间、性质或程度、部位等。

3. 现病史：应围绕主诉详尽描述发病之全过程，包括以下内容。

（1）发病情况：发病日期及环境，时间，地点，起病缓急。主要症状的部位、性质、持续时间和程度，可能的诱因或原因。

（2）病因演变：进行性或间歇性，主要症状逐渐减轻或加重，缓解或加重的因素，其他伴随症状。

（3）诊治经过：有关医疗检查、诊断和治疗经过。用药、诊断、手术名称加引号表示。

（4）一般情况：现病史之末应描写发病后的精神食欲状态、体质体重变化、睡眠及大小便有无异常改变。

（5）与本次疾病虽无坚密关系，但仍需治疗的其他疾病，另起一段记录。

4. 既往史：包括过去健康状况及患过的疾病，尤其与现在疾病有密切关系者。传染病接触史、预防接种史、食物及药物过敏史、输血史、外伤和手术史。

5. 个人史：生活情况，出生地及居留地，生活习惯，特殊嗜好，职业的性质，劳动条件，有无冶游史。

6. 婚育史：是否结婚，结婚年龄，配偶健康情况，生育及子女情况等。女患者应有月经史，包括初潮年龄、行经天数、间隔天数、末次月经、月经量，生育等情况。

7. 家族史：家族中有无同样疾病患者。特别是有无结核、肿瘤、血友病、糖尿病或其他遗传性疾病史。

8. 体格检查：在做好全身体格检查的基础上，应对泌尿生殖系统进行专科检查。

9. 辅助检查：住院前有关检查结果应摘录，以资有助诊断。

10. 入院诊断：依主次顺序排列，病名规范。

11. 签名：字迹清晰、签全名及日期。

二、入院记录格式

入院记录

姓名	出生地
性别	民族
年龄	职业
婚姻	住址
联系电话	电子邮箱（E-mail）

入院时间

记录时间

病史陈述者

入院方式

主诉

现病史

既往史

个人史　　月经史　　婚育史　　家族史

体格检查

专科情况

辅助检查结果

入院诊断：1.

2.

3.

医师签名：×××

三、入院记录示范

入院记录

刘××	长沙人
男性	汉族
58岁	汽车司机
已婚	住长沙市人民中路××号
联系电话：……	电子邮箱：……

入院时间：2020年4月6日

记录时间：2020年4月6日

病史陈述者：患者本人

入院方式：步行

主诉：间歇无痛性肉眼血尿半个月

现病史：患者于3月23日上午无明显诱因突然发生红色血尿，含血凝块。无明显尿频、尿急、尿痛、发冷、发热，当天下午去××区医院就诊，尿常规：蛋白＋，红细胞＋＋＋～＋＋＋＋/HP，白细胞1～2个/HP，经用“止血药”肌肉注射（简称肌注），每天2次，2天后血尿消失，但此后血尿时有时无，于4月4日来我院就诊，行膀胱镜检查，发现膀胱左侧壁有约2.5 cm×1.5 cm×2.0 cm的肿瘤，距左输尿管口约3 cm。故收入院。起病以来失眠，精神稍差，食纳一般，大便正常。

既往史：既往身体健康，1997年患前列腺增生，有夜尿增多，排尿费力，尿滴沥，正在治疗中。

个人史：否认有慢性传染病史。生于长沙，未曾去过外地。嗜烟10年，每天20支，不饮酒。

婚育史：28岁结婚，育1子1女，均健康。

家族史：父因肺癌于1968年去世，母亲及兄弟2人均体健，家族无其他特殊病史。

体格检查：T 36.8 ℃，P 84次/min，R 18次/min，BP 130/80 mmHg。

发育正常，营养良好，神志清楚，检查合作。全身皮肤色泽正常，无黄染、水肿及紫癜。全身浅表淋巴结未们及。五官无异常，颈软，颈静脉不怒张，气管居中，甲状腺不肿大，无肿块及压痛。双肺呼吸音正常。心律齐，心脏各瓣音区未闻及病理性杂音。腹平坦，腹式呼吸存在，未见肠型及蠕动波，腹无压痛，未触及肿块，肝、脾不肿大，无移动性浊音，肠鸣音稍活跃，未闻及血管杂音。脊柱及四肢无畸形，活动自如。肛门外生殖器见专科情况。双膝反射正常，克尼格征、布鲁辛斯基征（－），巴宾斯基征（－）。

泌尿外科情况：双侧肋脊角对称，局部无压痛及叩击痛，双侧肾脏均未扪及。沿双侧输尿管走向无压痛，未扪及肿块。耻骨上膀胱区不充盈，无压痛。阴毛呈男性分布，阴茎发育正常，无包茎，尿道口无红肿。沿阴茎向尿道口方向挤压，无分泌物溢出。阴囊正常，双侧精索无静脉曲张，输精管光滑。睾丸在阴囊内，不肿大，质地适中，无触痛。双侧附睾正常。肛门直肠指诊：前列腺增大5 cm×5.5 cm，突入直肠约 2 cm，中央沟消失，质中，表面光滑，压痛不明显。

辅助检查结果：门诊化验：尿常规：蛋白＋，红细胞＋＋＋～＋＋＋＋/HP，白细胞 1～2 个/HP。

膀胱镜检查：膀胱黏膜无充血，血管纹理清楚，距左输尿管上方 3 cm 处，有 2.5 cm×1.5 cm×2.0 cm 大小新生物 1 个，呈菜花样，无蒂部，其余皆正常。镜下夹取少许肿瘤组织送病理检查。

入院诊断：1. 膀胱肿瘤
2. 前列腺增生

医师签名：杨××

第三节　病程记录

一、病程记录要求

首次病程记录主要记录患者入院时的病情，必要的鉴别诊断、诊疗处理及注意事项。要求精简扼要。在患者入院后 2 小时内由上班接诊医师完成。

危重患者及病情突然变化者，随时记录。每天至少 1 次，记录时间具体到分钟。对病重患者，至少 2 天记录 1 次。对病情稳定患者，至少 3 天记录 1 次。对术后患者，术后前 3 天应每天有病程记录。一般患者只需注明日期；危重患者应注明时和分。其主要内容有：

1. 患者自觉症状、心理动态、情绪变化、睡眠、饮食等；新症状、体征出现变化及并发症的发生等。
2. 病情分析，进一步诊疗意见及新患者讨论。
3. 本科各级医师对病情的分析讨论，对诊断、治疗的意见。科内大小会诊意见的小结。
4. 各种检查结果分析及诊断，各种诊疗操作的经过，特殊治疗的效果及反应，重要医嘱的更改及理由。
5. 各科会诊的意见及执行情况，与家属及有关人员的谈话内容及对方反映。
6. 新诊断的确定或原诊断的修改，并说明诊断依据和鉴别诊断。

二、病程记录格式

病程记录

年、月、日、时、分

记录症状和一般情况变化、体征改变、辅助检查结果（特别是异常结果）及临床意义分析，上级医师查房意见，会诊意见，医师分析讨论意见，采用诊疗措施的疗效和反应，医嘱更改及理由，向患者及其亲属告知的重要事项等。

医师签名：×××

三、病程记录示范

2020 年 4 月 9 日 4 pm

患者入院第 3 天，近 3 天无明显肉眼血尿，肿瘤组织病检报告尿路上皮癌。属肌层侵润性膀胱癌，与患者及家属沟通，要求施行保留膀胱的手术。术前有关准备已完成，上午杨××教授查房指示：根据病史及 CT、膀胱镜检查、病理检查结果，膀胱癌诊断明确，术前准备完善，安排 4 月 11 日上午手术。拟行膀胱部分切除术。术前向家属说明术中、术后可能出现的并发症及术后肿瘤复发的问题。患者前列腺增生目前药物治疗有效，无尿潴留病史，目前不需手术治疗，继续药物治疗。

杨××

四、术前小结要求

内容应包括简要病情、术前诊断、手术指证、拟施手术的名称、方式和时间、拟施麻醉方式及注意事项、术前准备情况及患者耐受手术能力的评估等。

五、术前小结格式

年、月、日、时、分，术前小结

患者简要病情、术前诊断、手术指证、拟施手术的名称、方式和时间、拟施麻醉方式及注意事项、术前准备情况及患者耐受手术能力的评估等。

医师签名：×××

六、术前小结示范

2020 年 4 月 10 日 3 pm，术前小结

1. 患者以膀胱肿瘤入院第 4 天，精神良好，体温正常，无肉眼血尿。

2. 膀胱癌诊断明确，其主要依据有：①有间歇性无痛性肉眼血尿病史；②膀胱镜检查见左侧输尿管口上方 3 cm 处，有 2.5 cm×1.5 cm×2.0 cm 菜花样新生物。病理检查示尿路上皮癌。

3. 术前准备：血常规，肝、肾功能，红细胞沉降率，胸片，心电图正常，尿常规镜检血尿仍存在。CT 示膀胱肿瘤，其余部位未见占位病变。

4. 治疗意见：决定于 4 月 11 日上午在硬膜外麻醉下行膀胱部分切除术。

5. 已与患者家属谈话：要求行保膀胱手术。关于术中、术后可能出现的并发症，及术后肿瘤复发问题，均向家属说明，家属表示理解，同意手术。

杨××

第四节　术前讨论记录

一、术前讨论记录要求

术前讨论是防止疏忽、差错，保证手术质量的重要措施之一，必须认真执行。对凡拟施二级以上（含二级）的手术，均应术前讨论。术前讨论应在术前准备基本完成时进行，也是对术前准备工作的最后检查步骤。其内容包括：

1. 术前诊断及依据。
2. 手术抉择及指证。
3. 术前准备情况及患者耐受手术能力的估计。
4. 麻醉抉择及注意事项。
5. 手术计划（具体步骤，有何困难，可能发生的问题及其预防与对策）。

二、术前讨论记录格式

××医院

××科手术前讨论记录单

姓名　　性别　　年龄　　科别　　病室　　床号

讨论日期

讨论主持者（姓名、职称）

参加讨论者（姓名、职称）

手术者（姓名、职称）
手术组医师
手术前主要诊断：
诊断依据：

手术指证及拟行手术名称：

拟施麻醉：
手术条件及准备情况：

手术计划：切口选择、手术主要步骤、术中可能发生的困难、可能发生的问题及解决办法。

术后可能发生主要并发症的估计及预防：

记录者签名：×××　　手术者签名：×××
年　月　日　时　分

第五节　手术记录

一、手术记录要求

手术记录是客观地反映手术一般情况，术中发现，手术进行步骤，进行了何种处理以及手术过程中患者全身及局部的特殊情况等。记录要求尽可能详细，必要时附以图示，以便今后查阅。

一般记录包括患者姓名、性别、年龄、住院号、术前诊断、拟行手术、术后诊断、已行手术、麻醉方式、手术组医师、洗手、巡回护士、麻醉师姓名、手术日期。

手术步骤是手术记录的重点。应叙述手术时患者的体位；所使用的皮肤消毒剂；手术切口部位、长度，经过哪些组织，达到何处；探查所见病理情况及处理；台上、台旁会诊情况；采用何种术式；选用了哪些缝线；术中是否发生意外；如无菌技术被破坏，器官及重要血管神经的意外损伤及处理；术终留置何种引流物及部位、数量；术中特殊用药、输血、特殊检验；麻醉效果；术中、术终时患者情况；手术器械等清点情况以及病理标本大体描述，是否送检。

手术记录由手术医师书写或由第一助手记录，手术医师审查，修改并签名。手术记录在术后 24 小时内完成。

二、手术记录格式

××医院
手术记录

住院号：

姓名　　性别　　年龄　　科别　　病室　　床号
术前诊断：
拟行手术：
已行手术：
术后诊断：

麻醉方式：
手术组医师：　　　　手术者：　　　　一助：　　　　二助：
麻醉医师：
洗手及巡回护士：
手术日期：
手术步骤：

三、手术记录示范

××医院
手术记录

住院号×××

刘××　　男　　58岁　　泌尿外科　　二病区　　6床
术前诊断：膀胱癌
拟行手术：膀胱部分切除术
已行手术：膀胱部分切除术＋膀胱造口术
术后诊断：膀胱癌
麻醉方式：持续硬膜外阻滞麻醉
手术者组医师：手术者：杨××　一助：刘××　　二助：张××
麻醉医师：王××
手术日期：2020年4月11日

手术步骤：平卧位，用聚维酮碘消毒术野，铺无菌单。插无菌导尿管，注入吡柔比星100 mg＋注射用水200 mL进膀胱。取脐下正中切口长约10 cm，依次切开皮肤、皮下组织，电灼止血后以无菌巾保护皮肤的切缘。切开腹白线，钝性牵开腹直肌和锥状肌，向上推开膀胱顶部的腹膜反折，显示膀胱前壁。用空针穿刺抽出尿液，证实为膀胱后，切开膀胱全层，吸净膀胱内尿液，扩大膀胱切口长约6 cm，探查膀胱见左侧输尿管口上方3 cm处有2.5 cm×1.5 cm×2.0 cm大小、菜花样肿瘤，前列腺中叶稍向膀胱内突出，其他均无异常。在肿瘤基部用注射器注入吡柔比星溶液10 mL，观察基底不能随膀胱黏膜隆起。行膀胱部分切除术。左侧膀胱壁外朝肿瘤部位分离。用特制钳（钳端呈两个半球状）钳夹提起肿瘤，距瘤体基部2.0 cm处用电刀切除肿瘤及部分膀胱壁，达膀胱全层，切口用1－0号肠线连续缝合。

盆腔淋巴结清扫，切除髂总和髂内、外动静脉周围的淋巴组织，以及闭孔神经和闭孔血管旁淋巴组织。先左侧再右侧。

检查膀胱内无出血，用吡柔比星溶液浸泡伤口5分钟，术者洗手，清洗器械并更换伤口布巾，再用注射用水冲洗手术区。膀胱内置F26号蕈状引流管1根，自切口正中引出体外。膀胱切口用0号肠线连续全层缝合，外层用丝线间断内翻缝合。膀胱前间隙置硅胶引流管1根，自切口左旁戳创引出体外，腹部切口用丝线按层次缝合，手术终止。

手术经过顺利，麻醉满意，术终前清点器械，纱布数量无误，手术进行时间90分钟，患者术中平稳。肿瘤标本送病理学检查。

第六节　门诊病历

一、门诊病历记录要求

1. 病历封面应将患者的姓名、性别、年龄、籍贯、职业和地址等项填写清楚。

2. 门诊病历应精简扼要，只记患者主诉、重要病史、检查结果、诊断和治疗，而不是患者申诉的全部病史。誊写要清楚，以便复诊医师参考

3. 一切询问须按主诉，抓住重点，环绕重点。综合病史、体格检查、实验室及特殊检查结果，作出初步诊断。初次诊断未明者，根据疑似诊断先做对症处理，并予以进一步检查和随访观察。

4. 处理：包括进一步做实验室及特殊辅助检查的项目、药物剂量、用法、休息、饮食、注意事项或收住入院、留观或随访建议等。

二、门诊病历记录格式

××科、××年××月××日

主诉

现病史

既往史，个人史、家族史等（要求简要记录与本次发病有关的病史或其他有意义的病史）

体格检查：（主要记录阳性体征及有意义的阴性体征）

辅助检查结果

初步诊断：　1.

　　　　　　2.

处理与建议：1.

　　　　　　2.

医师签名：×××

三、门诊病历记录示范

泌尿外科：2020 年 5 月 18 日

尿频、尿急、尿痛 3 天。

3 天前起排尿次数增多，每天约 10 余次，但每次尿量少于 100 mL，且有迫不及待要解之意，伴排尿时尿道烧灼样疼痛。不畏冷、发热，无腰痛。

既往有 10 余年间断尿频及尿痛史，曾诊断为“慢性膀胱炎”，无尿路结石病史。

体格检查：一般状况好，无贫血貌，心肺听诊未发现异常，腹平软，无压痛，肝脾未触及，双下肢无水肿。

尿常规：红细胞＋/HP，白细胞＋＋/HP。

初步诊断：慢性膀胱炎急性发作

处理：1. B 超检查泌尿系统

　　　2. 诺氟沙星胶囊 0.2 g Tid×3 天

　　　3. 丙胺太林片 15 mg Tid×3 天

医师签名：王××

第七节　急诊病历

一、急诊病历记录要求

1. 按门诊病历记录的基本要求书写急诊病历。但需记录就诊时间，具体到××年××月××日××时××分，病史要突出危急征象的发生、发展和演变经过，对严重意识障碍者如昏迷患者，应向其家属或知情人了解病史；对一时无法确切了解病史者，则应根据客观检查结果给予积极治疗，待病情好转后，再追问病史并补充记录之。

2. 书写记录要重点突出。重要的阳性体征及阴性体征须有记录。

3. 对外伤患者应记录受伤经过、部位及伤后病情程度的判断，及时观察并记录血压、脉搏、呼吸、神志、尿量和抢救措施，包括用药的剂量及其反应。

二、急诊病历记录格式

首诊记录，急诊科别，就诊时间（年、月、日、时、分）

主诉

现病史

既往史（包括个人史、家族史等，女性包括月经史、生育史）：要求简明记录与本次发病有关的内容。

体格检查：T、P、R、BP，主要记录阳性体征、生命指征以及有意义的阴性体征。

辅助检查结果

初步诊断：

处理与建议：

医师签名：×××

三、急诊病历记录示范

泌尿外科急诊：就诊时间：2020 年 6 月 18 日 8Am

尿液不能排出 12 小时。

昨晚 8 点后至现在尿液不能排出，有尿意且下腹部胀痛感，但不能解出小便。

既往有前列腺增生病史，昨日晚餐曾饮白酒 100 mL。

体格检查：T 37.1 ℃，P 104 次/min，R 26 次/min，BP 100/70 mmHg。

痛苦面容，无气促及发绀，心肺听诊未发现异常。下腹正中膨隆，扪及球形包块约胎头大，囊性感，轻压痛，无反跳痛，叩诊浊音。肠鸣音正常。

肛门检查：前列腺Ⅱ度增大，光滑，质中，无压痛，中央沟消失。

初步诊断：1. 急性尿潴留

2. 前列腺增生

处理：1. 留置导尿

2. 尿常规检查

3. B 超查双肾，膀胱和前列腺情况。

4. 诺氟沙星胶囊 0.2 Tid×3 天

5. 盐酸坦索罗辛 0.2 mg Qd×10 天

医师签名：王××

〔杨金瑞〕

参考文献

[1] 杨金瑞. 泌尿外科临床进修手册 [M]. 长沙：湖南科学技术出版社，2003.

[2] 湖南省卫生厅. 病历书写规范与管理规定及病例（案）医疗质量评定标准（修订版）[M]. 长沙：湖南科学技术出版社，2010.

第四章　泌尿外科疾病诊断思路

诊断的含义是通过对疾病表现的分析来识别疾病。这里包含了3层意思：①疾病表现——如何收集？②分析——逻辑思维是否正确？③识别疾病——是否判断准确及经得起治疗的检验？由此看来，诊断包括3个程序：①收集临床资料；②分析临床资料，建立初步诊断；③检验及修正诊断。任一程序执行得不好，都可发生诊断上的错误。若资料不充分或不准确，或者对资料的理解错误，虽分析完全正确，也会导致错误诊断。而另一方面，即使所收集的资料完全准确，病例资料的理解也正确，但由于分析上的错误也会得出错误诊断。如果收集的资料准确，分析正确，得出的诊断有时也不一定完全正确，因为初步诊断还必须经过临床观察及治疗的检验和进一步修正。临床上能够产生同样症状的疾病往往不止一种，有可能因有两种以上的病变，而一种病变表现掩盖了另一种病变的表现。或在疾病的早期，临床表现尚未充分显露出来的缘故。再者，有些疾病往往在经过治疗后，才能取得准确的诊断答案，从而可能否定最初的诊断。

传统的诊断观念把诊断与治疗割裂开来，认为是疾病诊治过程中的两个相互独立的过程，就像跑步接力赛一样，一个运动员将接力棒交给另一运动员后，他的使命就完成了。其实不然，正确的诊断观念认为诊断与治疗是紧密联系，相互融合在一起的。诊断贯穿于整个治疗当中，要在治疗中不断完善及修正，治疗的结束（疾病治愈）才是诊断的结束，这是其一。其二是诊断的3个程序亦是相互联系，融合在一起的，而不是孤立的。因为收集资料中就包含了医师的分析，通过分析判断，医师知道如何去收集资料，使临床资料更完整、客观、准确。而在分析资料中亦包括了对资料的整理与进一步收集。第三个程序也是一样道理，检验与修正当然就包含了进一步的资料收集及分析。

第一节　临床资料收集

诊断的3个程序中，第一个程序即收集临床资料重要。因为没有此程序，就不可能谈诊断。收集临床资料包括以下4个方面：①临床症状；②体格检查；③辅助检查；④观察疾病过程。

一、临床症状资料收集

全面系统地收集病史，了解患者的症状，是收集资料的第一步，亦是临床诊断的第一步，对疾病的正确诊断十分重要。临床症状对收集资料的其他步骤如体格检查、辅助检查及疾病观察均有指导意义，使其有的放矢。例如医师无论诊断何种疾病，都不可能盲目地将所有辅助检查项目均使用一遍，而应根据临床症状及体格检查得来的资料有选择地使用辅助检查项目。既然诊断首先要收集临床资料，而收集资料的第一步是了解患者临床症状，那么，我们如何走好这第一步呢？如何询问及分析临床症状呢？本书第一章中已就泌尿男生殖系疾病症状询问方法作了具体叙述，而有关临床症状的诊断方法及技巧，在一些相关教科书中也有描述，在这里仅谈两个问题。

第一是临床症状中的主要症状与次要症状问题。一般来说，疾病的症状表现可分为主要症状与次要症状。所谓主要症状，就是指代表了该疾病特征，应有或常有的某些典型症状，说得通俗一点，也就是可使医师得出“可能是某种疾病”，并可指导医师做相应重点体格检查及辅助检查的某些症状。抓住了主要症状，就走好了诊断的第一步。正如抓住了主要矛盾，问题可迎刃而解一样。医师把握住了主要症状，在进一步的收集资料中知道如何注意重点，而不至于盲目。例如，对一个肾绞痛伴血尿的患者，有经验的医师首先考虑的疾病是患者可能患有上尿路结石，因此，医师知道辅助检查中X线摄片及彩超的重要性，而不会先去做暂无意义的膀胱镜检查。但亦应注意一种疾病在某一个具体病例上有时可能不具有该病应有或常有的某些典型症状，这也正是导致临床上误诊、漏诊的因素之一。下面列举泌尿生殖系统一些常见疾病的主要症状：

泌尿系统结石——疼痛伴血尿，尤其活动后疼痛伴血尿。

泌尿系统肿瘤——无痛性血尿。

尿路感染、结核——膀胱刺激征，即尿频、尿急、尿痛。普通感染表现为间歇性，结核表现为持续性，且进行性加重。

泌尿系统损伤——损伤史伴受伤部位疼痛、血尿、排尿困难等。

前列腺良性增生或恶性病变（肉瘤、癌）——进行性排尿困难。

乳糜尿——白色尿、不伴尿痛，高脂肪饮食后明显。

急性肾衰竭——无尿、少尿，无尿潴留。

原发性醛固酮增多症——高血压伴周期性麻痹。

男性生殖系统畸形、损伤、肿瘤、炎症、结核等病变——患者诉说中病变定位较准。

一些疾病在其病程不同阶段或伴有其他情况时，其主要症状可变化。如膀胱肿瘤并感染时，则血尿可伴膀胱刺激征。在临床上我们也要注意各种疾病的这些特点。

第二个问题是疾病之间的横向因果关系。医师在诊断疾病时，凭他的专业知识，自然知道该疾病发展下去的最终后果。如前列腺增生→排尿困难→膀胱高度扩张→膀胱输尿管逆流→肾积水→肾功能损害，这是疾病纵向的因果关系。临床上考虑疾病纵向因果关系，并收集相关临床资料是重要的，这也是常见的诊断思维方式。但作为一名医师，还要注意培养自己考虑疾病之间横向因果关系的思维方式。即在一个疾病的基础上，除了该疾病的纵向发展可导致某些情况发生外，还要考虑该疾病与其他疾病的横向因果关系，并注意收集这种横向因果关系的临床资料，拓宽思路，使诊断更完善。仍以前列腺增生为例：前列腺增生→排尿困难→增加腹压→疝、痔核；前列腺增生→梗阻→膀胱结石；前列腺增生→残余尿→尿路感染。膀胱结石及尿路感染最终亦导致肾功能损害。如果将上述所示箭头继续往下标记，尿路感染还可导致肾积脓，导致败血症或导致肿瘤等。因此，在收集临床资料询问症状过程中，我们就应开始注意这种疾病间的横向因果关系。值得指出的是，泌尿系大多数肾后性的尿路疾病可造成梗阻，而尿路梗阻与结石及感染三者之间，常存在着互为因果的关系（图 4-1-1）。

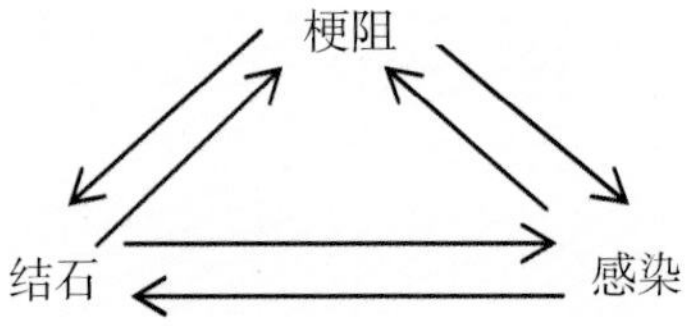

图 4-1-1 尿路梗阻与结石、感染间互为因果

二、体格检查资料收集

体格检查是收集临床资料的第二步。与收集病史一样，体格检查也应当全面仔细地进行。虽然现今有大量诊断用的辅助性特殊检查方法可供应用，但详细准确的病史和体格检查，不是变得次要了，而是比过去任何时候都更为重要。因为它们不仅能在很大程度上阐明大多数临床表现的原因，而且在为患者作进一步检查时，可以指导对实验室检查和一些特殊检查项目的选择。谈到全面的体格检查，并不是不注意重点。有经验的医师所具有的长处就是，在他进行体格检查时，他知道根据患者主要症状及他的体格检查发现来决定检查重点。尤其在门诊，这种重点体格检查方法愈显重要。在工作中，还应避免那种认为泌尿系统病变部位距体表深，不易获得阳性体征而不做体格检查，仅借助辅助检查诊断的做法。

医师在进行体格检查时，有一点应引起足够重视，那就是对患者疾病严重程度的估计。临床上有因抢救治疗不及时使患者遭受较大痛苦甚至死亡的情况。亦常见于对患者疾病严重程度估计不足，使患者失去了及时治疗及抢救的时机，这在急诊、门诊中尤其常见。对患者疾病严重程度的估计，主要通过临床观察，尤其是体格检查对患者的判断，而正确的判断大部分依靠经验。医师在开始进行体格检查时，应当不断向自己提出这样的问题："患者疾病的严重程度如何?"病情严重时，往往伴有体温、脉搏、呼吸或血压的变化，或者有表明紧急情况需要去解决的其他一些异常。

三、辅助检查资料收集

当医师完成初步病史询问和体格检查后，通过对资料的分析，从有条件做的许多辅助检查项目中，选择需要做的项目，这是收集临床资料的第三步。这时，医师应对每种临床情况，考虑哪些辅助检查项目可能最有用。因为经过周密挑选的项目，较之撒网式的开一些辅助检查项目收效更大，而且也减少开支。

有许多医师出现过分依赖辅助检查而不依靠临床观察的倾向，这是不恰当的。因为尽管辅助检查很有用，但做出诊断的大量资料，仍然是来自病史和体格检查。医师不应把他对疾病的诊断委托给放射科医师、B 超室医师、病理科医师或其他人去解决。他应是唯一依据全部资料做出适当结论的人。他必须亲自判断每一种辅助检查报告，不应当过分重视辅助检查报告上的诊断意见。这些检查结果，只有与临床观察相结合，才真正具有意义。

在选择辅助检查项目时，医师必须向自己提出几个关键性的问题：在诊断过程的这一阶段，我需要得到的答案是什么具体问题？对于解决我的问题，哪种辅助检查项目比其他辅助检查项目更好一些？医师还必须确定，这种特殊检查项目对患者是否全面？医师必须权衡所需要做的辅助检查项目的危害性，与所获得资料的重要性两者之间的得失。例如，1 例腰痛伴血尿患者，如通过腹部平片及静脉尿路造影（IVU）已明确诊断为输尿管结石，则没有必要再做逆行插管造影检查。而另一方面，如腹部平片无阳性发现，静脉尿路造影示肾积水，原因不明，那么，即使逆行插管造影属有创性检查方法，也值得做。另外，医师还应考虑患者经济状况，费用低的辅助检查项目可解决的问题，就没必要做费用高的项目。毫无选择地乱开辅助检查项目往往使人更困惑，费钱更多，也是不必要的。医师采用检查项目应有以最简便、最经济、最安全的检查达到最大诊断效果的指导思想。

在判断辅助检查结果时，必须考虑到患者疾病所处的时期。例如，前列腺增生的早期，静脉尿路造影检查可正常。还需考虑到，外界因素可使辅助检查结果丧失其正确性。如静脉尿路造影检查，压腹技术掌握得不好，可使肾脏无造影剂显示，造成肾"无功能"的假象，许多内在因素亦可影响检查结果。例如，应用皮质类固醇治疗时，可使白细胞计数明显升高，红细胞沉降率降低，嗜酸性粒细胞计数减少；小剂量的水杨酸盐类，可使血液的尿酸水平增高；氢氯噻嗪可引起血糖增高和血尿酸增高。

四、病程观察资料收集

病程观察亦是收集临床资料的一种方法，也就是对展现在医师面前的病程进行观察得到进一步的资料。临床上常见有些疾病，在病程某一阶段收集的病史、体格检查、辅助检查等资料，不一定能全面真实地反映该疾病的实际情况，还要通过对疾病病程的观察，收集有价值的资料，才能对该疾病做出全面正确的诊断。这是因为，医师每一次的诊查，都只能看到患者疾病全过程中某一阶段的一个横断面，往往要综合多个横断面，才能了解疾病较完整的面貌。这种动态的观察，有助于明确一时未能排除或肯定的疾病的诊断。一些疑难病例亦往往需要经过深入细致的动态观察，反复检查，甚至进行诊断性治疗，才能得到正确的诊断。例如尿路结石，如果结石很小，患者可能曾经有肾绞痛的病史，但如在非发作期，则可能无阳性体征，腹部平片可能亦无阳性发现。但随着疾病病程观察（包括治疗），患者可能会因排出小结石而获得正确诊断。

第二节　临床资料分析

诊断的第二个程序是分析临床资料，确立初步诊断。严格地说，临床资料的分析在第一程序即收集临床资料阶段就已进行了。前面说过，医师收集资料并不是毫无目的的，而是经过分析判断，指导实施，从而使资料具有临床诊断价值。这里讲的分析资料，一般是指医师根据临床经验使收集资料告一段落，对现有资料进行综合分析的过程。分析临床资料并不是一件轻而易举的事，这需要实践经验和对各式各样疾病的自然病程以及对它们的“特点”的了解，才能得出较正确的初步诊断。其作法应是：整理资料→逐项分析→剔除虚项→得出结论。在具体分析过程中，可采用对假设疾病列表逐项分析记分的方法，即将所有的资料（实际存在）和所有可能的病名（假设列表写在一张纸上，逐项分析，以得分最高的疾病可能性最大，得分较少的疾病其虚假程度越大，应剔除。也就是临床上常称的“排除诊断法”。例如，对肾肿瘤病例的临床分析如表 4－2－1 所示：

表 4－2－1　　肾肿瘤病例的临床分析

	假设疾病								
	肾肿瘤	肾囊肿	肾积水	肾结核	多囊肾	重复肾	腹膜后肿块	腹膜内肿块	肝大
病史半年	＋		＋	＋			＋	＋	＋
单侧上腹包块	＋	＋	＋	±		＋	＋	＋	＋
腹部疼痛	＋	±	＋	＋	＋	±	＋		
无痛性血尿	＋	±			±	±			
尿 RBC＋＋，WBC 0～1 个/HP	＋	±	±	±	±	±			
KUB 单侧肾不规则扩大	＋	＋	±	±		±			
IVU 肾盏肾盂受压变形	＋	＋		±					
B 超或 CT、MRI 肾实质肿块	＋			±					
得分	16	9	8	9	4	6	6	4	4

注：＋得 2 分，±得 1 分。

从表 4－2－1 分析的结果看，以肾肿瘤的诊断可能性最大，但要重点排除肾囊肿及肾结核。从不同方位扫描获得不同影像学图像的检查方法除 B 超外还有 CT 和 MRI 等，表中以 B 超代表了这方面检查方法，以求分析临床资料的可操作性，如果所有高精尖的检查方法都实施，那临床医师的临床资料分析能力会下降。临床资料分析能力的提高是基于一般常用检查结果的基础上获得的。

在收集的资料中，医师常发现列举的临床表现，往往为几种疾病所共有，这样就需要选择一个突出的临床表现，靠它来判定分析的方向。这种选择恰当的主要临床表现，来指导富有成效的分析过程，是诊断过程中最重要的一点。如表 4－2－1 中，主要临床表现是其 X 线及 B 超改变所示肾肿瘤可能性大，应围绕肾肿瘤疾病来展开分析，判断是否可排除一些混淆的疾病。如果不是抓住主要的临床表现来分析，则很难将一个疾病与其他疾病区别开来，当一名患者呈现两个以上具有同等重要性的临床表现时，最好不要只根据其中一个临床表现来进行分析。可以进行两种以上的分析，每一种分析根据一个临床表现来进行，这样就有可能发现从这两条分析途径得出同一个诊断。如表 4－2－1，围绕无痛性血尿亦可展开分析。

经验表明，最好是用一种疾病来解释患者的全部临床表现。如表 4－2－1 中，肾囊肿不能解释仅半年病史及 B 超所示，肾结核不能解释无痛性血尿及仅半年病史，重复肾 IVU 所示应为双肾畸形，不能解释肾盏受压变形及 B 超实质性肿块。但在寻找单一疾病来解释阳性发现时，必须采取客观的现实态度，避免牵强附会，同时患有两种以上疾病是完全可能的。

在分析判断中，还必须考虑到概率这一因素。概率总是倾向于那些最常见病及多发病，常见病及多发病往往能够充分解释全部临床表现。因此，首先考虑常见病及多发病是非常重要的。另外，还应注意尽量先考虑可治之病，其次才考虑不治或难治之病。

第三节 诊断的检验和修正

疾病的复杂性增加了诊断上的困难。正因为如此，有时收集的资料准确，分析亦正确，但得出的初步诊断不一定正确或不完全正确。因此，初步的诊断必须经过临床进一步观察和治疗的检验，在临床观察和治疗的检验中进一步完善或修正。在这一过程中无外乎出现两种情况，一种是初步诊断正确及全面，经过进一步对疾病的临床观察，包括进一步收集资料及分析资料，并指导临床治疗，患者病情好转，甚至痊愈，则证实初步诊断正确。当然，并不是每个疾病诊断正确，就一定治疗上有效，但对疾病进一步的临床观察亦是检验初步诊断的过程。另一种情况是，在对疾病的进一步临床观察及治疗中，发现与初步诊断不符合。明明是可治性的疾病，病情却无起色，此时则应考虑初步诊断是否正确及全面。例如，一例有膀胱刺激征的患者化验尿液有感染现象，医师从患者那里收集到的资料是准确的，如尿频、尿急、尿痛的症状，肾区的叩痛，尿常规检查的异常等，分析这些资料考虑患者尿路感染应是正确的。但如果经过全面及认真地治疗病情无好转时，医师可能就会考虑尿路感染的诊断是否不正确或者不全面了，他可能会想：患者是否不是患普通的尿路感染，而是患泌尿系结核呢？或者合并有其他泌尿系疾病如结石、畸形呢？可见，初步的诊断还必须经过临床进一步观察及治疗的检验。因此，诊断的第三个程序亦是相当重要的。

在这一程序的病程观察中，医师应注意避免将获得的临床表现牵强附会地搬入他最初诊断的概念中去。避免不认真观察及分析，而把最初临时的错误诊断意见，轻率地保持到底，贻误了治疗，这种情况临床上并不少见。

〔杨金瑞〕

参考文献

杨金瑞. 泌尿外科临床进修手册［M］. 长沙：湖南科学技术出版社，2003.

第五章　泌尿外科疾病自我管理和治疗

第一节　凯格尔训练法

凯格尔（Kegel）训练又称盆底肌训练（pelvic floor muscle training，PFMT），最初由 Amold Kegel 于 1948 年提出，它指患者有意识的对以肛提肌为主的盆底肌肉进行自主性收缩以加强控尿的能力。盆底肌训练被用于改善盆底功能，改善尿道的稳定性。很多证据表明，改善盆底功能可以抑制膀胱过度活动患者膀胱收缩；可以预防压力性尿失禁的发生，例如生产前的妇女，前列腺根治性切除前的男性，或生产以及手术后的恢复。遗憾的是，如果不对动作要领详细说明并加以指导，有一半患者并未能做出正确的训练动作。最近推荐使用 PFMT 一词代替传统的 Kegel 训练，其定义是"由专业人员指导的重复自主收缩盆底肌肉训练的治疗"。PFMT 已被提倡为预防及治疗尿失禁的手段，此疗法的目的在于改善盆底肌功能（图 5-1-1，图 5-1-2）。

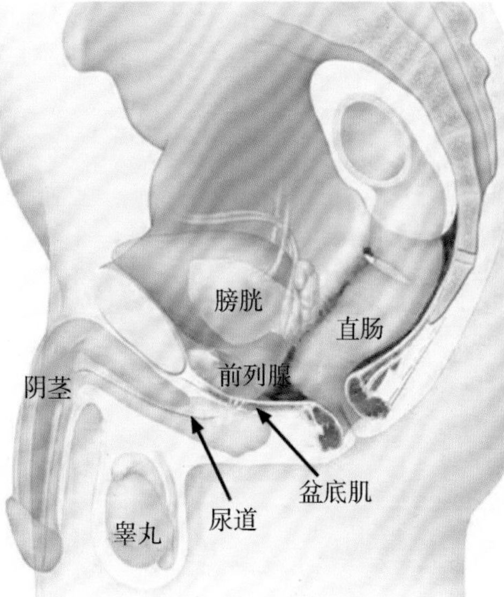

图 5-1-1　男性盆底肌模式图

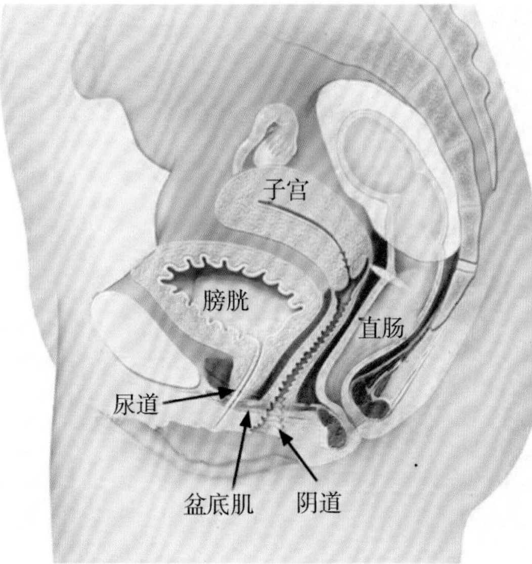

图 5-1-2　女性盆底肌模式图

盆底肌训练的原则包括：

1. 训练方法要正确：在训练过程中帮助患者正确识别盆底肌肉位置，从而使患者能够有效地进行盆底肌肉收缩训练，盆底肌收缩同时必须放松腹部和大腿的肌肉，避免腹肌和臀大肌的收缩。

2. 持久性：症状改善后，仍然坚持训练，并进行"场景反射"训练，在有咳嗽、打喷嚏或大笑之前，能形成主动有力的收缩盆底肌肉的条件反射。

3. 合理掌握训练节奏：不要训练过度，盆底肌肉收缩时间亦不能过长，防止盆底肌肉疲劳。

4. 患者盆底肌肉肌力恢复到 4 级以上时，可以练习增加不同程度的腹部压力情况下腹部肌肉和盆底肌肉协调收缩运动。循序渐进的肌肉训练或连同其他物理治疗辅助训练，例如生物反馈、阴道锥、盆底电刺激，可以帮助恢复和加强盆底肌。

PFMT 的成功与否很大程度上取决于患者初期进行的主动盆底肌肉收缩是否正确（图 5－1－3）。Bump 报道 50%的女性患者不能单纯按口头指导正确地进行盆底肌训练，大约四分之一的患者错误地进行了 Valsalva 训练。因此，推荐所有患者按照以下流程进行训练：

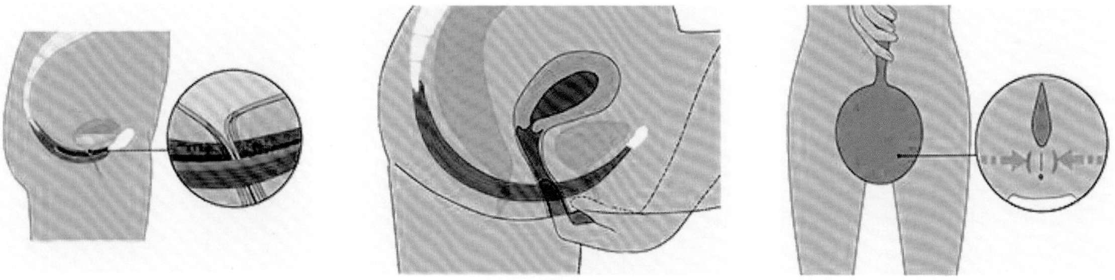

中止排尿　　阴道指检　　观察会阴部皮肤

图 5－1－3　评估盆底肌肉收缩效果方法示意图

1. 应该通过专业医务人员指诊检查来评估阴道和盆底肌肉系统（要在患者同意后进行）。肌肉强度根据牛津大学 0～5 级进行测评，医务人员还要评价患者在肌肉疲劳前可以完成多少次盆底肌收缩来决定训练的强度。

2. 开始盆底肌训练前，专业的医务人员应教育患者如何才能正确地进行主动盆底肌收缩。这会很枯燥，需要很多技巧和时间，并且需要反复的进行训练。

3. 专业的医务人员应每月进行一次随访（持续数月），这对于质量控制和疗效观察很重要。

目前常用两种 PFMT 方法：①快速、有力的收缩盆底肌肉（2 秒）并快速放松肌肉；②收缩盆底肌并维持（5～10 秒），然后彻底放松肌肉同样的时间。患者每天在 3 种不同体位下最少锻炼两次，每次锻炼盆底肌肉 15～30 分钟。建议经过一段时间后，循序渐进地增加盆底肌锻炼的次数。最好能够采用仰卧位或坐位、双膝并拢体位。

强化 PFMT 训练项目有：①推荐 10～12 次接近最大限度的收缩；②每次收缩持续、间隔时间分别为 6～8 秒；③锻炼每天重复 3～5 次，隔天进行。除了强化项目，还推荐使用“knack”方法训练盆底肌收缩与咳嗽同步以治疗压力性尿失禁患者，以及使用“quickflicks”方法，即短时快速收缩盆底肌以抑制伴膀胱过度活动患者的尿急症状。

PFMT 可能需要患者终身坚持锻炼，应告知其将 PFMT 融入日常生活中。盆底肌训练的成功需要依靠患者对治疗计划的理解力和依从性。在充分理解了治疗目的基础上持久坚持训练，它的疗效会变得很显著。

第二节　间歇性自家清洁导尿

间歇性清洁导尿（CIC）是指在清洁条件下，定时将尿管经尿道插入膀胱，规律排空尿液的方法。研究认为尿路感染主要是膀胱过度膨胀导致膀胱高压所致，而由导尿管引入的少量细菌则可通过机体免疫力和尿流冲洗得以清除，因此不需要进行无菌操作；继而该研究组进一步提出了间歇性自家清洁导尿（CISC），此技术的导尿操作可由患者独立完成，操作实施更为方便（图 5－2－1，图 5－2－2）。目前，CISC 已被公认为延缓神经源性膀胱等慢性尿潴留进一步损害上尿路首选及简便的治疗方法。

间歇性自家清洁导尿主要适用于因神经源性膀胱而引起的慢性尿潴留的患者，同时患者需有良好的膀胱储尿功能：①顺应性良好（储尿压力不超过 40 cmH_2O）；②无膀胱输尿管反流；③有足够的膀胱安全容量（>350 mL）。低顺应性膀胱的神经源性膀胱患者，在行扩大膀胱等治疗重建储尿功能后也可行间歇性自家清洁导尿。此外，需排除尿道狭窄。

间歇性自家清洁导尿的优点：操作简便，可减少长期留置尿管的不便和不适；避免膀胱过度充盈，

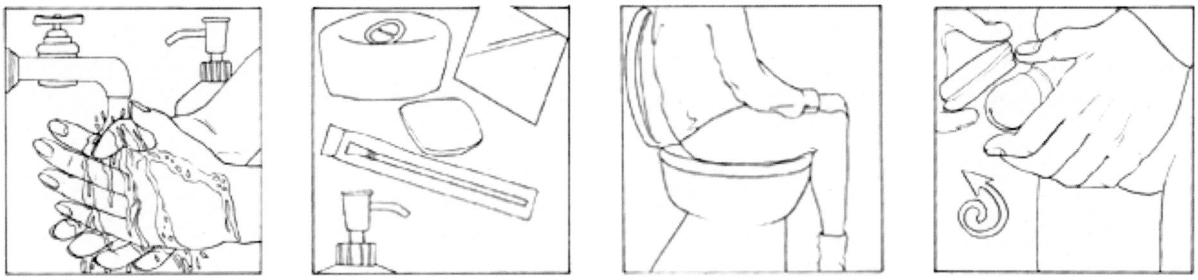

1. 清洗并消毒双手　2. 物品准备　3. 准备合适体位　4. 从内到外清洁尿道口

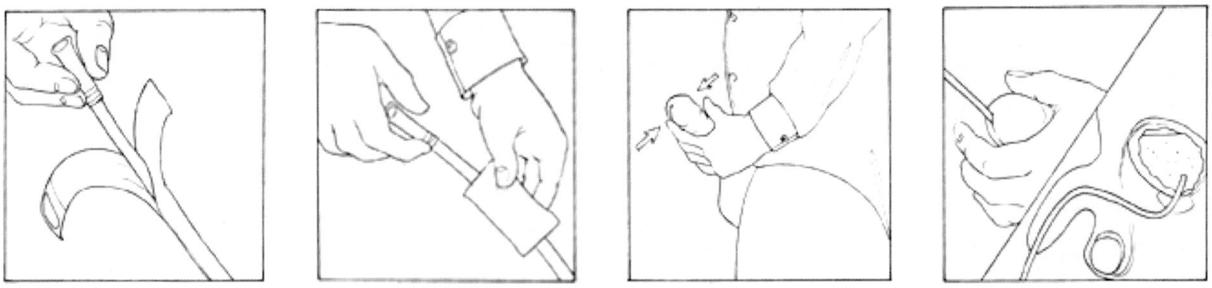

5. 取出导尿管　6. 润滑导尿管　7. 将阴茎贴向腹部　8. 缓慢插入导尿管

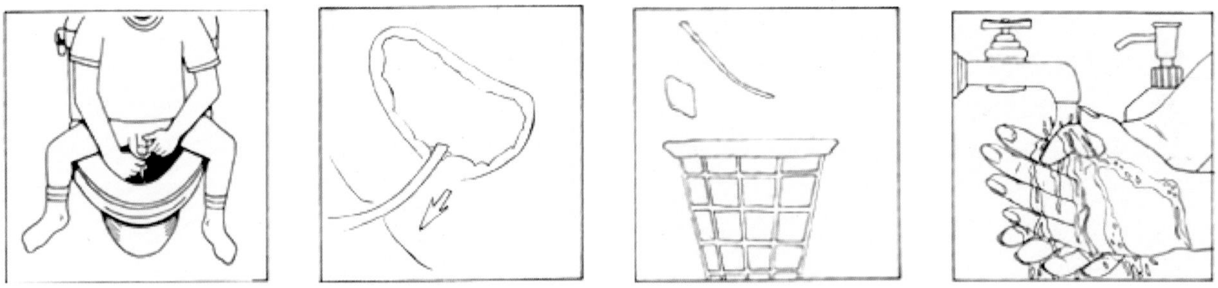

9. 排空膀胱　10. 缓慢拔出导尿管　11. 收回或丢弃导尿管　12. 清洗并消毒双手

图 5-2-1　男性患者自我清洁导尿步骤示意图

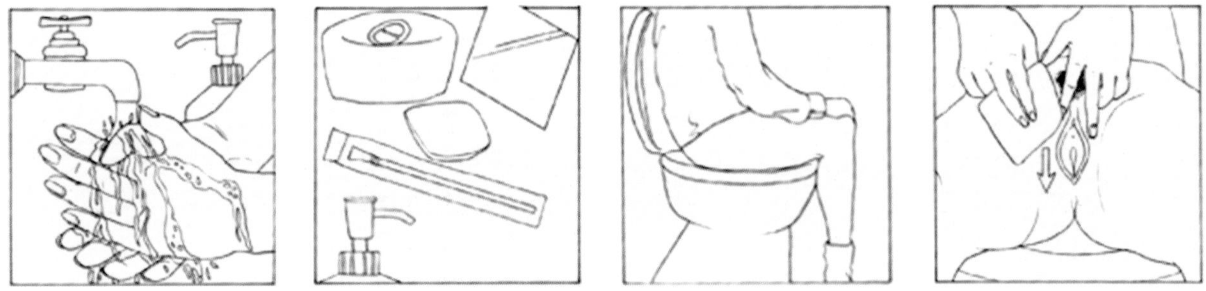

1. 清洗并消毒双手　2. 物品准备　3. 准备合适体位　4. 从上到下清洁尿道口

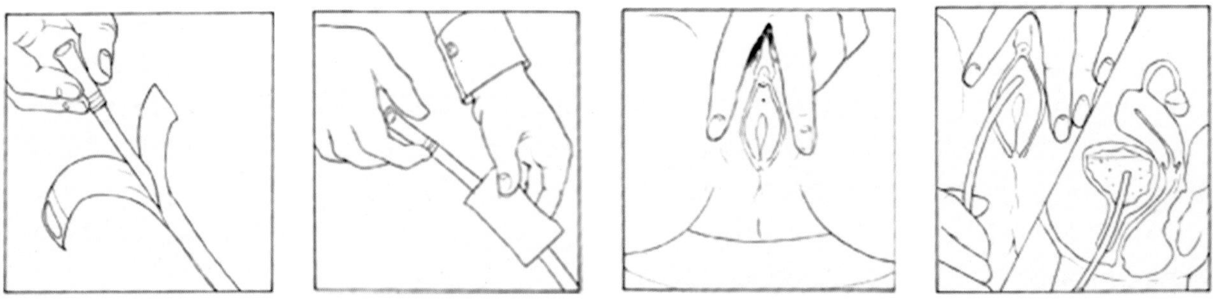

5. 取出导尿管　6. 润滑导尿管　7. 暴露尿道口　8. 缓慢插入导尿管

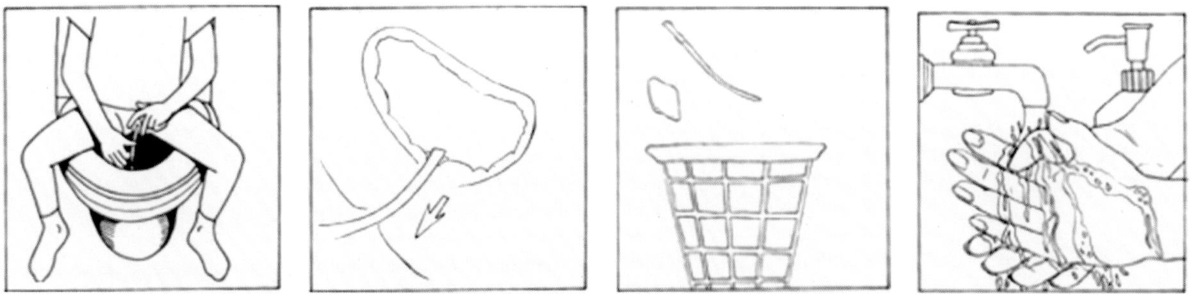

9. 排空膀胱　10. 缓慢拔出导尿管　11. 收回或丢弃导尿管　12. 清洗并消毒双手

图 5-2-2　女性患者自我清洁导尿步骤示意图

膀胱规律性扩张能促进膀胱功能的恢复；使得膀胱黏膜有充足血运及有效屏障功能，减少细菌感染发生的机会；每 4 小时导尿 1 次，有利于外出活动，更好地融入社会。需要强调的是，每次 CISC 导尿量不应超过膀胱安全容量，否则就需要减少饮水量或缩短导尿间隔，以避免引起上尿路损害。

在进行 CIC 操作培训之前，应对患者进行全面的评估，并对存在的问题进行处理，制订一套适合患者病情的治疗计划。如采用药物和行为训练协助膀胱储尿，以确定了膀胱安全容量大小。患者应充分理解膀胱过度充盈可能会导致上尿路的损害，尤其是膀胱内压力长期超过 40 cmH_2O 者，只有这样患者才能理解每天定时导尿的重要性，一般每天需要导尿 4～6 次，以避免膀胱过度充盈。

1. CIC 最常用的导尿管为 F14～F16 透明塑料尿管，女性患者可以用专门为 CIC 设计的短尿管。导尿管的材料有塑料、橡胶和硅胶等。透明尿管可以尽快看到尿液是否流出，有助于患者判断尿道插入的深度，减少导尿所致的痛苦，也便于导管的清洁。

2. 清洁的原则是所使用的尿管应用肥皂水清洗干净和晾干。每天备至少 6 根清洁尿管放在干净并干燥的口袋内，共外出和晚上使用。

3. 男性患者应了解尿管通过尿道膜部括约肌和前列腺时的自身感觉以及手部的阻力感觉，防止强行插入造成尿道的损伤。导尿前应先洗手，尿管顶端涂抹一定的液状石蜡后，徒手将导尿管经尿道插入膀胱，有尿液流出时，再深插 1～2 cm，将尿液排尽后慢慢拔除导尿管，让积于膀胱底部的尿液也顺势排出。

4. 女性患者训练的关键是了解尿道的解剖位置，可以用镜子或手触摸，了解尿道口的准确部位。了解尿道口的解剖部位后，患者可以坐位或一脚踩在马桶上，分开两腿，一只手分开阴唇并触及尿道口的位置，另一只手握住尿管尖端插入尿道。尿液排尽后慢慢拔除尿管。

5. 如因解剖因素导致 CIC 困难，需作进一步检查，尤其要解除尿道狭窄等下尿路梗阻。对双手活动困难者，尽管目前也有协助这类患者导尿的装置，但并不提倡采用 CIC 治疗。

6. 在刚开始进行 CIC 前 2～4 周，可以适当服用低剂量抗生素以预防感染，而无必要长期使用抗生素。患者应每月定期随访尿常规和尿培养，以便及时发现尿路感染并采取及时有效的干预措施。

第三节　膀胱训练

膀胱训练（BT）是指教育患者按照方案逐步调整排尿间隔。目标是纠正不良的频繁排尿习惯，改善对尿急的控制，延长排尿间歇，增加膀胱容量，减少尿失禁次数，重建患者控制排尿的信心。

目前，标准的膀胱训练强度和理想形式尚不确定；膀胱训练是否能够阻止尿失禁的发展也无定论。无论什么方式的训练，如果不重复训练，那么 BT 对尿失禁的疗效都是短暂的。

膀胱训练一般先训练患者每小时排尿 1 次，在两次排尿间歇期患者必须对尿急感进行控制和忍受。对于平均排尿间隔少于 1 小时的女性，训练最初的排尿间隔可以更短一些（如 30 分钟或更短）。当两次排尿间隔达到 1 小时后，每周逐渐增加排尿时间间隔，直到可以间隔 2～3 小时排尿一次，并且逐渐使每次排尿量>300 mL。常用的帮助减少尿急的方法有：①消除外界刺激，例如关掉水龙头；②更换体位，屈腿站立并交叉双腿会对一些患者有帮助；③压迫会阴，如坐在一些坚硬的物体如椅子扶手或一卷毛巾上；④收缩盆底肌，努力保持 20 秒；⑤思考一些复杂问题来分散你的注意力，例如思考一个数学问题，直到排尿感觉消退；⑥踮脚站立可能会对部分患者有帮助。上述方法需要患者主动参与，并以下面 3 种理念为基础：①再教育；②定时排尿；③积极的强化反馈。

1. 通过再教育可以让患者明白尿失禁的机制和能够控制尿急的方法，如放松情绪、分散注意力、自主收缩盆底肌等。

2. 积极的强化反馈包括使用排尿日记自我监测，包括自我监测是否按进度训练、评价改善程度、是否需要调整排尿时间间隔等。

3. 临床医师应该定期检测患者的训练进展和效果，每周至少提供一次积极的强化治疗计划。如果接受膀胱训练 3 周后仍然无效，医师应该重新评估患者，并考虑采取其他的治疗措施。

第四节　导尿管引流袋护理

一、正确维护

在接触导尿管或引流系统前后请做好手卫生，处理引流系统时戴一次性手套。保持尿液引流通畅。在任何时候要保持集尿袋低于膀胱水平面，不要把集尿袋放在地上。每位患者定期用单独的容器清空集尿袋，避免溅洒，并防止集尿袋与非无菌收集容器接触。

二、日常护理

1. 向患者及其家属解释留置导尿管的目的和护理方法，使其认识到预防尿路感染的重要性。

2. 每位患者应制订个人护理方案，以减少阻塞和结痂问题。应评估每例置管患者导管通畅情况。

3. 清洁尿道口周围区域和导尿管表面：每天洗澡或使用清水、生理盐水清洁，清洁后可采用洁悠神长效抗菌材料喷洒尿道口周围皮肤、黏膜、导尿管体外段自尿道口往下 6 cm 范围及导尿装置各个接口处，每天 2 次。

4. 鼓励患者多饮水以达到内冲洗的目的，协助更换卧位。发现尿液混浊、沉淀、有结晶时应查找原因，对症处理，每周做尿常规检查一次。

5. 患者离床活动时，导尿管及集尿袋应妥善安置。搬运时夹闭引流管，防止尿液逆流。注意要及时开放引流管，以保持引流通畅。

6. 患者沐浴或擦身时应当注意对导尿管的保护，不应把导尿管浸入水中。黏膜消毒剂的使用（如氯己定、苯扎溴铵等）可以有效减少感染概率。

7. 若导尿管不慎脱出或导尿装置的无菌性和密闭性被破坏时，应立即更换导尿管。

8. 保持导尿管及集尿袋低于膀胱水平面。

9. 导尿管与集尿袋引流管接口无须使用复杂装置或者使用胶带。

10. 每天评估留置导尿的必要性，无继续留置指征时尽早拔除导尿管，尽可能缩短留置导尿时间。

11. 尿液引流不畅时，检查管道是否扭曲或打折，及时进行纠正。

三、会阴护理

留置导尿期间每天使用清水或生理盐水清洁尿道口及周围皮肤。

四、固定措施

1. 插入后固定导尿管对防止导尿管滑脱和尿道牵拉很重要。

2. 保持导尿管稳定很重要，推荐在体表进行外固定，固定在下腹部或大腿（图 5－4－1）。

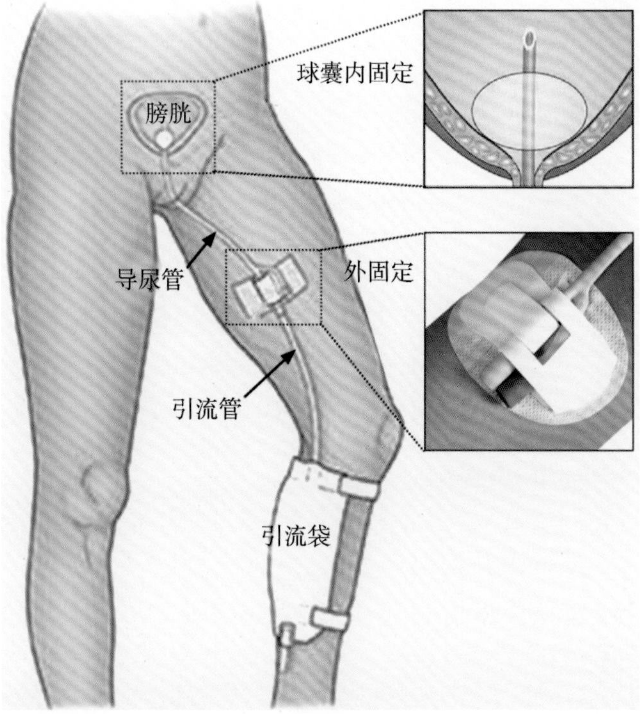

图 5－4－1　导尿管及引流系统模式图：图中放大部分分别为导尿管内固定及外固定装置，且应始终保持尿袋低于膀胱水平面

五、留置导尿管引流的观察和维护

观察指标与留置导尿的目的有关。术后留置导尿管用于监测尿量时，尿量的监测对于确保膀胱持续排空和避免过度利尿是至关重要的。在家庭护理中，则应观察与长期留置导尿管相关堵塞和感染等常见并发症有关的指标。

六、家庭护理

导尿管和引流系统不能被断开，除非有合理的临床理由。要连接管路和引流系统的接头时需要消毒。复杂的引流系统不推荐作为常规使用。应采取措施保持引流通畅。不建议过度频繁更换留置导尿管或集尿袋。更确切地说，在不违反说明书的情况下，导尿管和集尿袋应根据临床症状（如感染、梗阻）或当密闭引流系统受影响时进行更换。

第五节　腹膜透析管理

腹膜透析（PD）是急性肾损伤、慢性肾衰竭等肾功能不全患者的重要治疗手段，其利用腹膜半渗透膜的特性，通过重力作用将配制好的透析液规律、定时经导管灌入患者的腹膜腔，由于在腹膜两侧存在溶质的浓度梯度差，高浓度一侧的溶质向低浓度一侧移动（弥散作用）；水分则从低渗一侧向高渗一侧移动（渗透作用）。通过腹腔透析液不断地更换，以达到清除体内代谢产物、毒性物质及纠正水、电解质平衡紊乱的目的（图 5－5－1）。

一、住院患者管理

1. 强化导管管理力度，注意检查导管情况，避免导管牵拉或者扭曲。仔细检查引流情况，若管道壁

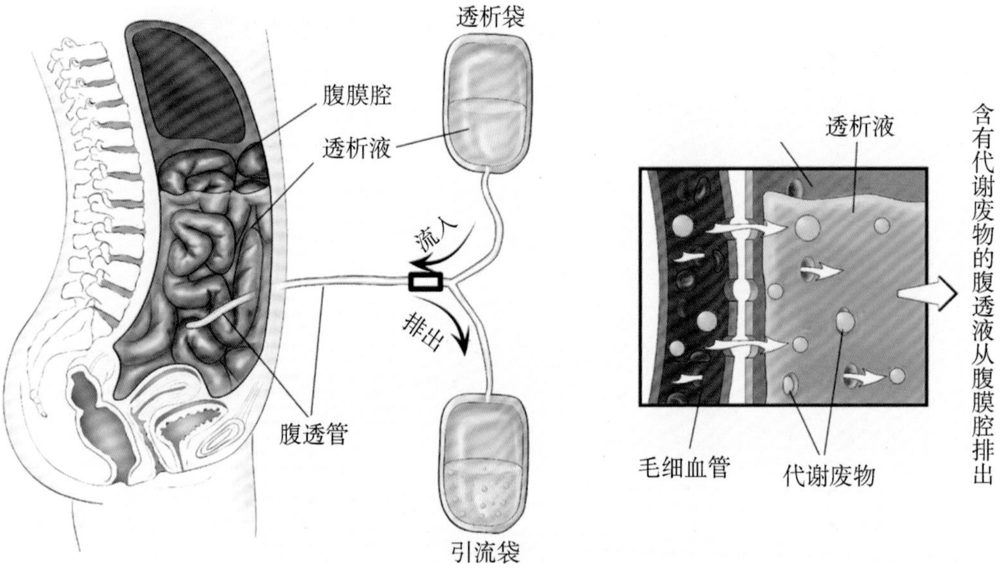

图 5-5-1　腹膜透析机制示意图 腹膜透析液从引流管进入腹膜腔，体内代谢废物（蓝色球状物）透过毛细血管渗入透析液，而后随透析液流出体外。

存在阻塞的情况，可用生理盐水进行疏通，肝素钠注射液或者注射用尿激酶进行封管。

2. 严密观察患者切口情况，若切口有渗液、水肿或者渗血等情况，需立即处理。

3. 营造舒适且整洁的病房环境，定期用紫外线消毒，用含氯消毒剂擦拭柜子、桌椅和床栏等。保持室内空气流通，一般情况下，每天需要开窗通风 2～4 次，且每次开窗时间应控制在 0.5～1 小时。根据天气变化，调整室温至 22 ℃～25 ℃，相对湿度至 45%～60%。保持室内光线的柔和，适当调低监护仪器声音，以免影响患者休息。

4. 以 2～3 小时为 1 个周期，协助患者翻身 1 次，同时需要对患者的四肢和受压部位进行按摩，促进血液循环。定期为患者更换新的床单被罩，保持患者床单位的整洁与干燥。

5. 严密监测患者各项体征，注意观察患者病情，若有异常，立即上报。

6. 注意观察患者透析液颜色和性状，询问患者有无恶心与腹痛等症状，按时测量患者体温，一旦发现异常，立即处理。

7. 采取视频宣教、口头宣教与发放宣传册等途径，为患者讲述肾衰竭的病理知识，介绍腹膜透析的流程、优势、护理要点和原理等，以消除其对于疾病的恐惧感。认真解答患者疑惑，打消其心中的顾虑。

8. 根据疾病治疗原则，同时结合患者实际情况，制订个体化的饮食计划。要求患者食用易消化、高维生素与高热量的食物，适当摄入高蛋白食物，如牛奶和鸡蛋等。对于感染者，其蛋白量丢失在 6 g/d 左右；对于透析者，其蛋白量丢失在 8～10 g/d；故需确保患者蛋白质的摄入量在 1.00～1.50 g/kg。嘱患者少量多餐，避免进食高磷食物，如动物内脏和奶酪等。鼓励患者多食用新鲜果蔬，多饮温开水，确保排便顺畅。

9. 真诚对待患者，并热情的称呼患者，如中老年的女性患者可称呼其为“大妈”或者“奶奶”，男性可称呼“大爷”或者“爷爷”等，通过这种亲切的称呼，能够增进护患间的感情，让患者不再害怕医务人员，从而有助于提高患者对医务人员的信任感与依赖感。主动与患者交谈，帮助患者解决心理问题。鼓励患者，支持患者。每次透析前紫外线消毒 30 分钟，为其播放乐曲或视频，促使其放松全身。邀请预后较好的肾衰竭患者现身说法，为患者分享治疗心得，以起到互相激励的作用。尊重患者的人格，理解患者的做法。教给患者心态调整的方法，包括倾诉、呼吸疗法或者冥想等。

10. 根据患者身体状况，指导其做适量的有氧运动，如慢跑、散步和太极拳等，以增强其体质，提高机体免疫力。嘱患者做好自身的保暖工作，视天气变化酌情增减衣物，防止感冒。

二、居家护理指导

1. 置换腹透液具体操作流程指导：患者出院前对患者及家属进行腹膜透析的相关培训，包括环境的要求，环境应保持洁净干燥，操作前半小时内应避免打扰，避免有尘土飞扬，治疗更换腹透液时不要有宠物靠近，换液的环境应每天用紫外线消毒。具体的操作流程、清洁与无菌操作前后严格按照七步洗手法洗手、腹透导管的维护、健康饮食原则、出入液体平衡、腹透记录本记录方法、居家腹透物品的准备等，因为患者和家属为非专业人员所以在指导患者和家属的时候应耐心细心的对其及家属进行指导，可以通过录制视频，图文并茂、形式新颖、生动活泼，摆脱了传统护理讲解方式的单调与枯燥，视听教材的培训与具体实际操作指导相结合，能够更好更快地帮助患者及家属了解及掌握腹透操作流程及要点，在医院通过模拟培训等方法为患者和家属进行教学和指导。尽量使用简单易懂的方法使患者及其家属能够更快地掌握置换腹透液的具体操作流程及注意事项。

2. 导管护理：定期检查腹透导管是否固定妥当，用专用带将导管固定好，避免拔出导管。用无菌纱布覆盖导管出口处保持伤口敷料干燥和清洁，定期对导管出口处进行消毒更换纱布，如有渗液应立即更换，整个操作过程强调无菌操作。

3. 日常护理：腹透的患者不能坐浴，注意保护腹透管；注意观察置换出来的液体的颜色及量，准确记录进出液体量及观察置换出的液体是否为清澈透明的，可以在腹透液下面垫一张报纸看是否能看清下面的字，如能看清则为正常颜色，如为混浊不能看清报纸上的字则应及时就诊；置换液应该用平衡箱提前加热，温度为 37 ℃为宜，不能用微波炉加热及放在热水里面浸泡。

4. 饮食护理：肾病患者在饮食方面也有很高的要求，合理的饮食可以有效地减轻患者肾脏的负担，要对患者日常饮食进行宣教，嘱其进食各类富含优质蛋类的食物如瘦肉及奶类和奶制品以及少盐、低脂、高维生素类的食物，每天蛋白按 1.0～1.3 g/kg 补充。

5. 心理护理：腹膜透析因为是一项长期的治疗，因此在治疗过程中患者或者家属可能在生理或心理等方面会受到影响，应向患者及家属介绍居家腹膜透析的优点及成功的案例帮助其建立信心，尽快步入正常日常生活。

6. 电话随访：定期电话跟进出院患者的情况，由专科护士对出院后第一天的患者进行电话随访，之后每周进行电话随访一次，在患者出院一周后进行第一次家庭随访，了解患者进行居家腹透的场地及其腹透过程操作是否正确规范，及时发现问题并进行指导，如果有需要则在患者家中对其再次进行培训，然后一个月家访一次，要求患者每个月进行门诊随访，有问题及时就诊。

三、居家腹透的并发症及处理

1. 腹膜炎：腹透患者较常见的一种并发症就是腹膜炎，腹膜炎患者一般表现为发热、腹痛或者置换出来的液体为混浊或者淡血性。

处理：①日常腹透时注意无菌原则，操作前后都要按照七步洗手法进行手清洁，不要污染腹透管接口处及导管周围皮肤。②注意观察腹透出的液体的颜色是否正常。③注意观察置入腹透管处的皮肤有无渗血、渗液及脓肿。④每天测量体温注意有无发热，如发现以上症状及时就医。

2. 导管堵塞引流不畅：腹透管引流不畅可能是因为导管折叠、受压或者因为体位不当导致导管移位或纤维蛋白沉积堵塞等。

处理：①检查导管是否折叠，有无受压。②改变体位观察液体是否引流出。③如上述处理无效则应及时就医，请专业护理人员处理。

3. 腹痛：腹痛可能是由于腹透导管插入的位置不当或者液体进入速度太快引起，导管置入位置不当造成腹膜牵拉或置换液体进入速度太快对腹膜冲击过大都可造成患者腹痛，或者是由于发生腹膜炎而引起腹痛。腹膜透析液酸碱度和温度不合适也可使患者产生腹部疼痛。

处理：①可通过改变体位或减慢液体进入的速度观察腹痛是否有好转。②可通过做一些其他事情来暂时转移注意力来降低疼痛敏感度。③注意观察是否有腹膜炎的症状。如通过以上处理疼痛还是无法缓解则应及时就诊。

第六节　膀胱灌注后注意事项

膀胱灌注治疗是膀胱癌术后辅助治疗的重要手段，其将化疗药物（表柔比星、吉西他滨等）或免疫治疗药物（卡介苗等）通过导尿管注入到膀胱内以达到杀死和抑制膀胱肿瘤细胞、减少癌细胞播散的目的。有效的膀胱灌注治疗可有效降低肿瘤复发及进展的风险，改善患者预后。为达到有效的治疗效果并减少灌注相关并发症的发生，需注意一下事项：

1. 灌注前几小时尽量少饮水，以免尿液产生过快而过度稀释药物或尿液太多憋不够药物作用的时间；灌注时先排空膀胱，以免膀胱灌注后憋尿失败，影响灌注效果。膀胱灌注完患者第一次排尿后，则需多饮水以产生尿液将膀胱内残留的药物冲出体外，防止药物存留过久对人体产生不良反应。

2. 如果有尿频、尿急、尿痛、血尿等情况，暂不宜灌注，灌注之前可查尿常规，如果有明显的感染则暂停膀胱灌注。

3. 严格注意药物灌注时间，由于每种药物灌注时间不同（如吡柔比星半小时，羟喜树碱 2 小时），不要觉得时间越长越好，尤其是吡柔比星等药物，千万不要超过规定时间，否则药物作用时间过长会引起严重的化学性膀胱炎，会引起严重的尿痛、尿频且短时间无法康复。

4. 按照医师制订的计划进行膀胱灌注，同时按照医师制订的复查计划进行膀胱镜复查，某种意义上说，复查比灌注更为重要。

5. 在操作熟练的正规医院进行灌注，以减少手术后反复尿道操作引起尿道狭窄的概率。

6. 如果有排尿困难、尿线变细、血尿等应及时就诊。

7. 定期规律膀胱灌注。目前临床上多采取术后定期规律膀胱灌注的方案，先从每周 1 次膀胱灌注化疗，再过渡到每月 1 次。患者需向主治医师详细了解膀胱灌注的疗程，最好能获取膀胱灌注医师的联系方式，提前预约好时间来医院拿药和膀胱灌注。

8. 膀胱灌注前患者可预防性口服抗生素，以免因导尿导致尿路逆行感染，口服抗生素原则上以第二代头孢菌素为主，如对头孢过敏也可用喹诺酮类抗生素代替。膀胱灌注后也可再服抗生素 1 天预防感染，如膀胱灌注后尿痛、血尿明显，需服药至少 3 天以控制感染，症状不缓解者应及时就诊。

9. 膀胱灌注后第一次排尿前患者需尽量卧床休息，每 15 分钟调整一次体位，轮流取仰卧位、左右侧卧位、俯卧位这 4 个体位，让化疗药作用到整个膀胱黏膜，尽量憋尿到规定的药物作用时间后再将药液排出。

10. 排出的药液要避免接触到皮肤，以免药物腐蚀皮肤，如果不慎接触到皮肤，需用清水冲洗擦净。

第七节　造瘘口管理与更换引流管

一、围术期造口管理

1. 术前造口袋试佩戴建议：术前一天嘱患者试戴造口袋，并将造口袋中装适量水，让患者提前适应与接受造口，必要时采用同病教育，减轻患者术后形象改变引起的焦虑并增强对手术信心，积极面对手术。

2. 术后造口护理表单呈报：采用“造口专科登记表”，填写患者一般资料（包括床号、姓名、住院号、诊断、联系方式、通讯地址），同时记录手术名称、术后造口数、造口类型、造口位置、造口形状、造口周围皮肤情况等。

3. 指导患者及家属掌握造口护理方法：出院前对患者及家属进行系统的造口护理指导（观察造口乳头颜色、造口周围皮肤、尿液颜色及日常造口护理），使患者及照顾者接受并主动参与护理，保证患者出院前患者或家属可独立完成更换造口袋流程，出院前留取患者家属联系方式或关注病区的造口微信平台以便随时沟通。

二、造口延续管理

1. 电话随访与咨询：由伤口造口治疗师或具有专科工作 5 年以上经验的责任护士定期进行电话随访，建议随访时间为出院后第 1 周、1 个月、3 个月各随访 1 次。随访内容包括造口护理、并发症的防治、饮食指导、日常生活指导、心理社交指导、家庭康复锻炼等。如果患者出现造口相关并发症或自我护理能力水平低时，及时进行家庭访视。

2. 造口专科门诊：告知患者定期到造口专科门诊进行复诊，造口治疗师评估患者造口护理情况，评价造口相关知识和技能的掌握程度。给予患者心理疏导，缓解不良情绪。

3. 造口患者联谊会：建议每年开展造口患者联谊会 1～2 次，由造口治疗师或专科工作 5 年以上责任护士组织并邀请医护人员、造口患者及家属、社会志愿者共同参与。内容包括：利用图片、视频和操作示范等讲解造口护理知识，介绍造口用品用法，演示造口护理技巧；邀请具有丰富造口护理经验的患者现身说教，分享自我护理经验；医师对造口患者进行体检，解答患者及家属的疑问；对居家护理问题比较多的造口患者开展结对帮扶模式，实行“一对一”的帮助。

4. 搭建延续护理网络平台病区：建立造口微信平台，指导患者关注微信平台，定期为患者推送造口护理知识和护理新进展，不断提高其自我护理和管理的能力。成立造口患者微信交流群，指导患者加入微信交流群，提供网络咨询，为患者提供随时随地的交流平台，更好地满足造口患者的护理需求。

5. 世界造口日：围绕“世界造口日”进行相关主题活动，鼓励造口患者及其家属参加造口日的相关活动。“世界造口日”是由国际造口协会于 1993 年所倡议并得到世界卫生组织认可，旨在促进世界造口人和造口工作者加强联系和交流，对全社会进行造口知识宣传，时间为 10 月的第 1 个星期六，每 3 年举行一次。

第八节 术后卧床下肢血栓的预防

静脉壁损伤、血流缓慢和血液高凝状态是深静脉血栓形成的主要因素。而手术和长时间卧床往往是造成血流速度减慢和血液高凝状态的重要因素。术后患者出现下肢血栓将影响患者术后恢复甚至危及生命（图 5－8－1）。

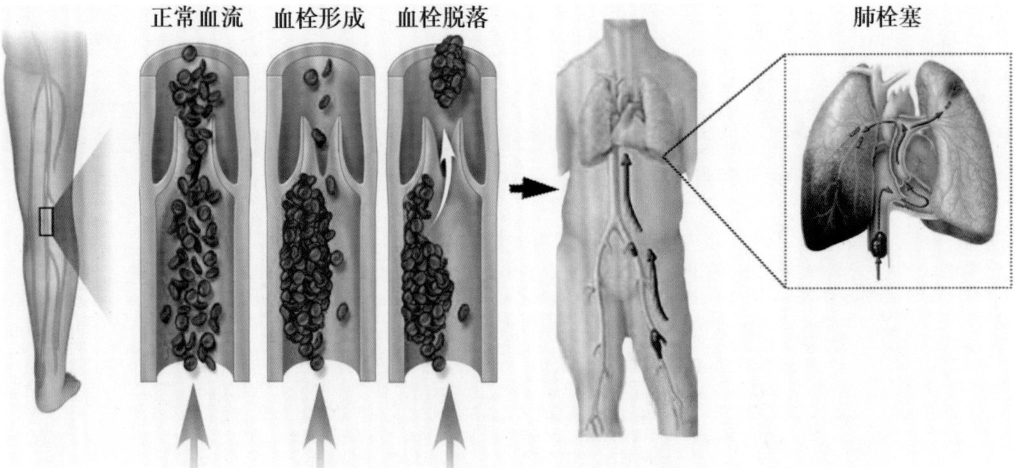

图 5－8－1 下肢静脉血栓形成、血栓脱落及肺栓塞发生机制模式图

针对静脉血栓形成的原因，采取积极的预防措施，如手术后减少卧床时间，尽早下地活动，有困难者，可采取按摩下肢、穿着弹力袜或充气泵等措施加强小腿肌肉舒缩运动，加速静脉血回流，减少静脉血栓形成的发生。尤其对于肥胖、老年、癌症或心脏病患者，必要时术前、术后预防性给予抗凝药物，防止血栓形成。通过有效的预防措施绝大多数患者无须使用专门的器械即可有效防止下肢深静脉血栓的发生。

一、心理指导

由于患者术后会出现疼痛症状，引发患者焦躁、不安心理情绪，不理解护理人员的护理措施，不配合护理工作的开展，增加了患者出现下肢深静脉血栓的概率。护理人员要向患者详细解释下肢深静脉血栓的危险性，告知患者出现下肢疼痛、水肿的主要原因，消除患者心中顾虑，增强患者自信心，积极配合护理措施能够尽快恢复健康。患者由于疼痛感难免会出现情绪暴躁的情况，护理人员要给予更多的耐心与细心，拉近护患关系。

二、体位指导

科学的体位，可以降低下肢深静脉血栓形成概率，缓解患者下肢出现水肿的状况。患者在术后应该保持足够的卧床休息时间，注意观察患者下肢的肿胀程度、温度、颜色。指导患者及其家属平整被褥，做好皮肤清洁工作，适当让患者进行活动，防止褥疮的发生。

三、饮食指导

患者外科手术后应该科学进食，摄入高蛋白、高维生素、高热量食品，增强患者体质，帮助患者迅速恢复健康。此外，患者一定要多饮水，充足的水量摄入可以降低血液黏度，提升血液流速，预防血栓的发生。护理人员要注意帮助患者补充体液，预防患者脱水现象的发生。

四、热敷

硫酸镁具有止痛、缓解痉挛、扩张血管的作用。护理人员可以将 50%硫酸镁进行加热，使其温度达到 50 ℃，使用医用纱布将其沾湿热敷在患者下肢处，能够帮助患者迅速消肿。护理人员也可以配合使用红外线治疗仪，以取得更好的效果。

五、抗凝溶栓

对具有血栓形成高危风险的患者，为对抗术后可能发生的血液高凝状态，可使用肝素或右旋糖酐以降低血小板的活动，在对患者进行抗凝溶栓护理过程中，护理人员要尽量减少创伤性操作，建议使用静脉留置针头。

六、静脉壁护理

输液时，护理人员尽量减少同一静脉壁的有创操作。输入刺激性药物时，可以选择患者粗大静脉输液或采用中心静脉置管，减少对静脉壁的刺激引起的静脉壁的损伤。

七、按摩

患者术后尚未完全恢复意识时，患者家属与护理人员可以对患者下肢进行被动按摩并做踝关节被动运动，按摩患者的腓肠肌与目鱼肌，促进患者下肢血液循环，预防下肢深静脉血栓发生。

第九节 排尿日记

排尿日记又称排尿频次/尿量记录表，被广泛用于评估一些下尿路症状如尿频、夜尿、尿失禁等。

国际尿控协会推荐了 3 种不同格式的排尿日记，即排尿时间表、频率-容量表、排尿日记。

排尿时间表单纯记录 24 小时的排尿时间和次数，频率-容量表在此基础上还包括排尿量。排尿日记还包括尿失禁等不良事件发生的时间和次数、尿垫使用情况、液体摄入量以及摄入时间、尿急程度等。

国际尿控协会推荐使用连续记录 3 天的频率-容量表或排尿日记以准确评估下尿路症状。对于复杂的病例，可以连续记录 7 天的排尿日记，推荐临床研究时也采用连续记录 7 天的排尿日记。目前大部分药物临床研究采用连续记录 3 天的排尿日记作为疗效判定标准。

由排尿日记可以获得以下参数：

1. 日间排尿次数：指白天清醒时排尿次数。

2. 夜间排尿次数：指从就寝到清晨起床之间的排尿次数。

3. 多尿：指成人 24 小时尿量超过 2.5 L。

4. 夜尿增多：指 24 小时尿量增加主要发生在夜间。夜尿量随年龄变化而变化，表现为夜尿占总尿量的 20%（中青年）～33%（超过 65 岁）。

5. 平均排尿量：指每次排尿的平均尿量，通过总排尿量除以排尿次数来计算。

6. 尿失禁次数：特定时间内（例如 24 小时）发生漏尿的次数。

7. 尿急：指突然的排尿欲望，难以抑制，导致害怕尿失禁发生。该症状可通过排尿日记记录的尿急次数、漏尿次数、尿急程度来评估。

日期：__________________

排尿时间/尿量		尿急	漏尿	备注	饮水时间、类型和数量
早 6:00					
中午 12:00					
下午 18:00					
午夜 24:00					

全天液体摄入总量：__________ mL　全天排尿总量：__________ mL　全天排尿次数：__________

夜尿次数：__________　尿失禁次数：__________　导尿次数：__________

全天导尿总量：__________ mL　全天平均排尿量：__________ mL　全天更换尿垫：__________

第十节 阴茎夹的使用

阴茎夹利用机械控尿的原理，起部分替代尿道括约肌的作用，在尿失禁患者的治疗过程中发挥着重要作用。同时，在尿道膀胱镜检、尿道狭窄扩张术等经尿道有创操作前，可使用阴茎夹夹住阴茎头5分钟协助麻醉，减少操作过程中患者的不良体验。

对于前列腺术后或膀胱癌原位膀胱术后尿失禁患者，盆底肌肉训练可使多数患者恢复满意的尿控，但仍有部分患者长期存在尿失禁的情况。为了满足社会活动的需要，尿失禁患者多使用纸尿裤，由于使用纸尿裤的过程经常发生漏尿，同时皮肤长时间受到尿液浸渍极易出现会阴部皮肤黏膜湿疹，阴茎发红或水肿、阴茎皮肤糜烂及破溃等皮肤损伤。此外，由于使用纸尿裤的过程中时有漏尿，会阴部感觉不适感，且有难闻的尿液气味，对患者心理产生了一定的影响，对患者的自信、尊严及独立能力等方面都有一定的影响，易产生情绪低落的心理，加重患者的思想负担，从而影响了患者日常生活和社会交往。而阴茎夹简单方便，患者易于接受，可缓解患者及家属的思想顾虑，恢复患者的正常社会交往，降低患者的经济成本，降低尿路感染的发生率，降低皮肤的损伤率，可确保原位膀胱术后男性患者的安全，减轻了家庭、社会的负担。同时，使用阴茎夹过程中可适当延长夹闭的时间，避免了持续性膀胱空虚引起的膀胱肌群萎缩，锻炼膀胱括约肌的功能，有效的增加膀胱括约肌的收缩力，改善患者的日常生活症状。

1. 在使用阴茎夹过程中，应指导患者使用阴茎夹夹住阴茎的根部，调整阴茎夹张力至刚好无尿液漏出为宜。

2. 指导患者根据需要定时（1小时左右）开放排尿，每次打开阴茎夹排尿后休息5～10分钟后再夹上阴茎夹，避免阴茎水肿、缺血等并发症的发生。

3. 若使用过程中出现排尿疼痛、阴茎疼痛、水肿、颜色改变等应及时就诊。

第十一节 阴茎假体使用方法

阴茎假体是一种可植入人体的植入性人工器官，用于对阴茎勃起功能障碍（ED）患者的治疗。阴茎假体适用于器质性阳痿，如外伤、盆腔手术伤及阴部神经、血管，丧失勃起功能者以及少数顽固性功能性阳痿经综合治疗无效者。

半硬性假体是一对植入阴茎海绵体的实心圆柱体（图5-11-1）。可以进一步细分为可弯假体和叠盘假体装置。可弯假体装置的特点是允许ED患者在性交时阴茎向上伸直，在其他时间阴茎向下弯曲便于隐藏。叠盘假体通过内含金属芯连接一串聚乙烯盘，使其能够更好地保持伸直和折叠的状态。

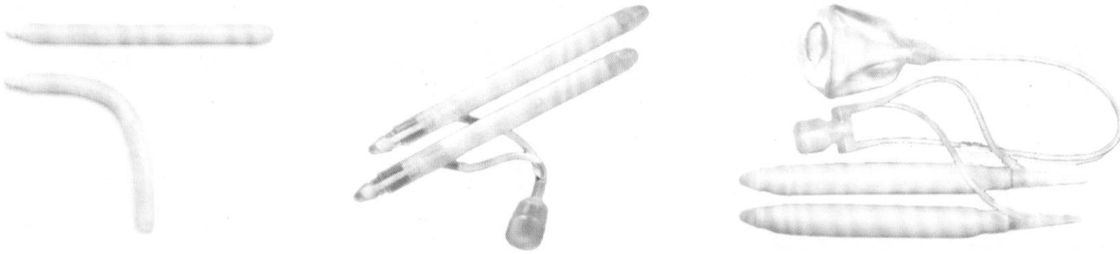

半硬型阴茎假体 可膨胀阴茎假体（两件套式） 可膨胀阴茎假体（三件套式）

图5-11-1 阴茎夹分类

可膨胀假体在使用时可同时完成阴茎的伸长与增粗，且在不使用时保持阴茎疲软状态，这些设计使得可膨胀假体更接近于正常的阴茎勃起。可膨胀假体包含两个植入阴茎海绵体腔内的中空圆柱体，在性活动期间，通过盐水溶液循环完成阴茎勃起。性生活后，排出盐水溶液恢复阴茎疲软状态。可膨胀假体可进一步细分为两件套装置与三件套装置。两件套装置由两个圆柱体和一个阴囊控制泵组成，圆柱体近端的储水囊预先填充盐水，并通过硅胶管预连接到阴囊控制器上。按压控制泵中的阀门结构，将溶液从储水囊转移到每个圆柱体远端的膨胀部分。向下弯曲圆柱体几秒钟可以激活释放阀门，盐水溶液回流到储水囊中，而使装置疲软（恢复装置非勃起状态）。圆柱体设有不同的长度和周径，便于个性化适配。圆柱体后方可延伸，使得两件套假体的长度适用于每位患者。三件套装置由两个圆柱体、一个阴囊控制泵和一个盐水储水囊组成。硅胶管把两个圆柱体连接到泵上，再将泵连接到储水囊上。反复挤压泵将盐水从储水囊输送到圆柱体，使得阴茎达到足够的硬度，按下泵中的阀门，可以恢复装置非勃起状态（图5－11－2)。与两件套装置类似，三件套装置也可以选择长度和周径及后部延伸长度。单触控释放模式和新近在泵方面的其他创新设计，使得盐水回流到储水囊这一操作变得更加便捷。

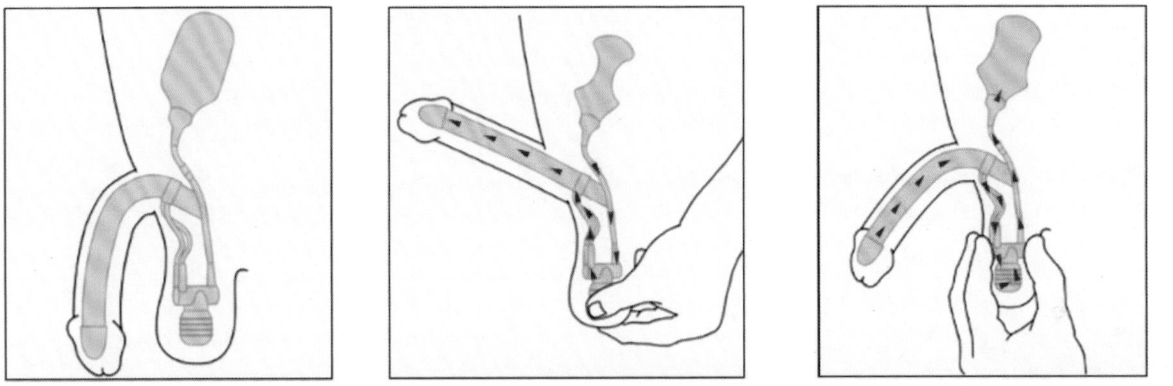

1. 阴茎假体疲软状态　2. 按压阴囊内水泵3～5次将储水囊中液体泵入阴茎假体使阴茎勃起　3. 按压阴囊内按钮将阴茎内液体泵回储水囊使阴茎恢复疲软状态

图5－11－2　三件套式可膨胀性阴茎假体使用示意图

阴茎假体植入的结局与手术护理息息相关。

1. 患者因阴茎勃起功能障碍，直接影响性生活，因此存在自卑与压抑心理，对手术和疗效不了解，担心手术后阴茎仍不能勃起，且留有后遗症。针对以上特点，应主动向患者及其家属讲明手术设计方案、操作方法及术后可能出现情况，使患者消除自卑、压抑、恐惧心理，帮助患者丢掉传统观念束缚，主动配合手术。

2. 因假体植入手术通常为门诊手术或24小时的留观手术，导尿管和引流管（如果使用）在术后第一天晨起拔出。前瞻性研究显示，术后预防性应用抗生素的有效性并没有得到证明且仍有争议。虽然没有关于术后口服抗生素的类型或持续时间的共识，但是调查216名泌尿外科医师后发现，大多数医师仍为术后患者应用7天的抗生素，并且偏爱喹诺酮类的抗生素。

3. 术后第一周，患者应避免坐位压迫阴囊（因其可导致控制器向上移位），避免提拉超过15磅(6.81 kg)或任何可能导致储水囊移位到腹股沟管的其他活动。

4. 术后1个月内应穿着简洁风格的内衣，直到第一次使用假体前，阴茎应靠在下腹部，阴茎头部指向肚脐。阴茎保持这样的位置促进圆柱体周围纤维囊的形成，有利于装置勃起的方向向上。它还有助于防止愈合过程中阴茎向下弯曲。

5. 如果患者植入储水囊为不具有锁定阀的类型，应该告知患者术后假体装置有自发膨胀的可能，通常在腹腔压力增高后发生。自发膨胀令人尴尬，且增加圆柱体侵蚀的风险。如果出现了自发膨胀，患者需要早于常规提前回到诊所复诊，接受如何使得假体装置疲软的指导。

6. 通常在3个月后，储水囊周围形成的纤维囊可弱化外周压力的变化，减少自发膨胀的发生率。让患者知晓在储水囊完全充盈而不是部分充盈的状态下形成纤维囊的重要性。如果储水囊在部分充盈的状态下形成纤维囊，纤维囊将限制未来储水囊的扩张，导致圆柱体的液体不能完全回流至储水囊，并有引起自发膨胀的可能，严重时需要再次手术。

7. 患者术后疼痛的程度因其耐受度和既存条件而异（如神经病变）。阴囊瘀伤和肿胀很常见，阴囊血肿消退常规不需要手术干预。通常术后一周内给予口服止痛药，同时，可间歇使用冰袋来缓解疼痛。

8. 患者首次复诊通常安排在术后 2 周，评估伤口愈合情况和自发膨胀的可能迹象。复诊期间，关键是确定局部感染的症状或早期迹象。大约手术后 4 周，患者需再次复诊学习如何操作假体装置。初次控制假体的勃起可能存在困难，应在术后 4～8 周内指导患者在洗温水浴的过程中每天操作假体装置两次（充液和放液）熟悉其使用方法。患者操作假体装置时未感到不适即可尝试性交。根据患者不同的体验，可能仍需要术后额外的复诊宣教。后续随访设在术后 3 个月和 6 个月，并且每年应定期评估疗效，尤其是圆柱体尖端在阴茎头内的位置、装置功效及患者的满意度。

第十二节 夜间阴茎勃起试验

夜间阴茎勃起试验（NPT）是经典的阴茎勃起生理评估法，能监测夜间睡眠中阴茎的勃起。夜间阴茎胀大硬度（NPTR）监测需要在睡眠实验室中进行，采用夜间监测设备监测勃起次数、膨胀程度（记录周长改变）、最大阴茎硬度、夜间勃起持续时间。常规方法是监测脑电图、肌电图、鼻气流和氧饱和度，记录快速眼动睡眠及有无缺氧（睡眠呼吸暂停）。睡眠中发生的真正勃起与快速眼动睡眠阶段有关，所以有必要记录快速眼动睡眠。注意还要监测睡眠运动模式，因为周期性肢体运动障碍与 NPT 异常有关。在阴茎最大膨胀时唤醒患者，测量阴茎的轴向硬度，并对勃起的阴茎摄影。用屈曲设备在阴茎头部测量阻力（插入阴道最小为 500 g，完全勃起时为 1.5 kg）。NPT 一般连续监测 2～3 个晚上，以克服快速眼动睡眠不一致引起的第一夜效应。标准监测要有配备专门设备的睡眠实验室和训练有素的观察员，因此这是一项昂贵的检查。在日间诊室中，可以在患者白天小睡时通过白天阴茎勃起试验进行评估。

1. Rigiscan 是一种自动化便携式的 NPTR 设备，监测勃起时的阴茎根部硬度、膨胀程度和持续时间。Rigiscan 的两个环一个置于阴茎根部，另一个置于冠状沟（即根部和头部记录位置），这些环定时标准化收缩，就可以记录下来阴茎膨胀（周长）和根部硬度。要先在诊室对患者基线进行初始化，校准后带回家使用。在家中时每 3 分钟记录一次阴茎硬度，当根部环检测到阴茎周长增加 10 mm 以上时，就变成每 30 秒记录一次。推荐的 NPTR 标准是每晚 4～5 次勃起，平均持续时间＞30 分钟，根部周长增加＞3 cm，头部周长增加＞2 cm，根部和头部最大硬度＞70％。计算机程序根据时间强度的累积分布计算出标准化数值，包括根部膨胀活动单位和硬度活动单位。Rigiscan 的局限是根部硬度不能准确预测轴向硬度，正常人中也有很大的变异。此外，Rigiscan 不能记录分析快速眼动睡眠。

2. 夜间阴茎勃起生物电阻抗（NEVA）是一种新设备，能评估夜间勃起时阴茎的体积变化。在臀部、阴茎根部和阴茎头放 3 个小电极垫，在大腿处连接一个小型记录装置。检查时一个难以察觉的微弱交流电从阴茎头电极传到臀部，在阴茎根部的电极则记录电阻抗和阴茎长度变化。夜间阴茎胀大时，随着阴茎横截面积增大，电阻抗会变小。目前还需要更多的研究来明确阴茎体积变化与硬度的关系。和 Rigiscan 一样，生物电阻抗也不能监测快速眼动睡眠及其相关性。

总的来说，NPTR 能对勃起功能的躯体基础进行客观评估，从理论上排除了心理因素的影响。NPTR 的一些明显缺点限制了它的常规应用，主要问题是 NPTR 不能诊断 ED 的病因及严重程度，结果重复性差。还有一个根本问题，NPTR 不能评估清醒状态下与性相关的勃起。事实上 NPTR 监测到的勃起并不等于性行为时的勃起，很多时候（如多发性硬化症）可能出现假阳性结果。老年患者、抑郁症或焦虑症能影响睡眠相关勃起的生理，患者可能出现假阴性结果。因此在一些特殊情况下（如 ED 原因不明或要求非侵入性检查），可以进行 NPTR 监测。

第十三节 早泄自我手法治疗

早泄（PE）是男科常见的性功能障碍性疾病，有 20％～30％的成年男性饱受 PE 的困扰，严重影响患者及配偶的生活质量。尽管临床对于早泄的定义仍有较大的争议，不同的专业学会组织和不同专家也提出了各种 PE 的定义，但总体而言具有三大基本要素：阴道内射精潜伏期（IELT）短、射精控制力低和消极情绪及行为。因此，针对以上三大要素，临床主要以延长 IELT，针对射精控制力进行强化训练，消除患者性自卑，增强性自信，以促进夫妻双方达到性满意作为 PE 治疗的终极目标。目前 PE 主流的治疗包括心理疗法，行为和技巧训练，药物治疗包括选择性 5-羟色胺再摄取抑制剂（SSRI）、磷酸二酯酶-5 抑制剂等，以及中医药疗法和手术治疗等。由多种药物联合中医药，行为疗法等组成 PE 治疗的综合疗法可明显改善 PE 症状，临床常用的行为治疗方法如下：

一、中断排尿法

中断排尿法又称耻骨肌训练法，具体方法是在排尿时，先排出一部分，停顿一下，再排，再憋住分几次把尿排完。平时可有意识地使精索收缩以抬起睾丸，或将浴巾覆盖在勃起阴茎上作抬起运动。在其他情况下，只有当性欲高潮时才有机会锻炼耻骨肌。经过几周骨盆底肌肉的锻炼后，常可有意识地阻止射精，而且当快要射精时，压迫耻骨肌，可以使性交时间延长，而且可多次出现性欲高潮。

二、阴囊牵拉法

在男性性高潮时，性兴奋很强烈，出现阴囊收缩、睾丸上提现象，此前用手向下牵拉阴囊及睾丸，即可以降低性兴奋性以达到延缓射精，防止早泄的效果。

三、动-静训练法

动-静训练法：具体方法是刺激阴茎勃起，到快要射精程度时即停止刺激，直至兴奋高潮减退后再次刺激阴茎，如此反复进行直到男方能耐受大量的刺激而又不射精。通过此法训练，承受刺激所增加的次数和延缓射精所需要停歇的时间很快会减少，能很快耐受连续刺激而不必间歇，以提高阈值，建立起最小刺激与反应之间的联系。使患者接受的刺激越来越强，时间越来越长，但其强度与时间都保持在引起射精反应的阈值之下，这样就可以达到治疗的效果。

四、挤捏法

挤捏法：目的是加强男方的自控射精能力，并提高女方的性快感，由女方实施此法效果较好。具体做法是充分刺激阴茎，当男方阴茎勃起至快要射精之前，女方将自己的拇指放在阴茎的系带部位，示指与中指放在阴茎的另一面正好在冠状缘上下方，稳捏压迫，然后突然放松。施加压力的方向是从前向后，决不能从一侧向另一侧。女方要用指头的腹侧，避免用指甲捏夹或搔刮阴茎。挤捏所用力的大小与阴茎勃起的坚硬度成正比。此法可以缓解射精的紧迫感，坚持每几分钟就使用一次此法，可以改善抑制功能，重建合适的射精时间。通过挤捏可以使阴茎硬度暂时减退。几天后，如果男方自信心已增强，则可转入性交时再训练，要采用女上位的性交方式进行挤捏。在阴茎插入阴道之前进行挤捏，进入阴道后先静止，不主动摩擦，双方都把注意力集中到身体性感上。阴茎在阴道内搁置短时间后，女方把阴茎拔出，再次挤捏，当在阴道内搁置时，可以改用阴茎根部挤捏法，这样就无需因进行挤捏而中断性交。经过数周的上述治疗后，多数患者在控制射精方面的能力会有很大改善，早泄是最好治疗的性功能障碍，他们用这套方法治愈率高，很值得有这种烦恼的患者在家一试。此外，在运用上面方法的同时，应避免不良刺激、生活规律化，注意劳逸结合，保证充足的睡眠，适当进行文体活动以增强体质，均有利于早泄的康复。

第十四节　勃起功能障碍自我手法治疗

勃起功能障碍（ED）是最常见的一种男性性功能障碍，指阴茎持续不能达到或维持足够的勃起以完成满意性生活，病程3个月以上。根据病因不同可分为心理性ED：指紧张、压力、抑郁、焦虑和夫妻感情不和等精神心理因素所造成的勃起功能障碍。器质性ED：由血管性原因、神经性原因、内分泌疾病、手术、外伤及阴茎本身疾病所致的勃起功能障碍。混合性ED：即心理因素和器质性疾病共同导致的勃起功能障碍。其中心理性占39%，器质性为15%，混合性占45.2%。

心理和人际因素与ED临床表现密切相关，性心理治疗在性功能障碍的治疗过程中也发挥着及其重要的作用。已有的性心理治疗缺乏基于证据的调查和严密设计的大规模研究，很难判断治疗措施是否有效。性心理治疗往往基于行为、关系、心理分析和认知心理学，治疗效果及其机制都不明确。现有的干预措施有系统性降低焦虑或脱敏、感觉集中、人际治疗、认知行为治疗、性教育、伴侣沟通、性技能培训以及手淫练习。性心理治疗综合疗法结合了性心理治疗和药物疗法，例如口服药物、海绵体内药物注射或真空装置等医疗措施联合应用，对ED的治疗很有成效，特别是与动机障碍有关的ED患者。

性感集中训练是目前勃起功能障碍最重要的治疗方法，适用于几乎所有性功能障碍的治疗，其目的在于解除焦虑，增进夫妻间沟通与交流，提高从语言交流到非语言交流的技巧，逐步改善夫妻关系和性功能。该训练应在安静舒适条件下进行，双方应创造一种相互理解和温馨的氛围，不要谈论与治疗无关的话题。主要分如下3个阶段：

1. 非生殖器官性感集中训练：双方裸体，相互触摸、爱抚、亲吻，但不要触及生殖器官，尽量做到放松，消除紧张与恐惧心理，鼓励双方多交流，特别是非语言的交流，让对方了解自己躯体的性敏感区，力求通过相互爱抚激发性感，逐渐过渡到激发性欲。训练一般持续20～30分钟，最后夫妻双方搂抱在一起结束。如此反复训练，每周2～3次。

2. 生殖器官性感集中训练：经过1～2周的非生殖器官性感集中训练，患者可以开始生殖器官性感集中训练，此时以触摸和爱抚性器官为主，但不要急于插入阴道，如在每次训练中出现阴茎勃起，则立即停止刺激，待勃起消退后再次爱抚和按摸性器官，如此1～2周训练可使患者进一步消除恐惧感，唤起性反应，最终树立正常勃起的信心。

3. 阴茎插入训练：本阶段训练目的是使阴茎插入阴道并维持勃起。在阴茎插入阴道后，夫妻双方不做任何抽动，保持阴茎勃起状态，尽量感受插入的快感，待阴茎疲软时可稍事活动，如此训练至有满意勃起，最后过渡到阴道内抽动阶段，直至射精达到性高潮。由于阴茎成功插入阴道是心理性ED患者最难完成的，此时医师应不断支持和鼓励患者，同时最好采用女方在上位的姿势，由女方用手将阴茎插入，这样更易使性交成功。往往经过1～2次性交成功后，心理性勃起功能障碍即可获得痊愈。

第十五节　腹部手术后的功能锻炼

腹部手术后胃肠道功能的恢复往往需一定时间，一般恢复从术后12～24小时开始，此时肠鸣音可以闻及，术后48～72小时整个肠道蠕动可恢复正常，肛门排气和排便。由于术中麻醉反应以及术中暴露、手术操作刺激的神经反射性反应以及水、电解质和酸碱平衡失调、缺氧、精神心理因素等刺激，患者也可出现恶心、呕吐、腹胀、便秘和急性胃扩张等并发症。术后早期的功能锻炼可促进患者胃肠功能恢复，减少术后并发症的发生，改善患者预后。

一、早期进食

腹部非消化道手术后6小时给予少量流质饮食，有利于肠功能恢复，缩短肠道排气时间，同时减少痛苦，防止肠粘连，对治疗和预防腹部手术并发症有较好的作用，而饮用番泻叶代替流质饮食效果更佳。有文献显示对于胃肠手术患者于术后20小时给予患者少量肠内营养（10%葡萄糖或能全素）可使肠蠕动恢复时间提前。早期食疗可以刺激胃肠道引起胃结肠反射从而促使结肠集团蠕动引起肛门排气。

二、早期下床活动

早期下床活动即术后尽早下床解小便、坐床沿、绕床活动等。该方法可引起肠道反射而促进肠集团式蠕动，加快肠内容物的排出，还可加速周身的血液循环，包括胃肠的血运，这对胃肠功能的恢复是十分有利的。腹部手术后的患者在无禁忌证的情况下活动时间与排气呈正相关，即活动越早排气越早。

三、早期锻炼

腹部术后早期锻炼能促进胃肠功能恢复。于手术后 8 小时开始按自设胃肠道术后功能锻炼计划分 3 阶段进行锻炼。第一阶段（术后 8～24 小时）：呼吸运动，上肢运动，下肢活动。第二阶段（术后 24～72 小时）：在第一阶段的基础上加大患者的活动量并增加活动项目，该阶段也分 3 个运动：呼吸运动，上肢运动，下肢运动。第三阶段（术后 72 小时后）：在第二阶段的基础上逐渐增加患者的运动强度，以患者能够站立完成各项运动并逐步提高步行的速度和距离为目标。该套功能锻炼方法对胃肠功能的恢复较常规锻炼方法有更显著的效果，且简单易行，患者容易接受。

四、按摩

1. 腹部按摩：可加速血液循环，加快胃肠血运，有利于胃肠功能的恢复。有文献报道，采用湿热毛巾热敷加薄荷膏涂搽并按摩腹部的方法，可促使肠蠕动恢复。其原理是温热刺激胃肠神经可反射性引起肠蠕动增强，促使气体排出；热敷可刺激皮肤的感受器，通过腰骶部神经节段及中枢的调节作用，调节大小肠及膀胱的功能，促进肠蠕动功能恢复；同时湿热作用还可使局部毛细血管扩张，促进血液循环，增强新陈代谢，也有利于肠蠕动恢复。还有资料表明腹部按摩和肛注开塞露对腹部手术后胃肠功能恢复有积极意义。

2. 背部按摩：指脊椎、腰背至双肩穴按摩。上身按摩可疏通经络、气血，是一种十分广泛的物理疗法。术后按摩腰背部穴位通过刺激体表的特定部位，可对内脏的功能活动起到一定的气血调理作用，从而促进术后患者肠蠕动尽早恢复、肛门尽早排气。

3. 电热褥温热：有文献报道对于剖宫产术后产妇冬季使用电热褥温热的方法促进肠蠕动功能恢复取得了较好的效果。该法能增加产妇每分钟肠鸣音次数，缩短术后第一次排气、排便时间。其作用机制可能是当身体温热时可刺激皮肤的感受器，并通过中枢神经系统的调节作用使排气、排便功能恢复。同时温热作用还可使局部毛细血管扩张，促进血液循环、增强新陈代谢，有利于肠蠕动功能恢复。

4. 足三里针灸与按摩：针刺足三里穴和三阴交穴，使用毫针补泻或平针平泻达到理气活血、活血化瘀、舒筋活络、疏调肠胃的作用，可使排气、排便时间明显缩短。

第十六节　Valsalva 试验

Valsalva 试验是令患者行强力闭呼动作，即深吸气后紧闭声门，再用力做呼气动作，呼气时对抗紧闭的会厌，通过增加胸腔内压来影响血液循环和自主神经功能状态，进而达到诊疗目的一种临床生理试验。其通过增加胸腔内压力，显著减少静脉回心血量，兴奋迷走神经；如①阵发性室上性心动过速时，通过 valsalva 动作兴奋迷走神经终止室上速发作；②肥厚梗阻型心肌病时，通过 valsalva 动作，减少回心血量使杂音增强，用来鉴别杂音；③二尖瓣脱垂导致二尖瓣反流时，通过 valsalva 动作使杂音增强；④通过 valsalva 动作，左右心发生的杂音一般均减弱，而特发性肥厚型主动脉瓣下狭窄的杂音增强。临床医生常用此动作帮助鉴别杂音的性质和来源。valsalva 动作时间不可过长，不然会导致脑血流和冠状动脉血流的减少。在泌尿外科患者的诊治过程中，其也发挥着重要的作用。

一、精索静脉曲张

临床上部分患者症状不明显，通过 Valsalva 试验可出现阳性体征。对所有精索静脉曲张的患需要评估睾丸的质地及体积。部分患儿查体可发现患侧睾丸体积较健侧睾丸小。症状及体征典型的患者易于诊断。

同时，Valsalva 试验也可指导临床精索静脉曲张患者的病情分级，根据临床体征的轻重程度分为三级。Ⅰ级：站立时视诊及触诊均不明显，但 Valsalva 试验可出现，患者平卧随即消失；Ⅱ级：站立时外观无明显异常，触诊可及曲张的静脉，患者平卧可逐渐消失；Ⅲ级：曲张的静脉如成团的蚯蚓，视诊及触诊均极明显，患者平卧不能完全消失。根据该病情严重程度的分级来对患者进行个体化治疗。

二、腹压漏尿点压（ALPP）检测

ALPP 是指在无逼尿肌收缩的情况下，进行 Valsalva 动作升高腹压至出现漏尿时的膀胱内压力，它主要反映尿道括约肌对抗腹压增加的能力，据此可判断患者尿失禁的严重程度，指导患者治疗并评估治疗效果。

第十七节　热水坐浴

坐浴治疗属于中医外治的一种治疗方法，是治疗前列腺、痔疮等疾病以及家庭自我保健的有效方法，可缩短疗程，减轻患者痛苦。热水坐浴通过局部热疗，提高局部组织温度度，增加血管通透性和局部组织代谢率，湿热比干热能更有效地提高皮下组织温度。

前列腺炎最常见的症状是会阴部疼痛酸胀，热水坐浴改善症状的效果明显，尤其是对前列腺痛患者，此方法可作为主要康复手段，对慢性细菌性前列腺炎可作为抗生素治疗的辅助手段。同时，热水坐浴也常用于慢性附睾-睾丸炎、肉芽肿性精囊炎、尿道旁腺炎等其他尿路感染的辅助治疗。

热水坐浴方法：浴盆里盛 40 ℃左右的水，患者坐入盆中，以能浸及会阴部、臀部件部为宜，待皮肤适应后不断升高水温，使水温逐步达到 42 ℃～45 ℃，并维持此温度。具体注意事项如下：

1. 将坐浴盆放置于地面或平稳的凳子上，根据自己的需求调整。

2. 倒入适量冷水或温水于盆体内，坐浴水温 42 ℃左右时，突然接触人体会感觉很烫，最舒服是 37 ℃左右开始坐浴，不断加热使水温慢慢上升（建议最佳坐浴温度为 42 ℃），注意水温不要超过 50 ℃以免烫伤。

3. 热水坐浴会使阴囊温度升高，影响睾丸的生精功能，严重者还会影响睾丸和其他组织的功能，对未育的男性一般不考虑使用热水坐浴治疗或在使用阴囊保护装置避免阴囊受热。

4. 为避免交叉感染，建议单独使用坐浴盆。

5. 使用完后，倒出使用过的温水，储藏于干燥通风处即可。

〔李旭睿　任剑南　彭　双　戴彩霞〕

参考文献

［1］ CHO ST，KIM KH. Pelvic floor muscle exercise and training for coping with urinary incontinence ［J］. J Exerc Rehabil，2021，17（6）：379－387.

［2］ HUMBURG J. Female urinary incontinence：diagnosis and treatment ［J］. Ther Umsch，2019，73（9）：535－540.（German）

［3］ AYDIN SAYI LAN A，ÖZBAŞ A. The Effect of Pelvic Floor Muscle Training On Incontinence Problems After Radical Prostatectomy ［J］. Am J Mens Health，2018，12（4）：1007－1015.

[4] BLOOM D A. The Retrograde Idea of Jack Lapides: Clean Intermittent Catheterization [J]. J Urol, 2017, 197 (2S): S125 - S126.

[5] LAPIDES J, DIOKNO A C, SILBER S J, et al. Clean, Intermittent Self-Catheterization in the Treatment of Urinary Tract Disease [J]. J Urol, 2017, 197 (2S): S122 - S124.

[6] CHU C M, SCHMITZ K H, KHANIJOW K, et al. Feasibility and outcomes: Pilot Randomized Controlled Trial of a home-based integrated physical exercise and bladder-training program vs usual care for community-dwelling older women with urinary incontinence [J]. Neurourol Urodyn, 2019, 38 (5): 1399 - 1408.

[7] SUN Y, LIU Y, LIU S, et al. Electroacupuncture for women with urgency-predominant mixed urinary incontinence: secondary analysis of a randomized noninferiority trial [J]. World J Urol, 2020, 38 (4): 1035 - 1042.

[8] WANG Y, LI H, WANG J, et al. A network meta-analysis protocol of conservative interventions for urinary incontinence in postpartum women [J]. Medicine (Baltimore), 2020, 99 (33): e21772.

[9] WILDE M H, FADER M, OSTASZKIEWICZ J, et al. Urinary bag decontamination for long-term use: a systematic review [J]. J Wound Ostomy Continence Nurs, 2013, 40 (3): 299 - 308.

[10] WILDE M H, ZHANG F, FAIRBANKS E, et al. Perceived value of a urinary catheter self-management program in the home [J]. Home Healthc Nurse, 2013, 31 (9): 465 - 473.

[11] ESAGIAN S M, SIDERIS G A, BISHAWI M, et al. Surgical versus percutaneous catheter placement for peritoneal dialysis: an updated systematic review and meta-analysis [J]. J Nephrol, 2021, 34 (5): 1681 - 1696.

[12] CRABTREE J H, SHRESTHA B M, CHOW K M, et al. Creating and Maintaining Optimal Peritoneal Dialysis Access in the Adult Patient: 2019 Update [J]. Perit Dial Int, 2019, 39 (5): 414 - 436.

[13] 中华医学会泌尿外科学分会膀胱癌联盟. 膀胱内灌注治疗操作规范（2015 年版）[J]. 中华泌尿外科杂志，2015，36（7）：481 - 483.

[14] 耿江，胡海龙，马志方，等. 非肌层浸润性膀胱尿路上皮癌膀胱内药物灌注治疗安全共识 [J]. 现代泌尿外科杂志，2019，24（12）：983 - 989.

[15] 廖倩，刘学英，罗红梅，等. 加速康复理念下围术期造口标准流程指导策略的应用效果 [J]. 当代护士（中旬刊），2022，29（03）：146 - 150.

[16] PERRIN A, WHITE M, BURCH J. Convexity in stoma care: developing a new ASCN UK guideline on the appropriate use of convex products [J]. Br J Nurs, 2021, 30 (16): S12 - S20.

[17] 王霞，杨雪，孙超，等. 成人肠造口患者全程化护理管理的证据总结 [J]. 中华现代护理杂志，2022，28（12）：1591 - 1595.

[18] 奉琴，刘玲，何其英，等. 互联网＋自我管理模式对膀胱癌行回肠膀胱造口患者延续期生活质量的影响研究 [J]. 临床外科杂志，2021，29（10）：971 - 975.

[19] BOON GJAM, VAN DAM L F, KLOK F A, et al. Management and treatment of deep vein thrombosis in special populations [J]. Expert Rev Hematol, 2018, 11 (9): 685 - 695.

[20] ZHANG S, SHEN G, LUO M, et al. Analysis of Related Influencing Factors of Deep Vein Thrombosis after Lumbar Internal Fixation and Treatment Strategy [J]. Evid Based Complement Alternat Med, 2021, 2021: 9693012.

[21] KIM S H, OH S A, OH S J. Voiding diary might serve as a useful tool to understand differences between bladder pain syndrome/interstitial cystitis and overactive bladder [J]. Int J Urol, 2014, 21 (2): 179 - 183.

[22] BOUDRY G, LABAT J J, RIANT T, et al. Validation of voiding diary for stratification of bladder pain syndrome according to the presence/absence of cystoscopic abnormalities: a two-centre prospective study [J]. BJU Int, 2013, 112 (2): E164 - 168.

[23] LEE A, MMONU N A, THOMAS H, et al. Qualitative analysis of Amazon customer reviews of penile clamps for male urinary incontinence [J]. Neurourol Urodyn, 2021, 40 (1): 384 - 390.

[24] 郭洪，张振声. 软性膀胱镜临床应用与操作规范 [J]. 现代泌尿生殖肿瘤杂志，2021，13（02）：65 - 70.

[25] 李雪艳，章宗武，李令勋，等. 盆底肌功能训练联合阴茎夹对前列腺增生术后患者尿失禁的临床应用分析 [J]. 现代生物医学进展，2020，20（18）：3515 - 3518，3586.

[26] 曲晓伟，陈慧兴，何屹，等. 国产可膨胀型单根圆柱体阴茎假体再植入术体会（附 1 例报道）[J]. 中国男科学杂

志，2017，31（06）：57－59.
［27］ 刘伊明. 应用半硬性及可胀性阴茎假体的经验［J］. 中华泌尿外科杂志，1983（05）：316.
［28］ 王泽宇，宋鲁杰. 夜间阴茎胀大试验在勃起功能障碍诊断中的应用［J］. 中华男科学杂志，2019，25（04）：356－359.
［29］ 许腾飞，王璟琦，范帅帅，等. 阴茎勃起功能检测在484例勃起功能障碍患者诊治中的应用［J］. 中国性科学，2020，29（12）：10－13.
［30］ MARTIN C，NOLEN H，PODOLNICK J，et al. Current and emerging therapies in premature ejaculation：Where we are coming from，where we are going［J］. Int J Urol，201，24（1）：40－50.
［31］ 赵琦，王彬. 早泄治疗三部曲［J］. 中国男科学杂志，2021，35（03）：73－75.
［32］ 黄卫兰，杨锐林，李展翔，等. 认知-动停-模拟训练模式对早泄患者的治疗效果观察及体会［J］. 中国性科学，2021，30（07）：27－30.
［33］ 肖恒军. 阴茎勃起功能障碍的治疗［J］. 新医学，2011，42（02）：120－122.
［34］ 刘洋，刘树坤，孙吉磊，等. 低强度脉冲超声波和低能量冲击波治疗神经性阴茎勃起功能障碍的对比研究［J］. 中华男科学杂志，2021，27（08）：694－700.
［35］ 邢健生，白志明. 阴茎勃起功能障碍的治疗进展［J］. 中国男科学杂志，2017，31（04）：69－72.
［36］ HUGHES M J，HACKNEY R J，LAMB P J，et al. Prehabilitation Before Major Abdominal Surgery：A Systematic Review and Meta-analysis［J］. World J Surg，2019，43（7）：1661－1668.
［37］ 吴可可. 强化功能锻炼伴腹部按摩对腹部手术后患者胃肠功能的影响［J］. 当代护士（上旬刊），2021，28（10）：77－78.
［38］ KIM Y S，KIM S K，CHO I C，et al. Efficacy of scrotal Doppler ultrasonography with the Valsalva maneuver，standing position，and resting-Valsalva ratio for varicocele diagnosis［J］. Korean J Urol，2015，56（2）：144－149.
［39］ LORENC T，KRUPNIEWSKI L，PALCZEWSKI P，et al. The value of ultrasonography in the diagnosis of varicocele［J］. J Ultrason，2016，16（67）：359－370.
［40］ 曹淑芬. 温热水坐浴可改善前列腺血液循环［J］. 家庭医学，2020（01）：19.
［41］ 陈弋生. 泽桂癃爽胶囊配合热水坐浴治疗慢性非细菌性前列腺炎［J］. 现代中西医结合杂志，2008（21）：3315－3316.

第六章　泌尿外科常用量表

第一节　国际前列腺症状评分（IPSS）

IPSS 如表 6-1-1 所示：

表 6-1-1　IPSS

在最近一个月内，您是否有以下症状？	无	在五次中					症状评分
		少于一次	少于半数	大约半数	多于半数	几乎每次	
1. 是否经常有尿不尽感？	0	1	2	3	4	5	
2. 两次排尿间隔是否经常小于 2 小时？	0	1	2	3	4	5	
3. 是否曾经有间断性排尿？	0	1	2	3	4	5	
4. 是否有排尿不能等待现象？	0	1	2	3	4	5	
5. 是否有尿线变细现象？	0	1	2	3	4	5	
6. 是否需要用力及使劲才能开始排尿？	0	1	2	3	4	5	
7. 从入睡到早起一般需要起来排尿几次？	没有	1 次	2 次	3 次	4 次	5 次	
	0	1	2	3	4	5	
症状总评分＝							

IPSS 是目前国际公认的判断前列腺增生（BPH）患者症状严重程度的最佳手段，为 BPH 患者下尿路症状严重程度的主观反应，其与最大尿流率、残余尿量及前列腺体积无明显相关性。

IPSS 患者分类如下（总分 0～35 分）：轻度症状 0～7 分；中度症状 8～19 分；重度症状 20～35 分。

IPSS＞7 分的 BPH 患者发生急性尿潴留的风险是 IPSS≤7 分患者的 4 倍。在治疗方面，轻度症状（0～7 分）或中度以上症状（＞8～19 分）但生活质量尚未受到影响的患者可采用等待观察的治疗方式，而中重度症状并已明显影响生活质量的 BPH 患者可选择手术治疗。同时，IPSS 也可作为治疗效果的检测指标。

第二节　生活质量评分（QOL）

QOL 如表 6-2-1 所示：

表 6-2-1　QOL

如果在您今后的生活中始终伴有现在的排尿症状，您认为如何？	高兴	满意	大致满意	还可以	不太满意	苦恼	很糟
	0	1	2	3	4	5	6
生活质量评分（QOL）＝							

QOL（0～6 分）是了解患者对其目前下尿路症状（LUTS）水平的主观感受，其主要关心的是

BPH 患者受 LUTS 困扰的程度及是否能够忍受。因此，又称困扰评分。

尽管其不能完全概括 LUTS 对 BPH 患者生活质量的影响，但是可作为医师与患者之间沟通的平台，使医师能够很好的了解患者的疾病状态。

第三节　慢性前列腺炎症状指数评分（NIH-CPSI）

NIH-CPSI 如表 6－3－1 所示：

表 6－3－1　　NIH-CPSI（美国国立卫生研究院制订）

疼痛或不适

1. 在过去 1 周，下诉部位有过疼痛或不适吗？

a. 直肠（肛门）和睾丸（阴囊）之间即会阴部　　是（　）1　否（　）0

b. 睾丸　　是（　）1　否（　）0

c. 阴茎的头部（与排尿无相关性）　　是（　）1　否（　）0

d. 腰部以下，膀胱或耻骨区　　是（　）1　否（　）0

2. 在过去 1 周，你是否经历过以下事件

a. 排尿时有尿道烧灼感或疼痛　　是（　）1　否（　）0

b. 在性高潮后（射精）或性交期间有疼痛或不适　　是（　）1　否（　）0

3. 在过去 1 周是否总是感觉到这些部位疼痛或不适

（　）0　a. 从不
（　）1　b. 少数几次
（　）2　c. 有时
（　）3　d. 多数时候
（　）4　e. 几乎总是
（　）5　f. 总是

4. 下列那一个数字是可以描述你过去一周发生疼痛或不适时的“平均程度”

（　）	（　）	（　）	（　）	（　）	（　）	（　）	（　）	（　）	（　）
1	2	3	4	5	6	7	8	9	10

“1～9”表示疼痛依次增加，“10”表示可以想象到最严重疼痛。

排尿

5. 在过去 1 周，排尿结束后，是否经常有排尿不尽感

（　）　0　a. 根本没有
（　）　1　b. 5 次中少于一次
（　）　2　c. 少于一半时间
（　）　3　d. 大约一半时间
（　）　4　e. 超过一半时间
（　）　5　f. 几乎总是

6. 在过去 1 周，是否在排尿后少于 2 小时内经常感到又要排尿

（　）　0　a. 根本没有
（　）　1　b. 5 次中少于一次
（　）　2　c. 少于一半时间
（　）　3　d. 大约一半时间
（　）　4　e. 超过一半时间
（　）　5　f. 几乎总是

症状的影响

7. 在过去的一周里，你的症状是否总是影响你的日常工作

（　）　0　a. 没有
（　）　1　b. 几乎不
（　）　2　c. 有时
（　）　3　d. 许多时候

续表

8. 在过去的一周里，你是否总是想到你的症状
（　）　0　a. 没有
（　）　1　b. 几乎不
（　）　2　c. 有时
（　）　3　d. 许多时候
生活质量
9. 如果在你以后的日常生活中，过去 1 周出现的症状总是伴随着你，你的感觉怎么样
（　）　0　a. 快乐
（　）　1　b. 高兴
（　）　2　c. 大多数时候满意
（　）　3　d. 满意和不满意各占一半
（　）　4　e. 大多数时候不满意
（　）　5　f. 不高兴
（　）　6　g. 难受
积分评定：
疼痛：1a+1b+1c+1d+2a+2b+3+4=
尿路症状：5+6=
对生活质量影响：7+8+9=
合计：

1. 根据疼痛评分，疼痛症状被分为轻微（4～7 分）和严重（≥8 分）。根据 NIH-CPSI 评分，前列腺炎样症状定义为有会阴部或射精疼痛并且总的疼痛评分在 4 分以上。

2. 病情（1～6 题总分之和）轻中重分级：轻（0～9 分），中（10～18 分），重（19～31 分）。

3. 总分（1～9 题总分之和）：症状轻微组（0～14 分），中等组（15～30 分），严重组（31～43 分）。可以用于每位患者治疗前后的自身对照。

4. 目前 NIH-CPSI 评分已经在流行病学研究和临床试验中广泛使用，其可靠性已经得到验证，但慢性前列腺炎症状通常是混合了许多社会心理因素，其症状可能被放大或减轻，所以应综合评估。

第四节　慢性前列腺炎/慢性骨盆疼痛综合征（CP/CPPS）的 UPOINT 临床症状分型表

UPOINT 临床症状分型表如表 6-4-1 所示：

表 6-4-1　UPOINT 临床症状分型表

症状类型	主要表现	治疗选择
泌尿系统症状 （urinary）	CPSI 评分中排尿症状评分>4 分 梗阻性排尿症状 尿急、尿频或夜尿增多 残余尿量增多	α 受体阻滞药 M 受体阻滞药
社会心理症状 （psychosocial）	抑郁状态 适应不良 焦虑/压力	心理咨询 认知行为疗法 抗抑郁药 抗焦虑药
器官（前列腺和/或膀胱）特异症状（organspecific）	前列腺压痛 前列腺按摩液白细胞增加 血精 前列腺内广泛钙化灶	α 受体阻滞药 5α 还原酶抑制剂 植物药 前列腺按摩

续表

症状类型	主要表现	治疗选择
感染（infection）	前列腺按摩液培养有革兰氏阴性菌或肠球菌* 既往抗生素治疗有效	选择敏感抗生素
神经系统或全身症状（neurologic/systemic）	中枢神经病变 盆腔以外的疼痛 肠易激综合征 纤维肌痛	神经调质 针对并发症的处理
骨骼肌触痛症状（tenderness of skeletal muscles）	盆底和/或腹部的触痛和/或痛性肌痉挛	盆底肌肉训练 康复疗法 体育锻炼

注：*有Ⅰ、Ⅱ型前列腺炎证据的患者需除外。

UPOINT分类系统的每个因子都有相对应的特异性治疗。因此，UPOINT能合理指导CPPS的个性化、综合治疗。CPPS规范化的综合治疗策略包括常规治疗以及基于UPOINT的个性化治疗。常规治疗包括健康教育与咨询、恰当运动、减少压力及焦虑以及避免加重症状的活动及饮食。基于UPOINT的治疗模式不仅包括传统的治疗方法（抗生素、抗炎药物、前列腺特异性药物如α受体阻滞药以及5α还原酶抑制剂），也包括植物制剂（槲皮素、花粉萃取物）、神经调节剂（加巴喷丁、阿米替林）、止痛药、骨骼肌松弛剂、物理疗法（包括前列腺按摩以及局部热疗）、心理咨询与心理治疗等。

目前，UPOINT亦被用于指导间质性膀胱炎/膀胱疼痛综合征（interstitial cystitis/bladder pain syndrome，IC/BPS）的临床评估与治疗。

第五节　国际勃起功能指数（IIEF-5）调查问卷表

IIEF-5调查问卷表如表6-5-1所示：

表6-5-1　IIEF-5调查问卷表

项目\评分标准	0分	1分	2分	3分	4分	5分	得分
1. 您对获得勃起和维持勃起的自信程度如何？		很低	低	中等	高	很高	
2. 您受到性刺激而有阴茎勃起时，有多少次能够插入？	无性活动	几乎没有或完全没有	少数几次（远少于一半时）	有时（约一半时）	大多数时候（远多于一半时）	几乎总是或总是	
3. 您性交时，阴茎插入后，有多少次能够维持勃起状态？	没有尝试性交	几乎没有或完全没有	少数几次（远少于一半时）	有时（约一半时）	大多数时候（远多于一半时）	几乎总是或总是	
4. 您性交时，维持阴茎勃起至性交完成，有多大困难？	没有尝试性交	困难极大	困难很大	困难	有点困难	不困难	
5. 您性交时，有多少次感到满足？	没有尝试性交	几乎没有或完全没有	少数几次（远少于一半时）	有时（约一半时）	大多数时候（远多于一半时）	几乎总是或总是	
填写说明	请根据您过去6个月内性生活的情况，选出下面5个问题中适合您的选项，将每项得分相加，就是您的总分。若您的总分小于21分，建议您找医师做进一步检查，以确认是否患ED。					总分：	

IIEF-5积分量表作为衡量阴茎勃起功能障碍（ED）患者勃起功能的常用量表，便于门诊患者陈述其勃起功能障碍是否极其严重，方便患者与医师间沟通。各项得分相加，≥22分为勃起功能正常，

12～21 分为轻度 ED，8～11 分为中度 ED，5～7 分为重度 ED。

第六节　抑郁自评量表（SDS）

SDS 如表 6-6-1 所示：

表 6-6-1　SDS

本量表包含 20 个项目，分为 4 级评分，为保证调查结果的准确性，务请您仔细阅读以下内容，根据最近一周的情况如实回答。

填表说明：所有题目均共用答案，请在 A、B、C、D 下划“√”，每题限选一个答案。

姓名＿＿＿＿＿＿　　性别：□男　□女

自评题目：

答案：A 没有或很少时间；B 小部分时间；C 相当多时间；D 绝大部分或全部时间。

1. 我觉得闷闷不乐，情绪低沉	A	B	C	D
*2. 我觉得一天之中早晨最好	A	B	C	D
3. 我一阵阵哭出来或想哭	A	B	C	D
4. 我晚上睡眠不好	A	B	C	D
*5. 我吃得跟平常一样多	A	B	C	D
*6. 我与异性密切接触时和以往一样感到愉快	A	B	C	D
7. 我发觉我的体重在下降	A	B	C	D
8. 我有便秘的苦恼	A	B	C	D
9. 我心跳比平时快	A	B	C	D
10. 我无缘无故地感到疲乏	A	B	C	D
*11. 我的头脑跟平常一样清楚	A	B	C	D
*12. 我觉得经常做的事情并没困难	A	B	C	D
13. 我觉得不安而平静不下来	A	B	C	D
*14. 我对将来抱有希望	A	B	C	D
15. 我比平常容易生气激动	A	B	C	D
*16. 我觉得作出决定是容易的	A	B	C	D
*17. 我觉得自己是个有用的人，有人需要我	A	B	C	D
*18. 我的生活过得很有意思	A	B	C	D
19. 我认为如果我死了别人会生活得更好些	A	B	C	D
*20. 平常感兴趣的事我仍然照样感兴趣	A	B	C	D

评分标准：正向计分题 A、B、C、D 按 1、2、3、4 分计分；反向计分题（标注 * 的题目，题号：2、5、6、11、12、14、16、17、18、20）按 4、3、2、1 分计分。总分乘以 1.25 取整数，即得标准分。低于 50 分者为正常；50～60 分者为轻度焦虑；61～70 分者为中度焦虑，70 分以上者为重度焦虑。

抑郁自评量表是一种测量抑郁的工具。由美国杜克大学教授庄（William W. K. Zung）于 1965—1966 年开发。包括精神性-情感症状 2 个项目，躯体性障碍 8 个项目，精神运动性障碍 2 个项目，抑郁性心理障碍 8 个项目。量表使用简便，可直观地反映抑郁患者的主观感受。适用于具有抑郁症状的成年人。但对具有严重迟缓症状的抑郁难于评定。此外抑郁自评量表对于文化程度较低或智力水平稍差的人的评定效果不佳。

本量表可以评定抑郁症状的轻重程度及其在治疗中的变化，特别适用于发现抑郁症患者。因使用简便，能相当直观地反映患者抑郁的主观感受及其在治疗中的变化，当前已广泛应用于门诊患者的粗筛、情绪状态评定以及调查、科研等。

第七节　焦虑自评量表（SAS）

SAS 如表 6－7－1 所示：

表 6－7－1　SAS

焦虑是一种比较普遍的精神体验，长期存在焦虑反应的人易发展为焦虑症。本量表包含 20 个项目，分为 4 级评分，请您仔细阅读以下内容，根据最近一周的情况如实回答。

填表说明：所有题目均共用答案，请在 A、B、C、D 下划“√”，每题限选一个答案。

姓名＿＿＿＿＿＿　　性别：□男　□女

自评题目：

答案：A 没有或很少时间；B 小部分时间；C 相当多时间；D 绝大部分或全部时间。

1. 我觉得比平时容易紧张或着急	A	B	C	D
2. 我无缘无故在感到害怕	A	B	C	D
3. 我容易心里烦乱或感到惊恐	A	B	C	D
4. 我觉得我可能将要发疯	A	B	C	D
*5. 我觉得一切都很好	A	B	C	D
6. 我手脚发抖打颤	A	B	C	D
7. 我因为头痛、颈痛和背痛而苦恼	A	B	C	D
8. 我觉得容易衰弱和疲乏	A	B	C	D
*9. 我觉得心平气和，并且容易安静坐着	A	B	C	D
10. 我觉得心跳得很快	A	B	C	D
11. 我因为一阵阵头晕而苦恼	A	B	C	D
12. 我有晕倒发作，或觉得要晕倒似的	A	B	C	D
*13. 我吸气呼气都感到很容易	A	B	C	D
14. 我的手脚麻木和刺痛	A	B	C	D
15. 我因为胃痛和消化不良而苦恼	A	B	C	D
16. 我常常要小便	A	B	C	D
*17. 我的手脚常常是干燥温暖的	A	B	C	D
18. 我脸红发热	A	B	C	D
*19. 我容易入睡并且一夜睡得很好	A	B	C	D
20. 我做噩梦	A	B	C	D

评分标准：正向计分题 A、B、C、D 按 1、2、3、4 分计分；反向计分题（标注 * 的题目，题号：5、9、13、17、19）按 4、3、2、1 分计分。总分乘以 1.25 取整数，即得标准分。标准分越高，症状越严重。

一般来说，焦虑总分低于 50 分者为正常；50～60 分者为轻度，61～70 分者是中度，70 分以上者是重度焦虑。阴性项目数表示被试者在多少个项目上没有反应，阳性项目数表示被试者在多少个项目上有反应。

用于测量焦虑状态轻重程度及其在治疗过程中变化情况的心理量表。主要用于疗效评估，不能用于诊断。适用于具有焦虑症状的成年人。同时，它与 SDS（抑郁自评量表）一样，具有较广泛的适用性。

第八节　症状自评量表（SCL-90）

SCL-90 如表 6－8－1 所示：

表 6－8－1　SCL-90

指导语：

您好：请您根据最近一周以来自己的实际情况，选择最符合您的一项，并在每题后的 5 个方格中选择一格，并标记。然后将每题得分填在测验后相应题号的评分栏中，其中“无”记 0 分，“轻度”记 1 分，“中度”记 2 分，“相当重”记 3 分，“严重”记 4 分。

	无 0	轻度 1	中度 2	比较重 3	严重 4
1. 头痛	□	□	□	□	□
2. 神经过敏，心中不踏实	□	□	□	□	□
3. 头脑中有不必要的想法或字句盘旋	□	□	□	□	□
4. 头晕或晕倒	□	□	□	□	□
5. 对异性的兴趣减退	□	□	□	□	□
6. 对旁人责备求全	□	□	□	□	□
7. 感到别人能控制您的思想	□	□	□	□	□
8. 责怪别人制造麻烦	□	□	□	□	□
9. 忘性大	□	□	□	□	□
10. 担心自己的衣饰整齐及仪态的端正	□	□	□	□	□
11. 容易烦恼和激动	□	□	□	□	□
12. 胸痛	□	□	□	□	□
13. 害怕空旷的场所或街道	□	□	□	□	□
14. 感到自己的精力下降，活动减慢	□	□	□	□	□
15. 想结束自己的生命	□	□	□	□	□
16. 听到旁人听不到的声音	□	□	□	□	□
17. 发抖	□	□	□	□	□
18. 感到大多数人都不可信任	□	□	□	□	□
19. 胃口不好	□	□	□	□	□
20. 容易哭泣	□	□	□	□	□
21. 同异性相处时感到害羞不自在	□	□	□	□	□
22. 感到受骗、中了圈套或有人想抓住您	□	□	□	□	□
23. 无缘无故地突然感到害怕	□	□	□	□	□
24. 自己不能控制地发脾气	□	□	□	□	□
25. 怕单独出门	□	□	□	□	□
26. 经常责怪自己	□	□	□	□	□
27. 腰痛	□	□	□	□	□
28. 感到难以完成任务	□	□	□	□	□
29. 感到孤独	□	□	□	□	□
30. 感到苦闷	□	□	□	□	□
31. 过分担忧	□	□	□	□	□
32. 对事物不感兴趣	□	□	□	□	□
33. 感到害怕	□	□	□	□	□
34. 感情容易受到伤害	□	□	□	□	□
35. 旁人能知道您的私下想法	□	□	□	□	□

续表 1

36. 感到别人不理解您、不同情您	□	□	□	□	□
37. 感到人们对您不友好，不喜欢您	□	□	□	□	□
38. 做事必须做得很慢以保证做得正确	□	□	□	□	□
39. 心跳得很厉害	□	□	□	□	□
40. 恶心或胃部不舒服	□	□	□	□	□
41. 感到比不上他人	□	□	□	□	□
42. 肌肉酸痛	□	□	□	□	□
43. 感到有人在监视您、谈论您	□	□	□	□	□
44. 难以入睡	□	□	□	□	□
45. 做事必须反复检查	□	□	□	□	□
46. 难以作出决定	□	□	□	□	□
47. 怕乘电车、公共汽车、地铁或火车	□	□	□	□	□
48. 呼吸有困难	□	□	□	□	□
49. 一阵阵发冷或发热	□	□	□	□	□
50. 因为感到害怕而避开某些东西、场合或活动	□	□	□	□	□
51. 脑子变空了	□	□	□	□	□
52. 身体发麻或刺痛	□	□	□	□	□
53. 喉咙有梗塞感	□	□	□	□	□
54. 感到没有前途没有希望	□	□	□	□	□
55. 不能集中注意力	□	□	□	□	□
56. 感到身体的某一部分软弱无力	□	□	□	□	□
57. 感到紧张或容易紧张	□	□	□	□	□
58. 感到手或脚发重	□	□	□	□	□
59. 想到死亡	□	□	□	□	□
60. 吃得太多	□	□	□	□	□
61. 当别人看着您或谈论您时感到不自在	□	□	□	□	□
62. 有一些不属于您自己的想法	□	□	□	□	□
63. 有想打人或伤害他人的冲动	□	□	□	□	□
64. 醒得太早	□	□	□	□	□
65. 必须反复洗手、点数目或触摸某些东西	□	□	□	□	□
66. 睡得不稳不深	□	□	□	□	□
67. 有想摔坏或破坏东西的冲动	□	□	□	□	□
68. 有一些别人没有的想法或念头	□	□	□	□	□
69. 感到对别人神经过敏	□	□	□	□	□
70. 在商店或电影等人多的地方感到不自在	□	□	□	□	□
71. 感到任何事情都很困难	□	□	□	□	□
72. 一阵阵恐惧或惊恐	□	□	□	□	□
73. 感到在公共场合吃东西很不舒服	□	□	□	□	□
74. 经常与人争论	□	□	□	□	□
75. 单独一人时神经很紧张	□	□	□	□	□
76. 别人对您的成绩没有作出恰当的评价	□	□	□	□	□

续表 **2**

77. 即使和别人在一起也感到孤单	□	□	□	□	□
78. 感到坐立不安心神不定	□	□	□	□	□
79. 感到自己没有什么价值	□	□	□	□	□
80. 感到熟悉的东西变成陌生或不像是真的	□	□	□	□	□
81. 大叫或摔东西	□	□	□	□	□
82. 害怕会在公共场合晕倒	□	□	□	□	□
83. 感到别人想占您的便宜	□	□	□	□	□
84. 为一些有关“性”的想法而很苦恼	□	□	□	□	□
85. 您认为应该因为自己的过错而受到惩罚	□	□	□	□	□
86. 感到要赶快把事情做完	□	□	□	□	□
87. 感到自己的身体有严重问题	□	□	□	□	□
88. 从未感到和其他人很亲近	□	□	□	□	□
89. 感到自己有罪	□	□	□	□	□
90. 感到自己的脑子有毛病	□	□	□	□	□

1. 评定注意事项：SCL-90 的每一个项目均采取 5 级评分制，具体说明如下。

0—无：自觉无该症状（问题）；

1—轻度：自觉有该症状，但对受测者并无实际影响，或影响轻微；

2—中度：自觉有该症状，对受测者有一定影响；

3—相当重：自觉常有该症状，对受测者有相当程度的影响；

4—严重：自觉该症状的频度和轻度都十分严重，对受测者的影响严重。

这里所指的“影响”，包括症状所致的痛苦和烦恼，也包括症状造成的心理社会功能损害。“轻”“中”“重”的具体定义，则应该由受测者自己去体会，不必作硬性规定。

评定一个特定时间内，通常是一周以来的情况。一次评定一般约 20 分钟评定结束时，主试应仔细检查受测者的自评表，凡有漏评或者重复评定均影响分析的准确性。

2. 统计指标：SCL-90 的分析统计主要有以下各项（附表 1），其中最常用的是总分与因子分。

（1）单项分：90 个项目的各个评分值。

（2）总分：90 个单项分相加之和，可反映整体心理健康水平。

（3）总均分：又称总症状指数，是将总分除以 90。

（4）阳性项目数：评分为 1～4 分的项目数，也等于 90 减去评为 0 分的项目数，可反映症状广度，表示受测者在多少项目中呈现“有症状”；

（5）阴性项目数：单项分等于 0 的项目数，即 90 减去阳性项目数，表示受测者“无症状”的项目有多少。

（6）阳性症状痛苦水平：是指总分除以阳性项目数。

（7）阳性症状均分：阳性项目数/阳性项目数；另一计算方法为（总分-阴性项目数）/阳性项目数。表示受测者在所谓阳性项目（即“有症状”项目）中的平均得分，反映受测者自我感觉不佳的项目，其严重程度究竟介于哪个范围。

附表 1　　**SCL-90 测验答题纸**

F1		F2		F3		F4		F5		F6	
项目	评分	项目	评分	项目	评分	项目	评分	项目	评分	项目	评分
1		3		6		5		2		11	
4		9		21		14		17		24	

续表

F1		F2		F3		F4		F5		F6	
项目	评分	项目	评分	项目	评分	项目	评分	项目	评分	项目	评分
12		10		34		15		23		63	
27		28		36		20		33		67	
40		38		37		22		39		74	
42		45		41		26		57		81	
48		46		61		29		72			
49		51		69		30		78			
52		55		73		31		80			
53		65				32		86			
56						54					
58						71					
						79					
合计		合计		合计		合计		合计		合计	

F7		F8		F9		F10		结果处理		
项目	评分	项目	评分	项目	评分	项目	评分	因素分	初分/项目分	T 分
13		8		7		19		F1	/12	
25		18		16		44		F2	/10	
47		43		35		59		F3	/9	
50		68		62		60		F4	/13	
70		76		77		64		F5	/10	
75		83		84		66		F6	/6	
82				85		89		F7	/7	
				87				F8	/6	
				88				F9	/10	
				90				F10	/7	
合计		合计		合计		合计				

（8）因子分：共有十个因子，每个因子反映一类症状，将各因子分纳入一个双轴坐标图即可得到剖面图，又称廓图，可据此分析各症状的主次轻重；不同时间的廓图比较可动态分析症状变化趋向。

因子分=组成某因子的各项目总分/组成某因子的项目数

3. 常模、分界值及结果解释：量表协作组曾对全国 13 个地区 1 388 名正常成人的 SCL-90 进行了分析，主要结果见附表 2。

附表 2　　1388 名中国正常成人 SCL-90 统计指标结果

统计指标	均分	标准差	因子分	均分	标准差
总分	129.96	38.76	躯体化	1.37	0.48
			强迫	1.62	0.58
总均分	1.44	0.43	人际关系	1.65	0.51
			抑郁	1.50	0.59
阳性项目数	24.92	18.41	焦虑	1.39	0.43
			敌对	1.48	0.56

续表

统计指标	均分	标准差	因子分	均分	标准差
阴性项目数	65.08	18.33	恐怖	1.23	0.41
			偏执	1.43	0.57
阳性症状均分	2.60	0.59	神经病性	1.29	0.42

量表作者并未提出分界值，按上述常模结果（附表 2），总分超过 160 分，或阳性项目数超过 43 项，或任一因子分超过 2 分，考虑筛查阳性，需进一步检查。

SCL-90 测查结果的解释方法很多。既可以从整个量表（90 个题目）中的阳性症状均分和总均分出发来宏观评定被试心理障碍的平均程度等级；又可从统计原理出发，对被试的某一因子得分偏离常模团体均数的程度加以评。一般说来，当某因子偏离常模团体、均数达到两个标准差（SD）时，即为异常。

本测验适用对象为成人（16 岁以上）。本测验的目的是从感觉、情感、思维、意识、行为直到生活习惯、人际关系、饮食睡眠等多种角度，评定一个人是否有某种心理症状及其严重程度如何。它对有心理症状（即有可能处于心理障碍或心理障碍边缘）的人有良好的区分能力。适用于测查某人群中那些人可能有心理障碍，某人可能有何种心理障碍及其严重程度如何。不适合于躁狂症和精神分裂症。本测验不仅可以自我测查，也可以对他人（如其行为异常，有患精神或心理疾病的可能）进行核查，假如发现得分较高，则应进一步筛查。

第九节　O'Leary Saint 间质性膀胱炎评分

O'Leary Saint 间质性膀胱炎评分如表 6－9－1 所示：

表 6－9－1　　O'Leary Saint 间质性膀胱炎评分

帮助医师判断你是否患有间质性膀胱炎，请选择下列问题的最佳答案，之后总和评分。

O'Leary Saint 间质性膀胱炎指数-问题指数

在过去的一个月中，以下各项症状成为多大程度的问题？

1. 白天频繁排尿？

______ 没问题 =0
______ 很小问题 =1
______ 小问题 =2
______ 中等问题 =3
______ 大问题 =4

2. 夜间起夜排尿？

______ 没问题 =0
______ 很小问题 =1
______ 小问题 =2
______ 中等问题 =3
______ 大问题 =4

3. 毫无预警排尿？

______ 没问题 =0
______ 很小问题 =1
______ 小问题 =2

续表

______	中等问题	=3
______	大问题	=4

4. 您是否感觉到膀胱有灼热、疼痛、不适和压迫？

______	没问题	=0
______	很小问题	=1
______	小问题	=2
______	中等问题	=3
______	大问题	=4

总分______

O'Leary Saint 间质性膀胱炎指数-症状指数

在过去的一个月中，以下症状成为多大程度的问题？

1. 在毫无预警时感觉强烈排尿感？

______	一点没有	=0
______	小于五分之一次	=1
______	小于一半次数	=2
______	约一半次数	=3
______	大于一半次数	=4
______	总是如此	=5

2. 两次排尿时间间隔小于 2 小时？

______	一点没有	=0
______	小于五分之一次	=1
______	小于一半次数	=2
______	约一半次数	=3
______	大于一半次数	=4
______	总是如此	=5

3. 夜间排尿次数？

______	无	=0
______	1 次	=1
______	2 次	=2
______	3 次	=3
______	4 次	=4
______	5 次	=5

4. 是否有膀胱灼热或疼痛经历？

______	没有	=0
______	很少	=2
______	相当常见	=3
______	几乎总有	=4
______	总有	=5

总分______

问题指数+症状指数=间质性膀胱炎症状评分 ICSI，间质性膀胱炎问题评分 ICPI 可以协助间质性膀胱炎患者的诊断。

O'Leary Saint（ICSI+ICPI）间质性膀胱炎指数侧重于有相应症状的目标患者。总分 36 分，间质性膀胱炎患者评分一般在 6 分以上。

第十节　膀胱过度活动症评分（OABSS）

OABSS 如表 6-10-1 所示：

表 6-10-1　OABSS

姓名：＿＿＿＿＿＿　年龄：＿＿＿　性别：＿＿＿

联系方式：＿＿＿＿＿＿＿　联系地址：＿＿＿＿＿＿＿＿＿＿＿＿＿＿＿＿＿＿＿＿＿

在工作人员的指导下，选择最近一周内最接近您排尿状态的评分

问题	症状	频率/次数	得分（请打√）
1. 白天排尿次数	从早晨起床到晚上入睡的时间内，小便的次数是多少？	≤7	0
		8～14	1
		≥15	2
2. 夜间排尿次数	从晚上入睡到早晨起床的时间内，因为小便起床的次数是多少？	0	0
		1	1
		2	2
		≥3	3
3. 尿急	是否有突然想要小便、同时难以忍受的现象发生？	无	0
		每周<1	1
		每周≥1	2
		每天=1	3
		每天 2～4	4
		每天≥5	5
4. 急迫性尿失禁	是否有突然想要小便、同时无法忍受并出现尿失禁的现象？	无	0
		每周<1	1
		每周≥1	2
		每天=1	3
		每天 2～4	4
		每天≥5	5
总得分			

OABSS 总评分即表中四个问题得分之和。

OAB 的诊断标准：问题 3（尿急）的得分≥2 分，且总分≥3 分（如无尿急则不能确诊）。

OABSS 对膀胱过度活动症（OAB）严重程度的定量标准：

3≤得分≤5　　轻度 OAB

6≤得分≤11　　中度 OAB

得分≥12　　重度 OAB

第十一节　健康相关生活质量（HRQL）

HRQL 最常用的评价量表为 SF-36 生活质量调查表（表 6-11-1）。SF-36 包含 36 个条目，是一个简短的调查表，旨在评估多个年龄段、不同疾病和对照人群的健康和功能状况。包括 8 个维度：生理机能、生理职能、躯体疼痛、一般健康状况、精力、社会功能、情感职能和精神健康。8 个维度的总分为该量表的总分。该量表对变化较敏感，特别推荐它用于评估治疗的效果。

测试人群在 18 岁以上人群中适用。

表 6-11-1　SF-36 生活质量调查表

以下共 36 个问题，每个问题后都有几个答案供选择，请在您认为合适的答案后打“√”。

1. 总体来讲，您的健康状况是：
   ①非常好　②很好　③好　④一般　⑤差
2. 跟 1 年以前比您觉得自己的健康状况是：
   ①比 1 年前好多了　②比 1 年前好一些　③跟 1 年前差不多　④比 1 年前差一些　⑤比 1 年前差多了

【健康和日常活动】

3. 以下这些问题都和日常活动有关。请您想一想，您的健康状况是否限制了这些活动？如果有限制，程度如何？
   （1）重体力活动。如跑步举重、参加剧烈运动等：
   ①限制很大　②有些限制　③毫无限制
   （2）适度的活动。如移动一张桌子、扫地、打太极拳、做简单体操等：
   ①限制很大　②有些限制　③毫无限制
   （3）手提日用品。如买菜、购物等：
   ①限制很大　②有些限制　③毫无限制
   （4）上几层楼梯：
   ①限制很大　②有些限制　③毫无限制
   （5）上一层楼梯：
   ①限制很大　②有些限制　③毫无限制
   （6）弯腰、屈膝、下蹲：
   ①限制很大　②有些限制　③毫无限制
   （7）步行 1500 m 以上的路程：
   ①限制很大　②有些限制　③毫无限制
   （8）步行 1 000 m 的路程：
   ①限制很大　②有些限制　③毫无限制
   （9）步行 100 m 的路程：
   ①限制很大　②有些限制　③毫无限制
   （10）自己洗澡、穿衣：
   ①限制很大　②有些限制　③毫无限制
4. 在过去 4 周里，您的工作和日常活动有无因为身体健康的原因而出现以下这些问题？
   （1）减少了工作或其他活动时间：
   ①是　②不是
   （2）本来想要做的事情只能完成一部分：
   ①是　②不是
   （3）想要干的工作或活动种类受到限制：
   ①是　②不是
   （4）完成工作或其他活动困难增多（比如需要额外的努力）：
   ①是　②不是
5. 在过去 4 周里，您的工作和日常活动有无因为情绪的原因（如压抑或忧虑）而出现以下这些问题？
   （1）减少了工作或活动时间：
   ①是　②不是
   （2）本来想要做的事情只能完成一部分：
   ①是　②不是
   （3）干事情不如平时仔细：
   ①是　②不是
6. 在过去 4 周里，您的健康或情绪不好在多大程度上影响了您与家人、朋友、邻居或集体的正常社会交往？
   ①完全没有影响　②有一点影响　③中等影响　④影响很大　⑤影响非常大
7. 在过去 4 周里，您有身体疼痛吗？
   ①完全没有疼痛　②有一点疼痛　③中等疼痛　④严重疼痛　⑤很严重疼痛
8. 在过去 4 周里，您的身体疼痛影响了您的工作和家务吗？
   ①完全没有影响　②有一点影响　③中等影响　④影响很大　⑤影响非常大

续表

【您的感觉】

9. 以下这些问题是关于过去1个月里您自己的感觉，对每一条问题所说的事情，您的情况是什么样的？

（1）您觉得生活充实：
①所有的时间　②大部分时间　③比较多时间　④一部分时间　⑤小部分时间　⑥没有这种感觉

（2）您是一个敏感的人：
①所有的时间　②大部分时间　③比较多时间　④一部分时间　⑤小部分时间　⑥没有这种感觉

（3）您的情绪非常不好，什么事都不能使您高兴起来：
①所有的时间　②大部分时间　③比较多时间　④一部分时间　⑤小部分时间　⑥没有这种感觉

（4）您的心理很平静：
①所有的时间　②大部分时间　③比较多时间　④一部分时间　⑤小部分时间　⑥没有这种感觉

（5）您做事精力充沛：
①所有的时间　②大部分时间　③比较多时间　④一部分时间　⑤小部分时间　⑥没有这种感觉

（6）您的情绪低落：
①所有的时间　②大部分时间　③比较多时间　④一部分时间　⑤小部分时间　⑥没有这种感觉

（7）您觉得筋疲力尽：
①所有的时间　②大部分时间　③比较多时间　④一部分时间　⑤小部分时间　⑥没有这种感觉

（8）您是个快乐的人：
①所有的时间　②大部分时间　③比较多时间　④一部分时间　⑤小部分时间　⑥没有这种感觉

（9）您感觉厌烦：
①所有的时间　②大部分时间　③比较多时间　④一部分时间　⑤小部分时间　⑥没有这种感觉

10. 不健康影响了您的社会活动（如走亲访友）：
①所有的时间　②大部分时间　③比较多时间　④一部分时间　⑤小部分时间　⑥没有这种感觉

【总体健康情况】

11. 请看下列每一条问题，哪一种答案最符合您的情况？

（1）我好象比别人容易生病：
①绝对正确　②大部分正确　③不能肯定　④大部分错误　⑤绝对错误

（2）我跟周围人一样健康：
①绝对正确　②大部分正确　③不能肯定　④大部分错误　⑤绝对错误

（3）我认为我的健康状况在变坏：
①绝对正确　②大部分正确　③不能肯定　④大部分错误　⑤绝对错误

（4）我的健康状况非常好：
①绝对正确　②大部分正确　③不能肯定　④大部分错误　⑤绝对错误

评分方法

受试者使用Likert式量表评分法评估自己过去一个月的健康和生活质量状况，提示其对日常功能的影响。50分为正常平均分数，0分最低，100分最高。每一个条目的权重一样，没有必要对它们标准化。

基本步骤：第一步，量表条目编码；第二步，量表条目计分；第三步，量表健康状况各个方面计分及得分换算。得分换算的基本公式为：

$$换算得分=\frac{实际得分-该方面的可能的最低得分}{该方面的可能的最高得分与最低得分之差}\times 100$$

关于缺失值的处理：有时受试者没有完全回答量表中所有的问题条目，我们把没有答案的问题条目视为缺失。我们建议在健康状况的各个方面所包含的多个问题条目中，如果受试者回答了至少一半的问题条目，就应该计算该方面的得分。缺失条目的得分用其所属方面的平均分代替。

健康状况各方面得分及换算：

1　生理功能（Physical Functioning，PF）

问题条目：3
(1) 重体力活动（如跑步、举重物、激烈运动等）
(2) 适度活动（如移桌子、扫地、做操等）
(3) 手提日杂用品（如买菜、购物等）
(4) 上几层楼梯
(5) 上一层楼梯
(6) 弯腰、曲膝、下蹲
(7) 步行约 1 500 m 的路程
(8) 步行约 800 m 的路程
(9) 步行约 100 m 的路程
(10) 自己洗澡、穿衣

条目编码及计分

答案	条目编码	条目计分
有很多限制	1	1
有一点限制	2	2
根本没限制	3	3

方面计分及换算

将各个条目得分相加得实际得分，再按下式算得最终得分 PF。PF 得分越高，健康状况越好。

$$PF=\frac{实际得分-10}{20}\times 100$$

2 生理职能（Role-Physical，RP）

问题条目：4
(1) 减少了工作或其他活动的时间
(2) 本来想要做的事情只能完成一部分
(3) 想要做的工作或活动的种类受到限制
(4) 完成工作或其他活动有困难（例如需要额外的努力）

条目编码及计分

答案	条目编码	条目计分
有	1	1
没有	2	2

方面计分及换算

将各个条目得分相加得实际得分，再按下式算得最终得分 RP。RP 得分越高，健康状况越好。

$$RP=\frac{实际得分-4}{4}\times 100$$

3 躯体疼痛（Bodily Pain，BP）

问题条目：7，8
7. 在过去 4 周里，您有身体上的疼痛吗？
8. 在过去 4 周里，身体上的疼痛影响您的正常工作吗（包括上班工作和家务活动）？

条目 7 的编码及计分

答案	条目编码	条目计分
根本没有疼痛	1	6.0
有很轻微疼痛	2	5.4
有轻微疼痛	3	4.2
有中度疼痛	4	3.1
有严重疼痛	5	2.2
有很严重疼痛	6	1.0

条目 8 的编码及计分——如果对条目 7 和 8 均做了回答

续表

答案	如果条目 8 的编码为　且	条目 7 的编码为　那么	条目 8 的计分为
根本没有影响	1	2～6	6
根本没有影响	1	1～6	5
有一点影响	2	1～6	4
有中度影响	3	1～6	3
有较大影响	4	1～6	2
有极大影响	5	1～6	1

条目 8 的编码及计分——如果对条目 7 没有做回答

答案	条目编码	条目计分
根本没有影响	1	6.0
有一点影响	2	4.75
有中度影响	3	3.5
有较大影响	4	2.25
有极大影响	5	1.0

方面计分及换算

将各个条目得分相加得实际得分，再按下式算得最终得分 BP。BP 得分越高，健康状况越好。

$$BP=\frac{实际得分-2}{10}\times 100$$

4　一般健康状况（General Health，GH）

问题条目：1，10

总体来讲，您的健康状况是

10.1　我好象比别人容易生病

10.2　我跟我认识的人一样健康

10.3　我认为我的健康状况在变坏

10.4　我的健康状况非常好

条目 1&10.1～10.4 的编码及计分

问题条目 1	答案	条目编码	条目计分
	非常好	1	5.0
	很好	2	4.4
	好	3	3.4
	一般	4	2.0
	差	5	1.0
问题条目 10.1，10.3	答案	条目编码	条目计分
	绝对正确	1	1
	大部分正确	2	2
	不能肯定	3	3
	大部分错误	4	4
	绝对错误	5	5
问题条目 10.2，10.4	答案	条目编码	条目计分
	绝对正确	1	5
	大部分正确	2	4
	不能肯定	3	3

续表

	大部分错误	4	2
	绝对错误	5	1
方面计分及换算			
将各个条目得分相加得实际得分，再按下式算得最终得分 GH。GH 得分越高，健康状况越好。$GH=\frac{实际得分-5}{20}\times100$			

5　精力（Vitality，VT）

问题条目：9.1，9.5，9.7，9.9 9.1　您觉得生活充实吗？ 9.5　您精力充沛吗？ 9.7　您觉得筋疲力尽吗？ 9.9　您感觉疲劳吗？			
条目的编码及计分			
问题条目 9.1，9.5	答案	条目编码	条目计分
	所有的时间	1	6
	大部分时间	2	5
	比较多时间	3	4
	一部分时间	4	3
	小部分时间	5	2
	没有此感觉	6	1
问题条目 9.7，9.9	答案	条目编码	条目计分
	所有的时间	1	1
	大部分时间	2	2
	比较多时间	3	3
	一部分时间	4	4
	小部分时间	5	5
	没有此感觉	6	6
方面计分及换算 将各个条目得分相加得实际得分，再按下式算得最终得分 VI。VI 得分越高，健康状况越好。$VI=\frac{实际得分-4}{20}\times100$			

6　社会功能（Social Functioning，SF）

问题条目：6，9.10 6. 在过去的 4 周里，您的身体健康或情绪不好在多大程度上影响了您与家人、朋友、邻居或集体的正常社交活动？ 9.10 您的健康限制了您的社交活动（如走亲访友）吗？			
条目的编码及计分			
问题条目 6	答案	条目编码	条目计分
	根本没有影响	1	5
	很少有影响	2	4
	有中度影响	3	3
	有较大影响	4	2
	有极大影响	5	1

续表

问题条目 9.10	答案	条目编码	条目计分
	所有的时间	1	1
	大部分时间	2	2
	比较多时间	3	3
	一部分时间	3	3
	小部分时间	4	4
	没有此感觉	5	5

方面计分及换算

将各个条目得分相加得实际得分，再按下式算得最终得分 SF。SF 得分越高，健康状况越好。

$$SF=\frac{实际得分-2}{8}\times 100$$

7　情感职能（Role-Emotional，RE）

问题条目：5

(1) 减少了工作或其他活动的时间

(2) 本来想要做的事情只能完成一部分

(3) 做工作或其他活动不如平时仔细

条目的编码及计分

答案	条目编码	条目计分
有	1	1
没有	2	2

方面计分及换算

将各个条目得分相加得实际得分，再按下式算得最终得分 RE。RE 得分越高，健康状况越好。

$$RE=\frac{实际得分-3}{3}\times 100$$

8　精神健康（Mental Health，MH）

问题条目：9.2，9.3，9.4，9.6，9.8

9.2　您是一个精神紧张的人吗？

9.3　您感到垂头丧气，什么事都不能使您振作起来吗？

9.4　您觉得平静吗？

9.6　您的情绪低落吗？

9.8　您是个快乐的人吗？

条目的编码及计分

问题条目 9.2，9.3，9.6	答案	条目编码	条目计分
	所有的时间	1	1
	大部分时间	2	2
	比较多时间	3	3
	一部分时间	4	4
	小部分时间	5	5
	没有此感觉	6	6
问题条目 9.4，9.8	答案	条目编码	条目计分

续表

	所有的时间	1	6
	大部分时间	2	5
	比较多时间	3	4
	一部分时间	4	3
	小部分时间	5	2
	没有此感觉	6	1
方面计分及换算 将各个条目得分相加得实际得分，再按下式算得最终得分 MH。MH 得分越高，健康状况越好。 $MH=\frac{实际得分-5}{25}\times 100$			

9 健康变化（Reported Health Transition，HT）

问题条目：2 跟一年前相比，您觉得您现在的健康状况是：	
条目的编码及计分	
答案	条目编码
比一年前好多了	1
比一年前好一些	2
和一年前差不多	3
比一年前差一些	4
比一年前差多了	5
计分及换算 $HT=\frac{实际得分-1}{4}\times 100$	

〔李旭睿　任剑南〕

参考文献

[1] KAPLAN S A，OLSSON C A，TE A E. The American Urological Association symptom score in the evaluation of men with lower urinary tract symptoms：at 2 years of followup，does it work [J]. J Urol，1996，155（6）：1971－1974.

[2] KAPLAN S A. AUA Guidelines and Their Impact on the Management of BPH：An Update [J]. Rev Urol，2004，6（Suppl 9）：S46－52.

[3] 金春丽，余小萍，陶婷. IPSS 在老年良性前列腺增生症患者生活质量评估中的应用 [J]. 老年医学与保健，2015，21（05）：307－308.

[4] 陈赵，熊晶，杜国伟，等. 良性前列腺增生患者储尿症状改善对生活质量评分的影响 [J]. 现代泌尿外科杂志，2020，25（06）：487－490.

[5] VELA-NAVARRETE R，ALFARO V，BADIELLA L L，et al. Age-stratified analysis of I-PSS and QOL values in spanish patients with symptoms potentially related to BPH [J]. Eur Urol，2000，38（2）：199－207.

[6] VAN ANDEL G，VISSER A P，VOOGT E，et al. The influence of psychosocial factors on the measured quality of life（QOL）in patients suffering from benign prostate hyperplasia（BPH）and patients with prostate cancer（PC）[J]. Prostate Cancer Prostatic Dis，2000，3（S1）：S41.

[7] SCHNEIDER H，LUDWIG M，WEIDNER W，et al. Experience with different questionnaires in the management of patients with CP/CPPS：GPSS，IPSS and NIH-CPSI [J]. World J Urol，2003，21（3）：116－118；discussion

115.

[8] PROPERT K J，LITWIN M S，WANG Y，et al. Responsiveness of the National Institutes of Health Chronic Prostatitis Symptom Index（NIH-CPSI）[J]. Qual Life Res，2006，15（2）：299－305.

[9] KRAKHOTKIN D V，CHERNYLOVSKYI V A，BAKUROV E E，et al. Evaluation of influence of the UPOINT-guided multimodal therapy in men with chronic prostatitis/chronic pelvic pain syndrome on dynamic values NIH-CPSI：a prospective，controlled，comparative study [J]. Ther Adv Urol，2019，11：1756287219857271.

[10] 陈曦，莫林键，汪小明，等. 不同 NIH 分型前列腺炎患者前列腺液白细胞及卵磷脂小体计数与症状指数的关系 [J]. 广东医学，2015，36（16）：2501－2504.

[11] 牛得草，米华，陶佳意，等. 广西防城港地区男性居民慢性前列腺炎症状指数和血清 Hs-CRP 的关系 [J]. 右江民族医学院学报，2016，38（01）：25－29.

[12] 孙晓飞，周焱，姚秀，等. 表型分类系统 UPOINT 在慢性前列腺炎/慢性骨盆疼痛综合征患者个体化诊疗中的应用 [J]. 中华泌尿外科杂志，2016，37（08）：625－626.

[13] SHOSKES D A，NICKEL J C. Classification and treatment of men with chronic prostatitis/chronic pelvic pain syndrome using the UPOINT system [J]. World J Urol，2013，31（4）：755－760.

[14] ZHAO Z，ZHANG J，HE J，et al. Clinical utility of the UPOINT phenotype system in Chinese males with chronic prostatitis/chronic pelvic pain syndrome（CP/CPPS）：a prospective study [J]. PLoS One，2013，8（1）：e52044.

[15] ROSEN R C，CAPPELLERI J C，SMITH M D，et al. Development and evaluation of anabridged，5-item version of the International Index of Erectile Function（IIEF-5）as a diagnostic tool for erectile dysfunction [J]. Int J Impot Res. 1999，11（6）：319－326.

[16] AHMED MEMON S，ADIL M，RAJA KHAN F，et al. Association between erectile dysfunction，cardiovascular risk factors，and coronary artery disease：Role of exercise stress testing and International Index of Erectile Function（IIEF-5）questionnaire [J]. Int J Cardiol Heart Vasc，2022，18（40）：101033.

[17] 陈斌，卢永宁，韩银发，等. IIEF-5 在血管性勃起功能障碍诊断中的应用 [J]. 中华男科学杂志，2007（02）：118－121.

[18] 忻丽云，侯春兰，王润梅，等. 抑郁症抑郁自评量表的因子结构分析及影响因素 [J]. 中国健康心理学杂志，2012，20（10）：1521－1523.

[19] 段泉泉，胜利. 焦虑及抑郁自评量表的临床效度 [J]. 中国心理卫生杂志，2012，26（09）：676－679.

[20] VALERI L，VANDERWEELE T J. Mediation analysis allowing for exposure-mediator interactions and causal interpretation：theoretical assumptions and implementation with SAS and SPSS macros [J]. Psychol Methods，2013，18（2）：137－150.

[21] DANG W，XU Y，JI J，et al. Study of the SCL-90 Scale and Changes in the Chinese Norms [J]. Front Psychiatry，2021，11：524395.

[22] 方晓萍，徐健能，唐锦津，等. 抑郁症初诊患者症状自评量表及其相关因素调查分析 [J]. 山西医药杂志，2021，50（01）：11－14.

[23] 张伟. 艾森克个性问卷（EPQ）测试 [J]. 职业教育（下旬刊），2016（09）：55－57.

[24] FLENSBORG-MADSEN T，REVSBECH R，SØRENSEN H J，et al. An association of adult personality with prenatal and early postnatal growth：the EPQ lie-scale [J]. BMC Psychol，2014，2（1）：8.

[25] 梅雪峰，夏雨果，田英，等. 八正散治疗化学性膀胱炎 [J]. 中医学报，2019，34（07）：1539－1541.

[26] 杨尚琪，来永庆，陈月英，等. 膀胱过度活动症症状评分表评估膀胱过度活动症的临床研究 [J]. 中华临床医师杂志（电子版），2012，6（16）：4675－4678.

[27] SAWAQED F，SUOUB M. Validating 7-items Overactive Bladder Symptom Score（OABSS）through Arabic linguistic version [J]. Sci Rep，2021，11（1）：661.

[28] HOMMA Y，GOTOH M. Symptom severity and patient perceptions in overactive bladder：how are they related [J]. BJU Int，2009，104（7）：968－972.

[29] 叶华容，许珊丹，李国栋，等. SF-36 简明生活质量量表应用于慢性前列腺炎患者的信度和效度分析 [J]. 中国卫生事业管理，2019，36（01）：66－68.

[30] CONTOPOULOS-IOANNIDIS D G，KARVOUNI A，KOURI I，et al. Reporting and interpretation of SF-36 outcomes in randomised trials：systematic review [J]. BMJ，2009，338：a3006.

第七章 泌尿外科常用药物分类和简要

第一节 抗微生物药

尽管抗微生物药种类繁多，新药不断问世，但具体到某种药物总是可归于某类药物中，在同类药物中与其他药物相比，共性是主要的，其差异在于作用特点或疗效、副反应、使用方法等各有不同，医师在用药中要掌握基本原理及要点。

一、药物作用机制

1. 阻断细胞壁的合成：如青霉素类、头孢菌素类、万古霉素和杆菌肽等。
2. 阻止核糖体蛋白的合成：如氨基苷类、四环素类、氯霉素、大环内酯类等。
3. 损伤细胞浆膜影响通透性：如多黏菌素、两性霉素 B 和制霉菌素。
4. 影响叶酸代谢：如磺胺类、异烟肼、乙胺丁醇等。
5. 阻断 DNA、RNA 的合成：如喹诺酮类、利福平、阿糖腺苷、新生霉素、甲硝唑等。

二、分类与适应证（表 7-1-1）

表 7-1-1 抗微生物药分类与适应证

分类	适应证
β-内酰胺类	
青霉素类	革兰氏阳性球菌、杆菌，革兰氏阴性球菌。
头孢菌素类	
第一代头孢菌素	主要针对革兰氏阳性球菌、耐酶金黄色葡萄球菌。
第二代头孢菌素	革兰氏阳性菌，革兰氏阴性菌，但对革兰氏阴性菌作用较强。
第三代头孢菌素	对革兰氏阴性菌作用最强，对铜绿假单胞菌更有效，对革兰氏阳性菌并不比第一代头孢菌素强。
第四代头孢菌素	革兰氏阳性菌、革兰氏阴性菌均有高效，对 β-内酰胺酶高度稳定，可用于治疗第三代头孢菌素耐药的细菌感染。
碳青霉稀类	
亚胺培南-西司他丁	对多数革兰氏阴性菌，革兰氏阳性菌及厌氧菌有效，作用极强。
单环 β-内酰胺类	
氨曲南	革兰氏阴性菌，对单环 β-内酰胺酶稳定。
β-内酰胺酶抑制药	常与 β-内酰胺类药物配成复合制剂，保护 β-内酰胺类药物，增强疗效，扩大抗菌谱。
氨基苷类	
庆大霉素	革兰氏阴性杆菌。
大环内酯类	
红霉素	革兰氏阳性球菌、金黄色葡萄球菌、军团菌属、衣原体、支原体。

续表

分类	适应证
四环素类	
四环素	立克次体、衣原体、支原体、军团菌属、布鲁菌、霍乱。
氯霉素类	
氯霉素	沙门菌属、肠道革兰阴性杆菌、厌氧菌、立克次体。
多肽类	
万古霉素	多种革兰氏阳性球菌和杆菌。
多黏菌素 B	革兰氏阴性杆菌，尤其铜绿假单胞菌，但变形杆菌属除外。
林可霉素类	
林可霉素	革兰氏阴性菌。
其他类	
磷霉素	革兰氏阴性菌，对革兰氏阳性菌及厌氧菌弱，无交叉耐药性。
磺胺类	
复方新诺明	对脑膜炎奈瑟菌、肺炎链球菌抑制作用强，对葡萄球菌属较差。
喹诺酮类	
氧氟沙星	革兰氏阳性、革兰氏阴性需氧菌，部分对厌氧菌、衣原体有效。
硝基呋喃类	
呋喃妥因	葡萄球菌，肠球菌属。
硝基咪唑类	
甲硝唑	厌氧菌属。

说明：抗结核、真菌、病毒类药物，见本节后面部分。

三、药物副反应

1. 超敏反应：用药后可有皮疹，磺胺类药可引起严重皮肤过敏，青霉素类和头孢菌素类可引起严重的超敏反应，用前应做皮试。青霉素类用 20 U/0.1 mL 皮内注射，头孢菌素类可用 30 μg/0.1 mL 皮内注射。

2. 耳毒性：氨基苷类及万古霉素对耳有损害。

3. 血液系统：氯霉素可引起颗粒性白细胞减少和再生障碍性贫血。

4. 肾脏：氨基苷类、万古霉素、多黏菌素、磺胺类药、第一代头孢菌素可引起不同程度肾损害；喹诺酮类亦有影响，但相对轻些。

5. 肝脏：四环素类、抗结核药、大环内酯类、林可霉素可引起肝损害；此外，磺胺类、喹诺酮类亦可影响肝，相对轻些。

6. 胃肠道：广谱抗生素如头孢菌素类干扰正常菌群，容易引起菌群失调，发生维生素 B、维生素 K 缺乏及二重感染。

四、联合用药的作用效果（图 7-1-1）

A+B=协同（1+1>2）；A+C=拮抗（1+1<2）；B+D=协同或无关（1+1=1）

C+D=相加（1+1=2）；A+D=相加或无关；C+B=相加或协同

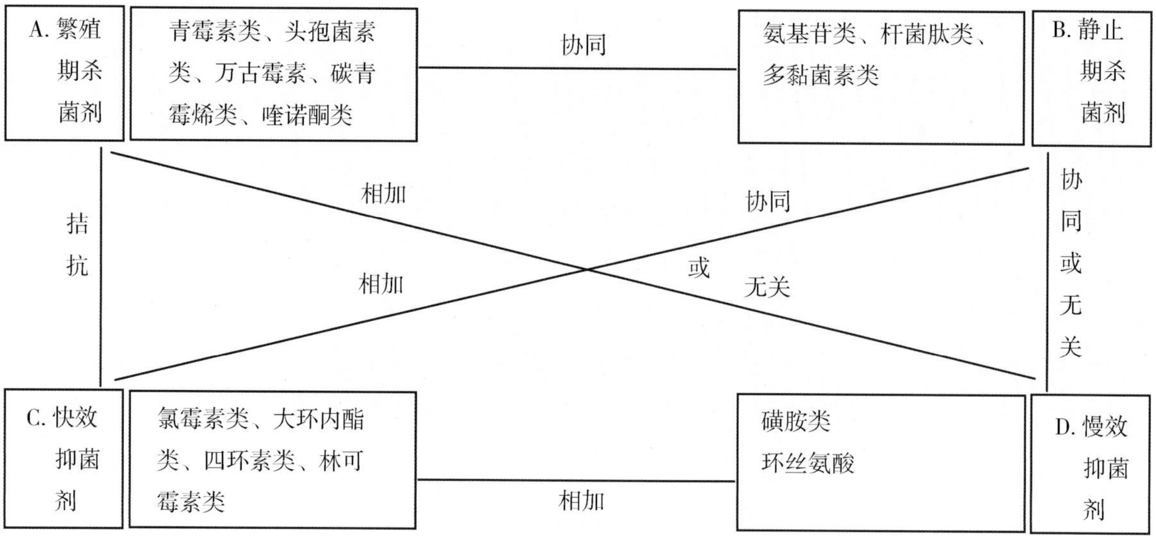

图 7-1-1　抗微生物药联合用药作用效果

五、常用药物临床应用

1. 青霉素类药物应用：如表 7-1-2 所示。

表 7-1-2　青霉素类药物特点与用法

	作用特点	用法
普通类		
青霉素（Benzyl penicillin）	繁殖期杀菌剂，用于革兰氏阳性、革兰氏阴性球菌所致的感染，如肺炎、脑膜炎、扁桃体炎、败血症等。	肌注：80 万～160 万 U/次，2～3 次/d；静滴（只用钠盐）：用于重症感染，200 万～960 万 U/d。
苄星青霉素（Benzathin Benzylpenicillin）	作用可维持 1～4 周，但不能代替青霉素用于急性感染。	肌注：60 万～120 万 U/次，小儿 30 万～60 万 U/次，2～4 周 1 次。
广谱类		
氨苄西林（Ampicillin）	广谱抗生素，对革兰氏阳性、革兰氏阴性菌如淋病奈瑟菌、脑膜炎奈瑟菌、流感嗜血杆菌、百日咳鲍特菌都有效。	口服、肌注、静滴：2～6 g/d，小儿 100 mg/(kg·d)，分 2～3 次。
阿莫西林（Amoxicillin）	同氨苄西林，口服吸收较好。	口服、肌注或静滴：0.25～0.5 g/次，4 次/d。
抗铜绿假单胞菌类		
羧苄西林（Carbenicillin）	对革兰氏阳性菌的作用同氨苄西林，但对铜绿假单胞菌和变形杆菌属的作用较强。	肌注：0.5～2.5 g/次，小儿 15～50 mg/(kg·次)，4 次/d；静滴：5～20 g/d，小儿 100～400 mg/(kg·d)，分 2～3 次。
哌拉西林（Piperacillin）	广谱抗生素，对铜绿假单胞菌、变形杆菌属、肺炎链球菌的作用较其他青霉素强。	肌注或静滴：4～12 g/d，小儿 80～200 mg/(kg·d)，分 2～4 次。
酶抑制剂		
氨苄西林-舒巴坦（Ampicillin-Sulbactam）	氨苄西林与舒巴坦的复合制剂，舒巴坦为β-内酰胺酶抑制剂。	肌注或静滴：3～6 g/d，小儿 150 mg/(kg·d)，分 3 次。
阿莫西林-克拉维酸（Amoxicillin-Clavulanate）	阿莫西林与克拉维酸复合剂，克拉维酸为β-内酰胺酶抑制剂。	口服：375～750 mg/次，小儿 15 mg/(kg·次)，3 次/d；静滴：1.2 g/次，小儿 30 mg/(kg·次)，3～4 次/d。

2. 头孢菌素类药物应用：如表 7-1-3 所示。

表 7-1-3　头孢菌素类药物特点及用法

	作用特点	用法
第一代头孢菌素		
头孢氨苄 (Cefalexin)	主要革兰氏阳性菌，但可口服，主要用于尿路感染和呼吸道感染。	口服：0.5～2 g/d，小儿 15～25 mg/(kg·d)，分 4 次。
头孢唑林 (Cefazolin)	第一代中作用最强，对葡萄球菌属、链球菌属、克雷伯菌属等革兰氏阳性菌有效，对铜绿假单胞菌无效。	肌注或静滴：0.5～3 g/次，小儿 10～15 mg/(kg·次)，4 次/d。
头孢拉定 (Cefradine)	同头孢氨苄，但作用强，耐酸耐酶，对耐药金葡菌等耐药杆菌有效，适用于尿路及呼吸道感染。	口服肌注或静滴：0.25～0.5 g/次，小儿 6～12 mg/(kg 次)，3～4 次/d。
第二代头孢菌素		
头孢呋辛 (Cefuroxime)	高效广谱，对革兰氏阴性菌产生的酶有较强作用，对耐药金黄色葡萄球菌较头孢唑林差，对铜绿假单胞菌无效，脑脊液和尿中浓度高。	肌注或静滴：0.75～2 g/次，小儿 10～30 mg/(kg·次)，3～4 次/d。
头孢西丁 (Cefoxitin)	抗菌谱同头孢呋辛，但对厌氧菌有很好作用。	肌注或静滴：1～2 g/次，小儿 20～30 mg/(kg·次)，3 次/d。
第三代头孢菌素		
头孢哌酮 (Cefoperazone)	对革兰氏阴性菌作用较强，对铜绿假单胞菌较头孢噻肟强，肾功能不全者可选，胆汁、尿液和脑脊液中浓度高。	肌注或静滴：1～2 g/次，小儿 50～100 mg/(kg·次)，2 次/d。
头孢噻肟 (Cefotaxime)	抗菌谱同头孢哌酮，对大肠埃希菌及耐庆大霉素革兰氏阴性菌作用较强，肾毒性低。	肌注或静滴：2～6 g/d，小儿 50～100 mg/(kg·d)，分 2～3 次。
头孢曲松 (Ceftriaxone)	同头孢哌酮，对多种革兰氏阴性菌作用强，唯一的长效头孢菌素。	肌注或静滴：0.5～2 g/次，1 次/d。
头孢他啶 (Ceftazidime)	同头孢噻肟，但对铜绿假单胞菌的作用最强，可进入脑脊液和胸腔积液、腹水，原型尿中排泄，所有头孢菌素中活性最强者。	肌注或静滴：1.5～6 g/d，小儿 50～100 mg/(kg·d)，分 2 次用。
拉氧头孢 (Latamoxef)	对肠杆菌科细菌同头孢哌酮，特点是对 β-内酰胺酶耐抗强，细菌很少发生耐药性。	肌注或静滴：1～2 g/d，小儿 40～80 mg/(kg·d)，分 2～3 次用。
第四代头孢菌素		
头孢吡肟 (Cefepime)	对革兰氏阳性、革兰氏阴性菌包括肠杆菌科、铜绿假单胞菌有效，对 β-内酰胺酶较第三代稳定。	肌注或静滴：1～2 g/次，2 次/d。
头孢匹罗 (Cefpirome)	同头孢吡肟，对很多耐抗生素病原菌有很好疗效。	肌注或静滴：1～2 g/次，2 次/d。
酶抑制剂		
头孢哌酮-他唑巴坦 (Cefoperazone-Tazobactam)	他唑巴坦对 β-内酸胺酶具有抑制作用，与头孢哌酮有协同作用。	静滴：1～2 g/次，2 次/d。
头孢他啶-舒巴坦 (Ceftazidime-Sulbactam)	舒巴坦对 β-内酸胺酶具有抑制作用，增强头孢他啶抗菌能力。	静注或静滴：1～2 瓶/次，2 次/d。

3. 氨基苷类药物应用：如表 7-1-4 所示。

表 7-1-4 氨基苷类药物特点及用法

	作用特点	用 法
链霉素（Streptomycin）	对多数革兰氏阴性、革兰氏阳性菌有效，特别对分枝杆菌属有效，主要用于活动性结核。	肌注：0.75 g，1 次/d；总量 30～60 g，2～3 个月为 1 个疗程。
庆大霉素（Gentamicin）	广谱抗生素，革兰氏阴性菌感染的首选药，对铜绿假单胞菌、耐药金黄色葡萄球菌有效。	肌注：4 万～8 万 U/次，2～3 次/d；静滴：8 万～12 万 U/次，2 次/d。
阿米卡星（Amikacin）	抗菌谱同庆大霉素，但对庆大霉素或卡那霉素或妥布霉素耐药菌仍有效。	肌注或静滴：0.2～0.4 g/次，小儿 5～6 mg/(kg・次)，2～3 次/d。
小诺米星（Micronomicin）	同庆大霉素，毒性低，可用于儿童。	肌注：60～120 mg/次，小儿 1.2～1.8 mg/(kg・次)，2 次/d。
妥布霉素（Tobramycin）	同庆大霉素，但对铜绿假单胞菌作用较庆大霉素强。	肌注：1～3 mg/次，小儿 0.5～1 mg/(kg・次)，2 次/d。

4. 大环内酯类药物应用：如表 7-1-5 所示。

表 7-1-5 大环内酯类药物特点及用法

	作用特点	用 法
红霉素（Erythromycin）	针对革兰氏阳性菌，对化脓性链球菌、肺炎链球菌、肠球菌属、金黄色葡萄球菌或耐药金黄色葡萄球菌的感染有效，用于白喉棒状杆菌、流感嗜血杆菌所致上呼吸道感染（与磺胺类药并用），支原体、衣原体、军团菌肺炎等。	口服或静滴：0.3～0.5 g/次，小儿 10 mg/(kg・次)，3～4 次/d。
麦白霉素（Meleumycin）	同红霉素。	口服：0.8～1.2 g/d，小儿 30 mg/(kg・d)，分 3 次服。
乙酰螺旋霉素（Acetylspiramycin）	同红霉素。主要用于敏感菌引起的感染，如咽炎、扁桃体炎、支气管炎。	口服：0.2～0.3 g/次，小儿 6 mg/(kg・次)，4 次/d。
琥乙红霉素（Erythromycin Ethylsuccinate）	同红霉素。吸收好，餐前餐后均可服。	口服：0.25～0.5 g/次，小儿 10～15 mg/(kg・次)，3～4 次/d。
克拉霉素（Clarithromycin）	同红霉素。对胃酸稳定，吸收好，对幽门螺杆菌作用最强。	口服或静滴：0.25～0.5 g/次，小儿 7.5 mg/(kg・次)，2 次/d。
罗红霉素（Roxithromycin）	同红霉素。抗菌作用较红霉素强。	口服：0.15 g/次，小儿 2.5～5 mg/(kg・次)，2 次/d。
阿奇霉素（Azithromycin）	同红霉素。但作用更强，在感染组织中浓度高。	口服：0.5 g/次，小儿 0.1～0.3 g/次，1 次/d。

5. 四环素类药物应用：如表 7-1-6 所示。

表 7-1-6 四环素类药物特点及用法

	作用特点	用 法
四环素（Tetracycline）	对革兰氏阴性、革兰氏阳性菌及支原体、衣原体、立克次体有作用，用于上呼吸道、口腔、胆、肠、尿路感染。	口服：0.5 g/次，＞8 岁儿童 10 mg/(kg・次)，4 次/d；静滴：0.5 g/次，2 次/d。
土霉素（Oxytetracycline）	同四环素，吸收稍差，多用于肠道感染。	口服：0.5 g/次，4 次/d。

续表

	作用特点	用 法
多西环素（Doxycycline）	同四环素，但吸收更好，对四环素耐药菌株也有效。	口服：0.1 g/次，>8 岁儿童 1 mg/(kg・次)，2 次/d。
米诺环素（Minocycline）	同四环素，但效力高、组织内分布广。	口服：0.1 g/次，>8 岁儿童 50 mg/次，1～2 次/d。

6. 其他抗生素药物应用：如表 7-1-7 所示。

表 7-1-7　其他抗生素药物特点及用法

	作用特点	用 法
广谱抗生素		
亚胺培南-西司他丁（Imipenem-Cilastastin）	抗生素中作用极强，对多数革兰氏阴性、革兰氏阳性菌及厌氧菌均有效。特别对金黄色葡萄球菌、肺炎链球菌、链球菌属、肠球菌属、铜绿假单胞菌等作用较强，用于严重的多种耐药菌感染，及使用其他抗生素无效者。	肌注或静滴：0.5～1 g/次，小儿 10～20 mg/(kg・次)，2～4 次/d。
主要抗革兰氏阳性菌		
林可霉素（Lincomycin）	用于葡萄球菌属、链球菌属、肺炎链球菌引起的呼吸道感染、骨髓炎、关节和软组织感染，对一些厌氧菌感染也有效。	肌注或静滴：0.6 g/次，小儿 10 mg/(kg・次)，2 次/d。
克林霉素（Clindamycin）	同林可霉素，但作用较强。	口服：0.2 g/次，小儿 5 mg/(kg・次)，3～4 次/d；肌注或静滴：0.3 g/次，小儿 5～10 mg/(kg・次)，3 次/d。
万古霉素（Vancomycin）	对 A 群链球菌、金葡菌、表皮葡萄球菌、肺炎链球菌、肠球菌属等有强效杀菌作用。	口服：0.8 g/d，小儿 20 mg/(kg・d)，分 3 次；静滴：0.8 g/次，小儿 10 mg/(kg・次)，2 次/d。
主要抗革兰氏阴性菌		
氯霉素（Chloramphenicol）	特别对伤寒沙门菌、副伤寒致病菌、流感嗜血杆菌、沙门菌属作用最强，对厌氧菌也有良好疗效。	口服或静滴：1～2 g/d，小儿 30～50 mg/(kg・d)，分 2～4 次。
多黏菌素 B（Polymyxin B）	主要用于铜绿假单胞菌及其他假单胞菌引起的创面、尿路及眼、耳、气管等部位的感染，也用于败血症、脑膜炎。	肌注或静滴：50 万～100 万 U/d，小儿 1 万～2 万 U/(kg・d)，分 2～3 次。
氨曲南（Aztreonam）	主要抗革兰氏阴性菌，对 β-内酰胺酶稳定，对革兰氏阳性菌及厌氧菌无效。	肌注或静注：0.5～2 g/次，小儿 30 mg/(kg・次)，1 次/8 h。
磷霉素（Phosphonomycin）	对革兰氏阴性菌比四环素及氯霉素强，对淋病奈瑟菌、铜绿假单胞菌、部分革兰氏阳性菌和厌氧菌有效，惟作用较弱，与其他抗生素无交叉耐药性。	口服：0.5～1 g/次，小儿 25～50 mg/(kg・次)，3～4 次/d；静滴：4～12 g/d，小儿 100～200 mg/(kg・d)，分 2 次。

7. 非抗生素抗菌药物应用：如表 7-1-8 所示。

表 7-1-8　非抗生素抗菌药物特点及用法

	作用特点	用 法
磺胺类		
磺胺嘧啶（Sulfadiazine）	广谱抑菌剂，对脑膜炎奈瑟菌、肺炎链球菌、淋病奈瑟菌的抑制作用较强，对葡萄球菌属较差，易透过血-脑屏障，适用于流行性脑脊髓膜炎和上呼吸道感染。	口服：1 g/次，小儿 25 mg/(kg・次)，2 次/d；静滴：4 g/次，小儿 50～75 mg/(kg・d)，分 2 次。

续表

	作用特点	用 法
复方新诺明（SMZco）	同磺胺嘧啶，但对大肠埃希菌、流感嗜血杆菌、金黄色葡萄球菌较强，用于呼吸道、泌尿生殖及肠道感染。	口服：2 片/次，2 次/d。
喹诺酮类		
诺氟沙星（Norfloxacin）	广谱抗菌药，但对大肠埃希菌、志贺菌属、铜绿假单胞菌、沙门菌属、淋病奈瑟菌等革兰氏阴性菌较强，用于呼吸道、尿道、肠道感染。	口服或静滴：0.2 g/次，2 次/d。
氧氟沙星（Ofloxacin）	广谱抗菌药，对铜绿假单胞菌、结核分枝杆菌、淋病奈瑟菌、厌氧菌、沙眼衣原体均有效。	口服：0.1～0.2 g 次，2～3 次/d；静滴：0.2 g/次，2 次/d。
环丙沙星（Ciprofloxacin）	同氧氯沙星，但作用较强。	口服或静滴：0.2 g/次，2 次/d。
左氧氟沙星（Levofloxacin）	是氧氟沙星的左旋体，抗菌活性强，尤其对革兰氏阳性菌及厌氧菌强。	口服或静滴：0.2～g/次，2 次/d。
司帕沙星（Sparfloxacin）	对革兰氏阳性菌和厌氧菌的作用特强，对革兰氏阴性菌、军团菌属、支原体、淋病奈瑟菌、衣原体也有效。	口服：0.1～0.2 g/次，1～2 次/d。
加替沙星（Gatifloxacin）	同司帕沙星。	口服或静滴：0.4 g/次，1 次/d。
莫西沙星（Moxifloxacin）	同司帕沙星，但对革兰氏阳性菌治疗强于司帕沙星，针对厌氧菌有活性。	口服或静滴：0.4 g/次，1 次/d。
硝基呋喃类		
呋喃妥因（Nitrofurantoin）	对葡萄球菌属、肠球菌属、淋病奈瑟菌、志贺菌属、伤寒沙门菌有效，对肠杆菌属、沙雷伯菌属作用弱，对铜绿假单胞菌无效。主要用于尿路感染。	口服：0.1 g/次，小儿 2 mg/(kg・次)，3～4 次/d。
呋喃唑酮（Furazolidone）	同呋喃妥英，主要用于肠道感染。	口服：0.3～0.4 g/d，小儿 5～7 mg/(kg・d)，分 3～4 次。
硝基咪唑类		
甲硝唑（Metromidazole）	厌氧菌引起的感染，另有杀灭滴虫及阿米巴原虫作用。	口服：0.2～0.4 g/次，3 次/d，静滴：0.5 g/次，1 次/8 h。

8. 抗结核药应用：如表 7-1-9 所示。

表 7-1-9　抗结核药特点及用法

	作用特点	用 法
异烟肼（Isoniazid）	一线抗结核药，杀菌作用。	口服：0.3 g/d，小儿 5～10 mg/(kg・d)，早晨 1 次顿服；静滴：0.3 g/d，1 次/d。
利福平（Rifampicin）	一线抗结核药，杀菌作用，对麻风、金黄色葡萄球菌、衣原体及厌氧菌等也有效。	口服：0.45 g 早晨 1 次顿服，1～12 岁小儿 10 mg/(kg・次)，2 次/d。
乙胺丁醇（Ethambutol）	二线抗结核药，对结核分枝杆菌及其他分枝杆菌有较强抑制作用。	>13 岁和成人：15 mg/(kg・d)，复治者前 2 个月 25 mg/(kg・d)，顿服；<13 岁：忌用。
对氨基水杨酸（Aminosaticylate）	抑菌药，单用无效。	口服：2～3 g/次，3～4 次/d；静滴：8～12 g/d。
吡嗪酰胺（Pyrazinamide）	毒性大，易产生耐药，对酸性环境生长的结核分枝杆菌有较好疗效，为目前短程疗法的主要药物。	体重>50 kg 顿服 2 g/d，体重<50 kg 顿服 1.5 g/d。

9. 抗真菌药应用：如表 7－1－10 所示。

表 7－1－10　抗真菌药特点及用法

	作用特点	用 法
制霉素（Nystatin）	主要用于腔道、体表真菌和滴虫感染，对假丝酵母菌抗菌活性最强。	口服：200 万～400 万 U/d，小儿 5 万～10 万 U/(kg・d)，分 3～4 次；另有栓剂、软膏。
两性霉素 B（Amphotericin B）	抗深部真菌药，对隐球菌、球孢子菌、荚膜组织胞浆菌、芽生菌、假丝酵母菌、曲霉引起的内脏或全身感染；毒性较大。	静滴：0.1～0.5 mg/kg，持续 4～6 小时，1 次/d，开始用小剂量；另有栓剂、滴眼剂、溶液剂。
克霉唑（Clotrimazole）	口服吸收不规则，现已趋向外用于皮肤黏膜真菌病。	外用霜剂 3%～4%；阴道栓剂 0.1 g/粒，1 粒/d，1～4 周为 1 个疗程。
咪康唑（Miconazole）	对表皮和深部真菌有效，口服吸收差。	静滴：0.6～1.2 g/d，分 3 次；膀胱灌注：0.2 g/次，2～4 次/d；另有栓剂、软膏剂。
酮康唑（Ketoconazole）	口服吸收快，可用于表皮和深部真菌病。	口服：0.2 g/次，1～2 次/d。
氟康唑（Fluconazole）	表皮和深部真菌感染，作用较强，对肝功能影响小。	口服或静滴：50～100 mg/次，1 次/d。
伊曲康唑（Itraconazole）	适用于各种浅表真菌病，也用于全身真菌感染，较安全有效。	0.1～0.2 g/次，小儿 3～5 mg/(kg・次)，1 次/d。

10. 抗病毒药应用：如表 7－1－11 所示。

表 7－1－11　抗病毒药特点及用法

	作用特点	用法
抑制 DNA 合成类		
阿昔洛韦（Aciclovir）	抗 DNA 病毒药，用于单纯疱疹病毒，外用于皮肤黏膜病毒感染，试用于乙型病毒性肝炎。	口服：0.2 g/次，4 次/d；静滴：5 mg/kg 加入液体中，1 次/8 h。
伐昔洛韦（Valaciclovir）	同阿昔洛韦，口服吸收好，主要用于单纯疱疹病毒和带状疱疹病毒。	口服：0.3 g/次，2～4 次/d。
利巴韦林（Ribavirin）	对流行性感冒、腺病毒、疱疹、麻疹、流行性出血热等有治疗作用。	口服：0.2～0.25 g/次，3～4 次/d；肌注或静滴：10～15 mg/(kg・d)，分 2 次。
膦甲酸钠（Foscarnet Sodium）	广谱抗病毒药，主要用于艾滋病，白细胞病毒性视网膜炎，肺炎，皮肤疱疹，急性重型乙肝、丁肝等。	静滴：40 mg/(kg・d)，3 次/d。
齐多夫定（Zidovudine）	对人类免疫缺陷病毒（HIV）有作用，干扰 DNA 合成。	口服：0.2 g/次，1 次/4 h；静滴：2.5 mg/(kg・d)，1 次/d。
阿糖腺苷（Vidarabine）	用于治疗病毒性脑炎、带状疱疹和水痘、乙肝等，对巨细胞病毒无效。	静滴：15 mg/(kg・d)。
抗病毒蛋白类		
茚地那韦（Indinavir）	治疗 HIV 感染。	口服：0.8 g/次，2 次/d。

第二节　利尿药

利尿药是一类能促进肾脏排出溶质及水而增加尿量的药物。这类药能治疗心、肝、肾等疾病所引起的水肿及腹水，降低血压，减轻心脏负荷。利尿药作用于肾小管的不同部位，所产生的利尿强度不同。

一、利尿药的分类、作用部位及机制（表 7－2－1）

表 7－2－1　　利尿药的分类、作用部位及机制

<table>
<tr><th colspan="2">分类</th><th colspan="2">作用部位</th><th>药 物</th><th>机 制</th></tr>
<tr><td rowspan="4">排钾类</td><td rowspan="2">强效类</td><td rowspan="3">髓袢升支</td><td rowspan="2">髓质部</td><td>呋塞米、吡咯他尼、布美他尼</td><td>抑制 Cl^- 主动重吸收，使髓襻升支 NaCl 重吸收减少，结果肾髓质渗透压降低，管腔内渗透压增大，使集合管及降支中水分不易弥散外出，从而产生强大利尿作用。</td></tr>
<tr><td>汞撒利</td><td>作用部位与呋塞米相似。</td></tr>
<tr><td>中效类</td><td>皮质部</td><td>噻嗪类（20 多种制剂）</td><td>抑制 Na^+ 和 Cl^- 的再吸收，从而促进肾脏对 NaCl 的排泄而产生利尿作用。</td></tr>
<tr><td rowspan="2">弱效类</td><td colspan="2">近曲小管</td><td>乙酰唑胺、醋甲唑胺、依索唑胺</td><td>抑制该段碳酸酐酶，H^+ 的产生减少，Na^+-H^+ 交换减慢，Na^+ 重吸收减少，Na^+、H_2O 及重碳酸盐排出增加，产生利尿作用。</td></tr>
<tr><td>留钾类</td><td colspan="2">远曲小管</td><td>螺内酯、氨苯蝶啶、阿米洛利</td><td>抑制 Na^+ 的吸收，增加 Na^+、Cl^- 排泄而利尿，对 K^+ 则有潴留作用，其中螺内酯为醛固酮拮抗剂。</td></tr>
</table>

二、常用利尿药临床应用

1. 呋塞米（Furosemide）：临床用于以下各类疾病。①治疗各型水肿：如肾性水肿、脑水肿、肺水肿、肝硬化腹水、充血性心力衰竭。用其他利尿药无效者，应用本品常可奏效。②降低颅内压。③治疗急、慢性肾衰竭：对于急性肾衰竭早期的少尿，本品可增加尿量，防止肾小管萎缩和坏死；对于慢性肾衰竭，即使肾小球滤过率低下，本品仍可显示利尿消肿的作用。④降压作用：高血压危象时，可作为辅助药物与其他药物合用，有较好疗效。⑤治疗急性药物中毒：配合大量补液，用本品利尿可加速药物排出。

（1）用于水肿：一般水肿不列为首选，多用于其他利尿药无效时，本品有效剂量个体差异大，故初用宜从小剂量开始。开始口服 20～40 mg/d，以后根据需要可增至 80～120 mg/d，当剂量＞40 mg/d 时，可以 1 次/4 h 分服。治疗严重水肿及顽固性水肿，可肌注或静注，20 mg/次，隔天 1 次或 1 次/d，可增加至 120 mg/d。

（2）用于急性肺水肿和脑水肿：静注 100～200 mg，每 60～90 分钟给药 1 次。

（3）用于高血压危象：静注 100～200 mg（需与其他抗高血压药合用）。

（4）用于急性肾衰竭：大剂量使用有可能使少尿性肾衰竭转变为非少尿性肾衰竭，近年已广泛应用少尿性急性肾衰竭治疗。首剂 20～40 mg 静注，无效时每小时加倍量注射，直至发生利尿作用。单剂量可达 500～600 mg，24 小时累积量可达 1 g。

（5）用于小儿：口服开始时 2 mg/kg，1 次服，疗效不满意时每 6～8 小时增加 1～2 mg/kg，极量 6 mg/(kg·d)；肌注或静注，开始时剂量为 1 mg/(kg·次)，酌情每 2 小时或更长时间增加 1 mg/kg，极量 6 mg/(kg·d)。

2. 布美他尼（Bumetanide）：主要作为呋塞米的代用品。对急、慢性肾衰竭患者尤为适宜，在某些肾衰竭患者用大剂量呋塞米无效时，本品可能有效。口服：0.5～1 mg/次，1～3 次/d。成人口服起始剂量为 0.5～2 mg/d，必要时间歇 4～5 小时重复 1～2 次，并酌情调整剂量，最大可达 10～20 mg/d，维持用药可改为间歇疗法。静注：0.5～1 mg/次。静脉用药起始剂量为 0.5～1 mg/次，必要时间歇 2～3 小时重复，最大可达 10 mg/d。静滴：每次 5 mg 加入 250 mL 葡萄糖注射液中 30 分钟滴完。

3. 氢氯噻嗪（Hydrochlorothiazide）：用于各种类型的水肿，为中等程度水肿首选药物。对心性水肿很有效，对慢性肝、肾疾病引起的水肿疗效稍差。临床上还作为基础抗高血压药与其他抗高血压药配伍应用。对尿崩症有一定疗效，用于治疗轻症尿崩症及对垂体后叶素无效的病例。

（1）治疗水肿：25～75 mg/d，需要时可增至 100 mg，2 次分服，间日或每周 1～2 次服用，恢复原体重后减至维持量。

（2）治疗心性水肿：对充血性心力衰竭所致水肿有明显疗效，且久用无耐受性，可列为首选。开始时用小剂量，12.5～25 mg/d，以免因盐及水分排泄过快而引起循环障碍或其他症状，同时注意调整洋地黄用量。

（3）治疗肝硬化腹水：剂量及用法根据具体情况而定。利尿过快易出现低血钾和低血钠而诱发肝性脑病，最好与螺内酯合用。常用剂量 25～75 mg/d，分 1～3 次服。可先用小剂量，12.5～25 mg/d，根据利尿情况逐步加量。亦可采用间歇疗法，即连续服药 3～4 天，间隔 3～4 天，以减少副作用。

（4）治疗高血压：多与其他抗高血压药合用，可减少后者剂量，减少副作用。开始时 50～75 mg/d，早晚 2 次分服，1 周后减少为 25～50 mg/d 的维持量。

（5）小儿：＞6 个月口服 2 mg/(kg·d)，分 2 次服；＜6 个月口服 3.3 mg/(kg·d)，分 2 次服。

4. 苄氟噻嗪（Bendrofumethiazide）：作用类似氢氯噻嗪。利尿：每晨 1 次，5～15 mg/次；降压：2.5～5 mg/次，3 次/d。

5. 螺内酯（Spironolactone）：为醛固酮拮抗剂。临床上用于治疗与醛固酮升高有关的水肿，如肝硬化腹水、肾病综合征及充血性心力衰竭水肿等。亦用于诊断及治疗原发性醛固酮增多症，防治服利尿药所致的低钾血症及长期使用肾上腺皮质激素引起的水钠潴留。

（1）治疗伴有醛固酮增多的水肿：常与噻嗪类合用。常用量：20～40 mg/次，3 次/d。

（2）诊断和治疗原发性醛固酮增多症：对患有高血压伴低血钾的患者，如用本品 80～100 mg，3～4 次/d，1 周后尿钾明显减少、血钾升高、血钠及 CO_2CP 下降，提示高血压、低血钾为醛固酮过多所致。应进一步检查确定是原发性还是继发性醛固酮增多症。原发性醛因酮增多症术前应使用本品数天，使血压降至合适程度，血钾恢复正常。常用量可达 40～100 mg/次，3～4 次/d，对于不宜手术或术后效果不佳者，可用维持量长期治疗以减轻症状。待血钾、血压恢复正常后，可用维持量长期应用，40～60 mg/d，分 1 次或 2 次服。

（3）小儿：口服 2～3 mg/(kg·d)，分 3～4 次服。

6. 氨苯蝶啶（Triamterene）：非醛固酮拮抗剂。临床上用于治疗心力衰竭、肝硬化和慢性肾炎等引起的顽固性水肿或腹水，亦用于对氢氯噻嗪或螺内酯无效的病例。

（1）口服：50～100 mg/次，3 次/d，餐后服，最高剂量为 300 mg/d。如与别的利尿药同服剂量须降低。维持量根据患者需要调整，可调整至 100 mg/隔天。

（2）小儿：口服，开始 4 mg/(kg·d)，可增至 6 mg/(kg·d)，分 2 次于餐后服，最高剂量为 300 mg/d，如与其他利尿药同服剂量应减少。

第三节　脱水药

脱水药是指一类在体内不被代谢或代谢较慢，能迅速提高血浆渗透压，引起组织脱水的药物。该类药物容易从肾小球滤过，不被肾小管重吸收或吸收不完全，可引起小管内渗透压增高，产生利尿作用，又称渗透性利尿药。主要用于消除脑水肿，降低颅内压及眼压，治疗急性少尿症，预防急性肾衰竭及治疗青光眼。

1. 甘露醇（Mannitol）：主要适用于治疗脑水肿及青光眼、预防急性肾衰竭等。

（1）治疗脑水肿及青光眼：成人 1～2 g/(kg·次)，一般可用 20%甘露醇 250 mL 静滴，必要时 1 次/4～6 h，也可与 50%葡萄糖注射液 60 mL 每 6 小时交替使用，滴入速度宜快，15～20 分钟内滴完，否则减弱脱水效果，剂量 100～200 g/d。小儿 1.5 g/(kg·d)。

（2）预防急性肾衰竭：少尿患者，于 10 分钟内静滴 20%甘露醇 250 mL。如滴入后 3 小时内尿量不增加，表明已发生肾衰竭，则不能再用本品，应按急性肾衰竭处理。如尿量增加，但每小时不超过

40 mL，可给予第 2 个剂量。如用药后尿量增加超过 40 mL，应继续静滴并调整速度，使尿量达到 100 mL/h，但 1 天量不超过 100 g，并注意补足血容量。小儿无尿做静滴，剂量 200 mg/kg。

（3）用作经尿道前列腺电切灌洗液：经尿道前列腺电切术中，需不断用灌洗液经电切镜灌洗，保持术野清晰。常用 5%等渗溶液。

2. 山梨醇（Sorbitol）：主要用于脑水肿及青光眼，也可用于心、肾功能正常的水肿少尿。口服可用作泻剂。静滴：一次 25%溶液 250～500 mL，儿童 1～2 g/(kg・次)，在 20～30 分钟内输入。为消除脑水肿，每隔 6～12 小时重复注射 1 次。

第四节　抗尿崩症药

尿崩症分垂体性和肾源性两类，前者为神经垂体（垂体后叶）功能障碍，抗利尿激素分泌减少所致。补充此激素可增加肾脏远曲小管和集合管对水的吸收，使尿量减少，尿相对密度增高，症状改善。（表 7-4-1）

表 7-4-1　抗尿崩症药特点及用法

	作用特点	用法
尿崩停 （Ilnsufflation Posterior Pituitary）	垂体制剂，抗利尿激素。	吸入：30 mg/次　3 次/d。
醋酸去氨加压素 （Desmopressin Acetate）	提高集合管的水重吸收使尿量减少	口服：尿崩症 0.1～0.2 mg/次，3 次/d，夜间遗尿症 0.2 mg/次　1 次/晚。

第五节　抗遗尿药

遗尿症是指儿童熟睡时，因逼尿肌的不自主性收缩而造成的尿床现象。治疗药物应具有抑制逼尿肌不自主性收缩，恢复膀胱顺应性的作用，因此，治疗膀胱过度活动症药托特罗定和索利那新也可用于治疗遗尿症（参照儿童剂量使用）。遗尿症的治疗不宜早于 5 岁，且不能单纯依赖药物治疗。（表 7-5-1）

表 7-5-1　抗遗尿药特点及用法

	作用特点	用法
丙米嗪 （Inipramine）	抗抑郁药。另具有抑制逼尿肌异常反射，增加膀胱容量作用。	口服：12.5～25 mg/次，1～3 次/d。
甲氯芬酯 （Meclofenoxate）	除治疗遗尿症外，还可促进脑细胞的氧化还原，调节神经细胞的代谢功能。	口服：0.1 g/次，3 次/d。
奥昔布宁 （Oxybutynin）	增强膀胱容量，恢复膀胱顺应性，治疗尿频、遗尿。	口服：＞5 岁儿童，5 mg/次，2～4 次/d。
醋酸去氨加压素 （Desmopressin Acetate）	通过增加集合管水重吸收，减少尿量来治疗遗尿。	口服：0.2 mg/次，1 次/晚。

第六节　治疗膀胱过度活动症药

膀胱过度活动症是指尿急，尿频，夜尿增多，可伴或不伴急迫性尿失禁等临床症状构成的尿急症候群。尿动力学上可表现为逼尿肌过度活动。治疗膀胱过度活动症药需抑制膀胱的不自主收缩。本节主要收集作用于泌尿系统的相关药物，不包括其他对治疗膀胱过度活动症有效的抗焦虑药等。（表 7-6-1）

表 7-6-1　治疗膀胱过度活动症药特点及用法

	作用特点	用法
盐酸黄酮派酯 (Flavoxate HCl)	抑制环磷腺苷、磷酸二酯酶功能及钙拮抗作用，用于下尿路炎症及结石、前列腺炎等引起的尿频、疼痛。	口服：200 mg/次，3～4 次/d。
奥昔布宁 (Oxybutynin)	抗胆碱，抗平滑肌痉挛和镇痛作用，用于各种尿急、尿频、急迫性尿失禁及 5 岁以上儿童的夜间遗尿。	口服：5 mg/次，2～4 次/d。
膀胱灵 (Cystocap)	复合剂，对膀胱有镇定，缓和调整作用，用于急、慢性膀胱炎，尿道炎及中老年妇女尿急、尿频、夜尿症等。	口服：早上服 1 粒，晚上服 2 粒，顽固病例可服至 6 粒，疗程平均为 8 周。
酒石酸托特罗定 (Tolterodine Tarte)	膀胱逼尿肌 M 受体阻滞药，用于因膀胱过度活动引起的尿频、尿急或急迫性尿失禁。	口服：2 mg/次，2 次/d。
曲司氯铵 (Trospium Chloride)	抗胆碱解痉药，阻断 M 受体，用于膀胱过度活动症，改善尿频、夜尿症及尿急等膀胱功能紊乱。	口服：20 mg/次，2 次/d。
索利那新 (Solifenacin)	抑制性 M_2 受体拮抗药，对膀胱 M_3 受体有选择性，用于膀胱过度活动症。	口服：5 mg/次，1 次/d。
米拉贝隆 (Mirabegron)	膀胱 β_3 肾上腺素受体激动药，治疗膀胱过度活动症，缓解尿急、尿频，急迫性尿失禁。	口服：50 mg/次，1 次/d。

第七节　治疗压力性尿失禁药

压力性尿失禁指打喷嚏、咳嗽、大笑或运动等腹压增高时出现尿液不自主自尿道外口漏出。治疗药物主要作用原理在于增加尿道闭合压，提高尿道关闭功能。(表 7-7-1)

表 7-7-1　治疗压力性尿失禁药特点及用法

	作用特点	用法
度洛西汀 (Duloxetine)	治疗抑郁症药。有提高尿道括约肌的静息张力和收缩强度的作用。	口服：40 mg/次，2 次/d。
盐酸米多君 (Midodrine HCl)	选择性 α_1 肾上腺素受体激动药。激活膀胱颈和后尿道的 α_1 受体，使平滑肌收缩，尿道阻力增加。	口服：2.5 mg/次，3 次/d。

第八节　治疗尿石症药

本节所列为治疗尿石症的一般性常见药物，不包括针对各种不同类型尿石所应采取的相应药物，如针对胱氨酸结石的青霉胺，针对尿酸结石的别嘌醇等，均未在此节收入。本节所列治疗尿石症的药物多数为植物提取及合成药物，治疗尿石症机制不十分清楚。(表 7-8-1)

表 7-8-1　治疗尿路结石药特点及用法

	作用特点	用法
枸橼酸氢钾钠颗粒 (Uralyt-U)	碱化尿液，减少尿液中钙离子浓度，提高尿液中结晶抑制因子枸橼酸盐浓度。用于溶解尿酸结石和防治新结石的形成。作为胱氨酸结石和胱氨酸尿的维持治疗药。	口服：10 g/d，分 3 次餐后服，早晨、中午各 2.5 g，晚上 5 g。
消石素 (Uralyt)	溶解尿石，促使尿凝结物溶解，防止尿石形成。	口服：2 片/次，3 次/d。

续表

	作用特点	用法
消石灵（Duplinal）	多种生物提取的复方利尿药，还有防止水肿作用。	口服：2粒/次，3次/d。
消石丸（Nieron）	植物提取制剂，有利尿作用，促进尿砂排出。	口服：2粒/次，3次/d。

第九节　治疗前列腺疾病药

治疗前列腺疾病药主要是指治疗前列腺增生、前列腺炎及前列腺癌的药物。治疗前列腺增生药按机制分为α受体阻滞药、5α还原酶抑制药和其他药物等3类。治疗前列腺炎药除一些植物类外，亦可应用α受体阻滞药，降低尿道压力，改善症状。治疗前列腺癌药主要指针对内分泌治疗即抗雄激素治疗的药物方法。包括围绕着雄激素产生的下丘脑-垂体-睾丸这一性腺轴进行的药物，阻断这个环节的任何一步均可消除雄激素对前列腺癌的影响。本节不包括治疗前列腺癌的其他药物方法。

一、α受体阻滞药

针对前列腺增生时动力性梗阻因素。膀胱颈部、前列腺包膜及基质的平滑肌富含α肾上腺能受体，前列腺增生的主要部分是基质，而以平滑肌增生明显。α受体的活性使尿道压力增加，尿流梗阻加重。而α受体阻滞药是阻断α受体的激活使平滑肌松弛而降低尿道压力，缓解排尿困难的。

1. 非选择性α受体阻滞药：酚苄明（Phenoxybenzamine），有α_1及α_2受体阻滞药作用。α_2受体阻滞主要作用于血管平滑肌，使血管扩张，降低血压；α_1受体阻滞作用治疗前列腺增生动力梗阻。口服10 mg/次，2次/d。

2. 选择性α_1受体阻滞药：哌唑嗪（Prazosin），口服1～2 mg/次，2次/d。该类药物还有阿呋唑嗪（Alfuzosin）、乌拉地尔（Urapidil）等。

3. 选择性α_1受体长效阻滞药：特拉唑嗪（Terazosin）治疗的开始3天每天睡前服1 mg，第4～14天可将剂量增加到2 mg，第15～21天增加至5 mg，如服2 mg或5 mg有很好的疗效，可维持此剂量，不必再加量。此类药还有多沙唑嗪（Doxazosin）等。

4. 超选择性α_{1A}受体阻滞药：坦索罗辛（Tamsulosin）。α_1受体分为α_{1A}、α_{1B}、α_{1D} 3种类型。α_{1A}（包括旧α_{1C}）在前列腺平滑肌收缩中起主要作用；α_{1D}主要位于膀胱，导致逼尿肌不稳定。坦索罗辛选择性阻滞α_{1A}、α_{1D}受体，故为超选择性，亦为长效阻滞药。口服0.2 mg/d，1次/d。

此类药物还有萘哌地尔（Naftopidil）。

二、5α还原酶抑制药

非那雄胺（Finasteride）针对良性前列腺增生（BPH）时机械性梗阻因素。本品阻止睾酮向双氢睾酮（DHT）转化，从而降低了前列腺DHT的含量，使前列腺体积缩小，改善了BPH症状。口服5 mg/次，1次/d。本品服后见效缓慢，最大疗效用药半年后出现，停药后症状复发，故应终身服用。非那雄胺与α受体阻滞药联合治疗BPH比单用效果好。

该类药物还有爱普列特（Epristeride），口服5 mg/次，2次/d。

三、治疗前列腺增生及前列腺炎的植物药

治疗前列腺增生及前列腺炎植物类药均有一定疗效，但机制不十分清楚。（表7－9－1）

四、内分泌性腺轴阻断药

1. 黄体生成素释放激素类似物（LHRH-A）：LHRH-A的蛋白质结构同LHRH相似，并同位于垂

表 7-9-1　治疗前列腺增生及炎症药物特点、用法

	作用特点	用法
普适泰片 (Prostat Tablets)	花粉提取物，治疗 BPH 及慢性前列腺炎。	口服：1 片/次，3 次/d。
锯叶棕果实提取物软胶囊 (Juyezong Guoshi Tiquwu Ruanjiaonang)	锯叶棕果实提取物，治疗 BPH。	口服：160 mg/次，1～2 次/d。
护前列片 (Urgenin)	为锯叶棕浸出物和紫锥花叶浸出物，对 BPH 及前列腺炎亦有效。	口服：1～2 片/次，3 次/d。
前列平 (Pigenil)	植物提取药，用于治疗 BPH 及前列腺炎。	口服：100 mg/次，2 次/d。
柏诺特 (Prostadyn Sabale)	抑制前列腺增生，治疗 BPH 及前列腺炎。	口服：160 mg/次，2 次/d。
伯泌松 (Permixon)	治疗前列腺增生所致梗阻及刺激性症状。	口服：80 mg/次，2 次/d。
保前列 (Cefasabal)	植物提取药，治疗 BPH 及前列腺炎。	口服：1～2 片/次，3～4 次/d。
太得恩 (Tadenan)	非洲臀果木树皮提取物，治疗前列腺增生。	口服：50 mg/次，2 次/d。

体性腺细胞质膜上的 LHRH 受体高度亲合，LHRH-A 比人体产生的 LHRH 作用强 100 倍，强烈的刺激可使腺垂体的 LHRH 受体下降调节，垂体接受 LHRH 的刺激下降，致使垂体分泌的 LH 减少，睾酮的合成减少，最终可使睾酮下降至去势水平，故亦称药物去势。刚开始应用 LHRH-A 时，由于它能刺激腺垂体的 LHRH 受体，分泌 LH，使睾丸短暂产生更多的睾酮，故可使前列腺癌进一步加重，对已有脊柱转移、病理性骨折及有膀胱颈梗阻的患者可产生一定的危险性，故主张开始应用与抗雄激素药（如氟他胺）合用 2 周。

（1）醋酸亮丙瑞林（Leuprorelin Acetate）：针剂，3.75 mg/支，每 4 周腹部皮下注射 1 支。

（2）醋酸戈舍瑞林（Goserelin Acetate）：针剂，3.6 mg/支，每 4 周在腹部皮下注射 1 支。

（3）醋酸曲普瑞林（Triptorelin Acetate）：针剂，3.75 mg/支，每 4 周肌注 1 支。

五、雄激素受体拮抗药

阻断雄激素受体。属非类固醇类阻断雄激素受体位点抗雄激素药。

1. 氟他胺（Flutamide）：与前列腺细胞核特异 DNA 位点上的 DHT 和睾酮受体蛋白质竞争结合。口服 250 mg/次，3 次/d。

2. 比卡鲁胺（Bicalutamide）：强效抗雄激素药物，与雄激素受体结合，从而抑制雄激素的刺激，导致前列腺肿瘤萎缩。治疗前列腺癌。口服 50 mg/次，1 次/d。

3. 阿帕他胺（Apalutamide）：第二代强效雄激素受体抑制药，可阻断前列腺癌细胞中雄激素信号通路，治疗转移性敏感性前列腺癌（mHSPC），非转移性去势抵抗前列腺癌（nmCRPC）。口服：240 mg/次，1 次/d。

4. 恩扎卢胺（Enzalutamide）：二代新的雄激素受体抑制药，竞争性的抑制雄激素与受体的结合，并能抑制雄激素受体的核转运及该受体与 DNA 的相互作用。治疗雄激素剥夺治疗（ADT）失败后的去势抵抗前列腺癌（CRPC）。口服：160 mg/次，1 次/d。

六、直接抑制雄激素合成药

1. 酮康唑（Compound Ketoconazole）为一种抗真菌药，小剂量不引起雄激素变化，大剂量可作用睾丸和肾上腺雄激素的合成途径。抑制 CYP17Al，治疗非转移性 CRPC 或者 mCRPC 化疗失败及不能化疗的患者。口服 200～400 mg 次，3 次/d。

2. 阿比特龙（Abiraterone）是口服选择性 CYP17A1 抑制剂，可以阻断睾丸、肾上腺和前列腺的雄激素合成，与泼尼松合用。治疗接受过化疗转移性去势抵抗前列腺癌（mCRPC），口服：1 000 mg/次，1 次/d，加泼尼松 5 mg/次，2 次/d。

第十节　尿路消毒药

尿路消毒药指消毒杀菌药物在体内吸收、分解，在尿路发挥其机制作用的药物，不包括抗菌药物中具有特异性针对细菌的抗菌药物。（表 7-10-1）

表 7-10-1　　尿路消毒药

	作用特点	用法
乌洛托品 (Urotropine)	吸收可缓慢分解成甲醛和氨、甲醛对尿路起防腐杀菌作用，针对革兰氏阴性杆菌引起的膀胱炎、肾盂肾炎。	口服：1 g/次，3 次/d。 静滴：2 g/次，1～2 次/d。
马尿酸乌洛托品 (Methenamine Hippurate)	首先分解成马尿酸和乌洛托品，乌洛托品在尿液偏酸条件下释放出甲醛，甲醛抗菌，马尿酸维持尿液酸性，对多数革兰氏阳性和阴性菌有效，治疗尿路感染。	口服：1 g/次，2 次/d。
孟德立胺 (Mandelate)	为乌洛托品与扁桃酸的混合剂，有强大的尿路消毒作用，对大肠埃希菌、金黄色葡萄球菌、部分链球菌属所致尿路感染有效。	口服：0.5～1 g/次，3～4 次/d。

第十一节　治疗尿毒症药

本品指专门治疗尿毒症的药物，不包括透析用药及调节水、电解质平衡用药。（表 7-11-1）

表 7-11-1　　治疗尿毒症药

	作用特点	用法
包醛氧淀粉 (Coated Aldehyde Oxystarch)	口服透析药，一种新型降尿素氮口服剂。胃肠道中氨、氮等有害物质可通过覆醛处理层与氧化淀粉的醛基结合生成席夫碱络合物，从粪便排出。治疗各种原因引起的尿毒症。	口服：5～10 g/次，2～3 次/d。
药用炭 (Medicinal Charcoal)	是有丰富发达的孔隙和巨大表面积，在胃肠道中迅速吸附肌酐，尿酸等有害物质，从肠道中排除，治疗各种原因急慢性肾衰竭。	口服：4～5 片/次，3 次/d 餐后服。

第十二节　膀胱灌注治疗药

泌尿外科经常应用膀胱灌注药物治疗法，灌注抗肿瘤药物适用于浅表膀胱肿瘤及预防术后肿瘤复发，但主要应用于预防复发。灌注透明质酸钠，是治疗慢性膀胱炎的常用药物之一。

一、膀胱灌注方法

嘱患者排空膀胱，插入导尿管。药物经导尿管注入膀胱，每 15 分钟仰、俯、左、右侧卧更换体位，保留 2 小时后排出。灌注膀胱抗肿瘤药，一般在行保留膀胱的术后 1 周开始灌注，1 次/周，共 8 次后改为 1 次/月，连续 2 年。

二、常用的膀胱灌注抗肿瘤药（表 7－12－1）

表 7－12－1　常用膀胱灌注治疗肿瘤药

	作用特点	用 法
塞替派（Thiotepa）	可被膀胱吸收，影响肿瘤 DNA 复制，预防及延缓肿瘤复发。	60 mg＋蒸馏水 50 mL。
丝裂霉素（Mitomycin）	不易被膀胱吸收，副作用小，影响肿瘤 DNA 复制。	20 mg＋蒸馏水 50 mL。
顺铂（Cisplatin）	不被吸收，影响肿瘤 DNA 复制，并兼有免疫增强作用。	120 mg＋生理盐水 50 mL。
多柔比星（Doxorubicin）	抑制 DNA 合成，影响肿瘤转录，不易被吸收。	50 mg＋生理盐水 50 mL。
吡柔比星（Pirarubicin）	同多柔比星，体内分布快。	50 mg＋生理盐水 50 mL，先用注解用水 10 mL 溶解。
羟喜树碱（Hydroxycamptothecin）	不被膀胱吸收，直接破坏肿瘤，抑制 DNA 合成。	10 mg＋蒸馏水 50 mL。
卡介苗（BCG）	主要是引起机体免疫反应发挥抗肿瘤作用。	120 mg＋生理盐水 50 mL。
吉西他滨（Gemcitabine）	作用于 DNA 合成期，即 S 期细胞，阻止 G_1 期间 S 期的进展。	50 mg＋生理盐水 50 mL。

三、膀胱灌注治疗慢性膀胱炎药

无菌透明质酸钠（haluronic acid，HA）又称西施泰（cystistat）：氨基葡萄糖（GAG）层位于膀胱壁的内表层，被认为是防御尿中微生物、致癌物、微晶体和其他药物的保护屏障，是尿路上皮抵抗尿中刺激物的主要保护层。GAG 层的缺损可能会影响其屏障功能而导致细菌、微晶体、蛋白质和离子的黏附或迁移。西施泰可以临时对膀胱上皮细胞的 GAG 层缺损进行修补。其活性成份为高纯度透明质酸钠盐。临床上用来膀胱灌注治疗慢性膀胱炎，间质性膀胱炎，化学性膀胱炎，放射性膀胱炎，腺性膀胱炎，神经源性膀胱炎。

用法：膀胱灌注，40 mg/50 mL/次。1 次/周，4～12 周为 1 个疗程。

第十三节　泌尿男生殖肿瘤靶向药和免疫检查点抑制剂

肿瘤靶向药物治疗不同于传统的化学治疗（简称化疗），传统的化疗为细胞毒性药物，目标不精准，肿瘤细胞与人体正常细胞都被击溃。而靶向药物可作用于特定病变部位，精准击中癌变部位。目前已经有许多靶向药物应用于临床肿瘤治疗，包括酪氨酸激酶抑制剂，细胞周期蛋白，组蛋白去乙酰化酶抑制剂，免疫检查点抑制剂等。肿瘤的免疫治疗包括细胞免疫疗法，肿瘤个性化疫苗及免疫检查点抑制剂，免疫检查点抑制剂主要以 PD-1，PD-L1 为靶点，其实也属于肿瘤靶向药物范畴。

1. 舒尼替尼（Sunitinib）：抑制多个受体酪氨酸激酶（RTK），阻止肿瘤生长，阻断肿瘤的营养和血液的供应。治疗晚期肾细胞癌：口服：50 mg/次，1 次/d，服药 4 周，停药 2 周。

2. 索拉非尼（Sorafenib）：多靶点酪氨酸激酶抑制剂，治疗晚期肾细胞癌。口服 0.4 g/次，2 次/d。

3. 培唑帕尼（Pazopanib）：多靶点酪氨酸激酶抑制剂，用于晚期肾细胞癌的一线治疗和曾接受细胞因子治疗的晚期肾细胞癌。口服：800 mg/次，1 次/d。根据个体耐受情况调整剂量。

4. 阿昔替尼（Axitinib）：小分子酪氨酸激酶抑制剂，晚期肾细胞癌的二线治疗药物。用于既往接受过一种酪氨酸激酶抑制剂或细胞因子治疗失败的进展期肾细胞癌，口服：开始剂量 5 mg/次，2 次/d。根据个体安全性和耐受性调整剂量。

5. 厄达替尼（Erdafitinib）：一种激酶抑制剂，治疗携带成纤维细胞生长因子受体 FGFR2/3 突变或融合，在铂类化疗期间或化疗后出现疾病进展的局部晚期或转移性尿路上皮癌。口服：8 mg/次，1 次/d。用药后在 2～3 周之间血磷＜5.5 mg/dL，患者则增加至 9 mg/次，1 次/d。

6. 奥拉帕利（Olaparib）：一种口服多聚二磷酸腺苷核糖聚合酶（PARP）抑制剂，治疗携带胚系或体细胞 BRCA 突变且既往治疗（包括一种新型内分泌药物）失败的转移去势抵抗性前列腺癌（mCRPC）口服：300 mg/次，2 次/d。

7. 特瑞普利单抗（Toripalimab）：PD-1 抑制剂．可通过封闭 T 淋巴细胞的 PD-1，阻断其与肿瘤细胞表面 PD-L1 结合，解除肿瘤细胞对免疫细胞的免疫抑制，使免疫细胞重新发挥抗肿瘤细胞免疫作用而杀伤肿瘤。用于含铂化疗失败包括新辅助或辅助化疗 12 个月内进展的局部晚期或转移性尿路上皮癌。静注：3 mg/kg/次，1 次/2 周。

8. 替雷利珠单抗（Tislelizumab）：PD-1 抑制剂，作用机制与适应证同特瑞普利单抗，应用时选择 PD-L1 高表达患者。静注：200 mg/次，1 次/3 周。

9. 帕博利珠单抗（Pembrolizumab）：PD-1 抑制剂。用于：①不适用顺铂为基础的化疗方案且 PD-L1 表达 CPS≥10 或不适用任何含铂化疗方案（不考虑 PD-L1 表达状态）的局部晚期或转移性尿路上皮癌；②含铂化疗中或化疗后疾病进展或含铂化疗新辅助/辅助治疗 12 个月内疾病进展的局部晚期或转移性尿路上皮癌；③高危可手术肾透明细胞癌辅助治疗。静注：2 mg/kg/次，1 次/3 周。输注 30 mm 以上。

10. 纳武利尤单抗（Nivolumab）：PD-1 抑制剂。用于：①含铂化疗中或化疗后疾病进展的局部晚期或转移性的尿路上皮癌；②含铂化疗新辅助或辅助治疗后 12 个月内疾病进展的局部晚期或转移性尿路上皮癌；③晚期肾透明细胞癌。静注：240 mg/次，1 次/2 周。

11. 阿特珠单抗（Atezolizumab）：PD-L1 抑制剂，与肿瘤细胞上表达的 PD-L1 结合，阻断其与 PD-1 受体的相互作用。通过抑制 PD-L1，可以激活 T 细胞消灭肿瘤细胞。用于：①不适用顺铂为基础的化疗方案且 PD-L1 表达的局部晚期或转移性尿路上皮癌；②不适用任何含铂化疗方案（不论 PD-L1 表达状态）的局部晚期或转移性尿路上皮癌。静注：1200 mg/次，超过 60mim，1 次/3 周。

第十四节　治疗男性性功能障碍药

治疗男性性功能障碍药包括治疗早泄及勃起功能障碍药，其中治疗勃起功能障碍药又包括口服、阴茎海绵体内注射，尿道口注入，经皮肤等给药途径。本节未纳入激素治疗，激素治疗仅限于性腺功能减退和高催乳素血症者。

一、治疗早泄药

治疗早泄药物首选达泊西汀，以往临床常应用舍曲林药物，达泊西汀（Dapoxetine）能够增强射精控制能力，提高性生活满意度以及延长阴道内射精潜伏时间。作用机制与其抑制神经元对 5-羟色胺的再吸收，从而影响神经递质作用于细胞突触前后受体的电位差有关，人类射精主要由交感神经系统介导，射精的反射通路来源于脊髓反射中心。该药抑制射精驱动反射，口服：首剂 30 mg，性生活前 1～3 小时服用，整片吞服，用药首剂量最大推荐 60 mg，24 小时内 1 次。

舍曲林（Sertraline），治疗各类抑郁症药物。以往常用于治疗早泄是利用其有射精延迟的作用，作用机制同达泊西汀。口服 50 mg/次，1 次/d。

二、治疗勃起功能障碍药

（一）口服药物

非激素类药物有育享宾、西地那非等。

1. 西地那非（Sildenafil）：选择性 5 型磷酸二酯酶（PDE5）抑制药。阴茎勃起由环磷酸鸟苷（cGMP）中介，cGMP 使海绵体内平滑肌松弛，血液流入，5 型磷酸二酯酶可分解灭活 cGMP，西地那非选择性抑制 5 型磷酸二酯酶，增加海绵体内 cGMP 水平，而使阴茎在性刺激中勃起。剂量为 50 mg，在性活动前约 1 小时服用，视情况剂量可增加至 100 mg 或降至 25 mg。每天最多服用 1 次。强调西地那非在性刺激下发挥作用，非性刺激下服用无效。由于西地那非可增强硝酸酯的降压作用，故服用任何剂型的一氧化氮供体和硝酸酯的患者，禁服西地那非。片剂：25 mg、50 mg、100 mg。此类药物还有：伐地那非（Vardenafil）口服：10 mg/次；他达拉非（Tadalafil）口服：20 mg/次。

2. 育享宾（Yohimbine）：α_2 肾上腺素能受体阻滞剂。具有扩张阴茎动脉，增加阴茎血流和提高性欲的作用。口服：1 片（5.4 mg）/次，3 次/d，疗程不超过 10 周。

（二）阴茎海绵体内注射

常用药物有罂粟碱（Papaverine），酚妥拉明（Phentolamine）及前列腺素 E_1（Prostaglandin E_1）。罂粟碱是平滑肌松弛药，可模拟舒血管肠肽作用，增加细胞内 cAMP 并减低钙对平滑肌收缩作用的影响，从而延长平滑肌松弛，改善勃起功能。酚妥拉明是 α 肾上腺能阻滞药，通过受体介导反应而影响肾上腺素能作用，使血管平滑肌松弛。前列腺素 E_1 可与海绵体平滑肌的前列腺素 E_1 受体结合，使阴茎海绵体平滑肌松弛，血流量增加。联合注射罂粟碱和酚妥拉明较单一注射效果好，一般罂粟碱 30～60 mg，酚妥拉明 0.5～1 mg，前列腺素 E_1 10～20 μg。

注射方法：5 号针头抽吸药液，阴茎根部上止血带（乳胶管或细尿管），在其远侧 1～2 cm 消毒皮肤，将针头垂直刺入一侧海绵体内，不必抽吸回血，将药物注入，拔针后用手指压迫穿刺点 1～2 分钟，去掉止血带等待阴茎勃起反应。

（三）经尿道给药

经尿道注入前列腺素 E_1（Prostaglandin E_1），使阴茎勃起的机制是前列腺素 E_1 被吸收进入尿道海绵体，并通过联结尿道海绵体和阴茎海绵体之间的交通静脉，直接进入阴茎海绵体，或是在进入尿道周围静脉后经过环周静脉回流，进入阴茎海绵体。剂量 250～500 μg/次，注入药液后用手揉搓阴茎 10 分钟。

〔杨　欣　杨金瑞　杨　灿〕

参考文献

[1] 陈孝治，张超，朱运贵．药物处方手册［M］．第 2 版．长沙：湖南科学技术出版社，2010.

[2] 杨金瑞．泌尿外科临床进修手册［M］．长沙：湖南科学技术出版社，2003.

[3] 国家药典委员会．中华人民共和国药典［M］．2020 年版．北京：中国医药科技出版社，2020.

第八章　泌尿男性生殖系统肿瘤放射治疗技术和应用

第一节　常用于泌尿男性生殖系统肿瘤的放射治疗技术和设备

放射治疗（简称放疗）与手术、化疗并列为恶性肿瘤治疗的三大手段。在肿瘤治疗中，和外科手术一样，放疗是被运用最多，也是肿瘤患者最重要、最高效的局部治疗手段之一。约70%的肿瘤患者需要接受放疗，在接受单纯放疗或包含放疗的综合治疗后，无数肿瘤患者被治愈。精准放疗可以看作是一次没有实际手术伤口的“外科手术”，因此放疗又被誉为“隐形的手术刀”。放疗，其利用放射线的电离辐射作用破坏照射区（即靶区）肿瘤细胞的遗传物质DNA，使细胞不能调控增殖而失去增殖力，从而使肿瘤缩小或消失。放射线除了可以直接作用于细胞DNA，使其停止分裂直至死亡之外，也可以在被人体组织吸收后，通过从原子或分子中释放出来的电子，产生一种化学活性很强、能破坏肿瘤细胞的物质（即自由基），从而达到治疗恶性肿瘤的效果。放疗中常用的“刀”是对射线的形象称呼。依据高能射线的性质不同，放射线的种类包含同位素产生的α、β、γ射线以及各类X射线治疗机或加速器产生的聚焦的、高能量的X射线、电子线、质子束或其他粒子束等。目前临床常用的放射疗法是以光子射线为主，例如常规X线放疗、伽马刀、射波刀、TOMO刀、速锋刀等。光子线以电磁波形式传递能量，进入人体后能量逐渐衰减，直至穿透人体，因此治疗过程中无法避免穿射性射线损伤及散射性射线损伤。而粒子线放疗是以物质的形式传递能量，例如电子、质子、重离子、硼中子放疗等。除了电子线外，大部分粒子线能量远高于光子线。并且高能粒子线因其特殊的“布拉格峰”物理特性，可有效降低穿射性射线损伤。

一、放疗的目的

1. 根治性放疗：利用放疗给予肿瘤足够的致死剂量的照射，使其在靶区内失活或被永久消除，从而控制甚至治愈肿瘤。根治性放疗是最理想的放疗方式，采用放射疗法就能达到治愈的效果。根治性放疗适合大多数种类的肿瘤，临床上约有40%的癌症可以用放疗根治。根治性放疗适用于病情处于早期的部分患者，其肿瘤不大、无远处转移、对射线中高敏感、病灶集中在某一局部。另外，无法针对肿瘤生长的部位进行手术治疗（例如生长在重要器官或邻近重要器官，手术切除将严重影响重要器官的功能或无法彻底切除的情况）或由于年龄、身体情况特殊等原因不可接受（或主观上不愿意接受）手术治疗的肿瘤患者，根治性放疗也是最佳选择。

2. 辅助性放疗：根据肿瘤患者病情或肿瘤本身的特点（例如肿瘤部位深、肿瘤较大或与周围脏器浸润粘连、局部有多个淋巴结转移灶等），除了单独运用放疗直接消灭病灶，也可将放疗作为综合治疗方案中的一部分，达到保留患者器官功能、改善患者生活质量、提高肿瘤的局部控制率、提高癌症的治愈率和降低复发甚至延长生存期的目的。

放疗可以与手术、化疗、靶向药物、免疫药物等配合联合应用，能治愈50%的癌症患者并提供长期生存的机会。常见的方式可分为：

（1）新辅助放疗：即手术前接受的放疗。新辅助放疗可抑制肿瘤细胞活性，防止术中肿瘤细胞种植和散播，控制肿瘤周围微小病灶和转移淋巴结，提高切除率，降低术后复发的可能性。另外，术前放疗可缩小肿瘤体积，进而缩小早期手术范围，使原本不能切除的病灶可被手术切除。术前放疗的另一个作用是消除肿瘤伴有的炎症和溃疡，减轻症状，改善患者状态，为其后的手术做准备。放疗后，被照射的癌细胞会逐渐死亡，从而导致肿瘤进一步的退缩，有利于手术切除；另一方面，正常组织需要一段时间修复放疗引起的损伤，因此，患者会休息数周后再行手术。某些复杂的泌尿生殖系统部位（如腹部或骨盆）的手术，由于术后的辅助放疗可能会产生过多的放疗副作用，因此更适用于行新辅助放疗。

（2）辅助放疗：手术结束后利用放疗清除无法完全切除或者肉眼不可见的残存肿瘤细胞，从而降低肿瘤的局部复发率。辅助放疗一般用于根治性手术后需要进一步行辅助治疗的复发高危患者，或保留器官和功能的局部肿瘤切除术后需要进一步行根治性放疗的患者，以及手术后因肿瘤与周围重要器官粘连无法完全切除、肿瘤分化差、淋巴结转移率高、转移淋巴结清扫不彻底、术后病理证实切缘阳性的患者。

（3）同步放化疗：即同时给予放疗和化疗。化疗药物可对潜在的转移癌细胞进行灭杀，同时可利用化疗药物的放射增敏作用增加肿瘤组织对放射线的敏感度，从而提高肿瘤治愈的可能性。

（4）姑息性放疗：有些病情复杂、比较危重、临床治愈较困难的局部晚期或已经发生了远处转移的的肿瘤患者，放疗的首要目标不再是彻底治愈癌症，而是作为一种姑息减症的手段，消除或缩小局部转移病灶，暂时抑制肿瘤生长，减轻因肿瘤生长带来的疼痛，缓解症状，改善患者生存质量，减轻患者心理负担，甚至可延长患者生存期。泌尿系肿瘤中骨转移就是最常见的指征，放疗对骨转移，尤其是溶骨性病变有较好的止痛作用。除此之外，其他常见的肿瘤引起的严重症状和体征如脑转移引起疼痛、肿瘤堵塞，压迫静脉引起浮肿、梗阻、血栓、压迫脊髓引起截瘫危险、压迫气管引起呼吸困难、对椎体和肢体长骨病灶可防止病理性骨折的发生等也可考虑姑息性放疗。

二、放疗的方式

1. 外照射疗法（或远距离照射）：是将源于人体体表之外一定距离（例如直线加速器的源皮距为 100 cm）的机器中穿透力强的高能光子射线或粒子束，对肿瘤靶区进行照射的放疗方式。外照射是目前放疗应用中使用最多的一种方法（如果不做特别说明，本章中所指的放疗即为外照射放疗），如耳熟能详的普通放疗、适形放疗、调强放疗、图像引导放疗、质子重离子放疗等。

2. 内照射疗法：是将放射源放入肿瘤邻近人体管腔（如子宫腔、鼻咽、直肠、支气管、食管、阴道等）、贴敷于体表治疗表浅肿瘤（如皮肤血管瘤、瘢痕、湿疹和神经性皮炎等）或粒子植入式的组织间插植（即配合手术插入肿瘤组织内部，如口咽、乳腺、前列腺）进行体内近距离照射的方式。通常使用的放射性同位素有碘-131、锶-89、镥-177、镭-223、钴-60、铱-192、铯-137、碘-125、磷-32、中子源锎-252 或钇-90 等。另一类内照射放疗是指放射性核素治疗，是一种利用人体分子生物学特性的全身性的内照射法。

3. 术中放疗：即在手术过程中对肿瘤瘤体、瘤床及淋巴引流区域、残留病变或潜在亚临床病灶直接单次大剂量照射的放疗方式。术中放疗时，可在直视下准确地确定肿瘤靶区，并直接对其进行大剂量照射，从而获得较高的放射生物效应，减少术后复发。附近的正常组织器官可通过物理防护或拨离出照射区域的形式得到保护，从而降低其受到的辐射剂量。

三、放疗的流程

一个常规放疗的完整周期需要数周的时间，而每一次精准的放疗也是一个复杂的过程。放疗的成功一方面与相关医疗设备的性能等因素相关，但更大程度上依赖于放疗团队的水平和经验，需要放疗医生、放疗物理师、放射治疗师及工程师的协作努力。常规外照射放疗的流程一般分为 4 个步骤：

（一）模拟定位

顾名思义，模拟定位即在真正实施放疗前，在模拟真实放疗的情况下，放疗团队确认肿瘤的确切位置和大小、精确的照射范围（包括肿瘤的部位及周围正常组织结构）等信息的过程。首先，为了使患者更容易、更舒适地保持相对位置固定，确保射线每次都精准地照射预定的肿瘤病灶部位，患者常使用辅助性的固定器械和材料来提高摆位精度，如体模、头罩、头枕、真空垫、臂托、托架、压腹板等。另外，由于大部分的放疗患者通常要在几周的疗程中接受外照射治疗，因此非常有必要确保每次放疗的位置是相对不变的，即体位可重复性。这可以通过在体表皮肤或固定器上的体表标记实现。体表标记能使患者的体位在模拟定位和实施放疗时保持一致，并能减少患者单次治疗之间的误差。

确保患者体位固定后，放疗团队可通过 X 线和 CT 等影像学的检查获取患者详细的影像信息，以此确定准确的治疗位置。模拟定位分为普通二维模拟定位和三维 CT 模拟定位：普通模拟多用于传统普通放疗的患者，其使用的二维普通模拟定位机的成像系统类似于常规检查用的 X 光机。与普通放疗不同的是，现代精准放疗需要更精准的定位。因此所用设备是放疗专用的大孔径定位 CT 模拟机（普通 CT 经过简单改造也可实现）。利用三维重建的方法，可以精准确定肿瘤与周边器官的位置关系。三维模拟定位 CT 采集的患者图像，可直接用于医生下一步勾画治疗靶区与周围危及器官，并且采集到的 CT 密度值是放疗物理师进行后续计划设计及剂量计算的依据。模拟定位机必须拥有与实施真实治疗的放疗设备相同的结构，如机架、治疗床以及几何参数等。（图 8－1－1）

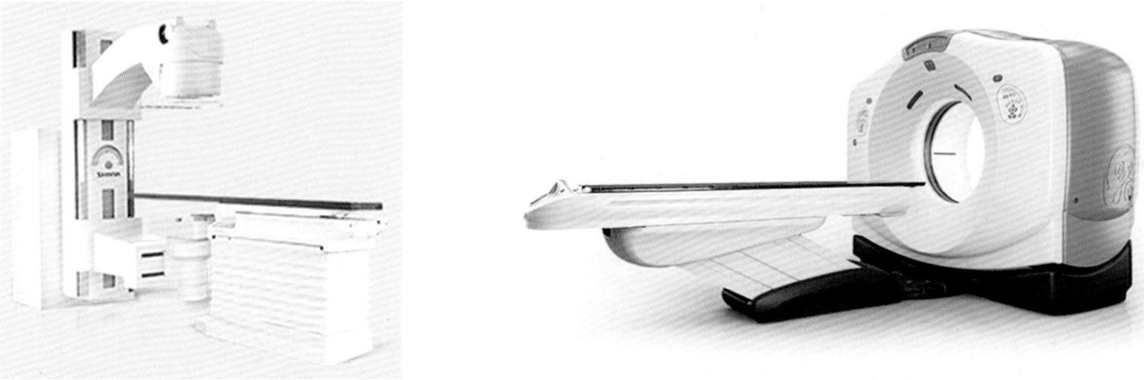

（1）新华医疗公司的 SL-IE 放射治疗模拟机　　（2）GE 公司的 Discovery RT 大孔径模拟定位 CT

图 8－1－1　模拟定位机患者

（二）靶区勾画

模拟定位之后，放疗医生根据患者影像学的图像信息（即肿瘤的类型、大小、位置及其周边器官情况），在 CT 上逐层勾画正常组织器官及肿瘤靶区（即接受照射的范围）。放疗医师依据病理生物学等临床经验确定放疗处方，包括使用何种放疗方法、肿瘤的总照射剂量、照射次数及正常组织的最大可接受剂量（剂量限量）等。靶区的勾画直接决定了放疗的效果。靶区过大会造成正常组织的过度损伤，反之如果靶区过小则会导致肿瘤靶区欠量从而增加肿瘤复发的风险。精确的靶区勾画是精准放疗的重要保障。因此这也是放射治疗中最关键的步骤之一。即使是经验丰富的放疗医师，也需要数小时的时间勾画和确认靶区。针对放疗期间肿瘤缩小、发生较大位移等情况，放疗医师也可根据具体情况修改靶区，增强对肿瘤灭杀的力度和精度，并减少放疗损伤，使患者获益。另外，为了更精准的确定肿瘤靶区和需要保护的正常组织器官，有时患者也需要接受其他类型的影像检查，例如磁共振成像（MRI）、正电子发射断层扫描（PET）和超声检查等。（图 8－1－2）

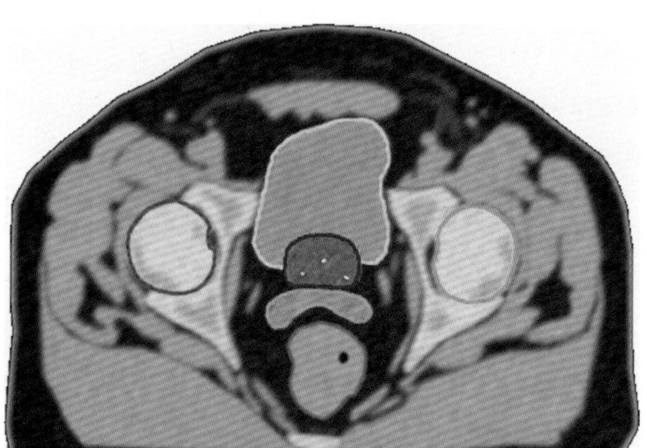

图 8－1－2　前列腺癌靶区勾画的例子（包括股骨头、膀胱、直肠、前列腺和实体肿瘤）

（三）放疗计划的设计和验证

理想的放疗需要在对肿瘤照射足够高的放射剂量的同时保证正常器官接受尽可能低的剂量。尽管放疗医师根据临床经验给出尽可能合理的放疗处方，然而实际情况却要复杂许多。放疗物理师进行计划设计时必须综合考虑因呼吸运动、器官和肿瘤的位移、放疗摆位误差等因素对可见的肿瘤区域及其潜在的显微镜下病变区域的影响。设计外照射治疗方案时需要综合考虑多种因素，例如寻求最安全的射线束的角度和数量、射线束的面积大小和强度、射线束的类型（光子和/或粒子），照射技术的选择（二维的普通放疗，三维的适形放疗、调强放疗、容积调强放疗，四维的呼吸门控技术、主动呼吸控制技术、位置实时追踪技术等），最高效的方式缩短治疗时间等。放疗物理师需要根据医师勾画的靶区范围以及肿瘤病灶的处方剂量、重要器官的耐受剂量限值，利用放疗专业的计划设计系统反复计算，并严格比较和评估不同方案，寻求最优解，使治疗计划达到最佳效果。另外，计划设计时也需要参考本科室放疗技术及设备的能力及多样性、人员经验等条件的限制因素。

除了评估靶区和危及器官的绝对剂量，靶区勾画和射束设野的合理性、靶区三维剂量分布（适形度）、热点和冷点的空间位置（剂量均匀性）等也是评估一个放疗计划优劣的关键指标。尤其当照射区域与重要危及器官区域重叠时，更要综合考虑剂量对器官的影响，寻找肿瘤治愈率与放疗安全性的最佳平衡点。由于放疗计划的重要性，放疗实施前需要放疗医生和放疗物理师均批准后方可进行。为了确认患者实际受照剂量与计划设计剂量相同，在实际治疗前放疗物理师还需要做剂量验证。通常做法是用模体代替人体进行绝对剂量和相对剂量等参数的测量，然后与计划进行比对。如果验证结果不理想，则需要寻找原因甚至重新设计放疗计划。除了剂量验证，放疗物理师平时还需要对治疗机器进行质量保证和质量控制的工作，以此确保治疗按照计划进行，进一步减少放疗方案实施差异化，提高治疗的准确性。因此，放疗物理师的专业要求非常高，其计划设计的技术水平和经验是一个优质放疗计划设计成功的关键，也是放疗得以成功的基础。（图 8-1-3）

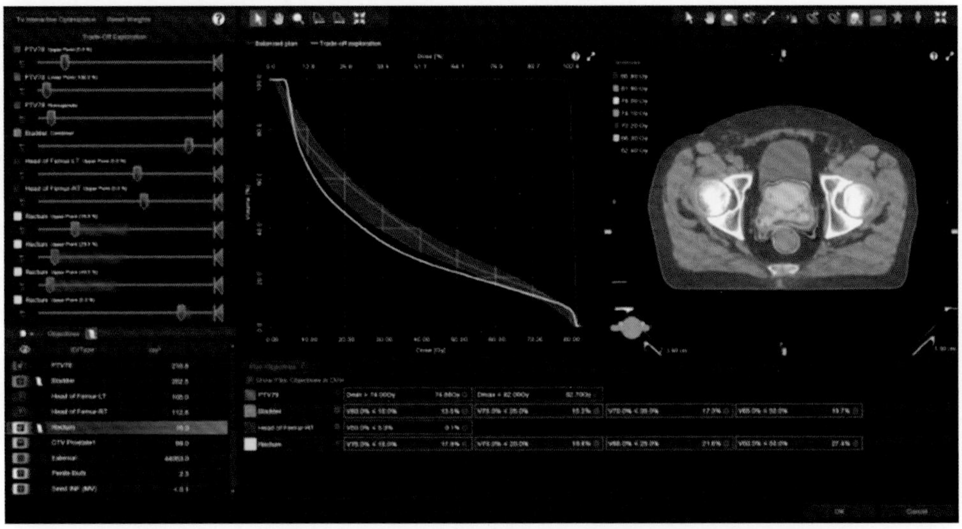

图 8-1-3　瓦里安（Varian）公司的 Eclipse 放疗计划软件系统示意图

（四）放疗的实施

开始实施治疗之前，放射治疗师会对患者进行复位。根据模拟定位时的体位，对患者在治疗机上进行固定，并验证治疗位置的准确性和精度，保证照射的肿瘤没有脱靶。常规方法是匹配体表标记线和治疗机房内的激光线，并利用加速器自带的影像验证装置采集图像（拍摄射野证实片、EPID 影像、CBCT 影像等），然后与 X 线模拟定位片或 CT 重建图像（DRR）进行比较，直到将误差控制在可接受范围内。由于治疗体位需要与模拟定位时的体位保持一致，放射治疗师需要确定患者定位时使用的辅助固定器械也同样用于实际治疗时。因此，放射治疗师是治疗实际实施过程中的第一责任人，需要实时确保患者安全及应对可能出现的各种突发情况，因此是整个放疗团队中对整个流程最终把关的关键成员。

四、现代放疗的近况

如前所述，癌症的治疗方法有很多种，如手术、放疗、化疗或药物等。只要条件允许，外科手术是大多数常见肿瘤首选的局部肿瘤治疗方法。手术虽然能够尽量消除体内肿瘤细胞，减少复发和转移，但是并不是所有情况都适用于手术治疗，例如合并有严重的心、肝、肺、肾疾病等不能耐受手术治疗的患者；手术切除困难或容易严重影响临近重要器官的功能；容易很早就发生转移的癌症；癌症向四周浸润，边界不清；晚期癌症有恶病质、严重贫血、脱水及营养代谢严重紊乱。另外，手术过程中难以保证肿瘤组织细胞完全不脱落，一旦发生脱落，肿瘤可能种植在正常组织上，生长、扩大形成新的肿瘤区域，即种植性转移。

现代放疗利用先进的计算机系统，能够使肿瘤组织在人体内直接死亡并通过人体的免疫系统吞噬、消化、逐渐变小或消失，达到与手术切除类似的效果，而且不会产生种植性转移。放射治疗的另一大优势是无出血、感染等手术常见的并发症，是一种副作用相对轻微、不会导致身体外观改变或致残的保守治疗方法。这对于患者保持良好的生活质量是非常重要的，尤其在人口老龄化的年代特别适用于年老体弱的病患。因此，放疗正在从一种由于无法行外科手术才不得已而采取的被动治疗方案，逐渐成为现代癌症治疗的主力军，甚至是首选的癌症治疗方式。放疗经过超过一个世纪的发展，已经成为一门高度精密和复杂的科学，并且还在不断发展和完善中。

显而易见，放疗的首要目标是治愈疾病。由于肿瘤细胞具备扩散转移的特性，放疗必须最大限度地杀灭癌细胞，这就要求针对肿瘤的照射剂量要越高越好，此即“打得狠”的理念。因此针对不同的肿瘤有不同的最低放疗剂量要求，临床也都有相应的规范。对同一癌症类型，越是要求实现根治的效果，对于放疗剂量的要求也就越高。如果对肿瘤的照射剂量达不到最低要求，肿瘤复发转移的概率便会大大增加。另一方面，尽管应该给与肿瘤部位足够高的辐射剂量，但由于射线是具有穿透性的，并且正常组织对辐射的耐受量是有限的，所以在规划放疗的过程时，要充分考虑放疗对正常组织的潜在损伤。因此理想的放疗应是在临床指南的规范下，将恰当的且尽可能高的剂量精准照射到肿瘤部位，同时避免照射某些正常组织或给与正常组织尽可能低的剂量，减少对肿瘤周围正常组织的损伤，此即“打得准”的理念。即使某些正常组织不容易出现急性期副作用，如果做不到精准投射，不但肿瘤复发概率会增高，并且正常组织也可能会出现严重的远期毒副反应。换句话说，想给与肿瘤足够剂量的这一目标是在精准照射的基础上实现的，因而“打得准”是放疗的根本，这也是现代放疗技术和设备发展的主要方向。当然，尽管现代放疗的主要发展趋势是面向更小更精细的治疗体积，对全身性大体积的放疗也同样非常重要，如控制骨髓移植免疫反应的全身放疗，或者杀灭菌蕈样肉芽肿的全身皮肤电子线放疗等。

高质量的放疗旨在保护正常组织的前提条件下根据肿瘤体积的形状“雕刻”出包绕肿瘤的最佳等剂量线，其结果是能提高肿瘤控制率，降低复发率，减少正常组织损伤。这就需要接受过专业训练、拥有丰富治疗经验的放疗团队在放疗每一步的流程中紧密地合作，否则治疗效果会大打折扣，导致放疗后高发肿瘤复发与转移或伴随严重的放疗副作用。这其中包括但仅不限于放射治疗师精准的靶区勾画、放疗物理师精准的放疗方案设计和放射治疗师精准的摆位与操作。同时，实现精准放疗也离不开放疗技术和设备的多样性和发展革新。不断提高的放疗临床需求极大地促进了所需放疗技术水平的提升。从最原始的普通放疗发展到现如今的精确放疗时代，放疗技术的进步对肿瘤治愈率的提升起到了关键性的作用。本世纪初的这二十余年来，肿瘤的综合治愈率从45%提升到67%。其中放疗的综合治愈率从18%提高到30%，贡献最大，尤其相对于化疗有限的治愈率的提升，相对贡献更为明显。作为全球抗癌战役的一部分，放疗的有效性和安全性已经通过众多肿瘤的随机临床试验得到了验证。自1895年应用X射线治疗癌症以来，设备的巨大革新和技术的长足进步持续推动着放疗的发展。放疗技术从最初的X射线治疗机发展到二维传统放射治疗（2D Conventional Radiation Therapy）和三维适形放射治疗（3DConformal Radiation Therapy）。尤其最近过去的十几年里，在现代影像技术、计算机技术和剂量算法模型的加持下，发展至调强适形放射治疗（Intensity-Modulated Radiation Therapy）和图像引导放疗（Image- Guided Radiation Therapy）的四维精准放疗时代，一路走来发生了翻天覆地的变化。（图8-1-4）

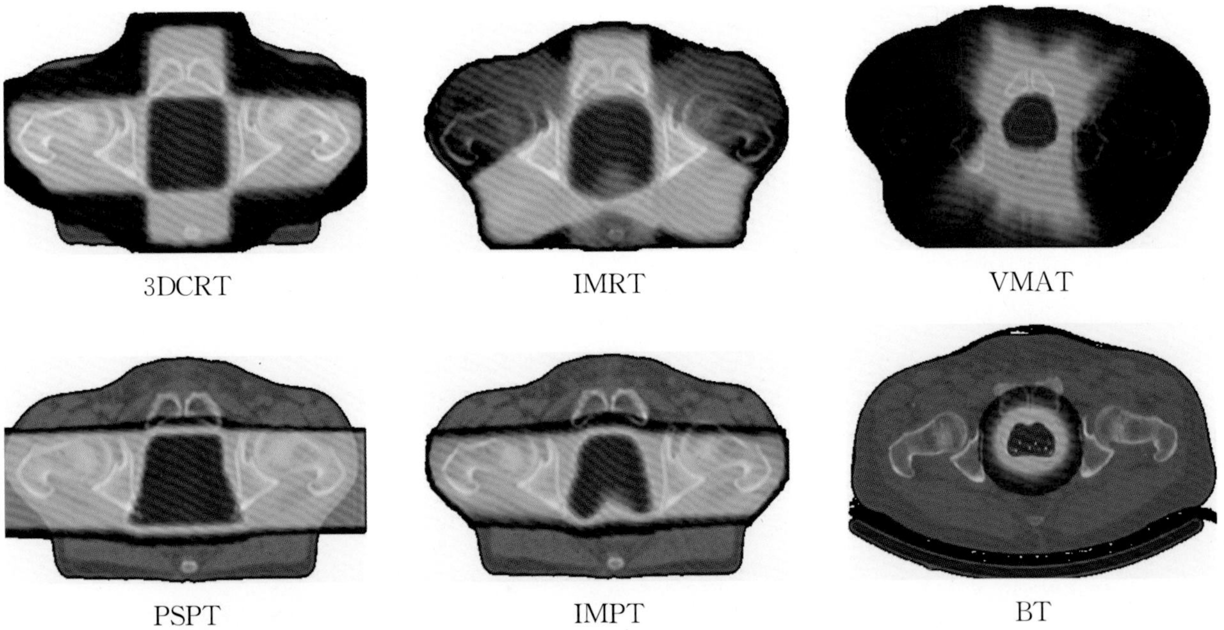

图 8-1-4　在同一患者上计算的三维适形放疗（3DCRT）、调强放疗（IMRT）、容积调强（VMAT）、被动散射质子治疗（PSPT）、调强质子治疗（IMPT）和后装治疗（BT）治疗计划的剂量分布示例

红色表面代表高剂量区域，黄色表面代表中高剂量区域，天青蓝色表面代表中剂量区域，深蓝色表面代表低剂量区域。展示了各个技术在靶区适形度以及对周围正常组织剂量分布的特点和优劣。具体技术特点会在后文详述。

值得期待的是，随着近些年人工智能技术的研究与应用，结合大数据、具有验证和记录功能的放疗网络和数字化高端放疗设备的更新换代，计算机可以通过学习优质放疗计划，实现自动勾画靶区和自动完成计划设计。放疗正步入“智慧精准放疗”的新时代。随机临床试验已多次验证了放疗技术的发展直接提高了肿瘤治疗的效果，避免了大部分放疗副作用和手术对患者带来的伤害，改善了患者的生活质量。没有这个领域内所有科学和医学人员的精诚合作和多学科配合，放疗是不可能持续发展的。另一方面，即使是同一种肿瘤，不同的患者也拥有不同的基因组学表现。因此放疗敏感度因人而异，放疗剂量也迥然不同。现代化的放疗应当追求“个性化”治疗。在分子生物学的层面上将基因检测与放疗剂量关联起来，选择最适合的放疗技术和设备，为每一个新的分子亚组定制最佳的放疗方案。这些工作也同样离不开放疗领域的专家与其他学科团队紧密合作。

根据美国放射肿瘤学协会（ASTRO）的研究，约 2/3 的肿瘤患者在整个综合治疗期间的不同阶段从放疗中获益。然而在我国，放疗是被严重低估的治疗措施，仅有约五分之一的新发肿瘤患者接受了放疗。放疗在我国遭受如此冷遇，问题究竟出在哪里？昂贵的设备、放疗技术人才匮乏是原因之一，但其中一个最根本的原因是人们的观念陈旧。许多患者只听说过外科手术和内科药物治疗癌症，不知道还存在放疗这种治疗癌症的方法。或者缺乏对放疗正确科学的认识，谈到放疗就感到害怕或存在偏见。甚至许多临床医师对现代精准放疗的发展、技术及设备水平的现状也并不熟悉，仍然停留在早期放疗的认知层面。无论是在中国还是其他国家，肿瘤治疗是一种合理的、有计划的综合治疗手段，寄希望于通过单一的治疗手段彻底治愈肿瘤是不现实的。放疗在癌症治疗中的地位日渐突出，放疗的缺席可能会让绝大多数肿瘤治疗的效果大打折扣。赢得这场战役的主要方式在于多学科综合治疗。各种类型的放疗结合外科手术治疗、化疗、分子靶向或免疫药物治疗，都被大量证实进一步提升了整体的肿瘤治疗效果，例如前列腺癌 5 年生存率与手术相似；对于放射高度敏感的肿瘤如睾丸精原细胞瘤、肾母细胞瘤等联合放疗可以明显提高疗效。因此所有学科之间的合作是治疗肿瘤的关键，例如医工结合，肿瘤的多学科综合诊疗模式- MDT 等。各个学科之间应当充分互相了解学科之间的优势与不足，消除偏见，达成对肿瘤治疗的共识，这样才能更综合全面地思考癌症治疗的方案。这也是本章节在本书中的意义。接下来，本章节的内容将重点介绍应用于泌尿生殖系肿瘤相关的放疗技术和设备。

五、常见的放疗技术

一个世纪以来，每次放疗技术的革新都能使得临床快速获益：1903 年，X 射线的发现实现了第一例皮肤癌患者的非手术治愈；1920 年代，库利奇热阴极高真空管的应用，一组喉癌的患者得以治愈，并且免于气管切开术；20 世纪 50 年代，大野的钴-60 放疗技术使得霍奇金淋巴瘤首次成为一个可治愈的疾病；进入现代，三维适形放疗可以很好的控制局部进展的前列腺癌，也可以让头颈部肿瘤的患者免于严重的口干症；现代质子放疗已经能够治愈眼部的黑色素瘤，并能很好的保留患者的视力，尤其在治愈儿童肿瘤中的潜力巨大。随着设备的微波技术、控制技术、影像技术和 IT 技术的发展，现代放疗的精度相比过去更高、患者正常组织的损伤更小、患者的治疗过程也更舒适、治疗也更加高效。一套标准的精准放疗设备是一个复杂的综合性治疗平台。除了稳定输出的加速器之外，还需要拥有高精度治疗机头、高精度定位系统、多模态的影像系统、智能的计划软件和管理软件以及其他各种辅助设备。以下内容将介绍泌尿系统疾病治疗中常见的放疗技术。当然，不同的放疗技术有其各自不同的优势和局限性。并不是最贵的、最新的或最高端的就是最适合患者的。一定要在保证治疗效果的前提下，个性化的综合考虑各个放疗技术的优势点、患者自身病情及经济情况等因素选择最适合的放疗方式。（图 8-1-5）

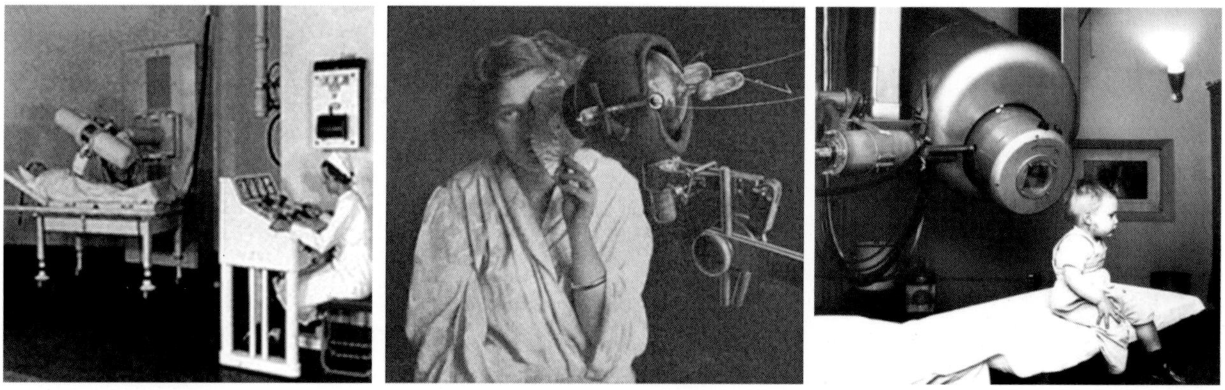

（1）1922 年开始使用的一种原始的 X 摄像癌症治疗系统

（2）1915 年用于治疗面部上皮瘤的 X 射线设备

（3）第一个在斯坦福接受医用直线加速器放疗的患者是一个 2 岁的男孩

图 8-1-5　放疗设备

（一）普通二维放疗

普通二维放疗是二维平面的放疗，也是最早应用于肿瘤治疗的放疗方式，是现代放疗技术的基础，直到现在还服务于临床，并且对放疗设备的研发起到指导意义的作用。其对设备和技术条件的要求较低，日常治疗中使用的是最普通的直线加速器，或高配置加速器的基本功能。临床的操作要求不高，定位和计划制定相对简单，费用低。普通二维放疗从多个角度对靶区进行覆盖，辅以楔型档块、外挂铅模遮挡和非共面治疗技术来修整射束。由于使用的是基于规则图形的射野，二维放疗无法对放射线三维立体的进行分配，照射野与肿瘤实际三维形状难以形成一致，即对靶区的适形不理想。因此会导致肿瘤对于放射线的吸收不均匀，局部放射线强度过大，或出现靶区欠量的情况。紧邻靶区的周围正常组织和危及器官受照量较大，反应较重，影响肿瘤的局控率，进而影响治疗效果。所以，常规放疗最大的问题在于无法解决如何在靶区加量的同时又能较好地保护正常组织和危及器官这一矛盾，从而对于肿瘤周围有敏感组织和要害器官的病例不太适宜。现在的普通二维放疗多用于恶性肿瘤手术前（后）放疗、锁骨上区、皮肤、骨转移等简单射野的治疗。

（二）三维适形放疗

随着计算机技术的发展，尤其是 1971 年 Hounsfield 发明的 CT 扫描技术在 1980 年代被成功应用到了医学领域，放疗逐步从二维转换到了三维领域。由于光子射线的固有特征，单一路径射线的剂量是随进入人体后的深度而衰减的，因此人体深层靶区的受量要低于入射路径上外层组织的剂量。为了实现靶区的三维剂量聚焦，解决办法是利用多角度入射，分担某单一路径上的剂量。同时利用适形挡铅技术，特别是电动多叶准直器（multileaf collimator，MLC）的引入，将照射野的形状由普通二维放疗的方形或矩形优化为肿瘤靶区的三维形状，使照射的高剂量区在人体内的三维立体空间上与肿瘤的实际形状相一致，从而实现更优的放疗剂量分布。三维适形放疗能够准确的"雕塑"三维靶区，使正常组织和器官被遮挡住而免受不必要的照射，保护了肿瘤周围的正常组织，降低放射性并发症，提高了肿瘤的照射剂量，进而提升了肿瘤的控制率。目前，大部分放疗技术都能做到三维适形放疗的水平。CT 模拟扫描也已成为常规放疗临床的第一步。放疗由二维走入三维领域的另一大优势是使得对照射效果的预评估成为可能。传统二维放疗中，实际靶区的剂量分布是无法直观预测的，仅仅停留在数学公式的粗略估算层面。三维计划系统则可在 CT 图像上计算得出剂量分布和剂量-体积直方图（dose-volume histogram，DVH）等参数。这些数据可用于在实际照射前对放疗计划进行预评估和优化，这极大地增加了整体的放疗精度。三维适形放疗目前临床使用范围广泛，适用于体积较大的肿瘤，如鼻咽癌、喉癌、肺癌、食管癌、肝癌、妇科肿瘤、泌尿系统肿瘤等。前列腺癌放疗就是一个很好的例子。和二维放疗相比，三维外照射因其更加优质的适形度极大地改善了前列腺癌放疗患者对直肠的保护。并且更好的剂量分布也提升了允许施与肿瘤靶区的剂量，进而极大改善了肿瘤的控制和临床效果。

（三）调强放疗

三维适形放疗虽然在二维的基础上提高了适形度，减少了正常组织不必要的照射，但还做不到使靶区内各点的剂量都非常均匀。21 世纪初，逆向 TPS 算法的应用和放疗计划系统能力的提升，伴随着 IT 技术的进一步发展，为制定复杂的放疗计划提供了良好的软、硬件条件。在适形外照射技术成功应用的基础上，放疗具备了调节分次治疗光子束流强度的能力。其大致原理是将每一束射线的射野（Field）拆分成上百个微小的不规则的射线子野（Segment），进而分别调节每一束射线的强度和形状。采用多野等中心技术，从多个不同的角度进行照射，利用多叶准直器匹配肿瘤与射束的形状，并且允许照射光束的强度在治疗过程中发生变化，使得靶区内剂量均匀分布。简单概括，调强放疗是在三维适形放疗的基础上增加了调整射线强度的能力。因此调强放疗能保证靶区获得更高的照射剂量，同时更好的保护周围正常组织，特别是对于不规则形状的靶区。调强技术的出现是放疗发展的里程碑，放疗开始步入精准治疗时代。调强放疗技术还可以细分为静态调强技术（step & shoot IMRT）、动态调强技术（dynamic IMRT）和容积旋转调强技术（volumetric modulated arc therapy，VMAT）。简而言之，静态调强和动态调强的主要差别在于在某一个射野角度下多叶准直器的运行方式。前者的多叶准直器形成一个子野后保持静止的状态，然后加速器完成照射后停止出束，多叶准直器再运动并组成下一个子野，加速器再出束，如此循环直至放疗结束；后者则是加速器持续出束，通过多叶准直器叶片的速度差，配合剂量率的变化，动态地形成不同子野，制造剂量分布的差异。容积旋转调强技术与上述两种传统调强技术最大的区别在于：传统调强技术的治疗过程中，加速器机架转到预设固定的治疗射野角度后保持静止固定，在完成这一射野角度下的子野照射后再旋转至下一个射野角度并保持静止固定，直至照射完所有预设的射野角度；而容积旋转调强技术中对不同角度射野的照射是不需要停止再启动的，而是 360°范围内连续不停地旋转照射。这极大地缩短了治疗时间，提高了治疗效率，减少治疗期间患者体位或体内器官移动造成的治疗偏差。尽管容积旋转调强在临床上有取代传统静态和动态调强技术的趋势，但其对加速器的要求也更高，包括剂量率动态可变的能力、多叶准直器高速移动和变速的能力和机架稳定高速转动的能力等。使用高速多叶准直器可以提高叶片的速度，而一些类似于 FFF（flattering filter free）的新技术则可以显著提高剂量率，再配合旋转容积调强技术，从而达到提高靶区剂量分布调节能力和治疗效率的目的。调强放疗以一种在时间和空间上变化的复杂形式进行照射，目前已经是一种临床应用广泛的放疗技术。与传统放疗相比，调强放疗在多增加 20%～40%的靶区肿瘤剂量的同时能额外保护 15%～20%的正常组织。并且可以显著降低某些放疗副作用，例如头颈部放疗时的唾液腺损伤（可引起口干症等）。该技术主要适合于鼻咽癌、乳腺癌、肺癌、胰腺癌、肝癌等，尤其针对前列腺癌患者有明显优势。

（四）影像引导放疗

如果说调强放疗是为了“打得狠”，那么图像引导放疗则是为了“打得准”，并且两者已经在临床上相互配合，成为现代放疗技术应用的基石。如前所述，每次治疗前的体外固定仅能粗略地保证肿瘤的位置相对身体没有大的变化。然而确保能够有效降低放疗疗程中的几何不确定性则受限于多种因素。随着现代放疗对适形和治疗精度提出了更高的要求，单独依靠体外固定是远远不够的。首先，在长达数周的疗程中，每次患者进行治疗前需要尽可能减小同一分次内和多次分次治疗间的位移误差和日常摆位误差。而且即使体外固定能将误差降为零，也无法确保肿瘤在体内的位置是相对固定和稳定的。其次，在治疗进行中，肿瘤和周围组织器官也会由于呼吸和器官蠕动等影响（尤其针对胸、腹部肿瘤）而动态变化。另外，患者身体轮廓和肿瘤形状在治疗期间也会变化，进而导致靶区的改变，并且其与周围组织器官的相对位置也会发生变化，这些最终都会引起剂量分布的改变。

由此可见，三维的放疗是不够的，需要在肿瘤所占据的三维空间上加入时间这一维度的参数，即四维的放疗。图像引导放疗技术因此应运而生。顾名思义，图像引导放疗即是在影像（如超声、CT、MRI、PET 等）引导下进行的放疗。为了实现真正意义上的精确放疗，图像引导技术可以在每次治疗前重复采集患者影像信息，并利用采集到的图像对靶区位置进行再确认，纠正放疗期间摆位误差。在三维结构成像的基础上，通过采集运动器官不同时相的图像，在计划设计阶段能有效缩小靶区外放的边界，从而进一步减少对正常组织和危及器官的总照射剂量。

在单次治疗进行中通过动态捕捉并重建来监控呼吸和器官运动，并调整放疗条件从而做到实时追踪靶区，避免放疗中出现漏照，使运动对肿瘤放疗的影响降到最低。理想的图像引导放疗是能实现在线追踪靶区，并根据其变化实时调整放射线。为了解决靶区移动的问题，现代放疗需要对软件、算法以及硬件层面在剂量传递的准确性和高效性方面进行优化和提升。例如呼吸门控技术可以追踪置于患者体表或植入在肿瘤附近的金属标记物的位置。当标记物因为呼吸运动等原因进入预设的照射区域时才进行照射，否则停止出束，即在呼吸周期中的最佳时刻进行放疗。除了传统的放疗设备，各类新型的放疗机器也被设计并投入临床，例如应用实时呼吸运动跟踪技术的立体定向放疗设备射波刀（后文详述）。此外，配合加速器的持续技术革新，整个治疗体系内的相关辅助设备功能的提升也非常重要。例如可以提供患者六维定位参数的六维自动治疗床，即上下、左右、前后 3 个方向的平移，等中心转动、俯仰和翻滚 3 个方式的旋转。六维治疗床可以对摆位误差进行更高精度的修正。（图 8－1－6）

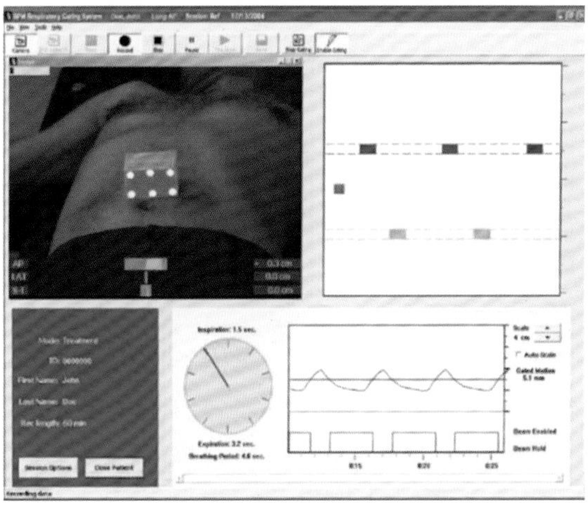

（1）呼吸门控软件操作界面示意图

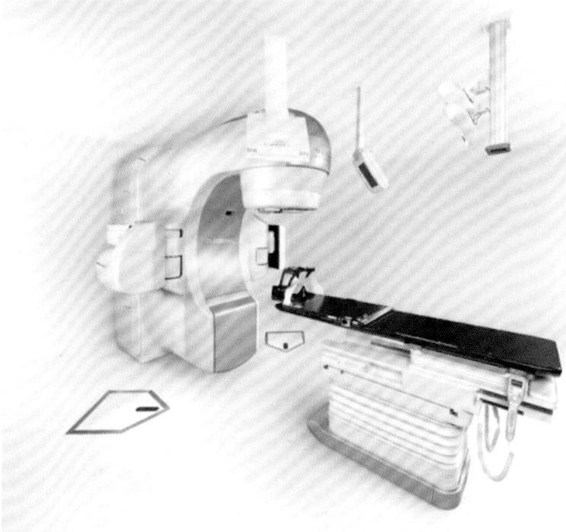

（2）整合了 Brainlab 和瓦里安（Varian）两家公司设备的图像引导放疗集成系统

图 8－1－6　图像引导放疗设备

肿瘤及其周围的正常组织和器官在整个放疗疗程中分次间都极有可能会随时间和空间发生肿瘤退行或进展、解剖结构的移动和形态变化等，从而对实际剂量分布产生不利影响，导致肿瘤照射不足或增加正常组织的损伤。针对这个问题，自适应放疗（Adaptive Radiation Therapy，ART）提供了解决方案。自适应放疗是在图像引导技术提高和发展后延伸出来的一种新的放疗技术形式。其利用CBCT图像引导实现治疗方案的在线更新，构建了从诊断、计划设计、治疗实施到验证整个过程的一个自主适应和修正放疗过程中偏差的动态闭环系统。在整个疗程中采集单次治疗后的影像，通过对治疗过程的各个偏差进行检测，比对肿瘤体积的变化来评估疗效，将原始治疗计划反馈的信息进行再优化，对后续治疗方案做出相应调整，进行一次或两次的重新计划来校正靶区大小及靶区剂量和照射处方。自适应放疗有利于对正常组织的保护，在随机临床试验中已经表明其具有更好的肿瘤控制和功能保护的作用，提高了放疗的准确性，使实际照射情况接近理想状态。（图8-1-7）

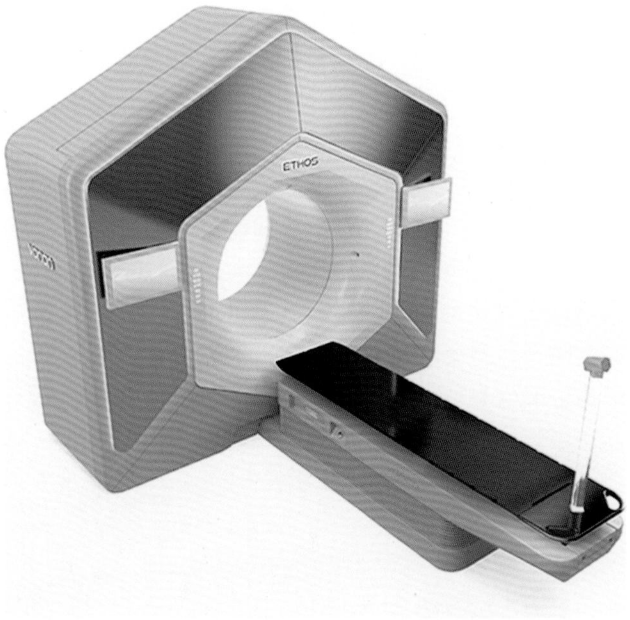

图8-1-7　瓦里安（Varian）公司的Ethos智慧放疗平台。在人工智能技术的驱动下，能够实现多模态在线自适应放疗

外照射放疗的图像引导技术除了借助常规的临床影像设备外，主要利用的是自身机载的成像系统。直线加速器上常使用的有平板型电子窗门影像设备（electronic portal imaging device，EPID）和锥形线束CT（cone beam CT，CBCT）。前者主要在出束前对靶区在二维平面方向上做一个初级的位置确认。由于使用的是与治疗射线相同的兆伏级射线源，其图像质量一般，无法反映出解剖图的细节；而后者则利用机架上安装的一对X射线球管和机载影像系统（on-board Imaging，OBI），360°旋转地采集离线或在线的影像。CBCT不仅可以在治疗前检查患者体位，验证摆位准确度，也能用于追踪呼吸运动，更能用于观察靶区在治疗后的变化，为自适应放疗提供技术支持。除了X射线，其他成像形式也可用于放疗的图像引导。超声成像作为一种无侵害无辐射的实时成像技术，已经广泛应用于前列腺癌放疗中的快速定位靶区、实时监测器官运动和及时校正前列腺位置的变化等实时的肿瘤跟踪。除了超声，一项利用植入到肿瘤的电磁标记物的肿瘤实时追踪技术也已应用于前列腺癌放疗。该技术的优势是，在呼吸周期中能快速追踪肿瘤的位移，并且精度可达亚毫米级。除此之外，将核磁共振成像系统和放疗执行系统整合在一起的核磁图像引导放疗系统（MRIgRT）也已经应用于临床。首先，CT对于软组织的对比度不高，无法高清地区分肿瘤和正常组织的界限和位置。并且，目前CT引导的放疗虽然可以通过图像配准进行体位的调整，但是很难实现实时的图像引导。其呼吸门控的治疗一般利用红外线探测体表标记物的形式间接地监控肿瘤靶区，或者通过将提前采集的呼吸时相规律应用到治疗计划中，不仅误差较大，而且过于简单化了呼吸运动对靶区造成的影响。磁共振是目前应用最广泛的影像检查设备之一，是一种多参数的容积性影像采集装置，成像取决于物质的质子密度和血管流空效应，能获得超高的空间分辨率和对比度，以及任意层面和方向的解剖影像。该技术可有效地提高肿瘤与周边正常组织的区分能力，可提供优越的软组织和神经系统对比度，弥补常规放疗CT影像中的盲区，能有效显示组织密度对比差异小的区域，如头颈（鼻咽部、颅内和咽后间隙等）、子宫颈、中枢神经、前列腺、脊髓及骨转移处等部位肿瘤的临床靶区。并且磁共振属纯电磁扫描，无射线暴露，无生物学和放射性损伤，不会对患者增加额外的电离辐射剂量。而且核磁成像速度快，可通过梯度场的变化提供每秒4～6张任意方向的2D连续实时影像。正因为核磁成像的这些优点，核磁引导放疗既可以在治疗前实时配准当前肿瘤与计划靶区，引导软组织摆位，还能进行在线蒙卡剂量预测，做到精准定位并预测当前放疗将要投递的剂量。在治疗进行中通过软组织追踪和自动化的射线控制实现实时追踪肿瘤（real-time tracking），在治疗全程连续造影，比对新图像和计划图像，系统再自动决定照射与否。另外，在分次放疗中快速采集图像，根据肿瘤退缩或周围器官变化等反馈的信息对治疗计划进行评估和优化，及时调整后续分次治疗的方案，实现在线自适应性计划放疗（on-table adaptive RT）。核磁图像引导放疗系统作为一项快速发展的技术，在实时在线监测肿瘤及放疗计划的调整与优化上拥有巨大的潜力。当然，目前的核磁引导技术也存在局限性。首先，由于其成像原理与物质内质子有关而与核外的电子密度不相关，无法像 CT 那样直接进行物理剂量的计算。目前的解决办法是利用数学模型将磁共振像素信号转变成可用于剂量计算的电子密度；或者可以直接将核磁和 CT 影像融合叠加后进行靶区的勾画和计划设计。另外，磁共振设备的磁场对直线加速器的影响也不可忽视，如用于控制多叶光栅叶片到位精度的磁性编码器的性能会下降；波导过程中的电子可能会发生偏离、聚焦和散焦等现象。除此之外，对于位于软组织较少或空腔较多的肿瘤（如肺癌、食管癌等），磁共振的功效也会大打折扣。（图 8－1－8）

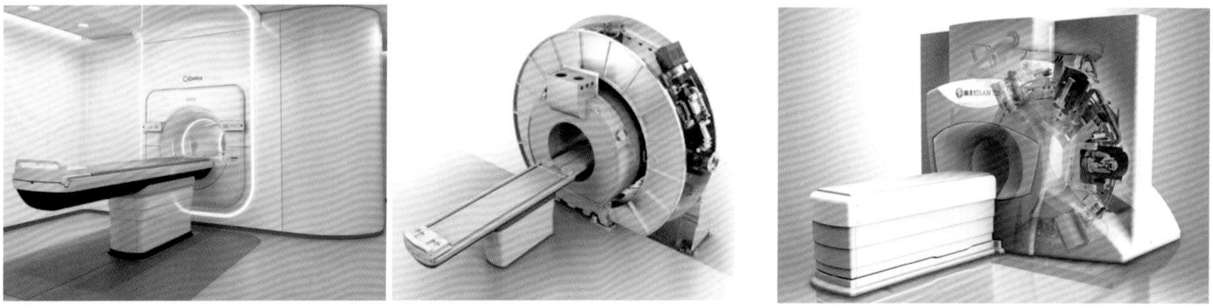

（1）医科达（Elekta）公司的 Unity 高场强磁共振放疗系统，将飞利浦公司的 1.5 T 高场强诊断级磁共振系统集成在医科达（Elekta）最先进的放疗加速器的机架内

（2）ViewRay 公司的 MRIdian Co60（0.35 T）实时磁共振引导放疗设备

图 8－1－8　磁共振放疗设备

除了结构性成像系统，放疗还可以与功能性影像（如 PET-CT，fMRI）配合。长久以来，放疗对整个肿瘤的原发灶及转移的区域淋巴结的计划靶区的追求都是尽可能给予其均匀的处方照射剂量。但近些年越来越多的研究表明，由于实际肿瘤组织的内部结构并不单一，根治性放疗后局部区域复发的主要原因可能恰恰正是源于对肿瘤靶区内的组织采用均匀剂量照射的这种追求，而未考虑肿瘤本身在时间、空间上的生物学异质性。由于肿瘤放射生物学的因素（如乏氧区域、肿瘤内血流灌注、肿瘤细胞密度、细胞增殖率、代谢、细胞周期调控、癌基因和抑癌基因改变及侵袭转移等特性），肿瘤细胞对射线的敏感度是不同的。更何况这些生物学因素是随着治疗过程的时间和空间点动态变化的。因此，在物理靶区的基础上，人们进而提出了生物学靶区（biological target volume，BTV）和生物引导放疗（biology guided radiation therapy，BGRT）的概念。以功能性影像为基础，将传统影像所提供的三维解剖信息和生物影像所提供的多方面的细胞微环境、生物学等信息整合，实时检测肿瘤的位置，在放疗中对不同射线敏感度的生物靶区给予不同的照射剂量。针对肿瘤内放疗抵抗的的生物学亚区域（subvolume）实施异质性的局部补量照射，而降低放疗敏感区域的照射剂量，从而可能在不增加或降低正常组织不良反应的前提下进一步提高肿瘤的局部控制率。这种个体化、精准化的放疗技术称为剂量绘画（dose painting）放疗技术。该项技术的关键在于用无创的影像技术预测和定义肿瘤内放疗敏感或放疗抗拒的亚区域，并将其用于指导放疗计划的设计，因此广义上说是图像引导放疗技术的延伸。目前剂量绘画多通过利用 PET-CT 影像技术探测不同示踪剂的方法来实现的。这是因为不同的示踪剂可以反应多样的生物学信息，灵敏准确地定量分析肿瘤能量代谢、新生血管状态、蛋白质合成、DNA 复制增殖和性激素受体状态等，如描绘肿瘤细胞代谢活性（如氟脱氧葡萄糖，FDG）、追踪特定生物标志物抗原（如前列腺癌中的 PSMA）或探测免疫系统（如 PDL1 表达的 T 细胞）等。另外，功能性磁共振成像在显示肿瘤异质性方面也有优势，例如磁共振波谱（magnetic resonance spectroscopy，MRS）分析可以提供肿瘤化学环境的信息，可用于区分肿瘤生长和放射线诱发的器官或组织坏死；BOLD（blood oxygen level dependent）MRI 利用氧合血红蛋白与去氧血红蛋白的电磁性质的变化测量大脑的新陈代谢；动态对比增强（dynamic contrast enhanced，DCE）MRI 通过注射造影剂检测和评估肿瘤或其他组织的微血管情况；弥散加权 MRI（diffusion and exacerbation magnetic resonance）能够检测组织内水分子运动状况，反映活体组织内部的生理状态和结构特点。尽管剂量绘画放疗在理论上有潜在的治疗优势，治疗技术上包括基于生物亚靶区和功能影像学参数的剂量绘画目前也是可行的，相关软硬件也基本支持，但还存在诸多问题有待解决，例如多模态图像采集处理和分析技术的标准化和自动化、剂量分布的适形度变差、不同剂量水平的亚区域边缘处可能存在剂量冷/热点、影像参数的选择与优化、以功能影像为基础的生物亚靶区的准确定义、准确快速的治疗计划的设计与评估、治疗期间的多种不确定性等。此外还需要将功能影像与目前的放疗流程整合及大规模的临床试验验证。

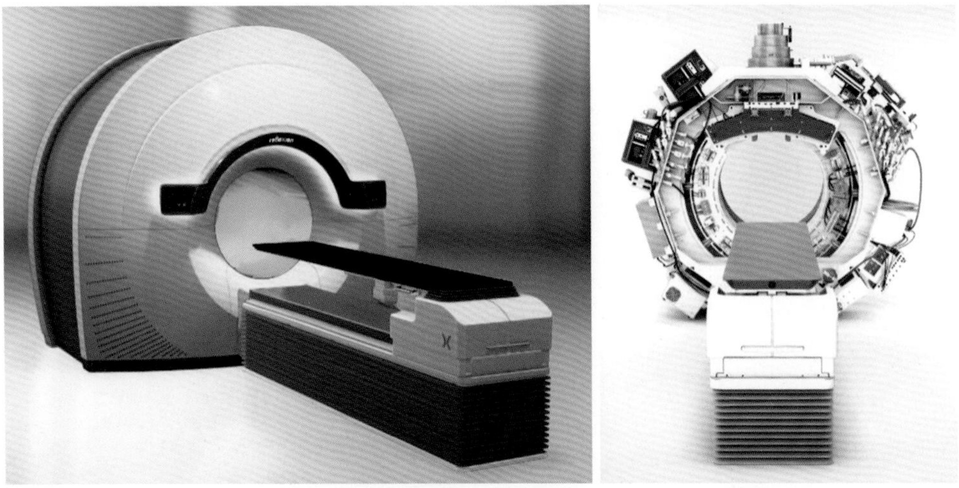

图 8-1-9　RefleXion Medical 公司的 RefleXion X1 设备

目前已经处于临床试验阶段，并最终有望实现生物引导放射治疗技术。该技术利用 PET 识别肿瘤的分子特性，从而在每次治疗过程中实时引导放疗光束。RefleXion X1 将扇形束 CT 成像和直线加速器集成在一个机架内。

（五）体部立体定向放疗

根据放射生物学的“4R”理论：即修复（Repair）、再氧化（Reoxygenation）、再分布（Redistribution）、再增殖（Regeneration），为了能最大限度增强肿瘤细胞对放射线的敏感性，同时为了给正常组织修复的时间，整个放疗疗程的总剂量是分次实施的。另外，考虑到分割照射期间组织放射性损伤的修复和肿瘤细胞的代偿性增殖等因素，不同的人体组织和肿瘤细胞、不同的单次分割剂量等对同一个物理处方剂量的生物响应程度是不一样的，即有不同的生物等效剂量（biological equivalent dose，BED）。照射次数也取决于患者的放疗类型、总照射剂量和单次分割剂量等因素。大多数常规外照射放疗的剂量分割是在较长的治疗周期内（5～7 周），按照每天 1 次（1.8～2 Gy），每周 5 天的方式给予。例如，在不考虑细胞增殖的情况下，假设同样是 60 Gy 的处方剂量，常规放疗（每天 2 Gy，每周 5 天）的肿瘤生物等效剂量是 72 Gy；而如果采用大剂量分割模式，即增加单次照射的剂量（每次 6～10 Gy）、缩短总照射次数（住院 1 周左右，照射 6～10 次）的情况下，其肿瘤生物等效剂量可以高达 96～120 Gy。换句话说，在达到相同肿瘤生物效应的情况下，尽管单分次的剂量变大，大剂量分割模式放疗的总处方剂量是小于常规放疗的，这样更有利于正常器官的保护。由此可见，采用大剂量分割放疗，即精确地给予高剂量射线来消融肿瘤，不仅在临床上能减少常规分次的次数，加快整个放疗流程的进度，更能施加更高生物效应剂量的照射，展现出更强大的肿瘤灭杀能力。这种大剂量模式即体部立体定向放射治疗（stereotactic body radiation therapy，SBRT），又称立体定向消融放疗（stereotactic ablative radiotherapy，SABR）。

尽管大量研究表明，SBRT 相对于常规分割模式的放疗优势明显，但直到近 20 年才逐渐广泛地应用于临床。这是由于这种特殊的治疗技术对治疗精度的依赖程度很高，需要对目标靶区安全地、精准地聚集足够高的剂量，因此 SBRT 也得益于图像引导放疗技术的发展。SBRT 技术最早源于 1951 年由瑞典神经外科医师 Lars Leskell 首先提出的立体定向放射外科（stereotactic radiosurgery，SRS）的概念，即对小的肿瘤（临床建议<5 mm 以下）实施高精度（亚毫米级别）大剂量的单次（伽马刀）或 3～5 次（X 刀、射波刀）的放射治疗。SRS 最先利用的是一种治疗颅内局灶性良恶性病变（包括脑转移）的立体定向放疗装置，即伽马刀（Gamma knife）。1967 年，在瑞典斯德哥尔摩 Sophiahemmet 医院，Leksell 医师提出伽马刀最初的想法并完成了首例伽马刀立体定向放射外科，治疗了一名颅咽管瘤的患者。其工作原理是采用 201 个球形排列的放射性元素钴- 60 作为放射源，应用头部三维固定金属框架和非共面小野，几何聚焦放射线到一个小焦点上，对颅脑肿瘤、损伤或其他病灶区形成一种边缘剂量陡降的剂量分布，其治疗照射靶区与正常组织界限十分明显，像手术刀一样对靶区进行单次的大分割放疗。并且由于伽马刀有较高的焦皮比（焦点处剂量和皮肤表皮所受剂量的比值），对焦点外的正常组织损伤较小，最大限度地减少对周围正常组织的毒性，因此患者较少出现脱发等放疗副作用。伽马刀可以在不开颅的情况下，产生类似于手术切除病灶的效果来治疗包括小的良恶性肿瘤和功能性疾病如三叉神经痛等颅内病变。伽马刀在国外已经被用来替代部分神经外科的手术。现代的伽马刀系统经过多年的迭代升级，工艺上具备许多升级的功能和衍生形态，例如拥有多叶准直器和头盔的自动交换系统；增加了图像引导系统，提高定位和摆位的精度以尽可能摆脱有创的头架；动态 30 颗源旋转聚焦式头部伽马刀；利用了两个垂直方向同步旋转的航天陀螺仪旋转原理的陀螺刀等。需要注意的是，尽管颅内病变是伽马刀的主要适应征，其对于颅底及颅脑深部肿瘤的治疗仍有局限性。近些年，人们也尝试将伽马刀从头部应用到全身各个部位的良、恶性肿瘤的治疗，但受体位固定、肿瘤特征性、放射源安全性等因素限制，体部伽马刀相对于其在头部的临床应用较少，临床疗效也有较大差距。（图 8 - 1 - 10）

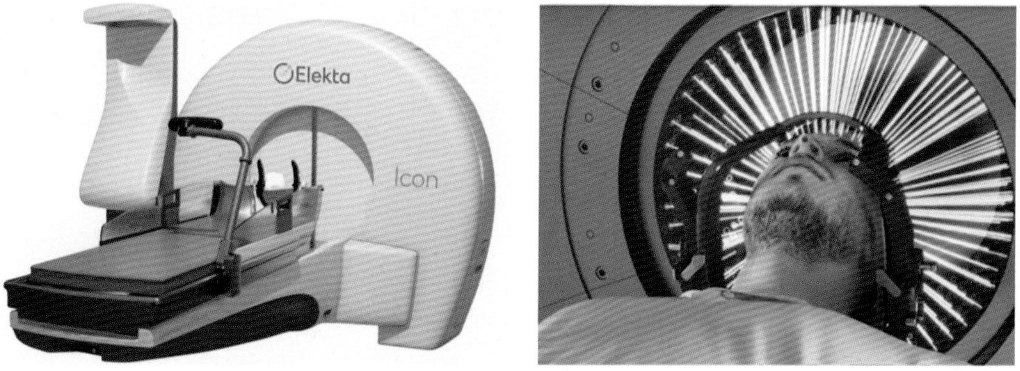

图 8 - 1 - 10　医科达（Elekta）公司的 Icon Gamma 刀系统

开放式的设计为患者提供了更好的身体舒适度，并减少了成像时间和整体治疗时间。

SBRT 是 SRS 技术的延伸，其可在图像实时引导技术的加持下将治疗领域从颅内扩展至全身。SBRT 可由传统的直线加速器来实施，亦可通过专用的机器诸如伽马刀、射波刀、X 刀等进行。首先 SBRT 对放疗团队的要求很高，需要肿瘤内科医师、医学物理师和放射治疗师拥有丰富的经验，尤其是在整个治疗流程中持续性的针对每一个细节进行可靠的质量保证和管理，全程严格、及时地监测和纠正误差。SBRT 的实施同时也需要高性能、复杂精密的设备的配合才能最大限度地发挥其功效。能否成功实施 SBRT 的关键在于对放疗精度的控制，这包括但不仅限于对摆位精度的管理和呼吸运动的控制。SBRT 的放疗设备首先应能提供高质量的影像，并且能与其他多模态图像精确配准，为降低摆位误差和精准图像引导提供有力支持。SBRT 对于肿瘤靶区的偏差和患者体位固定精度均比常规放疗严格。首先，放疗科室的加速器设备必须配备 SBRT 所需的配件，以及这些新设备与现有技术的整合能力，包括治疗计划设计系统有准确计算、记录和验证 SBRT 所需的复杂计划的能力。除了常规的图像引导技术（4DCT 和呼吸门控、主动呼吸控制、肿瘤追踪）之外，SBRT 的体部固定框架一般还会装载真空垫和翼形板等体外固定配件，使得患者相对于框架参考坐标系有一个舒适、精准、稳定的定摆位状态。并且为了管理体内肿瘤伴随呼吸而运动的问题，还可利用腹部压迫或屏气技术降低患者胸部和腹部等器官因呼吸导致的运动的幅度，尽可能地减少治疗误差。另外，SBRT 的单次照射剂量比常规放疗要大，如果使用常规放疗的剂量率，会增加单次照射的时间，这势必会增加患者的不适感和呼吸活动的范围。因此，拥有高剂量率技术的新型加速器可以显著缩短单次治疗的时间。（图 8－1－11）

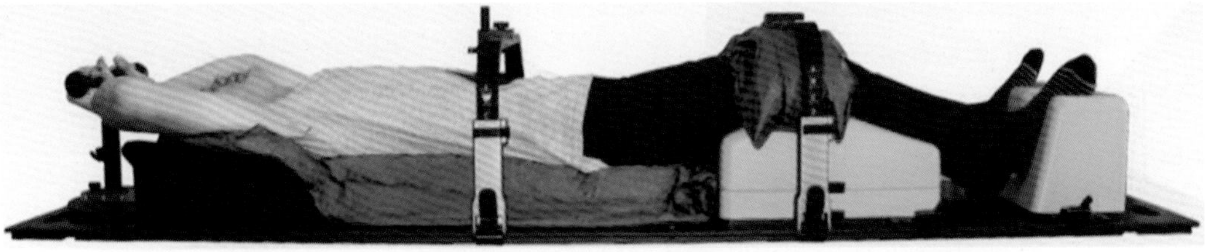

图 8－1－11　科莱瑞迪（Klarity）公司的 SBRT 体位固定系统

SBRT 作为一种积极的放疗技术，相对于传统分割的放疗，患者治疗费用更低，临床效果显著。随着技术的改进，放疗的精度早已进入毫米级别的领域，这使得 SBRT 的适应症越来越多，体内每个部位的病灶都能作为靶区。SBRT 的应用已经从最早期的肺癌逐渐延伸至用于治疗不同部位的原发性和转移性肿瘤，包括脑部、腹盆腔、胸腔和脊柱部位的肿瘤或转移灶。在治疗泌尿系统肿瘤方面的经验也越来越多，特别是前列腺癌和肾癌，其肿瘤局部控制和治疗效果已接近外科手术。SBRT 能达到和手术一样的效果，这为手术高风险的患者多提供了一个治疗的选择。目前，直接应用于临床的根治性 SBRT 放疗主要针对的是肿瘤边界定义清晰的、孤立的数个转移或原发小病灶的治疗。但 SBRT 的临床应用潜力应该远不止这些。SBRT 联合其他治疗方式（如化疗、靶向治疗、免疫治疗等）治疗复发转移性疾病的患者已经逐渐得到广泛的应用。接受 SBRT 治疗后的二次转移率比进行手术的同类患者要低，这得益于放疗后被激活的人体的免疫反应。患者在轻微或无毒性反应的情况下，能延长预期寿命并获得较好的生活质量，延长了其他治疗的效力，并逐渐把转移性疾病转变成慢性疾病。另外，由于其特殊的放射生物学效应，SBRT 在针对常规分割放疗不敏感的肿瘤治疗时效果明显。因此，限制常规分割放疗的因素可能可以通过改变单次分割剂量和剂量分割模式来克服，并最终使临床获益。

（六）内照射放疗

不同于传统的外照射放疗，内照射放疗是指体内近距离照射的方式，范畴包括将放射源放置于肿瘤靶区内部或附近的后装治疗、使用电子线束的术中放疗、粒子植入治疗、放射性核素治疗和硼中子俘获治疗等。其中，绝大部分内照射放疗指的是近距离放疗（brachytherapy）。“Brachys”一词取自希腊语，意思是短距离。根据平方反比定律，近距离放疗的放射源的射程短、穿透力低，可使肿瘤获得局部较高照射剂量的同时降低周围正常组织器官受到的不必要的剂量。在治疗过程中，即使肿瘤发生位移，放射源也能保持与肿瘤的相对位置基本固定。近距离治疗的疗程更短，通常以门诊的形式进行，可以减少来院就医的次数。除此之外，近距离放疗产生放疗副作用的风险也更低。但近距离放疗的剂量分布不均匀，导致存在许多不可避免的超高剂量区（热点，即靶区超量）和超低剂量区（冷点，即靶区欠量），进而增加肿瘤残留和复发的风险。近距离放疗通常作为外照射放疗的一种剂量补充方案配合外照射放疗进行。

近距离放射治疗的开篇可以追溯到 20 世纪初。巴黎居里研究所及纽约圣路加纪念医院率先开始应用近距离治疗技术，并在欧美国家引起轰动。1903 年使用镭治疗皮肤癌开启了近距离治疗的篇章。在之后长达半个世纪的时间里，放射源都需要医护人员手持送入患者体内，对操作者造成了辐射的伤害。以镭－226 为代表的低剂量率放疗的治疗时间过长，治疗期间难以保证施源器位置的稳定，治疗过程中也给患者造成痛苦，这些均导致近距离治疗的使用率逐渐下降。直到 20 世纪中叶的 60 年代，随着以钴－60 和铱－192 为放射源的高剂量率遥控后装技术的发展，为操作者及患者提供了辐射防护，大大降低了医务人员接收有害照射的风险。高剂量率使得治疗时间明显缩短，患者的痛苦得到了减轻，并减少了施源器和放射源的移位，提高了治疗效率。20 世纪 70 年代陆续开始使用 50 kV 的接触 X 射线用于治疗皮肤癌。随后，在高剂量率照射的基础上陆续建立了斯德哥尔摩体系、曼彻斯特体系和巴黎体系等诸多腔内放射治疗剂量学体系。近年来，随着三维影像技术、计算机技术加持的治疗计划系统和治疗硬件设备的研发和应用，近距离治疗已经逐渐成为一种适用于多种类型癌症的安全、有效的治疗方式。

近距离治疗可以根据肿瘤接受到的剂量率、剂量照射的持续时间和放射源的放置方式来分类。根据肿瘤接受到的剂量率，近距离治疗分为低（<2 Gy/h 或脉冲式）、中（2～12 Gy/h）和高剂量率（>12 Gy/h）三大类。低剂量率适用于头颈部、口腔癌、咽癌、肉瘤、妇科和前列腺癌；中高剂量率适用于子宫颈、食管、肺、乳腺与前列腺癌的治疗。根据照射的持续时间，近距离治疗分为暂时性和永久性粒子植入两大类。暂时性近距离治疗是指放射源停留在照射区域一段固定的时间后再撤回，移除出人体。具体时长可短至几分钟（中、高剂量率），长至 24 小时（低剂量率及脉冲式）。而永久性粒子植入式近距离治疗，是指基于影像引导将米粒大小的包含低剂量率放射性同位素的金属粒子或小球，通过针、导管或其他类型的载体永久性的直接植入治疗区域，利用放射性核素持续释放射线达到杀伤肿瘤细胞目的。植入治疗过程可做到无痛，用时 1 小时左右。随着放射性的逐渐衰减，几周或几个月后放出的放射性活度会逐渐衰减趋近于零。相应的，根据放射源的放置方式，近距离治疗又可分为组织间插植和接触式两大类。前者的放射源被直接放置于靶区组织内，如前列腺或乳腺。组织间插植适用于局部肿瘤及预后良好的患者，大多用于低危的前列腺癌的治疗，作为前列腺切除术的替代疗法。大量研究发现，放射性粒子（碘-125 或者钯-103）植入治疗的生存率可达到外照射或根除式前列腺切除术的水平，但大小便失禁等泌尿系并发症发生率更低，阳痿等性功能障碍是目前前列腺癌常见治疗手段中最低的，是一种危害性更小的治疗手段，并可有效预防癌症复发。接触式近距离放疗则是将放射源放置于靠近靶区组织的体内空腔（如子宫颈、子宫或阴道）、体内管腔（如气管、食管）、血管（如冠状动脉支架内再狭窄疾病）或外部皮肤敷贴。大部分近距离放疗主要指的是接触式近距离放疗。出于辐射防护的需求，放射源不是直接被放置于或者靠近空腔或管腔内的，通常被密封在一个非放射性的保险罐中。在治疗过程中首先放置空载的不具有放射性的施源器（插植针、塑料导管等）于目标位置，之后再远程将放射源输送到施源器内，这也是这种近距离治疗被称为后装治疗（after-loading radiotherapy）的原因。由于子宫颈的解剖位置特殊，施源器能够利用人体的自然腔道被放置于子宫颈、阴道、子宫及宫旁位置，并且周边各个器官的移动度不大。除此之外，阴道和子宫拥有较高的放疗耐受剂量，可以针对肿瘤实施更高剂量的照射，因此后装治疗在宫颈癌的应用最为广泛。另外，由于前列腺边界非常清晰，接触式近距离治疗技术可以将大部分照射剂量集中在前列腺靶区内，获得适形的高剂量分布，而邻近组织的剂量迅速衰减，避免接受不必要的照射。因此，高剂量率的暂时性近距离治疗可作为外照射的剂量补充，用于治疗前列腺癌。相对于外照射放疗，大量随机临床试验证实近距离放疗可以减少外照射的疗程，保留患者器官和功能，降低副反应发生的概率。

现代的后装治疗流程大致可分为图像采集、施源器的插入与成像、设计照射计划以及治疗实施几个步骤。首先，借助 X 光机、超声、CT 及 MRI 等影像设备对肿瘤及临近组织进行三维模拟成像，确定肿瘤的形状、大小及位置，以及施源器的放置方式和位置。施源器可在 X 射线、荧光透视、超声、CT 及 MRI 的引导下插入体内并正确定位，并通过缝合线或胶布将其固定在皮肤上，避免位移。然后，对患者进一步进行多部位的三维成像，以此确定施源器、治疗部位和周边累及组织的空间位置关系。包含施源器的患者图像导入治疗计划系统后，可用于具体的治疗计划制订。利用专业的治疗计划制作系统，优化组织间或腔内施源器内放射源在时间与空间上的剂量分布，并尽可能避免治疗中出现冷、热点。最后，非放射性的施源器根据计划设计的治疗位置被正确定位和放置到患者体内。随后放射源通过一系列的连接导管从后装机被输送至施源器中预先设定的位置，这一过程是由治疗师远程操控完成的。根据设计的治疗计划，放射源在驻留相应的时长之后再次通过连接导管被运送回后装机内。施源器最后被移出体内，整个治疗结束。（图 8-1-12）

除了这些局部的内照射法，还有一种利用人体分子生物学特性的全身性的内照射法。其原理是将具有放射性的同位素物质（释放出 α 射线或 β 射线）标记在核素标记分子的载体上，通过吞咽或注射进入

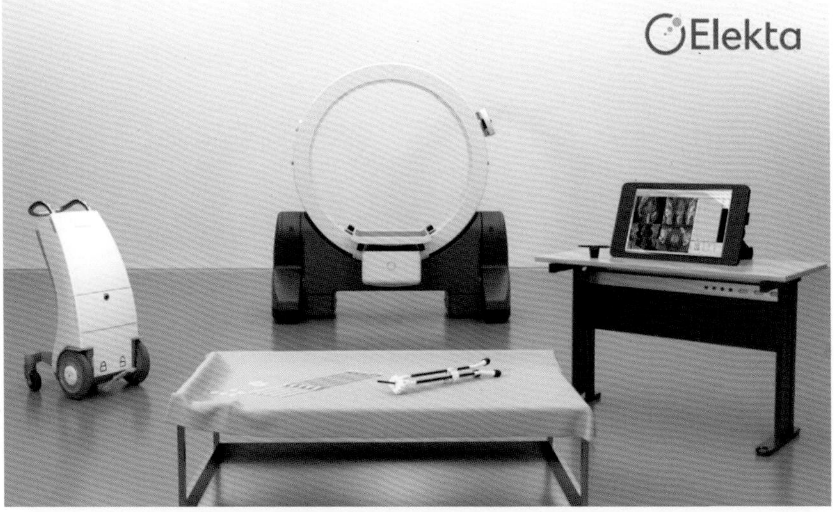

（1）三维图像引导后装系统

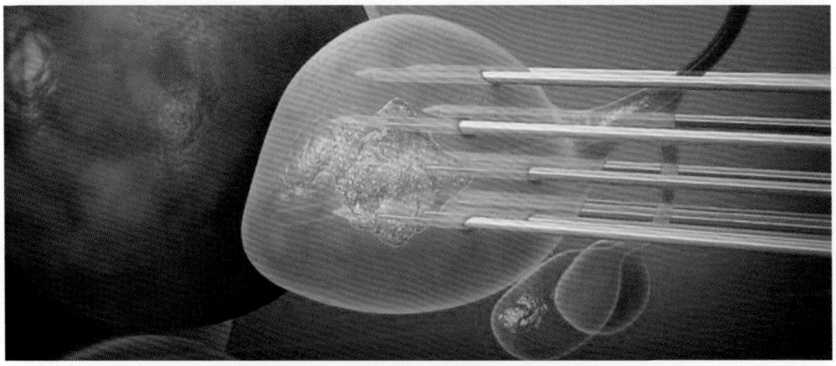

（2）前列腺施源器示意图

图 8－1－12　后装治疗系统

人体后，这些载体可在病变靶细胞和组织浓聚，从而起到近距离杀灭肿瘤细胞或异常增殖组织的治疗作用。例如，碘－131 被甲状腺癌细胞自然吸收，用于治疗某些类型的甲状腺癌；钐－153 和锶－89 用于缓解骨转移的癌症疼痛。另一种比较特殊的利用癌细胞分子生物学特性的内照射法称为硼中子俘获治疗（boron neutron capture therapy，BNCT）。其原理是：首先将含硼－10 的化合物注射进入人体内。由于此类化合物与癌细胞有高亲和力（可达正常细胞的 3 倍以上），其进入人体后会被癌细胞迅速吸收聚集，且不会在正常细胞中聚集。然后利用体外的低能热中子束对人体进行照射。硼－10 元素受到中子照射后会在癌细胞内发生核反应而分裂成灭杀效果巨大的 α 粒子和锂－7 粒子，以此破坏癌细胞。由于分裂产物射程极短（4～9 μm，距离只有一个细胞的大小），因而可以精准杀伤癌细胞，并保护了周围的正常组织。（图 8－1－13、图 8－1－14）

（七）其他新技术

1. 剂量引导放疗：精准放疗中，实际照射过程中患者的剂量分布会根据解剖结构而改变，无法与理论计划的剂量保持一致。尽管目前的放疗是通过外放足够的靶区边界，辅以呼吸运动管理的图像引导技术的方式来提高靶区处方剂量覆盖率的，这样虽然避免了靶区欠量，但同时也增加了靶区周围危及器官的剂量，无法从剂量学的角度较好的评估分次间非刚性形变（如靶区收缩、体重改变和膀胱直肠充盈等）对靶区和周围危及器官造成的影响。美国学者近年来提出了剂量引导放疗（dose guided radiation therapy，DGRT）的概念，即在治疗疗程中通过监测肿瘤及周围正常组织获得的入射剂量、出射剂量或透射剂量等剂量信息，与同时获得的三维图像数据配合，用散射校正、形变配准等方法对机载影像进行处理，重建出患者在分次治疗间或分次治疗过程中实际吸收的物理剂量分布，并与方案设计计算的物

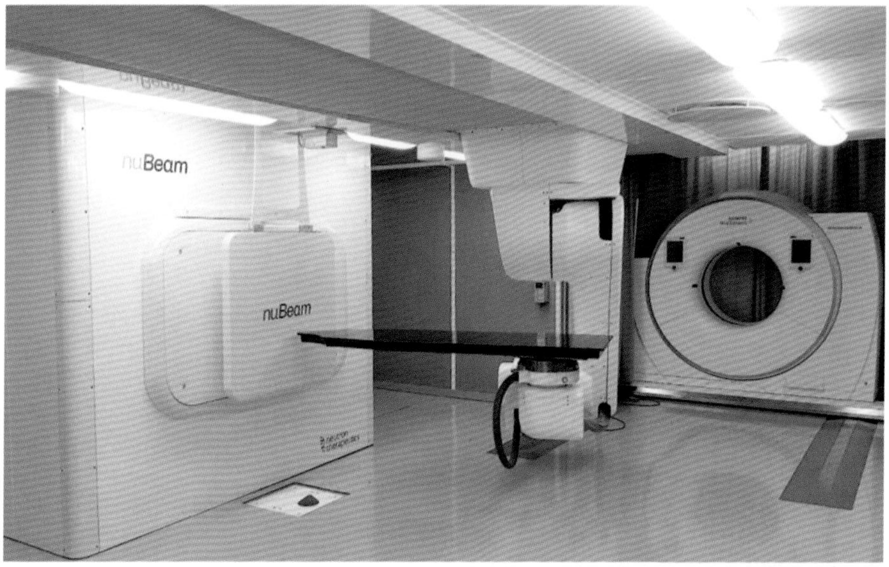

图 8-1-13 赫尔辛基大学医院的 BNCT 治疗室

从左至右依次为射束成形装置、治疗床和 CT。

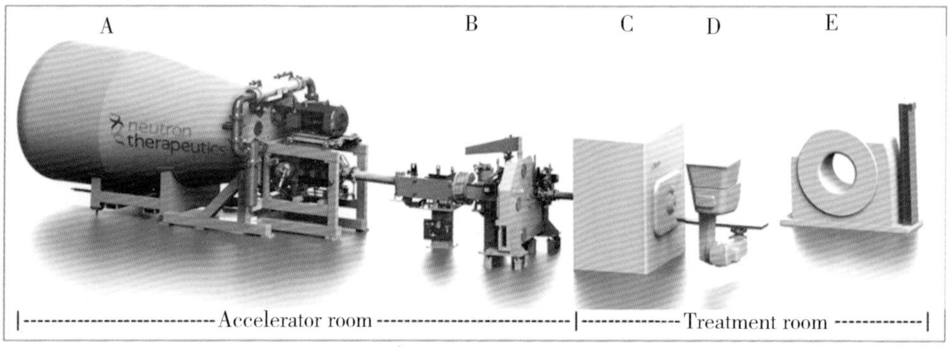

图 8-1-14 赫尔辛基大学医院 BNCT 设施的关键实现技术

A. 紧凑型质子加速器；B. 质子束光学；C. 光束整形组装；D. 机器人沙发；E. 轨道式 CT 扫描仪。

理剂量分布相比对。对不符合剂量学要求的分次间非刚性形变以剂量引导调整摆位、自适应计划优化、修改处方剂量等方式进行优化，从而及时修正放疗计划，使整个疗程后的最终物理剂量分布与方案设计的要求一致，并能指导和调整下一步放疗计划实施，从而保证计划剂量与实际剂量的精确吻合。剂量引导放疗可以分为机载影像采集、靶区和危及器官勾画、基于机载影像和人体物理剂量分布计算模型的剂量重建、从剂量学角度引导放疗这 4 个基本流程。其中，机载影像需要具备能在极低兆伏辐射照射下获得物理剂量分布图像或数据的能力，并能将人体解剖图像与测得的物理剂量分布相结合，了解肿瘤与正常组织器官的剂量分布情况。剂量引导放疗在常规放疗中的应用主要是离线自适应放疗，例如 TOMO 刀可动态地监控肿瘤的变化，比对分析实际剂量和计划剂量，从而优化剂量分布。另一方面，由于磁共振可以提供更精准的解剖学结构信息，因此除了计划执行评估和离线再计划之外，核磁引导放疗结合剂量引导放疗有望实现自动勾画后的在线计划优化。在线的剂量引导放疗更是质子重离子放疗的潜在应用，因为射野路径上组织或灰度值的改变都会导致布拉格峰产生较大偏移。受限于目前图像引导技术的水平，单纯依靠图像引导放疗或不能完全满足临床对于精准放疗的要求，尤其是对精度要求极高的单次大剂量照射的 SBRT。随着机载影像质量的不断提高、形变配准算法的进步以及计算机技术的革新，剂量引导放疗在图像引导技术的基础上，利用重建出的剂量参数，有望完美结合图像引导、自适应放疗与生物引导放疗技术，实现放疗的最佳剂量学分布，进行超高精度打击的同时最大限度地保护正常组织不受伤害。

2. 闪射放疗：每一项划时代的放疗技术的创新都需要经历十多年，甚至更长的周期。放疗领域一直在物理、化学和生物学等学科寻求创新来改善肿瘤的治愈率。正常组织被照射后产生的放疗相关损伤也一直以来都是临床关注的重点。剂量率是影响放射治疗生物疗效的重要因素之一。当前临床传统外照射放疗和高剂量率的近距离放疗的剂量率约为 1 Gy/min；全身外照射的剂量率为 0.1 Gy/min；低剂量率的近距离放疗仅为 0.01 Gy/min。利用超高剂量率电子短脉冲为主要特征的闪射（FLASH）照射是一种独特的治疗方式，已经成为当前放疗领域的一个前沿研究热点。闪射效应的特点是超高剂量率的照射，与传统剂量率照射相比，能在以不牺牲肿瘤控制率为代价的情况下，降低正常组织的损伤。对于闪射放疗的剂量率目前尚无明确的界定值，目前一般认为剂量率大于 40 Gy/s、照射时间小于 1 秒，即为闪射放疗。高剂量率照射可以通过微秒、毫秒级别的单脉冲或多脉冲来实施，目前所使用的射线包括治疗浅表靶区的电子线和用于小体积病灶的光子线和质子线。

早在 1959 年闪射效应就被科学家首次在电子照射实验中观察到，并于 1971 年发现当剂量率高到可以降低氧分压引发组织缺氧时，对小鼠正常组织的放射伤害会降低的现象。近年来，放射生物学及放射肿瘤学的科学家又对这一放射生物效应提起兴趣，并重新开始探索其理论基础及潜在的临床转化应用的意义和价值。2014 年对小鼠正常组织和肿瘤组织的研究再次揭示了在相同的总剂量下，亚毫秒级的照射脉冲比长时间连续照射引起的并发症更少。随后，多项动物实验证明闪射照射可以降低对正常脑组织的不良反应（神经认知和记忆力）、显著减少肺纤维化的发生、延长无进展生存期、减少对胃肠功能的损伤、减少放疗诱导的促炎性因子和持久性 DNA 损伤的数量、延缓细胞衰老、起到保护皮肤的作用，甚至在照射诱导癌症的迟发效应方面也有优势，并证实了 X 射线也拥有相似的闪射效应。首例人体闪射放疗的报道是一位广泛扩散的皮肤 T 细胞淋巴瘤患者，在接受了闪射放疗后肿瘤被完全治愈，并且未出现毒性反应，真皮层和表皮层的交界面没有被破坏。美国食品药品监督管理局于 2020 年批准了首个用于临床试验的研究性器械，并即将进行第 1 个临床试验。至此，闪射效应已经在各种哺乳动物的不同器官上被观察到，但却未实现研究结果向临床应用的转化。究其原因主要还是闪射放疗技术的瓶颈，缺乏实施输送如此高剂量率的安全的综合性系统。这当中就包括进行逐个脉冲剂量监测的高速探测系统（电离室、辐射变色膜、热释光剂量计、丙氨酸沉淀等技术）。显而易见，闪射放疗的关键是剂量率，但是以极高的剂量率进行剂量测定本身就十分复杂，并且这不仅仅是改变剂量率这一个变量的工作。因为临床应用中的剂量率指的是整个照射过程的平均剂量率，目前的设备还无法准确测量包括粒子能量、脉冲频率、脉冲内的剂量及剂量率、射线束稳定性、总输送时间等物理学参数。另外，目前还没有能确保闪射光束安全递送的高精度传输技术；多叶光栅叶片运动速度的限制也无法做到亚秒级的闪射强度调制；对患者的摆位、固定以及移动控制的特定治疗平台提出了更高精度的要求等。作为癌症放疗技术的一个重大突破，在将闪射放疗大规模应用于临床治疗前，还有许多巨大的技术挑战有待解决。尽管如此，对于直线加速器的基础性革新一直在进行中。科学家正在开发不同类型的闪射放疗专用的系统，并综合考虑可用性、监控功能、成本效益、紧凑性、功率效率和经济制造等因素，以期在未来应用于动物实验及临床。例如，闪射刀（FLASHKNiFE）系统是一个安装在移动基座上的超高剂量率的直线加速器。其动物实验机型已经完成了多种动物的临床前实验，并且首个临床实验原型机有望在瑞士洛桑大学附属医院交付使用。另外，一种可以产生 6～10 MV 超高剂量率 X 射线束的紧凑型放射传输平台，多向高能敏捷扫描电子放射疗法（pluridirectional high-energy agile scanning electronic radiotherapy，PHASER）也正处于研发阶段，期望解决极高能量电子（VHEE）束的尺寸和稳定性等问题，设计包括了可以在 1 秒内快速完成分次照射的图像引导技术。闪射放疗未来也可以利用现有的质子放疗设备实现，例如瓦里安（Varian）公司的 ProBeam 平台。将目前用于临床的质子治疗强度提高 72 倍，可以实现 0.2 秒时间内超高剂量率的超高速闪射放疗。（图 8－1－15）

当前关于闪射放疗的临床应用面临诸多挑战，其中生物学机制能够指导放疗技术安全可靠地发挥作用，对于其临床应用的推广至关重要。但其生物学机制非常复杂，确切发生的潜在机制尚未明确，大部分仍处于初步或未公开状态的实验阶段，有待于进一步研究。迄今为止已有多种猜测，可能的机制包括耗氧假说、活性氧自由基、DNA 的损伤和修复、炎症效应和免疫调节假说等。其中相对比较可靠的理

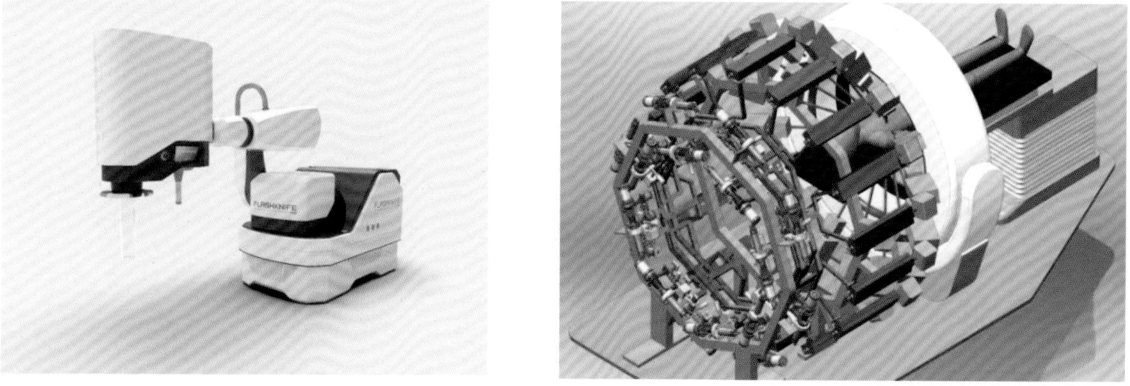

（1）PMB-Alcen 公司推出的 FLASHKNiFE 系统　（2）TIBARAY 公司的 PHASER 系统的概念效果图

图 8－1－15　闪射放疗专用系统

论性解释是氧耗竭（oxygen depletion）原理，一直被认为是闪射对正常组织保护作用的潜在机制。闪射照射后会导致正常组织放射化学性氧耗竭，在极短时间内出现急性的缺氧期。由于闪射放疗的每个脉冲间隔时间很短，正常组织的这种瞬时缺氧在短时间内无法通过氧弥散再氧合，从而短暂出现类似于乏氧组织的辐射抗性。另一方面，肿瘤组织内也会因为闪射照射产生氧的放射化学耗竭而导致放射抵抗，但由于肿瘤和正常组织之间的氧张力差，肿瘤组织本身多处于乏氧状态，其因为剂量率的改变而引起的放疗反应影响相对较小，正常组织因而能够优先得到保护。

闪射放疗是近些年癌症治疗技术的重大突破之一，其临床应用潜力巨大，将具有十分重要的临床转化和肿瘤治疗的意义。尽管目前完成的科学研究成果主要是关联性的，非结论性的，闪射放疗离临床应用还有很长的路要走，仍需要大规模的实验来系统地验证其安全性和有效性。但从目前的研究进展来看，闪射放疗在正常组织保护方面有很大的潜在优势，有望与高精度大分割放疗之间做到相互补充，并能显著降低治疗成本、减少放疗并发症、减少分割次数、缩短分次照射的时间、避免疗程中因器官移动造成的照射精确度下降等问题，显示了实施闪射放疗的临床可行性。

六、常用泌尿生殖系肿瘤相关的放疗设备

（一）直线加速器

医用直线加速器（medical linear accelerators）是放疗的主力军。因其剂量率高、照射时间短、照射野大、剂量均匀性和稳定性好、半影区小等特点，绝大多数的日常临床放疗均是以其为主要设备来实现的。加速器利用微波电场加速电子，产生多档高能 X 射线或电子线，用于远距离外照射放射治疗。电子束穿透能力较低，一般用来治疗浅表肿瘤。高能 X 射线穿透性高，皮肤剂量较低，适合人体深部肿瘤的治疗。医用直线加速器由一系列电磁元器件组成，是一种比较复杂的大型医用设备，包括治疗头、电子枪、加速管、磁控管/速调管、准直器、定位系统、治疗床、控制系统、脉冲调制器、水冷机组、真空及充气系统、稳频及温控系统、射线束引出系统等部件。医用直线加速器的发展可以追溯到 20 世纪 50 年代在伦敦 Hammersmith 医院安装的第一台行波 8 MV 能量的电子直线加速器。经过半个多世纪的发展，目前最先进的医用加速器搭配有足够满足绝大多数放疗临床需求的附件和功能，如位置精度控制系统、高速高精度多叶光栅、机载高级图像定位及引导技术、六维治疗床等，并且对肿瘤的杀伤力更强，放疗副作用、重要脏器的损伤、机体抗癌免疫系统的影响更小，治疗精度和效率更高。得益于例如呼吸门控系统、磁导航追踪系统、人体体表光学追踪系统等图像引导技术的应用，目前最先进的医用加速器可以达到亚毫米级别的精度，数倍于质子、重粒子、射波刀等其他放疗设备，并能充分发挥立体定向放射治疗技术的作用，做到 360°旋转，全方位、实时动态地对肿瘤灶进行追踪及无创清除。在治疗效率上，医用加速器较大的射野使得其一次可以切除多个病灶，明显优于一次只能切除 1 个肿瘤灶的伽马刀和射波刀。同时，超高的剂量率也让医用加速器的单次治疗时间可以缩短至几分钟，相对其

他动则数小时的放疗技术（如伽马刀或射波刀等）有明显的优势。费用方面也远低于质子、重粒子等技术。(图 8-1-16)。

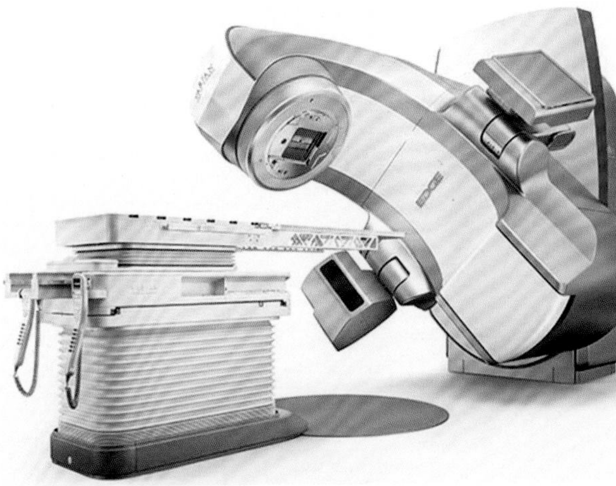

图 8-1-16　瓦里安（Varian）公司的 Edge 放疗系统

（二）射波刀

射波刀（Cyber knife）是新型的全身立体定向放射治疗设备。20 世纪 80 年代，美国斯坦福大学医院神经外科医师 John Adler 师从伽马刀之父 Lars Leksell 教授。如前所述，伽马刀的病灶局限于小肿瘤，而对于较大恶性肿瘤，分次照射更符合放射治疗杀死肿瘤的生物学特点。在伽马刀的基础之上，John Adler 教授成功研发了一款彻底摆脱金属固定头架，利用 X 射线影像引导技术定位颅内肿瘤的准确精密的无创放射外科手术系统，这就是射波刀。经历了极其严苛的工业硬件、软件和临床实验的测试，于 2001 年获 FDA 批准将其扩展到用于治疗身体任何部位的肿瘤治疗。射波刀是完全基于工业 4.0 的设计产物，其将直线加速器治疗头安装在了德国 Kuka 机械手臂上，治疗床可以平移及升降，还可以适当的旋转。因此设备更为灵活，可任意角度将多达 1 200 条不同方位的光束精准投放到全身各处的病灶上，进行几乎任意角度的照射。射波刀是世界第一台具有呼吸追踪和随动的放疗设备。射波刀的技术核心是机器人交互式辅助系统和靶区定位、呼吸追踪系统。利用影像跟踪系统，在植入金标的情况下，治疗过程中可持续接收到患者位置、肿瘤位置及其随呼吸运动而移位的信息反馈。根据反馈的信息，在治疗的同时自动持续地定位每一次的治疗光束，实时监控患者体位或肿瘤位置的变化，然后治疗头随靶区的运动而运动，并随时调整床位、照射角度等参数，对靶区的运动实时追踪照射。射波刀可以让患者在自然呼吸状态下实现分块和动态照射，更为精确地将高剂量照射区落在肿瘤靶区，使放射外科治疗的误差控制在 1 mm 以内，进而更大程度地对肿瘤周围正常组织及重要器官起到保护作用，有效降低放射并发症。射波刀的问世，将肿瘤精准放射外科治疗从头部扩大到体部。在小靶区的肿瘤治疗上能够实现和伽玛刀一样的治疗精度，同时比伽马刀多了运动追踪和呼吸随动。和伽马刀类似，小肿瘤高精度治疗是它的优势，但射波刀比伽马刀的靶区更大，对不规则形状的病灶，有更大的灵活性。射波刀可以治疗除空腔脏器以外的所有实质性器官的早期肿瘤及直径≤6 cm 的转移性小病灶，如原发性脑瘤（包括良性肿瘤）及脑转移瘤、原发性肺癌及肺转移瘤、原发性肝癌及肝转移瘤、胰腺癌、前列腺癌、脊柱及各部位骨转移瘤及全身各部位淋巴结转移瘤等。并且对于高度规则的、容积较小和位于脑干、脊髓等关键器官附近的病灶具有优势。

尽管射波刀性能优异，临床疗效卓越，但其短板也比较突出。首先射波刀最初的设计是在治疗过程中机器的连续移动出束，即射线是治疗头一边移动一边持续出束的。但 FDA 至今仍限制射波刀使用这一项功能，原因是重达 150 多千克的治疗头架在机械手上，在移动过程中会产生很大的碰撞风险，移动时的惯性控制也是非常困难的，而且由于软件或硬件故障导致射线不受控地持续移动出束也会是灾难性的。因此目前射波刀一直采用的是定点照射方式，即到位后出束，然后停止出束直到移动到下一个治疗位置再出束的方式。机器人手臂在上百个节点间的这种定点照射带来的最大的问题便是治疗时间太久，治疗效率非常低。对于颅内较大肿瘤或随呼吸移动的肿瘤如肺癌、肝癌等治疗，每次治疗时间长达一个小时以上。患者需要长时间同一个姿势躺在固定体垫或体膜中，尤其对于部分老年或体质较差患者可能不能坚持完成治疗。尤其是当使用射波刀引以为傲的呼吸随动和跟踪系统时其效率会更低。尽管新型号的射波刀增加了多叶光栅的设计以期提升治疗效率，但却是以损失治疗精度为代价的，这对于一款主打高精度的特种放疗设备来说也是无奈之举。射波刀的第二个待解决的问题是其床下治疗照射角度的受限。由于射波刀治疗头的体积还不足够小巧，对于仰卧位的患者，无法照射到其背部和后脑部的靶区。

虽然患者可以通过俯卧来避免这个问题，但对前后照射的靶区就无法实现全角度照射，靶区的适形度、半影和剂量梯度都会差一些。射波刀的另一个缺陷是由于其结构特殊，无法像常规加速器利用 EPID 做剂量检测甚至剂量引导。(图 8－1－17)

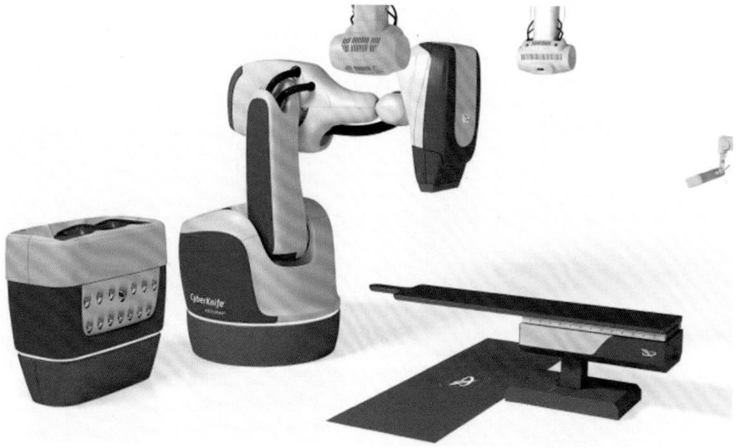

图 8－1－17　Cyberknife S7 立体定向放射外科系统

（三）TOMO 刀

TOMO 刀是螺旋断层放射治疗系统（Helical Tomotherapy）的简称。是 2003 年正式引入临床的一种采用螺旋 CT 扫描方式治疗癌症的一种较新型的体外放疗设备。与射波刀类似，也是常规直线加速器的衍生产品。从外观上看不同于传统 C 臂形的医用直线加速器，TOMO 刀更像一台 CT。其核心技术是将一台小型化 6 MV 的医用直线加速器安装在螺旋 CT 的滑环机架上，反向利用 CT 成像原理，在 CT 引导下运用高能 X 射线 360°围绕患者身体旋转，患者则在治疗床上随之同步移动，聚焦断层照射肿瘤进行放射治疗。其螺旋断层放射治疗系统集调强适形放疗、影像引导调强放疗、剂量引导调强放疗于一体。由于 CT 成像射线和治疗照射射线都是来自同一个放射源，因此杜绝了扫描图像与治疗射线的机械误差。TOMO 刀发射出的是窄的扇形 X 线束（而非锥形束），在放射治疗的间歇可行 CT 成像，以调整和确定肿瘤位置，从而准确地控制照射强度、方向，并对各个方向射野内的剂量分布进行调整，针对癌细胞的形态、大小进行精确打击，因此 TOMO 刀是 CT 图像引导的一种三维调强放疗。TOMO 刀原则上能够应用于身体任何部位甚至最复杂的肿瘤，可以在人体内实现任意需求的剂量分布，对恶性肿瘤进行高效、精确、安全的治疗。在使照射的高剂量紧扣肿瘤的同时，最大程度降低对周边关键器官和正常组织的照射伤害。TOMO 刀系统超大的照射范围（60 cm 的直径，160 cm 的长度）和独有的多视野照射模式使得其在超大野的照射上相对于传统加速器放疗的区域（＜40 cm）有明显的优势，能很好的治疗大体积的肿瘤。而射波刀的治疗范围更是只有 TOMO 刀治疗范围的 10％左右。TOMO 刀放疗不受治疗范围大小、形状和肿瘤位置的限制，可以在无须患者移动或重新调整体位的情况下同时对多个结构复杂部位、形态不规则的病灶进行照射，并且能保证每一个治疗部位剂量的精确度和肿瘤适形度，因此有较宽广的适应证，可用于治疗脑、头颈、胸、腹部、盆腔、脊髓等部位肿瘤。特别是其可用于至今临床上难以解决的类似全中枢神经系统、全骨髓、全淋巴结、全头皮、全胸膜和全脊髓等的特殊治疗，当然也涵盖泌尿生殖系统肿瘤例如前列腺癌、精原细胞瘤、膀胱癌及全身多处转移病灶等情况。

与常规调强放疗相比，得益于其薄层扇形束射线，TOMO 是真正意义上的“断层面”放疗，能有效消除照射野衔接的冷热点，剂量分布更均匀，适形度更佳。常规不同源的放疗系统，机械精度和成像精度之间都会存在一定的误差。而 TOMO 的螺旋断层成像 CT 与治疗照射使用的是同一兆伏级射线源，其成像中心等同治疗中心，成像精度高达±0.1 mm，比射波刀高 10 倍，远高于常规加速器。在每次治疗前可对患者进行极低剂量的 CT 扫描获得相当清晰且无金属伪影的治疗体位三维影像，并和历史影像进行对比，根据患者肿瘤部位每天的变化动态实时的调整照射范围和角度、剂量，用来校准摆位误差，从而可使照射剂量准确无误的按照计划实施。同时该影像系统具有剂量计算和验证功能，保证了患者每次治疗时，治疗计划在位置和剂量上的双重高精度。在完成治疗时，用兆伏级 CT 收集影像，每天照射到患者身体内的剂量及分布都可以通过 CT 扫描图像准确地计算出来，不仅能矫正摆位误差，还能计算当天实际照射的剂量分布，可让放疗医师对实际照射剂量和计划剂量进行定量分析，用来评估和调整以后分次治疗的计划是否需要调整以及如何调整，即进行自适应放疗和剂量引导放疗。这在前列腺癌治疗方面有很大优势，因为前列腺癌肿瘤周围被直肠、膀胱等器官包饶，肿瘤靶区的位置很大程度上取决于大小便的充盈程度，极易导致实际照射剂量异于治疗的计划剂量。当然，TOMO 刀也有它的局限性。首先是其设备非常昂贵，患者的治疗花费也比常规加速器放疗高，并且没有被纳入医保。其次，TOMO 刀对于大多数肺癌的放疗并不是最佳选择，这是由于其螺旋治疗的特性不可避免的会导致较为广泛的肺的低剂量受照区域。另外，TOMO 成像和治疗同源双能的设计使得其无法做到实时跟踪的图像引导放疗。（图 8－1－18）

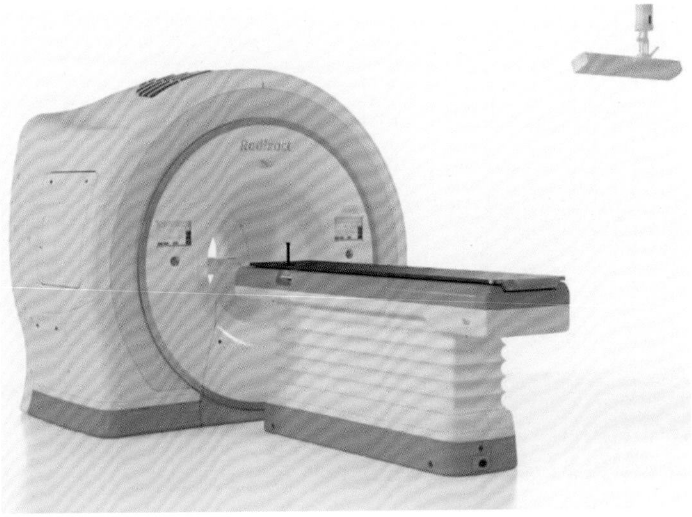

图 8－1－18　Accuray 公司的第四代 TOMO 刀系统 Radixact

（四）粒子束放疗

射线是以波或粒子的形式穿过物质并释放能量的。传统放疗主要指的是光子放疗，其利用的是光子射线，如 X 射线或者 γ 射线（伽马刀、射波刀和 TOMO 刀等）。光子放疗的特点是，光子能量的最大值一般位于身体体表以下不远处，并在经过人体组织时能量会随着深度的增加持续沉积，能量逐渐减少。当射线达到肿瘤病灶时，射线的力度大大减弱，导致到达路径末端时能量损失较大，射线经过的正常组织也会因为吸收较多的能量而导致副作用的出现（如皮肤黏膜损伤、消化道副作用等）。粒子束放疗是另一种形式的放疗，其利用加速器使带电粒子加速从而获得能量，并直接入射靶区。最常见的形式是电子线放疗，主要用于照射体表肿瘤，如皮肤癌或身体表面附近的肿瘤，但由于电子线的组织穿透性比较差，电子线不能用来治疗位于身体深处的肿瘤，目前临床上大部分的电子线放疗已经逐渐被光子的调强放疗取代。质子重离子放疗是一种尚未完全普及但是近些年发展迅猛的粒子束放疗。利用粒子束治疗肿瘤其实并不是医学上近些年的新发明。早在 20 世纪 50 年代，美国加州劳伦斯伯克利国家实验室就开始应用质子进行粒子束的放疗了，并从那时开始，氦、碳、氮、氖、硅和氩等带电重离子都在这里进行了临床评估。直到 1994 年，日本东京千叶的重离子中心开始利用碳离子治疗患者。质子是带电粒子的一种，是去掉电子的氢原子核质子，比电子质量更大。质子在被加速器加速后获得更大的能量，通过特定方向被引导射入人体。粒子束放疗与光子放疗的区别主要在于组织中沉积能量的方式不同。粒子束以较低的能量进入人体，在行经路径上仅沉积很少的能量，而在路径的末端沉积释放出大量的能量，这一特性被称为“布拉格峰”（Bragg peak）。因此，只要控制好路径的深度，就可将射线的大部分能量调整到肿瘤病灶上，集中照射病灶处杀死肿瘤细胞，实现了对肿瘤的“立体定向爆破”。由于大部分能量被瞬间释放，肿瘤后方组织也几乎不受穿透射线的损伤。粒子束放疗在对入射路径深度的精准控制上，还需要通过设备根据肿瘤组织的形状雕刻粒子束的形状，使流能与病灶的形状精确契合，从而使粒子束精准地击打病灶。因此，得益于“布拉格峰”这一物理特性，与光子放疗相比，粒子束剂量沉积高度适形，横向半影和远端剂量下降明显，对正常组织的副作用更小，对肿瘤细胞的杀伤力更强，将健康组织的伤害降低到最小，能显著降低第二原发癌的风险，提高整体治疗的效果。（图 8－1－19）

重离子放疗与质子放疗类似，两者的剂量分布都存在布拉格峰效应，都需要使用同步或回旋加速器，并且适应证基本相同。但重离子与质子相比，在物理学特性和生物学效应（生物体组织在受到辐射

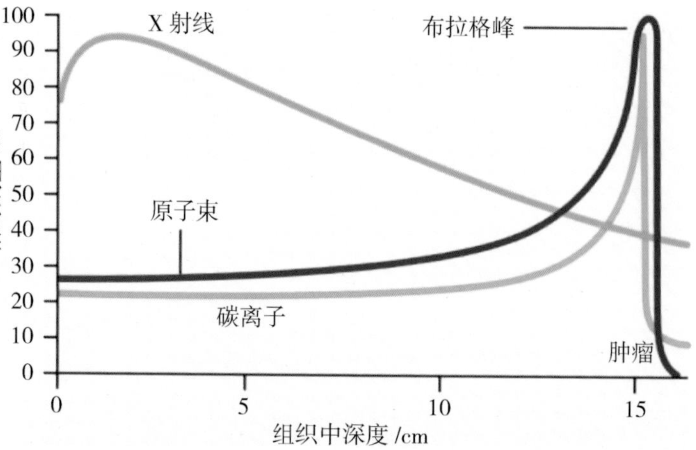

图 8-1-19　在癌症放疗中使用的不同类型射线的相对剂量与组织中深度的关系

粒子束拥有布拉格峰的物理特质，并且重离子的布拉格峰比质子束更为锐利。利用此特点，可以针对深处肿瘤（图中位于 15 cm 深度的肿瘤）进行大剂量定点打击。

后的反应）上具有更大的优势与潜能。重离子放疗的“布拉格峰”更为锐利，在肿瘤深部的侧向散射问题更少。高能 X 射线和质子对肿瘤 DNA 是以单链断裂为主，这种对 DNA 的损伤是能够被修复的。其中质子的生物效应略高于 X 射线（5%～13%）。而重离子破坏的是肿瘤细胞 DNA 的双链，这种损伤往往不能被修复，对肿瘤的杀灭效应也就更强。例如碳离子在布拉格峰区域的射线损伤中，70%是 DNA 双链断裂，在布拉格峰区域的相对生物效应是光子和质子的 2～3 倍。因此，重离子放疗的生物学效应的获益是显著的，其拥有更强的放射生物学损伤效应，能损伤肿瘤血管内皮，阻断肿瘤的血液营养供应，抑制肿瘤细胞侵润和迁徙，尤其对放射抵抗的肿瘤（如肉瘤、黑色素瘤和腺癌）有更好的肿瘤灭杀特异性，如对乏氧细胞、固有抗放射的肿瘤细胞及对肿瘤干细胞有更强的杀伤能力。重离子相对于光子和质子放疗的治疗时间较短，治疗的次数较少。常规光子放疗需要 5～7 周完成，重离子放疗的平均治疗时间仅需 2 周左右。日本东京千叶的早期肺癌重离子放疗只需 1 次治疗、肝癌只需 2 次，1～2 天即可完成治疗。

理论上，粒子束治疗适用于多种部位的肿瘤。凡是可以接受传统光子放疗（适形放疗、调强放疗和伽玛刀放疗等）的肿瘤，通常都适用质子重离子治疗。其中主要适用于未发生转移的实体瘤，目前多以早期和局部晚期肿瘤患者为主，并可用于对低传能线密度（linear energy transfer，LET）射线抗拒的难治性肿瘤，如腺样囊性癌、复发鼻咽癌、颅底和骨盆的脊索瘤和软骨肉瘤、儿童肿瘤、神经肿瘤、肝癌、不能手术的直肠癌、骨肉瘤、前列腺癌、甲状腺癌。相较调强放疗，得益于其物理特性，质子重离子拥有更高的放射强度和更高的保护性，可大大降低大多数疾病部位发生第二原发癌的风险。由于接受放疗的儿童或青少年癌症患者患上第二癌症的终生风险最高，并且由于质子重离子治疗对儿童仍在成长的器官影响较小，因此其针对儿童肿瘤的效果较好，可以减少放射治疗的急性和晚期并发症，如发育迟缓、激素不足、骨髓抑制等，降低继发肿瘤的发生率，明显降低对儿童智力的不良影响。另外，质子重离子治疗尤其适合于头面部和重要脏器附近的肿瘤，如中枢神经系统、眼部病变、筛窦或上颌窦的肿瘤，尤其是对眼后节部位的肿瘤，90%的患者能保留眼睛，质子放疗被认为是眼球恶性黑色素瘤的标准保守治疗方式。需要强调的是，质子重离子治疗扩大了放疗的适应症范围，特别是针对目前放疗效果不理想、传统放疗敏感性差的恶性肿瘤，其与光子放疗是互补而不是相互取代的关系，如头颈部的腺样囊性癌和黑色素瘤、颅底和骶骨的脊索瘤，椎体和骨盆的骨肉瘤和软组织肿瘤、胰腺癌、肾癌和子宫腺癌等，以及针对一些常规放疗后肿瘤残留或复发的治疗，再程放疗往往会导致截瘫、骨和神经坏死、消化道穿孔和大出血等致死并发症的肿瘤，如鼻咽癌和直肠癌等。前列腺癌是运用质子治疗最多的癌症之一。多项已发表的前瞻性和回顾性研究表明质子治疗针对局限性前列腺癌患者、术后需要辅助或挽救性盆腔放疗的患者和高危或淋巴结阳性患者的盆腔淋巴结放疗的患者均可安全有效地实施。尽管在理论层面上，质子重离子治疗的副作用更小。但就目前的研究情况表明，光子放疗的治愈率和质子治疗总体是相当，如非小细胞肺癌的治疗中，在治疗效果和远期毒性方面都没有明确证据表明质子放疗要优于常规调强放疗。另外，并非所有癌症都适合质子重离子治疗，如全身广泛转移的癌症、病理类型不明的患者、血液肿瘤（白血病和多发性骨髓瘤）、空腔脏器肿瘤（胃癌和结直肠）等均不能或不建议做质子重离子治疗。（图 8－1－20）

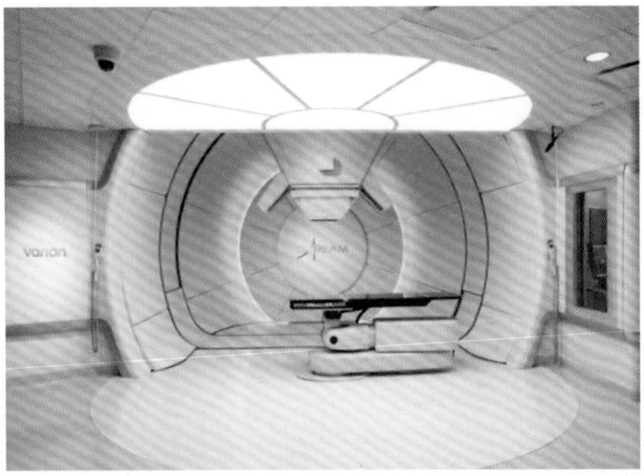

（1）瓦里安（Varian）ProBEAM 质子治疗室

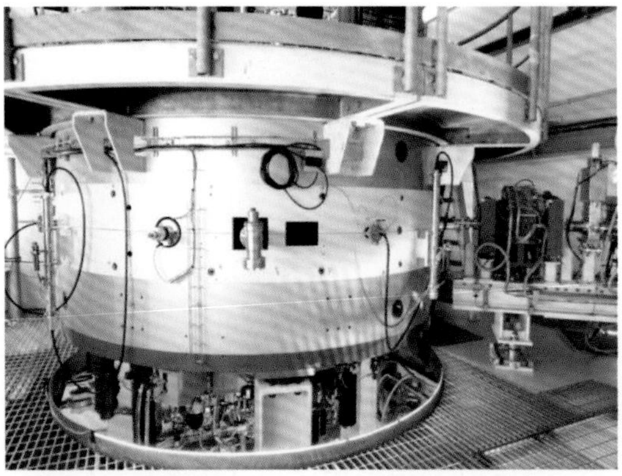

（2）超导回旋加速器，其质子治疗系统的核心部件，其重量可近百吨，可加速质子到 250 MeV

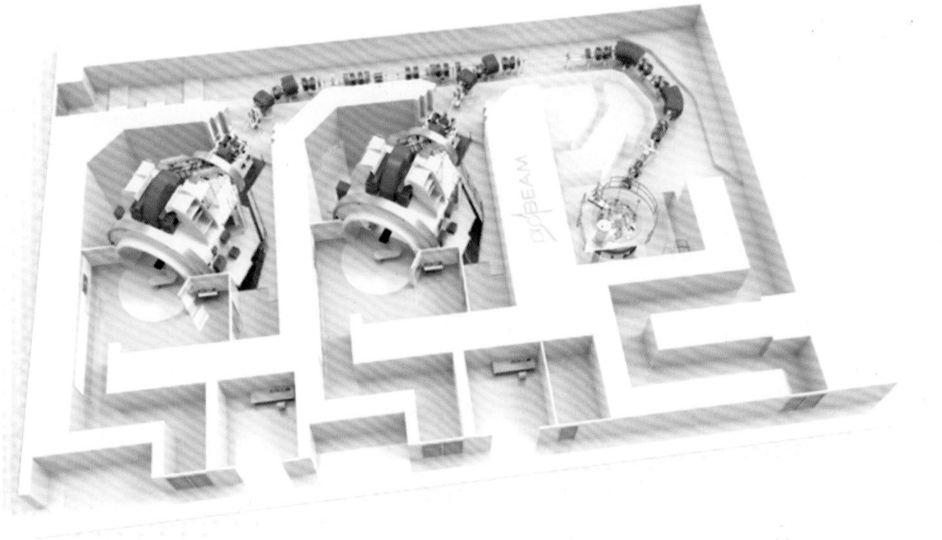

（3）ProBeam 质子治疗系统示意图（旋转机架重达 220 t，旋转直径高达 10 m，3 个治疗室的质子系统占地面积超过 2 000 m^2）

图 8－1－20　质子重离子治疗系统

质子重离子治疗系统是一套庞大、复杂而又极其精密的高科技设备。全套设备由粒子加速器、束流运输系统、束流配送系统、剂量监测系统、患者定位系统和安全与控制系统所构成。其中核心部件由粒子加速器及机架、机头这两大部分组成。首先，粒子的质量越大、能量越高，其产生的生物学效应就越大，对肿瘤的杀伤性也就更强。质量越大、能量越高的粒子所需的加速能量也就越高。因此，不同于直线加速器只需要加速质量较轻的电子，质子重离子放疗的设备用强电场把氢原子的电子和质子分开，然后将较大质量的粒子加速到光速的 70%，其主要使用两种不同类型的粒子加速器：同步加速器或回旋加速器。同步加速器的周长可达百余米，回旋加速器的周长则为 10 余米至数十米不等。如此庞大的设备才能使得质子重离子获得较大的能量，例如用于放射治疗的质子能量区间为 5～300 MeV，而用于放疗的碳离子能量区间为 85～430 MeV，可提供超过 30 cm 深度肿瘤的治疗。质子重离子治疗系统的机架、机头系统是控制照射的庞大旋转装置，其作用是在毫米级的精度内引导粒子射线束从不同的方向入射人体，主要分为固定机架和旋转机架两种。固定机架主要出现在早期质子放疗系统和一些因为特殊原因无法安装旋转机架的治疗中心。只能采用0°、45°和90°角，从1～2个方向的固定出束照射方式，极大地限制了质子治疗的优势。而旋转机架的优点是可以从各个角度对肿瘤进行照射。这意味着可以选择多样的、合适的入射方向，能更好的避开需要被保护的器官，提升治疗效果。目前旋转机架已经成为常规质子放疗设备的标准配置。

目前，质子放疗的射线投射模式主要有两种：被动散射和笔形束扫描，两者各有优缺点。传统质子治疗用的是被动散射放疗，优势是技术相对容易实现，可用于移动脏器（如肝癌、肺癌等）的照射。散射的缺点是肿瘤剂量分布较扫描技术差，不能形成调强的剂量分布。被动散射模式在很大程度上依赖于布拉格峰，但布拉格峰无法在低密度的肺组织中完全停止，且中子污染大。笔形束扫描模式也就是调强质子放疗（intensity modulated proton therapy，IMPT）。优点是肿瘤剂量分布较好，能形成调强的剂量分布，更好的保护正常组织，对复杂形状肿瘤的照射更加精准，尤其适用于靶区结构复杂的部位（如头颈部）肿瘤的放疗。治疗过程中产生的中子污染更少，因此对周边正常组织的辐射会进一步降低。缺点是对运动脏器（肺癌肝癌等）肿瘤的照射的技术要求较高，需要结合其他技术来完成，目前技术不是很成熟。

由此可见，要将高达10余米、重达数百吨的治疗机架的治疗精度控制在毫米级的范围以内，并且保持至少25年的设计精度，其工程施工难度之高、造价之贵可想而知。对设备精准度和对患者摆位和固定精度的要求也远高于光子放疗。对其他附件以及运行环境也要求极其高，例如长期稳定且不间断的大功率（>3 MW）电力供应系统、大于1 000 kW/h排热能力的冷控系统、厚达3 m的含硼水泥治疗室的墙壁等。因此，建造一个质子治疗中心的成本（数十亿元）和工期（2～5年），以及每年高昂的维保及人工费用也间接地提高了其治疗费用。一疗程质子重离子的治疗费用，日本是20万元人民币左右，国内30多万元人民币左右，而美国需要将近100万元人民币左右。由于重离子放疗需要加速更重的粒子，其所需的机器设备要比质子更加庞大，造价也比质子放疗高3～5倍，患者负担也更重，放疗的应用更少。另一个限制了质子重离子发展的原因是，尽管从理论上说，质子治疗的副作用更小，但目前缺乏高水平的大规模三期临床试验证据证明其在改善患者生活质量、降低毒性和提高患者的治愈率方面一定优于常规光子放疗，两种技术的5年生存率总体相当，粒子治疗的疗效还未达预期。

当然，技术革新是不会停下脚步的，近些年粒子放疗也优化了许多配套的设备。最新的紧凑型超导同步回旋加速器的设计，使回旋加速器的质量从300吨级别降低到25吨。更加灵活的旋转机架、超导回旋加速器和直线增压器等其他加速器技术的研发、主动点扫描系统、脉冲式束流产生机制、在线的质子成像系统、治疗床及患者固定装置、图像引导和呼吸门控技术设备等，将显著增加摆位和束流传输的准确性，更好的将剂量分布到三维肿瘤上，实现高精度的放疗。同时，越来越多的随机临床试验已经逐渐开展起来，随着粒子放疗系统的成本下降和临床获益的增加，越来越多的患者将使用质子放疗。因为质子放疗在儿童肿瘤上的应用前景，日本政府于2016年正式将儿童肿瘤的质子治疗和成人的骨及软组织肿瘤的重离子放疗纳入了全民医保。德国也将一些类型的肿瘤的质子重离子治疗纳入了医保。质子放疗技术已相对成熟，目前全世界上百家的质子治疗中心主要集中在美国、德国、日本等发达国家，重离子放疗设施则主要在日本和德国。近年来，我国的质子和重离子治疗技术也逐渐发展起来。

第二节　放射治疗在肾细胞癌治疗中的应用

肾脏肿瘤在泌尿及男性生殖系统肿瘤发病率（2%～3%）仅次于前列腺癌和膀胱癌，是致死率最高的恶性肿瘤。肾癌的病因尚不明确，其发病与遗传、吸烟、肥胖、高血压等有关。

一、诊断

1. 常见症状：早期多无临床症状，可询问病史加体格检查。晚期肾癌可出现“肾癌三联征”，即血尿、腹部肿块、腰痛。部分患者可出现腹部包块、腹壁静脉怒张、双下肢水肿和平卧位不消失的精索静脉曲张。

2. 实验室检查：建议血常规及分类、综合代谢组合、LDH 等，如怀疑尿路上皮癌（如中央型肿物），考虑尿液细胞学检查、输尿管镜检查或经皮穿刺活检。

3. 影像学检查：超声在检测下腔静脉癌栓方面有优势。MRI 检查，静脉肾盂造影（IUP）、胸部 X 线片，如有临床指针，行芯针穿刺活检，骨扫描、脑 MRI、胸部 CT，有助于排除远处转移；腹部/盆腔 CT 能明确诊断及分期肾癌，强烈推荐首选平扫加增强 CT/MRI 扫描。

二、放疗参与的肾癌治疗方案

肾癌首选手术治疗。对于不能手术的肾癌患者和骨转移、局部瘤床复发、淋巴结转移的患者，放射治疗可作为辅助治疗或姑息治疗手段，目的多为减轻症状。对于晚期/转移性肾细胞癌的患者，以全身药物治疗为主，可以辅以原发灶或转移灶的姑息放疗。由于肾癌骨转移瘤对常规外照射放疗不敏感，可使用图像引导放疗（IGRT）和立体定向放疗（SBRT），或手术联合 IGRT 和 SBRT 的模式，有助于术后改善患者生活质量。对于肾癌脑转移的患者，放疗效果则要优于手术治疗，可选择伽马刀、全颅放疗等技术。术前放疗可用于恶性程度高或手术难度较大的患者。

第三节　放射治疗在膀胱癌治疗中的应用

膀胱癌是泌尿系统最常见的恶性肿瘤之一，其发病率居恶性肿瘤的第九位，包括尿路上皮癌、鳞状细胞癌和腺癌。病因可能与长期接触芳香类化合物、遗传、吸烟、慢性感染及滥用环磷酰胺和吡格列酮等药物有关。膀胱癌的放疗多用于浸润性膀胱癌和尿道癌的治疗。

一、诊断

1. 常见症状：间歇性、无痛性全程肉眼血尿或镜下血尿为最常见的症状。亦有尿频、尿痛、尿急等膀胱刺激征、膀胱出口梗阻导致的尿潴留、输尿管梗阻导致的腰部疼痛、下肢水肿、盆腔包块等症状。

2. 实验室检查：细胞学检查、用于高位肿瘤患者（尿道切缘阳性、多灶性 CIS 和尿道前列腺部受侵）的尿道冲洗细胞学、尿常规，肾功能（电解质和肌酐），肾小球滤过率（GFR，评估顺铂是否可用）

3. 影像学检查：B 超，上尿路成像包括 CT 尿路造影（CTU）、MR 尿路造影（MRU）、静脉肾盂造影（IVP）、逆行肾盂造影或输尿管镜检查，盆腔 CT 或 MRI，胸部 X 片或 CT（非侵袭性膀胱癌不推荐常规胸部影像学检查）、PET/CT、骨扫描、中枢神经系统影像学检查（评估转移的情况）

4. 病理学检查：膀胱镜下取活组织检查（荧光膀胱镜、窄谱光成像膀胱镜），诊断性经尿道电切术（TUR）、输尿管镜检查、尿细胞学检查，尿膀胱癌标志物（BTAstat、BTAtrak、NMP22、FDP、ImmunoCyt、FISH 等）。

二、放疗参与的膀胱癌治疗方案

NCCN 指南指出：

1. 对于行二次手术治疗后的 cT1 期非浸润性膀胱癌患者，如术后有残留病灶且不考虑行膀胱切除术的情况下，可考虑同步放化疗（2B 类证据）。

2. 针对 cTa，cT1，Tis 期治疗后复发的患者：

（1）如膀胱镜检查呈阳性且复发分期为 cTa 或 cT1，不考虑行膀胱切除术的情况下，可进行同步放化疗（对于 cTa 期是 2B 类证据，对于 cT1 期是 2A 类证据）。

（2）膀胱镜检查和影像学检查均呈阴性、细胞学呈阳性的情况，如果膀胱或/和前列腺呈阳性且复发分期是 cTa 或 cT1 的，考虑同步放化疗（对于 cTa 期是 2B 类证据，对于 cT1 期是 2A 类证据）。

3. 对于Ⅱ期膀胱癌（cT2，N0）和ⅢA 期膀胱癌（cT3，N0；cT4a，N0；cT1-T4a，N1）的患者：如果是非膀胱切除术的候选者，首选同步放化疗（1 类证据），或行单纯放疗。如果是可行膀胱切除术的患者，术前的初始治疗可考虑保留膀胱的同步放化疗（可达到同等生存率，1 类证据）；对于未进行新辅助化疗的患者，根据病例风险（pT3－4 或淋巴结阳性或切缘阳性）其辅助治疗也可考虑放疗（2B 类证据）。适合通过放化疗保留膀胱的最佳候选者包括：无肾积水、无同步广泛或多灶性 Tis 且肿瘤小于 6 cm 的肿瘤患者。理想情况下，肿瘤应在经尿道膀胱肿瘤切除术（TURBT）后肉眼上达到完全切除或最大限度减瘤。最大化完全和安全的保留膀胱手术（TURBT）和同步放化疗最适合用于孤立肿瘤、淋巴结阴性、非广泛或多灶性原位癌、无肿瘤相关性肾积水和治疗前膀胱功能良好的患者。

4. ⅢB 期膀胱癌（cTcT1-T4a，N2，3）患者的初始治疗可选择同步放化疗；系统性治疗降期后完全或部分缓解的患者的后续治疗方案也可以选择放化疗。

5. 对于ⅣA 期膀胱癌（cT4b，任何 N，M0；任何 T，任何 N，M1a）患者：

（1）M0 期疾病的初始治疗可选择同步放化疗，如选择全身治疗方案后无论有无肿瘤残存，其后续治疗仍可备选同步放化疗（前提条件是此前未行放疗）。

（2）M1a 期疾病在全身治疗后如完全缓解的情况下，后续治疗也可选择同步放化疗。

6. 远处转移（ⅣB 期，任何 T，任何 N，M1b）的情况，姑息性放疗也可以作为一种初始治疗的选项。

7. 对于肌层受侵或经筛选有根治意愿的转移性病患：

（1）如果远处转移或膀胱切除术后局部复发，后续治疗可选择放化疗。

（2）对于局部复发或持续性病变且前期保留了膀胱的患者，如果肌层侵袭可直接选择放化疗（既往未接受过放疗）；如果是复发分期为 Tis、Ta、T1 期的患者，除了膀胱切除或 TURBT 外，也可首先考虑膀胱灌注治疗，如无反应并且考虑不行膀胱切除术时也可考虑同步放化疗（既往未接受过放疗）。

8. 尿道切除术建议考虑接受放化疗。

9. 盆腔廓清术：对于大于或等于 T3 期的肿瘤患者可考虑行髂腹股沟淋巴结清扫和/或放化疗。

10. 膀胱纯鳞状细胞癌推荐采用手术或放疗进行局部控制，对一些选择性患者，如切缘阳性，考虑行术后放疗。

11. 膀胱纯腺癌（包括脐尿管癌）推荐采用手术或放疗进行局部控制。

12. 所有组织学含有小细胞成分（或具有神经内分泌特征）的局限性病变患者，无论分期如何，推荐行同步放化疗或新辅助化疗后接着行局部治疗（膀胱切除或放射治疗）。

13. 日本筑波大学放射肿瘤科于 2019 年首次报道了一项针对无法手术的早期或局部晚期肾盂癌和输尿管癌患者的质子治疗的研究。该研究结果表明质子放疗的安全性和有效性，使其有望作为替代疗法，为患者提供一种新的治疗选择。

三、浸润性膀胱癌的放疗原则

除非另有说明，剂量为单次 1.8～2.0 Gy。

1. 在确保安全的前提下，最大限度的经尿道电切术（TUR）后行单纯放疗或同步放化疗。

2. 为了每天的重复性，模拟定位和每次放疗时首选排空膀胱（图像引导下的肿瘤推量放疗，膀胱充盈是可接受的）。

3. 采用高能直线加速器多野照射技术。

4. 对于浸润性肿瘤，可考虑低剂量术前放疗后行部分膀胱切除术（2B类证据）。

5. 对没有肾盂积水和没有多发原位癌伴肌层浸润的患者，同步放化疗或单纯放疗最为有效。

6. 对于Ta、T1期或原位癌患者，绝大多数不适合行单纯外照射放疗（EBRT）。对复发的Ta～T1期、经过多次卡介苗（BCG）治疗但没有多发原位癌的患者，如果不适合行膀胱切除术，同步化放疗可考虑作为一种潜在治愈的手段替代NCCN指南视为标准治疗的根治性膀胱切除术。

7. 采用常规或加速超分割放疗技术，行全膀胱加或不加盆腔淋巴结放疗，放疗剂量39.6～50.4 Gy。选择性淋巴结照射是可选的，并且应考虑到患者的合并症和对邻近主要结构的毒性风险。然后对全膀胱或部分膀胱推量照射至总剂量60～66 Gy。对于淋巴结阳性的患者，考虑基于临床场景，在DVH参数允许的情况下，对肉眼可见受侵的淋巴结行最大剂量的推量照射。常规分割的合理替代方案包括全膀胱55 Gy/20次，或对肉眼可见病灶的部位行追加剂量照射（SIB）。

8. 当单纯照射膀胱或膀胱肿瘤推量照射时，可每天在图像引导下放疗。

9. 建议采用同步放化疗来增强对肿瘤的杀灭作用，对比单纯放疗并不显著增加毒副作用。对轻度或中度肾功能损害的患者，可同步使用氟尿嘧啶和丝裂霉素C或低剂量吉西他滨代替含顺铂的方案。这些治疗最好在专门的多学科团队指导下施行。

10. 对因全身状况不能耐受手术的患者，同步放化疗（首选）或单纯放疗可考虑作为一种潜在可治愈的治疗手段，对有远处转移的患者也可起到局部姑息治疗的作用。

11. 当对存在远处转移的膀胱癌患者或复发的盆腔肿瘤患者行姑息放疗时，应考虑联合用于放疗增敏的化疗。化疗不应与高剂量（>3 Gy/次）的姑息放疗同步使用。

12. 放疗野应包括整个膀胱和所有肉眼可见病灶的部位±未受侵的区域淋巴结。区域淋巴结包括下腹、闭孔、髂内和髂外、膀胱周围淋巴结、骶淋巴结和骶前淋巴结。对于淋巴结受侵的患者，髂总淋巴结是受侵的第二站。

13. 对pT3/pT4 pN0-2膀胱尿路上皮癌（纯尿路上皮癌或原发性尿路上皮与其他亚型混合）患者，在根治性膀胱切除术和回肠膀胱术后，应考虑行辅助性盆腔放疗（2B类证据）。放疗野应包括基于病理检查结果认为可能存在镜下残留病灶的危险区域，也可能包括膀胱切除术区和盆腔淋巴结，剂量范围为45～50.4 Gy。

基于正常组织的照射剂量限制，如果可行，受侵的切缘和结外浸润的区域可推量照射至总剂量54～60 Gy。

14. 初始全剂量放化疗完成后的肿瘤状态评估：在2～3个月后，行胸部/腹部/盆腔增强CT±骨扫描。全剂量放化疗完成后的随访，还建议行膀胱镜监测和活检。

15. 对经严格筛选的T4b期肿瘤患者，可考虑行术中放疗。

16. 同步放化疗一般最适合单发肿瘤、阴性淋巴结、无广泛或多灶CIS、无中重度肿瘤相关性肾积水、治疗前膀胱功能良好的患者。

四、放疗参与的原发性尿道癌治疗方案

1. 对于T2期女性患者的初始治疗可选择放化疗，或者先行其他治疗后（如尿道+膀胱切除或尿道远端切除术）复发的患者也可选择放化疗。

2. 针对T2期男性患者的患者：

（1）如为尿道悬垂部，在远端尿道切除或部分阴茎切除后切缘阳性，首选放化疗；如为阴性，随访复发后的治疗也可以选择放疗。

（2）如为尿道球部，行尿道切除术或膀胱前列腺切除后，分期为pT3/pT4或pN1/pN2的可考虑放化疗；分期为pT1/pT2和pN0的，随访复发后的治疗也可以选择放化疗（如果先前未做过放疗）。

3. 针对病理分期为pT2，pT3，pT4，pN+的肾盂癌和输尿管尿路上皮癌，可选择放疗作为辅助治疗。

五、尿道癌的放疗原则

除非另有说明，剂量为单次 1.8～2.0 Gy。

1. 数据支持放疗用于治疗尿道尿路上皮癌和尿道鳞癌（病例分析和其他部位这种类型肿瘤的治疗经验）；放疗也可用于治疗尿道腺癌。

2. 根治性放疗（保留器官）：

（1）cT2，cN0：①对肉眼可见肿瘤及周围潜在微转移区行 66～70 Gy 的 EBRT。鼓励联合同步化疗以增强对肿瘤的杀灭作用。②强烈考虑对区域淋巴结行预防性放疗（女性患者和肿瘤位于尿道远段的男性患者，靶区包括腹股沟和低位盆腔淋巴结；肿瘤位于尿道近段的男性患者，靶区包括盆腔淋巴结）

（2）cT3～T4，或淋巴结阳性：对肉眼可见肿瘤及周围潜在微转移区和区域淋巴结（女性患者和肿瘤位于尿道远段的男性患者，靶区包括腹股沟和低位盆腔淋巴结；肿瘤位于尿道近段的男性患者，靶区包括盆腔淋巴结）行 45～50.4 Gy 的 EBRT。如果可行，肉眼可见的原发肿瘤推量至 66～70 Gy，肉眼可见的转移淋巴结推量至 54～66 Gy。递送至肉眼可见的转移淋巴结的剂量应在符合正常组织照射限量的前提下。应联合同步化疗以增强对肿瘤的杀灭作用。

（3）术后辅助放疗：放疗野应包括基于病理学检查结果认为可能存在镜下残留病灶的危险区域，还可能包括瘤床、腹股沟淋巴结和盆腔淋巴结。可能存在镜下残留病灶的高危区应接受 45～50.4 Gy 的 EBRT。在符合正常组织照射限量的前提下，如果可行，受侵的切缘与结外浸润区应推量至 54～60 Gy。肉眼残留病灶的区域应推量至 66～70 Gy。应考虑联合用于膀胱癌的同步化疗以增强对肿瘤的杀灭作用。

（4）肿瘤复发：临床靶区（CTV）应包括所有可疑转移区域的肉眼可见病灶，放射剂量为 66～74 Gy（对于肿瘤较大和组织学为非尿路上皮性的患者，可提高剂量至 74 Gy），并可基于正常组织照射限量，在可行的情况下，考虑按上面讨论所述行选择性区域淋巴结照射（45～50.4 Gy）。

第四节　放射治疗在前列腺癌治疗中的应用

前列腺癌是男性泌尿生殖系统中最常见的恶性肿瘤，在世界范围内占所有男性癌症死亡率的第二位，仅次于肺癌。我国目前前列腺癌的发病率持续上升。病理类型包括腺泡腺癌、导管内癌、导管腺癌、尿路上皮癌、腺鳞癌、鳞状细胞癌、基底细胞癌和神经内分泌肿瘤，其中前列腺腺癌占 95%以上。遗传、种族、年龄、长期缺乏雄激素、肥胖、不良饮食习惯（维生素 E、硒、木脂素、异黄酮摄入不足）等是潜在诱因。规范化的前列腺癌治疗不仅要控制病情，更要兼顾患者的泌尿功能、性功能、肠道功能和生存质量。从副作用来说，放疗后患者的生活质量更高，手术导致尿失禁、性功能障碍以及感染的概率更高，而且放疗常见的急性期并发症一般是可逆的病理变化。并且由于现代精准放疗技术（如立体定向放疗、图像引导放疗、水凝胶间隔物、质子放疗等）的开展，放疗后肠道毒性作用已经大大减轻。

一、诊断

1. 临床症状及检查：早期通常无典型症状，当肿瘤阻塞尿道或膀胱颈发生梗阻时可出现下尿路症状，如尿频、尿急、血尿和尿流缓慢、排尿困难，严重者可出现血尿、尿失禁、尿潴留等。临床检查可行直肠指检（DRE）。

2. 实验室检查：前列腺特异抗原（PSA），尿液沉渣中检测 PCA3，穿刺活检，分子学检测（Decipher、Oncotype DX Prostate、Prolaris 和 Promark）。

3. 影像学检查：经直肠前列腺超声（TRUS）；CT 或 MRI，多参数核磁（mpMRI）用于腹/盆部分期优于 CT；核素全身骨扫描，如果初始骨扫描结果模棱两可，可考虑行 X 线平片、CT、MRI、F－

18 氟化钠 PET/CT 或 PET/MRI、C－11 胆碱 PET/CT 或 PET/MRI、或 F－18 fluciclovine PET/CT 或 PET/MRI。

二、放疗参与的前列腺癌治疗方案

NCCN 指南指出：

1. 对于预期生存期≥20 年的极低危组患者或预期生存期≥10 年的低危组患者：初始治疗可选择 EBRT 或近距离放疗；也可在行根治性前列腺切除术（RP）后，在有不良特征的情况下行 EBRT±雄激素剥夺疗法（ADT）的治疗方案，或观察至 PSA 持续升高（或＞0.1 ng/mL）的时候考虑放疗。

2. 预后良好的中危组患者：预期生存期≥10 年的患者，初始治疗可选择 EBRT 或单纯近距离放疗。也可先行 RP±盆腔淋巴结清扫术（PLND）后，如果有不良特征但无淋巴结转移的情况，优先考虑 EBRT 并辅助 ADT 的治疗方案，或观察至 PSA 持续升高（或大于 0.1 ng/mL）的时候考虑放疗；如果有淋巴结转移，则考虑 ADT（1 类证据）并辅助 EBRT（2B 类证据）的治疗方案。对于预期生存期＜10 年的预后良好的中危组患者的初始治疗也可选择 EBRT 或单纯近距离放疗。

3. 预后不良的中危组患者：

（1）预期生存期≥10 年的患者，初始治疗可选择 EBRT±ADT（4～6 个月），或 EBRT±近距离治疗±ADT（4～6 个月）的治疗方案；也可先行 RP±PLND 后，如果有不良特征但无淋巴结转移的情况，优先考虑 EBRT 并辅助 ADT 的治疗方案，或观察至 PSA 持续升高（或大于 0.1 ng/mL）的时候考虑放疗；如果有淋巴结转移，则优先考虑 ADT（1 类证据）并辅助 EBRT（2B 类证据）的治疗方案。

（2）对于预期生存期＜10 年的患者，也可选择 EBRT±ADT（4～6 个月）或 EBRT±近距离治疗±ADT（4～6 个月）的治疗方案。

4. 高危或极高危组患者：

（1）预期生存期＞5 年或有症状的患者，初始治疗可选择 EBRT＋ADT（1.5～3 年；1 类证据），或 EBRT＋近距离放疗＋ADT（1～3 年，1 类证据），或 EBRT＋ADT（2 年）±6 个周期的多西他赛（仅用于极高危），或 EBRT＋ADT（2 年）±阿比特龙（仅用于极高危）的治疗方案；也可先行 RP±PLND 后，如果有不良特征但无淋巴结转移的情况，优先考虑 EBRT 并辅助 ADT 的治疗方案，或观察至 PSA 持续升高（或＞0.1 ng/mL）的时候考虑放疗；如果有淋巴结转移，则优先考虑 ADT（1 类证据）并辅助 EBRT（2B 类证据）的治疗方案。

（2）对于预期生存期≤5 年且无症状的患者，可选择 EBRT。

5. 预期生存期＞5 年或有症状的区域淋巴结转移风险组的患者，初始治疗可选择 EBRT＋ADT（首选），或 EBRT＋ADT＋阿比特龙的治疗方案。针对选择 RP＋PLND 治疗后有不良特征且无淋巴结转移的患者行 EBRT＋ADT 的方案，也可以观察至 PSA 持续升高（或大于 0.1 ng/mL）的时候考虑放疗；而对于有淋巴结转移的患者可用 ADT（1 类证据）＋EBRT 的方案（2B 类证据）。

6. 根治性前列腺切除术后 PSA 持续/复发的患者，检查未发现远处转移或未进行影像学检查，可考虑 EBRT＋ADT 的方案。注："RP 后 PSA 持续/复发"定义为 PSA 未能降低到检测不到的水平（PSA 持续）或 RP 后检测不到 PSA，随后检出 PSA 并在以后 2 次或更多次测定中上升（PS 复发）。

7. 放疗后复发（PSA 持续/复发或 DRE 阳性）且 TRUS 活检阳性，检查未发现远处转移的患者，如果预期生存期大于 10 年，其后续治疗可选择近距离放疗。

8. M1 期的去势初治前列腺癌，ADT 治疗的基础上可选择对原发肿瘤行 EBRT（用于小体积 M1，大体积疾病与小体积疾病的区别在于有内脏转移和/或有≥4 个骨转移灶且其中至少一个转移灶超出盆腔段脊柱）。如果是承重骨转移或有症状的骨转移灶，可以考虑对转移部位行 EBRT。针对 M1 期去势难治性前列腺腺癌，镭-223 也可用于有症状的骨转移灶行姑息性放疗（1 类证据）。

三、前列腺癌根治性放疗的一般原则

1. 应采用高度适形放疗技术来治疗局限性前列腺癌。

2. 光子或质子的 EBRT 均可有效地实现高度适形放射治疗，二者生化控制效果和远期副作用可以接受且特征相似。

3. 理想情况下，应每天进行前列腺定位以确认治疗的精确性，定位可采用以下任一技术：使用 CT 的 IGRT 技术、超声、植入金属标记、电磁定位/示踪。直肠内球囊可用于改善前列腺固定。对于进行外放疗的器官局限性前列腺癌患者，为了将直肠从高放疗剂量的区域挪开，可将生物相容和可生物降解的直肠周围间隔物材料植入到前列腺和直肠之间。一项随机的Ⅲ期临床试验表明，与对照组相比，采用该方法的患者组直肠出血减少。回顾性数据也支持其在接受近距离放射治疗的类似患者中使用。有明显直肠受侵或明显为 T3 和有后部浸润的患者不应放置直肠周围分隔物。

4. 根据临床场景，可以考虑采用各种不同的分割和剂量方案（表 8-4-1）。已证明剂量递增方案可以对中等风险和高风险组前列腺癌患者实现最佳的生化控制。

表 8-4-1　前列腺癌根治性放疗不同的分割和剂量方案

方案	首选剂量/分割计划	方案	首选剂量/分割计划	方案	首选剂量/分割计划
EBRT		单一近距离治疗		EBRT＋近距离（联合 45～50.4 Gy ×25～28 次或 37.5 Gy×15 次）	
适度的大剂量分割（首选）	3 Gy×20 次 2.7 Gy×26 次 2.5 Gy×28 次	LDR 碘 钯 铯	145 Gy 125 Gy 115 Gy	LDR 碘 钯 铯	110～115 Gy 90～100 Gy 85 Gy
	2.75 Gy×20 次				
常规分割	1.8～2 Gy× 37～45 次	HDR 铱-192	13.5 Gy×2 插值 9.5 Gy BID×2 插值	HDR 铱-192	15 Gy×1 次 10.75 Gy×2 次
超大分割	7.25～8 Gy×5 次 6.1 Gy×7 次				
	6 Gy×6 次				

以上这些方案例子的功效和毒性都已经被证明是可以接受的。对于个体患者来说，最佳治疗方案的制订需要评估合并症、排尿症状和治疗毒性。只要全面考虑到肿瘤学原则和适当估计生物等效剂量（BED），也可以使用其他的分割方案。

5. SBRT 在具有适当技术、物理师和临床专业技能经验的条件下实践是可接受的。

在以下情况下可以考虑用 SBRT 治疗转移病灶：对于椎体或椎旁区域局限性转移的患者，治疗的目标是消融（如担心可能发生骨折或肿瘤侵犯脊神经或椎体）；在寡转移进展的患者中，治疗目标是无进展生存期；在有症状的患者中，病变发生在先前照射过的治疗区域内或邻近区域的。

6. 对于极大分割（SBRT/SABR）照射，使用线性二次方程建立的生物有效剂量（BED）模型可能不准确。

7. 在使用暂时性（高剂量率）或永久性（低剂量率）放射源的前列腺±近端精囊间质植入术用于单一治法或在 EBRT 中作为剂量推量时，应当有充分的培训、经验和质量作为保证措施。

8. 患者的选择应考虑腺体大小、基线尿路症状和可能增加不良反应风险的术前步骤（如经尿道前列腺切除术）。利用新辅助 ADT 缩小腺体至适合治疗时，应该充分考虑其获益和额外产生的毒性。

9. LDR 的种植必须进行种植后剂量测定以验证剂量。

10. 在 NCCN 分类的中等风险组和高/极高风险组前列腺癌患者中，当添加近距离推量照射与“EBRT＋ADT”联用时，在随机试验中已显示相较单纯接受“EBRT＋ADT”可提高生化控制，但毒性也更高。

11. 将近距离放射治疗用于剂量推量加入 EBRT 和 ADT 治疗时可改善生化控制。为解决试验数据关于毒副作用发生率增加的问题，应当仔细选择患者，并制订与较低毒副作用相关的计划（如使用公认的危及器官的剂量限制、使用高质量超声和其他成像技术、处方剂量应尽量贴合靶区）。

四、不同风险组的根治性放疗原则

1. 极低风险组：NCCN 分类的极低风险组前列腺癌，鼓励积极监测。

2. 低风险组：

（1）NCCN 分类的低风险组前列腺癌，鼓励积极监测。

（2）不应常规进行预防性淋巴结照射。不应常规使用 ADT 或抗雄激素治疗。

2. 预后良好中等风险组：不应常规进行预防性淋巴结照射。不应常规使用 ADT 或抗雄激素治疗。如果附加的风险评估表明有侵袭性肿瘤的行为，则接受预防性淋巴结照射和/或使用 ADT 是合理的。

3. 预后不良中等风险组：如果附加的风险评估表明有侵袭性肿瘤的行为，可以考虑接受预防性淋巴结照射。除非附加风险评估表明是侵袭性较低的肿瘤的行为或有医学上的禁忌证，否则应接受 ADT 治疗。当 ADT 与 EBRT 和近距离放射治疗联用时，可以缩短 ADT 的持续时间。当提供较长疗程的 EBRT 存在医疗或社会困难时，可以考虑将近距离放疗与 ADT 联用（不用 EBRT）或将 SBRT 与 ADT 联用。

4. 高风险组和很高风险组：可以考虑进行预防性淋巴结照射。除非有医学上的禁忌证，否则需要接受 ADT。当提供较长疗程的 EBRT 存在医疗或社会困难时，可以考虑将近距离放疗与 ADT 联用（不用 EBRT）、或将 SBRT 与 ADT 联用。

5. 区域淋巴结转移：应进行淋巴结照射。当剂量-体积直方图参数允许时，临床上阳性的淋巴结应该接受剂量递增照射。除非有医学上的禁忌证，否则需要接受 ADT，并且可以考虑添加“阿比特龙”或“使用细颗粒技术的阿比特龙”（2B 类证据）与 ADT 联用。

6. 小体积的转移性疾病：

（1）对于小体积的去势初治转移性疾病患者，如果没有放疗禁忌证，对前列腺进行放疗是一种治疗选择。除非有医学上的禁忌证，否则需要接受 ADT。

（2）本建议是基于 STAMPEDE 3 期随机试验，该试验将 2 061 名男性随机分配至“标准系统治疗联合原发灶放疗组”或“标准系统治疗不联合原发灶放疗组”。加用原发灶放疗组，整体队列上在无失败生存上有显著改善，但总生存无改善预先指定的小部分亚组患者在无失败生存和总生存上均有显著改善。

（3）对有远处转移的前列腺癌患者进行原发灶放疗时，将毒性降至最低至关重要。

（4）在对原发灶进行放疗基础上，加对区域淋巴结进行放疗是否仍能改善预后结果仍不确定；淋巴结放疗应在临床试验的背景下进行。

（5）不建议剂量增加超过 STAMPEDE 中使用的两种剂量处方（55 Gy/20 次或 6 Gy×6 次）的生物有效剂量当量，因为已知毒性将伴随照射剂量的增加而增加，而局限性疾病的总生存并没有改善。

（6）不建议在临床试验之外进行近距离治疗，因为近距离放疗在该患者人群的安全性和有效性尚未确定。

7. 大体积的转移性疾病：

（1）除非是用于姑息治疗目的，不应在临床试验范围之外对大体积的转移性疾病患者进行前列腺放疗。

（2）这项建议是基于两项随机试验（HORRAD 和 STAMPEDE）。当添加原发灶放疗与标准系统治疗联用时，这两项试验都没有显示出在总生存上有改善。

五、补救性近距离放疗

永久性 LDR 或临时 HDR 近距离放疗可以被用来治疗 EBRT 或近距离放疗后病理学确诊局部复发的患者。拟接受补救性近距离放疗者应按 NCCN 划分的高风险组进行重新分期的影像学检查，以排除区域性淋巴结转移或远处转移。应该告知患者补救性近距离放疗与初始近距离放疗相比，发生泌尿系毒性、性毒性和肠道毒性的可能性显著增加。

六、前列腺切除术后放疗

1. 专家组建议使用列线图和考虑到年龄和合并症、临床和病理信息、PSA 水平、Decipher 分子学分析和 PSA 倍增时间（PSADT），以作个体化治疗讨论。如果在 RP 后发现有不良特征，建议行 Decipher 分子学分析来告知指导辅助治疗。

2. 对于高 Decipher 基因组分类评分（GC＞0.6）的患者，应积极考虑是否进行 EBRT，并在错过早期 EBRT 治疗机会时加用 ADT。

3. 在一项前瞻性随机试验（RTOG 9601）中，EBRT 联合 150 mg/d 比卡鲁胺治疗 2 年，与单独放疗相比，在挽救性治疗中，总体和无转移生存期均有改善。RTOG 9601 的二次分析发现 PSA≤0.6 ng/mL 的患者在 EBRT 中加入抗雄激素后 OS 没有改善。此外，对 9 601 例患者 RP 标本的回顾性分析结果表明，PSA 和 decode 评分较低的患者比卡鲁他胺的获益（远处转移的发展，OS）更少。

4. 在一项前瞻性随机试验（GETUG－16）中，对于 RP 术后 PSA 水平上升 0.2～2.0 ng/mL 的患者，EBRT 联合 6 个月的 ADT（LHRH 激动剂）改善了 5 年的生化或临床进展情况。

5. 正在进行的 SPPORT 试验（NCT00567580）对 RP 术后至少 6 周 PSA 水平在 0.1～2.0 ng/mL 之间的患者进行了研究，初步结果已在临床试验网站 clinicaltrials. gov 上公布。接受 EBRT 治疗的患者 5 年无进展百分比（FFP）的主要结论性指标为 70.3（95% CI，66.2～74.3），同时接受 4～6 个月 ADT（LHRH 激动剂＋抗雄激素）的患者为 81.3（95% CI，77.9～84.6）。

6. 在一项前瞻性随机试验（RTOG 9601）中显示，在抢救性治疗背景下，接受“EBRT＋2 年 ADT＋比卡鲁胺 150 mg/d”治疗与单纯接受放疗相比，可以改善总生存和无转移生存。在一项前瞻性随机试验（GETUG-16）中显示，接受“EBRT＋6 个月 ADT”与单独接受放疗相比，改善了 5 年生化进展或临床进展。

7. 专家组建议参考美国放射肿瘤学协会（ASTRO）/AUA 指南。证据支持对存在不良病理学特征或可检出 PSA 但没有癌症扩散证据的大多数患者采取辅助性/补救性放疗。

8. 接受辅助放疗的指征包括 pT3 期、切缘阳性或精囊受累。辅助放疗通常在 RP 后 1 年内且手术副作用已改善/稳定的情况下进行。手术切缘阳性的患者可能获益最大。

9. 接受补救性放疗的指征包括 PSA 从检测不到转为可检测到且 PSA 水平在随后两次测定时增加、或 PSA 在 RP 后依旧一直可以检测到。当治疗前 PSA 水平低且 PSADT 长时，治疗更有效。

10. 前列腺切除术后辅助/补救性放疗的推荐处方剂量为 64～72 Gy，按标准分割。经活检证实的肉眼可见的复发（大体复发）可能需要更高的剂量。

11. 核医学先进的成像技术可用于定位 PSA 水平低至 0.5 ng/mL 的前列腺癌。

12. 列线图（Nomograms）和基于肿瘤的分子学检测，可用于预测具有不良风险特征的患者在 RP 后发生远处转移的风险和预测前列腺癌特异性死亡率。

13. 靶区包括前列腺床，部分患者根据医师的判断可能包括整个盆腔。

七、放射性药物治疗

1. 镭－223 是一种发射 α 射线的放射性药物，已被证明能够延长有骨转移症状但没有内脏转移的去势难治性前列腺癌（CRPC）患者的生存期。单用镭－223 尚未显示能够延长有内脏转移或巨块型（大于 3～4 cm）淋巴结转移患者的生存期。镭－223 不同于 β 粒子发射药物（如钐－153 和锶－89），后者仅被用于姑息治疗且没有生存优势。镭－223 引起双链 DNA 断裂，活性半径短。3～4 级血液学毒性发生频率较低（中性粒细胞减少 2%，血小板减少 3%，贫血 6%）。

2. 镭－223 由获得相应授权的机构（通常为核医学或放射治疗部门）进行静脉给药，每月给药一次，连续给药 6 个月。

3. 首次给药前，患者必须满足中性粒细胞绝对计数≥1.5×10⁹/L，血小板计数≥100×10⁹/L，血红蛋白≥10 g/dL。

4. 在给予后续剂量之前，患者必须满足中性粒细胞绝对计数≥1×10⁹/L，血小板计数≥50×10⁹/L（按说明书）。如果推迟 6～8 周，患者的血细胞计数仍没有恢复至上述这些水平，应当中断镭-223 治疗。

5. 非血液学的副作用通常较温和，包括恶心、腹泻和呕吐。这些症状很可能与镭-223 主要通过粪便排泄途径进行清除相关。

6. 因为有可能增加骨髓抑制的风险，除非在临床试验中，镭-223 不适合与化疗联合使用。

7. 与阿比特龙同时使用时，镭-223 可能增加骨折风险。

8. 不建议将镭-223 与多西他赛或除 ADT 外的任何其他系统性疗法联合使用。

9. 建议同步使用地诺单抗或唑来膦酸。与地诺单抗或唑来膦酸联用，不影响镭-223 的生存期获益。

八、姑息性放疗

1. 接受单次 8 Gy 照射用于缓解任何骨性部位的疼痛，与接受较长疗程的放疗一样有效，但再治疗率较高。

2. 可采用锶-89 和钐-153（加或不加局部 EBRT）来缓解广泛性骨转移。

3. 根据临床情况，可以采用“30 Gy/10 f”或“37.5 Gy/15 f”作为备选的姑息治疗剂量方案（二者均为 2B 类证据）。

第五节　放射治疗在睾丸肿瘤治疗中的应用

睾丸恶性肿瘤较为少见，但近些年发病率不断增加，占男性所有恶性肿瘤的 1%，泌尿生殖系统肿瘤的 5%，以中青年居多。大部分睾丸肿瘤是生殖细胞肿瘤（90%～95%）。发病原因尚不明确，与隐睾或睾丸未降、克兰费尔特综合征、尿道下裂、少弱精症、不孕不育、对侧睾丸肿瘤、遗传等因素有关。早期筛查可显著提高治愈率。对于各个分期的精原细胞瘤的治愈率可超过 90%。早期的精原细胞瘤及非精原细胞瘤的治愈率更是可接近 100%。

一、诊断要点

1. 常见症状：患侧阴囊单发无痛质硬肿块，阴囊坠胀和疼痛，腹胁部和背部疼痛，对侧睾丸明显萎缩、疑似睾丸癌肿物或隐睾，腹股沟探查并暴露睾丸进行直接观察和定向活检（微钙化不推荐活检）。

2. 实验室检查：血清甲胎蛋白（AFP）、人绒毛膜促性腺激素（HCG）、血清乳酸脱氢酶（LDH）、性腺功能的基线水平、β 亚组的定量分析。

3. 影像学检查：超声，腹部及盆腔 CT，骨扫描，如有临床指征查 MRI 检查并推荐储存精子，腹部 CT 发现阳性结果或胸部 X 线发现异常建议行胸部 CT、针对精原细胞瘤的随访结果可考虑行 PET/CT 检查，对于非精原细胞瘤，临床上没有指征行 PET/CT。

二、放疗参与的睾丸精原细胞瘤治疗方案

1. 临床分期为ⅠA，ⅠB 期患者的初始治疗可选择放疗，剂量为 20 Gy 或 25.5 Gy。长期随访研究表明，Ⅰ期精原细胞瘤患者接受放疗的远期毒性增加。

2. 临床分期为ⅡA 期的初始治疗可选择放疗，范围应包括主动脉旁淋巴结和同侧髂淋巴结，剂量 30 Gy。

3. 对一些经筛选体积不大（≤3 cm）的ⅡB 期患者的初始治疗可选择放疗，范围应包括主动脉旁

淋巴结和髂淋巴结，剂量 36 Gy。

4. 有临床指征的脑转移患者，可辅助化疗。

三、纯睾丸精原细胞瘤的放疗原则

（一）一般原则

现代的放疗技术与过去相比，放射野较小且剂量较低。

1. 应尽可能使用>6 MV 光子的直线加速器。

2. 基于 CT 的 AP-PA 3D-CRT 与 IMRT 相对比，肾、肝和肠的平均剂量（Dmean）和 D 50%较低。因此，在肾、肝或肠发生第二肿瘤的风险上，3D-CRT 要低于 IMRT，不一定需要采用 IMRT。

3. 放疗的时机：

（1）一旦睾丸切除术的伤口完全愈合，应开始放疗。

（2）每周患者应接受治疗 5 天。

（3）如患者错过了一次放疗，应接受相同的总剂量和采取相同的分割剂量，稍延长放疗的总时间。

4. 止吐药物可显著改善恶心。鼓励在每次治疗之前至少 2 小时采取预防止吐的措施，有些病例可能需要更频繁的给药。

5. 对于希望保留生育能力的患者，建议在睾丸切除术前讨论进行精液分析检查和储存精子。

6. 如果渴望保留精子，应在影像学检查和辅助治疗前进行。

7. 治疗计划原则：非增强 CT 模拟的体位为仰卧位，手臂放于身体两侧，采取治疗体位。

（1）可用固定模具来提高患者摆位的可重复性。

（2）除接受双侧睾丸切除术的患者外，其他所有患者在接受放疗时都应使用阴囊防护罩。

（二）Ⅰ期患者的放疗计划和特别注意事项

1. 剂量：对于少数首选接受辅助治疗的ⅠA，ⅠB 期患者，推荐的放射剂量方案列于表 8－5－1 中，尚要意识到监测期间发生复发而需要接受补救治疗的可能性高。

表 8－5－1　Ⅰ期睾丸肿瘤患者的放疗瘤体推量剂量分割方案

总剂量	分次剂量/Gy	分次数
20（首选）	2.0	10
25.5	1.5	17
19.8	1.8	11
21.6	1.8	12

2. 主动脉旁（PA）野靶区勾画：

（1）没有盆腔或阴囊手术史的患者：主动脉旁条野照射可采用 AP-PA 野递送，AP-PA 野的强度可能是相同的。①最近的淋巴绘图研究表明，放疗野应照射腹膜后淋巴结，但不一定需要照射同侧肾门淋巴结（见侧边界）。②上边界和下边界：边界可能根据骨性标记确定。③上边界：T－11 椎体的底部。④下边界：在L－5 椎体的下缘。⑤侧边界：传统上，PA 条状野约 10 cm 宽，包绕 PA 椎体的横突尖部；肾脏在 PA 条状野内的部位，因不同患者而异。

（2）对于肾脏相对中小者，应在 T－12 水平；左肾和右肾的 D 50%应≤8 Gy（即每侧肾脏不能有超过 50%的体积接受 8 Gy 或以上的剂量）；如果只有一个肾脏，肾 D 15%应≤20 Gy（即每侧肾脏不能有超过 15%的体积接受 20 Gy 或以上的剂量）。

（3）一种备选的三维适形放疗方案，是基于非增强 CT 扫描治疗计划中血管结构的侧边界。在 CT 扫描上勾画出主动脉和下腔静脉；CTV（临床靶区）：主动脉和下腔静脉周围 1.2～1.9 cm，包括主动脉旁、腔静脉旁、主动脉下腔静脉间隙和主动脉前淋巴结。PTV（计划靶区）：CTV＋外扩 0.5 cm（所有方位均外扩，以将治疗的摆位误差计算在内）。然后，将计划靶区（PTV）每个方向外扩 0.7 cm 以解决光束半影。

3. 同侧盆腔手术（如腹股沟疝修补术或睾丸固定术）可能改变睾丸的淋巴引流。因此，同侧髂淋巴结和腹股沟淋巴结放疗（即使是用于Ⅰ期的患者），提倡包括对先前手术的手术瘢痕的照射。

（三）Ⅱ期患者的放疗计划和特别注意事项

1. 如果患者有马蹄（盆腔）肾、炎症性肠病或放疗病史，初始治疗不应采用放疗。

2. 对于临床分期为ⅡA～ⅡB 期的患者，放疗用连续两时相的 AP-PA 递送（改良狗腿野和椎下野）。两个时相之间不间隔时间。

3. 改良狗腿野：

（1）剂量：①初始时相放疗采用改良狗腿野，剂量为 20～20.5 Gy（剂量分割方案见表 8－5－2）。②对肉眼可见的病灶进行推量照射，总剂量大如表 8－5－2 所示。

表 8－5－2　Ⅱ期睾丸肿瘤患者的放疗瘤体推量剂量分割方案

分期	总剂量/Gy	分次剂量/(Gy/次)
ⅡA	30	1.8～2.0
ⅡB	36	1.8～2.0

（2）靶区：放疗野应包括腹膜后和同侧近端髂淋巴结。

首选由 Classen 等人描述的改良狗腿野。

1）应注意确保覆盖同侧髂总、髂外和髂内淋巴结，下缘至髋臼顶部。

2）可通过骨性标记或对血管结构的勾画设置靶区，如Ⅰ期所述。①上边界：T 10/11 椎体的底部。②下边界：髋臼的顶部。③中边界（改良狗腿野下部分）：从 L-5 椎体对侧横突尖至同侧闭孔的中部。④侧边界（改良狗腿野下部分）：L-5 椎体同侧横突尖与同侧髋臼外上缘的连线。⑤按血管标志（首选），从 T 10/11 椎体下缘至髋臼的上缘，勾画出腹主动脉、下腔静脉及同侧髂动静脉。CTV：上述结构侧扩 1.2～1.9 cm 的范围；PTV（计划靶区）：CTV＋外扩 0.5 cm（所有方位均外扩，以将治疗的摆位误差计算在内）。然后，将计划靶区（PTV）每个方向外扩 0.7 cm 以解决光束半影。⑥除非患者有同侧盆腔手术史（如腹股沟疝修补术或睾丸固定术），否则 AP-PA 野无须包括同侧腹股沟淋巴结或手术瘢痕。

4. 椎下野：

（1）剂量：第二时相放疗采用椎下野，1.8～2 Gy/次，1 次/d，至累计总剂量大约为 30 Gy（ⅡA 期）或 36 Gy（ⅡB 期）。

（2）靶区：必须勾画出 GTV。AP-PA 椎下野：GTV＋外扩 2 cm（所有方位均外扩）。

第六节　放射治疗在阴茎癌治疗中的应用

原发性阴茎癌整体发病率较低。绝大多数为鳞状细胞癌，其他少见于腺癌、恶性黑色素瘤、肉瘤等，并罕见转移癌。病因与包茎和包皮过长、人乳头瘤病毒（HPV）、吸烟等有关。放疗在尽量保留性功能和维持站立排尿能力方面的疗效肯定。

一、诊断

1. 常见症状：阴茎头、冠状沟和阴茎体有红色斑块状、菜花状或乳头状凸起，脱屑糜烂，伴有脓性分泌物和恶臭，硬块状基底伴有溃疡和脓性/血性渗出液。常表现龟头或冠状沟处出现长期不愈的溃疡、肿块、结节，患者常有包皮过长或包茎。

2. 病理检查：切除活检、组织穿刺活检、微针抽吸活检（FNAB）或刷拭活检。动态前哨淋巴结活检（DSNB）是诊断的依据之一，可选择最可及的淋巴结（腹股沟淋巴结或盆腔淋巴结）行超声或CT引导下活检。

3. 影像学检查：CT、超声检查阴茎海绵体浸润程度和盆腔/腹股沟区、人工诱导勃起的MRI、PET/CT、胸部X线摄片，影像学检查建议加增强扫描。

二、放疗参与的阴茎癌治疗方案

NCCN指南指出：

1. 病理学诊断为T1、T2或更高分期患者的初始治疗均可选择放疗（2B类证据）、放化疗（3类证据）。

2. 对于非手术候选者或拒绝手术的腹股沟淋巴结触诊阴性的患者，可以考虑对腹股沟淋巴结行预防性EBRT（2B类证据）。

3. 针对腹股沟淋巴结触诊阳性但体积不大的pN2～3病理分型的患者，可行PLND辅助放疗（2B类证据）或单纯放化疗（2B类证据）。

4. 对于腹股沟淋巴结触诊阳性且体积大的患者，经皮穿刺淋巴结活检结果为阳性的可直接进行放疗，或当腹股沟淋巴结清扫术后（ILND）淋巴结数量大于等于两个时配合PLND行同步放化疗（2B类证据）；对于不适合新辅助化疗以及对新辅助化疗TIP方案有响应的情况也可以进行放疗或同步放化疗。

5. 对于不能手术的盆腔淋巴结增大的患者，经皮穿刺淋巴结活检结果为阳性的情况下可考虑放化疗。

6. 对于腹股沟区域局部复发的患者中，如果之前没有进行淋巴结清扫术的，经皮穿刺淋巴结活检结果为阳性且ILND后分期为pN2～3的患者，可以考虑放化疗（2B类证据）或PLND辅助放化疗（2B类证据）；如果之前进行过淋巴结清扫术但没放疗过的患者，可考虑放化疗。

7. 对于全身治疗后效果不佳或病情进展的转移性阴茎癌患者，可考虑利用放疗对病情进行局部控制。

8. 对于有以下高危特征之一的患者，可考虑行辅助EBRT或放化疗：盆腔淋巴结转移；结外浸润；双侧腹股沟淋巴结受侵；淋巴结中的肿瘤大于4 cm。

三、阴茎癌的放疗原则

（一）初始放疗/放化疗（保留阴茎）

1. T1～2，N0：

（1）肿瘤<4 cm：环切除术后行下述的一种。①单纯近距离放疗（2B类证据）（应进行组织间插植）。②EBRT（2B类证据）：总剂量65～70 Gy，常规分割，使用适当的组织填充模体，靶区为原发阴茎病灶及周围2 cm。③EBRT＋同步化疗（3类证据）：总剂量65～70 Gy，常规分割，使用适当的组织填充模体，靶区为原发阴茎病灶及周围2 cm。④对非手术候选者或拒绝手术治疗的患者，考虑行腹股沟淋巴结预防性EBRT。

（2）肿瘤≥4 cm：环切除术后行下述的一种。①EBRT＋同步化疗（3类证据）：对阴茎体的一部分或全部（取决于病变的体积和范围）和盆腔/腹股沟淋巴结区行45～50.4 Gy照射，然后对原发病灶及周围2 cm进行推量照射（总剂量60～70 Gy）。②对一些选择性患者行单纯近距离放疗（2B类证据），并进行仔细的治疗后监测。

2. T3～4或N＋（无法手术切除）：环切术后行EBRT＋同步化疗（3类证据）。对整个阴茎体、盆腔淋巴结、双侧腹股沟淋巴结行45～50.4 Gy照射，然后对原发病灶及周围2 cm和肉眼可见的淋巴结增大区行推量照射（总剂量60～70 Gy）。

（二）阴茎切除术后原发部位切缘阳性

1. 术后 EBRT：对原发部位和手术瘢痕区行 45～60 Gy 照射。如果残留肉眼可见肿瘤，遵循“T3，T4 或 N+”的指南。

2. 如果没有行淋巴结清扫或淋巴结清扫不充分，行双侧腹股沟淋巴结和盆腔淋巴结放疗。

3. 一些选择性病例可考虑行近距离放疗。

（三）辅助放化疗

腹股沟淋巴结和/或盆腔淋巴结阳性：

1. 推荐用于腹股沟淋巴结触诊阳性且体积大的患者或盆腔淋巴结增大的患者；考虑用于腹股沟淋巴结触诊阳性但体积不大的 pN2～3 患者（2B 类证据）或腹股沟区局部复发的患者（2B 类证据）。

2. 腹股沟淋巴结和盆腔淋巴结区 EBRT 照射剂量为 45～50.4 Gy。

3. 对于肉眼可见增大的淋巴结和结外浸润的区域行推量照射，总剂量为 60～70 Gy。

4. 如果切缘阳性，对原发部位进行治疗。

〔杨　欣〕

参考文献

[1] HEILMANN H P. History of Radiation Oncology [M] In：Brady LW，Yaeger TE.（eds）Encyclopedia of Radiation Oncology. Berlin，Heidelberg：Springer，2013.

[2] VANNESTE B G，VAN LIMBERGEN E J，VAN LIN E N，et al. Prostate Cancer Radiation Therapy：What Do Clinicians Have to Know [J]. Biomed Res Int，2016，2016：6829875.

[3] ESPLEN N，MENDONCA M S，BAZALOVA-CARTER M. Physics and biology of ultrahigh dose-rate（FLASH）radiotherapy：a topical review [J]. Phys Med Biol，2020，65（23）：23TR03.

[4] WILSON J D，HAMMOND E M，HIGGINS G S，et al. Ultra-High Dose Rate（FLASH）Radiotherapy：Silver Bullet or Fool's Gold [J]. Front Oncol，2020，9：1563.

[5] MAXIM P G，KEALL P，CAI J. FLASH radiotherapy：Newsflash or flash in the pan [J]. Med Phys，2019，46（10）：4287－4290.

[6] MAXIM P G，TANTAWI S G，LOO BW J R. PHASER：A platform for clinical translation of FLASH cancer radiotherapy [J]. Radiother Oncol，2019，139：28－33.

[7] ZILLI T，BOUDREAU C，DOUCET R，et al. Bone marrow-sparing intensity-modulated radiation therapy for Stage I seminoma [J]. Acta Onco，2011，50：555－562.

[8] HALL E J，WUU C S. Radiation-induced second cancers：the impact of 3D-CRT and IMRT [J]. Int J Radiat Oncol Biol Phys，2003，56：83－88.

[9] RAGNI G，SOMIGLIANA E，RESTELLI L，et al. Sperm banking and rate of assisted reproduction treatment：insights from a 15-year cryopreservation program for male cancer patients [J]. Cancer，2003，97：1624－1629.

[10] SAITO K，SUZUKI K，IWASAKI A，et al. Sperm cryopreservation before cancer chemotherapy helps in the emotional battle against cancer [J]. Cancer，2005，104：521－524.

[11] GARMEZY B，PAGLIARO L C. Choosing treatment for stage I seminoma：who should get what [J]? Oncology（Williston Park），2009，23：753－759.

[12] FCSSA S D，HORWICH A，RUSSELL J M，et al. Optimal planning target volume for stage I testicular seminoma：A Medical Research Council randomized trial. Medical Research Council Testicular Tumor Werking Group [J]. J Clin Oncol，1999，17：1146－1154.

[13] DINNIWELL R，CHAN P，CZAMOTA G，et al. Pelvic lymph node topography for radiotherapy treatment planning from ferumoxtran-10 contrast-enhanced magnetic resonance imaging [J]. Int J Radiat Oncol Biol Phys，2009，74：844－851.

[14] MCMAHON C J，ROFSKY N M，PEDROSA L. Lymphatic metastases from pelvic tumors：anatomic classification，characterization，and staging [J]. Radiology，2010，254：31－46.

[15] BRUNS F, BREMER M, MEYER A, et al. Adjuvant radiotherapy in stage I seminoma: is there a role for further reduction of treatment volume [J]. Acta Oncol, 2005, 44: 142 - 148.

[16] CLASSEN J, SCHMIDBERGER H, MEISNER C, et al. Para-aortic irradiation for stageI testicular seminoma: results of a prospective study in 675 patients. A trial of the German testicular cancer study group (GTCSG) [J]. Br J Cancer, 2004, 90: 2305 - 2311.

[17] SHIH H A, HARISINGHANI M, ZIETMAN A L, et al. Mapping of nodal disease in locally advanced prostate cancer: rethinking the clinical target volume for pelvic nodal irradiation based on vascular rather than bony anatomy [J]. Int J Radiat Oncol Biol Phys, 2005, 63: 1262 - 1269.

[18] EOUJELBENE N, COSINSCHI A, KHANFIR K, et al. Pure seminoma: a review and update [J]. Radiat Oncol, 2011, 6: 90.

[19] JONES W G, FOSSA S D, MEAD G M, et al. Randomized trial of 30 versus 20 Gy in the adjuvant treatment of stage I Testicular Seminoma: a report on Medical Research Council Trial TE18, European Organisation for the Research and Treatment of Cancer Trial 30942 (ISRCTN1525328) [J]. J Clin Oncol, 2005, 23: 1200 - 1208

[20] CIASSEN J, SCHMIDBERGER H, MEISNER C, et al. Radiotherapy for stages Ⅱ A/B testicular seminoma: final report cf a prospective multicenter clinical trial [J]. J Clin Oncol, 2003, 21: 1101 - 1106.

[21] FALY J J, EFSTATHIOU J A, HEDGIRE S S, et al. Mapping patterns of nodal metastases in seminoma, rethinking radiotherapy fields [J]. Radiother Oncol, 2013, 106: 64 - 68.

[22] CROOK J, MA C, GRIMARD L. Radiation therapy in the management of the primary penile tumor: an update [J]. World J Urol, 2009, 27 (2): 189 - 196.

[23] DE CREVOISIER R, SLIMANE K, SANFILIPPO N, et al. Long-term results of brachytherapy for carcinoma of the penis confined to the glans (N-or NX) [J]. Int J Radiat Oncol Biol Phys, 2009, 74 (4): 1150 - 1156.

[24] BAUMANN B C, BOSCH W R, BAHA et al. Development and validation of consensus contouring guidelines for adjuvant radiation therapy for bladder cancer after Radical cystectomy [J]. Int J Radiat Oncol Biol Phys, 2018, 96: 78 - 86.

[25] BAUMANN B C, HE J, HWANG W T, et al. Validating a local failure risk stratification for use in prospective studies of adjuvant radiation therapy for bladder cancer [J]. Int Radiat Oncol Biol Phys, 2018, 95: 703 - 706.

[26] COEN J J, ZHANG P, SAYLOR P J, et al. Bladder Preservation With Twice-a-Day Radiation Plus Fluorouracil/Cisplatin or Once Daily Radiation Plus Gemcitabine for Muscle-Invasive Bladder Cancer: NRG/RTOG 0712-A Randomized Phase Ⅱ Trial [J]. J Clin Oncol, 2019, 37 (1): 44 - 51.

[27] EFSTATHIOU J A, SPIEGEL D Y, SHIPLEY W U, et al. Long-term outcomes of selective bladder preservation by combined-modality therapy for invasive bladder cancer: the MGH experience [J]. Eur Urol, 2012, 61: 705 - 711.

[28] EFSTATHIOU J A, ZIETMAN A L. Bladder Cancer. In Gunderson & Tepper, editors. Clinical Radiation Oncology [M]. Churchill Livingstone Elsevier, 2015.

[29] JAMES N D, HUSSAINSA, HALL E. et al. Radiotherapy with or without chemotherapy in muscle-invasive bladder cancer [J]. N Endl J Med, 2012, 366: 1477 - 1488.

[30] KAMAT A M, HAHN N M, EFSTATHIOU J A, et al. Bladder cancer [J]. Lancet, 2016, 338: 2796 - 2810.

[31] MAK R H, HUNT D, SHIPLEY W U, et al. Long-term outcomes in patients withmuscle-invasive bladder cancer after selective bladder-preserving combined-modality therapy: a pooled analysis of Radiation Therapy Oncology Group protocols 8802, 8903, 9506, 9706, 9906, and 0233 [J]. J Clin Oncol, 2014, 32 (34): 3801 - 3809.

[32] MITIN T, HUNT D, SHIPLEY W U. et al. Transurethral surgery and twice-daily radiation plus paclitaxel-cisplatin or fluorouracil-cisplatin with selective bladder preservation and adjuvant chemotherapy for patents with muscle invasive bladder cancer (RTOG 0233) A randomised multicentre phase 2 trial [J]. Lancet Oncol, 2013, 14: 863 - 872.

[33] PLOUSSARD G, DANESHMAND S, EFSTATHIOU J A, et al. Critical analysis of bladder sparing with trimodal therapy in muscle-invasive bladder cancer, a systematic review [J]. Eur Urol, 2014, 66: 120 - 137.

[34] RODEL C, GRABENBAUER G G, KUHN R, et al. Combined-modality treatment and selective organ preserva-

tion in invasive bladder cancer: long-term results [J]. J Clin Oncol, 2002, 20: 3061-3071.
[35] SHIPLEY W U, PROUT G R, KAUFMAN S D, et al. Invasive bladder carcinoma. The importance of initial transurethral surgery and other significant prognostic factors for improved survival with full-dose irradiation [J]. Cancer, 1987, 60: 514-520.
[36] WEISS C, WOLZE C, ENGEHAUSEN D G, et al. Radiochemotherapy after transurethral resection for high-risk T1 bladder cancer: an alternative to intravesical therapy or early cystectomy [J]. J Clin Oncol, 2006, 24 (15): 2318-2324.
[37] ZAGHLOUL M S, CHRISTODOULEAS J P, SMITH A, et al. Adjuvant Sandwich Chemotherapy Plus Radiotherapy vs Adjuvant Chemotherapy Alone for Locally Advanced Bladder Cancer After Radical Cystectomy: A Randomized Phase 2 Trial [J]. JAMA Surg, 2018, 153 (1): e174591.
[38] JACCARD M, DURáN M T, PETERSSON K, et al. High dose-per-pulse electron beam dosimetry: Commissioning of the Oriatron eRT6 prototype linear accelerator for preclinical use [J]. Med Phys, 2018, 45 (2): 863-874.
[39] JORGE P G, JACCARD M, PETERSSON K, et al. Dosimetric and preparation procedures for irradiating biological models with pulsed electron beam at ultra-high dose-rate [J]. Radiother Oncol, 2019, 139: 34-39.
[40] VOZENIN M C, DE FORNEL P, PETERSSON K, et al. The Advantage of FLASH Radiotherapy Confirmed in Mini-pig and Cat-cancer Patients [J]. Clin Cancer Res, 2019, 25 (1): 35-42.
[41] BOURHIS J, SOZZI W J, JORGE P G, et al. Treatment of a first patient with FLASH-radiotherapy [J]. Radiother Oncol, 2019, 139: 18-22.
[42] VOZENIN M C, HENDRY J H, LIMOLI C L. Biological Benefits of Ultra-high Dose Rate FLASH Radiotherapy: Sleeping Beauty Awoken [J]. Clin Oncol (R Coll Radiol), 2019, 31 (7): 407-415.
[43] ZAGHIOUL M S, AWWAD H K, AKOUSH H H, et al. Postoperative radiotherapy of carcinoma in bilharzial bladder: improved disease free survival through improving local control [J]. Int J Radiat Oncol Biol Phys, 1992, 23: 511-517.
[44] SHIRVANI S M, HUNTZINGER C J, MELCHER T, et al. Biology-guided radiotherapy: redefining the role of radiotherapy in metastatic cancer [J]. Br J Radiol, 2021, 94 (1117): 20200873.
[45] SREN M, BENTZEN. VINCENT GREGOIRE. Molecular Imaging-Based Dose Painting: A Novel Paradigm for Radiation Therapy Prescription, Seminars in Radiation [J]. Oncology, 2011, 21 (2): 101-110.
[46] VERELLEN D, RIDDER M, LINTHOUT N, et al. Innovations in image-guided radiotherapy [J]. Nat Rev Cancer, 2007, 7: 949-960.
[47] MACKIE T R, HOLMES T, SWERDLOFF S, et al. Tomotherapy: A new concept for the delivery of dynamic conformal radiotherapy [J]. Medical Physics, 1993, 20 (6): 1709-1719.
[48] JERAJ R, MACKIE T R, BALOG J, et al. Radiation characteristics of helical tomotherapy [J]. Medical Physics, 2004, 31 (2): 396-404.
[49] SCHIOPU S R, HABL G, HÄFNER M, et al. Craniospinal irradiation using helical tomotherapy for central nervous system tumors [J]. J Radiat Res, 2017, 58 (2): 238-246.
[50] CHOI S H, CHANG J S, BYUN H K, et al. Risk of Hypothyroidism in Women After Radiation Therapy for Breast Cancer [J]. Int J Radiat Oncol Biol Phys, 2021, 110 (2): 462-472.
[51] MOHAN R, GROSSHANS D. Proton therapy—Present and future [J]. Adv Drug Deliv Rev, 2017, 109: 26-44.
[52] THARIAT J, HANNOUN-LEVI J M, SUN MYINT A, et al. Past, present, and future of radiotherapy for the benefit of patients [J]. Nat Rev Clin Oncol, 2013, 10: 52-60.
[53] PLASTARAS J P, BERMAN A T, FREEDMAN G M. Special cases for proton beam radiotherapy: re-irradiation, lymphoma, and breast cancer [J]. Semin Oncol, 2014, 41 (6): 807-819.
[54] SAKURAI H, ISHIKAWA H, OKUMURA T. Proton beam therapy in Japan: current and future status [J]. Jpn J Clin Oncol, 2016, 46 (10): 885-892.
[55] BENEDICT S H, YENICE K M, FOLLOWILL D, et al. Stereotactic body radiation therapy: the report of

AAPM Task Group 101 [J]. Med Phys, 2010, 37 (8): 4078 - 4101.
[56] KONG V C, VELEC M. Stereotactic Body Radiation Therapy for Liver Cancer: A Review of the Technology [J]. J Med Imaging Radiat Sci, 2015, 46 (3): 343 - 350.
[57] KIRKPATRICK J P, KELSEY C R, PALTA M, et al. Stereotactic body radiotherapy: a critical review for non-radiation oncologists [J]. Cancer, 2014, 120 (7): 942 - 954.
[58] HOWREY B T, KUO Y F, LIN Y L, et al. The impact of PSA screening on prostate cancer mortality and overdiagnosis of prostate cancer in the United States [J]. J Gerontol A Biol Sci Med Sci, 2013, 68 (1): 56 - 61.
[59] WILT T J, JONES K M, BARRY M J, et al. Follow-up of Prostatectomy versus Observation for Early Prostate Cancer [J]. N Engl J Med, 2017, 377 (2): 132 - 142.
[60] TAKASHI IIZUMI, HITOSHI ISHIKAWA, YUTA SEKINO, et al. Proton beam therapy for renal pelvis and ureter cancer: A report of 5 cases and a literature review [J]. Mol Clin Onco, 2019, 11 (1): 24 - 30.
[61] DALY M E, ISMAILA N, DECKER R H, et al. Radiation Therapy for Small-Cell Lung Cancer: ASCO Guideline Endorsement of an ASTRO Guideline [J]. J Clin Oncol, 2021, 39 (8): 931 - 939.
[62] FLAIG T W, SPIESS P E, AGARWAL N, et al. Bladder Cancer, Version 3. 2020, NCCN Clinical Practice Guidelines in Oncology [J]. J Natl Compr Canc Netw, 2020, 18 (3): 329 - 354.
[63] MOTZER R J, JONASCH E, AGARWAL N, et al. Kidney Cancer, Version 3. 2022, NCCN Clinical Practice Guidelines in Oncology [J]. J Natl Compr Canc Netw, 2022, 20 (1): 71 - 90.
[64] BOURLON M T, VERDUZCO-AGUIRRE H, MOLINA E, et al. Patterns of Treatment and Outcomes in Older Men With Penile Cancer: A SEER Dataset Analysis [J]. Front Oncol, 2022, 12: 926692.
[65] MOHLER J L, ANTONARAKIS E S, ARMSTRONG A J, et al. Prostate Cancer, Version 2. 2019, NCCN Clinical Practice Guidelines in Oncology [J]. J Natl Compr Canc Netw, 2019, 17 (5): 479 - 505.
[66] GILLIGAN T, LIN D W, AGGARWAL R, et al. Testicular Cancer, Version 2. 2020, NCCN Clinical Practice Guidelines in Oncology [J]. J Natl Compr Canc Netw, 2019, 17 (12): 1529 - 1554.
[67] 黄鑫，张国梁，张春利，等. 质子 FLASH 放疗 [J]. 中华放射肿瘤学杂志，2021，30 (9)：968 - 974.
[68] 赵维，田源，彭浩. Flash 放疗 [J]. 中华放射肿瘤学杂志，2019，28 (11)：862 - 866.
[69] 胡逸民. 肿瘤放射物理学 [M]. 北京：原子能出版社，1999.
[70] 沈瑜，糜福顺. 肿瘤放射生物学 [M]. 北京：中国医药科技出版社，2002.
[71] 李晔雄. 肿瘤放射治疗学 [M]. 5 版. 北京：中国协和医科大学出版社，2018.
[72] 费兹. 放疗物理学 [M]. 4 版. 刘宜敏，译. 北京：人民卫生出版社，2011.
[73] 黄健，王建业，孔垂泽，等. 中国泌尿外科和男科疾病诊断治疗指南 (2019 版) [M]. 北京：科学出版社，2019.
[74] 严彬，杨欣，魏永宝，等. 中国泌尿外科医师对前列腺癌认知与诊疗行为 3 年变迁的调查 [J]. 中华男科学杂志，2021，27 (01)：81 - 86.

第九章　泌尿外科相关疾病康复治疗

第一节　尿失禁和尿潴留的康复治疗

人体要实现储存和排出尿液的功能，必须有正常的神经支配膀胱，并需要大脑的意识控制和相关肌肉的协调运作。膀胱作为储尿和排尿的主要器官，与尿道共同发挥作用，尿道负责控制和促进排尿。这些器官的结构与功能特点构成了储尿与排尿的根本。在正常生理条件下，膀胱内尿液积累至150毫升时，人就感到需要排尿。当尿液量继续增至400毫升，膀胱扩张，内压急剧上升，强烈的尿意随之产生。在这个过程中，膀胱逼尿肌的收缩和尿道内括约肌的松弛受到大脑意识和排尿反射的共同调控，使排尿行为得以发生[1]。

尿失禁（urinary incontinence，UI）的相关影响因素很多，发生受多种因素影响，包括盆底肌肉和尿道括约肌的损伤或功能减退、膀胱过度活跃、神经系统疾病、荷尔蒙水平变化以及生活方式因素的影响如肥胖和吸烟。这些因素可能单独或共同作用，影响患者对尿液控制的能力。

尿潴留（urinary retention，UR）的发生可能受多种因素影响，主要包括解剖结构异常、神经系统疾病、前列腺疾病、药物副作用及其他病理状态。解剖上的障碍如尿道狭窄或前列腺增生常导致尿流受阻；神经系统疾病如脊髓损伤或多发性硬化症可能影响神经控制，从而影响膀胱排空；某些药物，特别是抗胆碱能药物，能够影响膀胱的收缩功能；其他如尿道炎症或外科手术后的并发症也可能导致尿潴留。

一、临床表现

（一）症状及体征

1. 尿失禁是指尿液经尿道不自主的漏出。这是一种常见的临床症状，而不是一个独立的疾病，其发生与多种因素相关。

尿失禁可根据其临床表现和成因分为以下几类：

（1）压力性尿失禁：当腹部压力突然增加（如咳嗽、打喷嚏、跳跃或举重）时，尿液会不自主地流出。这通常是由于盆底肌肉和尿道支持结构的减弱．。

（2）急迫性尿失禁：以突然的、强烈的排尿冲动为特征，难以控制，常常导致在到达厕所之前尿液泄漏。这种类型通常与膀胱的过度活动有关。

（3）混合性尿失禁：兼有压力性和急迫性尿失禁的特点。

（4）充溢性尿失禁：由于膀胱过度充满尿液，超过了其容量，导致尿液从尿道溢出。

（5）功能性尿失禁：由于身体功能障碍或外部障碍（如行动不便或无法及时找到厕所等），导致无法及时排尿。

临床表现不仅包括上述不同类型的症状，还可能伴有尿频、尿急、夜尿增多等症状。尿失禁对患者的心理和社会生活影响巨大，因此，对症状的准确评估和适当管理是改善患者生活质量的关键。

2. 尿潴留是指尿液在膀胱中异常积存，导致完全或部分无法排尿的状况。急性尿潴留表现为突发的剧烈下腹痛和尝试排尿却无法排出尿液的情况，通常伴有膀胱明显膨胀。而慢性尿潴留则可能表现为排尿困难、尿流细弱、频繁小量排尿或夜尿频发，患者常感到排尿后尿未完全排空。

（二）辅助检查

1. 尿液检查：包括尿常规、尿细菌培养、菌落计数及药物敏感试验。

2. 残余尿量测定：通常使用膀胱超声检测或导尿测量，评估膀胱是否能够完全排空。

3. 影像学检查（如 CT 或 MRI）：提供膀胱及周围组织的详细解剖图像，用于诊断复杂的解剖或功能性问题。

4. 膀胱镜与尿道镜检查：直接观察尿道和膀胱的内部情况，寻找结构异常或病理变化。

二、康复评定

（一）生理功能评定

1. 排尿功能评定包括尿液测定和超声波评定。

（1）尿液测定：主要测定每日排尿量、每次排尿量及残余尿量，了解排尿功能基本状况。

（2）超声波评定：常用于观察膀胱、肾脏、前列腺和其他盆腔器官的结构和功能，特别是通过测量排尿后的残余尿量，帮助诊断可能的膀胱排空障碍。

2. 尿流动力学评定：通过测量膀胱和尿道在储尿和排尿过程中的压力和流量，帮助诊断和理解尿失禁、尿频、尿急、夜尿等尿路功能障碍的原因和机制。

（1）膀胱压力容积测定：简易膀胱容量与压力测定方法可以评估患者的膀胱逼尿肌及括约肌功能。目前，公认的膀胱安全压力上限是 40 cmH_2O（1 cmH_2O ＝0.098 kPa）。虽然排尿期压力可以允许有短暂的升高，但如果排尿时间延长，膀胱内压力长时间高于 40 cmH_2O，有肾积水风险。膀胱内不超过安全压力时的最大容量被称为安全容量。

（2）测定残余尿量：排尿后膀胱内残留的尿液称为残余尿。正常女性残余尿量不超过 50 ml，正常男性不超过 20 ml。残余尿量＞100 ml，需要采用导尿等方法辅助排出。

（3）尿道功能测定：

①尿道压力分布测定：通过测量尿道不同部位的压力，评估尿道的功能。

②尿道括约肌肌电图：测量尿道括约肌的肌电活动，评估神经肌肉功能。

3. 尿失禁和尿潴留的分类：国际常用的分类包括根据临床表现和尿流动力学特点制订的分类方法（表 9－1－1）和欧洲泌尿协会（European Association of Urology）提供的 Madersbacher 分类方法。

表 9－1－1 根据临床表现和尿流动力学特点的分类方法

临床表现	尿流动力学特点	
尿失禁	（1）由膀胱引起	逼尿肌无抑制性收缩；膀胱容量减少；膀胱顺应性降低；逼尿肌正常（但有认知、运动等问题）；
	（2）由出口引起	膀胱颈功能不全；外括约肌松弛等。
尿潴留	（1）由膀胱引起	神经源性逼尿肌松弛；肌源性逼尿肌松弛；膀胱容量增大/顺应性增加；逼尿肌正常（但有认知/运动等问题）；
	（2）由出口引起	机械性因素；内括约肌功能性梗阻；外括约肌功能性梗阻。
潴留和失禁混合	（1）逼尿肌-括约肌失协调引起； （2）逼尿肌和括约肌正常（但有认知、运动等问题）。	

4. 肾功能评定：通过血液和尿液检查、肾小球滤过率评估和影像学检查，全面评估肾脏的过滤和排泄功能，以确定是否存在肾脏疾病或肾功能不全。

5. 神经电生理评定：通过膀胱颈肌电图、诱发电位、脊髓反射测试、尿道括约肌电图和电刺激测试，评估神经和肌肉的功能状态，诊断神经源性排尿障碍。

（二）心理功能评定

尿失禁和尿潴留不仅涉及生理层面的改变，还可能伴随显著的心理和情绪问题。因此，全面评估患者的心理状态对于有效管理和治疗排尿功能障碍至关重要。心理功能评定主要包括以下几个方面：

1. 抑郁自评量表

抑郁自评量表（self-rating depression scale，SDS）由 Zung 于 1965 年编制，用于评估患者的抑郁状态。该量表包含 20 个项目，患者根据过去一周的体验进行评分，每个项目按 1～4 级评分，总分反映抑郁程度。（表 9-1-2）

表 9-1-2　　Zung 抑郁自评量表

提问内容	无	有时	经常	持续
1. 我感到情绪沮丧，郁闷	1	2	3	4
*2. 我感到早晨心情最好	4	3	2	1
3. 我要哭或想哭	1	2	3	4
4. 我夜间睡眠不好	1	2	3	4
*5. 我吃饭象平时一样多	4	3	2	1
*6. 我的性功能正常	4	3	2	1
7. 我感到体重减轻	1	2	3	4
8. 我为便秘烦恼	1	2	3	4
9. 我的心跳比平时快	1	2	3	4
10. 我无故感到疲劳	1	2	3	4
*11. 我的头脑象往常一样清楚	4	3	2	1
*12. 我做事情象平时一样不感到困难	4	3	2	1
13. 我坐卧不安，难以保持平静	1	2	3	4
*14. 我对未来感到有希望	4	3	2	1
15. 我比平时更容易激怒	1	2	3	4
*16. 我觉得决定什么事很容易	4	3	2	1
*17. 我感到自己是有用的和不可缺少的人	4	3	2	1
*18. 我的生活很有意义	4	3	2	1
19. 假如我死了别人会过的更好	1	2	3	4
*20. 我仍旧喜爱自己平时喜爱的东西	4	3	2	1

结果分析：指标为总分。将 20 个项目的各个得分相加，即得原始分。标准分等于原始分乘以 1.25 后的整数部分。总原始分的正常上限为 41 分，标准总分为 53 分。此评定量表不仅可以帮助诊断是否有抑郁症状，还可以判定抑郁程度的轻重。标准分 20～49 分为正常，50～59 分为轻度抑郁，60～69 分为中度抑郁，70 分及以上为重度抑郁，分数越高，反映抑郁程度越重。

2. 焦虑自评量表

焦虑自评量表（self-rating anxiety scale，SAS）由 Zung 于 1971 年编制，由 20 个与焦虑症状有关的项目组成。用于反映有无焦虑症状及其严重程度。（表 9-1-3）

表 9-1-3　　Zung 焦虑自评量表

提问内容	没有或很少时间	小部分时间	相当多时间	绝大部分或全部时间
1. 我感到比往常更加神经过敏和焦虑	1	2	3	4
2. 我无缘无故地感到担心	1	2	3	4

续表

提问内容	没有或很少时间	小部分时间	相当多时间	绝大部分或全部时间
3. 我容易心烦意乱或感到恐慌	1	2	3	4
4. 我感到我的身体好象被分成几块，支离破碎	2	3	4	
5. 我感到事事都很顺利，不会有倒霉的事发生	4	3	2	1
6. 我的四肢抖动和震颤	1	2	3	4
7. 我因头痛、颈痛和背痛而烦恼	1	2	3	4
8. 我感到无力且容易疲劳	1	2	3	4
9. 我感到很平静，能安静坐下来	4	3	2	1
10. 我感到我的心跳较快	1	2	3	4
11. 我因阵阵的眩晕而不舒服	1	2	3	4
12. 我有阵阵要昏倒的感觉	1	2	3	4
13. 我呼吸时进气和出气都不费力	4	3	2	1
14. 我的手指和脚趾感到麻木和刺痛	1	2	3	4
15. 我因胃痛和消化不良而苦恼	1	2	3	4
16. 我必须时常排尿	1	2	3	4
17. 我的手经常温暖而干燥	4	3	2	1
18. 我觉得脸红发热发红	1	2	3	4
19. 我容易入睡，晚上睡得很好	4	3	2	1
20. 我做恶梦	1	2	3	4

结果分析：指标为总分。将 20 个项目的各个得分相加，即得原始分。标准分等于原始分乘以 1.25 后的整数部分。总原始分的正常上限为 41 分，标准总分为 53 分。此评定量表不仅可以帮助诊断是否有焦虑症状，还可以判定焦虑程度的轻重。分数越高，反映焦虑程度越重。

（三）日常生活活动能力评定

日常生活活动能力（actvitis of daily living，ADL）是指人们为了维持生存和适应生存环境，每天必须反复进行的如衣、食、住、行，保持个人卫生整洁和进行独立的社区活动所必需的一系列的基本活动。尿失禁和尿潴留不仅影响生理功能，还可能显著影响患者的日常生活活动能力。对患者日常生活活动能力的评定，能够帮助医护人员全面了解患者的生活质量及其受障碍影响的程度，制定更为个性化的护理和治疗方案。

Barthel 指数（Barthel Index，BI）评定简单、可信度高、灵敏度好，是目前临床应用最广、研究最多的一种 ADL 能力评定方法。用于评估患者在日常生活活动中的独立能力，特别是评估患者在基本自理活动中的能力。它通过评估 10 项基本活动的能力得出总分，反映患者的功能状态和护理需求。总分 100 分，Barthel 指数分级标准：正常 100 分；≥60 分，生活基本自理；41～59 分，中度功能障碍，生活需要帮助；21～40 分，重度功能障碍，生活依赖明显；≤20 分，生活完全依赖。（表 9－1－4）

表 9－1－4　Barthel 指数

项目	评分
1. 大便	0＝失禁或者偶尔失禁 5＝偶尔失禁（每周＜1 次） 10＝能控制
2. 小便	0＝失禁、昏迷或者导尿 5＝偶尔失禁（每 24 小时＜1 次，每周＞1 次） 10＝能控制

续表

项目	评分
3. 修饰	0＝需帮助 5＝能独立洗脸、梳头、刷牙、剃头
4. 如厕	0＝依赖别人 5＝需部分帮助 10＝自理
5. 进食	0＝依赖别人 5＝需部分依赖（切面包、夹菜、盛饭） 10＝全面自理
6. 转移（床→椅）	0＝完全依赖别人，不能坐 5＝需大量帮助（2 人），能坐 10＝需少量帮助（1 人）或者指导 15＝自理
7. 活动（步行，在病房及其周围，不包括走远路）	0＝不能动 5＝在轮椅上独立行动 10＝需 1 人帮助步行（体力或言语指导） 15＝独立行走（可用辅助器，独行 45 m）
8. 穿衣	0＝依赖 5＝需一半帮助 10＝自理
9. 上下楼梯（一般楼梯，用手杖也算独立）	0＝不能 5＝需帮助（体力或言语指导） 10＝自理
10. 洗澡	0＝依赖 5＝自理
总分	

（四）社会参与能力评定

社会参与能力评定通过使用世界卫生组织残疾评估表（WHODAS 2.0）、社会支持评定量表（SSRS）、生活质量问卷（SF－36）、功能独立性评估量表（FIM）和社会功能评定量表（SFS）等工具，全面评估患者在日常生活、社会活动和人际交往中的能力及受限程度，帮助医护人员制定个性化的干预和支持计划，提高患者的生活质量和社会参与度。

三、功能障碍

（一）生理功能障碍

1. 疼痛：尽管尿失禁本身通常不直接引起疼痛，但反复的尿路感染，尤其是在急迫性尿失禁的情况下，可能导致下腹部不适或疼痛。急性尿潴留常伴有剧烈的下腹部疼痛和膀胱胀痛感，而慢性尿潴留则可能引起持续的下腹部隐痛，并伴有膀胱过度充盈的不适感。

2. 排尿功能障碍：不同的病因可造成不同的排尿功能障碍。

3. 肾功能障碍：尿失禁患者反复的尿路感染可能上行至肾脏，导致肾盂肾炎，长期感染可引起肾功能受损。尿潴留由于长期的膀胱过度充盈和高压可引起肾积水，进而导致肾脏功能下降，严重时可导致慢性肾衰竭。

4. 性功能障碍：女性患者在性生活中因漏尿问题可能感到尴尬和不适，导致性欲下降和性功能障碍；男性患者，尤其是因前列腺问题导致的尿失禁，可能伴随勃起功能障碍。前列腺增生引起的尿潴留在男性中较为常见，常与勃起功能障碍和射精障碍并存。

（二）心理功能障碍

尿失禁和尿潴留显著影响患者的心理健康，导致情绪障碍（如焦虑和抑郁）、社会交往障碍、自尊和自信心受损以及生活质量下降，这些患者常因控制排尿功能的困难而感到羞愧和无助，避免社交活动，生活和工作效率受到影响，因此需要综合的心理支持和干预措施来改善其整体健康和生活质量。

（三）日常生活活动能力受限

尿潴留导致患者行动困难，同时复杂的心理变化进一步限制了他们的日常活动。尿失禁患者往往难以胜任家务、不愿外出，与社会隔离，性生活也受到影响。为了适应尿失禁，许多患者减少饮水和社交活动以避免尴尬的局面。然而，一些症状较轻的患者则不受日常生活影响。

（四）社会参与能力受限

尿潴留患者常常伴有其他疾病同时发生，因而在短时期内，患者的工作、社交活动均受到了限制，有些患者甚至终身不能再就业。尿失禁患者心理变化大的，常常会对劳动、工作及社交活动产生影响，降低其生活质量，而对心理变化不大的患者，其影响不大。

尿失禁患者因担心在公共场合发生漏尿，常常减少或避免参加社交活动，导致社会隔离和孤独感加重。尿潴留患者由于需要频繁使用导尿管或频繁就医，也往往减少外出和社交活动，影响家庭生活和职业表现，同时加重焦虑和抑郁情绪，降低自尊和自信心，最终严重影响整体生活质量。

四、康复治疗

尿失禁、尿潴留的治疗必须对患者的储尿及排尿功能、临床表现及全身情况进行动态评估和分型，并以此为依据选择适宜的膀胱管理方法。康复治疗以病因治疗、缓解和控制排尿和贮尿困难，恢复排尿功能和综合治疗为原则；以解决患者排尿疼痛，尽可能恢复肾功能、排尿功能、性功能，减轻患者的心理压力，提高生活质量为目标[2-3]。下面将根据膀胱功能障碍表现提出处理策略、处理流程以及按Madersbacher 分类方法的处理流程，并具体介绍具体治疗方法。需要注意的是在治疗尿失禁、尿潴留时需积极预防和治疗并发症，避免训练时加重感染，甚至引起肾积水、肾衰竭。（表 9－1－5、图 9－1－1、图 9－1－2）

表 9－1－5 根据膀胱功能障碍表现的处理策略

问题		处理方法选择	
储尿障碍（尿失禁）	膀胱原因所致	膀胱再训练	定时排尿
		集尿装置	外部集尿器（尿垫，阴茎套）
		导尿	间歇（清洁）导尿或留置导尿，并联合使用药物降低膀胱内压
		药物	抗胆碱能药物，肾上腺素能激动药，钙通道阻断药，肉毒毒素注射
		手术治疗	膀胱扩容术
	出口障碍所致	膀胱再训练	定时排尿、盆底肌训练、生物反馈
		集尿装置	外部集尿器（尿垫，阴茎套）
		导尿	留置导尿
		药物	α 受体激动药、丙咪嗪
		手术治疗	尿道周围胶原注射、尿道悬吊、人工括约肌
排尿障碍（尿储留）	膀胱原因所致	膀胱再训练	定时排尿、反射性排尿训练、Valsalva 屏气法和 Crede 手法
		导尿	间歇（清活）导尿或留置导尿
		药物	胆碱能激动药（氨基甲酰甲基胆碱）
		手术治疗	神经刺激疗法，括约肌切除
	出口障碍所致	膀胱再训练	肛门牵张排尿
		导尿	间歇（清洁）导尿或留置导尿

续表

问题		处理方法选择
储尿和排尿均障碍	药物	α受体阻滞药，口服骨骼肌松弛药等
	手术治疗	括约肌切除．括约肌支架，膀胱出口手术，阴部神经切除．气囊扩张术等
	导尿	解除逼尿肌痉挛后若允许导尿管插入，可用间歇导尿的方式处理
	手术治疗	耻骨上造瘘留置导尿管，回肠行膀胱替代成形术

（一）物理治疗

1. 物理因子治疗：用于改善血液循环、肾脏功能和排尿功能，通过调整相关神经功能增强膀胱逼尿肌的肌张力，解除尿道括约肌痉挛。以下是几种常见的物理因子治疗方法：

（1）超短波疗法：将超短波电极对置于膀胱区前后，每次治疗时间约15～20分钟，每日1次，10次为1个疗程。利用超短波电流产生的高频振动和热效应，增加局部血液循环，促进组织修复和功能恢复（图9-1-3）。

（2）中频电疗法：电极并置法或对置于肾区或膀胱区，电流强度以患者耐受为准，15～20分钟，每日1次，10～20次为1个疗程（图9-1-4）。

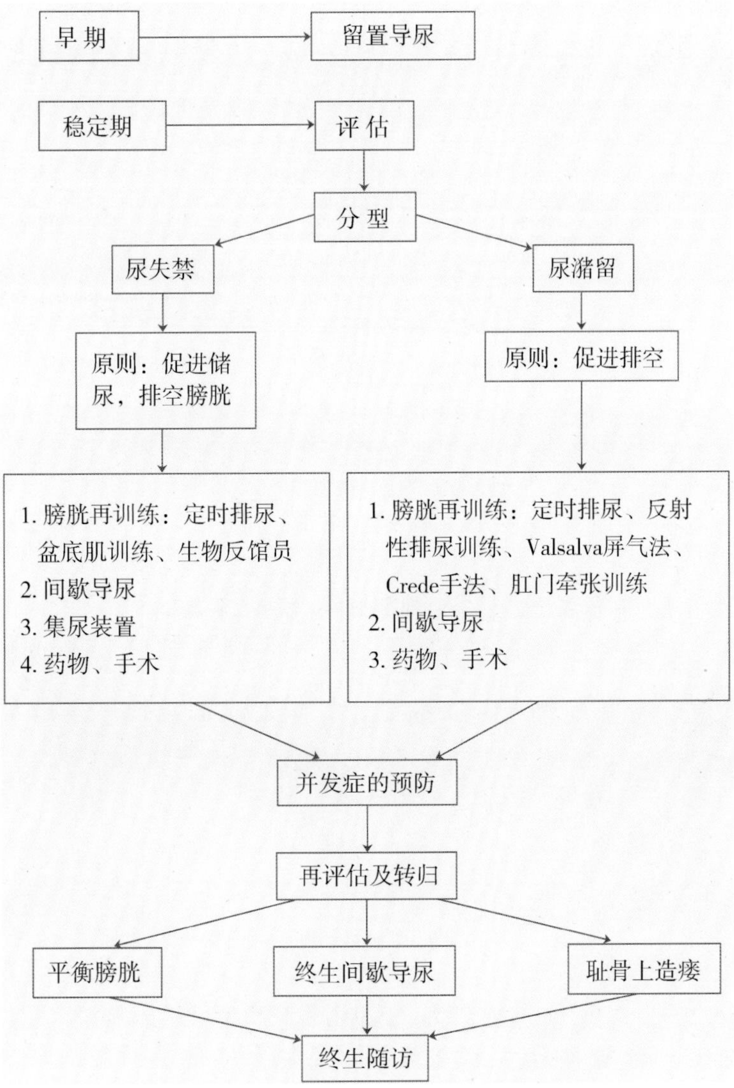

图9-1-1　根据膀胱功能障碍表现的处理流程

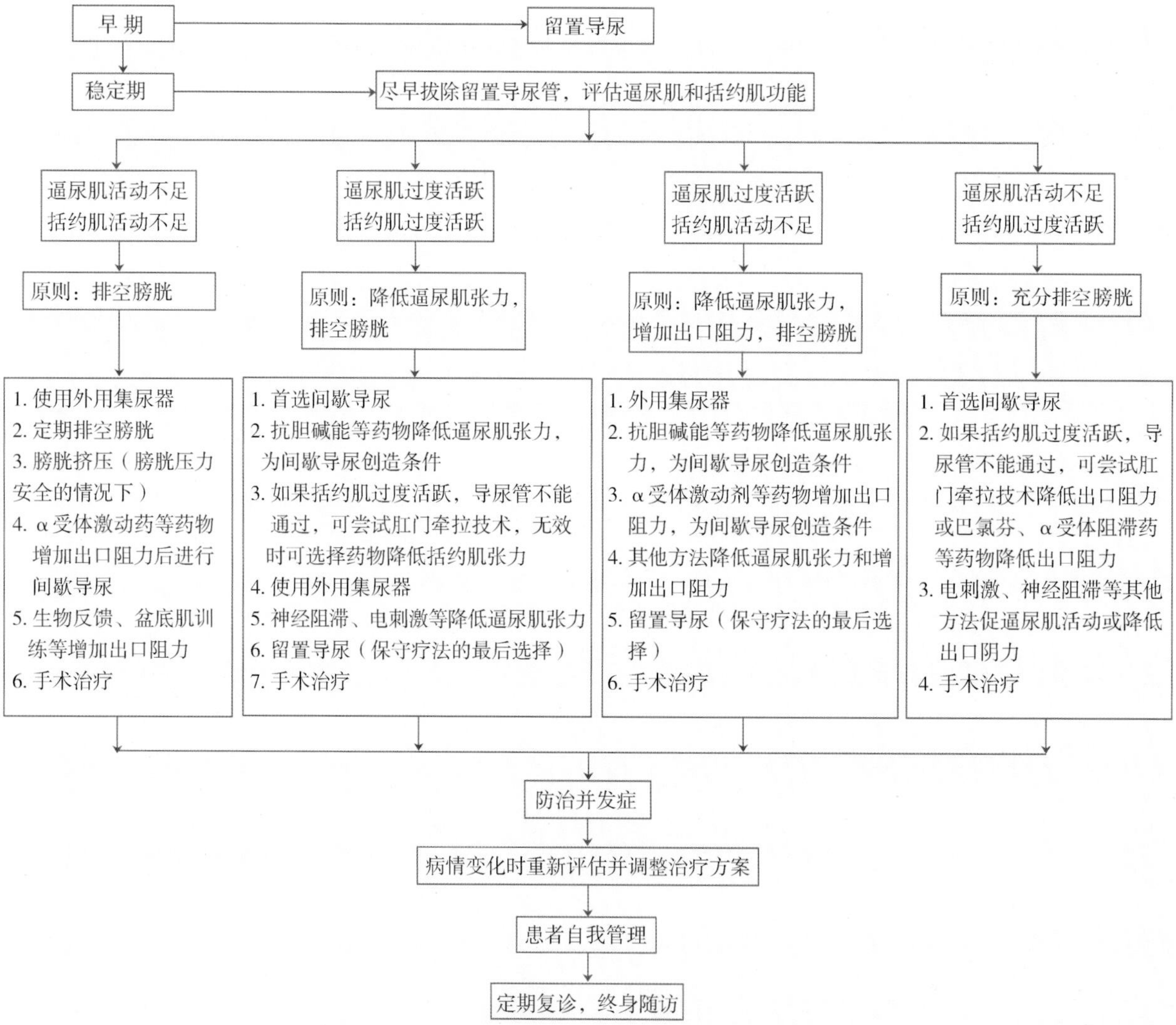

图 9-1-2　按 Madersbacher 分类方法的处理流程

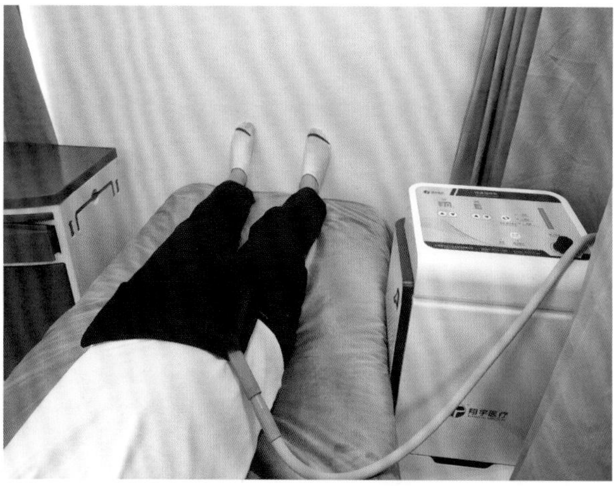

图 9-1-3　超短波疗法

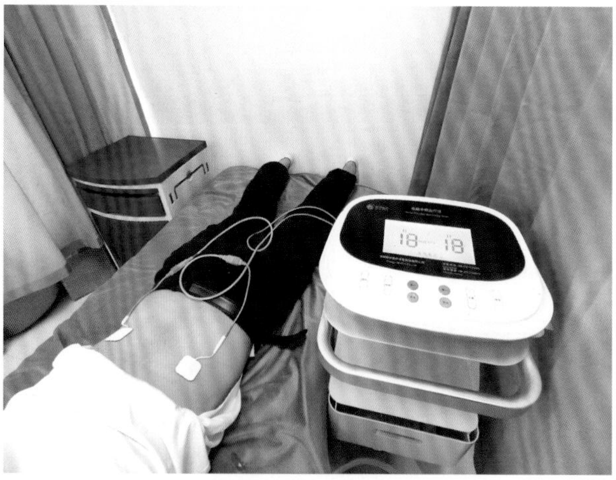

图 9-1-4　中频电疗法

（3）感应电疗法：在关元、中极、曲骨等穴位处用小圆形电极进行刺激，每处 3～4 秒，各穴位反复轮流刺激，以引起腹壁肌肉收缩为宜，总治疗时间 5～6 分钟。促进神经传导，提高肌肉反应性，适用于膀胱麻痹等。

（4）离子透入疗法：两个电极分别置干耻骨联合上（与阳极连接）和腰骶部（与阴极连接）可以用

0.1%的毒扁豆碱、新斯的明、毛果芸香碱经阳极导入，20 分钟，每日 1 次，10 次为 1 个疗程。

（5）蜡疗：将蜡块放在膀胱区，20～30 分钟，每日 1 次，10 次为 1 个疗程。适用于手术后引起的尿潴留（图 9-1-5）。

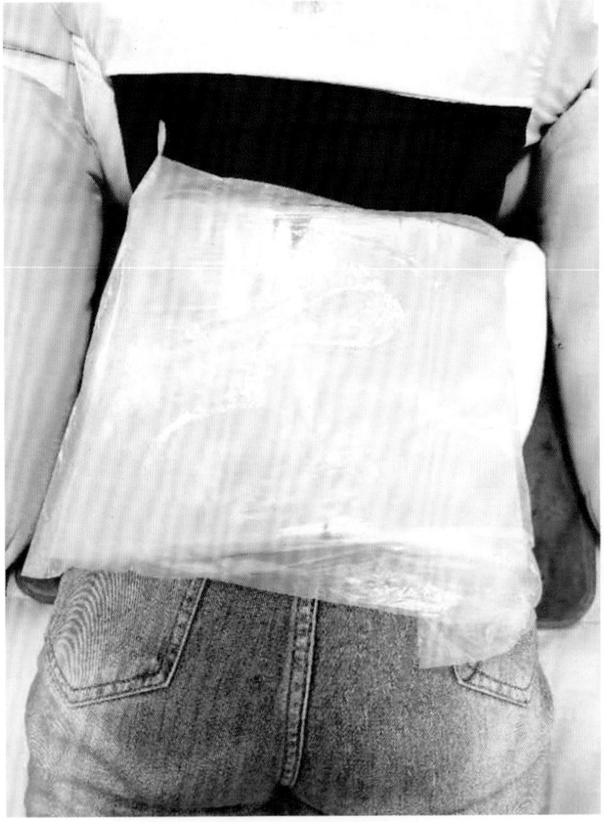

图 9-1-5　蜡疗

（6）磁疗：磁块对置于膀胱区，磁场强度中剂量，每日 1 次，每次 20 分钟，10 次为 1 个疗程。

（7）其他：如红外线疗法、超声波疗法（图 9-1-6）、生物反馈疗法、针灸治疗（图 9-1-7）等，可根据病情选择。

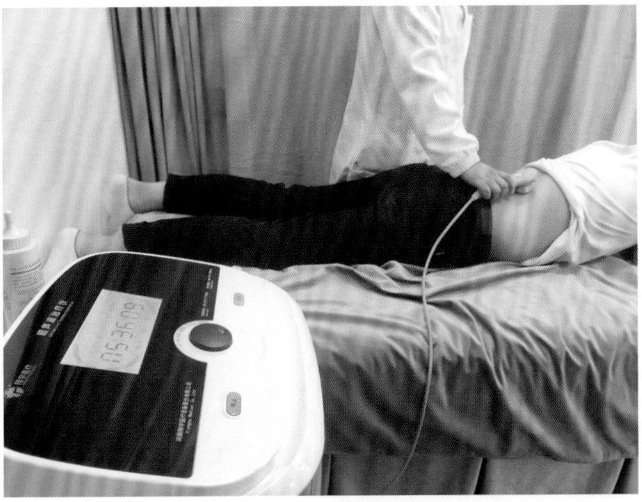

图 9-1-6　超声波疗法

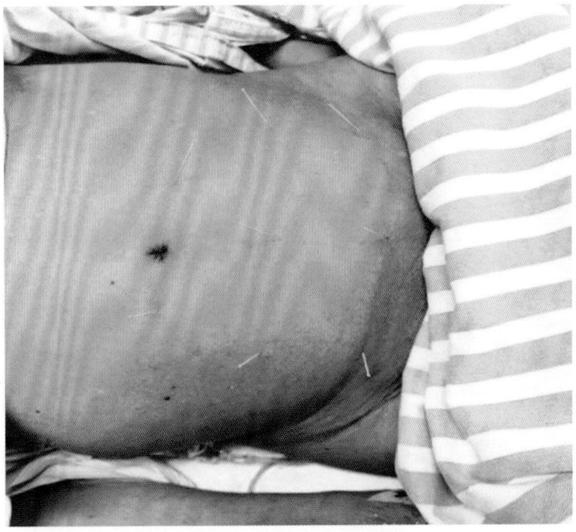

图 9-1-7　针灸

2. 运动疗法：通过加强盆底肌肉和相关肌群的力量和控制力，来改善对膀胱和尿道的控制能力。

（1）尿失禁的治疗：目的在于增强盆底肌肉力量，提高控尿能力[4]。

凯格尔运动：

①识别盆底肌肉：在排尿中途尝试中断尿流，以便识别和感受盆底肌肉的收缩（图 9-1-8）。

②正确姿势：仰卧，双膝弯曲，双脚平放在地面，双臂放在身体两侧。

③收缩和放松：收紧盆底肌肉，保持收缩 5 秒钟。然后放松盆底肌肉 5 秒钟（与收缩时间相等）。逐渐增加到保持收缩 10 秒钟，放松 10 秒钟。

④频率：每次进行 10～15 次收缩和放松，每天重复 3 次。随着肌肉力量的增强，可以增加每次的收缩时间和每日的次数。

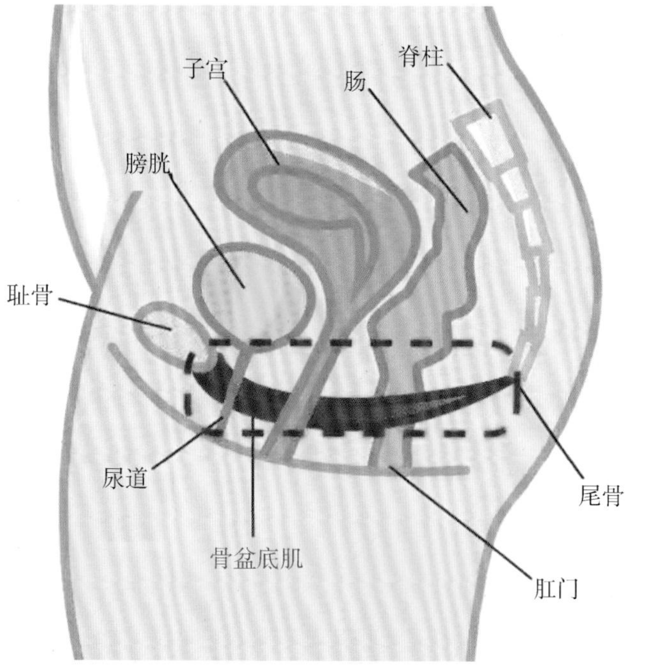

图 9-1-8 盆底肌肉

桥式运动：仰卧，双膝弯曲，双脚平放在地面，双臂放在身体两侧；收紧臀部和腹部肌肉，抬起臀部离地，保持身体从肩膀到膝盖成一直线；保持姿势 5 秒，然后缓慢放下臀部，回到初始位置。可加强臀部、腹部和盆底肌肉，提供更好的尿道支持。

膀胱训练：通过制定和遵守有计划的排尿时间表来提高膀胱控制力。训练包括记录排尿日记、设定初始排尿间隔、按计划排尿、逐步延长间隔以及应对强烈尿意等步骤。方法：为患者选择适当的间隔时间，一般最初以 30～60 分钟为间隔，最后达 2.5～3 小时排尿一次。

（2）尿潴留的治疗：目的在于增强肌肉力量，局部感觉刺激，来促使排尿反射形成，完成排尿过程。

屏气法（Vasalva 法）：通过深吸一口气后屏住呼吸并用力将气压向下推的技巧，增加腹内压，从而帮助膀胱对抗阻力，促进尿液排出，适用于缓解尿潴留症状。坐位，患者身体前倾，深吸一口气后屏住呼吸，用力将气压向下推，类似于用力排便的动作，保持几秒钟后放松，如果第一次未能成功排尿，可以休息片刻后重复操作。痔疮、疝气、膀胱输尿管反流患者禁用此法。

扳机点法：识别下腹部或会阴部的敏感区域，用手指或按摩工具轻轻按压这些区域，保持按压力度 5～10 秒钟后缓慢释放，在不同的敏感区域重复上述步骤，直至感到排尿的冲动。

（二）作业治疗

1. 膀胱训练：

（1）记录排尿日记：开始时记录排尿时间、频率和尿量，通常记录 1～2 周，以了解当前的排尿模式和膀胱容量。

（2）设定排尿间隔：根据排尿日记，设定一个初始的排尿间隔时间。

（3）按计划排尿：即使没有尿意，也要按照设定的时间去排尿。在规定的时间到来之前尽量控制住不去厕所。

（4）逐步延长间隔：每隔几天或一周，逐渐延长排尿间隔时间，例如从 1.5 小时延长到 2 小时，直到达到每 3～4 小时排尿一次的目标。

（5）应对强烈尿意：如果在规定时间之外感到强烈尿意，可以通过深呼吸、转移注意力或进行盆底肌肉收缩来延缓排尿。

2. 间歇性导尿

（1）选择合适的导尿管：根据医生或护士的建议，选择适合患者的导尿管类型和尺寸。

（2）保持清洁和消毒：使用无菌技术或清洁技术，确保导尿管和手部的清洁，防止感染。

（3）正确插入导尿管：患者或护理人员在需要时将导尿管插入尿道，导入膀胱以排空尿液。

（4）定期进行：根据医生的建议，通常每 4～6 小时进行一次间歇性导尿，具体频率取决于患者的尿量和膀胱容量。

（5）记录导尿情况：记录每次导尿的时间、尿量和任何异常情况，以便医生了解和调整治疗方案。

（三）康复辅具

1. 导尿管和导尿包

（1）一次性导尿管：用于间歇性导尿，防止感染。

（2）可重复使用导尿管：需定期清洗消毒，适用于长期使用。

（3）便携导尿包：包含导尿所需的所有工具，方便外出使用。

2. 便携式排尿设备

（1）便携尿壶：适用于行动不便或无法及时到达卫生间的患者。

（2）女性便携排尿器：方便女性在站立或坐姿时使用。

（3）尿液收集袋：与导尿管配合使用，方便长时间收集尿液。

3. 盆底肌肉训练设备

（1）凯格尔训练器：帮助识别和锻炼盆底肌肉。

（2）电子盆底肌肉刺激器：通过电刺激增强盆底肌肉力量。

4. 卫生间辅助设备

（1）升降椅：帮助患者更容易从坐姿站起。

（2）扶手和支撑杆：安装在卫生间和卧室，帮助安全移动。

（3）高度可调的马桶座：减轻膀胱压力，方便使用。

5. 吸收性产品

（1）尿失禁垫：适用于轻度至中度尿失禁。

（2）成人纸尿裤：适用于中度至重度尿失禁。

（3）吸收性内裤：外观与普通内裤相似，适用于轻度尿失禁。

6. 膀胱扫描仪

超声膀胱扫描仪：监测膀胱内尿液量，确定是否需要导尿。

（四）心理治疗

在排尿障碍的康复治疗中，心理治疗是一个重要的组成部分。排尿障碍可能对患者的心理和情感产生显著影响，导致焦虑、抑郁、社交隔离等问题。因此，心理治疗在帮助患者应对这些情绪和恢复正常生活方面起到了关键作用。

1. 认知行为疗法（CBT）：认知行为疗法帮助患者识别和改变负面思维和行为模式。通过这种疗法，患者可以学会如何应对与排尿障碍相关的焦虑和压力。

2. 放松训练：放松训练技术，如深呼吸、渐进性肌肉放松和冥想，可以帮助患者减轻焦虑和压力。这些技术可以帮助患者在面临排尿困难时保持镇静。

3. 心理教育：提供有关排尿障碍和康复治疗的信息，帮助患者理解他们的状况和治疗过程。了解更多关于疾病的知识可以减少恐惧和焦虑。

4. 支持性心理治疗：与心理治疗师或心理医生进行定期的会谈，可以为患者提供情感支持，帮助他们处理与排尿障碍相关的情感和社会问题。

5. 团体治疗：团体治疗为患者提供了一个分享经验和获得支持的平台。听取其他患者的经历可以帮助个体感到不再孤单，同时也能学习他人的应对策略。

6. 家庭治疗：排尿障碍不仅影响患者自身，还可能影响家庭成员的生活。家庭治疗可以帮助家庭成员理解患者的困难，并提供支持。

五、功能结局

（一）生理功能方面

若尿失禁未及时治疗，病情可能加重，导致尿路感染并影响肾功能。女性在更年期后由于雌激素的减少，尿失禁问题会更加严重且难以控制。尿潴留若不及时处理，膀胱过度膨胀可能损伤逼尿肌纤维，导致难以恢复的慢性尿潴留。长期尿潴留会因尿液积聚导致感染，引发膀胱炎或肾盂肾炎，极少数情况下甚至可能导致膀胱破裂。症状较轻的尿失禁和尿潴留患者，通过各种治疗方法可逐步恢复膀胱功能，而症状较重的患者可能终身丧失膀胱功能。

（二）心理功能方面

尿失禁可能导致湿疹、褥疮和泌尿系统感染，引发焦虑、尴尬和沮丧等负面情绪，同时由于异味，还可能导致不安和自信心丧失。一些患者认为尿失禁是小问题，不会对其心理产生重大影响。尿潴留患者因病因不同，心理反应也各异，但随着治疗的介入，多数患者能逐步适应新的生活方式，缓解心理障碍。

（三）社会参与能力方面

一些尿失禁和尿潴留患者因病程长、心理压力大，减少了日常活动，如不愿做家务或上街购物。由于是泌尿系统疾病，患者常害怕被人知道，担心在公共场合遇到尴尬场面，因此常避免社交活动，导致社交隔离，影响劳动、工作和社交生活，并给家庭带来很大压力，降低生活质量。然而，有些患者积极治疗，主动适应新的生理变化，尽量减少日常活动和社交的影响，因此生活质量变化不大，仍能保持较高的生活质量。[5]

六、健康教育

（一）采取各种措施预防疾病

1. 保持健康的生活方式：适当的饮食和规律的运动有助于保持泌尿系统的健康。避免过度摄取咖啡因和酒精，这些物质可能刺激膀胱。

2. 控制体重：肥胖是排尿障碍的风险因素之一，通过控制体重可以减少膀胱压力，降低尿失禁的风险。

3. 戒烟：吸烟会增加膀胱癌的风险，并可能导致其他泌尿系统疾病。

（二）预防相关诱因

1. 避免憋尿：长时间憋尿会增加膀胱压力，可能导致膀胱功能障碍。建议养成定时排尿的习惯。

2. 适量饮水：保持适当的水分摄入有助于预防尿路感染，但避免过量饮水以免增加膀胱负担。

3. 防止便秘：便秘会增加盆底肌的负担，从而影响排尿功能。保持高纤维饮食和充足的水分摄入有助于预防便秘。

（三）培养个人卫生习惯和行为

1. 清洁卫生：注意个人卫生，尤其是会阴部的清洁，预防尿路感染。建议使用温水清洗，避免使用刺激性的肥皂或清洁剂。

2. 穿着适当：穿着宽松、透气的衣物，避免过紧的衣裤，以减少对泌尿系统的压迫。

3. 正确的排尿姿势：尤其是女性，应养成正确的排尿姿势，避免使用不洁的公共卫生设施。

（四）早期防治

1. 定期体检：定期进行泌尿系统检查，可以早期发现潜在问题，及时进行治疗。

2. 了解症状：教育公众识别排尿障碍的早期症状，如尿频、尿急、尿失禁、排尿困难等。一旦出现症状，及时就医。

3. 及时治疗：对于已经出现的排尿障碍，及早进行治疗，以防止病情恶化和并发症的发生。

（五）引起全社会的关注

1. 提高公众意识：通过健康讲座、社区宣传、媒体报道等方式，提高公众对排尿障碍的认识，减少对患者的歧视和偏见。

2. 支持患者：为排尿障碍患者提供心理支持和社会支持，鼓励他们积极治疗，重返正常生活。

3. 政策支持：呼吁社会和政府加强对排尿障碍的重视，推动相关政策的制定和实施，如公共卫生设施的改善、健康教育的普及等。

第二节　尿路感染的康复治疗

尿路感染（Urinary tract infection，UTI）是指病原微生物侵入泌尿系统任何部位（包括肾脏、输尿管、膀胱和尿道）所引起的感染性疾病。根据感染部位的不同，尿路感染可以分为上尿路感染（如肾盂肾炎）和下尿路感染（如膀胱炎和尿道炎），最常见的致病菌是革兰氏阴性菌，其中以大肠埃希菌为主，占 60%～80%[6]。UTI 是泌尿系统最常见的感染性疾病之一，女性比男性更易患此病，尤其是在育龄期。UTI 在我国发病率 0.91%，仅次于呼吸道感染，常与其他专科疾病相伴随，轻者可呈无症状性菌尿，重者可危及生命。

正常情况下，机体对感染具有防御功能，但在各种易感因素的影响下，尿路抵抗力下降，容易发生 UTI，常见的易感因素有：1. 解剖结构：女性的尿道较短且接近肛门，容易使细菌进入膀胱；2. 生理特征：女性在性活跃期和更年期尿路感染风险较高；老年男性因前列腺肥大或尿道狭窄而易感染；绝经后女性因雌激素水平下降，尿道和阴道的防御机制减弱，更易患尿路感染；3. 行为和生活习惯：性活动频繁增加了尿路感染的风险；4. 医疗干预：长期导尿是医院获得性尿路感染的重要风险因素，导尿管为细菌提供了直接通道；5. 其他健康状况：糖尿病、免疫缺陷疾病的患者、尿路梗阻；6. 生活环境和社会因素：长期卧床或失能患者由于活动减少、尿液滞留和卫生条件差，易发生尿路感染。[7]

除无症状性菌尿以外，UTI 共同症状为尿频、尿急和尿痛等尿路刺激症状，可伴腰痛、下腹疼痛，也可出现一过性血尿或排尿困难，如出现发热、寒战、全身酸痛、恶心、呕吐等全身感染中毒症状，多考虑上尿路感染。尿常规检查可有白细胞、血尿、蛋白尿，尿涂片细菌检查及中段尿细菌培养可确定致病菌，帮助 UTI 确诊以及选择有效抗生素。急性 UTI 血常规可见血白细胞升高，中性粒细胞增多。红细胞沉降率可增快。慢性肾盂肾炎肾功能可出现异常，表现为肾小球滤过率下降，血肌酐升高等。泌尿系统影像学检查以及静脉肾盂造影等可以观察肾脏形态变化，发现尿路异常，帮助 UTI 的定位诊断[8]。

一、临床表现

（一）症状及体征

1. 急性肾盂肾炎（acute pyelonephritis）通常表现为高热伴寒战、乏力、恶心、呕吐和头痛等全身症状，以及尿频、尿急、尿疼痛、腰痛和血尿等泌尿系统症状。体征上，患者常有体温升高、肾区叩击痛（Murphy 征阳性）、下腹部压痛及在严重感染时肾脏增大。通过这些症状和体征，结合进一步的尿液、血液和影像学检查，可以确诊并制定治疗方案。

2. 肾积脓（pyonephrosis）表现为高热伴寒战、乏力、恶心、呕吐等全身症状，以及剧烈腰痛、排尿困难、血尿和尿液异味等泌尿系统症状。体征包括肾区明显压痛、肾脏触痛及全身毒血症状。通过这些症状和体征，结合影像学检查，可以尽早识别和确诊肾积脓，从而及时进行抗感染治疗和外科干预。

3. 肾皮质脓肿（cotical abscess of kidney）病原菌经血行进入肾脏皮质引起感染，原发灶可为皮肤疖肿，肺部感染、扁桃体炎等。体征上，患者常有体温升高、肾区明显压痛和肾脏触痛，严重时可能出现全身毒血症状，如低血压和脉搏加快。

4. 肾周围炎（perinephritis）是发生于肾周围组织的化脓性炎症，若形成脓肿则称为肾周围脓肿（perinephric ahscess）。该病常急性起病，主要表现为腰痛、肾区压痛、叩击痛及肌紧张，腰部或腹部可扪及肿块，脓肿形成后可见全身症状，如畏寒、持续性高热等。

5. 输尿管炎（ureteritis）通常表现为腹部和腰部疼痛，排尿时有烧灼感或疼痛（排尿困难），以及尿频和尿急。患者可能出现血尿，尿液中带血或呈现深色。体征包括输尿管区域压痛和肾区叩击痛，严重时伴有全身症状如发热和寒战。

6. 膀胱炎（cystitis）通常表现为尿频、尿急、排尿时烧灼感或疼痛（排尿困难），以及下腹部疼痛或不适。患者可能出现血尿，尿液呈粉红色、红色或浓茶色，并伴有尿液异味。体征上，膀胱区域可能有压痛，但一般无明显全身症状。

7. 尿道炎（urethritis）通常表现为排尿时的烧灼感或疼痛（排尿困难）、尿频和尿急，伴有尿道口的分泌物（可能为脓性或黏液性）。患者可能感到尿道口瘙痒或不适。体征包括尿道口的红肿和压痛，有时伴有尿液混浊或血尿。

（二）辅助检查

1. 急性肾盂肾炎 血常规显示白细胞和C反应蛋白显著增高，尿常规显示白细胞酯酶和亚硝酸盐阳性，可见白细胞管型、尿液细菌培养阳性，菌落计数≥10^5/mL。

2. 肾积脓 血常规显示白细胞总数增多；尿常规检查发现大量脓细胞，尿液培养呈阳性。B超可见肾盂积脓；膀胱镜检查显示患侧输尿管口有脓尿喷出。尿液细菌培养多为革兰阴性菌。

3. 肾皮质脓肿 尿沉渣涂片染色可发现细菌，尿培养显示球菌生长，血液细菌培养阳性；排泄性尿路造影可见肾盂肾盏受压变形。B超和CT扫描可发现肾脓肿。尿液细菌培养常为金黄色葡萄球菌。

4. 肾周围炎 血常规显示白细胞和中性粒细胞增多；B超和CT可显示肾周围脓肿。尿液细菌培养多为金黄色葡萄球菌和大肠埃希菌。

5. 输尿管炎 尿常规异常，尿液细菌培养阳性；静脉尿路造影显示输尿管扩张或狭窄、扭曲变形，囊性输尿管炎有充盈缺损；膀胱镜检查有异常表现。尿液细菌培养多为大肠埃希菌、变形杆菌、铜绿假单胞菌和葡萄球菌。

6. 膀胱炎 可能出现肉眼血尿；尿液检查显示尿常规白细胞≥10个/HP，可见红细胞但无管型；尿沉渣涂片革兰染色，白细胞≥15～20个/HP。尿液细菌培养常为大肠埃希菌、变形杆菌等。膀胱镜检查可见黏膜弥漫性充血、水肿、出血，严重时可见溃疡形成，黏膜表面有脓液或坏死组织附着。

7. 尿道炎 尿道分泌物涂片检查阳性；尿液检查显示大量白细胞。尿液细菌培养多为大肠埃希菌、链球菌和葡萄球菌。急性期镜下可见黏膜轻度水肿、炎性细胞浸润、尿道旁腺充血或积脓；慢性期尿道黏膜呈黯红色、颗粒状、粗糙不平，尿道狭窄。

二、康复评定

（一）生理功能评定

1. 疼痛 可采用视觉模拟评分法（VAS法）

一般采用视觉模拟评分法（visual analogue scales，VAS）。具体方法是在纸上画一条100mm长的横线，横线的一端为0，表示没有疼痛；另一端为100，表示剧烈的疼痛；中间部分表示不同程度的疼痛。患者根据疼痛的自我感觉，在横线上标记出疼痛程度的具体位置。0表示没有疼痛；30以下表示有患者有能忍受的轻微疼痛；40～60表示患者疼痛稍重，但不影响睡眠，尚能忍受；70～100表示疼痛难以忍受，影响睡眠（图9-2-1）。

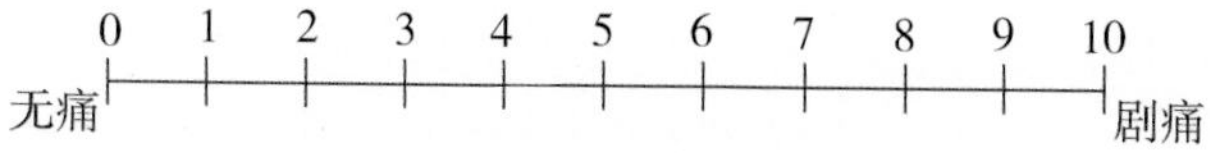

图9-2-1 视觉模拟评分法

2. 肾功能评定 肾功能评定在尿路感染的诊断和管理中至关重要，主要方法包括血清肌酐和血尿素氮水平检测以评估肾小球滤过率（GFR），电解质检查检测肾脏调节功能，尿常规评估尿液成分变化，尿蛋白检测评估肾小球滤过膜受损情况，以及通过超声、CT 或 MRI 等影像学检查发现肾脏结构异常。

3. 排尿功能评定 尿流动力学测定。参照本章第一节内容。

（二）结构评定

泌尿系统 B 超、CT、MRI 以及腹部 X 线检查、静脉肾盂造影、尿路造影等影像学检查以及膀胱镜检查可以对泌尿系统进行结构评定。其中超声检查用于发现肾积水、脓肿和结石等异常；CT 扫描提供高分辨率图像，清晰显示泌尿系统结构；MRI 评估软组织和实质病变；静脉尿路造影通过对比剂评估功能性异常；膀胱镜检查直接观察膀胱和尿道内部结构并可进行活检；核医学检查通过放射性同位素示踪剂评估肾功能。

（三）心理功能评定

参照本章第一节内容。

（四）日常生活活动能力评定

参照本章第一节内容。

（五）社会参与能力评定

参照本章第一节内容。

三、功能障碍

尿路感染可发生在泌尿道各个部位，临床表现多样，但导致的功能障碍大致相同，归纳如下：

（一）生理功能障碍

1. 疼痛 可引起尿频、尿急、尿痛，感染波及肾脏时，患者可能感到一侧或双侧腰部持续性疼痛，有时放射至腹部或大腿。

2. 肾功能障碍 UTI 常反复发作，持续进展可使肾功能受损害。

3. 排尿功能障碍 可引起患者尿失禁或尿潴留。

（二）心理功能障碍

UTI 可引起一系列心理功能障碍，包括因排尿疼痛和频繁上厕所导致的焦虑和紧张；尿急和漏尿引发的尴尬和羞耻感，尤其在社交和工作场合；反复感染和慢性症状带来的持续压力和抑郁情绪；以及因担心健康状况和治疗效果产生的不安和无助感。这些心理负担可能严重影响患者的日常生活和整体生活质量。

（三）日常生活活动能力受限

UTI 会限制日常生活活动能力，表现为因频繁排尿和排尿疼痛导致的活动中断和困扰；严重感染时的全身不适、疲乏和腰痛进一步减少了活动能力；这些症状综合影响患者的日常生活、社交互动和工作效率。

（四）社会参与能力受限

尿急和漏尿使患者在社交和工作场合感到不便和尴尬，患者的社交活动轻度受限。

四、康复治疗

康复治疗原则以抗感染为主，综合药物治疗、生活方式调整和心理支持。康复目标为消除感染、缓解症状、预防复发和提高生活质量。康复治疗的方法包括物理治疗、心理治疗等，适用于急性期、慢性尿路感染引起的疼痛和功能障碍[9-10]。

（一）物理治疗

1. 物理因子治疗 目的使肾脏血管扩张、血流加速，改善肾脏的血液循环；解除血管痉挛、消炎止痛；加强利尿，促进代谢产物的排泄，促进坏死细胞的再生和肾功能的好转。血尿、肿瘤或结核引起的 UTI 及女性经期、妊娠期等情况不适合物理因子治疗，心脏起搏器及金属节育器等情况禁用高频电疗。

（1）高频电疗（超短波、微波等）：具有改善循环，消炎止痛的作用，尤其适用于急性 UTI。方法：超短波一对电极对置于肾区或膀胱区前后，微波辐射头对准病患器官，无热量（急性）或微热量，10～15 分钟，每日 1 次，10～20 次为 1 个疗程。

（2）中频电疗法（干扰电、音频、电脑中频电等）：电极并置法或对置于肾区或膀胱区，电流强度以患者耐受为准，15～20 分钟，每日 1 次，10～20 次为 1 个疗程。

（3）超声波疗法：将声头与肾区或膀胱区体表直接接触，移动法，强度可根据病情而定，急性 UTI 输出剂量 0.6～0.8 W/cm^2、慢性 UTI 输出剂量选择 0.8～1.0 W/cm^2，治疗时间为 5～10 分钟，每日 1 次，10 次为 1 个疗程。

（4）光疗（红外线、TDP、激光、偏振光等）：适用于慢性 UTI。方法：病变区照射，温热量，15～20 分钟/次，每日 1 次，10 次为 1 个疗程。

（5）蜡疗：适用慢性 UTI，方法：蜡饼敷于双肾区或膀胱区，30 分钟，每日 1 次，10 次为 1 个疗程。

（6）磁疗：磁头置于双肾区或膀胱区，磁场强度 0.2～0.3T，20 分钟，每日 1 次，10 次为 1 个疗程。

2. 其他：如针灸治疗、推拿等，可根据病情选择。

3. 运动治疗：包括有氧训练和力量训练等，可提高人体免疫力，促进 UTI 的恢复，预防复发，适用于慢性 UTI 及反复发作 UTI 的患者。UTI 的运动训练以有氧训练为主，如慢跑、游泳、骑车、健身操等，一般每次 30～60 分钟，分为准备、运动和整理三个阶段，每周 3～7 次，运动量以运动时轻微出汗、呼吸加快而不影响对话、第二天起床无不适为宜。

（二）心理治疗

UTI 的心理治疗旨在减轻患者的心理压力和情绪困扰，提高生活质量。具体方法包括心理咨询和认知行为疗法，帮助患者理解疾病并建立积极应对机制；放松训练减轻紧张和压力；支持性团体治疗提供情感支持和经验分享；健康教育增加对疾病的了解，减少恐惧和误解。这些方法综合运用，有助于改善患者的心理状态和康复效果。

（三）其他治疗

1. 全身支持治疗：主要有补液和电解质平衡、营养支持、充分休息、体温管理、疼痛控制、抗生素治疗和免疫支持。旨在增强患者的整体健康和免疫功能，纠正脱水和电解质失衡，提供充足的营养，控制发热和疼痛，根除感染病原，并增强机体免疫力。

2. 药物治疗：主要包括使用广谱或靶向抗生素消除感染，结合非甾体抗炎药（如布洛芬）和局部麻醉剂（如苯佐卡因）缓解疼痛，必要时使用抗炎药（如糖皮质激素）和解痉药（如抗胆碱药物）减轻膀胱痉挛，并通过利尿剂（如呋塞米）促进排尿。治疗需严格遵医嘱，完成疗程，监测副作用，避免药物滥用，以有效治疗和预防复发。

3. 手术治疗：如脓肿引流、输尿管镜检查和治疗、膀胱镜手术、肾切除术、输尿管再植术和膀胱扩大术等方法。

五、功能结局

（一）生理功能方面

尿路感染的有效治疗可以恢复正常的排尿功能，消除尿频、尿急、尿痛和尿液异常等症状，预防并发症如肾功能损伤和脓肿形成。未及时治疗的尿路感染可能导致慢性肾功能不全或急性肾损伤，从而影响整体健康和生理功能。

（二）心理功能方面

成功治疗尿路感染后，患者的焦虑、紧张和尴尬情绪通常会明显减轻，心理负担减轻，自信心和生活质量提高。反复发作或未能彻底治愈的感染可能导致持续的心理压力，增加抑郁和焦虑的风险，影响患者的心理健康。

（三）社会参与能力方面

治愈尿路感染可以恢复患者的正常社交和工作能力，使他们在公共场合和职业活动中不再受频繁排尿和疼痛的困扰。反复感染或慢性症状可能导致患者减少社交活动和工作参与，感到社交隔离和生活质量下降。

六、健康教育

尿路感染经正确处理后大多数均可治愈，但容易复发。因此，在治疗中既要积极治疗其临床症状，纠正其易感因素，还要使患者了解疾病的易发因素，采取积极预防措施，防止复发[11]。

（一）避免易感因素

1. 个人卫生：养成良好的个人卫生习惯，尤其是女性，应在排便后从前向后擦拭，以防止肛门处的细菌进入尿道。男性也应保持生殖器清洁。

2. 避免憋尿：定时排尿，避免长时间憋尿，尤其是在感觉到尿意时应及时排尿。

3. 预防便秘：保持肠道健康，预防便秘，因为便秘会增加尿路感染的风险。

4. 避用刺激性产品：避免使用会引起尿道刺激的化学产品，如某些肥皂、泡沫浴液和阴道喷雾剂。

5. 增加饮水量：每天饮用足够的水以促进排尿，帮助冲洗尿道，减少细菌滋生。

（二）掌握基本防治方法

1. 认识症状：了解尿路感染的常见症状，如尿频、尿急、排尿疼痛和尿液混浊，出现症状及时就医。

2. 遵医嘱用药：如果确诊为尿路感染，应严格按照医生的指示完成抗生素疗程，即使症状缓解也要完成整个疗程，以防感染复发。

（三）保持健康的生活方式

1. 均衡饮食：保持健康、均衡的饮食，多摄入富含维生素和矿物质的食物，增强免疫力。

2. 规律运动：适度锻炼，增强体质，提高身体的抗感染能力。

3. 避免刺激性食物：减少咖啡、酒精和辛辣食物的摄入，因为这些食物可能刺激膀胱，加重症状。

4. 健康的性生活：性生活前后排尿，保持外生殖器清洁，减少细菌进入尿道的机会。

（四）社会干预

1. 健康教育宣传：通过社区宣传、健康讲座、媒体报道等方式，普及尿路感染的预防和治疗知识，提高公众的健康意识。

2. 社会支持：鼓励家人、朋友和社会群体对尿路感染患者提供情感支持和帮助，增强患者的信心和治疗依从性。

3. 政策支持：呼吁政府和相关机构加强公共卫生设施建设，改善社区卫生条件，推广预防尿路感染的措施，如公共场所提供清洁的洗手设施和卫生间。

4. 医疗资源优化：提高医疗服务的可及性和质量，确保患者能够及时获得专业的诊断和治疗，减少因尿路感染导致的并发症和复发风险。

第三节　男性性功能障碍的康复治疗

性是一种复杂的自然和生理心理现象，性生活是人类的一种本能，具有种族延续和繁衍的生物学意义，是人类情感交流的一种重要方式，既涉及人类复杂的心理活动，也与社会环境、文化传统、生活习惯等方面息息相关。它需要男女双方共同参与、互相配合，哪一方出现障碍都将使正常性生活受到影响。

性功能障碍是指性生活各环节的功能发生改变，影响正常性生活的总称。据估计我国有1亿多人患不同程度的勃起功能障碍，有15%～60%的成年人有不同程度的性功能障碍问题。因此性功能障碍普遍存在，且不同群体、不同特殊生理和病理时期发病情况各不相同，对人们的生活质量产生严重影响，愈来愈受到有关专家及医务人员的关注[12]。本章着重对男性性功能障碍展开介绍。

一、临床表现

（一）症状及体征

男性性功能障碍：包括勃起功能障碍（难以获得或维持足够的勃起进行性活动）、早泄（性活动开始后很短时间内射精并无法控制）、性欲低下（性欲或性兴趣显著减少）、性高潮障碍（难以达到或缺乏性高潮）和性痛障碍（性交过程中或之后出现生殖器疼痛）。最常见的男性性功能障碍是勃起障碍和早泄[13]。勃起功能障碍（Erectile dysfunction，ED）指男性在性活动中难以获得或维持足够的勃起以完成满意的性行为，表现为无法勃起、勃起硬度不足或维持时间短暂。常见原因包括心血管疾病、糖尿病、低睾酮水平、神经系统疾病、心理因素和药物副作用。早泄（Premature ejaculation，PE）是指男性在性活动开始后很短时间内（通常在 1 分钟内）射精，且无法控制射精时间，导致性不满意和心理困扰。其原因可能包括生理因素（如前列腺炎、甲状腺功能异常）、心理因素（如焦虑、压力）和神经系统异常[14-15]。

（二）辅助检查

对于勃起功能障碍患者可行阴茎夜间胀大试验初步区分器质性或心理性勃起功能障碍，心理性勃起功能障碍患者可因睡眠时紧张、焦虑等精神因素消失，出现夜间勃起。可采用阴茎生物震感阈检查，以了解阴茎感觉度和感觉神经的功能来分析男性早泄的原因。

二、康复评定

（一）生理功能评定

1. 性功能评定：国际通用勃起功能国际问卷来评价勃起功能障碍。（表 9－3－1）。

表 9－3－1　勃起功能国际问卷

	0 分	1 分	2 分	3 分	4 分	5 分
对阴茎勃起及维持勃起有多少信心	无	很低	低	中等	高	很高
受到性刺激后，有多少次阴茎能坚挺地进入阴道	无性活动	几乎没有或完全没有	只有几次	有时或大约一半时	大多数时候	几乎每次或每次
性交时有多少次能在进入阴道后维持阴茎勃起	没有尝试性交	几乎没有或完全没有	只有几次	有时或大约一半时	大多数时候	几乎每次或每次
性交时保持勃起至性交完毕有多大困难	没有尝试性交	非常困难	很困难	有困难	有点困难	不困难
尝试性交时是否感到满足	没有尝试性交	几乎没有或完全没有	只有几次	有时或大约一半时候	大多数时	几乎每次或每次

注：积分评价：5～7 分为重度 ED；8～11 分为中度 ED；12～21 分为轻度 ED；＞22 分为无 ED。

2. 疼痛可采用视觉模拟评分法（VAS 法）：参照本章第一节。

（二）心理功能评定

参照本章第一节。

（三）日常生活活动能力评定

参照本章第一节。

（四）社会参与能力评定

参照本章第一节。

三、功能障碍

（一）生理功能障碍

1. 勃起功能障碍与早泄：多见于男性，是男子性功能障碍中最常见的症状。

2. 性欲低下和无性欲：男女都可发生，但多见于女性。临床表现为持续性或反复的对性不感兴趣。

3. 性欲亢进：较少见，男女都可发生。

4. 生殖功能障碍：大多数器质性的性功能障碍常常造成不育。

（二）心理功能障碍

性功能障碍的患者大多数是由于心理因素导致，而由器质性因素导致的性功能障碍的患者同时不同程度地存在着心理障碍。在性生活中，由于害怕出现性障碍的问题而产生焦虑紧张情绪，压抑了性功能的自然性，性功能的压抑又使得患者再次出现性功能障碍的问题，长久下去，形成恶性循环。另外，缺乏性知识、性技巧和经验等，也会造成患者焦虑、紧张、畏惧，使患者缺乏自尊、受到挫折、感到内疚，有耻辱感、自卑感及精神压力等抑郁心情[16]。

（三）日常生活活动能力受限

性功能障碍本身对患者的日常生活影响不大，可此病的治疗要求男女双方共同参与，积极配合，故常常造成患者严重的心理负担，长久下去对患者的日常活动可造成影响。

（四）社会参与能力受限

对患者的劳动、就业及社交影响不大；但性生活的不和谐，降低了生活质量。

四、康复治疗

性功能障碍大多数是由心理因素导致，即使是由于其他致病因素所致，也同时存在心理因素的问题，故治疗本病的关键是心理治疗，心理健康将使双方性生活和谐，生活幸福。康复治疗以心理治疗为主、其他治疗为辅，综合治疗为原则，以消除造成性功能障碍的器质性病变、调整患者心态、努力适应各种环境、使生活和谐美满及提高生活质量为目标。治疗方法包括物理治疗、心理治疗、药物治疗。

（一）物理治疗

1. 运动疗法：性功能障碍的运动疗法是一种重要的物理治疗方法，包括有氧运动、核心肌群训练和盆底肌肉锻炼等。有氧运动如跑步、游泳和骑行等可以提高心血管健康，增加血液流动和氧气供应，有助于改善勃起功能和性欲。核心肌群训练可以加强腹部、背部和盆底肌群，提高身体的稳定性和运动效率，有助于改善性姿势和性行为时的协调性。盆底肌肉锻炼可以增强盆底肌肉的力量和灵活性，提高射精控制能力和性满意度。这些运动疗法结合起来，可以改善性功能障碍，提高性生活质量。

2. 冲击波疗法：主要用于改善轻中重度ED的勃起功能，并作为治疗ED的一线治疗方法已被引入到《EAU男性性功能障碍指南（2013年版）》[17]，其原理是冲击波能引起介质的压强、温度、密度等物理性质发生跳跃式改变，从而在人体特定治疗区域达到治疗效果。低强度体外冲击波疗法可刺激病变区域组织微血管再生，促进血管内皮细胞增生等作用，可从根本上改善ED患者的阴茎血管内皮功能，增加阴茎血流量，改善勃起功能。具体方法：选择阴茎体近、中、远端3个冲击区及双侧阴茎海绵体脚2个冲击区（共5个冲击区），每个冲击区冲击300次，总冲击次数1500次，每周治疗2次，连续治疗4周，或两个3周的治疗期（每周2次）和中间的3周间歇期[18]。

3. 冷热水坐浴：主要用于治疗早泄，其可以改善后尿道抑制射精的能力。

（二）康复工程

目前临床针对男性性功能障碍的康复工程主要是针对勃起障碍，通过康复工程改善阴茎勃起辅助勃起障碍患者完成性生活。

1. 真空勃起装置（Vacuum erectile device，VED）：是一种简易而实用的无创性体外机械装置，通过反复负压吸引可以增加动脉血进入阴茎海绵体，使阴茎充血肿大而勃起，是推荐治疗ED的一线治疗方法之一。此疗法适用于器质性 ED，白血病及使用抗凝剂的患者禁用。VED 治疗一般每次 20 分钟，4 周为 1 个疗程，可以和口服药物联合运用。

2. 阴茎假体植入术：将各类假体植入人体。

（三）心理治疗

1. 支持性心理疗法：治疗时要对患者提供情感支持和倾听，帮助患者表达情感，减轻焦虑和抑郁，促进情感解脱和自我接受。

2. 认知疗法：旨在帮助患者识别和改变负面的性信念和自我评价，通过认知重构和替代性思维，减少性焦虑和性压力，提高性自信和性满意度。

3. 性行为疗法：

（1）勃起功能障碍：采用性感集中训练的治疗方法解除焦虑，增进夫妻间交流，如非生殖器官性感集中训练、生殖器官性感集中训练、阴道容纳与活动完成性交[17]。

（2）早泄：①“动-停”（start-stop）方法，由伴侣刺激阴茎，患者有射精冲动时，告知其伴侣暂停刺激，待射精冲动完全消失后再重新给予阴茎刺激。②阴茎挤压法：刺激阴茎勃起，于兴奋接近性高潮时伴侣以示指、拇指、中指挤压阴茎头冠状沟的背腹侧，4 秒后放松，然后再次重复，以提高射精的刺激阈；③变换性交体位：采用女上位，这样男子处于被动体位肌肉松弛，紧张度降低，可以延长性交时间。

（四）其他治疗

1. 药物治疗：

（1）勃起障碍：男性阴茎勃起功能障碍可口服西地那非治疗，首次应用推荐剂量 50 mg，根据疗效及副作用可调整剂量至 25 mg 或 100 mg。规律或间断使用硝酸酯类药物者禁忌使用。另外可通过给阴茎海绵体内注射血管活性药物治疗勃起障碍。

（2）早泄：5-羟色胺再摄取抑制剂因可延迟射精而被用于 PE 治疗，常用的 5-羟色胺再摄取抑制剂包括西酞普兰、氟西汀、氟伏沙明、帕罗西汀和舍曲林等，所有这些药物的药理学作用机制相似。达帕西汀是一种快速、有效的 5-羟色胺再摄取抑制剂，可按需口服治疗 PE，该药吸收迅速，可快速清除、避免蓄积。达泊西汀是首个获批治疗早泄适应证的药物。

2. 手术治疗：如阴茎背深静脉包埋术可用来治疗勃起障碍、阴茎背神经切断术可用来治疗早泄等。

3. 传统治疗：如中药、针灸及按摩等，对改善勃起障碍及早泄均有作用。

五、功能结局

（一）生理功能方面

性功能障碍可造成夫妻双方性生活的问题，因此，对于由心理因素引起的性功能障碍者，要求双方能相互理解，互相支持，积极配合治疗，会获得好的效果。对于器质性的性功能障碍者，可通过手术或其他方法得到改善。如果不积极治疗患者病症加重，甚至会造成不育。

（二）心理功能方面

性功能障碍致病因素主要是心理因素，性功能障碍又使心理负担加重，产生强烈的心理变化，治疗不当，将会形成恶性循环。若积极采取恰当的治疗方法，将使夫妻生活和谐，消除性功能障碍。

（三）生活质量方面

性功能障碍患者因在性生活方面出现问题，故将存在很大的心理压力，不仅影响生活也影响到工作，长此下去可降低生活质量。若早期经积极有效治疗后，其生活质量将得到改善。

六、健康教育

性功能障碍的健康教育是关于性健康和性功能的教育和指导，旨在帮助个体了解性功能障碍的原因、预防方法和治疗选择，以及如何维护良好的性健康。健康教育包括以下方面：

1. 认识性功能障碍：介绍性功能障碍的定义、病因、类型和常见症状，帮助个体认识自身的性健康问题。

2. 促进健康生活方式：强调保持健康的生活方式对预防和管理性功能障碍的重要性，包括戒烟、限制饮酒、保持适当的体重、定期锻炼等。

3. 提供性健康知识：提供关于性健康的知识，包括性生理、性功能、性保健和性传播疾病预防等内容，帮助个体了解性健康问题和性行为的安全性。

4. 解决心理障碍：引导个体认识和处理性功能障碍可能带来的心理问题，如焦虑、抑郁和自尊心下降，提供心理支持和咨询服务。

5. 鼓励积极沟通：倡导个体与伴侣之间开放、诚实的沟通，解决性功能障碍带来的情感和关系问题，维护健康的性关系。

第四节　前列腺炎的康复治疗

前列腺炎是指前列腺在病原体或/和某些非感染因素作用下，患者出现以骨盆区域疼痛或不适、排尿异常等症状为特征的一组疾病。急性前列腺炎是一种定位于前列腺的急性感染性疾病，有明显的下尿路感染症状及畏寒、发热、肌痛等全身症状，尿液、前列腺液中白细胞数量升高甚至出现脓细胞。慢性前列腺炎的发病机制、病理生理学改变还不十分清楚。目前认为，慢性前列腺炎是由具有各自独特病因、临床特点和结局的一组疾病组成的临床综合征[19-20]。本章节将着重对慢性前列腺展开阐述。

一、临床表现

（一）症状及体征

1. 排尿不适：可出现膀胱刺激症，如尿频、排尿时尿道灼热、疼痛并放射到阴茎头部。清晨尿道口可有黏液等分泌物，还可出现排尿困难的感觉。

2. 局部症状：后尿道、会阴和肛门处坠胀不适感，下蹲、大便及长时间坐在椅凳上会感到胀痛加重。

3. 放射性疼痛：慢性前列腺炎的疼痛并不局限在尿道和会阴，还会向其附近放射，以下腰痛最为多见。另外，阴茎、精索、睾丸阴囊、小腹、腹股沟区、大腿、直肠等处均可受累。

4. 性功能障碍：慢性前列腺炎可引起性欲减退和射精痛，射精过早症等，还能影响精液质量，在排尿后或大便时还可以出现尿道口流白，合并精囊炎时可出现血精。

5. 其它症状：慢性前列腺炎可合并神经衰弱症，表现出乏力、头晕、失眠等；长期持久的前列腺炎症甚至可引起身体的变态反应，出现结膜炎、关节炎等病变。

6. 多数患者均对自己的病情过度关注，因过度关注病情而产生焦虑、抑郁和烦躁的情绪。

（二）辅助检查

1. 肛门指诊：慢性前列腺炎最简便的方法是经肛门指诊检查前列腺，可以检查前列腺的大小、外形、有无压痛，从而对前列腺疾病进行初步诊断和筛检。同时可行前列腺按摩，检查前列腺液的性状和成分变化。

2. 下尿路尿流动力学检查：对诊断前列腺炎症有很大帮助，临床上也经常使用，但相对于慢性前列腺炎，下尿路尿流动力学检查更常用于前列腺增生的诊断检查，而且对诊断其他前列腺疾病也十分重要。

3. 尿常规分析及尿沉渣检查：是排除尿路感染和诊断前列腺炎的辅助方法。

4. 前列腺液检查：前列腺液中白细胞≥10 个/HP 和卵磷脂小体消失或减少为异常，但白细胞计数与症状严重程度不一定相关。前列腺液中巨噬细胞的胞质内含有被吞噬的卵磷脂小体或细胞碎片等成分是前列腺炎的特有表现。

5. 病原学检查[21]：当前列腺有细菌、霉菌及滴虫等病原体感染时，可在前列腺液中检测出这些病原体。样本的采集方法有：“四杯法”：前列腺按摩初段尿和中段尿，对尿道和膀胱感染有定位意义，按摩后尿液和前列腺液定位前列腺，但因其操作复杂、耗时、费用高，一般较少采用。推荐选用“二杯法”：只取前列腺按摩前中段尿和按摩后尿液，可获得与“四杯法”相似结果。

6. B超：是检查前列腺的常用方法，有经直肠探测法和经耻骨上腹部探测法等方式，可对前列腺做出准确测量，对于各种前列腺疾病均有重要的诊断意义，具有简便、无创、快速等优点。

7. 影像学检查：X线平片可检测前列腺有无钙化或结石影，造影可帮助检查有无前列腺增生或前列腺癌。CT检查对前列腺疾病的鉴别诊断更具有重要意义。

8. 前列腺穿刺活组织检查：可帮助明确前列腺肿块的性质，对排除前列腺肿瘤，确诊前列腺疾病类型十分重要。可以经直肠针吸活检，也可以经会阴穿刺活检。

二、康复评定

（一）生理功能评定

1. 美国国立卫生研究院慢性前列腺炎症状评分（national institute of health chronic prostatitis symptom index，NIH-CPSI）自1999年问世以来，经多个研究组临床试用，普遍认为其与其他传统的症状及生活质量评分系统相比具有高度稳定性和内在一致性，并且包含了必要的心理学测试，各个问题重点突出，简明扼要，易于自测。目前NIH-CPSI已被国内外的各种有关慢性前列腺炎的临床研究广泛采用，成为测量和评估慢性前列腺炎临床表现的一种公用的标准尺度。其包括9个问题，涉及症状的3个主要方面：疼痛、排尿异常和对生活质量的影响[22]。（表9－4－1）。

表9－4－1　美国国立卫生研究院慢性前列腺炎症状评分（NIH-CPSI）

慢性前列腺炎症状指数							
一、疼痛或不适症状评分							
1. 您在以下区域出现过疼痛或不适吗？		无	很少	偶尔	经常	很常见	几乎总是
（1）会阴部		0	1	2	3	4	5
（2）睾丸		0	1	2	3	4	5
（3）阴茎头部		0	1	2	3	4	5
（4）腰骶部耻骨上区		0	1	2	3	4	5
2. 排尿时疼痛或烧灼感		0	1	2	3	4	5
3. 射精时或以后疼痛不适		0	1	2	3	45	
4. 用数字描述以上疼痛或不适的感觉：不痛 0 1 2 3 4 5 6 7 8 9 10 很痛							
二、排尿症状评分							
		无	少于1/5次	少于一半	大约半数	多于一半	几乎每次
5. 上周您是否经常有排尿不尽感		0	1	2	3	4	5
6. 上周您是否在两小时内排尿		0	1	2	3	4	5
三、症状的影响							
			无	有一点	有一些	很多	
7. 上述症状是否影响了您的日常生活？			0	1	2	3	
8. 您是否经常想起您的症状			0	1	2	3	
四、生活质量							
9. 如不治疗就这样过以后的生活，您觉得怎样？	非常满意 0	满意 1	比较满意 2	一般 3	不太满意 4	不愉快 5	非常恐惧 6

续表

NIH-CPSI 积分结果分析		
疼痛和不适评分：	1+2+3+4=(　　)	症状对生活质量的影响评分：7+8+9=(　　)
排尿症状评分：	5+6=(　　)	
症状严重程度：	1+2+3+4+5+6=(　　)	轻度 0～9；中度 10～18；重度 19～31
总体评分：	1+2+3+4+5+6+7+8+9=(　　)	轻度 1～14；中度 15～29；重度 30～43

2. 肾功能评定：参照本章第一节。

3. 排尿功能评定：尿流动力学测定，参照本章第一节。

4. 性功能评定：参照本章第三节。

（二）结构评定

B 超、X 线、CT 等影像学检查可帮助诊断慢性前列腺炎，其中 B 超是常规用的检查方法。

（三）心理功能评定

参照本章第一节。

（四）日常生活活动能力评定

参照本章第一节。

（五）社会参与能力评定

参照本章第一节。

三、功能障碍

（一）生理功能障碍

1. 排尿不适：前列腺炎患者常有膀胱刺激症还可伴有排尿困难。

2. 疼痛：疼痛常呈放射性，以下腰痛最为多见。尿道、会阴、阴茎、精索、睾丸阴囊、小腹、腹股沟区、大腿、直肠等处均可受累。

3. 性功能障碍：慢性前列腺炎可引起性欲减退和射精痛、射精过早等。

（二）心理功能障碍

多数患者因过度关注病情容易出现烦躁、焦虑、抑郁、失眠等[23]。

（三）日常生活活动能力受限

患者的日常生活活动能力通常没有明显受限，但病情若反复发生，可因严重的心理负担，导致日常生活活动能力受限。

（四）社会参与能力受限

患者因排尿不适、心理障碍常导致生活质量下降。

四、康复治疗

慢性前列腺炎康复治疗的原则主要以改善症状为目的，在综合治疗的基础上，实施有效的康复治疗，同时关注患者的生活质量和纠正不良生活方式[24]。

（一）物理治疗

1. 物理因子治疗：主要选取具有热疗效应的超短波治疗，其产生的热力作用可以促进前列腺组织血液循环，有利于消除组织水肿、缓解盆底肌肉痉挛。

2. 前列腺按摩：前列腺按摩可促进前列腺血液循环、腺体排空，促进引流，进而缓解慢性前列腺炎患者的症状，故推荐为前列腺炎的辅助疗法，联合其他治疗可有效缩短病程。

（二）心理治疗

心理因素是否可以导致慢性前列腺炎的发病至今仍有争议，但是多数学者认为心理因素可以影响慢性前列腺炎的转归，而其与急性前列腺炎关系不大。常采用的方法有：支持性心理治疗、认知疗法等。治疗者通过对患者及家属进行指导、解说，使其了解有关前列腺炎的问题及疾病转归，调整好心态。

（三）其他治疗

针对慢性前列腺炎，还可以采用以下药物治疗：抗生素、α受体阻滞药和非甾体抗炎镇痛药等。

五、功能结局

慢性前列腺炎是一种非致命性疾病，相对预后较好，但它的顽固复发，使其成为50岁以下男性最常见的泌尿外科疾病之一，它不但引起病人身体的种种不适，还对病人的心理产生严重危害。健康教育对缓解患者反复发作有良好的帮助，康复治疗可以缓解患者的不适症状，对生理功能心理功能、社会功能的改善有一定的帮助。

六、健康教育

1. 多饮水：多饮水就会多排尿，浓度高的尿液会对前列腺产生一些刺激，长期不良的刺激对前列腺有害。多饮水不仅可以稀释血液，还可有效稀释尿液的浓度。

2. 不憋尿：一旦膀胱充盈有尿意，就应小便，憋尿对膀胱和前列腺不利。

3. 节制性生活：性生活频繁会使前列腺长期处于充血状态，以至引起前列腺增大。因此尤其是要在性欲比较旺盛的青年时期，注意节制性生活，避免前列腺反复充血，给予前列腺充分恢复和修整的时间。当然，过分禁欲会引起胀满不适感，同样对前列腺也不利。

4. 多放松：生活压力可能会增加前列腺肿大的机会。临床显示，当生活压力减缓时，前列腺症状会得到舒缓，因而平时应尽量保持放松的状态。

5. 洗温水澡：洗温水澡可以舒解肌肉与前列腺的紧张，减缓不适症状，经常洗温水澡无疑对前列腺病患者十分有益。每天用温水坐浴会阴部1—2次，同样可以收到良好效果。

6. 保持清洁：男性的阴囊伸缩性大，分泌汗液较多，加之阴部通风差，容易藏污纳垢，局部细菌常会乘虚而入，这样就会导致前列腺炎、前列腺肥大、性功能下降，若不及时注意还会发生严重感染。因此，坚持清洗会阴部是预防前列腺炎的一个重要环节。另外，每次同房都坚持冲洗外生殖器是很有必要的。

7. 防止受寒：不要久坐在寒冷的地方，寒冷可以使交感神经兴奋增强，导致尿道内压增加而引起逆流。

8. 避免磨擦：会阴部磨擦会加重前列腺的病状，让患者明显不适，为了防止局部有害的磨擦，应少骑自行车，更不能长时间或长距离地骑自行车或摩托车。

9. 调节生活：应尽量不饮酒，少吃辣椒、生姜等辛辣刺激性强的食品，以避免使前列腺及膀胱颈反复充血、加重局部胀痛的感觉。由于大便秘结可能加重前列腺坠胀的症状，所以平时宜多进食蔬菜水果，减少便秘的发生[25]。

第五节　肾移植术后的康复治疗

肾移植是通过手术方式将一个健康的肾脏移植到另一个体的肾脏部位。目前，肾移植在器官移植中技术最成熟、成功率最高，是治疗慢性肾衰竭晚期尿毒症患者的最理想治疗手段之一。肾移植技术在器官移植领域中技术成熟且成功率高，包括同种肾移植和异种肾移植两种方式。近年来，虽然手术技术有显著进步，肾移植的短期成功率不断提高，但受者的长期存活率和肾脏的长期功能仍面临诸多挑战，主要原因包括肾移植前长期的尿毒症及血液透析，使患者心血管、肝、肾和骨髓等多个重要器官功能均有不同程度的下降，肾移植术后的排斥反应、免疫抑制剂的应用及可能出现的外科手术并发症更加重了上述损害。

目前，影响肾移植成功的主要因素是免疫排斥反应，而在抑制排斥反应的同时，常常引发感染。据国际多个移植中心的统计，肾移植后第一年约有75%的受者发生过各种不同程度的感染，26%受者的直接死亡原因是感染。如何预防和控制感染是提高肾移植效果迫切需要解决的问题[26]。

在康复医学领域里，肾移植的康复治疗提供了新的视角和方法。康复治疗不仅可能改善患者的循环系统，还有助于控制感染、改善肾功能和抑制免疫排斥反应。在当前还未发明其他特异有效的治疗方法之前，探索并实施适当的康复治疗方案成为一种积极和可取的策略。

一、临床表现

移植肾经历了离体缺血、低温灌注保存以及血液循环的手术重建过程，对缺血、缺氧和毒性物质极为敏感，术后容易发生排斥反应和并发症。

（一）症状及体征

肾移植后的排斥反应是移植患者常见的严重并发症之一，主要是因为患者的免疫系统识别到移植肾脏为外来物质并试图将其排除。移植后排斥反应主要包括超急性排斥反应、加速性排斥反应、急性排斥反应及慢性排斥反应。

1. 超急性排斥反应：通常在移植后几分钟至24小时内发生。这种反应是由于受者体内预先存在的抗体（通常是针对供体HLA抗原的）立即识别并攻击移植肾的血管内皮细胞，引发补体系统的激活、血管炎症、血栓形成和急速肾脏坏死。临床表现包括肾功能急剧下降、移植区域疼痛、肿胀和发热。

2. 加速性排斥反应：通常发生在移植后的几天到几周内，是一种较快发生的细胞介导免疫反应。以肾小球和肾小动脉广泛性血管病变、毛细血管破裂和纤维素坏死、内皮细胞肿胀坏死、肾皮质坏死、间质出血、管腔内损害和出血为病理特点。临床表现为急剧恶化的肾功能、肌酐水平升高、移植肾区域的疼痛和压痛，以及尿量减少。

3. 急性排斥反应：通常发生在移植后的几天到几个月内，是一种以T细胞介导的免疫反应为主的排斥形式。主要与免疫抑制剂的停用或变动有关。早期以淋巴细胞浸润、基底膜破坏、动脉内皮淋巴细胞黏附，晚期以巨噬、单核细胞浸润、内皮细胞肿胀、坏死为病理特点。临床表现包括肾功能突然下降、血肌酐水平上升、发热、移植部位疼痛及肿胀，以及尿量减少。

4. 慢性排斥反应：慢性排斥反应是一种长期免疫反应，通常在移植后数月至数年发生。其特点是肾移植功能逐渐下降，是影响患者长期存活的主要因素之一。早期以间质纤维增殖、淋巴细胞和浆细胞浸润、轻度肾小球炎改变，晚期以肾小球基底膜增厚、硬化、透明样变及肾小管萎缩退化为病理特点。临床表现为肾功能逐渐下降，表现为持续升高的血肌酐水平和蛋白尿，患者可能出现疲劳、高血压等症状。

5. 移植后常见并发症

（1）与技术相关的并发症：如尿性囊肿、淋巴瘤、肾动脉硬化等。

（2）与药物相关的并发症：肾植者用来治疗排斥反应的免疫抑制剂，可能引起肾毒性、感染风险增加、新发糖尿病、高血压、高脂血症、神经毒性、肝毒性和骨髓抑制等副作用。

（3）感染：移植后感染常见诱因：①原发病导致患者免疫功能处于低下状态；②肾移植术的创伤及术后并发症；③抗生素的广泛使用；④免疫抑制剂的应用严重地削弱了受者对感染的抵抗力；⑤患者移植前后存在的糖尿病、低蛋白血症均易诱发感染并发症；⑥各种损伤性诊疗技术的应用（如导管、血液透析）等。感染好发部位为肺部、尿路、血液、切口动静脉瘘和中枢神经系统。病原体包括细菌、病毒、真菌及原虫等，细菌感染常常与病毒、真菌或原虫等感染并存。肾移植后感染尤其是术后的早期感染以细菌感染最常见，约占感染的21%。移植后感染的特点为临床症状不典型，早期不易发现原发病灶，条件致病菌可引起严重感染。临床表现为：①持续低热或高热，肾功能正常；②原为低热，抗排斥治疗后近期出现高热；③移植后期发生高热；④每天定时畏寒、高热，大量出汗后体温正常，周而复始。

（4）出血：慢性肾衰竭的个体往往出现凝血机制异常。

（5）肾小管并发症：包括动脉和静脉的破裂及血栓形成，以及肾动脉的狭窄。

（6）泌尿系并发症：移植肾破裂、尿瘘、膀胱输尿管反流、淋巴瘘等。

（7）消化道出血：与大剂量激素冲击、手术创伤、尿毒症及血透肝素有关。

（8）心血管并发症：包括冠状动脉疾病、高血压和高胆固醇等。

（9）其他：移植患者的恶性疾病发生率明显增加，如皮肤癌、淋巴增生性疾病、结肠直肠癌、阴道/宫颈癌，喉/食管癌等。

因此，如何调整免疫抑制剂，如何平衡免疫抑制与防治感染，以及如何处理各种免疫抑制剂的应用所带来的不良反应等问题，是肾移植术后所要处理的重要内容。

（二）辅助检查

超急性排斥反应通常表现为血压上升和持续性肌酐水平升高。病理检查显示移植肾的血管内皮细胞肿胀，血小板聚集和中性粒细胞浸润，以及血管阻塞，最终导致组织缺血和坏死。

加速性排斥反应表现为迅速发展的肾功能衰竭，病理学上见肾小球和肾小动脉出现广泛的血管病变，包括毛细血管破裂、内皮细胞肿胀及坏死，肾皮质坏死和间质出血。

急性排斥反应引起肾衰竭，其病理特征初期表现为基底膜破坏和淋巴细胞浸润，动脉内皮细胞与淋巴细胞黏附；晚期特征包括巨噬细胞和单核细胞浸润，以及内皮细胞肿胀和坏死。

慢性排斥反应在临床上可见肌酐逐步升高，伴有高血压、蛋白尿和贫血等症状。病理改变初期主要为间质纤维增殖和淋巴、浆细胞浸润；晚期则以肾小球基底膜增厚、硬化以及肾小管萎缩和透明样变为主。

二、康复评定

（一）生理功能评定

1. 疼痛评定：肾移植术后患者常常感腰部疼痛。可采用视觉模拟评分法（VAS 法）疼痛评定，参照本章第二节。

2. 肾功能评定：参照本章第一节。

3. 排尿功能评定：尿流动力学测定，参照本章第一节。

4. 心脏功能评定：肾移植患者心血管并发症常导致心功能障碍。

（二）结构评定

B 超、CT、MRI、X 线等影像学检查可帮助诊断肾移植术后并发症，包括急慢性排斥反应、移植肾动脉狭窄、免疫抑制剂中毒等内科并发症以及血栓形成或血管狭窄梗阻、尿路梗阻扩张、动静脉瘘、肾周积液和感染等外科并发症。其中 B 超是常规的术后检查方法，MRI、CT、X 线主要协助移植肾术后感染的诊断。

（三）心理功能评定

参照本章第一节。

（四）日常生活活动能力评定

参照本章第一节。

（五）社会参与能力评定

参照本章第一节。

三、功能障碍

（一）生理功能障碍

1. 疼痛：术后若并发炎性感染，可使患者疼痛不适。

2. 肾功能障碍：急性排斥反应可以导致肾功能迅速下降，影响肾脏清除代谢产物和调节体液的能力。

3. 电解质平衡障碍：移植肾功能障碍可能导致高钾血症和低钙血症，需要密切监测和管理。

4. 高血压：肾移植患者常见高血压，可能由于移植肾本身或使用的免疫抑制剂（如环孢素或他克莫司）引起。

5. 骨矿质疾病：长期的肾功能障碍和免疫抑制剂的使用可能影响骨代谢，导致骨质疏松和其他骨骼问题。

6. 消化功能障碍：手术创伤、尿毒症、血透肝素及大剂量激素冲击等引发的消化道出血可造成消化不良，上腹疼痛等消化功能障碍。

（二）心理功能障碍

肾移植后患者可能会经历多种心理功能障碍，包括焦虑、抑郁、应对移植相关的心理压力、对免疫抑制治疗的担忧以及对未来健康状况的不确定感。这些情绪反应可能源于对手术结果的担心、慢性病管理的挑战、身体形象的改变以及生活方式的调整。

（三）日常生活活动能力受限

肾移植后，患者的日常生活活动能力可能受到限制，尤其是在术后早期。这主要是由于手术恢复、持续的体力虚弱、以及需要遵守的医疗限制（如避免感染的措施、体重限制等）。患者可能会经历疲劳、体力下降以及活动范围的限制，这些都可能影响他们的独立性和生活质量。

（四）社会参与能力受限

肾移植后患者的社会参与能力可能因多种因素而受限，包括持续的健康问题、恢复期间的身体限制、以及长期的医疗需求。这些因素可能导致患者减少社交活动、避免公共场所以降低感染风险，或因体力和情绪问题减少参与工作和社交活动。此外，心理压力如对健康状况的担忧和对药物副作用的应对也可能影响他们的社交互动和参与[27]。

四、康复治疗

肾衰竭患者需长期血透，肾移植术后免疫抑制剂的使用，使患者处于比较严重的免疫抑制状态。患者对病原体的抵抗力显著降低，肾移植术后的早期感染以细菌感染为主，约占所有肾移植术后感染的2/3，面对于肾移植后的感染进行康复治疗，可减轻药物对人体的副作用，降低感染的发病率，延长肾移植患者的生命[28-29]。康复治疗是在综合治疗的基础上，实施有效的康复治疗，目标是减少感染、改善血液循环、调节免疫功能，最终提高肾移植的长期存活率。方法以物理治疗和心理治疗为主。

如上所述，肾移植术后的排斥反应、免疫抑制状态以及继发感染是导致患者死亡的主要原因。康复治疗的原则是在综合治疗的基础上，以非药物手段达到减轻症状、改善血液循环、增强免疫力、防治并发症的目的，以提高肾移植患者的日常生活能力及社会参与度，延长肾移植患者的生命。

（一）物理治疗

1. 物理因子治疗：作为一种辅助治疗对肾移植术后感染有其积极的临床意义，具有扩张肾脏血管、改善肾脏血液循环、促进代谢产物的排出、防治感染、减轻疼痛及药物中毒症状的作用。

（1）超短波疗法：参照本章第二节。

（2）超声波：将声头与移植肾区体表直接接触，移动法，强度弱剂量 0.6～0.8 W/cm^2，5～8 分钟，每日 1 次，10 次为 1 个疗程。

（3）紫外线疗法：冷光紫外线可用于防治手术切口感染，促进切口愈合。照射剂量按病情而定，Ⅲ-Ⅳ红斑量用于去除表面坏死组织，Ⅰ-Ⅱ红斑量可促进切口组织生长愈合。

（4）激光疗法：采用氦-氖激光照射法，散焦照射移植肾区体表，每日 1 次，10 次为 1 个疗程。

（5）磁疗：磁块对置于肾区，磁场强度中剂量：每日 1 次，每次 20 分钟，10 次为 1 个疗程。

（6）中频电疗（干扰电、音频、电脑中频电等）：具有镇痛、改善循环的作用。方法参照本章第二节。

（7）水疗：温水浴可以帮助放松肌肉，减轻疼痛，促进血液循环。

2. 运动疗法：肾移植患者因长期血液透析，加之手术，身体抵抗力明显降低。康复运动治疗对肾移植后患者的生理和心理功能恢复均有辅助作用，通过使人体的循环及呼吸系统得到有效的刺激，增强心肺功能，提高肌肉使用氧气的能力，达到调节机体各系统功能的作用。运动治疗可以减降低血压、血脂和血糖的水平，减少心脑血管等疾病的发生率，提高患者的自身职能和社会功能、改善患者质量。康复运动治疗是肾移植后期的主要治疗方法之一，也可早期介入，从每日 1 次、每次 10 分钟起，根据患者身体状况选择训练方式，逐渐增加训练的时间和次数，需要注意的是任何活动，不应该使疼痛加重。方法：

（1）医疗体操：可采取各种体位，以上肢及躯干的屈伸活动为主。

（2）上下肢运动训练：①抗重力练习；②抗阻练习。

（3）放松训练：可选择卧位、坐位、站位，双手自然下垂，排除杂念、双目微闭。方法如下：①卧姿：平稳地躺在床上或沙发上，双脚伸直并拢，双手自然伸直，放在身体两侧，排除杂念，双目微闭。②坐姿：坐在凳子或椅子上，身体挺拔，腹部微微收缩，背不靠椅背，双脚着地，并与肩同宽，排除杂念，双目微闭。③站姿：站在地上，双脚与肩同宽，双手自然下垂，排除其他想法，双目微闭。

（4）有氧训练：目的是增强心肺功能，提高肌肉使用氧气的能力，使身体适应长时间的有氧运动。可根据患者个体情况选择强度适宜的运动，如太极、体操、散步、慢跑、长跑或者爬山等不同强度的运动。开始时每次训练 5～10 分钟，逐渐延长到 20～30 分钟，中途可休息 3～5 分钟，每日 1 次，每周 3～4 次。

以上的呼吸体操和放松训练适合于肾移植早期患者或有氧训练的准备活动及整理活动，有氧训练和抗阻训练适合于肾移植康复期患者，其中有氧训练是康复期患者主要的康复治疗方式之一。

（二）心理治疗

肾移植术后的心理治疗旨在帮助患者应对与手术相关的情绪和心理压力，通过提供支持性心理疗法、认知行为疗法、应对策略培训、教育干预和家庭治疗等方法。这些治疗帮助患者处理焦虑、抑郁等情绪，改善负面思维模式，学习有效的压力管理技巧，并增强与家庭成员的沟通，从而促进心理适应、加快康复过程，并提升整体生活质量。同时也帮助患者及家属正确认识肾移植后所发生的各种反应，调整好心态，做好各种心理准备，无论在肾移植治疗过程中出现什么问题，都应理解并配合治疗[30-31]。

（三）其他治疗

1. 全身支持治疗：肾移植患者因免疫力低下，应注意全身支持治疗，包括注意休息、适当运动、合理饮食以及提高机体免疫力等。

2. 药物对症治疗。

3. 术后对症治疗。

4. 免疫抑制治疗：肾移植术后，为了避免免疫排斥反应，必须进行免疫抑制治疗，包括预防性用药、治疗或逆转排斥治疗及诱导治疗，根据患者的情况决定免疫抑制治疗方案。

5. 手术治疗：如出现移植失败、尿路梗阻、动静脉瘘等并发症，则需要手术治疗。

五、功能结局

肾移植术后的排斥反应如治疗不及时，可导致肾移植的失败，而大量抑制排斥反应的药物应用又可损害肝功能、肾功能及机体免疫功能等，肾移植后的并发症若治疗不当，也可使患者全身多脏器受损，使患者面临移植失败的危险，肾移植技术问题也可能引发多系统疾病及原发性肾小球疾病的复发。慢性肾衰竭移植术后 1 年存活率 95%以上，五年存活率大于 80%，10 年存活率可达到 60%以上。其死亡原因多为感染、心血管并发症或肿瘤等。

肾移植患者大多经历了慢性病痛的痛苦过程，对肾移植有着各种复杂的心理变化，既高兴又抑郁害怕，甚至表现焦虑、烦躁不安等心理障碍。

肾移植患者大多是慢性肾衰竭晚期，长期的疾病使他们身体虚弱，不能承担家务劳动，不能参加工作，很少参加社交活动。长期的各种治疗使他们承受了巨大的医疗费用，经济负担很重，生活质量急剧下降[32]。

康复治疗虽然在肾移植的治疗过程中不是最关键的治疗，但是它对肾移植后各种感染和疼痛的治疗有一定的临床意义，可以缓解患者移植后出现的一些不适症状，对生理功能心理功能、社会功能的改善有一定的帮助。

六、健康教育

1. 药物遵从性：患者必须严格遵守医嘱，按时服用免疫抑制剂及其他相关药物，以防止排斥反应和感染。

2. 定期检查：定期复诊和进行血液、尿液检查，以监控肾功能和药物副作用，及早发现潜在问题。

3. 感染预防：由于免疫系统受到抑制，患者更易感染。必须采取预防措施，如避免接触病人，保持个人卫生，定期接种疫苗。

4. 饮食与生活方式：遵循健康的饮食习惯，限制钠和蛋白质的摄入量，避免生或未煮熟的食物以减少感染风险，保持适当的体重和体力活动。

5. 避免某些药物和草药：某些非处方药、草药和补充剂可能影响免疫抑制剂的效果或对肾脏有害，使用前应咨询医生。

6. 心理健康：术后可能会出现情绪波动或心理压力，重要的是要寻求适当的心理支持和必要时的专业帮助。

7. 避免剧烈运动：在医生允许前避免进行可能导致身体伤害的剧烈活动，以免损伤移植肾。

〔黄　靓〕

参考文献

[1] 廖利民. 神经源性膀胱的治疗现状和进展［J］. 中国康复医学杂志. 2011，26（03）：201－205.

[2] 蔡文智，陈思婧. 神经源性膀胱护理指南（2011年版）（一）［J］. 中华护理杂志. 2011（01）：104－108.

[3] 蔡文智，陈思婧. 神经源性膀胱护理指南（2011年版）（二）［J］. 中华护理杂志. 2011（02）：210－216.

[4] 毕霞，王雪强，孙丹，戴敏辉. 盆底肌电刺激治疗脊髓损伤后神经源性膀胱的疗效观察［J］. 中国康复医学杂志. 2011（03）：206－209.

[5] 廖利民. 神经源性膀胱的诊断与治疗现状和进展［J］. 中国康复理论与实践. 2007（07）：604－606.

[6] 喻华，刘华，颜英俊，等. 尿路感染病原菌分布及耐药性检测［J］中华医院感染学杂志. 2003，（10）：86－88.

[7] 李光辉. 尿路感染的诊断与治疗［J］. 中国抗感染化疗杂志. 2001，（01）：58－60.

[8] 刘娟. 多指标联合检测对尿路感染的临床意义研究［J］. 中国社区医师. 2021（31）：109－110.

[9] 尿路感染诊断与治疗中国专家共识编写组. 尿路感染诊断与治疗中国专家共识（2015版）：复杂性尿路感染［J］中华泌尿外科杂志. 2015，36（04）：241－244.

[10] 陈楠，陈晓农. 复杂性尿路感染的诊断与治疗［J］中华全科医师杂志. 2005，（09）：11－12.

[11] 葛瑛. 浅谈复杂尿路感染临床诊治中的误区［J］. 中华内科杂志. 2017（10）：772－773.

[12] 郭应禄，胡礼泉. 男科学［M］. 人民卫生出版社，2004.

[13] 李宏军，洪锴，李铮，等. 男性不育诊疗指南［J］. 中华男科学杂志. 2022（01）：66－76.

[14] 薛珺，汪静宇，陈利生，等. 早泄的研究进展［J］中华男科学杂志. 2007，（01）：65－68.

[15] 张建中，李宏军. 早泄治疗的新进展［J］. 中华男科学杂志. 2018（10）：933－936.

[16] 武天民，胡萍，车晓艳，等. 男性勃起功能障碍患者病耻感的现状及影响因素调查与分析［J］. 中国性科学. 2021（10）：144－147.

[17] HATZIMOURATIDIS K，AMAR E，EARDLEY I，et al. Guidelines on male sexual dysfunction：Erectile dysfunction and premature ejaculation. Eur Urol，2010，57（5）：804－814.

[18] 朱积川. 男子勃起功能障碍诊治指南 [J]. 中国男科学杂志. 2004，(01)：68－72.
[19] 叶章群，曾晓勇. 慢性前列腺炎诊疗进展 [J]. 中华男科学. 2003，(07)：483－488.
[20] 梁朝朝，张学军，王克孝. 前列腺炎病因学研究进展 [J]. 中华泌尿外科杂志. 2003，(06)：65－67.
[21] 邵强，张玉海，吕文成，等. 慢性前列腺炎病原学的初步研究 [J]. 中华泌尿外科杂志. 1999，(03)：45－46.
[22] 戴继灿. 介绍美国国立卫生研究院慢性前列腺炎症状积分指数（NIHCPSI）[J]. 中国男科学杂志. 2000，(01)：62.
[23] 陈修德，郑宝钟，金讯波，等. 慢性前列腺炎患者的心理障碍及治疗 [J]. 中华男科学. 2004，(02)：113－114.
[24] 王平，王侠，刘屹立，等. 慢性前列腺炎诊治及疗效评价（附 600 例报告）[J]. 中华泌尿外科杂志. 2001，(09)：15－17.
[25] 张敏建，宾彬，商学军，等. 慢性前列腺炎中西医结合诊疗专家共识 [J]. 中国中西医结合杂志. 2015，35 (08)：933－941.
[26] 石炳毅，袁铭. 中国肾移植受者免疫抑制治疗指南（2016 版）[J]. 器官移植. 2016，7 (05)：327－331.
[27] 黄璟，吴培根，郑智华，等. 影响肾移植患者生存质量的因素调查 [J]. 中华器官移植杂志. 2005 (05)：272－274.
[28] 薛武军，田普训，潘晓鸣，等. 肾移植 1140 例次总结 [J]. 中华器官移植杂志. 2001 (04)：5－7.
[29] 蒋婉洁，卢一平. KDIGO 临床实践指南：肾移植受者的诊治 [J]. 中华移植杂志（电子版）. 2010，4 (02)：156－164.
[30] 周英，尤黎明. 肾移植相关心理问题及其影响因素的研究进展 [J]. 中国行为医学科学. 2002 (05)：120－121.
[31] 唐小妮，薛武军，顾炜. 肾移植术后病人依从性的调查研究 [J]. 中华护理杂志. 2005 (01)：23－25.
[32] 郭宏波，付风齐. 社会支持和应对方式对肾移植患者生存质量的影响 [J]. 中国组织工程研究与临床康复. 2007 (34)：6721－6724.

中　篇
泌尿外科当前热点临床问题

第十章　腹腔镜下肾部分切除术热缺血时间和保肾的掌控技术

第一节　概　　述

近年来，随着医学影像技术的发展，临床早期肾癌的检出比例明显增加，欧洲泌尿外科学会 2007 年的 RCC 指南已经推荐将保留肾单位手术（nephron sparing surgery，NSS）作为临床局限性肾细胞癌 ＜4 cm（T1a 肿瘤）患者的标准治疗方法。多项研究表明，肾部分切除术（partial nephrectomy，PN）的适应证可以安全地扩大到部分 4～7 cm（T1b 肿瘤）的肾细胞癌患者。与根治性肾切除术相比，PN 患者肿瘤特异性存活率无明显差异，而远期死亡风险明显降低，已成为 T1 期肾癌的首选手术方式。

理想的 PN 应最大限度地保留残肾功能和最好的肿瘤学结果，同时尽量减少手术相关的并发症。肾功能的改善依赖于最大限度地保留实质体积和最小化的肾缺血损伤。对于合并糖尿病、高血压等可能导致慢性肾功能损害疾病的患者，双侧肾肿瘤患者、孤立肾患者和一侧肾肿瘤而对侧存在肾功不全隐患（如肾萎缩，肾结石等）的患者尤为重要。因此，在保证切缘阴性的前提下，如何缩短热缺血时间及再灌注损伤，保留更多有功能的肾单位，减少近期及远期的肾功能损害，成为目前 PN 研究的焦点之一。

第二节　肾部分切除术相关肾脏缺血灌注损伤

一、急性肾损伤

大约 20％的肾部分切除术后发生急性肾损伤，并且与术后肾功能不良预后有密切关系。按照急性肾损伤网（acute kidney injury network，AKIN）诊断标准，患者在 48 小时内血肌酐升高绝对值 ≥26.4 μmol/L；或肌酐较前升高≥50％；或尿量减少［尿量＜0.5 mL/(kg · h)，时间＞6 小时］称为急性肾损伤（acute kidney injury，AKI）。需要指出，血清肌酐水平虽然是监测患者肾功能变化的有用指标，然而在对侧肾脏正常的情况下，不应将其视为唯一有效参数，24 小时尿液收集和肾脏疾病饮食调整（MDRD）方程的肌酐清除率测量可能更能反映实际的肾功能。近年人们认识到 AKI 和急性肾衰竭（acute renal failure，ARF）一样，没有导致明显器官衰竭的肾功能小幅下降同样具有重要意义，与术后并发症发生率和死亡率增加相关。由于对侧健康肾脏可发挥代偿作用，手术后 AKI 并不会导致术后长期的肾功能不全。然而大量研究证据表明，10％～50％的 AKI 患者出院后依旧需要透析治疗，约 15％的 AKI 患者会进展为慢性肾脏病（chronic kidney disease，CKD）。肾部分切除术后 AKI 的临床意义还不完全清楚，值得进一步研究。

克利夫兰医学中心完成的一项回顾性研究分析了 1955 例 PN 术后 0～4 天发生 AKI 的相关危险因素，共有 39％的患者术后出现不同程度的肾功能不全。相关危险因素包括术前基线肾功能、术前的高血压、较长的手术时间、冷缺血时间以及热缺血时间。研究发现，每增加 10 分钟冷缺血时间，估算肾小球滤过率（eGFR）下降 2.09 mL/(min · 1.73 m^2)；而每增加 10 分钟温缺血时间，估算肾小球滤过率下降 3.53 mL/(min · 1.73 m^2)。Hu J 等人报道了从 2010 年到 2018 年 292 名接受腹腔镜 PN 的患者，通过多变量模型比例风险分析调整年龄和热缺血时间后，AKI 持续时间和严重程度同样被确定为风险因素，并且 AKI 持续时间的长短是长期肾功能恶化的重要危险因素。

二、冷缺血与温缺血

PN 术中为保证手术视野清晰，便于切除 RCC 肿瘤和精准缝合肾实质，常需要阻断肾动脉控制出血。阻断肾蒂会使肾脏处于暂时缺血状态，其缺血时间称为热缺血时间。阻断肾蒂的每一分钟都会对术后长期的肾功能产生影响。在阻断肾脏血供的同时，可以采用肾周冰屑、逆行输尿管插管灌注和肾动脉灌注等技术来进行低温保护，达到降低肾脏细胞内代谢，从而减少缺血再灌注损伤和氧化损伤的目的，此时肾脏在低温状态下的缺血时间为冷缺血时间。

PN 时肾脏缺血的最长安全持续时间仍然存在争议，有研究显示 25 分钟即可造成肾单位的不可逆肾损伤，但目前大多数学者认为热缺血时间在 30 分钟之内较为安全，冷缺血时间在 2 小时内也是较安全的。一般来说，与开腹手术相比，腹腔镜下的肾实质和和偶尔的集合系统修复肯定更耗时。对于完全正常肾脏，热缺血 30 分钟的肾脏损害也很严重，而且大多是不可逆的。Gill 等人报道，32 分钟的热缺血时间导致肾功能丧失 18%，如果热缺血时间降低至 14 分钟，肾功能损失可明显降低至 11%。因此热缺血的每一分钟，对于存在高龄、高血压、糖尿病等高危因素或已经存在肾功能不全的患者，也可能起着决定性作用。在进行肾蒂阻断时，应尽可能把温缺血时间缩短在 25 分钟以内，如肿瘤较复杂、预估术中肾蒂阻断时间较长时，可考虑使用低温保护技术。

一项大样本多机构的研究评估了孤立性肾脏患者接受开放 PN 时缺血对肾脏的影响。作者认为，无论采取开放手术还是腹腔镜方式，当 PN 期间阻断血管时，应尽量将热缺血限制在 20 分钟，使用冷缺血技术时限制在 35 分钟，以避免增加慢性肾功能不全和急性肾功能衰竭的风险。需要指出的是，这项研究仅针对孤立肾脏的患者，并且评估肾功能仅是依据血清肌酐水平。最近国内马鑫团队的研究发现小鼠单侧肾脏缺血再灌注 AKI 模型存在较窄的诱发缺血时间窗口。在 37 ℃～38 ℃温缺血情况下，单侧肾缺血再灌注损伤导致 AKI 的缺血时间临界点在 25～30 分钟之间，小于 25 分钟时不导致 AKI 发生，超过 30 分钟时导致 AKI 发生，这和目前国内外的多数研究一致。

Greco F 等人的一项荟萃分析显示，纳入了 22 626 名患者并根据手术方式进行了分层研究，其中 1 704 名患者接受了开放 PN，12 648 名患者接受了腹腔镜 PN，1 828 名患者接受了机器人辅助 PN。中位肿瘤大小为 1.9～8.7 cm。结果表明，目前尚无一种可用的缺血技术，即冷、暖或零缺血，普遍优于其他缺血技术。分析显示，可能存在其他因素影响围手术期 eGFR 的变化，如患者的选择标准、使用的手术技术以及功能性肾实质的保留比例等。因此，临床实践中不同的动脉阻断技术都有其相应的适应症。由于手术复杂耗时较长，且 PN 时需切除的更多的肾实质，建议低温保护技术用于复杂病例。

有学者研究了 PN 手术阻断动脉 15～61 分钟的缺血时肾脏穿刺组织的病理改变，通过肌酐和胱抑素 C 进行功能评估，通过光和电子显微镜和免疫荧光分析进行肾脏结构评估，以及测定尿液中排泄的生物标志物，发现尿液中相关生物标志物在增加，但与缺血持续时间或结构变化无关。作者认为人类肾脏可能对于肾脏缺血有较高的耐受性，如双肾功能正常的 PN 手术中长达 60 分钟的钳夹缺血时间可能是安全的，这将扩大肾部分切除术治疗肾癌的适应证。

三、肾脏缺血时的药物保护

在血管阻断期间，一些外科医生提倡全身肝素化以尽量减少肾内血栓形成的风险。在动脉阻断前 5～10 分钟给患者输注甘露醇，以减少细胞内肿胀，在去除血管夹后给药以促进利尿。但研究发现这些措施可能没有任何优势，已很少应用于临床。另外，大量实验研究提示某些药物可减轻肾脏缺血再灌注损伤，如超氧化物歧化酶、过氧化氨酶、血红素氧合酶-1、别嘌醇、维生素 E、巯基还原剂、钙通道阻滞药、血管紧张素转化酶抑制药、半胱氨酸激酶家族受体阻滞药、促红细胞生成素、螺内酯、乌司他丁及中药等，但由于缺乏高质量的临床随机对照研究，临床上并未获得肯定的一致意见。

Lee B 报道在机器人辅助 PN 热缺血和再灌注期间给予乌司他丁（10 万 U/10 kg），发现乌司他丁组术后 AKI 的发生率为 18%，对照组为 30%（$P=0.251$），两组之间术后血清肌酐、eGFR 或胱抑素 C 的变化无显著差异。术后炎症标记物，包括 C 反应蛋白、白细胞计数和中性粒细胞百分比在术后 72 小时显著增加，但组间无显著差异。

近年来，磷酸二酯酶 5 抑制剂（PDE5Is）作为男性勃起功能障碍的一线疗法的药物，通过各种肾脏保护机制显示了在肾脏保护方面的潜力被得到重视。最新的一篇系统评价和荟萃分析全面概述 PDE5Is 在各种形式的 AKI 中的肾脏保护作用。从 1946 年到 2019 年 11 月对 Medline 进行了系统搜索，以检测所有相关的动物和人类研究。总共有 83 项研究被纳入定性综合。西地那非是研究最广泛的化合物（42 项研究），其次是他达拉非（20 项研究）、淫羊藿苷（10 项研究）、伐地那非（7 项研究）、斯帕林司特（4 项研究）和乌地那非（2 项研究）。PDE5Is 的肾脏保护作用在绝大多数研究中都很明显，与 AKI 类型和所用药物无关。PDE5Is 可通过各种机制改善 AKI 的肾功能/组织病理学改变，主要是通过影响局部血流动力学、细胞表达和线粒体对氧化应激和炎症的反应。

另外，最近 Osman Y 等人发现干细胞在犬模型中对缺血性再灌注损伤具有保护作用，脂肪来源间充质干细胞提供比骨髓间充质干细胞具有更好的保护作用。

第三节 不同的动脉阻断技术

一、常规肾动脉阻断

目前大多数学者建议热缺血时间理想情况下应限制在 20～25 分钟，为了进一步减少肾实质热缺血时间及再灌注损伤，很多学者研究设计了各种肾动脉阻断技术，来减少缺血相关损伤。在开放手术时代，如果动脉阻断的预期时间大于 30 分钟，外科医师通过实施低温诱导以减少肾动脉阻断期间肾脏组织的代谢，包括使用冰水进行表面冷却、使用冰盐水溶液进行肾动脉冲洗、以及使用冰凉盐水进行输尿管逆行灌注。肾脏的表面冷却应在血管夹闭后立即开始，并至少保持 10 分钟，以便在肿瘤切除前降低手术区域的温度（即降至 15 ℃～20 ℃）。夹闭和松开动脉可能导致缺血再灌注损伤。因此应尽可能避免这种动作。由于低温可引发严重的御寒反应、心律失常、凝血功能改变等多方面影响，临床应用时受到了一定的限制。同时相对于开放手术，腹腔镜下保持冷缺血状态的这些方法增加了手术操作的步骤，并不常规使用。

二、零缺血部分肾切除术

零缺血技术首先由 Gill 等人报道，随后学者们有探索了不同的“非钳夹”或“选择性钳夹”技术来限制缺血性肾损伤，这些技术通常被定义为“零缺血部分肾切除术”，其基本特点是不夹闭肾门大动脉的情况下进行手术，从而保护肾实质免受缺血性损伤。常用的肾血管阻断技术包括选择性或节段性肾动脉夹闭技术，无夹闭或非夹闭技术，术前超选择性经动脉肿瘤栓塞技术，序贯/改良预置缝合重建术以及这些技术的组合。一种缺血技术的选择主要基于外科医师的专业知识和肿瘤特征。一般来说，当预期缺血时间较长且不能控制温缺血时间时，首选冷缺血。相反，在基线肾功能下降的患者中，首选最小缺血和非夹闭 PN。

（一）选择性肾动脉夹闭技术

解剖学发现，肾动脉入肾门前先分为前、后干（二级支）。前干在肾窦内分为 4 条肾段动脉（三级支）（图 10-3-1），称上、上前、下前及下段动脉，分布于同名的肾段；后干分布于肾窦后方的部分称后段。肾段间动脉缺乏交通支，当某一肾段动脉梗塞后可造成该肾段的坏死。因此肾段的解剖学对肾血管造影和肾部分切除具有实际意义。

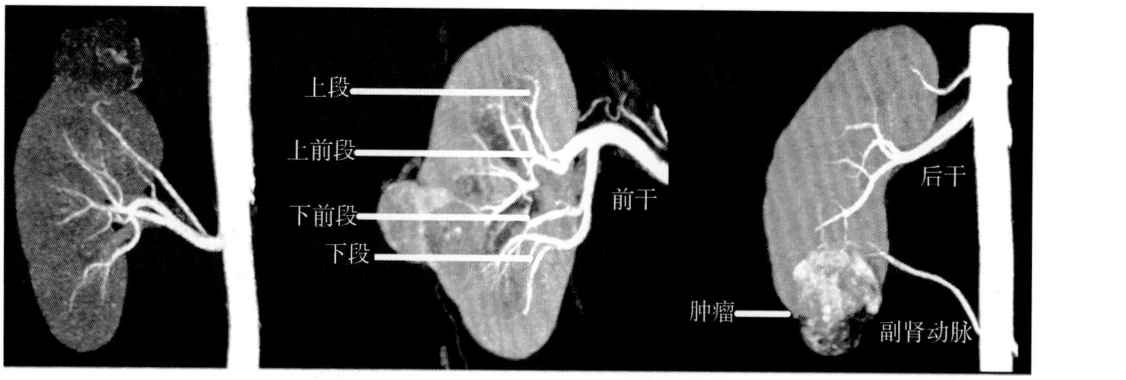

图 10-3-1 肾段动脉（ct 血管造影）

随着腹腔镜技术的不断发展，近年米，高选择性肾动脉阻断术越来越多的应用于肾部分切除术，不仅可以获得良好的阻断肿瘤血供的效果，同时还可以有效地减少患者的肾脏热缺血时间和降低肾脏损伤风险。Çömez 等人报道了 79 名接受开放 PN 患者的术后 27～33 个月肾功能的对比结果，发现不阻断肾动脉组和阻断肾动脉组术前和术后 eGFR 值之间的差异具有统计学意义（3.71% vs 10.21%，$P<0.05$）。

该技术要求术前影像学检查对肾肿瘤相关血管进行较为准确的评估，能更为清晰地显示肿瘤供血动脉，在术前评估、术中定位上有重要意义，另外，由于部分患者肾窦为内凹型，不易游离出二级或三级动脉。另外，20%肾脏存在变异副动脉，不是所有 PN 手术都适合行高选择性肾动脉段阻断。国内王增军教授等报道了一种选择性肾动脉阻断 PN 用的 C. L. A. M. P. 评分系统，其根据肿瘤组织相关血管数量、术中拟夹闭的血管位置、血管进入肾窦的位置等参数进行赋分，来评估是否适合选择性肾动脉夹闭技术和手术难度。

（二）无夹闭或非夹闭技术

一项长达 8 年的随访中，阻断肾蒂的 PN 相比较无夹闭组在随访期间发生严重慢性肾脏病的风险增加了 7.3 倍。因此，无夹闭技术可在不干预肾脏主干情况下，通过电凝、超声刀、激光对创面进行止血，在此过程中保持肾脏组织持续血流灌注，可能会降低肾脏损伤的风险。一项多中心配对病例对照研究显示，对于一部分肾肿瘤，非夹闭机器人 PN 是可行的，不会增加近、远期术后并发症的风险，但代价是失血量更高，并增加了转为根治性肾切除术的风险。另外，一项随机对照 CLOCK 试验（NCT02287987）纳入了 302 例机器人 PN 肾癌患者，RNEAL 评分≤10 分，发现两组早期肾功能结果没有差异，夹闭组和不夹闭组的急性肾损伤分别为 4%和 6%。

Tuna M 报道了 2008 年 4 月至 2020 年 3 月，52 例患者接受了非阻断肾动脉的机器人 PN，评估术后 6 个月估计的 eGFR 和 eGFR 变化。平均 PADUA 和 RENAL 评分分别为 7.63±1.46 和 6.21±1.63。平均估计失血量为（280.76±278.98）mL。术后第 6 个月血肌酐和 eGFR 分别为（0.95±0.32）mg/dL 和（83.65±22.44）mL/(min·1.73 m^2)。最终 7 名患者术后 eGFR 下降≥15%，1 名患者出现≥2 级并发症，1 名患者手术切缘阳性，43 名（83%）患者实现了三连胜结果，认为该技术是安全有效的。Kaczmarek 等人评估了 49 名接受机器人 PN 且未夹闭肾门的患者的功能和围手术期结果，并与倾向评分匹配的 283 名夹闭肾门的对照患者进行了比较。在 21 个月的平均随访中，零缺血机器人 PN 组患者的 eGFR 受损程度较低，零缺血机器人 PN 组手术时间明显缩短，但术中失血量更高。

目前临床上患者是否需要行无夹闭 PN 尚无绝对的标准，学者们多认为根据患者肿瘤大学、部位、术前肾功能、切除设备和术者经验来进行个体化抉择。在完全不阻断血管的情况下进行肾脏部分切除术，如肿瘤大、位置较深，术野出血可能较多，造成视野不清晰导致切除和缝合时的困难，术中中转为根治性肾切除术及术后并发症发生可能会增加。

上海中山医院 Lee Y 等人应用一种新的标准零缺血指数（zero ischemia index，ZII）（图 10-3-2）来预测非夹闭 PN 术后的围手术期结果，并依据该指数来选择适合于非夹闭技术的肾肿瘤患者。ZII 被定义为肾实质内肿瘤直径和深度的乘积。结果显示，ZII 与估计失血量＞500 mL（OR＝1.270，95％ CI＝1.036～1.557，P＝0.021）、手术时间＞2 小时（OR＝1.286，95％ CI＝1.051～1.573，P＝0.014）显著相关，手术并发症（OR＝1.251，95％ CI＝1.035～1.511，P＝0.020），总体并发症（OR＝1.208，95％ CI＝1.016～1.436，P＝0.032），估计肾小球滤过率下降＞10％（OR＝1.362，95％ CI＝1.045～1.776，P＝0.022）。与 ZII≤6 的患者相比，如果 ZII＞6 的患者接受非钳夹 NSS，其出血、围手术期并发症和更长的手术时间的风险可能更高。

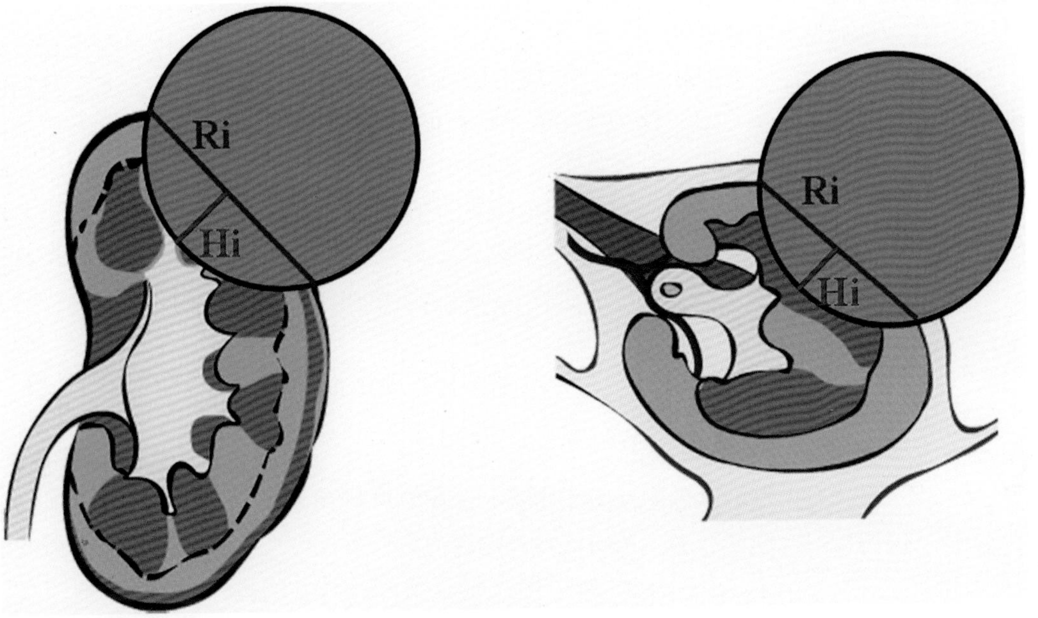

图 10－3－2　零缺血指数 ZII（引用 Li Y et al，2017）

（三）术前超选择性经动脉肿瘤栓塞技术

DSA 栓塞术是一种经由浅表动脉入路将导管漂浮至靶血管，进行造影和栓塞的一门辅助技术，广泛地用于临床疾病的诊断和治疗。肾动脉栓塞技术最早由 Bookstein JJ 等人于 1973 年报道应用于治疗肾出血，已被欧洲泌尿外科学会推荐作为有严重血尿及腰痛的不能耐受手术的肾肿瘤的一种姑息性治疗手段。除此之外，超选择性肾动脉栓塞还广泛应用于肾部分切除术后严重出血（假性动脉瘤或动静脉瘘）等并发症的处理。

国内数个团队报道了经 DSA 超选择性肾动脉栓塞联合经腹腹腔镜 PN 治疗 T1b 期肾癌患者的安全性及可行性。术前 1～12 小时先行 DSA 超选择性肾肿瘤靶动脉栓塞，然后再行经腹腹腔镜下零缺血 PN，所有手术均成功完成，无中转改开放病例，1 例因肿瘤切除过程中出血较多，采用动脉夹暂时阻断肾动脉主干，阻断时间约为 14 分钟。术中手术时间为（152.22±7.34）分钟，术中出血量为（102.27±66.82）mL，术后随访 12～36 个月，暂未发现肿瘤复发与转移．结论：超选择性肾动脉栓塞联合经腹腹腔镜肾部分切除术治疗老年 T1b 期肾癌安全、可行。

超选择性栓塞在腹腔镜下零缺血 PN 术具有最大限度保护肾功能的优势，技术上也是安全可行的，对于肾细胞癌合并孤立肾、肾功能不全以及有肾功能下降潜在风险的患者是较好的选择。同时，这种治疗技术也可减小大出血风险，降低临床医师手术操作时间的紧迫感，缩短学习曲线。但要注意的是，术前超选择性动脉栓塞术可以导致手术区域的水肿和坏疽，术中要注意辨别正常组织和肿瘤组织，切除时要保证距离瘤体充足的切缘，避免增加切缘阳性率。

三、肾脏切除体积比例

复杂肿瘤 PN 会导致切除肾脏体积的增多，研究显示切除肾脏体积与术后肾功能的下降显著相关。

Simmons 等人发现 PN 术中温缺血时间与术后近期 eGFR 的下降相关，但与晚期 eGFR 无明显关联。相反，术前 eGFR 和保留肾实质的容积比率与晚期 eGFR 相关。Bajalia EM 等提出将所切肾脏体积与肾脏总体积的百分比作为变量指标，将能更精准的预测其与术后肾功能的关系。PN 切除肾脏的体积与术后 1 天、1 个月的 eGFR 下降相关，但与术后 6 个月 eGFR 下降无关。

在一项 401 例机器人 PN 的队列研究中，其中 151 例冷缺血 PN，250 例温缺血 PN，中位缺血时间分别为 27 分钟和 21 分钟。中位肿瘤大小为 3.5 cm，中位 RENAL 评分为 8 分，分别于术前 2 个月内和 PN 后 3～12 个月 CT 评估保留的肾实质体积，并按照保留肾实质百分比将术后肾功能进行标准化，结果发现肾功能与保留的肾脏体积密切相关（$r=0.63$；$P<0.001$）。冷缺血时的肾功能恢复更高（99% 对 92%；$P<0.001$），而每 10 分钟热缺血，平均肾功能损失约为 2.5%。因此，PN 术后肾功能的恢复主要取决于肾单位的保留，冷缺血对于保护肾功能相对来说更可靠。较长的热缺血时间与肾功能恢复速度降低有关，不过如对侧肾功能正常，其影响也是有限的。

Zhang ZL 等人研究了 164 例接受肾部分切除的患肾术后 4～12 个月的肾萎缩的比较研究，发现距肿瘤 2 cm 外的对侧肾脏上极或下极术前和术后体积有比无明显变化，认为 PN 后肾实质萎缩和正常时限内有限的热缺血或冷缺血无关，此时肾实质体积的损失主要是由于切除或重建导致。

四、其他外科技术

（一）射频消融术/冷冻消融

局部消融疗法最初仅在预期寿命有限、合并多种疾病和肾功能受损的患者中应用，对于 3 cm 以内的肿瘤，研究发现消融治疗的肿瘤学效果与 PN 相当。美国临床肿瘤学会（ASCO）和美国泌尿外科学会（AUA）都建议对小于 3 cm 的肿瘤，使用消融治疗作为替代治疗，尤其是适用于有合并症的高手术风险的患者。欧洲泌尿外科学会（EAU）和美国国立综合癌症网络（NCCN）相对持谨慎态度，建议将其用于老年人和合并疾病的个体。射频消融可以选择腹腔镜或经皮途径。与 PN 相比，经皮消融术围手术期并发症更少，住院时间和总费用更少。建议在消融治疗的同时进行穿刺活检，以确定诊断并指导监测。热消融 5 年无复发率约为 94%，病变复发/持续存在通常可以通过重复消融治疗处理，输尿管损伤是常见的严重并发症。

横滨市立大学附属医院 Kawahara T 等人报道了 2002 年 7 月至 2008 年 7 月接受 PN 手术的 57 例患者，其中 18 例接受开放手术+冷缺血，17 例接受不阻断血管的微波射频消融术，22 例接受阻断动脉的腹腔镜手术，采用日本人群适用的 eGFR 评估术后肾功能变化。结果发现，3 组在 eGFR 降低方面无显著差异。在超过 20 分钟缺血时间的患者中，OPN 组的 eGFR 损失显著更高。在超过 30 分钟缺血时间的患者中，LPN 组的 eGFR 损失显著更高。因此认为对于小肾癌 PN 术后肾功能，3 种手术方式均安全有效。

冷冻消融是指所有涉及冷冻损伤组织的方法。在仔细评估肿瘤后，在肿瘤内插入适当数量的冷冻探针，通常是 2～8 个。在冷冻探针的尖端，氩气被减压，通过焦耳-汤姆森效应产生强烈的冷却。通常两个交替的冻融循环即可使细胞内脱水，导致细胞器和质膜的破坏，继而细胞死亡。每个周期包括 10～15 分钟的冷冻和 8～10 分钟的解冻。冰球应该覆盖整个肿瘤并增加 5～10 mm 的边缘。所有恶性肿瘤患者消融后接受随访监测，评估是否存在残余或复发肿瘤以巩固治疗。文献系统评价显示，消融治疗的局部复发率或病灶持续率更高，建议可手术病例首选肾部分切除术。目前一些体外消融方式也用于肾癌的治疗，包括立体定向体部放射治疗（stereotactic body radiation therapy，SBRT）、微波治疗和电穿孔，还需要积累更多病例来确定其远期的效果。

（二）激光/水刀切除

激光广泛应用于泌尿系结石、前列腺增生等疾病的治疗，有报道在不阻断肾蒂血管的情况下成功进行肾肿瘤 PN。铥激光、钬激光、绿激光等具有凝固、汽化和切割等特性，可精确切割组织而不损伤周围正常肾单位，止血效果良好。北京世纪坛医院报道了一组 28 例肾癌患者钬激光切除 PN 和非激光切除 PN 的回顾性对照研究，发现钬激光组在手术时间、肾动脉阻断时间和组织损伤深度都优于非钬激光手术组，而术后分肾功能及并发症等其他指标均无明显统计学差异。由于激光术中会产生大量烟雾，碳化的组织会影响肿瘤切缘的清晰度，可能导致术后切缘阳性率的增加。此外，激光对于直径＞1.5 mm 的血管，其止血效果并不理想。最新的一项荟萃分析认为，目前关于腹腔镜和机器人 PN 手术中激光的文献仍很有限，且文献证据水平偏低，样本量偏小，激光辅助肾部分切除术的安全性、疗效仍需进一步探讨，短期内还难以在肾肿瘤手术中被广泛接受。

水力喷射技术通过特殊的水泵将喷出的水压调节到一个合适的水平，从而达到对组织进行选择性分离切割，已被用于包括肝脏等其他实质肿瘤的切除，目前肾肿瘤手术应用较少。Gao 等人为 35 例肾肿瘤患者实施了不阻断肾蒂血管 PN，发现肾小球滤过率术后 6 个月和术前对比，无统计学差异，认为高压水刀在减少术中出血的前提下，能减轻因肾缺血引起的急性肾损伤，这和国外 Shekarriz B 等人报道的结果一致。

（三）止血和缝合方式

PN 手术肾脏缝合的重点是充分止血和关闭集合系统，以减少术后并发症发生。随着 PN 手术的大量开展和缝合技术的日益熟练，研究显示间断缝合和连续缝合对术后 eGFR 的没有影响。可吸收倒刺缝合线可减少打结，提高了缝合速度，减少了肾缺血时间。一项 Meta 分析表明，相较普通缝线组，倒刺线缝合组可减少热缺血时间，术后并发症发生率也明显减少，在临床上亦已得到广泛应用。。

有学者在不夹闭 PN 切除肿瘤前，预先在肿瘤附近留置缝合线，若术中出血多，则牵拉缝线止血。另外，切除肿瘤同时行创面缝合术，也可帮助减少术中出血。Lu 等人对 14 例肾肿瘤患者实施预留缝线法 NSS，认为该方法能减少热缺血时间甚至可达到完全“零缺血”的效果。Sönmez 等人对 16 例肾肿瘤患者进行了预留缝线法 NSS，发现术后 1 年相对术前的肾功能并无明显影响。虽然预留缝线法可达到“零缺血”，对表浅、多发肿瘤疗效较好，但是对于较大的、肾门部位的肿瘤无明显优势，需要进一步地研究来验证其临床疗效。

第四节 小 结

综上所述，随着腹腔镜 PN 的广泛开展和手术机器人的广泛应用，在常规温缺血 25 分钟内、冷缺血 60 分钟内，不同的阻断肾动脉方式对于非肾病高危人群 PN 术后的肾功能的影响没有明显差别。对于高龄、术前肾功能不全、伴有糖尿病或高血压的患者，应充分评估术前 eGFR，利用三维影像学技术，详细根据肿瘤直径、位置及血管情况等参数评估手术难度，精准预估肾脏切除量。未来对于肾部分切除手术，应根据术者个人技术经验合理选择阻断肾血管方式，尽量减少或者避免阻断肾缺血，选择更精准、止血效果确切的切除设备，使用合理的止血缝合技术，精准快速缝合肾脏创面，将会最大限度的保护好 PN 术后肾功能。

〔刘 斌〕

参考文献

［1］ BECKER F, SIEMER S, HACK M, et al. Excellent long-term cancer control with elective nephron-sparing surgery for selected renal cell carcinomas measuring more than 4 cm [J]. Eur. Urol, 2006, 49: 1058 - 1063, discussion 1063 - 1064.

［2］ ESCUDIER B, PORTA C, SCHMIDINGER M, et al. Renal cell carcinoma: ESMO Clinical Practice Guidelines for diagnosis, treatment and follow-updagger [J]. Ann Oncol, 2019, 30 (5): 706 - 720.

［3］ MOTZER R J, JONASCH E, BOYLE S, et al. NCCN Guidelines Insights: Kidney Cancer, Version 1. 2021 [J]. J Natl Compr Canc Netw, 2020, 18 (9): 1160 - 1170.

［4］ CAMPBELL S, UZZO R G, ALLAF M E, et al. Renal Mass and Localized Renal Cancer: AUA Guideline [J]. J

Urol, 2017, 198 (3): 520 - 529.
[5] BANEGAS M P, HARLAN L C, MANN B, et al. Toward greater adoption of minimally invasive and nephron-sparing surgical techniques for renal cell cancer in the United States [J]. Urol Oncol, 2016, 34 (10): 433. e9 - 433. e17.
[6] KLATTE T, FICARRA V, GRATZKE C, et al. A literature review of renalsurgical anatomy and surgical strategies for partial nephrectomy [J]. Eur Urol, 2015, 68: 980 - 992.
[7] DESAI M M, DE CASTRO ABREU AL, LESLIE S, et al. Robotic partial nephrectomy with superselective versus main artery clamping: a retrospective comparison [J]. Eur Urol, 2014, 66 (4): 713 - 719.
[8] 吴肖冰，张古田，张帆，等. 肾部分切除术治疗孤立肾肾癌的安全性和疗效分析 [J]. 中华外科杂志，2016，54 (10): 746 - 750.
[9] BAGHERI F, PUSZTAI C, FARKAS L, et al. Impact of parenchymal loss on renal function after laparoscopic partial nephrectomy under warm ischemia [J]. World J Urol, 2016, 34 (12): 1629 - 1634.
[10] MARTINI A, CUMARASAMY S, BEKSAC A T, et al. A nomogram to predict significant estimated glomerular filtration rate reduction after robotic partial nephrectomy [J]. Eur Urol, 2018, 4: 833 - 839.
[11] CHAWLA L S, EGGERS P W, STAR R A, et al. Acute kidney injury and chronic kidney disease as interconnected syndromes [J]. N Engl J Med, 2014, 371: 58 - 66.
[12] CLARK A T, BREAU R H, MORASH C, et al. Preservation of renal function following partial or radical nephrectomy using 24-hour creatinine clearance [J]. Eur Urol, 2008, 54: 143 - 149.
[13] SINGH M, KARAKALA N, SHAH S V. Long-term adverse events associated with acute kidney injury [J]. J Ren Nutr, 2017, 27 (6): 462 - 464.
[14] KAWAMURA N, YOKOYAMA M, TANAKA H, et al. Acute kidney injury and intermediate-term renal function after clampless partial nephrectomy [J]. Int J Urol, 2018, 65: 372 - 376.
[15] RAJAN S, BABAZADE R, GOVINDARAJAN S R, et al. Perioperative factors associated with acute kidney injury after partial nephrectomy [J]. Br J Anaesth, 2016, 116: 70 - 76.
[16] HU J, JIN D, FAN R, et al. The relationships of acute kidney injury duration and severity with long-term functional deterioration following partial nephrectomy [J]. Int Urol Nephrol, 2022, 54 (7): 1623 - 1628.
[17] GINSBURG K B, SCHOBER J P, KUTIKOV A. Ischemia Time Has Little Influence on Renal Function Following Partial Nephrectomy: Is It Time for Urology to Stop the Tick-Tock Dance [J]. Eur Urol, 2022, 81 (5): 501 - 502.
[18] BRAVI C A, VERTOSICK E, BENFANTE N, et al. Impact of Acute Kidney Injury and Its Duration on Long-term Renal Function After Partial Nephrectomy [J]. Eur Urol, 2019, 76 (3): 398 - 403.
[19] THOMPSON R H, LANE B R, LOHSE C M, et al. Every minute counts when the renal hilum is clamped during partial nephrectomy [J]. Eur Urol, 2010, 58 (3): 340 - 345.
[20] SIMMONS M N, SCHREIBER M J, GILL I S. Surgical renal ischemia: a contemporary overview [J]. J Urol, 2008, 180 (1): 19 - 30.
[21] VOLPE A, BLUTE M L, FICARRA V, et al. Renal Ischemia and Function After Partial Nephrectomy: A Collaborative Review of the Literature [J]. Eur Urol, 2015, 68 (1): 61 - 74.
[22] NISHIDA H, YAMAGISHI A, YAGI M, et al. Renoprotective Procedures with a Cold Ischemia Time of < 60 min Minimize the Deterioration of Kidney Function in Open Nephron-Sparing Surgery for Renal Cell Carcinoma [J]. Urol Int, 2017, 99 (3): 283 - 289.
[23] PAREKH D J, WEINBERG J M, ERCOLE B, et al. Tolerance of the human kidney to isolated controlled ischemia [J]. J Am Soc Nephrol, 2013, 24: 506 - 517.
[24] GILL I, KAVOUSSI L R, LANE B R, et al. Comparison of 1800 laparoscopic and open partial nephrectomies for single renal tumors [J]. J Urol, 2007, 178: 41 - 46.
[25] NFUNAHASHI Y, HATTORI R, YAMAMOTO T, et al. Ischemic renal damage after nephron-sparing surgery in patients with normal contralateral kidney [J]. Eur Urol, 2009, 55 (1): 209 - 215.
[26] NOVICK A C. Renal hypothermia: in vivo and ex vivo. Urol [J]. Clin. North Am, 1983, 10: 637 - 644.

[27] BECKER F, VAN POPPEL H, HAKENBERG O W, et al. Assessing the impact of ischaemia time during partial nephrectomy [J]. Eur Urol, 2009, 56 (4): 625 - 634.
[28] OMAE K, KONDO T, TAKAGI T, et al. Mannitol has no impact on renal function after open partial nephrectomy in solitary kidneys [J]. Int J Urol, 2014, 21 (2): 200 - 203.
[29] VAN POPPEL H. Efficacy and safety of nephron sparing surgery [J]. Int J Urol, 2010, 17: 314 - 326.
[30] MORALES-BUENROSTRO L E, ORTEGA-TREJO J A, PÉREZ-VILLALVA R, et al. Spironolactone reduces oxidative stress in living donor kidney transplantation: a randomized controlled trial [J]. Am J Physiol Renal Physiol, 2019, 317 (3): F519-F528.
[31] LEE B, LEE S Y, KIM N Y, et al. Effect of ulinastatin on postoperative renal function in patients undergoing robot-assisted laparoscopic partial nephrectomy: a randomized trial [J]. Surg Endosc, 2017, 31 (9): 3728 - 3736.
[32] GEORGIADIS G, ZISIS I E, DOCEA A O, et al. Current Concepts on the Reno-Protective Effects of Phosphodiesterase 5 Inhibitors in Acute Kidney Injury: SystematicSearch and Review [J]. J Clin Med, 2020, 9 (5): 1284.
[33] OSMAN Y, HAMED S M, BARAKAT N M, et al. Prophylaxis against renal ischemia-reperfusion injury in canine model: Stem cell approach [J]. Indian J Urol, 2020, 36 (1): 44 - 49.
[34] KLATTE T, FICARRA V, GRATZKE C, et al. A literature review of renalsurgical anatomy and surgical strategies for partial nephrectomy [J]. Eur Urol, 2015, 68: 980 - 992.
[35] VOLPE A, BLUTE M L, FICARRA V, et al. Renal ischemia and function after partial nephrectomy: a collaborative review of the literature [J]. Eur Urol, 2015, 68: 61 - 74.
[36] GILL I S, ABREU S C, DESAI M M, et al. Laparoscopic ice slush renal hypothermia for partial nephrectomy: the initial experience [J]. J. Urol, 2003, 170: 52 - 56.
[37] JANETSCHEK G, ABDELMAKSOUD A, BAGHERI F, et al. Laparoscopic partial nephrectomy in cold ischemia: renal artery perfusion [J]. J Urol, 2004, 171: 68 - 71.
[38] LANDMAN J, V ENKATESH R, LEE D, et al. Renal hypothermiaachieved by retrograde endoscopic cold saline perfusion: technique and initial clinical application [J]. Urology, 2003, 61: 1023 - 1025.
[39] LI X, HUANG Y, LIU W, et al. A model for assuring clamping success during laparoscopic partial nephrectomy with segmental renal artery clamping [J]. World J Urol, 2016, 34 (10): 1421 - 1427.
[40] LESLIE S, GOH A C, GILL I S. Partial nephrectomy—contemporary indications, techniques and outcomes [J]. Nat Rev Urol, 2013, 10 (5): 275 - 283.
[41] ITO H, MAKIYAMA K, K AWAHARA T, et al. Modified C index: Novel predictor of postoperative renal functional loss of laparoscopic partial nephrectomy [J]. Can Urol Assoc J, 2017, 11 (5): E215-E221.
[42] WANG Y, CHEN C, QIN C, et al. The C. L. A. M. P. Nephrometry score: A system for preoperative assessment of laparoscopic partial nephrectomy with Segmental Renal Artery Clamping [J]. Sci Rep, 2018, 8 (1): 9717.
[43] ÇÖMEZ K, ÇELIK S, BOZKURT O, et al. Partial nephrectomy for stage I renal cell carcinoma: on-clamp or off-clamp [J]. J Urol Surg, 2016, 2: 38 - 41.
[44] SIMONE G, CAPITANIO U, TUDERTI G, et al. On-clamp versus off-clamp partial nephrectomy: Propensity score-matched comparison of long-term functional outcomes [J]. Int J Urol. 2019, 26 (10): 985 - 991.
[45] PEYRONNET B, KHENE Z E, PRADÈRE B, et al. Off-Clamp versus On-Clamp Robotic Partial Nephrectomy: A Multicenter Match-Paired Case-Control Study [J]. Urol Int, 2017, 99 (3): 272 - 276.
[46] ANTONELLI A, CINDOLO L, SANDRI M, et al. Safety of on- vs off-clamp robotic partial nephrectomy: per-protocol analysis from the data of the CLOCK randomized trial [J]. World J Urol, 2020, 38 (5): 1101 - 1108.
[47] TUNA MB, DOGANCA T, TUFEK I, et al. Off-Clamp Robot-Assisted Partial Nephrectomy: Is There Something More to Achieve Optimal Trifecta Outcomes [J]? J Endourol, 2021, 35 (8): 1153 - 1157.
[48] KACZMAREK B F, TANAGHO Y S, HILLYER S P, et al. Off-clamp robot-assisted partial nephrectomy preserves renal function: a multi-institutional propensity scoreanalysis [J]. Eur Urol, 2013, 64 (6): 988 - 993.
[49] TUNA M B, DOGANCA T, TUFEK I, et al. Off-Clamp Robot-Assisted Partial Nephrectomy: Is There Something More to Achieve Optimal Trifecta Outcomes [J]? J Endourol, 2021, 35 (8): 1153 - 1157.

[50] LI Y, ZHOU L, BIAN T, et al. The zero ischemia index (ZII): a novel criterion for predicting complexity and outcomes of off-clamp partial nephrectomy [J]. World J Urol, 2017, 35 (7): 1095-1102.
[51] GALLUCCI M, GUAGLIANONE S, CARPANESE L, et al. Superselective embolization as first step of laparoscopic partial nephrectomy [J]. Urology, 2007, 69 (4): 642-645; discussion 645-646.
[52] 王华超，叶鹏，黄焱，等. 超选择性肾动脉栓塞联合经腹腹腔镜肾部分切除术在老年 T1b 期肾癌中的应用 [J]. 现代肿瘤医学，2019，27 (23)：4210-4213.
[53] GRECO F, AUTORINO R, ALTIERI V, et al. Ischemia Techniques in Nephron-sparing Surgery: A Systematic Review and Meta-Analysis of Surgical, Oncological, and Functional Outcomes [J]. Eur Urol, 2019, 75 (3): 477-491.
[54] KAWAHARA T, SAKATA R, KAWAHARA K, et al. Comparison of the loss of renal function after cold ischemia open partial nephrectomy, warm ischemia laparoscopic partial nephrectomy and laparoscopic partial nephrectomy using microwave coagulation [J]. Curr Urol, 2013, 6 (3): 118-123.
[55] LAI G S, HUNG S C, CHANG L W, et al. Renal volume matters: Assessing the association between excisional volume loss and renal function after partial nephrectomy [J]. Asian J Surg, 2020, 43 (1): 257-264.
[56] SIMMONS M N, FERGANY A F, CAMPBELL S C. Effect of parenchymal volume preservation on kidney function after partial nephrectomy [J]. J Urol, 2011, 186: 405-410.
[57] BAJALIA E M, PARIKH K A, HAEHN D A, et al. Determinants and Implications of Excised Parenchymal Mass on Robotic-Assisted Partial Nephrectomy Outcomes [J]. Urology, 2020, 145: 141-146.
[58] DONG W, WU J, SUK-OUICHAI C, et al. Ischemia and Functional Recovery from Partial Nephrectomy: Refined Perspectives [J]. Eur Urol Focus, 2018, 4 (4): 572-578.
[59] ZHANG Z, ERCOLE C E, REMER E M, et al. Analysis of Atrophy After Clamped Partial Nephrectomy and Potential Impact of Ischemia [J]. Urology, 2015, 85 (6): 1417-1422.
[60] KIM E H, TANAGHO Y S, BHAYANI S B, et al. Percutaneous cryoablation of renal masses: Washington University experience of treating 129 tumours [J]. BJU Int, 2013, 11 (1): 872-879.
[61] SALAGIERSKI M, WOJCIECHOWSKA A, ZAJąC K, et al. Young Academic Urologists Kidney Cancer Working Group of the European Urological Association. The Role of Ablation and Minimally Invasive Techniques in the Management of Small Renal Masses [J]. Eur Urol Oncol, 2018, 1 (5): 395-402.
[62] LITTRUP P J, JALLAD B, VORUGU V, et al. Lethal isotherms of cryoablation in a phantom study: effects of heat load, probe size, and number [J]. J Vasc Interv Radiol, 2009, 20: 1343-1351.
[63] LEVY D, AVALLONE A, JONES J S. Current state of urological cryosurgery: prostate and kidney [J]. BJU Int, 2010, 105: 590-600.
[64] PUSHKAR D Y, KOLONTAREV K B. Lasers in laparoscopic and robotic surgery: is therea need for them [J]. Curr Opin Urol, 2022, 32 (2): 199-203.
[65] 毕胜，夏溟. 钬激光与传统手术方式在肾部分切除术中的应用观察 [J]. 中华医学杂志，2015，95 (30)：2462-2464.
[66] 朱鹏，葛余正，贾瑞鹏. “零缺血“技术在肾肿瘤保留肾单位手术中的研究进展 [J]. 中华解剖与临床杂志，2019，24 (2)：192-195.
[67] GOFRIT O N, KHALAILEH A, PONOMARENKO O, et al. Laparoscopic partial nephrectomy using a flexible CO2 laser fiber [J]. JSLS, 2012, 16 (4): 588-591.
[68] KNEZEVIC N, KULIS T, MARIC M, et al. Laparoscopic partial nephrectomy with diode laser: a promising technique [J]. Photomed Laser Surg, 2014, 32 (2): 101-105.
[69] LOTAN Y, GETTMAN M T, OGAN K, et al. Clinical use of the holmium: Y AG laser in laparoscopic partial nephrectomy [J]. J Endourol, 2002, 16 (5): 289-292.
[70] MOINZADEH A, GILL I S, RUBENSTEIN M, et al. Potassium-titanyl-phosphate laser laparoscopic partial nephrectomy without hilar clamping in the survival calf model [J]. J Urol, 2005, 174 (3): 1110-1114.
[71] SHEKARRIZ B. Hydro-Jet technology in urologic surgery [J]. Expert Rev Med Devices, 2005, 2 (3): 287-291.

[72] GAO Y, CHEN L, NING Y, et al. Hydro-Jet-assisted laparoscopic partial nephrectomy with no renal arterial clamping: a preliminary study in a single center [J]. Int Urol Nephrol, 2014, 46 (7): 1289-1293.

[73] LIN Y, LIAO B, LAI S, et al. The application of barbed suture during the partial nephrectomy may modify perioperative results: a systematic review and meta-analysis [J]. BMC Urol, 2019, 19 (1): 5.

[74] LU J, ZU Q, DU Q, et al. Zero ischaemia laparoscopic nephron-sparing surgery by re-suturing [J]. Contemp Oncol (Pozn), 2014, 18 (5): 355-358.

[75] SÖNMEZ M G, KARA C. The effect of zero-ischaemia laparoscopic minimally invasive partial nephrectomy using the modified sequential preplaced suture renorrhaphy technique on long-term renal functions [J]. Wideochir Inne Tech Maloinwazyjne, 2017, 12 (3): 257-263.

[76] LJUNGBERG B, BENSALAH K, CANFIELD S, et al. EAU guidelines on renal cell carcinoma: 2014 update [J]. Eur Urol, 2015, 67 (5): 913-924.

第十一章　输尿管软镜的种类和临床应用

第一节　概　　述

输尿管软镜即软性输尿管镜（flexible ureteroscope），最早于1964年开始应用，Marshall使用Fr9纤维输尿管软镜观察到输尿管中段结石。后来经Bagley等人的改良设计，使其视野更清晰开阔、操控性能更稳定以及具备了相应的工作通道。在国内，孙颖浩等较早报道了采用输尿管软镜处理肾结石。

经过近60年的发展，输尿管软镜技术目前已广泛应用于多种泌尿系疾病尤其是上尿路疾病的诊疗中，尤其是在上尿路结石的治疗方面，输尿管软镜技术由处理简单的肾盂肾盏结石及输尿管上段结石，逐渐拓展到处理位置较复杂的、体积较大的以及患者基础情况复杂的上尿路结石。随着输尿管软镜及其配套的碎石等设备的完善，输尿管软镜技术在泌尿系上尿路疾病的诊疗方面适应证也越来越广泛。

第二节　问题与困惑

随着科技日新月异的发展及技术的不断创新，输尿管软镜出现了质的飞跃。目前常见的输尿管软镜种类主要如下：

1. 纤维输尿管软镜：最初使用的输尿管软镜，其成像是通过软光纤系统实现，镜体内的纤维束由两部分构成，一部分光纤组成光照系统，另一部分为实时图像传递，即为纤维输尿管软镜。新一代纤维输尿管软镜的优点在于其拥有高优柔度的镜身，灵活方便且具有能转动的两个弯曲角度，同时具备多个工作通道，视野范围较大，可到达并清楚地观察肾盂肾盏，且对肾盂肾盏无明显损伤情况下即可完成碎石、取石。但其缺点同样比较明显，如成像质量不高、网格化明显，以及光纤照明亮度不够，转向角度有限（不能进入角度较大的肾盏如下盏），镜体笨重不适于长时间操作等。

2. 电子输尿管软镜：一体式电子输尿管软镜镜体前端为互补金氧半导体传感器芯片，能传递数字图像，使成像质量大大提高。其镜身弯曲可达270°，基本上可以观察到整个集合系统。电子软镜使用电缆线代替光纤，克服了光纤束在弯曲情况下易折损的问题，令其使用寿命更长。相比于传统的纤维软镜，电子输尿管软镜不仅成像更为清晰细腻、细节及色彩丰富，且视野明亮，转向角度更大、几乎可以镜检到每一个肾盏，同时由于技术设备不断改良，电子软镜较为轻便，易于术者操作，不易产生疲劳。目前临床上应用的电子输尿管软镜，根据使用时限、次数等，又可以分为可重复使用（如杭州好克公司生产的鹰眼电子软镜）（图11-2-1）、一次性使用电子软镜（如湖南瑞邦医疗公司生产的一次性电子软镜等）（图11-2-2）。由于电子输尿管软镜的诸多优点，其上市之后逐渐取代传统的纤维软镜，在临床上得到越来越多的应用。

3. 组合式输尿管软镜：德国Poly Diagnost GmbH公司出产的组合式纤维输尿管软镜的导光纤维与图像传输纤维是分开的。独立的导光系统因其不与患者直接接触，可不需消毒处理即可使用。其目镜、摄像头及两条纤维束由内镜导管系统分出，可随时拆卸组装更换降低损耗且方便术者操作，插入230 μm光纤后其最大弯曲度250°。

4. 机器人输尿管软镜：机器人软镜系统由外科操作台、电子架、软导管系统和机器人导管操纵器。外科操作台由液晶显示器及可直接调整导管转向的三维操纵杆、腔镜及X线透视两种模式能通过操纵台

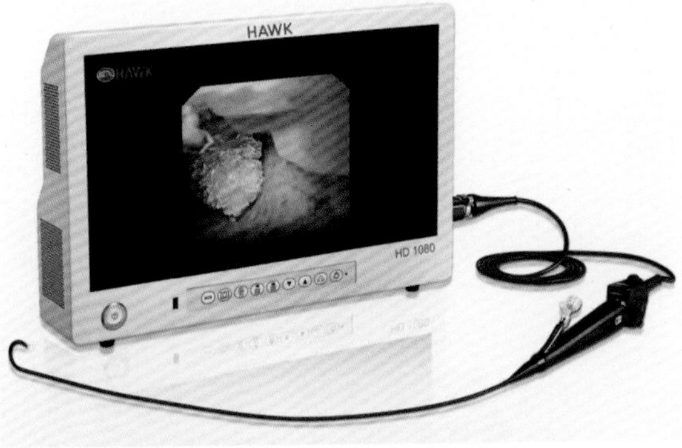

图 11－2－1　鹰眼电子肾盂软镜

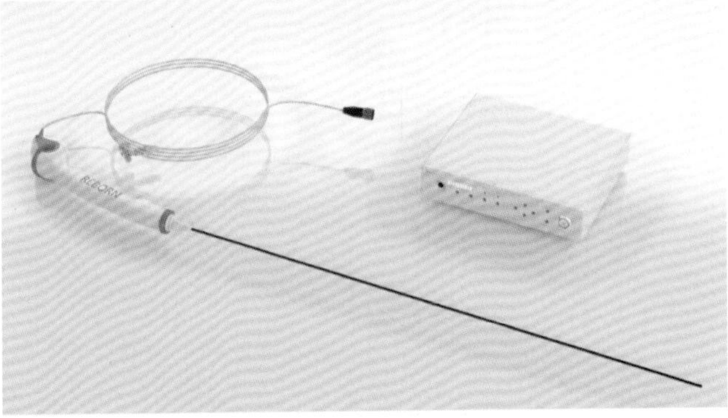

图 11－2－2　瑞邦一次性电子软镜

上开关控制。术中通过遥控系统调节输尿管软镜，其最大弯曲度可达 270°，且不受工作通道中使用其他辅助设备的影响，术者可通过机器人操作系统完成输尿管软镜碎石手术。机器人输尿管软镜费用高，目前尚未在国内临床应用。

由于输尿管软镜种类较多，价格不一，使用次数及时限不同，且均有各自的优缺点，临床上如何选择与临床应用，对于基层医院、尤其是尚未开展输尿管软镜的医院来说，可能存在一定的困难或困惑。

第三节　创新与思考

2016 年至今，我们团队一直进行输尿管软镜应用相关的临床研究工作，先后收集、整理及全程随访各类输尿管软镜手术病例近 3 000 例，其中包括纤维输尿管软镜、可重复使用电子输尿管软镜及一次性电子软镜病例。在近 3 000 例软镜病例的临床诊治、资料整理及数据挖掘中，我们凝练总结了相应的经验与体会，并形成了原创性的学术成果，分别多次在省级学术会议上予以专题汇报和分享。

第四节　理论支持与践行实施

我们团队在诊治近 3 000 例输尿管软镜病例的基础上，根据经验总结，结合文献检索及复习，现将输尿管软镜的临床应用、选择建议汇报如下。

一、临床应用

1. 上尿路结石：《2021 年 EULIS 与 IAU 联合专家共识：输尿管软镜术》指出，尽管随着越来越多的文献报道了 RIRS 治疗＞2 cm 肾结石的有效性与安全性，共识依旧强调对于＞2 cm 的结石，不建议 RIRS 作为首选的处理方式。专家组认为＞2 cm 且不适合行经皮肾镜取石术（PCNL）治疗的结石，当软镜作为替代治疗时，可考虑分期手术。共识也推荐将最大直径作为结石负荷评估的首选方式，但临床上也有学者采用结石体积或面积作为计算结石负荷的方法。

对于肾下盏结石，输尿管软镜碎石术可作为首选的治疗方式（图 11－4－1）。有学者认为，在处理肾下盏结石较为困难时，可使用套石篮将肾下盏结石移至肾盂、肾盂输尿管连接部或输尿管上段再联合钬激光碎石，有效避免了结石移位所导致的手术难度增加和手术时间延长。曾国华等认为，为了更好的保护软镜避免长时间处于最大弯曲状态，推荐使用肾下盏结石移位技巧：进入肾下盏结石时，让激光纤维深深陷入结石内，借助软镜的移动把结石牵拉至肾盂或肾上盏。

对于肾盏憩室结石，有些学者按内镜观察结果分类：①憩室颈宽而大，可拟行 ESWL；②憩室颈窄且短，可拟行输尿管软镜碎石术；③憩室颈窄且长，可拟行 PCNL；④憩室颈闭锁。无症状或轻微症状的肾盏憩室，可予保守治疗并定期随访观察，若并发结石且症状明显如伴腰痛、尿路感染、血尿等或是反复发作者，需行手术治疗。

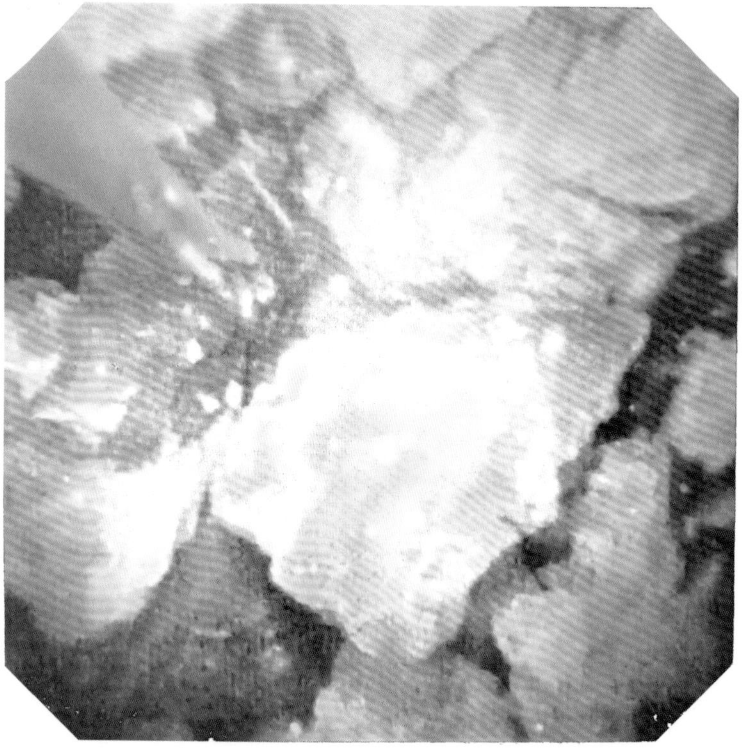

图 11-4-1 软镜下处理肾结石

2. 肾盂旁囊肿：肾盂旁囊肿为一种非遗传性肾囊性病变，发病机制和病理结构与肾单纯性囊肿相同，可因先天发育异常或后天性肾内梗阻形成。肾盂旁囊肿好发于单侧且常单发出现，患者可无症状或是症状轻微，主要依靠影像学尤其 CT 进行诊断。

国内学者利用输尿管软镜行肾盂镜检，发现肾盂旁囊肿普遍压迫肾盂，阻碍集合系统的引流。软镜联合钬激光全层切开囊壁 2～4 cm 使囊肿与肾盂相通。钬激光灼囊壁切口边缘以免其闭合。术后留置双 J 管 4 周，影像学复查提示囊肿明显缩小。为了避免囊性肾细胞癌的漏诊，术中可游离部分囊壁进行活检。因此输尿管软镜联合钬激光治疗肾盂旁囊肿是一种可行的手术方式。

3. 血尿查因：对于不明原因的考虑上尿路来源的血尿，应考虑行输尿管软镜镜检进一步评估及明确病因。软镜评估血尿时，不建议提前留置双 J 管被动扩张输尿管，因其可能损伤上尿路上皮从而影响术中的观察和判断。进行软镜镜检时，首先应在未插入导丝情况下采用硬镜进行检查并逆行能到达的集合系统最高位置，若术中引导导管或导丝越过镜体，可能会导致尿路上皮的损伤而误诊为肿瘤病灶。于硬镜到达的最高处留置导丝，置入输尿管通道鞘时，也应避免鞘芯的近端超出硬镜探查的最高点，插入软镜后应沿原硬镜检查的最高点继续逆行探查近端输尿管、肾盂及各个肾盏。

4. 其他：上尿路尿路上皮肿瘤的腔内治疗，肾盂输尿管移行处梗阻（UPJO）的诊断及腔内治疗，联合经皮肾镜通道行顺行输尿管软镜手术等。

二、输尿管软镜选择建议

1. 对于刚开始开展，或尚未开展输尿管软镜手术的医院，鉴于电子输尿管软镜的明显优势（较纤维输尿管软镜，在前文中有较详细的介绍及描述），建议引入成像更清晰、视野更明亮、操作更便捷的电子输尿管软镜，有助于术者更好尽快地熟悉输尿管软镜的使用与操作，更好地保障患者的安全；鉴于电子输尿管软镜的购置费用等因素，在初期倾向于推荐一次性电子输尿管软镜，在术者熟练掌握该项技术后，推荐可重复使用的电子输尿管软镜。

2. 对于某些特殊病例，如肾下盏结石角度过大（IPA 角过小），特殊感染病例（如 HIV 感染等），建议选择一次性电子输尿管软镜。

第五节　适用与展望

近年来，科学技术的飞速进步，极大地促进了输尿管软镜技术的跨越式发展。输尿管软镜技术具备微创、安全和高效的特点，并且随着性能更加卓越的电子输尿管软镜越来越多地应用于临床，必将进一步提高上尿路疾病、尤其是上尿路结石治疗的成功率，更好地服务于广大患者。

〔宋　伟〕

参考文献

[1] 江郁慧，杨国胜，钟瑞伦. 上尿路疾病诊疗中输尿管软镜的应用 [J]. 中国医学创新，2015，12 (03)：147 - 150.
[2] 赵志健，曾国华.《2021 EULIS 与 IAU 联合专家共识：输尿管软镜碎石术》解读 [J]. 临床泌尿外科杂志，2022，37 (02)：83 - 85.
[3] 程跃，施小东，胡嘉盛，等. 电子输尿管软镜下钬激光碎石术 [J]. 中国内镜杂志，2011，17 (02)：212 - 214+217.
[4] 曾国华，高小峰. 输尿管软镜术 [M]. 北京：人民卫生出版社，2014.
[5] TÜRK C，PETŘÍK A，SARICA K，et al. EAU Guidelines on Interventional Treatment for Urolithiasis [J]. Eur Urol，2016，69 (3)：475 - 482.
[6] 孙颖浩，戚晓升，王林辉，等. 输尿管软镜下钬激光碎石术治疗肾结石（附 51 例报告）[J]. 中华泌尿外科杂志，2002 (11)：40 - 41.
[7] PETRIS GEAVLETE，DRAGOS GEORGESCU. Ureteroscopic laser approach in recurrent ureteropelvic junction stenosis [J]. Eur Urol，2007，51 (9)：1542 - 1548.

第十二章　神经源性膀胱的微创治疗

第一节　概　　述

下尿路储存和排空尿液的能力是由一个复杂的、多水平的过程调控，涉及中枢和外周神经系统。神经系统的损伤或疾病可导致神经源性下尿路功能障碍（neurogenic lower urinary tract dysfunction，NLUTD）。NLUTD作为一种慢性疾病，影响着全世界数百万人，严重损害患者生活质量并加重医疗负担。NLUTD的一线治疗通常包括口服药物治疗（抗胆碱能药物和/或β3受体激动剂）和间歇性清洁导尿（CIC）。但有长期症状表现的患者仍可以从膀胱微创治疗中获益，如包括肉毒杆菌神经毒素（BoNT）在内的膀胱内药物治疗。

由于避免了系统性使用活性药物，膀胱局部微创治疗为NLUTD患者带来了两个潜在的益处，即提高膀胱组织中的药物浓度以增强局部作用，并且安全使用具有膀胱特异性但不适合全身应用的药物。需要注意的是，膀胱治疗应作为口服药物治疗无效或无法耐受患者的二线治疗方案之一。目前用于膀胱微创治疗的药物主要包括两类：①阻断副交感神经输出的BoNT类药物；②阻断感觉输入的香草酸类物质，如辣椒素和树脂毒素（RTX）。本章旨在阐述这些药物在用于膀胱局部治疗NLUTD中的有效性和局限性。

第二节　肉毒杆菌毒素

BoNT是由厌氧梭状芽孢杆菌产生的一种神经毒素，是细菌的内毒素，也是人类肉毒中毒的罪魁祸首。在泌尿外科领域BoNT最初用于治疗脊髓损伤（SCI）所致的逼尿肌-尿道外括约肌协同障碍（DESD），并取得了满意的疗效。在此之后，BoNT在泌尿系统中的应用逐步增加，最终FDA于2011年批准BoNT用于治疗神经源性逼尿肌过度活动（NDO）。

一、作用机制

BoNT是由一条重链（约100 kD）和一条轻链（约50 kD）通过二硫键连接形成的双链神经毒性蛋白。根据免疫抗原将BoNT分为A、B、C、D、E、F、G、H共8种不同类型，分别具有不同的三级结构和显著的序列差异，并依据氨基酸序列进一步区分亚型。即使是同一种亚型，也可呈现不同的特性。目前只有A型（BoNT-A）和B型（BoNT-B）用于临床，其中BoNT-A是研究和应用最广泛的亚型，其作用机制相对清楚且疗效持久。BoNT-B主要用于对BoNT-A耐药的少数膀胱功能障碍患者。目前主要有4种BoNT-A的上市产品（表12-2-1），包括Botox®（Allergan Pharmaceuticals，美国），Dysport®（Ipsen Biopharm，法国），Xeomin®（Merz Pharmaceuticals，德国）和Neurobloc/Myobloc®（Solstice Neurosciences Inc.，美国）。

BoNT-A的分子靶点是突触小体相关蛋白质25（SNAP-25）。SNAP-25是一种蛋白质，介导囊泡膜与细胞膜结合并形成融合孔，融合孔扩张，调节乙酰胆碱（以及其它运动和感觉神经递质）从神经元轴突末梢释放到神经肌肉接点，最终导致肌肉收缩。BoNT-A选择性地裂解SNAP-25，阻断突触囊泡中神经递质（如乙酰胆碱）与突触前膜的融合、胞吐和释放，从而抑制逼尿肌收缩。

表 12－2－1　目前全球已上市的肉毒杆菌毒素

商品名	药物名	血清型分类	制造商	剂型
Botox	onabotulinumtoxin A	A	Allergan	50 U 100 U 200 U
Dysport	abobotulinumtoxin A	A	Ipsen	300 U 500 U
Xeomin	incobotulinumtoxin A	A	Merz	50 U 100 U
Myobloc	rimabotulinumtoxin B	B	Solstice	2 500 U 5 000 U 10 000 U

此外，BoNT-A 与突触小泡蛋白 2 高度亲和，该蛋白是一种跨膜糖蛋白，表达于健康人群的几乎所有膀胱副交感神经胆碱能纤维及约一半的感觉纤维，但在膀胱尿路上皮或肌细胞中不表达。同时，BoNT-A 可参与调控传出神经、副交感神经、传入和痛觉神经等相关通路的递质释放。例如，ATP 可能与特发性逼尿肌过度活动（IDO）和 NDO 有关，而研究表明 BoNT-A 可抑制 ATP 释放。此外，膀胱神经传入活动增多被认为是逼尿肌过度活动（DO）和感觉功能障碍的病理机制之一，较多证据显示 BoNT-A 可阻断膀胱神经传入信号。其他受体/蛋白如瞬时香草酸受体 1（TRPV1）、嘌呤受体亚型 P2X3、降钙素基因相关肽、P 物质等在 DO 的病理生理中均可能发挥作用，而 BoNT-A 可显著降低其表达水平。

二、NDO 的治疗

（一）治疗指征

NDO 是一种由神经损伤或疾病引起的神经性膀胱功能障碍，尿流动力学以充盈期膀胱逼尿肌不自主收缩为特征。SCI 和多发性硬化症（MS）患者常患有 NDO，伴发尿频、尿急和尿失禁（UI）等症状。如患者合并 DESD 可致膀胱内压力升高，进而影响上尿路功能。因此，治疗的主要目标之一是维持较低的膀胱储尿期压力，预防不可逆性的肾功能损害等不良后果。BoNT-A 是除口服药物之外治疗神经源性膀胱患者持续症状和 NDO 的有效治疗手段之一（图 12－2－1）。

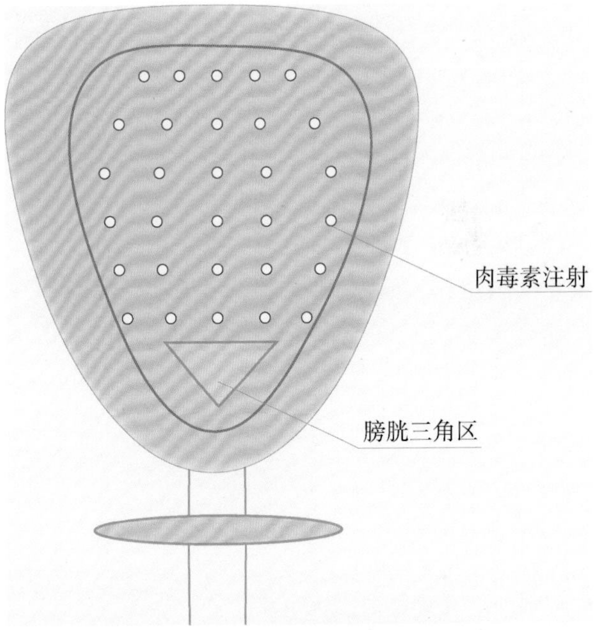

图 12－2－1　肉毒素膀胱注射示意图

（二）治疗效果

多项临床研究证实了 BoNT-A 逼尿肌注射在治疗 NDO 中的有效性。例如，2000 年 Schurch 等人率先发表了一项关于 OnabotulinumtoxinA（200 U 或 300 U；Botox®）治疗 NDO 效果评估的前瞻性、非随机试验，共纳入 21 例接受 BoNT-A 逼尿肌注射治疗的 SCI 患者。所有患者在服用高剂量抗胆碱能药物后仍出现了 NDO 和 UI。21 人中有 19 人在 Botox 注射治疗后 6 周完成了全部相关检查，而在这 19 人中有 17 人实现了自主排尿并可停用或显著减少口服抗胆碱能药物。总体而言，Botox 注射可改善多项尿动力学参数，如增加最大膀胱容量（MCC）（自 296.3 mL 增至 480.5 mL），增加初始排尿量（自 215.8 mL 增至 415.7 mL）并降低最大逼尿肌压力（自 65.6 cmH_2O 降至 35 cmH_2O）。Botox 治疗效果可持续至少 9 个月，并且无明显副作用表现。因此，Schurch 等人推荐使用 300 U 注射治疗逼尿肌反射亢进。欧洲一项对 200 名严重 NDO 患者的回顾性、多中心研究中也揭示了类似结果，即 Botox 可显著改善患者膀胱功能并提高患者主观满意度。

除上述首个前瞻性非随机试验外，Schurch 等人开展了首个评估 Botox 治疗 NDO 效果的随机对照研究，共有 59 例（53 例 SCI 和 6 例 MS）患者接受膀胱内注射安慰剂（生理盐水）或 OnabotulinumtoxinA（200 U 或 300 U）。与安慰剂相比，两种剂量的 OnabotulinumtoxinA 均可显著降低 UI 发生率（约 50%），改善尿动力学结果，提高生活质量。200 U 和 300 U 间疗效无明显统计学差异，而这可能与受试人数较少有关。

随后几项研究也证实 BoNT-A 对于 NLUTD 的疗效。其中，Cruz 等人和 Ginsberg 等团队开展的两项关键Ⅲ期研究促使 FDA 批准 OnabotulinumtoxinA 用于抗胆碱能药物治疗无效的 NDO 患者。这两项研究共纳入 691 名患者并随机分成三组，分别注射安慰剂、200 U 或 300 U OnabotulinumtoxinA。与安慰剂组相比，200 U 组和 300 U 组患者治疗后每周 UI 出现次数显著减少，但 200 U 组和 300 U 组的治疗效果无明显统计学差异。同时与安慰剂组相比，在第 6 周时 36%～38%的 200 U 组患者和 40%～41%的 300 U 安慰组患者 UI 症状得到完全缓解。此外，接受 OnabotulinumtoxinA 治疗的患者 MCC、I-QOL 评分均有显著改善。值得注意的是，300 U 组中 42%的患者在治疗后采用了 CIC，而 200 U 组和安慰剂组中这一比例分别为 30%～35%和 10%～12%。该两项研究均提示尿路感染（UTI）为最常见的并发症。基于相似的疗效和高剂量组高 CIC 使用率的情况，FDA 批准 OnabotulinumtoxinA 用于治疗 NDO 的剂量为 200 U。

OnabotulinumtoxinA 是经 FDA 批准的、用于治疗由任何神经系统疾病（不限于 SCI 或 MS）引起的 UI 和 NDO。Anderson 等人采用 OnabotulinumtoxinA 100 U 注射治疗帕金森病（PD）患者的 NDO，并发现 3 个月后 59%患者的症状出现中度-显著缓解，6 个月后 50%患者的 UI 症状缓解。这些结果表明，对于口服抗胆碱药治疗无效的 PD 和 UI 患者，低剂量 OnabotulinumtoxinA 是一种可行的长期治疗方式之一。100 U 的低剂量治疗是有效、安全的，且对于 NDO 患者而言尿潴留的风险较小。除 PD 外，OnabotulinumtoxinA 还能降低脑血管意外（CVA）相关性 NDO 的发生率。Kuo 等人使用 200 U（非 300 U 的试验常用剂量）以最大限度减少需要 CIC 治疗的尿潴留，因为这对老年 CVA 人群而言 CIC 操作更为困难。然而，经 OnabotulinumtoxinA 治疗后只有 50%的 CVA 患者膀胱容量增加和 UI 症状改善，而在 SCI 患者中这一比例为 91.6%。因此，作者推测括约肌和膀胱逼尿肌收缩受损可能是降低疗效的主要原因。

为了评估 BoNT-A 注射治疗 NDO 的长期疗效和安全性，Kennelly 等人开展了一项为期 3 年的、前瞻性、多中心的扩大试验，对 387 例患者进行了长达 5 个治疗周期的随访。其中 387 例、336 例、241 例、113 例和 46 例患者分别接受 1、2、3、4、5 次 OnabotulinumtoxinA 注射治疗。与基线相比，OnabotulinumtoxinA 重复注射治疗后 UI 的每周发作率持续降低。患者在第 1 和第 2 个周期中要求重复治疗的时间保持一致（约 36 周），并在重复治疗后患者平均排尿量增加，显著提高生活质量。UTI 和尿潴留是最常见的不良事件，随着时间的推移，不良事件谱没有明显变化。最近，Rovner 等人通过随访 OnabotulinumtoxinA 治疗 4 年的 NDO 患者后证实了其疗效的长期性和持续性。在这项研究中，200 U OnabotulinumtoxinA 的中位有效时间为 9.2 个月，大多数患者每年只需要接受 1.5 次治疗。在没有出现新的安全问题的情况下，重复治疗仍与首次治疗般有效，每天 UI 发作次数逐年减少，生活质量有所改善。

虽然大部分 NDO 患者对 BoNT-A 反应良好，但目前只有少数研究评估了该类人群治疗成功或失败的预后相关因素。正如 Alvares 等人研究结果所示，数个尿动力学参数预示 OnabotulinumtoxinA 治疗可能有效，包括更大的 MCC、更大的膀胱反射容积（RV）和更好的膀胱顺应性。然而，对上述两项Ⅲ期研究的汇总分析后发现，OnabotulinumtoxinA 治疗后 UI 症状均有类似的改善，但与病因、膀胱顺应性以及抗胆碱药是否使用无关。此外，多数研究发现大量患者在注射 OnabotulinumtoxinA 后可以停用抗胆碱药。目前尚不清楚的是，抗胆碱药联用 OnabotulinumtoxinA 是否可以获得更好的效果，或者抗胆碱药在 OnabotulinumtoxinA 注射治疗周期结束时加用是否可获得更持久的的效果。

当前 FDA 仅批准 OnabotulinumtoxinA 用于治疗 NGB/NDO。然而，另外两种 BoNT-A 制剂对于 NDO 的治疗效果评估业已完成。Del Popolo 等人回顾性分析了 8 年间共 199 例接受 AbobotulinumtoxinA（Dysport®）治疗的 NDO 患者。与基线相比，MCC、RV 和膀胱顺应性在 AbobotulinumtoxinA 治疗后明显改善，并且低剂量和高剂量 AbobotulinumtoxinA（500 U、750 U、或 1 000 U）间无明显疗效差异。在这 199 名患者中，有 39 例、80 例、60 例、20 例患者分别获得了＞12 个月、10～12 个月、＜10 个月及＜6 个月的疗效。Ehren 等人开展了一项随机对照试验，共纳入 31 例 NDO 患者以比较 AbobotulinumtoxinA（Dysport®，500 U）与安慰剂间的疗效差异。与安慰剂相比，AbobotulinumtoxinA 治疗可显著降低 UI、降低平均逼尿肌压力和改善患者生活质量。特别是与安慰剂相比，AbobotulinumtoxinA 组在注射后 6 周和 12 周的膀胱容量显著提高，且这种差异在第 26 周研究结束时仍然存在（但差异无统计学意义）。与 OnabotulinumtoxinA 治疗类似，AbobotulinumtoxinA 治疗组患者较安慰剂组抗胆碱药物使用量显著减少。一般来说，OnabotulinumtoxinA 与 AbobotulinumtoxinA 的换算比为1∶2 或 1∶3，IncobotulinumtoxinA 与 OnabotulinumtoxinA 的换算比为 1∶1。但需注意的是，这一换算比是基于产品所有适应证的所有用途，并且缺乏在下尿路研究中直接的对比分析证据。

三、逼尿肌外括约肌协同失调的治疗

逼尿肌外括约肌协同失调（DESD）是指患者在排尿时尿道外括约肌出现痉挛和不协调收缩，可导致膀胱排空不全，从而增加 UTI 和上尿路损伤的风险，一般见于脊髓骶上水平损伤患者中。BoNT-A 在泌尿系统中最早用于尿道外括约肌注射治疗，从而产生“药物性括约肌切开术”般效果。例如，一项比较 OnabotulinumtoxinA 100 U 与利多卡因疗效的小型随机对照试验（RCT）显示，患有 DESD 的 SCI 患者在 OnabotulinumtoxinA 注射 30 天后膀胱残余尿量（PVR）有所改善。类似地，另一项 RCT 采用单次经会阴 OnabotulinumtoxinA 100 U 注射治疗 MS 患者。与安慰剂组相比，OnabotulinumtoxinA 治疗组的 PVR 没有显著改善，但患者的排尿量显著增加。更进一步的 Meta 分析表明，接受 OnabotulinumtoxinA 治疗的 SCI 患者的 PVR 从 251.8 mL 降至 153.0 mL，效果持续时间长达 6 个月，并且 UTI 出现次数减少。目前，仍然缺乏相关高质量数据，在提出更明确的建议之前仍需要进一步研究证实。

第三节　辣椒素与 RTX

研究显示辣椒素可抑制猫在慢性脊髓离断后出现的逼尿肌过度活动，但对正常猫的排尿收缩没有影响，证明了膀胱 C 类神经纤维在脊髓离断后出现的排尿反射中起关键作用，也进一步提示可致膀胱 C 类纤维脱敏的香草酸类物质（如辣椒素和 RTX）能用于治疗 NDO。辣椒素是许多国家饮食中常用的一种香料，它除了会引起短暂的口腔灼痛外不会引起其他任何的不良反应。RTX 是一种天然存在的化学物质，发现于摩洛哥的树脂大戟，它是辣椒素的高效能类似物，在非洲北部的传统医学中被用作止痛药。

TRPV1 是辣椒素和 RTX 的特异性结合受体，该受体激活后可使离子通道通透性增加，阳离子（主要是钙离子和钠离子）内流导致神经元去极化，辣椒平（Capsazepine）可阻断该过程。辣椒素诱发的内向电流强度大但持续时间短，而 RTX 诱发的内向电流微弱但持续时间长。辣椒素或 RTX 激活 TRPV1 后可致其脱敏。连续应用辣椒素或 RTX 后，向内电流的振幅逐渐减小，同时表达 TRPV1 的感觉神经元对外源性刺激的反应能力下降。因此，香草酸类的神经脱敏作用而非兴奋作用为其临床应用提供了可能。在这两种香草酸类物质中，RTX 更适用于临床应用，因为它虽诱导了一个低强度的兴奋期，

但延长了脱敏效应。

C类纤维介导的排尿反射增强可见于骶段以上的慢性脊髓病变患者、慢性膀胱出口梗阻患者以及IDO患者中。在NDO患者中，膀胱排尿反射随着尿路上皮下TRPV1免疫阳性的C纤维数量的增多而增强。此外，尿急患者中也报道了膀胱尿路上皮下表达神经肽或TRPV1的C类纤维神经数量增多。在IDO患者中，膀胱对RTX的反应程度与膀胱黏膜中受体的表达量密切相关。在女性尿急患者中，膀胱三角区黏膜中TRPV1 mRNA的表达量增加，且与膀胱初感觉时膀胱容量呈负性相关，进一步说明TRPV1在膀胱早期感觉中的重要作用。

NDO患者中对RTX应答较好者膀胱组织中TRPV1免疫阳性纤维的密度显著降低，而无应答患者中密度变化不显著。同时，在膀胱内应用RTX后，NDO患者尿路上皮细胞中TRPV1的表达量也出现下降。

一、辣椒素膀胱灌注

目前已有6项非对照和1项对照临床试验评价了膀胱内辣椒素灌注治疗NDO的疗效。一般将辣椒素溶解于100～125 mL的30％乙醇溶液中，最终灌注浓度为1～2 nmol/L，使其接触膀胱黏膜30分钟。和100～125 mL（或膀胱容量的一半）1～2 mL的解决方案被灌输到膀胱，接触黏膜30分钟。辣椒素膀胱灌注治疗的最佳疗效见于不完全性脊髓损伤患者中，患者的临床缓解率可高达70％～90％，而在完全性脊髓损伤患者中的临床缓解率通常较低。一项小型随机对照研究比较了辣椒素和30％乙醇溶液间的疗效差异，发现10名患者接受辣椒素治疗后其UI和尿急症状明显改善，相比之下另外10名患者接受乙醇溶液治疗后只有1人临床症状出现缓解。

但是，辣椒素乙醇溶液的刺激性阻碍了其在临床上的广泛使用。特别是，在脊髓损伤平面较高的患者中辣椒素可诱发自主神经反射异常，进一步限制了其临床应用。2006年，de Séze等人开发了一种含糖辣椒素的配方并在33名NDO患者中进行了相关临床试验。他们发现糖苷-辣椒素治疗组的症状和尿动力学参数均有改善，同时患者对该配方的整体耐受性非常好。然而，后续试验尚未见发表。

二、RTX灌注治疗

与辣椒素相比，RTX的优势在于其刺激性相对较小。五项小型开放标签试验将RTX应用于NDO患者的膀胱灌注治疗中，并对不同RTX浓度（10 nmol/L、50 nmol/L、100 nmol/L和10 μmol/L）的疗效进行测试。经RTX治疗后，高达80％的患者UI症状得到快速改善或消失，以及30％的患者每天排尿频率减少。此外，RTX还可增加初始逼尿肌收缩容量和MCC。一般来说，50～100 nmol/L RTX灌注治疗效果最为持久，持续时间超过6个月，而10 μmol/L剂量RTX可能诱发短暂的尿潴留。

此外，一项纳入25例慢性SCI伴NDO患者的研究对RTX 600 nmol/L与OnabotulinumtoxinA 300 U进行了疗效比较。研究发现，这两种神经毒素均能显著减少每天UI发作的次数，并改善MCC，尽管OnabotulinumtoxinA被证明更为有效。

第四节　小　结

膀胱内药物治疗可作为一种重要的替代疗法，用于口服药物治疗不耐受或失败的NLUTD患者。特别的是，BoNT-A的出现给NLUTD尤其是难治性NDO的治疗带来了新的契机。BoNT-A膀胱注射对患者来说是一种安全、有效、耐受性好的选择，被认为是目前膀胱内药物治疗的主流方法之一。未来的研究应进一步探索其作用机制、最佳的给药方法和其他替代的注射治疗技术。

〔高云亮　唐元媛〕

参考文献

[1] DE GROAT W C, GRIFFITHS D, YOSHIMURA N. Neural control of the lower urinary tract [J]. Compr Physiol, 2015, 5 (1): 327-396.

[2] JANKOVIC J. Botulinum toxin in clinical practice [J]. J Neurol Neurosurg Psychiatry, 2004, 75 (7): 951-957.

[3] DYKSTRA D D, SIDI A A, SCOTT A B, et al. Effects of botulinum A toxin on detrusor-sphincter dyssynergia in spinal cord injury patients [J]. J Urol, 1988, 139 (5): 919-922.

[4] AOKI K R, RANOUX D, WISSEL J. Using translational medicine to understand clinical differences between botulinum toxin formulations [J]. Eur J Neurol, 2006, 13 (Suppl 4): 10-19.

[5] PISTOLESI D, SELLI C, ROSSI B, et al. Botulinum toxin type B for type A resistant bladder spasticity [J]. J Urol, 2004, 171 (2 Pt 1): 802-803.

[6] REITZ A, SCHURCH B. Botulinum toxin type B injection for management of type A resistant neurogenic detrusor overactivity [J]. J Urol, 2004, 171 (2 Pt 1): 804; discussion 804-805.

[7] SAMPAIO C, FERREIRA J J, SIMÕES F, et al. DYSBOT: a single-blind, randomized parallel study to determine whether any differences can be detected in the efficacy and tolerability of two formulations of botulinum toxin type A—Dysport and Botox-assuming a ratio of 4: 1 [J]. Mov Disord, 1997, 12 (6): 1013-1018.

[8] ODERGREN T, HJALTASON H, KAAKKOLA S, et al. A double blind, randomised, parallel group study to investigate the dose equivalence of Dysport and Botox in the treatment of cervical dystonia [J]. J Neurol Neurosurg Psychiatry, 1998, 64 (1): 6-12.

[9] RANOUX D, GURY C, FONDARAI J, et al. Respective potencies of Botox and Dysport: a double blind, randomised, crossover study in cervical dystonia [J]. J Neurol Neurosurg Psychiatry, 2002, 72 (4): 459-462.

[10] MOORE D C, COHN J A, DMOCHOWSKI R R. Use of Botulinum Toxin A in the Treatment of Lower Urinary Tract Disorders: A Review of the Literature [J]. Toxins (Basel), 2016, 8 (4): 88.

[11] COELHO A, DINIS P, PINTO R, et al. Distribution of the high-affinity binding site and intracellular target of botulinum toxin type A in the human bladder. Eur Urol, 2010, 57 (5): 884-890.

[12] KHERA M, SOMOGYI G T, KISS S, et al. Botulinum toxin A inhibits ATP release from bladder urothelium after chronic spinal cord injury [J]. Neurochem Int, 2004, 45 (7): 987-993.

[13] APOSTOLIDIS A, POPAT R, YIANGOU Y, et al. Decreased sensory receptors P2X3 and TRPV1 in suburothelial nerve fibers following intradetrusor injections of botulinum toxin for human detrusor overactivity [J]. J Urol, 2005, 174 (3): 977-982; discussion 982-983.

[14] RAPP D E, TURK K W, BALES G T, et al Botulinum toxin type a inhibits calcitonin gene-related peptide release from isolated rat bladder [J]. J Urol, 2006, 175 (3 Pt 1): 1138-1142.

[15] AUSTIN P F, BAUER S B, BOWER W, et al. The standardization of terminology of lower urinary tract function in children and adolescents: Update report from the standardization committee of the International Children's Continence Society [J]. Neurourol Urodyn, 2016, 35 (4): 471-481.

[16] SCHURCH B, STÖHRER M, KRAMER G, et al. Botulinum—A toxin for treating detrusor hyperreflexia in spinal cord injured patients: a new alternative to anticholinergic drugs? Preliminary results [J]. J Urol, 2000, 164 (3 Pt 1): 692-697.

[17] REITZ A, STÖHRER M, KRAMER G, et al. European experience of 200 cases treated with botulinum—A toxin injections into the detrusor muscle for urinary incontinence due to neurogenic detrusor overactivity [J]. Eur Urol, 2004, 45 (4): 510-515.

[18] SCHURCH B, DE SÈZE M, DENYS P, et al. Botulinum toxin type a is a safe and effective treatment for neurogenic urinary incontinence: results of a single treatment, randomized, placebo controlled 6-month study [J]. J Urol, 2005, 174 (1): 196-200.

[19] CRUZ F, HERSCHORN S, ALIOTTA P, et al. Efficacy and safety of onabotulinumtoxinA in patients with urinary incontinence due to neurogenic detrusor overactivity: a randomised, double-blind, placebo-controlled trial [J].

Eur Urol，2011，60（4）：742－750.
[20] GINSBERG D，GOUSSE A，KEPPENNE V，et al. Phase 3 efficacy and tolerability study of onabotulinumtoxinA for urinary incontinence from neurogenic detrusor overactivity [J]. J Urol，2012，187（6）：2131－2139.
[21] ANDERSON R U，ORENBERG E K，GLOWE P. OnabotulinumtoxinA office treatment for neurogenic bladder incontinence in Parkinson's disease [J]. Urology，2014，83（1）：22－27.
[22] KUO H C. Therapeutic effects of suburothelial injection of botulinum a toxin for neurogenic detrusor overactivity due to chronic cerebrovascular accident and spinal cord lesions [J]. Urology，2006，67（2）：232－236.
[23] KENNELLY M，DMOCHOWSKI R，ETHANS K，et al. Long-term efficacy and safety of onabotulinumtoxinA in patients with urinary incontinence due to neurogenic detrusor overactivity：an interim analysis [J]. Urology，2013，81（3）：491－497.
[24] ROVNER E，KOHAN A，CHARTIER-KASTLER E，et al. Long-Term Efficacy and Safety of OnabotulinumtoxinA in Patients with Neurogenic Detrusor Overactivity Who Completed 4 Years of Treatment [J]. J Urol，2016，196（3）：801－808.
[25] ÁLVARES R A，ARAÚJO I D，SANCHES M D. A pilot prospective study to evaluate whetherthe bladder morphology in cystography and/or urodynamic may help predict the response to botulinum toxin a injection in neurogenic bladder refractory to anticholinergics [J]. BMC Urol，2014，14：66.
[26] ROVNER E，DMOCHOWSKI R，CHAPPLE C，et al. OnabotulinumtoxinA improves urodynamic outcomes in patients with neurogenic detrusor overactivity [J]. Neurourol Urodyn，2013，32（8）：1109－11015.
[27] GINSBERG D，CRUZ F，HERSCHORN S，et al. OnabotulinumtoxinA is effective in patients with urinary incontinence due to neurogenic detrusor overactivity [corrected] regardless of concomitant anticholinergic use or neurologic etiology [J]. Adv Ther，2013，30（9）：819－833.
[28] DEL POPOLO G，FILOCAMO M T，LI MARZI V，et al. Neurogenic detrusor overactivity treated with english botulinum toxin a：8-year experience of one single centre [J]. Eur Urol，2008，53（5）：1013－1019.
[29] EHREN I，VOLZ D，FARRELLY E，et al. Efficacy and impact of botulinum toxin A on quality of life in patients with neurogenic detrusor overactivity：a randomised，placebo-controlled，double-blind study [J]. Scand J Urol Nephrol，2007，41（4）：335－340.
[30] SCAGLIONE F. Conversion Ratio between Botox©，Dysport©，and Xeomin© in Clinical Practice [J]. Toxins (Basel)，2016，8（3）：65.
[31] DE SÈZE M，PETIT H，GALLIEN P，et al. Botulinum a toxin and detrusor sphincter dyssynergia：a double-blind lidocaine-controlled study in 13 patients with spinal cord disease [J]. Eur Urol，2002，42（1）：56－62.
[32] GALLIEN P，REYMANN J M，AMARENCO G，et al. Placebo controlled，randomised，double blind study of the effects of botulinum A toxin on detrusor sphincter dyssynergia in multiple sclerosis patients [J]. J Neurol Neurosurg Psychiatry，2005，76（12）：1670－1676.
[33] MEHTA S，HILL D，FOLEY N，et al. A meta-analysis of botulinum toxin sphincteric injections in the treatment of incomplete voiding after spinal cord injury [J]. Arch Phys Med Rehabil，2012，93（4）：597－603.
[34] DE GROAT W C. A neurologic basis for the overactive bladder [J]. Urology，1997，50（6A Suppl）：36－52；discussion 53－56.
[35] SILVA C，RIBEIRO M J，CRUZ F. The effect of intravesical resiniferatoxin in patients with idiopathic detrusor instability suggests that involuntary detrusor contractions are triggered by C-fiber input [J]. J Urol，2002，168（2）：575－579.
[36] CRUZ F. Vanilloid receptor and detrusor instability [J]. Urology，2002，59（5 Suppl 1）：51－60.
[37] CHAI T C，GRAY M L，STEERS W D. The incidence of a positive ice water test in bladder outlet obstructed patients：evidence for bladder neural plasticity [J]. J Urol，1998，160（1）：34－38.
[38] BRADY C M，APOSTOLIDIS A N，HARPER M，et al. Parallel changes in bladdersuburothelial vanilloid receptor TRPV1 and pan-neuronal marker PGP9. 5 immunoreactivity in patients with neurogenic detrusor overactivity after intravesical resiniferatoxin treatment [J]. BJU Int，2004，93（6）：770－776.
[39] SMET P J，MOORE K H，JONAVICIUS J. Distribution and colocalization of calcitonin gene-related peptide，

tachykinins, and vasoactive intestinal peptide in normal and idiopathic unstable human urinary bladder [J]. Lab Invest, 1997, 77 (1): 37-49.

[40] LIU H T, KUO H C. Increased expression of transient receptor potential vanilloid subfamily1in the bladder predicts the response to intravesical instillations of resiniferatoxin in patients with refractory idiopathic detrusor overactivity [J]. BJU Int, 2007, 100 (5): 1086-1090.

[41] LIU L, MANSFIELD K J, KRISTIANA I, et al. The molecular basis of urgency: regional difference of vanilloid receptor expression in the human urinary bladder [J]. Neurourol Urodyn, 2007, 26 (3): 433-438; discussion 439; discussion 451-453.

[42] APOSTOLIDIS A, BRADY C M, YIANGOU Y, et al. Capsaicin receptor TRPV1 in urothelium of neurogenic human bladders and effect of intravesical resiniferatoxin [J]. Urology, 2005, 65 (2): 400-405.

[43] APOSTOLIDIS A, GONZALES G E, FOWLER C J. Effect of intravesical Resiniferatoxin (RTX) on lower urinary tract symptoms, urodynamic parameters, and quality of life of patients with urodynamic increased bladder sensation [J]. Eur Urol, 2006, 50 (6): 1299-1305.

[44] FOWLER C J, JEWKES D, MCDONALD W I, et al. Intravesical capsaicin for neurogenic bladder dysfunction [J]. Lancet, 1992, 339 (8803): 1239.

[45] FOWLER C J, BECK R O, GERRARD S, et al. Intravesical capsaicin for treatment of detrusor hyperreflexia [J]. J Neurol Neurosurg Psychiatry, 1994, 57 (2): 169-173.

[46] GEIRSSON G, FALL M, SULLIVAN L. Clinical and urodynamic effects of intravesical capsaicin treatment in patients with chronic traumatic spinal detrusor hyperreflexia [J]. J Urol, 1995, 154 (5): 1825-1829.

[47] DAS A, CHANCELLOR M B, WATANABE T, et al. Intravesical capsaicin in neurologic impaired patients with detrusor hyperreflexia [J]. J Spinal Cord Med, 1996, 19 (3): 190-193.

[48] CRUZ F, GUIMARÃES M, SILVA C, et al. Desensitization of bladder sensory fibers by intravesical capsaicin has long lasting clinical and urodynamic effects in patients with hyperactive or hypersensitive bladder dysfunction [J]. J Urol, 1997, 157 (2): 585-589.

[49] DE RIDDER D, CHANDIRAMANI V, DASGUPTA P, et al. Intravesical capsaicin as a treatment for refractory detrusor hyperreflexia: a dual center study with long-term followup [J]. J Urol, 1997, 158 (6): 2087-2092.

[50] DE SÈZE M, WIART L, JOSEPH P A, et al. Capsaicin and neurogenic detrusor hyperreflexia: a double-blind placebo-controlled study in 20 patients withspinal cord lesions [J]. Neurourol Urodyn, 1998, 17 (5): 513-523.

[51] DE SÈZE M, GALLIEN P, DENYS P, et al. Intravesical glucidic capsaicin versus glucidic solvent in neurogenic detrusor overactivity: a double blind controlled randomized study [J]. Neurourol Urodyn, 2006, 25 (7): 752-757.

[52] LAZZERI M, BENEFORTI P, TURINI D. Urodynamic effects of intravesical resiniferatoxin in humans: preliminary results in stable and unstable detrusor [J]. J Urol, 1997, 158 (6): 2093-2096.

[53] LAZZERI M, SPINELLI M, BENEFORTI P, et al. Intravesical resiniferatoxin for the treatment of detrusor hyperreflexia refractory to capsaicin in patients with chronic spinal cord diseases [J]. Scand J Urol Nephrol, 1998, 32 (5): 331-334.

[54] SILVA C, RIO M E, CRUZ F. Desensitization of bladder sensory fibers by intravesical resiniferatoxin, a capsaicin analog: long-term results for the treatment of detrusor hyperreflexia [J]. Eur Urol, 2000, 38 (4): 444-452.

[55] KUO H C. Effectiveness of intravesical resiniferatoxin in treating detrusor hyper-reflexia and external sphincter dyssynergia in patients with chronic spinal cord lesions [J]. BJU Int, 2003, 92 (6): 597-601.

[56] GIANNANTONI A, DI STASI S M, STEPHEN R L, et al. Intravesical resiniferatoxin versus botulinum-A toxin injections for neurogenic detrusor overactivity: a prospective randomized study [J]. J Urol, 2004, 172 (1): 240-243.

第十三章 经尿道前列腺切除术和经尿道前列腺剜除术的器械种类和临床应用

第一节 概 述

前列腺增生腔内手术治疗方式包括经尿道前列腺电切、前列腺汽化、前列腺剜除等手术方式；根据选用的器械和能量方式可以分为单极电切、双极电切、激光等；激光根据不同的波长、不同的发射模式、不同的穿透深度、不同的功率可以分为钬激光、绿激光、铥激光、半导体激光等；半导体激光里面常见的有 980 nm、1 470 nm 以及两种波长的混合，我们通常把两种波长混合的称之为龙激光。为了便于大家了解前列腺增生的腔内手术发展的历程，我们先从最经典的经尿道前列腺切除术（TURP）开始讲起，讲述的方法将结合每种器械和能量的方式及应用的式进行，希望这种讲述方式能够帮助大家最清晰的了解能量的选择和术式的选用。

第二节 器械种类

一、经尿道前列腺切除术（TURP）

电切运用射频电流切割和烧灼组织，其关键是选择合适的频率达到切除前列腺组织的同时不引起并发症。电切器械的工作频率在 40 万～100 万 Hz 电流的波形、峰电压和能量等特性决定了电外科操作产生的是切割或凝血效果。持续变化的射频正弦波可以产生高电流和高能量，持续运用这种电流可以产生足够切割组织的热量，但其热量消散迅速以致周围组织不足以凝固，止血效果差。间歇性的高电压射频正弦波则刚好可以弥补其不足，产生电凝止血的效果。TURP 在 20 世纪 70 年代初就被公认为是手术治疗 BPH 的“金标准”，但因术中出血较多、发生经尿道前列腺电切术综合征（transurethral resection of prostate syndrome，TURS）等并发症常危及患者生命，医学界一直在探索新的能量模式和手术方式。这种尝试最早是单极电气化切除的应用，但这种探索在 2000 年产生了质的飞跃，出现了等离子双极电切技术。

二、等离子双极电切和汽化切除技术

与单极电切术相比，等离子双极的最大优势在于：首先，它使得电切能够在生理盐水的环境中进行，而不必担心增加冲洗液吸收和电切术综合征的发生。电切综合征是以低钠血症和水中毒为特征，而等离子双极采用盐水冲洗，不会造成低钠血症和水中毒，因此不会发生真正意义上的电切术综合征。但是仍然有研究报告前列腺等离子双极电切术患者会发生类电切术综合征，发生原因可能与手术时间过长，机体吸收盐水增多，导致使患者血容量和心脏前负荷增加有关。这也警示我们，虽然等离子双极电切技术大大提高了患者的安全性，减少了心脏容量超负荷的发生，电切术综合征的风险依然不可小觑，保证手术者的熟练操作是最好的预防并发症发生的办法。其次，等离子双极电切技术为泌尿外科医师处理大体积前列腺提供了机会，因为避免了电切术综合征发生的基础，术者可以有充足的时间进行切除。

此外，等离子双极电切的热损伤更小。单极电切时，发生器必须产生一个瞬时的高能量电流，这个电流通过体表的电极板回流，在经过的组织中电阻越大，产热越多。与单极电切术不同，等离子双极电切的电流不在组织内形成电弧，不需通过贴附在皮肤上的电极板回流电流，因而也就不会因为电阻较大而产热较多，损伤电流穿行的中间组织。双极热效应所产生的温度＜70 ℃、远小于单极电切所产生的高温300 ℃～400 ℃。

三、钬激光

钬激光的波长为 2 100 nm，以水为发色团，穿透深度约为 0.4 mm。激光发射为脉冲模式，脉冲峰值功率达几千瓦。在钬激光脉冲作用下产生的气泡发生膨胀、破裂，作用于靶组织，钬激光在激光中属于具有较强爆破力一种。Meta 分析荟萃多项项随机对照研究，发现钬激光前列腺剜除（HoLEP）组手术时间明显长于经尿道前列腺切除术（TURP）组，但血红蛋白下降幅度更小，导尿管留置时间、住院时间均明显短于 TURP 组。在有效性方面，HoLEP 组术后 12 个月时的最大尿流率、国际前列腺症状评分（IPSS）、残余尿量（PVR）均明显优于 TURP 组，而在术后并发症方面，HoLEP 组术后输血风险更低，但术后短暂性排尿困难的发生率更高。

四、绿激光

绿激光的发射波长为 532 nm，以血红蛋白分子为发色团，穿透深度为 0.8 mm，以连续波形式释放。主要适用于前列腺汽化术（PVP）。目前绿激光常见的功率主要有 80 W、120 W、180 W 3 种。研究表明，180 W 绿激光前列腺汽化术（PVP）的手术时长较 120 W 组明显缩短，同时安全性、有效性在两组间无明显差异。绿激光 PVP 术的 1 年随访研究发现，180 W 绿激光 PVP 治疗前列腺体积≥100 mL 的患者与前列腺体积＜100 mL 的患者在术后短期有效性方面无明显差异，但前列腺体积≥100 mL 的并发症发生率更高。欧洲的多中心前瞻性随机对照实验两年的随访发现，180 W 绿激光前列腺汽化术与经尿道前列腺切除术（TURP）相比，两种术式在国际前列腺症状评分、Qmax 和无并发症方面无显著差异，6 个月、1 年、2 年的三次随访都证实了这一点。24 个月内无并发症的患者比例 180 W 绿激光组为 83.6%，而 TURP 为 78.9%。两组患者的前列腺体积和前列腺特异性抗原的降低情况相似，治疗效果在随访中持续维持。两组中几乎没有不良事件或再治疗的报告。

五、铥激光

目前主要有两种类型的铥激光，波长均为 2 000 nm 左右，具体参数如下。T：YAG 激光，2 013 nm；Tm 光纤激光，1 940 nm。主要用前射纤维进行前列腺切除和剜除手术。其发色团是水，能量连续释放，使靶组织快速汽化，形成仅 0.2 mm 的浅层穿透层。因其易致组织汽化，术中多合并有汽化作用，常用的术式有前列腺汽化剜除术、剜除术以及汽化切除术。

六、半导体激光

半导体激光是指一类通过使用半导体棒产生激光辐射的激光，包含几种不同波长，如 940 nm/980 nm/1 318 nm/1 470 nm 的激光系统。不同波长的半导体激光所具有的特性不同，目前国际上报告最多的是980 nm 半导体激光（红激光）。其发色团为水和血红蛋白，穿透深度为 0.5～5.0 nm，常用于半导体激光前列腺剜除术及汽化术。与钬激光前列腺剜除术的随机对照研究中 980 nm 半导体激光前列腺剜除术后的血红蛋白浓度下降幅度更小，且在手术时间、导尿管留置时间、住院时间、术后 1 年并发症等方面与 HoLEP 组无明显差异。龙激光是一种较为特殊的激光技术，它将 1 470 nm 激光与 980 nm 激光整合后同时发射，整合了 980 nm 激光良好的止血效果和 1 470 nm 半导体激光的组织汽化优势，从而达到强强联合的效果。

第三节 关于未来发展方向的思考

TURP 仍是当前治疗 BPH 的“金标准”，等离子双极电切技术避免了 TURP 的缺点，手术切除的效率和手术的安全性获得了一个很好的平衡，有望成为新的 BPH 治疗“金标准”。在激光的选择里面，各种不同的激光各有自己的优势，特别是对于有抗凝药物服用病史的高龄高危患者，激光有着自己的独特优势。在一项等离子双极与钬激光的比较研究中，结果提示两组在大部分的有效性和安全性指标上无明显差异，个别结局指标差异虽有统计学意义，但是差异均较小，可能并不具有临床意义，比如最大尿流率 Qmax，长期随访结果显示，两种术式的差距仅为 1～2 mL/s。此外，虽然研究结果显示等离子双极在实际操作中切割出血较多，其术中失血量、术中冲洗量、尿管留置时间、膀胱冲洗时间和住院天数都会相对增加，但两组的术后输血发生率差异无统计学意义。手术时间与术者的熟练程度有关。

〔尹 焯〕

参考文献

［1］ THOMAS J A，TUBARO A，BARBER N，et al. A Multicenter Randomized Noninferiority Trial Comparing GreenLight-XPS Laser Vaporization of the Prostate and Transurethral Resection of the Prostate for the Treatment of Benign Prostatic Obstruction：Two-yr Outcomes of the GOLIATH Study［J］. Eur Urol，2016，69（1）：94－102.

［2］ BRUNKEN C，SEITZ C，WOO H H. A systematic review of experience of 180-W XPS GreenLight laser vaporisation of the prostate in 1640 men［J］. BJU Int，2015，116（4）：531－537.

［3］ ZHONG J，FENG Z，PENG Y，et al. A Systematic Review and Meta-analysis of Efficacy and Safety Following Holmium Laser Enucleation of Prostate and Transurethral Resection of Prostate for Benign Prostatic Hyperplasia［J］. Urology，2019，131：14－20.

［4］ LÓPEZ B，CAPITÁN C，HERNÁNDEZ V，et al. Cohort study comparing prostate photovaporisation with XPS 180W and HPS 120W laser［J］. Actas Urol Esp，2016，40（1）：49－54.

［5］ 翁鸿，曾宪涛，任选义，等. 经尿道等离子双极电切术与钬激光剜除术治疗良性前列腺增生症的系统评价［J］. 中国循证医学志，2018（08）：840－849.

［6］ 汪枫祺，方立，程跃. 良性前列腺增生激光手术的治疗进展［J］. 国际泌尿系统杂志，2021，41（6）：1107－1111.

第十四章　腹腔镜根治性前列腺切除术和机器人辅助腹腔镜根治性前列腺切除术中保护尿控和性功能的技巧和方法

世界范围内，前列腺癌发病率在男性恶性肿瘤中居第 2 位，是影响男性健康的重要疾病。近年我国前列腺癌的发病率有增加的趋势，前列腺特异性抗原（PSA）检测的广泛应用和前列腺穿刺技术的提高，使得较多的早期前列腺癌患者得以及时诊断。根治性前列腺切除术（radical prostatectomy，RP）是治愈局限性前列腺癌最有效的方法之一，主要术式有开放根治性前列腺切除术、腹腔镜下根治性前列腺切除术和机器人辅助腹腔镜下根治性前列腺切除术。随着腔镜手术的发展，腹腔镜以及机器人腹腔镜手术在我国前列腺癌的治疗中已经成为主流方式。根治性前列腺切除术术后勃起功能障碍和尿失禁发生率分别为 6%～68%和 4%～31%。前列腺癌根治性前列腺切除术的主要目的是控制肿瘤，同时获得良好的功能结果，即控尿功能和勃起功能。尿失禁发生与患者的年龄、临床医师的外科经验和外科技术有关。盆底精细解剖学的进展，手术技巧的改进使得前列腺癌根治切除术对尿控和性功能保护的成功率越来越高。腹腔镜手术可以充分利用腹腔镜放大作用，精细辨认解剖从而减少组织损伤，能达到进一步改善患者术后尿控和性功能恢复的作用。本章主要总结腹腔镜以及机器人腹腔镜手术下前列腺根治切除术中保护尿控以及性功能的技巧与方法。

第一节　前列腺癌相关解剖基础

对前列腺周围关键解剖结构的深入认识是精进手术技巧、改善术后生活质量相关指标的基础。在前列腺癌根治手术中，与尿控和性功能相关的解剖有神经血管束、前列腺背深静脉复合体、盆侧筋膜、功能尿道、膀胱颈。总体来说，男性尿控和勃起功能有两个主要的解剖学组成部分：括约肌和支持系统。支持系统包括支配肌肉的神经和重要解剖。

Walsh 与 Donker 在 1982 年首次发现了在前列腺表面侧后方筋膜内交织的网状神经与血管结构有支配阴茎勃起的作用，并将其命名为神经血管束（neurovascular bundle，NVB），这一重大发现也被公认为现代保留性神经前列腺癌根治术的理论基础。NVB 走行于精囊尖部后外侧的直肠侧面，在前列腺包膜和狄氏筋膜外侧，盆筋膜深面，在膀胱颈水平沿前列腺外侧（3、9 点）走行，并在此发出前列腺动脉，形成前列腺侧蒂。于前列腺尖部水平上行，紧贴尿道横纹括约肌外，沿尿道后外侧（5、7 点）穿过尿生殖膈进入海绵体，并发出控尿分支神经，支配尿道横纹括约肌及尿道膜部，参与后尿道对尿液的控制，尤其是夜间尿控。前列腺尖处 NVB 与前列腺包膜距离为 0.5～1.0 mm。前列腺尖支血管自 NVB 向后发出。Menon 等人随后进一步将根治手术的手术技巧标准化、程序化，提出了保留双侧性神经的“VIP”法前列腺癌根治术，即在分离前列腺侧后方平面时自精囊向前列腺包膜与筋膜间的无血管平面钝锐性结合顺行分离，在切除前列腺后保留了前列腺双侧的帘状 NVB 结构。这一技术也成为许多后续改良手术技巧的蓝本。Eichelberg 等人针对前列腺切除标本的全腺体病理分析进一步揭示，前列腺周围的血管神经网路除了大部分分布于前列腺 4～5 点和 8～9 点外，还有 25%左右分布于前列腺腹侧，这提示我们仅保留前列腺侧后方的 NVB 可能不足以获得最优的术后性功能恢复效果。此外，许多研究也表明保留前列腺周围的解剖结构，如前列腺背深静脉、耻骨前列腺韧带、逼尿肌、盆侧筋膜腱弓、副会阴动脉等结构，也有促进术后尿控与性功能恢复的作用。除分离操作产生的神经离断损伤外，电刀造成的热损伤与助手的辅助牵拉等操作均会增加神经的可逆或不可逆损伤。因此，在现有手术技巧的基础上，如何对前列腺周围的支撑结构与血管神经网络更好地保留，并采用冷刀切割与无张力吻合，是保留尿控和性功能的重要技巧和思路。

前列腺及尿道括约肌前侧覆盖有背侧静脉丛，该血管丛引流阴茎、尿道及盆腔侧壁血流，其内还有小动脉，因此称为前列腺背深静脉复合体（DVC）。在前列腺尖部的末端，括约肌筋膜将 DVC 与尿道括约肌相隔开。DVC 被前列腺韧带分隔成中间部分和两侧部分，DVC 前侧被盆内筋膜与逼尿肌环的延展部分所覆盖，DVC 与前列腺之间的区域为无血管区域，此可作为 DVC 缝扎点，缝扎 DVC 可以减少术中出血，减少对血管丛周围肛提肌的损伤，有利于术后早期尿控恢复。

盆内筋膜分为壁层和脏层。壁层筋膜覆盖了肛提肌内侧面，还包括肛提肌筋膜；脏层覆盖了盆腔脏器，包括前列腺、膀胱和直肠，在前列腺腹侧的上方与前列腺前侧的肌纤维组织融合。盆内筋膜的壁层沿着骨盆侧壁走形，并在前列腺膀胱两侧和脏层相融合。筋膜融合处形成白色条纹，名为盆腔筋膜腱弓，从耻骨前列腺韧带一直延伸至坐骨棘。当在盆内筋膜融合处外侧打开盆内筋膜壁层时，可见前列腺附着有肛提肌，前列腺表面附着的最外层的筋膜是肛提肌筋膜。在筋膜融合处内侧打开盆内筋膜脏层进入解剖间隙，肛提肌均有肛提肌筋膜所覆盖。

膀胱外层肌层有纵行肌纤维构成，清晰认识膀胱肌纤维有助于识别膀胱前列腺连接处，该处存在天然的解剖层面。膀胱肌纤维在膀胱中线处逐渐过渡为前列腺尿道，该处可见裂隙状平面，从该处分离膀胱可保留膀胱颈，膀胱颈形似漏斗状。膀胱颈后部与精囊和输精管壶腹间的组织层包括迪氏筋膜的前层。迪氏筋膜是覆盖于前列腺后侧与精囊表面的连续性的前列腺后侧筋膜和精囊筋膜的统称。迪氏筋膜有胶原组织、弹力组织及大量的肌纤维共同组成。迪氏筋膜通常在前列腺后侧中间部位与前列腺包膜融合，在前列腺后外侧，迪氏筋膜与前列腺包膜紧密贴合，两者间填充有细小的网状结构和神经血管束。膀胱颈后部与精囊和输精管壶腹间的组织包括两种组织类型，内层位于膀胱黏膜下，由纵行逼尿肌的平滑肌纤维组成，纵行进入前列腺基底部，该层面是逼尿肌腹侧面所对应的背侧面，被称为膀胱前列腺肌。后面的第二层组织紧贴着第一层，由连续性的脂肪纤维组织构成。

尿道外括约肌复合体主要位于前列腺尖部末端，两者间存在紧密的联系，但是与耻骨会阴肌之间是相互独立的，因此尿道外括约肌独立于骨盆底。尿道外括约肌受盆腔神经丛分支的支配，该神经与 NVB 并行，部分还来源于阴部神经。神经纤维从前列腺的后外侧方向（分别是 5、7 点和 3、9 点）进入尿道外括约肌。尿道括约肌的后方及前列腺尖部均紧贴于直肠前方。尿道括约肌由两种肌纤维组织组成，外层为条索样肌纤维组织，呈垂直圆柱、圆锥状，在圆柱、圆锥状肌纤维交叉处呈马蹄铁形，称为尿道横纹括约肌。尿道括约肌的内层有平滑肌和弹力组织构成，完整环绕尿道。平滑肌可以细分为外层的环形结构和内层的纵行结构，内层的纵行肌层常见于尿道的前侧和后侧。不过，括约肌的活动是由多层肌肉共同工作的结果。由于前列腺尖部之前的可视尿道长度不同，尖部的形状不同，尖部与尿道括约肌的连接类型也不同，术中应该谨慎选择合适的横断面分离尿道。

第二节　腹腔镜根治性前列腺切除术和机器人辅助腹腔镜根治性前列腺切除术中尿控和性功能保护的技巧

一、盆内筋膜的处理

在弓状韧带外侧锐性切开盆底筋膜，钝性分离提肛肌和前列腺组织，尽量避免使用能量损伤提肛肌。部分离断耻骨前列腺韧带，随后依然采用钝性分离的方法充分显露尿道组织。一般来说，在盆内筋膜融合处的内侧或者外侧切开均可以到达前列腺外侧，也有文献报道在行筋膜内保留神经束的前列腺癌根治术时，应该避免切开筋膜融合处，这利于术后早期的尿控功能及勃起功能的恢复（图 14-2-1）。

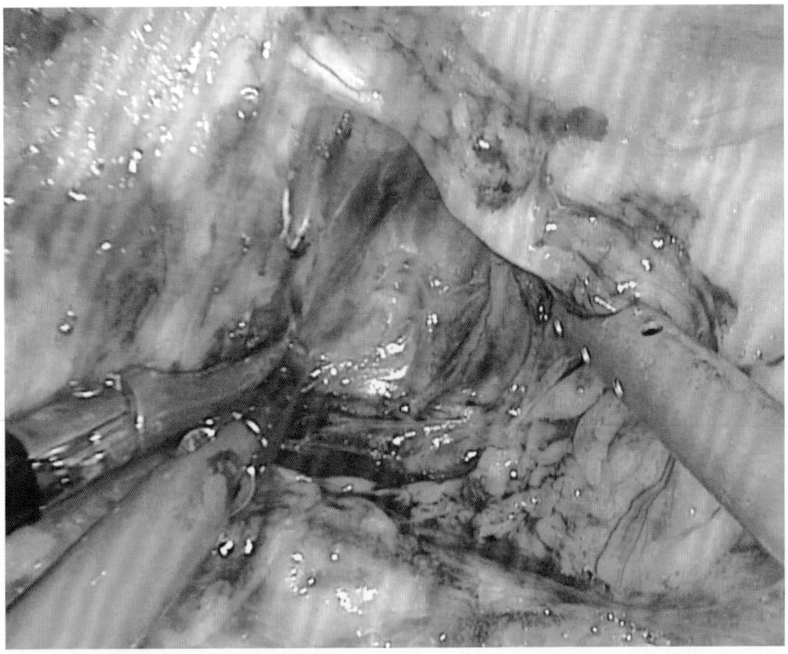

图 14－2－1　锐性切开盆底筋膜，钝性分离肛提肌和前列腺

二、前列腺背深静脉复合体（DVC）的处理

对于 DVC 是否缝扎，各有争议，我们的经验建议还是应该缝合。缝扎 DVC 可使手术视野显露清晰，是减少并发症的保证。而如果出血之后再大块缝扎止血，则易损伤尿道横纹括约肌，并增加尖部切缘阳性的可能，反而得不偿失。有学者认为保留前列腺耻骨韧带，可增加尿道和横纹括约肌的稳定，利于尿控功能的恢复，但笔者经验是前列腺耻骨韧带保留与否与远期尿控恢复率无显著差别。因此，应该根据 DVC 是否方便缝合来决定前列腺耻骨韧带的保留，一般选择部分离断韧带，然后钝性分离显露出尿道组织，在尿道、提肛肌和前列腺形成的凹陷点进针，选择 2－0 的可吸收倒刺缝线，并缝合固定于耻骨联合骨膜上，以稳定尿道和横纹括约肌，有助于尿控（图 14－2－2）。

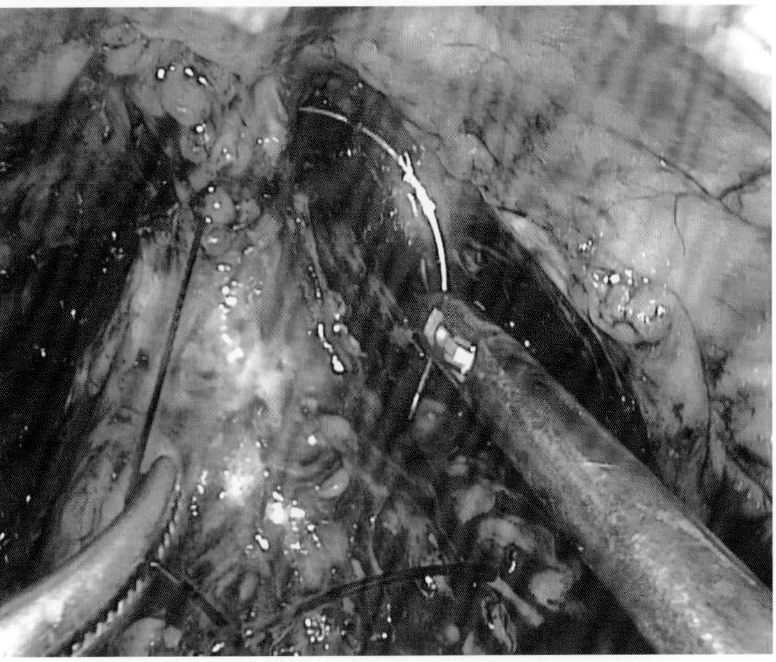

图 14－2－2　选择用 2－0 的可吸收倒刺缝线缝扎 DVC

三、膀胱颈的处理

通过牵拉尿管或者通过机械臂挤压产生的组织形变来判断前列腺与膀胱的分界。用单极剪刀或者超声刀从左至右均匀切开前列腺与膀胱分界处，在分离前列腺过程中需采用钝性、锐性分离相结合的方法，避免切破膀胱或者误切入前列腺内。在尿道的左侧和右侧壁沿着前列腺和膀胱的间隙继续深入分离，直至整个膀胱颈尿道的底部完全贯通，做到彻底“管状”保留尿道组织，最后完整离断膀胱颈尿道。进行膀胱尿道吻合时采用单针法（3－0 单荞线、5/8 弧、25 cm）连续吻合膀胱和尿道。第一针从膀胱颈 3 点钟方向缝合膀胱颈和尿道，然后在尿管引导下沿膀胱颈逆时针方向完成膀胱颈和尿道后壁的吻合至 9 点钟方向。收紧后壁缝线于膀胱颈 7 点钟方向锁边缝合一针防止缝线的滑脱。然后完成膀胱颈和尿道前壁的吻合，并于膀胱颈 3 点钟方向同第一针线尾打结完成膀胱尿道的重建（图 14－2－3）。

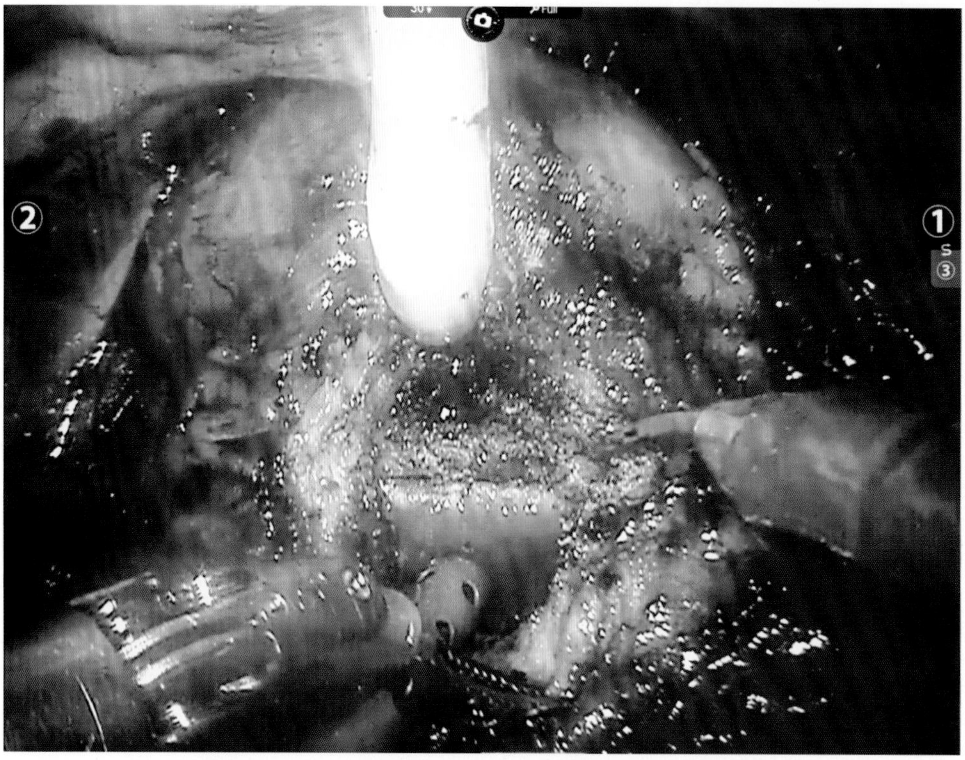

图 14－2－3　钝性和锐性相结合分离膀胱和前列腺间隙

四、神经血管束（NVB）的处理

前列腺根治术中保留血管神经术，可以明显改善术后尿控率及性功能。依据前列腺筋膜和神经血管解剖，可分为筋膜内、筋膜间及筋膜外法。筋膜内是在前列腺包膜外，前列腺筋膜（prostatic fascia，PF）内和后侧前列腺筋膜（posterior prostatic fascia，PPF）和精囊筋膜（seminal vesicle fascia，SVF）前切除术前列腺，NVB 在 PF 外侧完整保留。筋膜间法是在 PF 外侧、NVB 内侧切除，术中以血管为标志，NVB 部分切除，在肿瘤控制方面有优势。筋膜外法是在肛提肌筋膜（levator ani fascia，LAF）外侧和 PPF/SVF 后侧切除前列腺，同时切除前列腺外侧及后外侧 NVB、PF、LAF。

对于低、中危的前列腺癌患者，我们可以行“筋膜内”或“筋膜间”技术保留患者性神经。具体手术技巧如下：在充分游离前列腺侧蒂组织后，在靠近精囊处使用阻断夹完整离断神经血管束中的血管组织减少术中出血。随后使用剪刀逐层分离盆底筋膜和前列腺筋膜直至前列腺包膜表面，注意避免使用能量误伤性神经。然后使用钝性分离的方法从前列腺底部至尖部完整分离前列腺包膜和前列腺筋膜之间的潜在间隙，即为“筋膜内”技术（图 14－2－4）。

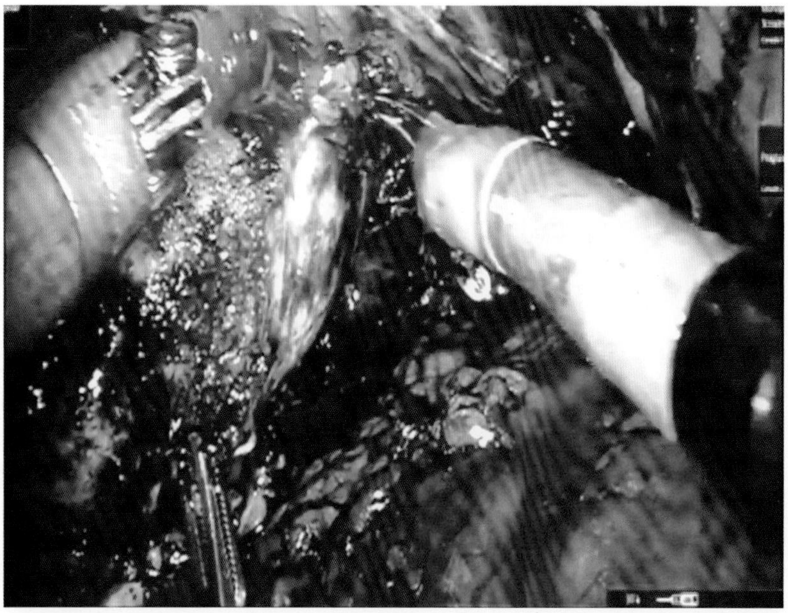

图 14-2-4　筋膜内技术保留患者性神经，使用剪刀分离前列腺包膜和前列腺筋膜，尽量避免热损伤

五、前列腺尖部尿道的处理

前列腺尖部尿道的保留：膜部尿道长度，即前列腺尖至球部尿道的距离与术后尿控功能恢复时间具有相关性，膜部尿道缩短影响外括约肌功能，降低尿道张力，术后尿控功能恢复延迟。仔细分离前列腺尖部尿道周围组织至尿道括约肌，并向尖部分离前列腺与尿道间隙，操作中可采取左右旋转前列腺来取得良好暴露，充分保留尖部尿道。手术策略的发展是促进术后尿控改善的主要因素，但术前的评估和术后功能康复容易被忽视。年龄偏大、肥胖、糖尿病都是尿控恢复的不良因素。术中的具体技巧为：均匀切开前列腺尖部组织至尿道括约肌。为了避免直肠损伤，应该顺时针及逆时针旋转前列腺，充分显露并游离尖部尿道两侧及后方组织，做到彻底“管状”保留尖部尿道组织，最后离断尖部尿道（图 14-2-5）。

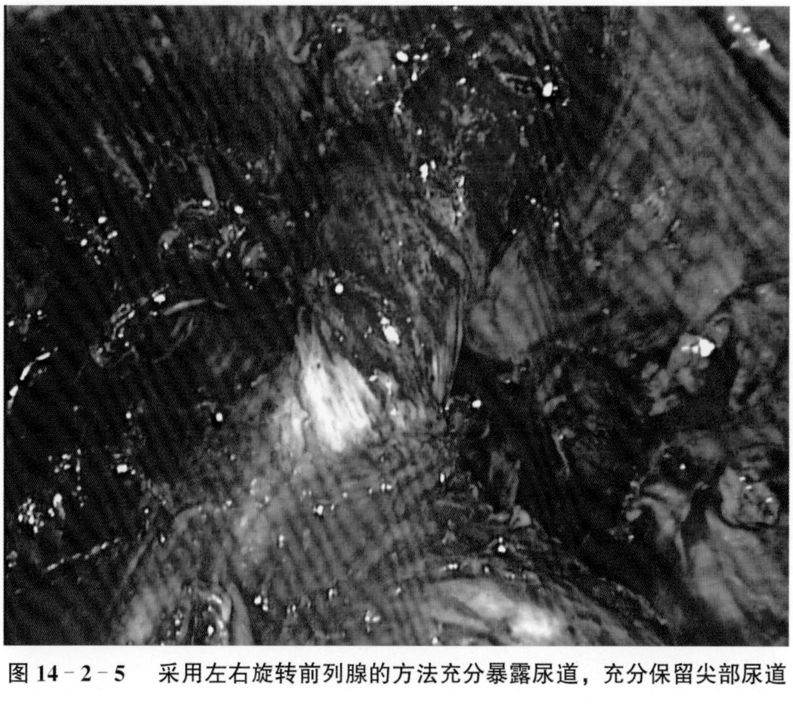

图 14-2-5　采用左右旋转前列腺的方法充分暴露尿道，充分保留尖部尿道

第三节　小　　结

尿失禁和术后性功能障碍是前列腺癌术后最常见的并发症，尿控和性功能的保护一直是前列腺癌根治手术中的研究热点问题。我们认为，合理保留尿控相关的肌肉和韧带对于保护患者尿控功能至关重要。因此术中钝性游离提肛肌、只部分而并未全部离断耻骨前列腺韧带、尽量保留足够长度的膀胱颈尿道和前列腺尖部尿道，以及膀胱尿道的完美吻合都是增加尿控的措施。基于前列腺的解剖结构，在行保留性神经的手术中，必须靠近精囊或者前列腺阻断血管束从而避免损伤性神经。同时尽量不用能量灼烧性神经走行部位，做到最大限度保护患者性功能。总之，随着腔镜手术的发展以及影像学的进步，前列腺癌的精准化治疗会增加尿控和性功能的保护。

〔严　彬〕

参考文献

[1] SIEGEL R L, MILLER K D, JEMAL A. Cancer statistics, 2018 [J]. CA Cancer J Clin, 2018, 68 (1): 7-30.

[2] CAPOGROSSO P, SANCHEZ-SALAS R, SALONIA A, et al. Recovery of urinary continence after radical prostatectomy [J]. Expert Rev Anticancer Ther, 2016, 16 (10): 1039-1052.

[3] 过菲，杨波，黄子钧，等. 机器人辅助腹腔镜下根治性前列腺切除术中关键步骤的解剖细节分析 [J]. 中华泌尿外科杂志，2014 (7): 547-550.

[4] WALZ J, EPSTEIN J I, GANZER R, et al. A Critical Analysis of the Current Knowledge of Surgical Anatomy of the Prostate Related to Optimisation of Cancer Control and Preservation of Continence and Erection in Candidates for Radical Prostatectomy: An Update [J]. Eur Urol, 2016, 70 (2): 301-311.

[5] 艾青，李宏召，马鑫，等. 机器人辅助腹腔镜前列腺根治性切除术中尿控和性功能保留的关键手术技 [J]. 微创泌尿外科杂志，2017, 6 (01): 59-61.

[6] FICARRA V, CAVALLERI S, NOVARA G, et al. Evidence from robot-assisted laparoscopic radical prostatectomy: a systematic review [J]. Eur Urol, 2007, 51 (1): 45-55.

[7] PATEL V R, PALMER K J, COUGHLIN G, et al. Robot-assisted laparoscopic radical prostatectomy: perioperative outcomes of 1500 cases [J]. J Endourol, 2008, 22 (10): 2299-2305.

第十五章　肌层浸润性膀胱癌保留膀胱的手术和综合治疗方法

第一节　概　　述

膀胱癌是泌尿系统常见的恶性肿瘤，据 WHO 全球肿瘤流行病统计数据显示，2018 年全球膀胱癌世标发病率为 5.7/10 万，地区和国家间发病差异较大，其中南欧、西欧和北美最高。希腊、丹麦、匈牙利、荷兰、比利时、意大利、德国和西班牙等国家世标发病率超过 15/10 万，美国发病率为 12/10 万，亚洲地区日本发病率最高，为 8.7/10 万。据推算，2015 年中国膀胱癌发病数约为 7.96 万例，世标发病率为 3.57/10 万，居我国全部恶性肿瘤发病谱第 13 位，居男性恶性肿瘤发病谱第 7 位，已成为威胁我国居民健康的主要恶性肿瘤之一。我国膀胱癌发病率存在地区差异城市地区高于农村地区东部地区高于中部和西部地区。全球 77％的膀胱癌新发病例为男性，与我国男女性别比 4∶1 基本相同。发病率男女相差如此之大，某种程度上与吸烟率和职业暴露有关，吸烟是膀胱癌的主要危险因素吸烟者的膀胱癌发病风险是非吸烟者的 25 倍，大约一半的膀胱癌新发病例和 40％的膀胱癌死亡病例归因于吸烟。在北美和欧洲的许多发达国家，膀胱癌的发病率和死亡率从 20 世纪 80 年代左右开始出现持续下降，这与当地吸烟率的变化趋势基本一致考虑到膀胱癌的自然病史，发病率的下降较吸烟率的下降滞后 20～30 年出现。据全国烟草横断面调查数据显示 1984—2015 年间我国吸烟率由 34％下降至 28％，总体处于下降趋势。中国膀胱癌发病率和死亡率呈下降趋势，但仍需进一步加强烟草控制，倡导中老年患者树立早诊早治意识。

在膀胱癌的患者中，约 25％的初诊为肌层浸润性膀胱癌（muscle-invasive bladder cancer，MIBC），临床预后较非肌层浸润性膀胱癌（non-muscle-invasive bladder cancer，NMIBC）不佳，根治性膀胱切除术（radical cystectomy，RC）是 MIBC 的标准治疗，但约 50％的患者会出现术后复发。

MIBC 是一种高度致死性疾病，如果不进行治疗，约 85％的病例会在诊断后 2 年内死亡，而且，即使通过积极的治疗，相当多的 MIBC 患者最终会经历复发。这可能与在 MIBC 初诊时临床分期偏低有关，因为我们在对患者进行局部治疗之前仍无法完全准确地分期和识别非器官局限性疾病，这些都会妨碍我们做出合理的诊疗方案。因此，需要多学科的综合治疗来提高生存率，通过多学科方法将个体化方案整合到每一个患者，包括手术及全身化疗和放疗等综合治疗。

第二节　肌层浸润性膀胱癌保留膀胱的治疗

一、概　　述

虽然根治性膀胱切除术（RC）是治疗 MIBC 的标准治疗方案，但该手术创伤大、并发症多、患者术后生活质量低。因此，对于身体条件不能耐受或不愿接受 RC 的患者，可以考虑行保留膀胱的综合治疗。Raymond H 等人通过多项研究对参加了 6 项 RTOG 膀胱保留研究的 468 例 MIBC 患者的长期结果进行了综合分析，结果显示出 69％的患者记录到对保留膀胱联合治疗（combined-modality therapy，

CMT）的完全缓解。中位随访时间分别为 4.3 年和 7.8 年（$n=205$），5 年和 10 年的总生存率（overall survival，OS）分别为 57%和 36%，5 年和 10 年的疾病特异性生存率（disease-specific survival，DSS）分别为 71%和 65%。肌肉侵袭性 LF、非肌肉侵袭性局部衰竭（local failure，LF）和远处转移（distant metastasis，DM）的 5 年和 10 年生存率估计分别为 13%和 14%，31%和 36%，31%和 35%。这表明对于类似分期的 MIBC 患者，长期 DSS 可与现代即刻膀胱切除术相媲美。考虑到长期随访的低复发率，CMT 可以被认为是根治性膀胱切除术的替代方案，特别是对于不太适合手术的老年患者。

对于保留膀胱的综合治疗，其手术方式包括经尿道膀胱肿瘤电切术（transurethral resection of bladder tumor，TURBT）和膀胱部分切除术。但是，单纯的 TURBT 或膀胱部分切除术，其术后生存率都要远低于 RC 的患者。鉴于此，对于 MIBC 患者，在考虑行保留膀胱治疗时，必须对肿瘤性质、浸润深度及转移情况进行综合评估，选择合适的手术方式，且要辅以化疗和放疗，术后密切随访，必要时行挽救性 RC。

二、保留膀胱的手术治疗

（一）经尿道膀胱肿瘤电切术（TURBT）

对于大多数保留膀胱的 MIBC 患者，可以通过 TURBT 切除肿瘤，术后必须密切复查，必要时再行手术治疗。而且，单纯的 TURBT 仅对少部分肿瘤局限于浅肌层且对肿瘤基底再次活检为阴性的患者可以采用；而对于基底活检为 pT_0 或 pT_1 的患者有 50%的概率会进展成浸润性膀胱癌而被迫行膀胱全切，因此不适用。

（二）膀胱部分切除术

膀胱部分切除术包括开放手术或腹腔镜下手术，其适用于部分 MIBC 患者：①肿瘤位于膀胱憩室内、输尿管开口周围或肿瘤位于经尿道手术操作的盲区的患者；②有严重尿道狭窄和无法承受截石位的患者；③术前影像学检查提示上尿路积水及盆腔淋巴结肿大的患者。相较于 TURBT，优势在于：①完整切除肿瘤所在部位的膀胱壁全层及附近组织；②可以进行盆腔淋巴结清扫，有利于准确分期。但对于原位癌患者，通常不推荐行膀胱部分切除。

三、综合治疗

（一）TURBT 联合外放疗

主要针对不适合 RC 或不能耐受化疗的患者。其 5 年存活率为 30%～60%，肿瘤特异存活率为 20%～50%。其中外反射治疗的目标剂量为 64～66 Gy。

（二）TURBT 联合化疗

对于 T_3/T_4 患者使用顺铂为基础的化疗，其完全缓解（complete response，CR）和部分缓解（partial response，PR）分别为 11%和 34%。采用 TURBT 联合全身性顺铂为基础的化疗（最好采用 MVAC 方案）可允许保持完整膀胱的 MIBC 患者长期生存，但不建议常规使用此方法。在术后 3 周期化疗后，通过膀胱镜和活检进行评估，如无病灶残留，则密切复查，警惕残留可能；如有病灶残留，则可以行挽救性 RC。

传统上，许多人使用与顺铂同步的方案，尽管这种治疗具有潜在肾毒性，而吉西他滨是一种公认的用于膀胱癌的化疗药物，也被认为是一种放射增敏剂。它已经在 MIBC 发表的 8 项前瞻性Ⅰ期和Ⅱ期试验中进行了研究。吉西他滨的毒性没有顺铂方案相关的肾毒性，这使得它成为一种在这种情况下使用的有吸引力的药物。

Orazio 等人对已发表的以吉西他滨为基础的放化疗治疗 MIBC 的临床试验中的个体患者数据进行了汇总分析，将 190 名患者纳入了这项分析。166 例（93%）完全缓解（CR）。中位随访 44.5 个月后，36 例（18.9%）患者出现膀胱复发，14 例随后接受膀胱切除术。5 年总生存率（OS）为 59%，疾病特异性生存率（DSS）为 80.9%，无膀胱切除生存率（cystectomy-free survival，CFS）为 93.3%。放化疗后 CR 的取得是主要的预后变量，它与 OS、DSS 和 CFS 的改善有关，治疗耐受性良好。这表明同时使用吉西他滨的放化疗方案是可行和耐受性良好的。

John J 等人对氟尿嘧啶联合顺铂加每天 2 次放疗（fluorouracil plus cisplatin and radiation twice a day，FCT）与吉西他滨加每天 1 次放疗（gemcitabine and once daily radiation，GD）的疗效进行对比评估，结果表明，两种方案均显示 3 年后无远处转移生存率（the rate of freedom from distant metastasis at 3 years，DMF3）＞75%。在 GD 组中观察到的毒副作用较少。吉西他滨和每天 1 次放疗或以顺铂为基础的方案都可以作为未来系统治疗试验的基础。同时小剂量吉西他滨是顺铂方案的合理替代方案。每天 1 次放疗是 1 天 2 次加速放射治疗的合理替代方案，这可能会使膀胱保留术得到更广泛的采用。

（三）放疗联合化疗

对于肌肉浸润性膀胱癌患者，放疗是膀胱切除术的替代方法。在其他疾病部位，与单纯放疗相比，同步放化疗可提高局部控制率和改善存活率。Nicholas D 等人在随机分配的 360 名肌层浸润性膀胱癌患者的 3 期试验中，对比同步化疗的同时和不同步化疗的情况下接受放射治疗，方案包括氟尿嘧啶［500 mg/(m^2·d)］和丝裂霉素 C［12 mg/(m^2·m^2)］。2 年后，放化疗组和放疗组的局部无瘤生存率分别为 67%和 54%。中位随访时间为 69.9 个月，放化疗组的风险比为 0.68。放化疗组和放疗组的 5 年总生存率分别为 48%和 35%。放化疗组的 3 级或 4 级不良事件在治疗期间略高于放疗组，但在随访期间没有发生。

因此，与单纯放疗相比，氟尿嘧啶和丝裂霉素 C 同步化疗联合放疗显著改善了膀胱癌的局部控制性，不良反应没有明显增加。

（四）TURBT、放疗、化疗三联合治疗（TMT）

在最大限度 TURBT 后，以顺铂为基础的化疗联合放疗可使 CR 达到 60%～80%，可使 40%～45%的患者保留完整膀胱存活 4～5 年，长期存活率达 50%～60%。但如果联合治疗不敏感，则推荐早期行 RC。且广泛的原位癌（carcinoma in situ，CIS）和膀胱功能较差的被视为该方式的强禁忌证。该治疗方案的选择指征须严格控制，且患者必须具有良好的依从性，才能获得比较好的治疗效果。

2002 年，Gerhard G 等人对接受了经尿道肿瘤电切术（TURBT）后放疗（RT；126 例）或放化疗（radiochemotherapy，RCT；289 例）治疗的 415 例膀胱癌患者（高危 T1 期 89 例，T2～T4 期 326 例）进行了定期随访观察研究，72%的患者获得 CR。10 年后，64%的患者在 CR 后保持局部控制，没有肌肉侵袭性复发。在 98 例患者中诊断出远处转移，10 年后精算率为 35%。10 年疾病特异性存活率为 42%，80%以上的幸存者保留了膀胱。对于寻求根治性膀胱切除术替代方案的患者来说，TURBT 加 RCT 是一种合理的选择。这种保留器官的治疗方法不仅是不适合根治性手术的患者的治疗选择，也是那些患有早期和单灶性肿瘤的患者的理想选择。

2014 年，Guillaume 等人阐明最佳的膀胱保留治疗包括安全的经尿道尽可能完整地切除膀胱肿瘤，然后在放射治疗（radical cystectomy，RT）的同时进行放射增敏化疗。正确的患者选择是良好结果的关键。符合膀胱保留条件的最好的癌症是那些无肾积水的小体积 T2 病变或广泛的原位癌。

2015 年，Arcangeli G 等人通过比较回顾性和前瞻性研究中 RC 和三联疗法（trimodality treatment，TMT）的 5 年总生存率（OS），结果表明，TMT 组中位 5 年 OS 率为 57%，而单纯 RC 组和 RC＋化疗组的中位 5 年 OS 率分别为 52%、51%和 53%。接受 TMT 或 RC 治疗的患者死亡的危害风险（hazard risk，HR）为 1.22，前者的绝对收益为 5%。与 RC 相比，TMT 似乎对于 MIBC 患者有更好的预后。在某些微转移概率较高的亚组患者中，加用化疗可能会改善 RC 预后。

2016 年，Kimberley S 等人对根治性膀胱切除术（RC）和保留膀胱的 TMT 治疗的 MIBC 患者的长期生活质量进行比较，多变量分析显示，接受 TMT 治疗的患者总体生活质量比接受 RC 治疗的患者高 9.7 分，身体、角色、社会、情感和认知功能比接受 RC 治疗的患者高 6.6～9.9 分，TMT 与较好的性功能相关 8.7～32.1 分，与身体形象相关 14.8 分。接受 TMT 的患者报告的知情决策得分增加了 13.6

分，而对癌症的负面影响的担忧增加了6.8分。结果表明，TMT和RC均能使MIBC存活者获得良好的长期生活质量结果，支持TMT作为选定患者RC的良好替代方案。但TMT是否能带来更高的生活质量需要前瞻性的验证。

2018年，Benjamin W等人对接受了经尿道膀胱肿瘤电切术，然后分别行RC、RC加化疗、单纯放疗、单纯化疗、放化疗或不治疗的80岁及以上MIBC患者的生存结果进行统计分析，结果，单纯RC患者的中位总生存期为23.2个月，明显优于单纯化疗组和单纯放疗组。接受放化疗的患者中位总生存期为27.3个月，与单纯RC相比差异无统计学意义。手术加化疗的中位生存期最长，为34.5个月。在老年肌层浸润性膀胱癌患者中，放化疗是一种可供选择的最终治疗策略，其存活率与单纯RC相当，优于单纯化疗或单纯放疗。如果患者能够通过手术并接受新辅助或辅助放化疗，在这项非随机研究中可以观察到额外的存活率。

越来越多的累积数据表明，TMT可导致令人接受的结果，因此可能被认为是精挑细选的患者的合理治疗选择。TMT不仅适用于不适合RC的患者，也适用于患有MIBC且不愿接受手术的患者。这些患者都是特定的MIBC患者，他们有意向保留自己的膀胱。通过多学科诊所让患者参与共同决策是更广泛使用这一治疗策略的关键，将其作为RC的替代方案常规提供给合适的候选人将是合理的。未来的工作将致力于通过改进系统治疗的整合和识别预测性生物标志物来改进保留膀胱的方法。

（五）免疫检查点抑制剂及其联合化疗、放疗

由于膀胱癌突变率高，导致肿瘤产生的新抗原较多，潜在新抗原的产生使肿瘤更容易被宿主免疫系统识别，可能更适合免疫治疗。近年来，免疫检查点抑制剂已经应用于转移性膀胱癌的临床治疗，PD-1（programmed cell death protein 1）、PD-L1（programmed cell death ligand 1）和CTLA-4（cytotoxic T lymphocyte-as-sociated antigen-4）是研究最多的临床相关的免疫检查点分子。PD-1和PD-L1抑制剂已被批准用于不适合顺铂化疗的转移性患者的一线免疫治疗，以及已经接受铂类化疗的转移性患者的二线治疗。

已批准用于治疗的有pembrolizumab、nivolumab、atezolizumab、durvalumab和avelumabin 5种。国内自主研发的抗PD-1抗体药物替雷利珠单抗适用于PD-L1高表达的含铂化疗失败包括新辅助和辅助化疗12个月内进展的局部晚期或转移性尿路上皮癌。免疫检查点抑制剂主要不足之处是患者对免疫治疗产生应答率仍然较低。

大量临床前研究表明，免疫治疗与放疗相结合可能是协同增强治疗效果的一种有前途的策略。放射似乎通过几种机制与免疫治疗协同作用，如增加肿瘤抗原的能见度，激活cGAS-STING通路，调节肿瘤微环境。尽管放射和免疫疗法的结合在临床前研究中被证明是有效的，并在临床试验中显示出希望，但这种联合疗法的未来应用仍然存在挑战。辐射剂量和时机的优化以及潜在生物标志物的识别可能会进一步提高这种独特组合的有效性。

目前已经有免疫检查点抑制剂联合化疗、放疗、放化疗用于膀胱癌治疗的相关临床研究，并且取得一些可喜的研究结果，但是如何将免疫检查点抑制剂应用保膀胱的综合治疗，还有许多探索性的工作要做，免疫抑制剂免疫治疗作为癌症治疗新的希望，将来也会成为保留膀胱的综合治疗的又一利器。

〔李　清　吴泰宏〕

参考文献

［1］ 李辉章，郑荣寿，杜灵彬，等. 中国膀胱癌流行现状与趋势分析［J］. 中华肿瘤杂志，2021，43（03）：293－298.

［2］ MAK R H，HUNT D，SHIPLEY W U，et al. Long-term outcomes in patients with muscle-invasive bladder cancer after selective bladder-preserving combined-modality therapy：a pooled analysis of Radiation Therapy Oncology Group protocols 8802，8903，9506，9706，9906，and 0233［J］. J Clin Oncol，2014，32（34）：3801－3809.

［3］ JAMES N D，HUSSAIN S A，HALL E，et al. Radiotherapy with or without chemotherapy in muscle-invasive bladder cancer [J]. N Engl J Med, 2012, 366 (16): 1477 - 88.

[4] CAFFO O, THOMPSON C, DE SANTIS M, et al. Concurrent gemcitabine and radiotherapy for the treatment of muscle-invasive bladder cancer: A pooled individual data analysis of eight phase Ⅰ-Ⅱ trials [J]. Radiother Oncol, 2016, 121 (2): 193 - 198.

[5] COEN J J, ZHANG P, SAYLOR P J, et al. Bladder Preservation With Twice-a-Day Radiation Plus Fluorouracil/Cisplatin or Once Daily Radiation Plus Gemcitabine for Muscle-Invasive Bladder Cancer: NRG/RTOG 0712-A Randomized Phase Ⅱ Trial [J]. J Clin Oncol, 2019, 37 (1): 44 - 51.

[6] RÖDEL C, GRABENBAUER G G, KÜHN R, et al. Combined-modality treatment and selective organ preservation in invasive bladder cancer: long-term results [J]. J Clin Oncol, 2002, 20 (14): 3061 - 3071.

[7] PLOUSSARD G, DANESHMAND S, EFSTATHIOU J A, et al. Critical analysis of bladder sparing with trimodal therapy in muscle-invasive bladder cancer: a systematic review [J]. Eur Urol, 2014, 66 (1): 120 - 137.

[8] ARCANGELI G, STRIGARI L, ARCANGELI S. Radical cystectomy versus organ-sparing trimodality treatment in muscle-invasive bladder cancer: A systematic review of clinical trials [J]. Crit Rev Oncol Hematol, 2015, 95 (3): 387 - 396.

[9] MAK K S, SMITH A B, EIDELMAN A, et al. Quality of Life in Long-term Survivors of Muscle-Invasive Bladder Cancer [J]. Int J Radiat Oncol Biol Phys, 2016, 96 (5): 1028 - 1036.

[10] FISCHER-VALUCK B W, RAO Y J, RUDRA S, et al. Treatment Patterns and Overall Survival Outcomes of Octogenarians with Muscle Invasive Cancer of the Bladder: An Analysis of the National Cancer Database [J]. J Urol, 2018, 199 (2): 416 - 423.

[11] GIACALONE N J, SHIPLEY W U, CLAYMAN R H, et al. Long-term Outcomes After Bladder-preserving Tri-modality Therapy for Patients with Muscle-invasive Bladder Cancer: An Updated Analysis of the Massachusetts General Hospital Experience [J]. Eur Urol, 2017, 71 (6): 952 - 960.

[12] KIM H S, SEO H K. Immune checkpoint inhibitors for urothelial carcinoma [J]. Investig Clin Urol, 2018, 59 (5): 285 - 296.

[13] BELLMUNT J, POWLES T, VOGELZANG N J. A review on the evolution of PD - 1/PD-L1 immunotherapy for bladder cancer: The future is now [J]. Cancer Treat Rev, 2017, 54: 58 - 67.

[14] STENEHJEM D D, TRAN D, NKRUMAH M A, et al. PD1/PDL1 inhibitors for the treatment of advanced urothelial bladder cancer [J]. Onco Targets Ther, 2018, 11: 5973 - 5989

[15] WANG Y, DENG W, LI N, et al. Combining Immunotherapy and Radiotherapy for Cancer Treatment: Current Challenges and Future Directions [J]. Front Pharmacol, 2018, 9: 185.

第十六章　泌尿系肿瘤基因检测和临床应用

第一节　概　　述

从分子生物学的角度来看，包括泌尿系肿瘤在内的恶性肿瘤都可以视为基因的疾病，是因某些染色体上的DNA损伤导致基因突变的结果。肿瘤的发生是一个多基因变异累积的过程，与之相关的基因包括癌基因和抑癌基因等。以第二代测序技术（next-generation sequencing，NGS）为代表的基因检测技术的广泛应用为恶性肿瘤的精准治疗提供了技术支持。与传统Sanger测序相比，NGS技术因其简单、快速、高分辨率、高通量等特点，已被越来越广泛地应用于遗传病、恶性肿瘤等的检测，同时也对NGS在临床应用过程中的检测前流程、样本采集处理及检测、数据分析流程、检测报告解读和遗传咨询等提出了更高的要求。基因检测提供的分子病理已成为后续治疗决策的必要环节，可依照不同的分子病理分型来提供更为适合的治疗方案。泌尿系肿瘤中前列腺癌的基因突变和基因检测开展相对成熟和规范，肾细胞癌基因检测目前还主要聚焦于遗传咨询，而膀胱癌、睾丸癌及阴茎癌还处于起步阶段。

第二节　前列腺癌基因检测

一、前列腺癌常见基因突变

（一）同源重组修复基因

同源重组修复（homologous recombination repair，HRR）和多腺苷二磷酸核糖聚合酶［poly（ADP-ribose）polymerase，PARP］是DNA损伤修复的两种重要机制，其中HRR参与DNA双链损伤修复，PARP负责DNA单链损伤修复。以BRCA1和BRCA2为代表的HRR基因是迄今为止认识最充分的前列腺癌易感基因，其他HRR基因也被认为与前列腺癌风险升高相关。在转移性、高风险和中低风险前列腺癌患者中携带胚系HRR基因突变的比例为11.8%、6.0%和2.0%。最近的研究对2 792例mCPRC患者行肿瘤组织NGS检测发现，27.9%的患者存在HRR基因体细胞/胚系突变，其中携带BRCA2基因突变的患者比例为8.7%，携带ATM基因突变的患者比例为5.9%，携带BRCA1基因突变的患者比例为1.0%。携带包括BRCA2、ATM、CDK12、PALB2和FANCA等HRR基因胚系突变的患者接受去势治疗后进展至去势抵抗性前列腺癌的时间较非突变患者显著缩短，同时突变患者在转移性去势抵抗性前列腺癌一线接受新型内分泌治疗后PSA进展较非突变患者显著加快。

Ⅲ期临床研究PROfound明确证实具有HRR基因突变的患者，能够从Olaparib单药治疗中获益，其中BRCA1/2和ATM突变患者能够降低66%的影像学进展或死亡风险。同时有限的证据显示，携带该分子特征的前列腺癌患者可能对铂类药物化疗敏感。约12.9%的东亚mCRPC患者和4.2%的非东亚mCRPC患者可能携带CDK12基因突变/缺失，CDK12缺失与基因组不稳定性及免疫原性相关，携带该分子特征的患者可能对PARP抑制剂及免疫检查点抑制剂敏感。

（二）错配修复基因

研究发现携带错配修复（Mismatch Repair，MMR）基因（MLH1、MSH2、MSH6和PMS2）胚

系突变健康男性前列腺癌风险较非携带者升高 2～5 倍，而且携带错配修复基因胚系突变的前列腺癌患者较非突变患者发病年龄早并且更具有侵袭性表型。前列腺癌患者中 dMMR 及 MSI-H 患者比例为 2%～5%。研究报道约 3%的前列腺癌患者携带 MSH2（2%）、MLH1（1%）、MSH6（1%）及 PMS2（<1%）基因体细胞变异，携带上述基因突变的患者往往具有较高的总体基因突变数量。

既往研究认为，免疫检查点抑制剂在前列腺癌或 mCRPC 患者中疗效不佳。PD-1 单抗 Pembrolizumab 已于 2017 年 5 月获得美国 FDA 批准用于不可切除或转移性高度微卫星不稳定性（high microsatellite instability，MSI-H）和 DNA 错配修复缺陷（DNA mismatch repair deficiency，dMMR）实体瘤治疗。多项研究纳入的有限数量的 dMMR/MSI-H 型的 mCRPC 患者均显示对 Pembrolizumab 有较高的敏感性。

（三）其他基因

研究发现高加索人群中家族性前列腺癌患者中存在 HOXB13 基因突变，主要突变热点为 G84E，但基于中国前列腺癌遗传学联合会的研究数据显示，在对 671 例中国患者行检测后发现，仅有 3 例携 HOXB13 突变，且突变热点为 G135E，提示东西方人群存在一定异质性。HOXB13 基因的检测并无明确的治疗指导作用，但对直系家属具有肿瘤风险评估价值。

近期多项研究发现，RB1 基因突变或缺失对 mCRPC 患者具有重要的预后预测价值，在 mCRPC 中 RB1 基因突变或缺失与更差的生存期及阿比特龙或恩杂鲁胺更短的治疗时间有关。另外，AR 基因扩增/配体结构域变异及 TP53 基因突变也与前列腺癌阿比特龙及恩杂鲁胺敏感性降低相关。

FOXA1 是与 AR 受体通路相关的重要基因，FOXA1 高表达与前列腺癌的不良预后相关。最近的一项对 208 例局限期前列腺癌患者的研究发现，41%的中国患者携带 FOXA1 突变，远高于既往西方发达国家患者的比例。并且中国患者 FOXA1 突变绝大部分为热点突变，可能通过调节 AR 通路促进前列腺癌的发生、发展。

二、前列腺癌基因检测关键问题

前列腺癌基因检测主要具有提供遗传咨询和制定治疗决策两方面的价值，不同病情和治疗阶段的前列腺癌患者的基因突变特征各异，且目前基因检测依然价格不菲，因此推荐合适且必要的前列腺癌患者接受规范的检测，全面合理地解读基因检测报告才能是前列腺癌患者最大限度获益。

（一）推荐进行基因检测的对象

提供遗传咨询：评估是否适宜进行基因检测需要结合前列腺癌患者的家族史、临床及病理学特征。推荐以下前列腺癌患者接受至少包括 HRR 和遗传性前列腺癌相关基因在内胚系突变基因检测：①具有明确家族史的初诊未进行风险评估或极低至中风险前列腺癌患者；②家族史不详或不明确患者需经肿瘤遗传咨询指导后综合考虑检测必要性高风险、极高风险前列腺癌患者；③局部进展（N1）或转移性（M1）前列腺癌患者、具有前列腺导管内癌（intraductal carcinoma of the prostate，IDC-P）或前列腺导管腺癌（ductal adenocarcinoma of the prostate，DAP）病理学特征的前列腺癌患者；④肿瘤组织检测已发现与肿瘤发病风险相关基因突变而缺乏胚系变异验证的前列腺癌患者，进行遗传咨询推荐后再考虑。

制定治疗策略：对于所有转移性去势抵抗性前列腺癌（metastatic castration resistant prostate cancer，mCRPC）患者，推荐进行至少包含 HRR 基因胚系及体系变异的检测，并可以考虑行微卫星不稳定性（microsatellite instability，MSI）和 DNA 错配修复缺陷（DNA mismatch repair deficiency，dMMR）检测。如肿瘤组织检测已发现与肿瘤发病风险相关基因突变而缺乏胚系变异验证的前列腺癌患者，建议遗传咨询后再考虑是否进行检测。

（二）前列腺癌基因检测内容

虽然通过 NGS 技术发现多数 mCRPC 患者存在具有临床价值的基因突变，但是由于药物研发及相关药物在前列腺癌患者临床研究中的证据有限，针对前列腺癌患者的 NGS 基因检测应在增加受检者获益及避免过度检测中求得平衡。目前大型临床研究发现 HRR 基因突变患者可能从 PARP 抑制剂中获益；此外，高微卫星不稳定（microsatellite instability-high，MSI-H）型 mCRPC 可从免疫检查点抑制剂帕博利珠单抗（Pembrolizumab）治疗中获益。基于现有临床研究及国际指南意见，对于以制定治疗策略为目的的基因检测应该包括：HRR 基因（ATM、BRCA1、BRCA2、BARD1、BRIP1、CDK12、CHEK1、CHEK2、FANCL、PALB2、RAD51B、RAD51C、RAD51D、RAD54L）和微卫星不稳定性（microsatellite instability，MSI）检测；以遗传咨询为目的的基因检测应该包括：HRR 基因（BRCA1、BRCA2、ATM、PALB2、CHEK2）、MMR 基因（MLH1、MSH2、MSH6、PMS2）、遗传性前列腺癌相关基因（HOXB13）。此外，AR 基因扩增/配体结构域变异、RB1、TP53 与阿比特龙、恩杂鲁胺治疗敏感性相关，可以提供治疗敏感性预测价值。

（三）前列腺癌基因检测样本要求

根据检测目的需要区分胚系（germline testing）或体细胞（somatic testing）突变检测。胚系突变来源于父母生殖细胞的突变，也可通过生殖细胞继续遗传给子代；而体细胞突变是机体细胞后天产生的基因突变。胚系突变检测可采用受试者的血液（优先考虑）、唾液、口腔拭子等样本，体细胞突变基因检测可采用受试者肿瘤组织或循环肿瘤细胞 DNA（circulating tumor DNA，ctDNA）。ctDNA 来自于肿瘤细胞剥落的片段 DNA 释放入血液中，通过无创获取血液样本可以实现动态监测肿瘤变化，因此也越来越广泛地应用于临床实践中。但是，由于 ctDNA 检测灵敏度和特异度受限于血浆中的 ctDNA 的基因突变丰度，因此目前组织检测仍是体细胞基因检测的金标准，在组织检测失败或组织不可及的情况下，可以考虑使用 ctDNA 的检测方式。

第三节　肾细胞癌基因检测

肾细胞癌的发病率逐年上升，患病年龄呈年轻化趋势，其中 2%～8%为遗传性肾细胞癌。早期发病、多灶性或双侧肿瘤、肾细胞癌家族史以及其他良性或恶性肿瘤的个人/家族史等风险因素也暗示着遗传因素的重要性。遗传性肾细胞癌具有很强遗传倾向和高度异质性，其临床诊疗与散发性肾细胞癌临床诊疗差异较大，而基因检测发现相应的染色体或基因突变是诊断遗传性肾癌的金标准。基因检测对于了解遗传性肾细胞癌的发生机制、早期诊断、早期干预、遗传咨询和指导生育等均具有重要的意义。准确诊断与鉴别遗传性肾癌为肾癌综合治疗中必不可少的一环，但是只通过临床表现和病理往往难以和散发的肾癌区分。不同遗传性肾癌治疗原则有所差异，通过 NGS 技术检测胚系突变以诊断遗传性肾癌有其必要性。例如，VHL 综合征，在肿瘤＜3 cm 前可仅随访，达 3 cm 后手术切除；但是遗传性平滑肌瘤病肾癌（hereditary leiomyomatosis renal cell carcinoma，HLRCC）恶性程度高、进展快，推荐早期手术治疗。

一、肾细胞癌常见基因突变

遗传咨询是肾细胞癌患者接受基因检测主要目的之一。遗传咨询和了解整个家系是评估遗传易感性的第一步，将决定患者是否需进行基因检测，测序结果对患者及其家庭成员具有重要意义。随后对肾脏和其他高危器官进行筛查，主要侧重于早期诊断和干预来降低有临床症状的发病率和患者的死亡率。目前已知的遗传性肾癌相关综合征包括 BAP1 肿瘤易感性综合征（BAP1 tumor predisposition syndrome，BAP1-TPDS），BHD 综合征（BirtHogg-Dub'e syndrome，BHDS），遗传性平滑肌瘤病和肾细胞癌（hereditary leiomyomatosis and renal cell cancer，HLRCC），遗传性乳头状肾细胞瘤（hereditary papillary renal carcinoma，HPRC），遗传性副神经节瘤/嗜铬细胞瘤综合征（hereditary paraganglioma/pheochromocytoma syndrome，PGL/PCC），结节性硬化综合征（tuberous sclerosis，TSC）和林岛综合征（Von Hippel-Lindau syndrome，VHL）（表 16－3－1）。

表 16-3-1　遗传性肾癌相关综合征

	基因	病理类型	遗传模式/主要临床特征	其他临床特征相关科室
林岛综合征	VHL	透明细胞癌	常染色体显性遗传 CNS 血管母细胞瘤/嗜铬细胞瘤/肾脏或胰腺囊肿	神经外科 眼科 内分泌科 内分泌外科
遗传性乳头状肾细胞瘤	MET	1 型乳头状肾细胞癌	常染色体显性遗传 多发、双侧肾细胞癌	肾内科
BHD 综合征	FLCN	嫌色细胞癌、混合性嗜酸性细胞瘤	常染色体显性遗传 皮肤病变三联征（纤维性毛囊瘤、毛盘瘤、软垂瘤）/肺大疱（自发性气胸）	呼吸内科 皮肤科
结节性硬化综合征	TSC1 TSC2	透明细胞癌、血管平滑肌脂肪瘤	常染色体显性遗传 色素脱失斑/血管纤维瘤或头部纤维斑块/指（趾）甲纤维瘤/鲨革斑/多发性视网膜错构瘤/皮质发育不良/室管膜下结节/室管膜下巨细胞星形细胞瘤/心脏横纹肌瘤/淋巴管肌瘤病	皮肤科 神经内科 神经外科 呼吸内科 眼科
遗传性平滑肌瘤病和肾细胞癌	FH	延胡索酸酶（FH）相关 RCC、2 型乳头状肾细胞癌	常染色体显性遗传 皮肤或子宫平滑肌瘤/单侧、侵袭性强肾细胞癌/PET 显像示糖代谢显著升高	妇科 皮肤科
BAP1 肿瘤易感性综合征	BAP1	透明细胞癌、嫌色细胞癌	常染色体显性遗传 恶性间皮瘤/葡萄膜或皮肤黑色素瘤	皮肤科 眼科 胸外科
遗传性副神经节瘤/嗜铬细胞瘤综合征	SDHA SDHB SDHC SDHD	透明细胞癌（SHDB 少见）、嫌色细胞癌、2 型乳头状肾细胞癌、嗜酸性细胞瘤	常染色体显性遗传 头颈部副神经节瘤/肾上腺嗜铬细胞瘤和肾上腺外副神经节瘤/良性肺结节/胃肠道间质瘤	内分泌科 内分泌外科

二、肾细胞癌基因检测关键问题

（一）推荐进行基因检测的对象

提供遗传咨询：对于发病年龄≤45 岁且肾脏病变为双侧、多灶性以及肾癌家族史的患者，推荐进行遗传学方面的基因检测。特定胚系基因突变可以显著提高肾癌的患病风险，且累及多系统。

评估是否适宜进行基因检测需要结合前列腺癌患者的家族史、临床及病理学特征。推荐以下前列腺癌患者接受至少包括 HRR 和遗传性前列腺癌相关基因在内胚系突变基因检测：①具有明确家族史的初诊未进行风险评估或极低至中风险前列腺癌患者；②家族史不详或不明确患者需经肿瘤遗传咨询指导后综合考虑检测必要性高风险、极高风险前列腺癌患者；③局部进展（N1）或转移性（M1）前列腺癌患者、具有前列腺导管内癌（IDC-P）或前列腺导管腺癌（DAP）病理学特征的前列腺癌患者；④肿瘤组织检测已发现与肿瘤发病风险相关基因突变而缺乏胚系变异验证的前列腺癌患者，进行遗传咨询推荐后再考虑。

制定治疗策略：对于所有转移性去势抵抗性前列腺癌（mCRPC）患者，推荐进行至少包含 HRR 基因胚系及体系变异的检测，并可以考虑行微卫星不稳定性（MSI）和 DNA 错配修复缺陷（dMMR）检测。如肿瘤组织检测已发现与肿瘤发病风险相关基因突变而缺乏胚系变异验证的前列腺癌患者，建议遗传咨询后再考虑是否进行检测。

（二）肾癌基因检测内容

我们推荐有明确遗传背景的遗传性肾细胞癌基因检测可以针对性检测某特定致病基因，而缺乏明确遗传背景的遗传性肾细胞癌基因检测需至少包括目前已经相对明确的 7 种遗传性肾细胞癌综合征致病基因，包括 VHL、MET、FLCN、TSC1、TSC2、FH、BAP1、SDHA、SDHB、SDHC 和 SDHD。考虑到部分遗传性肾癌综合征与 Cowden 综合征、Lynch 综合征或微眼球转录因子（MiTF）相关肿瘤综合征有部分临床特征重叠，因此，必要时基因检测组合可考虑纳入 PTEN、MLH1、MSH2、MSH6、PMS2 和 MiTF 基因。

目前肾癌基因检测指导治疗策略的制定价值不大，但是依然有部分研究提示个别基因突变与现有肾癌靶向治疗药物疗效相关，可以在一定程度上作为预后判断和疗效评价的参考指标。PBRM1 基因编码 BAF180 蛋白，构成 PBAF 复合物，在染色质重塑机制中发挥重要抑癌作用，30%～40%的 ccRCC 患者携带 PBRM1 突变，研究表明 PBRM1 突变往往提示患者可以从舒尼替尼和依维莫司治疗中获益。SETD2 编码的甲基转移酶在 H3K36me3 中发挥主要作用，SETD2 失活引起微卫星不稳定性。小样本临床研究提示 SETD2 突变与肾癌对舒尼替尼的获得性耐药有关，卡博替尼或低剂量的伦伐替尼联合依维莫司可克服该突变导致的耐药性。KDM5C 编码一个 ARID 蛋白家族成员，起表观遗传修饰调节作用，研究发现，KDM5C 突变的晚期肾癌具有更高的血管生成特征，KDM5C 突变晚期肾癌患者一线采用舒尼替尼治疗有更长的中位 PFS。MET 突变主要见于 pRCC，MET 突变一般引起 MET 激活，因此 MET 抑制剂可作为治疗药物选择。MET 抑制剂，如 foretinib，savolitinib 和 crizotinib 在一系列针对 pRCC 的Ⅱ期临床试验中达到了 18%～50%的 ORR。此外，BAP1 编码组蛋白去泛素化酶，是一种必需的染色质调控因子，起抑制细胞增殖的作用，BAP1 突变可同时作为不良预后与预测 VEGF-TKI 疗效较差的标志物。抑癌基因 TP53 突变在肉瘤样肾癌中突变率较高，TP53 突变预示了较差的 TKI、mTOR 抑制剂应答。

近年来靶向治疗联合免疫检查点抑制剂或者双免疫检查点抑制剂联合治疗已经成为晚期肾癌一线治疗，有研究提示包括肿瘤突变负荷（tumor mutation burden，TMB）、DNA 损伤修复相关基因突变和微卫星不稳定性（MSI）等指标与晚期肾癌免疫治疗疗效相关，但是均存在一定争议，还有待于进一步研究。

（三）肾细胞癌基因检测样本要求

胚系突变样本可选用血液（优先考虑）、口腔拭子、唾液等；而肿瘤组织（新鲜组织、蜡块组织）可以检测胚系和体系突变，一般可在肿瘤组织检测的基础上，采用血液样本进行胚系对照。近年来循环肿瘤 DNA（ctDNA）液体活检因其无创、动态的特点在肿瘤基因检测中较为广泛使用，然而在肾癌中检测结果和组织的一致性却不高，目前组织检测仍然为基因检测的金标准，不推荐 ctDNA 液体活检作为单一检测方式。

第四节　膀胱癌、阴茎癌和睾丸癌基因检测

厄达替尼（Erdafitinib）已经被 FDA 批准为用于治疗 FGFR3 或 FGFR2 基因突变的晚期膀胱癌患者，因此针对晚期膀胱癌的基因检测应该包括 FGFR3 或 FGFR2 基因检测。尽管目前针对阴茎癌及睾丸癌研究很多，但是由于其在遗传咨询和治疗策略制定方面价值相对有限，现有指南及共识尚未推荐进行基因检测。

第五节　基因检测结果的解读

基因检测的结果很复杂，超出了大多数临床医师的解释能力，因此基因检测结果的解读更加依赖于专业的基因检测机构。当检测结果表明肾癌基因中存在已知的致病性突变时，解释就相当简单，尤其是

当患者之前就存在临床怀疑。通过全外显子或全基因组测序可能在与癌症不相关基因或临床相关性不确定的基因中发现致病性突变，在此种情况下，对于检测结果的解读必须慎重。如果检测结果未发现明确致病性突变，也不能依次就认定患者不存在基因突变。虽然NGS通常会评估整个外显子和关键内含子区域，但依然可能会遗漏启动子或内含子改变。基因检测是一个动态的过程，基因检测结果也会随着疾病进展以及诊疗而发生变化。若检测后遗传报告提示检测基因存在意义未明突变（variant of uncertain significance，VUS），当前的遗传检测领域共识是发现VUS后不会立即改变患者的诊疗建议，而是建议患者进行长期随访，收集更多证据，最终决定是否需要对这些VUS重新分级并制定新的治疗方案。通常在一段时间后，许多的VUS均会被重新分级为致病性/可能致病性（与疾病相关)/良性。当VUS被重新分级时，遗传实验室会通知指定的医师，医师应再次与患者面谈病情，讨论诊疗方案。

〔蔡 燚〕

参考文献

[1] SONDKA Z，BAMFORD S，COLE CG，et al. The COSMIC Cancer Gene Census：describing genetic dysfunction across all human cancers [J]. Nat Rev Cancer，2018，18 (11)：696-705.

[2] 朱耀. 中国前列腺癌患者基因检测专家共识（2020年版）[J]. 中国癌症杂志，2020，30 (07)：551-560.

[3] 贺大林，薛蔚，周芳坚，等. 肾癌基因检测中国专家共识（2021版）[J]. 现代泌尿外科杂志，2022，27 (3)：192-200.

[4] MONTAZERI K，BELLMUNT J. Erdafitinib for the treatment of metastatic bladder cancer [J]. Expert Rev Clin Pharmacol，2020，13 (1)：1-6.

[5] HUGHES K S. Genetic Testing：What Problem Are We Trying to Solve [J]? J Clin Oncol，2017，35 (34)：3789-3791.

[6] GARRAWAY L A，LANDER E S. Lessons from the Cancer Genome [J]. Cell，2013，153 (1)：17-37.

[7] LAWRENCE M S，STOJANOV P，POLAK P，et al. Mutational heterogeneity in cancer and the search for new cancer-associated genes [J]. Nature，2013，499 (7457)：214-218.

[8] KANDOTH C，MCLELLAN M D，VANDIN F，et al. Mutational landscape and significance across 12 major cancer types [J]. Nature，2013，502 (7471)：333-339.

[9] WITTE J S，MEFFORD J，PLUMMER S J，et al. HOXB13 Mutation and Prostate Cancer：Studies of Siblings and Aggressive Disease [J]. Cancer Epidemiol Biomarkers Prev，2013，22 (4)：675-680.

[10] KAPUR P，PEñA-LLOPIS S，CHRISTIE A，et al. Effects on survival of BAP1 and PBRM1 mutations in sporadic clear-cell renal-cell carcinoma：a retrospective analysis with independent validation [J]. Lancet Oncol，2013，14 (2)：159-167.

[11] HWANG J J，UCHIO E M，LINEHAN W M，et al. Hereditary kidney cancer [J]. Urol Clin North Am，2003，30 (4)：831-842.

[12] LU X，FONG K W，GRITSINA G，et al. HOXB13 suppresses de novo lipogenesis through HDAC3-mediated epigenetic reprogramming in prostate cancer [J]. Nat Genet，2022，54 (5)：670-683.

[13] REBELLO R J，OING C，KNUDSEN K E，et al. Prostate cancer [J]. Nat Rev Dis Primers，2021，7 (1)：9.

[14] HUSSAIN M，MATEO J，FIZAZI K，et al. Survival with Olaparib in Metastatic Castration-Resistant Prostate Cancer [J]. N Engl J Med，2020，383 (24)：2345-2357.

[15] GIRI VN，KNUDSEN K E，KELLY W K，et al. Implementation of Germline Testing for Prostate Cancer：Philadelphia Prostate Cancer Consensus Conference 2019 [J]. J Clin Oncol，2020，38 (24)：2798-2811.

[16] LI J，XU C，LEE H J，et al. A genomic and epigenomic atlas of prostate cancer in Asian populations [J]. Nature，2020，580 (7801)：93-99.

[17] RIAZALHOSSEINI Y，LATHROP M. Precision medicine from the renal cancer genome [J]. Nat Rev Nephrol，2016，12 (11)：655-666.

[18] HARLANDER S，SCHÖNENBERGER D，TOUSSAINT N C，et al. Combined mutation in Vhl，Trp53 and Rb1

causes clear cell renal cell carcinoma in mice [J]. Nat Med, 2017, 23 (7): 869 - 877.

[19] BUI T O, DAO V T, NGUYEN V T, et al. Genomics of Clear-cell Renal Cell Carcinoma: A Systematic Review and Meta-analysis [J]. Eur Urol, 2022, 81 (4): 349 - 361.

[20] SFAKIANOS J P, CHA E K, IYER G, et al. Genomic Characterization of Upper Tract Urothelial Carcinoma [J]. Eur Urol, 2015, 68 (6): 970 - 977.

第十七章　良性前列腺增生合并前列腺炎相关研究热点

第一节　概　　述

良性前列腺增生（benign prostatic hyperplasia，BPH）是导致中老年男性排尿障碍的常见泌尿系统疾病。它是指在多种病因作用下，中老年男性前列腺组织学上间质、腺体成分的增生和解剖学上前列腺的增大，从而产生膀胱出口梗阻（bladder outlet obstruction，BOO）的尿流动力学改变，以及下尿路症状（ lower urinary tract symptoms，LUTS）为特征的临床表现。BPH 主要发生在老年男性，70％的患者年龄在 70 岁或以上。衰老和雄激素作用是导致 BPH 发生的明确因素。此外，代谢综合征、遗传和生活方式可能也与 BPH 有关。

前列腺炎（prostatitis）也是泌尿外科的常见病，在泌尿外科 50 岁以下男性患者中占首位。它是指由多种复杂原因引起的，以尿道刺激症状和慢性盆腔疼痛为主要临床表现的前列腺疾病。它并不是一种单一疾病，而是由几个共同基本要素组成的综合征。1995 年美国国立卫生研究院（NIH）制定了一种新的前列腺炎分类方法。Ⅰ型：相当于传统分类方法中的急性细菌性前列腺炎；Ⅱ型：相当于传统分类方法中的慢性细菌性前列腺炎；Ⅲ型：慢性前列腺炎/慢性盆腔疼痛综合征；Ⅳ型：无症状性前列腺炎。其中非细菌性前列腺炎远较细菌性前列腺炎多见。前列腺炎传统上被认为是发生在年轻男性身上的疾病，但很明显的证据表明，它在老年男性中也很常见。事实上，流行病学研究表明，前列腺炎在 50 岁以上的男性中几乎与 50 岁以下的年轻男性一样常见。

既往认为良性前列腺增生与前列腺炎是两种独立的前列腺良性疾病，前者患者群体主要为中老年人，而后者主要为中青人男性，两者各有其独立的病理机制。然而，越来越多的研究证据显示两者在发病机制上可能存在关联。支持这一猜测的证据主要来自两方面：

一方面，大量研究发现在因 BPH 进行前列腺切除术后的病理标本中，合并前列腺组织学慢性炎症的占比甚高。1979 年 KOHNEN 等人报道在 161 例因 BPH 行前列腺切除术患者的术后标本中，炎症的发生率为 98.1％。Blumenfeld 等人 1992 年报道 95％的 BPH 患者的经尿道前列腺电切标本和 10％的全切标本里有淋巴细胞的浸润。Bedalov 等人 1994 年报道 90.3％BPH 患者术后前列腺标本并发前列腺炎。Gerstenbluth 等人的研究也发现前列腺切除术的标本中，95％的外周带标本和 87.5％的移行带标本切片均有多灶性慢性炎症区域。

另一方面则是来自一些显示两者合并存在的流行病学研究。Collinset 等人报道了一项对 31 681 名 40～75 岁无前列腺癌患者的研究，结果显示，5 053 名有前列腺炎病史的患者中 57.2％（16％）有前列腺增生相关并发症，相反，7 465 名有前列腺增生病史的患者中 38.7％（24％）有前列腺炎病史。Nickele 等人报道了 3 700 例前列腺增生伴 LUTS 患者中，688 例在射精期间有疼痛或不适，显示前列腺增生与前列腺炎之间存在重叠。此外，发生前列腺增生的危险因素之一是年轻时的前列腺炎史，一项对 2 447 例患者的研究表明，该研究报告称，被诊断患有前列腺炎的年轻患者未来患前列腺增生的可能性是没有前列腺炎病史的患者的 2.4 倍。这表明，早发型前列腺炎可能是 BPH 发展的早期标志。

第二节　良性前列腺增生与前列腺炎可能的相互作用机制

目前大多数观点认为前列腺慢性炎症和 BPH 可能具有互相诱导的关系。部分病例可能先有前列腺炎，推测是由浓缩前列腺液的化学诱导，导致了以 T 淋巴细胞为主的炎症细胞在局部聚集。活化的淋巴细胞可释放炎症递质和生长因子（如 PDGF，TGF-β，EGF，bFGF 等），刺激细胞增殖、减少细胞凋亡（如 Bcl-2 的上调、MIC-1 的下调等）。而 BPH 可以造成前列腺导管机械性梗阻及扩张，分泌停滞，导管壁破坏和缺血，同时在结节的分化、重组、成熟和梗死的过程中，可发生感染或无菌性炎症，进一步加剧腺体周围的炎症。两者互为因果相互促进、恶性循环（图 17－2－1）。

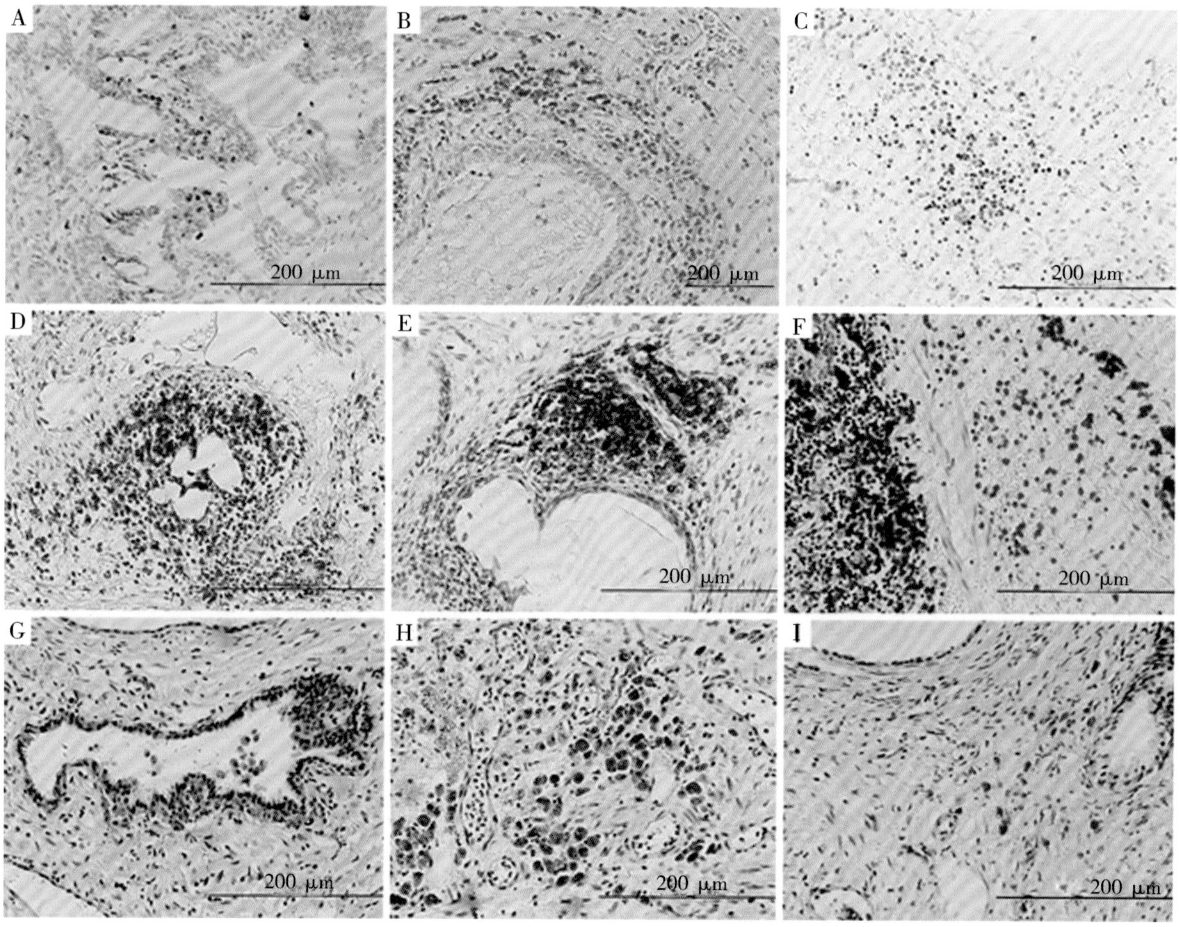

图 17－2－1　良性前列腺增生组织中不同程度的炎症细胞浸润

T 淋巴细胞浸润：（A）腺体（B）腺体周边（C）基质细胞；B 淋巴细胞浸润：（D）腺性（E）腺体周边（F）基质细胞；巨噬细胞浸润：（G）腺性（H）腺体周边（I）基质细胞。

其中很多学者认为炎症反应中释放的炎症因子起了重要作用，如活化的淋巴细胞可以释放 PDGF、EGF、TGF-β 等生长因子，刺激细胞增殖。这其中 PDGF 被很多研究者证实与 BPH 有关。GLEASON 研究发现前列腺组织细胞通过 PDGF 信号传导途径对 PDGF 的刺激呈阳性反应，表现为呈计量依赖性的细胞增殖。MARK 等人发现 BPH 患者平滑肌细胞释放的透明质酸水平明显地高于正常人，而透明质酸是前列腺细胞外的一种很重要的基质，通过与细胞膜上的一种跨膜蛋白 CD44 结合而发挥促进细胞生长、调控细胞运动性、细胞移行、细胞黏附和血管生成等重要作用，所以认为 PDGF 可能是引起 BPH 的重要因素。

此外，也有学者认为炎症细胞释放一些抑制细胞凋亡的物质从而造成 BPH。Bcl-2 基因有明显的抑制调亡的作用。GERSTENBLUTH 对前列腺切除标本性免疫组化染色，发现炎症区域的 Bcl-2 上调明显，故认为其可能通过抑制细胞调亡在 BPH 中起促进作用。WANG 等人通过双重免疫组化发现炎症细胞释放的各种炎症介质导致 COX-2 在前列腺上皮的表达增多，而该区域的前列腺上皮细胞增殖、调亡减少（表现为 PCNA、Ki-67、Bcl-2 等的表达上调）（图 17－2－2）。巨噬细胞抑制细胞因子（MIC-1）基因是 TGF-β 超家族中一个特殊的成员，主要在前列腺和胎盘中表达，MIC-1 基因可抑制肿瘤的生成，并可诱导细胞的调亡。TAOKA 等人发现 BPH 与正常前列腺组织比较，MIC-1 基因下调的差别有显著意义。在 BPH 腺体被炎症浸润间质增生的区域，MIC-1 基因的表达下调与炎症浸润的程度及腺上皮破坏的程度有关，并推测严重的炎症反应导致前列腺腺体的破坏是 BPH 的一个特殊事件，浸润的炎症细胞可以直接破坏间质-上皮细胞的相互作用。

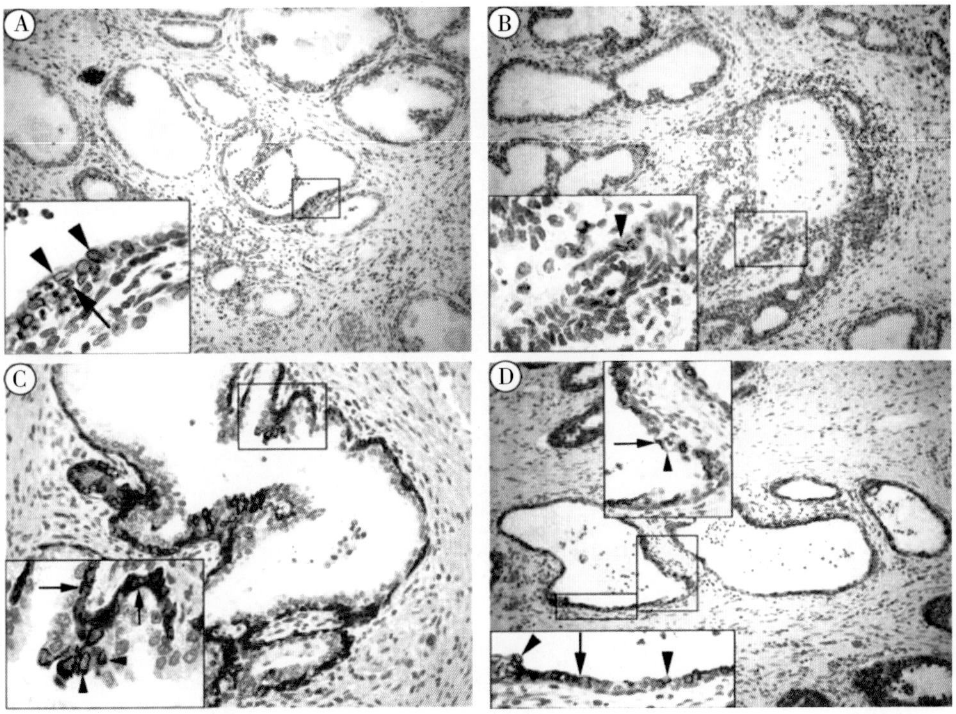

图 17－2－2　COX2 在良性前列腺增生中的表达形态分布

A：与良性正常前列腺中 COX－2 阴性染色相比，患有腺体炎症的单纯萎缩（SA）腺体在管腔上皮中显示局灶性 COX－2 免疫染色。插图：箭头表示炎症细胞，三角表示 COX－2 阳性染色上皮。B：萎缩性增生后（PAH）腺管腔细胞中 COX－2 染色。插图：三角表示 COX－2 阳性染色的管腔细胞。C：在患有腺炎症的萎缩性腺体中，与 34bE12 标记的基底细胞中的阴性 COX－2 免疫染色相比，管腔细胞对 COX－2 产生免疫染色。插图：箭头表示骨髓上皮细胞（红色），三角表示 CX－2 阳性染色管腔细胞（黑色）。84 D：SA 病变的管腔细胞显示 COX－2 和 CK8 的细胞质免疫抑制。插图：箭头表示 CK8 的细胞质标记（红色），三角表示管腔细胞中的 COX—2 染色（棕色）。

组织学前列腺炎也可能通过激素代谢在前列腺增生发病机制中的作用。尽管前列腺是一个雄激素依赖器官，但有趣的是，在前列腺增生的情况下，在睾丸功能和血液雄激素水平随年龄下降的环境中，它却表现出增生性改变。这种雄激素无关的前列腺增生和炎症之间的联系已在文献中得到关注。除感染、外伤等外部因素外，雌激素的参与可能是引起该炎症的原因之一，雌激素的参与可能是随着年龄的增长雄激素浓度降低而相对增加。非细菌性前列腺实验大鼠模型显示，在强制注射雌激素的前列腺中可引起淋巴细胞的显著浸润。我们也知道，促炎细胞因子相关基因，如 IL-6、IL-1/3 和 TNF-a，在雌激素诱导的非细菌性前列腺组织中表达更高。换句话说，随着年龄的增长，激素环境中的炎症变化是由前列腺诱导的炎症相关因素和免疫反应后的前列腺生长因子引起的，慢性炎症导致的伤口反复愈合更最终导致前列腺结构重塑。

第三节 良性前列腺增生合并前列腺炎的组织病理学研究

Kohnen 将并发于 BPH 的前列腺炎分为 6 种类型：局灶性腺体炎症、腺体周围炎症、弥漫性基质炎症、孤立的基质淋巴结、急性坏死性炎症和灶性肉芽肿性炎症。其中局灶性腺体炎症为最为常见的病理类型，表现为管腔内中性粒细胞及巨噬细胞及周围基质中慢性炎症细胞浸润。Nickel 等人检查 80 例确诊为良性前列腺增生而既往无前列腺炎症状及病史的患者行 TURP 术后前列腺标本，发现炎症在所有前列腺标本中一定程度上可检测到，但范围只占腺体总量的 1%，即使在腺体周围也只占腺体总量的 0.5%。其发生部位依次为腺体周围（0.51%）、腺体（0.25%）、尿道上皮（0.17%）和前列腺基质（0.14%）。

关于炎症中细胞浸润的类型，1994 年 Steine 等人使用流式细胞计数仪显示出炎症浸润主要由 T 细胞（60%～70%），B 细胞（15%）和巨噬细胞（15%）构成。Anim 在其一项对不同炎症细胞在炎症病灶中定位的研究显示，对于急性和慢性活动性炎症，在炎症破坏的腺管管腔及腺体上皮层中以及腺体周围的炎性浸润区域内均发现有巨噬细胞浸润。同时在腺上皮层及腺体周围也发现大量淋巴细胞浸润。B 淋巴细胞在急性和慢性活动性炎症中一般少见，然而在慢性活动性炎症一些分化良好的滤泡中，却是主要的细胞成分。

在 Bedalov 等人研究中，在 32.8%的标本中分离出革兰氏阳性菌，值得注意的是有 26.6%的标本中分离出表皮葡萄球菌；而在 30.8%的标本中发现革兰氏阴性菌感染，2.9%的标本中存在真菌感染。27.9%的病理学证实并发前列腺炎的 BPH 标本未发现微生物感染证据。在 Nickel 9 180 例 BPH 标本研究中，发现 44%的标本存在细菌感染。其中 30.3%为表皮葡萄球菌，26.7%为非泌尿道致病菌，16.1%为肠球菌，14.3%为变形杆菌。

第四节 良性前列腺增生合并前列腺炎对临床表现的影响

BPH 患者出现下尿路症状（LUTS）和膀胱出口梗阻（BOO）被认为是由动力性因素和静力性因素引起，梗阻的动力因素主要是由前列腺和膀胱颈部平滑肌的张力构成，静力因素主要与增大的前列腺体积压迫后尿道有关。但有也观点提出另外可能存在第三种因素，那就是前列腺的炎症，炎症能引起逼尿肌不稳定（detrustror instability，DI），因此 Nickel 等人猜想前列腺炎症可能是导致 LUTS 的第三个因素。

BPH 与前列腺炎的临床症状有很多重叠之处，两者都是导致 LUTS 的原因之一。NIH 根据既往大量的研究和观察建立的慢性前列腺炎症状评分系统（chronic prostatitis symptom index，CPSI），包括疼痛不适、排尿症状及对生活质量的影响等 3 个方面，9 个项目总共 13 个问题。其中排尿症状和对生活质量的影响两个方面与常应用于 BPH 症状量化的国际前列腺症状评分（international prostate symptom score，I-PSS）基本相同。多数研究发现，一般说来，单纯的 BPH 可以具有较严重的排尿异常，而不会产生明显的疼痛。而合并前列腺炎的 BPH 患者，疼痛症状可能相对更为明显。Colins 等人调查发现 BPH 患者中有 3%是因为排尿异常就诊，2%因疼痛，1%因性功能改变。而在慢性前列腺炎患者中，20%是因为疼痛就诊，19%因排尿异常，1%因性功能改变。杜国伟等人研究发现合并组织学前列腺炎的前列腺增生患者术前最大尿流率低于单纯性前列腺增生组，而术前 I-PSS 评分，QOL 评分，术前排尿期症状评分和储尿期评分均高于增生组，结果与上述研究类似。笔者所进行研究亦显示，合并炎症的 BPH 患者平均临床症状评分高于单纯 BPH 患者，由此表明合并组织学前列腺炎会加重下尿路症状，对前列腺增生疾病的进展具有促进作用。

另外，与单纯 BPH 相比，合并前列腺炎的 BPH 患者平均发病年龄较高而且前列腺重量更重。Gerstenbluth 等人对 40 例 BPH 标本研究报道，单纯 BPH 患者与合并Ⅳ型前列腺炎的 BPH 患者相比，发病年龄较轻，平均年龄 54.4 岁，而合并有前列腺炎的病例平均年龄为 61.4 岁。从前列腺体积比较，前者前列腺体积较小，平均重量 32 g，而后者平均为 40 g。笔者所进行一项临床研究亦显示，与单纯 BPH 相比，合并前列腺炎的 BPH 患者平均前列腺体积较大，且前列腺体积与炎症程度正相关。

张峰等人研究发现与单纯 BPH 组相比，增生合并炎症组患者 tPSA、PSAD 和前列腺体积显著增大，最大尿流率减小，发生急性尿潴留的概率增高，以上研究证实慢性炎症与 BPH 的下尿路症状严重程度和进展相关。在笔者所进行研究显示，合并炎症的 BPH 患者 PSA 平均值高于单纯 BPH 组，而平均 PSAD 值在组间亦存在统计学差异，说明 PSA 的升高并非仅由于炎症导致前列腺体积增大所致，前列腺炎症常能破坏前列腺腺管及原有生理屏障的完整性，使腺管及腺泡内的 PSA 渗漏进入血液循环，从而引起血清 PSA 浓度升高。

除患者临床症状方面存在差异，针对合并前列腺炎的 BPH，外科手术治疗临床疗效和手术并发症发生方面亦存在差异。LIU 等人研究经尿道前列腺电切术（TURP）和经尿道等离子双极电切术（PKRP）治疗 BPH 的临床疗效、并发症和安全性的差异，发现 PKRP 术后并发症发生率显著低于 TURP 组，在 5 年的随访期间，与 TURP 组相比，PKRP 组对 IPSS、QOL、PVR 和 Qmax 的效果更好。在杜国伟等人的研究中，增生伴炎症组术后并发症的发生率 13.8%显著高于单纯性前列腺增生组 8.3%，其中增生伴炎症组术后膀胱痉挛发生率 5.05%显著高于增生组 0.95%（$\chi^2=10.475$，$P=0.001$）。造成膀胱痉挛发生率较高的原因可能是前列腺炎可以诱导 $\alpha1$ 受体亚型在膀胱逼尿肌和后尿道分布增加，从而导致了膀胱逼尿肌过度活动的发生。另外，LEE 等通过大鼠动物实验研究发现炎性因子会使膀胱传入神经元 c 纤维兴奋性亢进从而造成膀胱逼尿肌过度活动，造成膀胱痉挛。GRECHENKOV 等人通过对 402 例前列腺增生患者回顾性研究发现前列腺炎是 TURP 后尿道狭窄或膀胱颈挛缩的危险因素。同样的，DOLUOGLU 等人研究发现合并组织学前列腺炎组的术后尿道狭窄或膀胱颈挛缩引起再手术的发生率明显高于单纯性前列腺增生组。

第五节　良性前列腺增生、前列腺炎与前列腺癌的相关性

随着人们对前列腺癌（PCa）的早期诊断和早期治疗的认识不断提高，良性前列腺增生、前列腺炎与前列腺癌之间的相关性，近年来也越来越受到重视。尽管已经证实了与前列腺癌的致癌作用相关的几个因素，包括衰老、家族史、种族和雄激素代谢改变，但其确切的发病机制仍不清楚。虽然“前列腺炎可能导致更高的 PCa 风险”或“BPH 可能增加 PCa 易感性”的观点尚未得到承认，但已经进行了大量的流行病学研究来探讨前列腺炎和 BPH 是否是前列腺癌的危险因素。最近一项 2 500 名参与者的队列研究表明，患有前列腺炎的男性在 15 年后被诊断 PCa 的比例更高。此外，在丹麦进行从 1980 年到 2006 年有超过 10 万参与者的一项队列研究也表明，PCa 发病率在 BPH 队列中更高。根据上述结果，前列腺炎或 BPH 与 PCa 之间的关联几乎是结论性的。

几十年来，人们提出了一些关于前列腺炎、BPH 和 PCa 之间相关性的潜在假设。炎症被认为与几种类型的癌症高度相关，包括结肠癌、胃癌、肝癌和膀胱癌。慢性炎症刺激可诱导各种趋化因子和细胞因子的产生，通过促进血管生成和增加活性氧（ROS）的产生，为肿瘤生长和肿瘤进展提供有利的微环境，这可导致氧化性 DNA 损伤和减少 DNA 修复。在进行前列腺活检时，PCa 患者通常可以检测到炎症性病变（图 17-5-1）。Jiang 等人对 20 项病例对照研究进行了荟萃分析，发现前列腺炎与 PCa 之间存在显著的正相关关系。近期，Zhang 等人纳入了更多的研究，并证明了前列腺炎与 PCa 之间同样存在显著关系。不过，哪种类型的前列腺炎更倾向于与更高的 PCa 风险相关仍有待确定。目前公认的是炎症可能导致局灶性前列腺萎缩，有些萎缩性腺体外观较非萎缩性腺体具有更高的增殖活性，通常被称为增生性炎性萎缩（PIA），并和高级别前列腺上皮内瘤变（HGPIN）和 PCa 相关，尤其是 PIA 病变被认为是前列腺上皮内瘤变的前体。研究表明炎症可导致组织发育不良和 KNX3.1 表达降低，从而导致了 HGPIN 的进展，最终导致了浸润性癌，原因可能是在萎缩的腺体内的一小部分细胞中，增殖刺激

伴随着基因组和细胞表型的变化，导致了细胞功能损伤与肿瘤抑制基因的缺失及致癌转录因子的激活。此外，促炎性细胞因子（如 IL-8、趋化因子、IL-6 等）被认为可以增加细胞的增殖，减少凋亡，增强血管的生成，直接促进 PCa 的进展。最近一项临床研究表明，IL-7 可能通过激活基质金属蛋白酶-7 表达促进 PCa 的发展，从而诱导 EMT。最新研究发现番茄红素可以缓解氧化应激和炎症，降低处理的细胞中炎性因子（包括 IL1，IL6，IL8 和 TNF-α）的水平，可抑制前列腺癌的功效。Razzaghi 等人研究巨噬细胞移动抑制因子（MIF）多态性与 PCa 的生物学行为和发生率之间的潜在关联，发现 MIF-173 多态性可能与更高的前列腺癌发病率相关，提出 MIF-173 GC+CC 基因型可用作前列腺癌侵袭行为的预测因子，包括病理分期和 Gleason 评分以及转移事件。

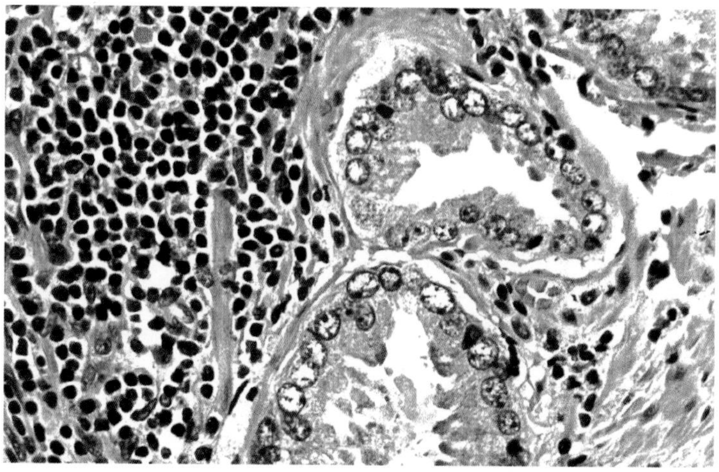

图 17-5-1　恶性腺体组织邻近的基质中可见慢性炎症细胞浸润

至于 BPH 和 PCa，大多数泌尿外科医师坚持认为 BPH 和 PCa 无关，主要是因为这两种情况的组织学和解剖位置不同，BPH 多发生在前列腺的移行区，而 PCa 多发生在外周区。此外，BPH 的主要特征是间质增生，而 PCa 主要累及上皮。尽管如此，这两种疾病存在相似的特征，如激素依赖性生长、对雄激素剥夺治疗的反应以及与老年的关系，BPH 是否可以通过与上皮-间质反应来影响肿瘤发生，目前尚未确定。另一方面，大量研究调查了 BPH 和 PCa 之间的流行病学关系，发现 BPH 对 PCa 风险有积极作用（图 17-5-2、图 17-5-3）。前列腺增生与前列腺癌都依赖于雄激素，其发病率随年龄增加而增加。而雄激素的主要作用是通过雄激素受体刺激和维持前列腺上皮细胞的增殖，雄激素受体（AR）

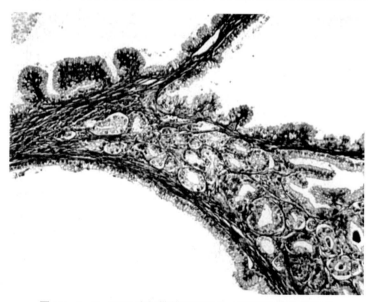

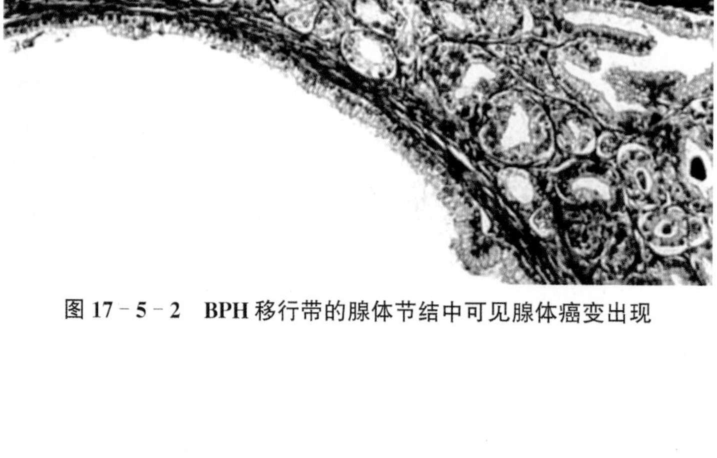

图 17-5-2　BPH 移行带的腺体节结中可见腺体癌变出现

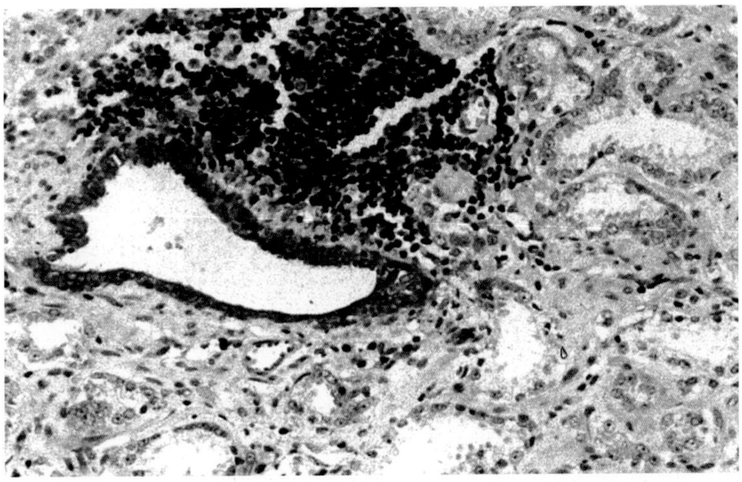

图 17-5-3 前列腺腺体增生合并邻近慢性炎症细胞浸润，周边合并恶性腺泡组织。良性腺体的淋巴细胞和上皮细胞显示对 bcl-2 抗体强烈的免疫反应，恶性上皮细胞中未显示此免疫反应。

属于甾体激素核受体超家族，是一种雄激素依赖性转录因子，可调节基因使细胞增殖和分化，其生物学活性是由细胞内受体（核受体）介导的，无论睾酮（T）还是双氢睾酮（DH-T）均以 AR 为有效配基而发挥作用。肽类生长因子（表皮生长因子，成纤维细胞生长因子，血小板生长因子，转化生长因子α），肿瘤抑制基因（Rb，p21，p27 等），前列腺特异膜抗原（PSM-A），前列腺干细胞抗原（PSCA），血管内皮生长因子作为调节细胞生长、分化和凋亡的物质，某种物质的微量增加和减少都会对前列腺的生长和凋亡产生作用，而雄激素通过调节上述物质的表达而影响前列腺细胞的生长，两者在前列腺细胞的生长发育过程中可能是一个复杂网络调节系统，它们之间调节紊乱或失去正常生长调控，可能是导致前列腺癌的原因。

〔李 可〕

参考文献

[1] NICKEL J C, DOWNEY J, HUNTER D, et al. Prevalence of prostatitis-like symptoms in a population based study using the National Institutes of Health chronic prostatitis symptom index [J]. J Urol, 2001, 165 (3): 842-845.

[2] KOHNEN P W, DRACH G W. Patterns of inflammation in prostatic hyperplasia: a histologic and bacteriologic study [J]. J Urol, 1979, 121 (6): 755-760.

[3] BLUMENFELD W, TUCCI S, NARAYAN P. Incidental lymphocytic prostatitis. Selective involvement with non-malignant glands [J]. Am J Surg Pathol, 1992, 16 (10): 975-981.

[4] BEDALOV G, VUCKOVIĆ I, FRIDRIH S, et al. Prostatitis in benign prostatic hyperplasia: a histological, bacteriological and clinical study [J]. Acta Med Croatica, 1994, 48 (3): 105-109.

[5] GERSTENBLUTH R E, SEFTEL A D, MACLENNAN G T, et al. Distribution of chronic prostatitis in radical prostatectomy specimens with up-regulation of bcl-2 in areas of inflammation [J]. J Urol, 2002, 167 (5): 2267-2270.

[6] COLLINS M M N, MEIGS J B, BARRY M J, et al. Prevalence and correlates of prostatitis in the health professionals follow-up study cohort [J]. J Urol, 2002, 167 (3): 1363-1366.

[7] NICKEL J C, ELHILALI M, VALLANCIEN G, et al. Benign prostatic hyperplasia (BPH) and prostatitis: prevalence of painful ejaculation in men with clinical BPH [J]. BJU Int, 2005, 95 (4): 571-574.

[8] NICKEL J C. Treatment of chronic prostatitis/chronic pelvic pain syndrome [J]. Int J Antimicrob Agents, 2008, 31: 112-116.

[9] GLEASON P E, JONES J A, REGAN J S, et al. Platelet derived growth factor (PDGF), androgens and inflammation: possible etiologic factors in the development of prostatic hyperplasia [J]. J Urol, 1993, 149 (6): 1586-

1592.
[10] PULLEN M A, THOMAS K, WU H L, et al. Stimulation of hyaluronan synthetase by platelet-derived growth factor bb in human prostate smooth muscle cells [J]. Pharmacology, 2001, 62 (2): 103-106.
[11] WANG W, BERGH A, DAMBER J E. Chronic inflammation in benign prostate hyperplasia is associated with focal upregulation of cyclooxygenase-2, Bcl-2, and cell proliferation in the glandular epithelium [J]. Prostate, 2004, 61 (1): 60-72.
[12] TAOKA R, TSUKUDA F, ISHIKAWA M, et al. Association of prostatic inflammation with down-regulation of macrophage inhibitory cytokine-1 gene in symptomatic benign prostatic hyperplasia [J]. J Urol, 2004, 171 (6 Pt 1): 2330-2335.
[13] NICKEL J C, DOWNEY J, YOUNG I, et al. Asymptomatic inflammation and/or infection in benign prostatic hyperplasia [J]. BJU Int, 1999, 84 (9): 976-981.
[14] ANIM J T, UDO C, JOHN B. Characterisation of inflammatory cells in benign prostatic hyperplasia [J]. Acta histochemica, 1998, 100 (4): 439-449.
[15] NICKEL J C. Prostatic inflammation in benign prostatic hyperplasia-the thirdcomponent? [J]. Can J Urol, 1994, 1 (1): 1-4.
[16] COLLINS M M N, STAFFORD R S, O'LEARY M P, et al. Distinguishing chronic prostatitis and benign prostatic hyperplasia symptoms: results of a national survey of physician visits [J]. Urology, 1999, 53 (5): 921-925.
[17] 杜国伟，熊晶，陈赵，等. 前列腺增生合并组织学前列腺炎患者的临床特征及术后并发症分析 [J]. 现代泌尿外科杂志，2020，25 (7)：596-600.
[18] 李可，杨金瑞. 良性前列腺增生合并前列腺炎患者的临床特点分析 [J]. 中华泌尿外科杂志，2009，30 (2)：127-129.
[19] 张峰，张立东. 组织学前列腺炎对良性前列腺增生，前列腺癌患者临床特点的影响 [J]. 中华男科学杂志，2014，20 (4)：354-358.
[20] LIU Z, LI Y W, WU W R, et al. Long-term clinical efficacy and safety profile of transurethral resection of prostate versus plasmakinetic resection of the prostate for benign prostatic hyperplasia [J]. Urology, 2017, 103: 198-203.
[21] 杨宇，谢辉，郑建建，等. α_1 肾上腺素能受体亚型在慢性前列腺炎前列腺、后尿道及膀胱逼尿肌组织中的分布及其意义 [J]. 中华医学杂志，2010，90 (46)：3268-3271.
[22] LEE S R, HONG C H, CHOI Y D, et al. Increased urinary nerve growth factor as a predictor of persistent detrusor overactivity after bladder outlet obstruction relief in a rat model [J]. J Urol, 2010, 183 (6): 2440-2444.
[23] GRECHENKOV A, SUKHANOV R, BEZRUKOV E, et al. Risk factors for urethral stricture and/or bladder neck contracture after monopolar transurethral resection of the prostate for benign prostatic hyperplasia [J]. Urol J, 2018, 85 (4): 150-157.
[24] DOLUOGLU O G, GOKKAYA C S, AKTAS B K, et al. Impact of asymptomatic prostatitis on re-operations due to urethral stricture or bladder neck contracture developed after TUR-P [J]. Int Urol Nephrol, 2012, 44 (4): 1085-1090.
[25] BECHIS S K, CARROLL P R, COOPERBERG M R. Impact of age at diagnosis on prostate cancer treatment and survival [J]. J Clin Oncol, 2011, 29 (2): 235.
[26] KICIŃSKI M, VANGRONSVELD J, NAWROT T S. An epidemiological reappraisal of the familial aggregation of prostate cancer: a meta-analysis [J]. PloS one, 2011, 6 (10): e27130.
[27] REBBECK T R. Prostate Cancer Genetics: Variation by Race, Ethnicity, and Geography [J]. Semin Radiat Oncol, 2017, 27: 3-10.
[28] VAARALA M H, MEHIK A, OHTONEN P, et al. Prostate cancer incidence in men with self-reported prostatitis after 15 years of follow-up [J]. Oncol Lett, 2016, 12 (2): 1149-1153.
[29] ØRSTED D D, BOJESEN S E, NIELSEN S F, et al. Association of Clinical Benign Prostate Hyperplasia with Prostate Cancer Incidence and Mortality Revisited: A Nationwide Cohort Study of 3 009 258 Men [J]. Eur Urol, 2011, 60: 691-698.

[30] SINN D H, LEE J, GOO J, et al. Hepatocellular carcinoma risk in chronic hepatitis B virus-infected compensated cirrhosis patients with low viral load [J]. Hepatology, 2015, 62 (3): 694 - 701.

[31] KELLER J, CHIOU H Y, LIN H C. Increased risk of bladder cancer following diagnosis with bladder pain syndrome/interstitial cystitis [J]. Neurourol Urodyn, 2013, 32 (1): 58 - 62.

[32] TERZIĆ J, GRIVENNIKOV S, KARIN E, et al. Inflammation and colon cancer [J]. Gastroenterology, 2010, 138 (6): 2101 - 2114. e5.

[33] MATYSIAK-BUDNIK T, MÉGRAUD F. Helicobacter pylori infection and gastric cancer [J]. Eur J Cancer, 2006, 42 (6): 708 - 716.

[34] BALKWILL F, MANTOVANI A. Inflammation and cancer: back to Virchow [J]. Lancet, 2001, 357: 539 - 545.

[35] NICKEL JC, ROEHRBORN C G, O'LEARY M P, et al. The relationship between prostate inflammation and lower urinary tract symptoms: examination of baseline data from the REDUCE trial [J]. Eur Urol, 2008, 54: 1379 - 1384.

[36] JIANG J, LI J, YUNXIA Z, et al. The role of prostatitis in prostate cancer: meta-analysis [J]. PLoS One, 2013, 8: e85179.

[37] ZHANG L, WANG Y, QIN Z, et al. Correlation between Prostatitis, Benign Prostatic Hyperplasia and Prostate Cancer: A systematic review and Meta-analysis [J]. J Cancer, 2020, 11 (1): 177 - 189.

[38] THAPA D, GHOSH R. Chronic inflammatory mediators enhance prostate cancer development and progression [J]. Biochem Pharmacol, 2015, 94 (2): 53 - 62.

[39] SHINOHARA D B, VAGHASIA A M, YU S H, et al. A mouse model of chronic prostatic inflammation using a human prostate cancer-derived isolate of Propionibacterium acnes [J]. Prostate, 2013, 73 (9): 1007 - 1015.

[40] ZHANG Q, LIU S, ZHANG Q, et al. Interleukin - 17 promotes development of castration-resistant prostate cancer potentially through creating an immunotolerant and pro-angiogenic tumor microenvironment [J]. Prostate, 2014, 74 (8): 869 - 879.

[41] CUNNINGHAM D, ZHANG Q, LIU S, et al. Interleukin - 17 promotes metastasis in an immunocompetent orthotopic mouse model of prostate cancer [J]. Am J Clin Exp Urol, 2018, 6 (3): 114 - 122.

[42] JIANG L N, LIU Y B, LI B H. Lycopene exerts anti-inflammatory effect to inhibit prostate cancer progression [J]. Asian J Androl, 2018, 21 (1): 80 - 85.

[43] RAZZAGHI M R, MAZLOOMFARD M M, MALEKIAN S, et al. Association of macrophage inhibitory factor - 173 gene polymorphism with biological behavior of prostate cancer [J]. Urol J, 2019, 16 (1): 32 - 36.

[44] BOSTWICK D G, COONER W H, DENIS L, et al. The association of benign prostatic hyperplasia and cancer of the prostate [J]. Cancer, 1992, 70: 291 - 301.

[45] LEE C. Role of androgen in prostate growth and regression: stromal-epithelial interaction [J]. Prostate Suppl, 1996, 6: 52 - 56.

[46] SCHENK J M, KRISTAL A R, ARNOLD K B, et al. Association of symptomatic benign prostatic hyperplasia and prostate cancer: results from the prostate cancer prevention trial [J]. Am J Epidemiol, 2011, 173 (12): 1419 - 1428.

[47] 吴阶平. 吴阶平泌尿外科学 [M]. 2 版. 济南: 山东科学技术出版社, 2006.

第十八章　终末期肾病血液透析治疗进展

第一节　概　　述

终末期肾病（end-stage renal disease，ESRD）又称慢性肾衰竭、尿毒症，是各种慢性肾脏病持续进展至后期的共同结局。全世界约有超过 300 万 ESRD 患者依赖血液透析维持生命，而且每年增速 6%～7%，预计 2030 年会增加到 500～1 000 万人。虽然血液透析技术日益进步，但透析患者预后仍较差，在发达国家年死亡率 14%～16%，大约 1/4 在开始透析一年内死亡，在低收入国家这个比例更高，心血管疾病是主要死因，而且血透患者普遍住院率高、生活质量较差，造成巨大的经济、家庭和社会负担。

尿毒素可分为 3 类：小分子水溶性复合物（分子质量＜500 Da）；中分子物质（分子质量 500 Da～60 kDa），其中大中分子质量 15～60 kDa；蛋白结合毒素，包括小、中分子毒素。由于临床研究显示中分子物质可引起心血管疾病、慢性炎症、继发性免疫缺陷、促红素抵抗、蛋白能量消耗和恶病质，与大部分 ESRD 临床结局有关，血 β_2 微球蛋白等中分子毒素水平是 ESRD 死亡率预测因子，因此近 10 余年最关注的是如何增加大中分子、蛋白结合毒素的清除。

血液透析又称人工肾，模拟肾脏排出水分和部分代谢产物、调节电解质和酸碱平衡。从雏形发展至今已有 100 余年历史，直到 1966 年 Brescia 和他的同事成功发展了自体动静脉内瘘、建立长期透析通路之后，才广泛开展。人工肾完整概念包括透析器、透析液自动配比系统、电脑控制的血液和透析液监视系统等。漫长的血液透析发展史开始主要是透析膜和透析器的演变史，近几十年透析设备、透析用水的发展也大大促进血液净化技术的发展。近年血液透析治疗的 3 个主要进展是 HDF、应用新型透析膜、延长透析（图 18－1－1）。血液透析治疗方案除了透析模式还包括治疗时间和频率、治疗场所（居家、中心透析），血液透析技术和质量的改进主要是透析方案各方面的改进。

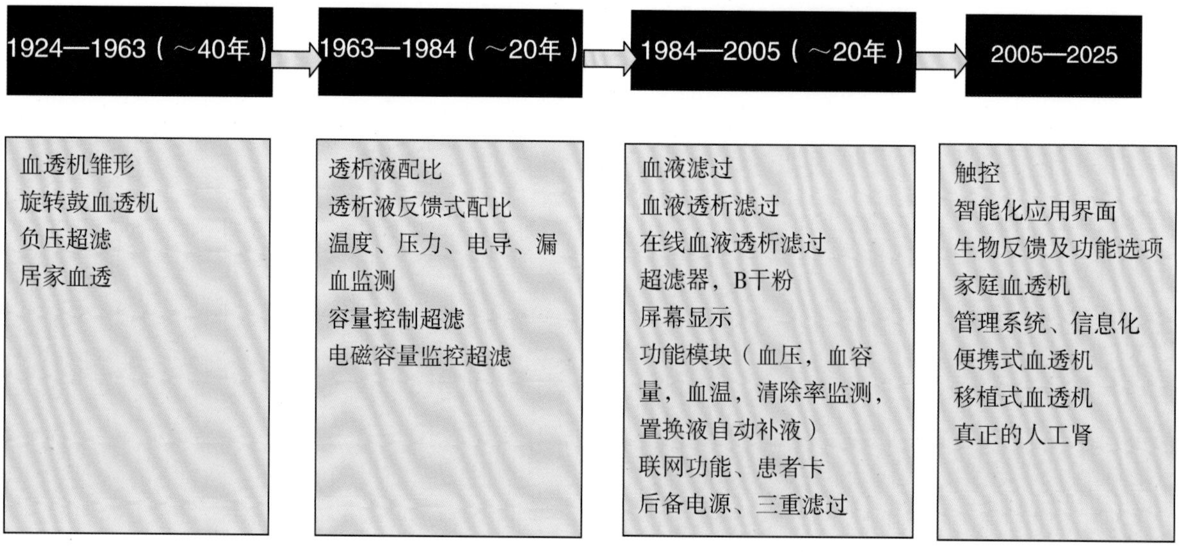

图 18－1－1　血透机技术的变革

第二节 终末期肾病开始血液透析的时机

ESRD 何时开始透析对预后最佳？基本一致的结论是过早透析并不能提高生存率。目前相关研究大多基于公式评估的肾小球滤过滤（eGFR），eGFR 受肌肉量、过度水化等影响，不是很好的尿毒素指标，决定何时开始透析不应单纯依赖 eGFR，需要考虑多方面因素，临床评估患者仍是决定起始透析时机最重要的工具。K/DOQI 和 KDIGO 指南均建议根据尿毒症症状及并发症而不是血肌酐和 eGFR 来决定何时开始透析。迫切需要研究新的具有死亡率预测价值的尿毒素标志物如可能的蛋白结合毒素，将来或许可能帮助指南确定关于透析起始时机的建议。

第三节 透析膜和血液透析模式分类

一、透析膜

透析膜是血液透析中溶质和毒素最主要的转运障碍、血液透析的核心部分，决定了透析质量。透析膜一般主要从材料（成分、生化结构、厚度、疏水性、电荷及 Z 电位、表面修饰）、性能（超滤系数、弥散系数、对流清除率、防污染、生物相容性）两个维度来进行分类和评价。

从材料上，透析膜发展经历纤维素膜、改良纤维素膜、合成膜 3 个阶段。早期的天然纤维素膜及改良纤维素膜，壁结构薄、高度亲水，但超滤系数低、β_2 微球蛋白等大中分子基本不清除、生物相容性差，属于典型的低通量膜。随着透析的广泛应用，产生了源自新型聚合物的合成膜如聚砜膜等，纺纱、膜内表面修饰改良技术（如肝素增加抗凝活性、减少负电荷，维生素 E 减轻氧化应激等）的进步及纳米科技的引入，现代合成膜厚度已经减少到 30 μm 或更薄，内层粗糙度明显改善、厚度只有 1～2 μm，减少了膜转运阻力，超滤系数较高、β_2 微球蛋白等中分子筛选系数高，疏水性、生物相容性也大大改善，吸附致热源、防污染，结合使用滤菌器、超纯透析液可多重保护免于细菌产物进入血液，可用于弥散和对流相结合的溶质清除，引领血液透析进入高通量、选择性清除毒素时代。

从性能上，透析膜最新的分类整合了水通透性、溶质清除参数（弥散系数、β_2 微球蛋白和白蛋白筛分系数等）来定义和分类低通量（low-flux，LF），高通量（high-flux，HF），超通量/高截留量/蛋白漏出（high cut-off，HCO），中截留量（midium cut-off，MCO）膜。透析膜结合血液透析（Hemodialysis，HD），血液滤过（hemofiltration，HF）两种模式产生不同的透析种类如低通量透析（LF-HD），高通量透析（HF-HD），血液透析滤过（hemodiafiltration，HDF），高截留量（HCO）透析，扩大血液透析（expanded hemodialysis，HDx）等，由于单纯血液滤过清除小分子、中分子毒素效率低下，一般少单独应用。

二、血液透析模式

血液透析模式主要根据透析膜性能划分，常见的有低通量透析、高通量透析和血液透析滤过。

1. 低通量透析：低通量透析使用的是孔径小的低通量膜，水通透性佳，仅弥散清除分子质量＜1 kDa 的小分子毒素效果佳，对中分子毒素基本不清除、生物相容性差，β_2 微球蛋白清除率＜10 mL/min，因此近年已少用。

2. 高通量透析：高通量透析的高通量膜（膜孔径 3～6 nm，水通透性 20～40 mL/h/mmHg/m^2，β_2 微球蛋白筛分系数 0.7～0.8、清除率＞20 mL/min，4 小时透析白蛋白丢失＜0.5 g），设计主要用于清除最大分子质量至 15 kDa（如 β_2 微球蛋白）的中分子物质，是清除小分子、中分子毒素最高效的模式。蜂窝状屏障结构比低通量膜更易于抗反超滤，应用超纯透析液生物相容性更好。但对分子质量＞15 kDa 的大中分子清除率有限。有研究收集不同随机对照试验数据显示高通量透析可以降低心血管死亡率约15%，HEMO研究也显示，平均随访2.84年，高通量透析比低通量透析在降低心血管住院率和死亡率获益显著，更长时期是否仍然能比低通量透析获益更多尚待确定。Membrane Permeability Outcome研究发现在白蛋白≤4 g/dL或糖尿病患者，高通量透析比低通量透析有长期生存获益。鉴于肯定的中分子清除效率、显著心血管获益，高通量透析是目前使用最多的血液透析模式。

3. 血液透析滤过（HDF）：HDF 1977年开始出现，采用高通量膜、在线产生超纯透析液作为后置换液更接近正常肾脏生理功能，结合了弥散、应用大剂量置换液最大化促进对流的清除模式，超滤系数>20 mL/h/mmHg/m^2）、β_2微球蛋白筛分系数>0.6，对流置换量至少达治疗总血容量20%。既高效弥散清除小分子溶质，又可以增加15～25 kDa中分子物质清除。尽管3个大型RCT评估HDF相对于传统HD的益处并不一致，ESHOL研究显示HDF全因、心血管和感染相关死亡率都明显下降，而其他两个研究持反对结论，但对3个研究分析发现ESHOL研究对流剂量显著高于另2个研究，进一步post-hoc分析发现HDF比高通量透析获益是由于应用了高剂量后置换对流。其他大型研究也明确显示高剂量（置换液>23 L/1.73 m^2）在线HDF在溶质清除、降低透析引起的炎症水平和提高生存率都优于HF-HD。新近的国际研究也证实后置换高剂量（>23 L/1.73 m^2）的HDF的临床获益效果，全因和心血管死亡相对风险下降14%和23%，在透析耐受性上也有益处，可以改善透析中外周循环、增加水和溶质从血管外转运到血管内，增加血流动力学稳定性，不容易发生低血压。因此有指南推荐将HDF作为一线治疗，美国FDA和肾脏病联盟最近也选择HDF作为难治性血透患者的治疗措施。HDF在欧洲、日本接受率也逐步提高中，占肾替代治疗模式的30%。在我国，HDF在ESRD的治疗中应用也越来越广泛。HDF未来能否取代高通量透析成为最常用的透析模式尚需研究进一步支持。

4. 超通量/高截留量透析：不管高通量透析还是在线HDF对大中分子的清除还远远不够。为此设计了膜孔径和截留分子质量更大的蛋白漏出膜（proteinleaking membrane），又称超通量膜（super high-flux membrane）或高截留量（HCO）膜，孔径（8～10 nm）是一般高通量膜的2～3倍，水通透性>40 mL/h/mmHg/m^2）、β_2微球蛋白筛分系数0.9～1.0，4小时透析白蛋白丢失2～6 g，血液中有效截留分子质量50～60 kDa，接近天然肾小球。生物相容性更好，大中分子毒素清除率高，更利于纠正贫血和高同型半胱氨酸、清除晚期糖基化产物。可以减轻尿毒症炎症状态、血管平滑肌钙化，显著改善内皮细胞功能。但高截留量透析关键的局限性是膜孔大小不均一，导致截留起始点和截留分子质量差距太大产生的“尾巴效应”，导致显著白蛋白丢失，是应用于慢性肾替代治疗的障碍。同时反渗反超滤导致透析液中细菌产物、内毒素容易入血，需要使用超纯透析液，因此高截留量透析存在两大基本安全问题：白蛋白丢失、内毒素反超。目前临床比较成熟的是用于骨髓瘤肾病的治疗，尚无研究发现高截留量透析可以改善长期肾替代治疗患者的临床结局。

5. 扩大血液透析（HDx）：最新的膜技术改进了膜孔分布一致性，生产了孔径分布窗窄、筛分曲线陡而右移、截留分子质量约达50 kDa的中截留量（MCO）膜，或称高截留起始点（high-retention-onset，HRO）膜，是肾替代治疗膜技术的最新进展，扩大血液透析（HDx）正是使用了新一代的MCO/HRO膜结合标准透析设备的新型透析，平均内部超滤可达40～45 mL/min，对与尿毒症长期并发症相关的17～50 kDa的大中分子毒素（如λ轻链）达到前所未有的有效清除，优于高通量透析、与HDF相当甚至更好，更接近于正常肾脏，而不伴随显著白蛋白丢失，可以大大下调慢性血透患者的炎症状态及相关细胞因子、炎症介质，而且没有比高通量透析增加内毒素反超滤，解决了目前血液透析的一个关键性瓶颈问题。增加大中分子毒素清除能够改善的情况包括慢性炎症、促红素抵抗、不宁腿综合征、高磷酸盐血症、继发性免疫缺陷及心血管疾病，均适合HDx。据目前所知，维持性血透患者对HDx没有禁忌症，而且对无残余肾功能、预期透析时间和寿命长、不会马上移植的患者效果更显著。临床试验一致报告治疗数周内即可有明显中分子毒素浓度稳定下降，自觉的舒适感和生活质量改善，可能是最早的临床效果，但对CKD相关并发症和终点的影响只能通过长时间持续治疗产生。HDx也伴有白蛋白丢失（平均2.9 g），一流的HRO膜Theranova透析器，每次透析白蛋白丢失1.2～3.9 g，高于高通量透析和 HDF，但远低于高截留量透析。这样的白蛋白丢失在治疗间隙可由肝脏合成补充，12 周的研究发现，4 周后有轻度一过性白蛋白下降（约 0.2 g/L），大部分之后恢复。理论上长期治疗不引起低白蛋白血症，但也有个别研究发现与高通量膜相比，MCO 透析器虽大大降低炎症指标，但白蛋白丢失改善有限，导致营养不良不容忽视，因此开始 HDx 临床上要严密监测白蛋白浓度，特别是对于本身白蛋白低的患者。由于带来清除大中分子毒素能力量级的飞跃，提高患者舒适感和生活质量，临床操作简单，不需要额外技术和基础设施，受益患者范围广，HDx 被认为具有改变当前血液透析的潜力。目前尚没有随访时间足够长的研究确定 MCO 膜有无可争辩的长期临床终点获益，而且 MCO 透析器的价格远高于普通透析器，无成本效益优势，因此目前难以在临床中作为标准治疗应用。需要进一步科学的研究确定中长期关于安全性、改善临床结局的证据。

6. 蛋白结合毒素的清除：越来越多的证据表明，蛋白结合毒素（PBUT）积聚导致慢性肾脏病快速进展致 ESRD，增加了心血管发病率和死亡率。由于 PBUT 结合的主要是白蛋白，因此增加膜孔径无法显著增加清除，通过 HCO 透析以外的操作都难于清除。目前降低 PBUT 的方法主要有保护残肾功能、减少结肠生成（增加纤维素摄入、低蛋白饮食结合复方 α 酮酸）、口服吸附剂如活性炭、在透析设备上整合高亲和性吸附剂如活性炭、应用白蛋白置换剂。目前发现新型大孔径活性碳吸附效率高且生物相容性好，也发现很多更容易生产的新型材料复合膜在体外实验中清除 PBUT 较好的同时兼具高生物相容性。通过吸附增加 PBUT 清除的新型复合膜透析器可能是下一代肾替代治疗的一个关键策略、研究热点。寻找长期使用安全有效的白蛋白置换剂也是未来增加 PBUT 清除的方向之一。目前所有增加 PBUT 清除的措施都处于研究阶段，成功清除 PBUT 要走的路还很长。

第四节　透析用水与透析器

透析用水达到国际质量标准，对透析质量、患者安全至关重要。超纯透析液提出于 20 世纪 90 年代初，用于低通量透析以外的透析模式。在过去 10 余年地位突出，研究显示超纯透析液增加合成膜生物相容性，可降低炎症标志物水平、减轻慢性炎症、减少氧化应激，减少促红素抵抗，保护残余肾功能，降低心血管患病率，降低 $β_2$ 微球蛋白淀粉样变，降低终末糖基化产物水平，减少透析相关并发症的发生，保障了血液滤过、大孔径透析膜的安全使用，意义重大。

透析器、血泵和体外循环的其他环节设计对于透析质量也很重要，生产厂商一直在改进，目的主要是使血流和透析液在毛细纤维管内外达到最佳分布和流体模式、减少膜孔表面蛋白吸附，达到最佳清除效率。日趋先进的现代化透析机血液、透析液、患者监视装置不断更新，在线收集患者和透析治疗参数、监测透析效率、血容量，及早发现透析剂量变异率、治疗偏差、血管通路功能障碍等，逐步趋于准确、安全、自动化、智能化、具有生物反馈功能，目标是精准控制超滤、透析剂量、患者体温等，提高透析效率和安全性。（图 18－4－1）

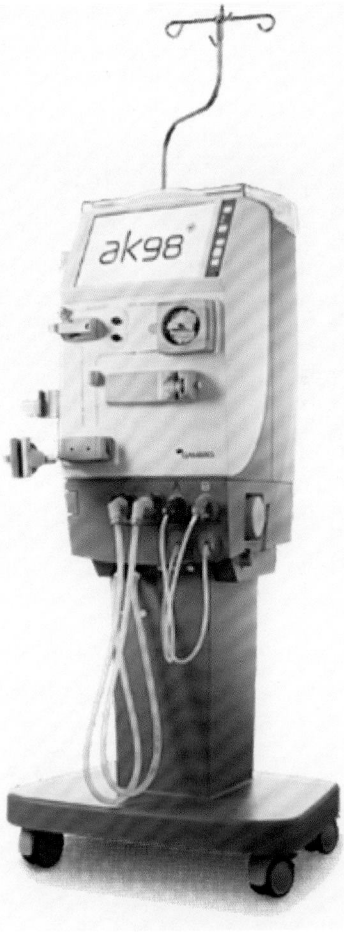

图 18－4－1　百特新一代 AK98 血透机

增强版双通道电磁容量超滤系统精准控制超滤；三重电导精确监测电导度；个性化辅助预冲程序；直观化、图形化的全新中文触控彩屏以人为本；360°分级声光报警，直观提示报警信息，允许优先处理紧急警报，一键式操作，化繁为简，提高工作效率，确保治疗平稳，还原舒适治疗环境。

第五节 透析剂量

为提高透析质量，一直在探索最佳透析时间、频率和剂量。透析时间最好根据患者接受度、治疗经验、残余肾功能、体表面积校正的 Kt/V 和预计超滤率个体化制定。对生存率最有利的透析时间，不同研究、不同地区甚至不同统计学方法得出的结论都有争议，目前主流观点认为每次透析 3.5～4 小时获益更大，每周 3 次共治疗 12 小时被认为是标准治疗。HEMO 研究曾显示超过尿素 Kt/V 1.3 再增加透析剂量对于结局没有影响。但后续针对每周透析时间的研究都肯定治疗时间越长越有益于临床预后。Maduell 等人研究表明在线持续监测达到或超过目标透析剂量对预期寿命和住院风险都有显著益处。研究还发现标准每周 3 次血透的两天间隔期增加了死亡率和心血管事件发生率。增加透析频率（3～5 次/周）或每次透析时间延长（2～8 h/次）达到每周透析总时间＞12 h 的延长血液透析（extended hemodialysis，EHD）可以改善血压控制、减轻左室肥厚、减少透析中发生低血压，并带来总体生存率获益。由于延长透析更适合于家庭透析，在透析中心推广经济负担大，因此直到研究确定有最终临床结局获益之前，延长透析难以成为主流。

第六节 家庭透析与可携带等新型人工肾

家庭血液透析由来已久，需要对患者和照护者进行充分专业培训、家庭供水质量达标、安装水净化设备和透析机。同时也需要医院专业医护辅助才能保证透析质量和安全。家庭透析曾一度失去优势，但 20 年前开始重新受到欢迎，主要优势是方便、更经济、增加治疗独立性，避免周末长间歇不利效应，治疗频率和时间可以自由安排，进行延长血液透析，降低了超滤速率，从而减少透析中的心血管打击。不会发生交叉感染，患者生活质量和预后更好。政府的政策支持、相关配套技术、保障安全的远程医疗、医护人员积极倡导共同促进家庭透析的开展。由于设备购买安装、患者专业知识缺乏、接受医院培训困难、让完全非专业的患者或照护者独立完成复杂的透析操作的法律责任问题等因素，我国目前家庭透析极少。家庭透析是未来发展方向之一，未来科技的发展会让家庭血透更容易，期待家庭透析能得到开展，缓解我国透析经济压力的同时改善患者生存预后和生活质量。

1975 年起可携带型人工肾、可穿戴血透设备、植入性人工肾逐步得到发展。优势是可以增加透析频率和时间、增加出行自由和自主性、在中心外进行自我精细化优质治疗，可植入透析器有可能避免重复血管通路和血泵。血流速度更慢、治疗时间更长、生物相容性要求更高、植入技术、设备寿命、超滤控制、抗凝剂、能源、代谢物排泄和透析液再生等都是限制移动小型人工肾和可植入透析设备发展的问题和研究热点，未来的工作需要继续着重于方便移动的技术改进，达到小型、高效、便携的目标。

第七节 透析质量评估和提高

透析效率、充分性的评估，除了传统的尿素 Kt/V 之外，跟临床结局相关的中分子和大中分子毒素的清除也是治疗剂量的指标，β_2 微球蛋白作为完美的中分子物质代表，是透析患者结局的独立强有力风险因素，应常规监测并整合到透析充分性目标中。为保证透析效率、安全性，需要准确评估透析膜、透析器性能。现有证据显示蛋白组学用于评估透析膜非常优秀。蛋白组学通过分析透析液、膜解析液等标本，从分子水平确定蛋白质、多肽及细胞因子，了解其影响的生化代谢途径及生理重要性，定义尿毒素、确定影响预后的生物标志物；测定和比较透析器、透析膜净化效率、生物相容性、防污染性；从漏出蛋白及其他分子评估安全性；了解体外循环参与血膜反应相关组分，评估透析中抗凝方案的有效性和安全性，帮助个体化制定抗凝处方。总之，蛋白组学是深入研究尿毒症分子知识、提供肾替代治疗相关信息、帮助研制更高效、安全透析膜的有力工具。

除了血液透析，患者生存率和生活质量的提高还需要高质量的整体管理。新近提出的理念是分 3 个层面、精准化、重点保护心血管的全方位科学管理。第一层面是最优方案血液透析治疗，治疗当天根据患者病情个体化制定透析处方并实时调整；第二层面是从长远角度精细化目标的长期医学管理；第三层面是为疾病管理提供最佳护理。由于 ESRD 患者左心室重构和功能不全、心律失常、心源性猝死、动脉钙化、瓣膜病发生率更高，50％～60％死于心血管疾病，超滤率对心脏压力是最重要的因素。因此必须重点关注心血管保护，有研究建议从个体化指标（年龄、合并症、性别、生活方式、心脏生物标志物等）综合评估心血管风险评分。其中精确的容量评估被一致认为是核心问题，容量负荷过多或不足都导致心血管并发症、心血管及全因死亡率上升。遗憾的是，通过透析恢复盐和水稳态、不伤害患者仍未实现，精准评估钠盐和水容量状态、达到理想干体重至今没有金标准手段。近年关于不同技术方法评估液体状态的大规模观察性和干预性研究越来越多，发现生物电阻抗和肺超声对细胞外液体超负荷有很强的预测价值，在线容量监测可有效监测容量过负荷和不足，与传统的临床体检、胸部摄片、上腔静脉充盈度、B 型利钠肽、透后容量临床评估互为补充，都有可能成为确定预后不良风险的有力工具。

计算机智能的高速发展将根本改变医疗模式，医疗健康必将快速依赖于数据科学发展个体化、精准化医疗。血液透析患者更加高度依赖于科技存活，治疗实时产生海量数据，如何科学分析数据、提取数据价值用于支撑临床决策、提高透析效率、改善预后未来将是巨大的挑战。同时，信息科技的快速发展使远程医疗可供选择的形式更加多样化，健康平台快速增多，远程医疗正在全球化扩张。在过去的十余年，远程医疗保健和监测透析患者已经变得越来越普遍，特别是在澳大利亚、美国，已经广泛应用于家庭透析。有提高家庭透析接受度和满意度、降低治疗成本、改善生存率的潜力。数字科学和远程医疗未来将是提高透析管理质量的两大有力工具。

虽然血液透析技术近几十年取得快速进步，但血液透析患者与肾移植及正常人群相比，疾病负担始终很重，健康相关生活质量和生存率还存在巨大差距。因此，期待未来发展生物相容性更好、选择性高效清除大中分子和蛋白结合毒素、具有抗凝活性的新型透析膜；透析器设计工艺更先进，透析液和血液合理配置，发挥最大清除功效；透析机监视装置更准确、安全、智能化、具有生物反馈功能；发展新型便携移动透析设备；更注重心脏保护和精准容量管理，利用数字科学、人工智能、远程医疗等制定个体化精准透析方案和全方位医学管理；透析治疗成本效益更佳，让患者不但能够得到支付得起的生命支持治疗，还可以参与治疗、获得更高质量的生活。

〔任利玲〕

参考文献

[1] NAYLOR K L, KIM S J, MCARTHUR E, et al. Mortality in incident maintenance dialysis patients versus incident solid organ cancer patients: a populationbased cohort [J]. Am J Kidney Dis, 2019, 73: 765-776.

[2] ROBERTS M A, POLKINGHORNE K R, MCDONALD S P, et al. Secular trends in cardiovascular mortality rates of patients receiving dialysis compared with the general population [J]. Am J Kidney Dis, 2011, 58: 64-72.

[3] ZHAO Y, PEI X, ZHAO W. Timing of Dialysis Initiation and Mortality Risk in Chronic Kidney Disease: A Meta-Analysis [J]. Ther Apher, 2018, 22 (6): 600-608.

[4] LEURS P, MACHOWSKA A, LINDHOLM B. Timing of dialysis initiation: when to start? Which treatment? [J]. J Ren Nutr, 2015, 25 (2): 238-241.

[5] RONCO C, CREPALDI C, BRENDOLAN A, et al. Evolution of synthetic membranes for blood purification: the case of the Polyflux family [J]. Nephrol Dial Transplant, 2003, 18 (suppl 7): vii10-20; discussion vii55.

[6] LEYPOLDT J K. Solute fluxes in different treatment modalities [J]. Nephrol Dial Transplant, 2000, 15 (Suppl 1): 3-9.

[7] PALMER S C, RABINDRANATH K S, CRAIG J C, et al. High-flux versus low-flux membranes for end-stage kidney disease [J]. Cochrane Database Syst Rev, 2012, 2012 (9): CD005016.

[8] CHEUNG A K, LEVIN N W, GREENE T, et al. Effects of high-flux hemodialysis on clinical outcomes: results of the HEMO study [J]. J Am Soc Nephrol, 2003, 14: 3251-3263.

[9] LOCATELLI F, CAVALLI A, MANZONI C, et al. The membrane permeability outcome study [J]. Contrib Nephrol, 2011, 175: 81-92.

[10] GROOTEMAN MPC, VAN DEN DORPEL M A, BOTS M L, et al. Effect of online hemodiafiltration on all-cause mortality and cardiovascular outcomes [J]. J Am Soc Nephrol, 2012, 23: 1087-1096.

[11] OK E, ASCI G, TOZ H, et al. Mortality and cardiovascular events in online haemodiafiltration (OL-HDF) compared with high-flux dialysis: Results from the Turkish OL-HDF study [J]. Nephrol Dial Transplant, 2013, 28: 192-202.

[12] MADUELL F, MORESO F, PONS M, et al. High-efficiency postdilution online hemodiafiltration reduces all-cause mortality in hemodialysis patients [J]. J Am Soc Nephrol, 2013, 24: 487-497.

[13] BLANKESTIJN P J, LEDEBO I, CANAUD B. Hemodiafiltration: clinical evidence and remaining questions [J]. Kidney Int, 2010, 7: 581-587.

[14] VILAR E, FRY A C, WEELSTED D, et al. Long-term outcomes in on-line hemodiafiltration and high-flux hemodialysis: a comparative study [J]. Clin J Am Soc Nephrol, 2009, 4: 1944-1953.

[15] CANAUD B, BRAGG-GRESHAM J L, MARSHALL M R, et al. Mortality risk for patients receiving hemodiafiltration versus hemodialysis: European results from the DOPPS [J]. Kidney Int, 2006, 69: 2087-2093.

[16] PANICHI V, RIZZA G M, PAOLETTI S, et al. Chronic inflammation and mortality in haemodialysis: Effect of different renal replacement therapies. Results from the RISCAVID study [J]. Nephrol DialTransplant, 2008, 23: 2337-2343.

[17] DAVENPORT A, PETERS S A, BOTS M L, et al. Higher convection volume exchange with online haemodiafiltration is associated with survival advantage for dialysis patients: the effect of adjustment for body size [J]. Kidney Int, 2016, 89: 193-199.

[18] PETERS S A, BOTS M L, CANAUD B, et al. Haemodiafiltration and mortality in end-stage kidney disease patients: a pooled individual participant data analysis from four randomized controlled trials [J]. Nephrol Dial Transplant, 2016, 31: 978-984.

[19] ARSLAN Z, KHURRAM M A, SINHA M D. Renal replacement therapy and conservative management: NICE guideline (NG 107) October 2018 [J]. Arch Dis Child Educ Pract Ed, 2020, 105 (6): 352-354.

[20] CANAUD B, VIENKEN J, ASH S, et al. Hemodiafiltration to address unmet medical needs ESKD patients [J]. Clin J Am Soc Nephrol, 2018, 13: 1435-1443.

[21] GIRNDT M, FIEDLER R, MARTUS P, et al. High cut-off dialysis in chronic haemodialysis patients [J]. Eur J Clin Invest, 2015, 45 (12): 1333-1340..

[22] SCHAUB T, JANKE D, ZICKLER D, et al. High cut-off dialysis mitigates pro-calcific effects of plasma on vascular progenitor cells [J]. Sci Rep, 2021, 11 (1): 1144.

[23] MORGERA S, SLOWINSKI T, MELZER C, et al: Renal replacement therapy with high-cutoff hemofilters: impact of convection and diffusion on cytokine clearances and protein status [J]. Am J Kidney Dis, 2004, 43: 444-453.

[24] ZWEIGART C, BOSCHETTI-DE-FIERRO A, HULKO M, et al. Medium cut-off membranes closer to the natural kidney removal function [J]. Int J Artif Organs, 2017, 40: 328-334.

[25] GARCÍA-PRIETO A, VEGA A, LINARES T, et al. Evaluation of the efficacy of a medium cut-off dialyser and comparison with other high-flux dialysers in conventional haemodialysis and online haemodiafiltration [J]. Clin Kidney J, 2018, 11: 742-746.

[26] KIM C S, CHOI H S, BAE E H, et al. FP553 comparison of medium cut-off membrane and post-dilution hemodiafiltration on removal of small and middle molecule uremic toxins [J]. Nephrol Dial Transplant, 2019, 34 (Supplement 1): 456-472.

[27] ZICKLER D, SCHINDLER R, WILLY K, et al. Medium Cut-Off (MCO) Membranes reduce inflammation in chronic dialysis Patients—A Randomized Controlled Clinical Trial [J]. PLoS One, 2017, 12 (1): e0169024.

[28] KIRSCH A H，LYKO R，NILSSON L G，et al. Performance of hemodialysis with novel medium cut-off dialyzers [J]. Nephrol Dial Transplant，2017，32：165－172.

[29] LEKAWANVIJIT S，KRUM H. Cardiorenal syndrome：role of protein-bound uremic toxins [J]. J Ren Nutr，2015，25（2）：149－154.

[30] MONICA FARIA，MARIA NORBERTA DE PINHO. Challenges of reducing protein-bound uremic toxin levels in chronic kidney disease and end stage renal disease [J]. Transl Res，2021，229：115－134.

[31] SARAN R，BRAGG-GRESHAM J L，LEVIN N W，et al. Longer treatment time and slower ultrafiltration in hemodialysis：associations with reduced mortality in the DOPPS [J]. Kidney Int，2006，69：1222－1228.

[32] MARSHALL M R，BYRNE B G，KERR P G，et al. Associations of hemodialysis dose and session length with mortality risk in Australian and New Zealand patients [J]. Kidney Int，2006，69：1229－1236.

[33] GROUP F. In-center hemodialysis six times per week versus three times per week [J]. N Engl J Med，2010，363：2287－2300.

[34] MADUELL F，RAMOS R，VARAS J，et al. Hemodialysis patients receiving a greater Kt dose than recommended have reduced mortality and hospitalization risk [J]. Kidney Int，2016，90：1332－1341.

[35] ROCCO M V，LOCKRIDGE RS J R，BECK G J，et al. The effects of frequent nocturnal home hemodialysis：the Frequent Hemodialysis Network Nocturnal Trial [J]. Kidney Int，2011，80（10）：1080－1091.

[36] CULLETON B F，WALSH M，KLARENBACH S W，et al：Effect of frequent nocturnal hemodialysis vs conventional hemodialysis on left ventricular mass and quality of life：a randomized controlled trial [J]. JAMA，2007，298（11）：1291－1299.

[37] CHEUNG A K，ROCCO M V，YAN G，et al. Serum beta－2 microglobulin levels predict mortality in dialysis patients：results of the HEMO study [J]. J Am Soc Nephrol，2006，17：546－555.

[38] LIABEUF S，LENGLET A，DESJARDINS L，et al. Plasma beta－2 microglobulin is associated with cardiovascular disease in uremic patients [J]. Kidney Int，2012，82：1297－1303.

[39] KAHN M R，ROBBINS M J，KIM M C，et al. Management of cardiovascular disease in patients with kidney disease [J]. Nat Rev Cardiol，2013，10：261－273.

[40] FLOEGE J，GILLESPIE I A，KRONENBERG F，et al. Development and validation of a predictive mortality risk score from a European hemodialysis cohort [J]. Kidney Int，2015，87（5）：996－1008.

第十九章　肾静脉受压综合征的诊断和治疗进展

第一节　肾静脉受压综合征与胡桃夹现象

肾静脉受压综合征（renal vein entrapment syndrome，RVES）是指左肾静脉（left renal vein，LRV）在回流下腔静脉（inferior vena cava，IVC）过程中受到外界压迫导致的一系列临床症状和体征，又称胡桃夹综合征（nutcracker syndrome，NCS）。左肾静脉穿行于腹主动脉（abdominal aorta，AO）和肠系膜上动脉（superior mesenteric artery，SMA）所形成的夹角区域。当左肾静脉受到外力的机械挤压，导致左肾静脉回流受阻，从而引起血尿、蛋白尿、左侧腰腹痛、精索静脉曲张等一系列临床症状和体征。偶见于左肾静脉受腹主动脉和脊柱压迫所致。1972 年，比利时 de Schepper 医师首次将其命名为肾静脉受压综合征。肾静脉受压综合征以往属于罕见病，加上前期缺乏明确诊断标准、临床表现多变等因素影响，其确切发病率不清楚。肾静脉受压综合征多见于儿童和青少年，发病高峰期在 4～40 岁，男性多于女性。随着多普勒超声（doppler ultrasound，DUS），计算机断层血管造影（computed tomography angiography，CTA），磁共振血管成像（magnetic resonance angiography，MRA），肾静脉造影以及血管内超声（intravascular ultrasound，IVUS）技术的发展，肾静脉受压综合征的检出率呈逐年上升趋势。

胡桃夹现象（nutcracker phenomenon，NCP）是指腹主动脉和肠系膜上动脉之间的左肾静脉管腔狭窄而远端部分管腔扩张的现象。杨金瑞团队首先验证并详细解析了肾静脉受压综合征与胡桃夹现象是两个不同的概念。肾静脉受压综合征和胡桃夹现象不但可以单独存在，还可以与肾脏疾病共同存在。此时，应当优先处理治疗肾脏疾病。而临床上有时将胡桃夹现象作为肾静脉受压综合征进行手术治疗，或将胡桃夹现象合并其他疾病引起血尿，如合并隐匿性肾炎的患者进行肾静脉受压综合征手术治疗等，造成了误诊误治或过度医疗行为。

第二节　肾静脉受压综合征的病因

胚胎期第 4 周（妊娠 6 周）脐静脉、卵黄静脉和主静脉形成最早期的静脉系统。胎儿主静脉引流胚体血流，由前支和后支构成。前支最终演变为上腔静脉系统，后支最终演变为下腔静脉系统。胚胎第 5 周（妊娠 7 周）开始，后支开始消失仅最远段保留，形成髂总静脉和下腔静脉髂段。消失的后支被成对的下主静脉和上主静脉取代。胚胎第 6 周（妊娠 8 周）最终形成下腔静脉及其属支，包括肾下部、肾部、肾上部和肝部。与下腔静脉胚胎发育相关的肾静脉受压综合征主要有前位型和后位型两种类型。从解剖学上看，右侧的下腔静脉和左侧的腹主动脉并行于脊柱两侧，肠系膜上动脉位于腹主动脉前方，与其形成夹角。左肾静脉需穿经腹主动脉与肠系膜上动脉所形成的夹角区域，跨越腹主动脉前方注入下腔静脉。正常情况下，此夹角为 45°～60°，肾静脉受压综合征时此角度＜45°。该区域正常情况下被肠系膜脂肪、淋巴结、腹膜等组织填充，使左肾静脉不致受到挤压。但由于先天的血管畸形或者后天体形的变化，如青春期身高迅速增长、椎体过度伸展、体型急剧变化等情况下，此夹角变小，使左肾静脉受压，引起左肾静脉高压，此称为前位型肾静脉受压综合征。在极少数情况下，左肾静脉并未穿行于腹主动脉和肠系膜上动脉之间，而是从腹主动脉后方椎体前方穿过汇入下腔静脉，此时若受到腹主动脉的压迫出现左肾静脉高压，称之为后位型肾静脉受压综合征（图 19－2－1）。此外，左肾静脉高位变异、左肾下垂、胰腺肿瘤、主动脉旁淋巴结肿大、腹主动脉瘤、腹膜后肿瘤、膜腹后及肠系膜脂肪减少、脊柱畸形、怀孕状态等均可造成左肾静脉受压。

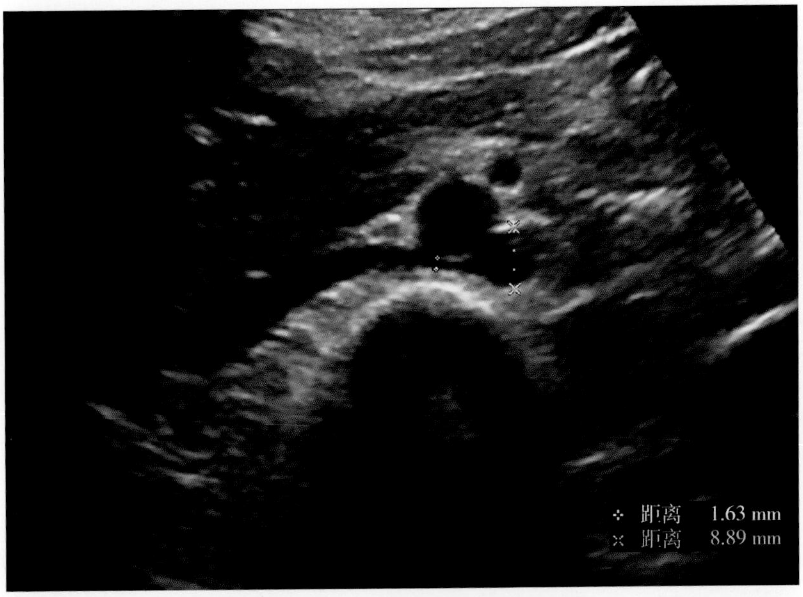

图 19－2－1　后位型胡桃夹综合征

第三节　肾静脉受压综合征的临床表现

肾静脉受压综合征最常见的临床表现有：血尿、左侧腰腹痛、性腺静脉曲张、蛋白尿和贫血等。左肾静脉接受左肾上腺中央静脉、左侧性腺静脉（睾丸静脉或卵巢静脉）、左侧腰静脉及左侧输尿管静脉的血液回流。大部分正常人下腔静脉与左肾静脉压力梯度小于 1 mmHg（1 mmHg＝133.3 Pa），而肾静脉受压综合征患者下腔静脉与左肾静脉之间压力梯度可高达 3 mmHg 以上。左肾静脉和下腔静脉之间的压力梯度上升到 3 mmHg 或更高时肾静脉系统扩张，扩张的静脉窦和邻近肾盏之间变薄的隔膜在静脉高压下破裂，淤积的静脉血最终进入集合系统和肾盏穹窿，形成肉眼或镜下血尿。部分明显血尿的老年患者还会出现头昏、乏力等症状。另外，由于十二指肠水平段同样由右向左穿过肠系膜上动脉与腹主动脉的夹角区域，部分肾静脉受压综合征的患者同时会伴有十二指肠淤滞症，表现为腹胀、腹痛，餐后更为明显。

第四节　肾静脉受压综合征的诊断

除了临床症状和体征，影像学检查在诊断肾静脉受压综合征中占有重要地位，包括 DUS，计算机断层扫描（computed tomography，CT），磁共振显像（magnetic resonance imaging，MRI），肾静脉造影和 IVUS 等。

一、DUS

在肾静脉受压综合征的诊断中，实时 DUS 的敏感性 69%～90%，特异性 89%～100%，加上可以无创性测量体内血流速度的优点，成为肾静脉受压综合征的首选影像学检查。但检查体位不同时诊断指标和取值范围有明显区别。肾门处左肾静脉和腹主动脉与肠系膜上动脉夹角处左肾静脉的内径比值和峰值流速是较为常用的诊断指标。《血管和浅表器官超声检查指南》中肾静脉受压综合征的诊断标准为：

腹主动脉与肠系膜上动脉之间的间隙明显变小，左肾静脉明显受压，左肾静脉远心端明显扩张，扩张后内径为狭窄处内径 3 倍以上，且脊柱后伸 20 分钟后为 4 倍以上（图 19－4－1）。越来越多的学者将超声造影（contrast-enhanced ultrasound，CEUS）用于肾静脉受压综合征的诊断。CEUS 能更清晰地显示左肾静脉受压情况，左肾动静脉血管达峰时间差等量化指标能够为肾静脉回流受阻提供依据支撑。

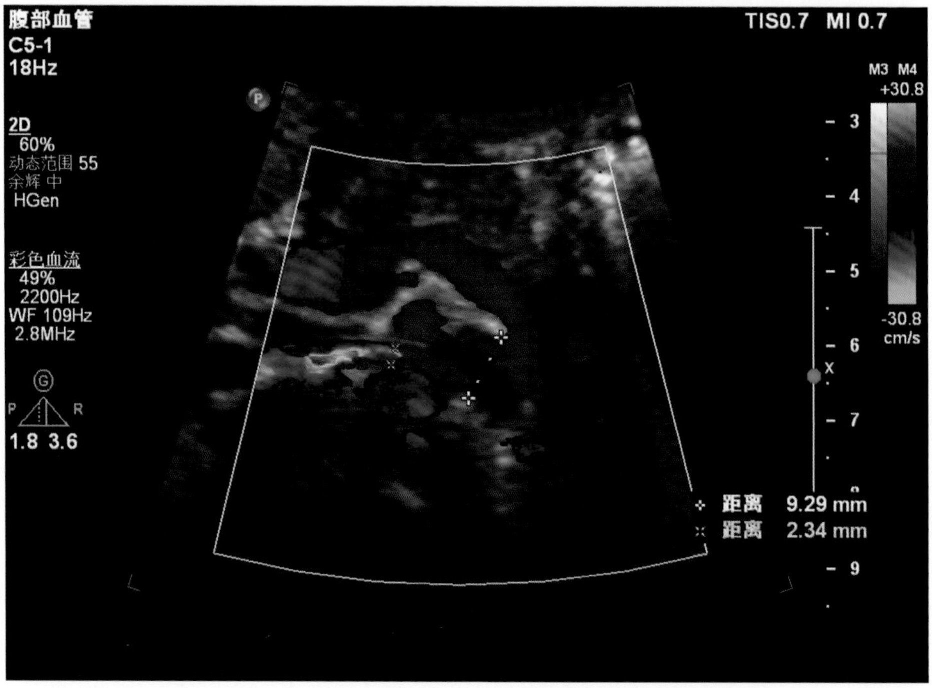

图 19－4－1　NCS 左肾静脉远心端扩张处内径/狭窄处内径

二、CT

CT 和 CTA 作为相对无创的影像学检查也是肾静脉受压综合征的重要诊断方法。特别是 CTA 越来越受到重视，在一定程度上成为诊断肾静脉受压综合征的金标准。CT 用于诊断肾静脉受压综合征的指标有 3 个：横断面鸟喙征、左肾静脉在左肾门处直径与狭窄处直径比、矢状面上肠系膜上动脉近端与左肾静脉水平腹主动脉之间的角度。鸟喙征是指左肾静脉在腹主动脉和肠系膜上动脉夹角处突然受压变细形成的三角形征象，诊断肾静脉受压综合征敏感性为 91.7%，特异性为 88.9%（图 19－4－2）。左肾静脉直径比＞4.9 时，敏感性 66.7%，特异性 100%。矢状位腹主动脉与肠系膜上动脉夹角＜41°（图 19－4－3），敏感 100%，特异性 55.6%。CTA 能够精确直观的显示血管结构，但是存在射线暴露，还需要注意造影剂过敏可能。

三、MRI

MRI 和 MRA 在肾静脉受压综合征的诊断中受到患者的青睐，主要在于没有辐射。MRA 是人体生理状态下进行的无创性血管成像技术，肾静脉受压综合征的 MRA 表现与 CTA 近似，且能够提供更多肾静脉受压部位软组织信息。随着对 MRI 不同序列的探索，有研究表明，特定检测序列（T2-TRUFI 等）在无对比剂的情况下能清晰显示左肾静脉及其附近的血管情况。因此，MRI 和 MRA 在儿童、存在造影剂过敏或肾功能不全的肾静脉受压综合征患者中具有一定优势。

四、肾静脉造影和 IVUS

肾静脉造影和 IVUS 作为有创的影像学检查手段，是肾静脉受压综合征诊断的金标准。正常情况下，左肾静脉与下腔静脉之间的压力梯度为 0～1 mmHg，通过静脉造影确定压力梯度＞3 mmHg 可诊

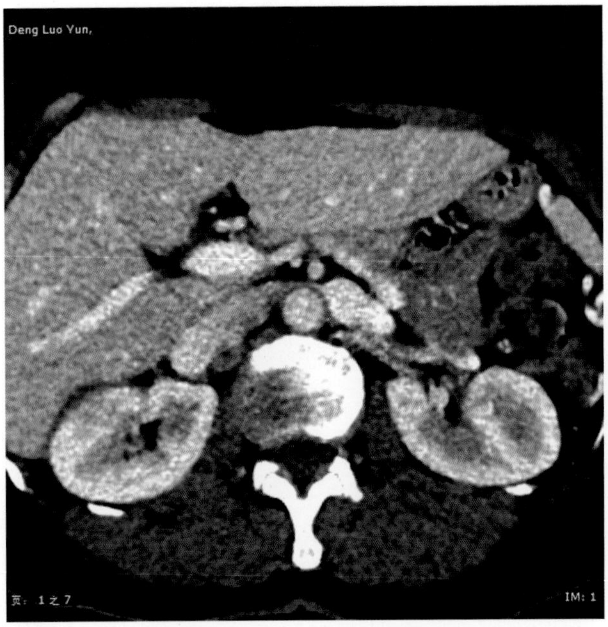

图 19-4-2　NCS：鸟喙征

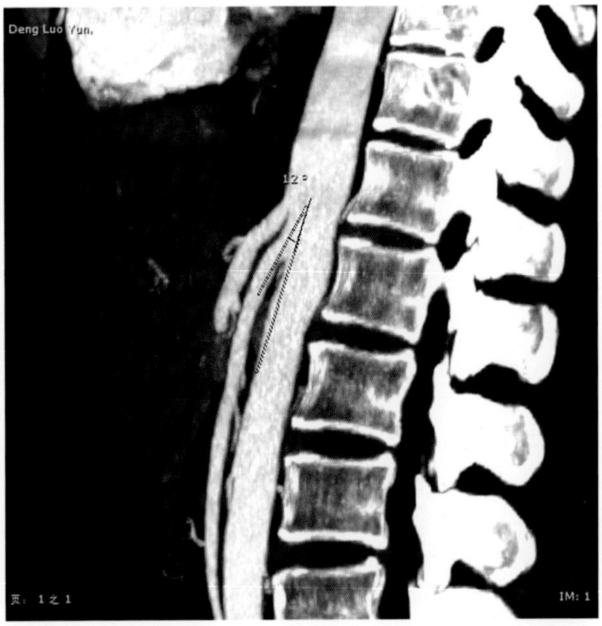

图 19-4-3　NCS：矢状位腹主动脉与肠系膜上动脉夹角

断为肾静脉受压综合征。尽管测量静脉压准确性高，但肾静脉受压综合征患者与正常人之间的静脉压力梯度有一定的重叠，即少部分正常人的静脉压力梯度＞3 mmHg。此外，无症状肾静脉受压综合征患者静脉压力梯度变化范围更大，部分患者因代偿性形成侧支循环导致压力梯度降低，从而压力梯度＜3 mmHg。此外，作为肾静脉受压综合征诊断金标准的 IVUS 能进行腔内和透壁血管成像，允许介入放射科医师在没有电离辐射的情况下测量二维腔内血管直径和病变长度并评估支架的位置，并且具有高达 90％的特异性，远高于肾静脉造影 62％的特异性。同时在诊断肾静脉受压综合征时可以提供更为准确的血管受压位置情况及更精确的血管直径测值。

第五节　肾静脉受压综合征的治疗

肾静脉受压综合征的治疗一直是一个有争议的话题，目前有保守治疗、外科治疗两种，外科治疗包括手术治疗和血管支架治疗。在出现轻度血尿或症状轻微并能耐受的情况下，建议保守治疗。目前外科治疗的适应证为明显肉眼血尿（尤其是复发性），严重的腰腹痛、贫血、自主神经功能障碍、肾功能损害（包括持续性直立性蛋白尿、精索静脉曲张形成等）。对于 18 岁以下患者，规律保守治疗 24 个月；成人规律保守治疗 6 个月无效时均需要考虑外科治疗。

一、保守治疗

由于不管何种外科干预方式均有或多或少的副作用，甚至引起严重并发症，所以积极的干预措施都应当慎重。18 岁或更年轻的患者首选保守治疗。因为个体在成长过程中可能因为肠系膜上动脉起始处的软组织增加，左肾静脉压力释放而症状消退。

（一）增加体重

增加体重后，75％的儿童患者在保守治疗 2 年后症状可以得到完全缓解，18％的患者症状有所减轻。另有研究表明，约 30％的成人肾静脉受压综合征患者在以增加体重为主的保守治疗下症状得以缓解。

（二）药物治疗

有研究报道，对于直立性蛋白尿的青少年肾静脉受压综合征患者，口服血管紧张素转化酶抑制剂（angiotensin converting enzyme inhibitor，ACEI）类药物对于缓解蛋白尿具有一定作用。服用阿拉普利

（alacepril，25 mg/d）4个月后蛋白尿消失。但也有学者认为蛋白尿的改善可能是ACEI类药物治疗期间患者的身体发育在某种程度上抵消了左肾静脉或侧支压力的增加。用于肾静脉受压综合征治疗的药物还有阿司匹林、乙酰水杨酸、0.1%硝酸银和76%复方泛影葡胺等，其中硝酸银和复方泛影葡胺仅用于肾盂灌注治疗，使用ACEI类药物前建议充分检查，明确蛋白尿与血管紧张素相关时再使用。

（三）中医治疗

20世纪90年代末开始，中医中药开始用于治疗肾静脉受压综合征，中医中药治疗为保守治疗提供了新的选择。随着时间的推移以及成功病例的经验积累总结，证实中医中药治疗肾静脉受压综合征具有良好的临床疗效，并形成了清热、健脾、化瘀为主的3种治法。

肾静脉受压综合征患者大多身体消瘦，以阴虚体质为主，并阴虚有热。因而清热法是中医治疗肾静脉受压综合征的重要方法。

由于十二指肠水平段同样由右向左穿过肠系膜上动脉与腹主动脉的夹角区域，部分肾静脉受压综合征的患者同时会伴有十二指肠淤滞症，消化功能受到影响，所以肾静脉受压综合征患者可伴有脾虚证。成为健脾法治疗肾静脉受压综合征的中医理论基础。

左肾静脉受压是肾静脉受压综合征最本质特征，男性精索静脉和女性性腺静脉回流受阻，引起精索静脉曲张和盆腔淤血综合征。成为活血化瘀治疗肾静脉受压综合征的中医理论基础。

二、外科治疗

（一）手术治疗

手术治疗主要有3种：肠系膜上动脉移位术、左肾静脉移位术和自体肾移植。随着医疗技术水平的提高，手术治疗已不再局限于开腹手术，还可以在显微镜、腹腔镜和机器人辅助腹腔镜下进行。

肠系膜上动脉移位术指切断肠系膜上动脉后下移至左肾静脉下方与腹主动脉行端侧吻合。此类手术容易影响到肠道血供和肠蠕动，目前已很少采用。

左肾静脉移位术指切断左肾静脉后下移与下腔静脉端侧吻合解除压迫。其经腹入路的特点，存在麻痹性肠梗阻、出血和血管血栓形成风险。

自体肾移植是一种更具侵入性的手术。肾切除术后在左侧髂窝或是右侧髂窝进行自体肾移植。目前研究表明，左肾静脉移位术和自体肾移植都是肾静脉受压综合征很好的手术治疗方案。

其他手术治疗包括精索静脉（卵巢静脉）-下腔静脉端侧吻合术、左侧精索内静脉-腹壁下静脉分流术、肠系膜上动脉悬吊外固定术、脾静脉-左肾静脉端侧吻合术、左肾静脉下腔静脉自体大隐静脉旁路转流术和肾切除术等方式。

（二）血管支架治疗

血管支架治疗主要是在左肾静脉狭窄处放置支架，包括血管内支架植入术（endovascular stenting，EVS）和血管外支架置入术。

1996年报道了首例左肾静脉血管内支架植入术治疗肾静脉受压综合征。伴随介入技术的不断发展进步、抗凝药物的改进和应用，以及临床经验的积累、操作技巧的改进，早期较为容易出现的支架推送器到位困难、支架移位、支架脱落和支架内血栓形成等现象现已较少发生。与传统外科手术相比，血管内支架植入术微创、安全，术后并发症少，住院时间短，让血管内支架植入术在肾静脉受压综合征的治疗中越来越受到青睐。

基于血管内支架一旦发生移位或者血栓形成，可能造成严重后果，甚至需要剖腹探查或是开胸手术治疗。医学专家开始寻找新的治疗手段，2001年，美国进行了第一例腹腔镜下血管外支架置入手术治疗肾静脉受压综合征。肾静脉受压综合征的发病机制主要是左肾静脉的外在压迫，血管外支架理论上能够很好地解除左肾静脉受压而获得良好疗效。然而，常用的血管外支架在强度和稳定性方面均不够理想，制约了血管外支架的发展和应用。人们开始不断尝试新材质的血管外支架，并将三维打印技术（three dimensional printing，3DP）用于制作血管外支架。打印材料和技术的进步较好解决了这些问题。使用聚醚醚酮（polyetheretherketone，PEEK）材料制作的3D打印血管外支架，具有耐腐蚀、抗老化、抗溶解，韧性和刚性兼备，与人体良好相容，比重与人体软组织相当，能够满足精密尺寸加工要求等优点。2018年，我国首次利用3D打印技术个性化设计并制作出具有高强度抗压、专业抗移位功能的左肾静脉血管外支架用于肾静脉受压综合征的治疗，临床证实是一种微创、安全、有效的治疗肾静脉受压综合征方法。加上血管外支架置入设计巧妙、损伤小、疗效满意，并且在腹腔镜和机器人辅助腹腔镜下操作方便，是一种极具潜力的肾静脉受压综合征治疗方法。

第六节　小　　结

肾静脉受压综合征是泌尿外科一种较为少见的疾病。随着医学影像学的发展和临床医师对疾病认识的加深，肾静脉受压综合征的检出率逐年上升。左肾静脉受压后造成的血流动力学改变是引起血尿、蛋白尿、生殖静脉曲张等一系列临床症状和体征的根本原因。DUS、CTA、MRA、肾静脉造影和IVUS等技术的进步使得肾静脉受压综合征的诊断更加客观、准确，并为外科治疗提供精准指导。大部分肾静脉受压综合征患者适合保守治疗，特别是年轻、早期肾静脉受压综合征患者应当优先选择保守治疗。外科治疗应当严格把握治疗指征。左肾静脉外支架置入术设计巧妙、损伤小、疗效满意，有望成为治疗肾静脉受压综合征的首选方式。另外，预计在不久的将来，在国内外医学专家的共同努力下，肾静脉受压综合征的诊断指南将会出现，进而规范肾静脉受压综合征的诊断和治疗，让肾静脉受压综合征的诊治更合理、更安全、更有效。

〔邓光程〕

参考文献

[1] DE SCHEPPER A. “Nutcraker” phenomenon of the renal vein and venous pathology of the left kidney [J]. J Belge Radiol，1972，55（5）：507－511.

[2] LIEBL R. Nutcraker phenonmenon or nutcracker syndrome [J]. Nephrol Dial Transplant，2005，20：2009.

[3] KURKLINSKY A K，ROOKE T W. Nutcraker phenonmenon and nutcracker syndrome [J]. Mayo Clinic Proceedings，2010，85（6）：552－559.

[4] RAO J M，YANG J R，LIU Z T，et al. Right retrocaval ureter and left nutcracker syndrome：a case report [J]. Urology，2008，71（6）：1226. e9－11.

[5] WANG L，YI L，YANG L Y，et al. Diagnosis and surgical treatment of nutcracker syndrome：a single-center experience [J]. Urology，2009，73（4）：871－876.

[6] LUO X L，QIAN G N，XIAO H，et al. Posterior nutcracker syndrome associated with interrupted left inferior vena cava with azygos continuation and retroaortic right renal vein [J]. Korean J Radiol，2012，13（3）：345－349.

[7] ANANTHAN K，ONIDA S，DAVIES A H. Nutcraker syndrome：An update on current diagnostic criteria and management guidelines [J]. Eur J Vasc Endovasc Surg，2017，53（6）：886－894.

[8] ORCZYKK，LABETOWICZ P，LODZINSKI S，et al. The Nutcraker syndrome. Morphology and clinical aspects of the important vascular variations：asystematic stady of 112 cases [J]. Int Angiol，2016，35（1）：71－77.

[9] MACMAHON H E，LATORRACA R. Essential renal hematuria [J]. J Urol，1954，71（6）：667－676.

[10] BEINART C，SNIDERMAN K W，SADDEKNL S，et al. Left renal vein hypertension：a cause of occult hematuria [J]. Radiology，1982，145（3）：647－650.

[11] GULLEROGLU K，GULLEROGLU B，BASKIN E. Nutcraker syndrome [J]. World JNephrology，2014，3（4）：277－281.

[12] SHI Y，SHI G，LI Z，et al. Superior mesenteric artery syndrome coexists with Nutcraker syndrome in a femate：a case report [J]. BMC Gastroenterol，2019，19（1）：15.

[13] 中国医师协会超声医师分会. 血管和浅表器官超声检查指南 [M]. 北京：人民军医出版社，2011.

[14] KIM K W, CHO J Y, KIM S H, et al. Diagnostic value of computed tomographic findings of nutcraker syndrome: Correlation with renal venography and renocaval pressure gradients [J]. Eur J Radiol, 2011, 80 (3): 648-654.
[15] ER A, UZUNLULU N, GUZELBEY T, et al. The nutcraker syndrome: The usefulness of different MRI sequences for diagnosis and follow-up [J]. Clin Imag, 2019, 55: 144-147.
[16] ANANTHAN K, ONIDA S, DAVIES A H. Nutcraker syndrome: An update on current diagnostic criteria and management guidelines [J]. Eur J Vasc of Endovasc Surg, 2017, 53 (6): 886-894.
[17] AHMED K, SAMPATH R, KHAN M S. Current trends in the diagnosis and management of renal nutcraker syndrome: A review [J]. Eur J of Vasc Endovasc Surg, 2006, 31 (4): 410-416.
[18] SCULTETUS A H, VILLAVICENCLO J L, GILLESPIE D L. The nutcraker syndrome: its role in the pelvic venous disorders [J]. J Vasc Surg, 2001, 34 (5): 812-819.
[19] SHIN J I, BAEK S Y, LEE J S, et al. Follow-up and treatment of nutcracker syndrome [J]. Ann Vasc Surg, 2007, 21: 402.
[20] SAID S M, GLOVICZKI P, KALRA M, et al. Renal nutcracker syndrome: surgical options [J]. Semin Vasc Surg, 2013, 26: 35-42.
[21] WANG X, ZHANG Y, LI C, et al. Results of endovascular treatment for patients with nutcracker syndrome [J]. J Vasc Surg, 2012, 56: 142-148.
[22] HA TS, LEE E J. ACE inhibition can improve orthostatic proteinuria associated with nutcracker syndrome [J]. Pediatr Nephrol, 2006, 21 (11): 1765-1768.
[23] SHIN J I, LEE J S. ACE inhibition in nutcracker syndrome with orthostatic proteinuria: how about a hemodynamic effect? [J]. Pediatr Nephrol, 2007, 22 (5): 758, author reply 759-760.
[24] 魏浏佳，兰义成. 中医治疗胡桃夹综合征 1 例临床分析 [J]. 亚太传统医学，2018，14 (9)：146-147.
[25] 邢海燕，蒋丛丛，任永朋. 中医药辩证论治左肾静脉压迫综合征的探析 [J]. 中国中西医结合肾病杂志，2020，21 (1)：66-68.
[26] 杜宇琼. 中医治疗胡桃夹现象 1 例 [J]. 中医杂志，1998，39 (3)：170-171.
[27] 刘艳石. 中药治疗胡桃夹综合征 2 则 [J]. 山西中医，2020，36 (7)：39-40.
[28] 艾斯，郑健，蔡聪敏. 活血益肾法治疗儿童胡桃夹综合征的临床观察 [J]. 光明中医，2016，31 (19)：2014-2017.
[29] 兰祝飚，徐叶惠. 胡桃夹肾 12 例临床报道 [J]. 浙江中西医结合杂志，2020，12 (9)：571.
[30] HOHENFELLNER M, D'ELIAG, HAMPEL C, et al. Trans position of the left renal vein for treatment of the nutcracker phenomenon: long-term follow-up [J]. Urology, 2002, 59: 354-357.
[31] WANG L, YANG J R, YANG L Y, et al. Diagnosis and surgical treatment of nutcracker syndrome (Report of 3 cases) [J]. J Clin Urol, 2006, 21 (5): 360-363.
[32] 赖彩永，苏泽轩，郭泽雄，等. 左精索内-腹壁下静脉分流治疗胡桃夹征并精索静脉曲张 [J]. 现代泌尿外科杂志，2012，17 (2)：204-205.
[33] 管建云，赵高贤，张卫星，等. 6 例悬吊式左肾静脉压迫综合征的手术治疗 [J]. 临床医学，2006，26 (10)：29.
[34] 徐力扬，李京雨，刘涛，等. 左肾静脉支架植入治疗胡桃夹综合征 [J]. 中国介入影像与治疗学，2012，9 (6)：435-437.
[35] POLICHA A, LAMPARELLO P, SADEK M, et al. Endovascular treatment of nutcracker syndrome [J]. Ann Vasc Surg, 2016, 36: 295. e1-295.
[36] 王江平，焦勇，许志斌，等. 腹腔镜 3D 打印血管外支架植入术治疗胡桃夹综合征的安全性和有效性 [J]. 中华泌尿外科杂志，2018，39 (3)：200-204.

第二十章　机器人辅助腹腔镜手术在泌尿外科中的应用

减少患者的手术创伤，一直是现代医学人员一个孜孜以求的奋斗目标。腹腔镜手术开启了外科手术的“微创化”时代，传统的开放手术不再一统天下，与开放手术相比，腹腔镜手术具有手术损伤小，术后疼痛轻，恢复快，住院时间短等优点，并且可以达到与开放手术相似的治疗效果，因此深受外科医师和患者的欢迎。但腹腔镜也存在局限性：图像稳定性差，手术器械转动角度受限，造成了一些手术盲区，而且只能提供给外科医师二维的手术视野导致立体感缺失，腹腔镜手术使用的多为直杆器械，经固定的通道进行长器械操作将外科医师的手活动限制在上下、左右、进出几个方向，缺乏类似于人类手腕的关节运动等。此外，这些器械不能给予外科医师力反馈和触觉感受，使得术者在操作腹腔镜器械时不能像开放手术一样做出准确的判断，可产生一些并发症。这些因素大大限制了腹腔镜技术的应用和推广，尤其在一些操作精细和复杂的手术。为改进腹腔镜技术的不足，随着科学技术的不断发展和进步，机器人腹腔镜手术系统诞生了，目前国内外使用较多是第三代或第四代达芬奇机器人手术系统，它主要有 3D 手术视野和 360°机械手臂两大优势，大大提高了腹腔镜手术的安全性、稳定性和精确性，逐渐地成为微创外科手术的主要潮流。

第一节　机器人辅助腹腔镜手术系统的组成和功能

达芬奇机器人手术系统主要有 3 个平台组成：外科医师操作的主控台、4 只操作臂和手术器械组成的移动平台和 3D 成像视频影像平台。3 个看似独立的平台在为患者实施手术时各有分工，各司其职，却又相辅相成，紧密关联。在手术过程中，操作者通过观察视频影像做出判断，并经主控台进行操作发出指令；移动平台在患者身边，会伸出 4 只操作臂，按操作者的指令在患者的身体中实施手术；摄像平台负责将手术视野放大、成像，为操作者提供真实的术野，也有利于手术精细操作。简单来说，进行手术的医师在主控台上操作，系统将操作者在患者体外的指令精确传递到机械臂，转化为手术器械在患者体内的动作，从而完成外科手术。

一、外科医师操作的主控台

它是达芬奇机器人系统的控制核心，由计算机系统、监视器、操作手柄及输出设备等组成（图 20-1-1）。手术时，操作者坐于主控台前，双手正常位套入操作手柄指环，借助于主控台上的监视器，通过双手动作发出指令以启动手术台上仿真机械臂来完成各种手术操作。同时操作者可通过声控、手控或踏板控制腹腔镜，双脚置于主控台脚踏上可配合完成电切、电凝等相关操作。

二、4 只操作臂和手术器械组成的移动平台

4 只操作臂中有 2 个是“手”（“左手”和“右手”），手术时象术者的手一样可以进行各种操作；第 3 个是“助手”，起牵引、固定等作用；第 4 个是镜子，类似于人的眼睛（“左眼”和“右眼”），可以形成 3D 图像，将手术视野图像放大 10～20 倍后，以最佳的视觉效果在监视器上显示出来（图 20-1-2）。操作臂可以模拟人手各种操作，动作自由度高达 7 度，包括臂关节上下、前后、左右运动与机

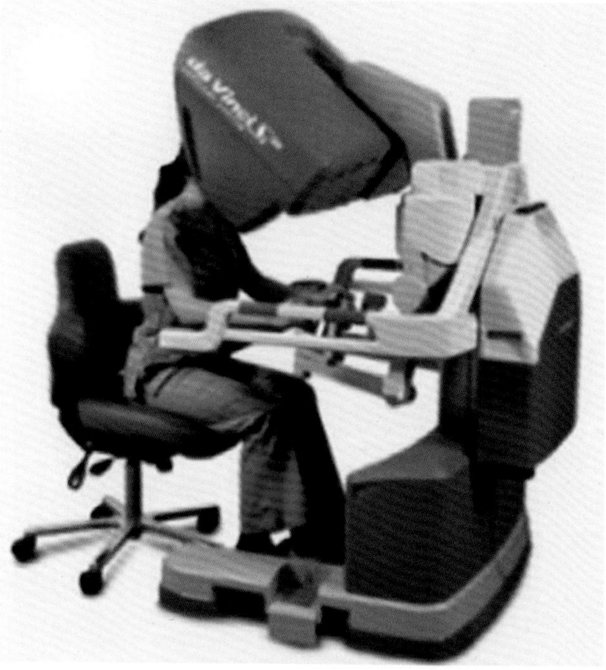

图 20-1-1　外科医生操作的主控台

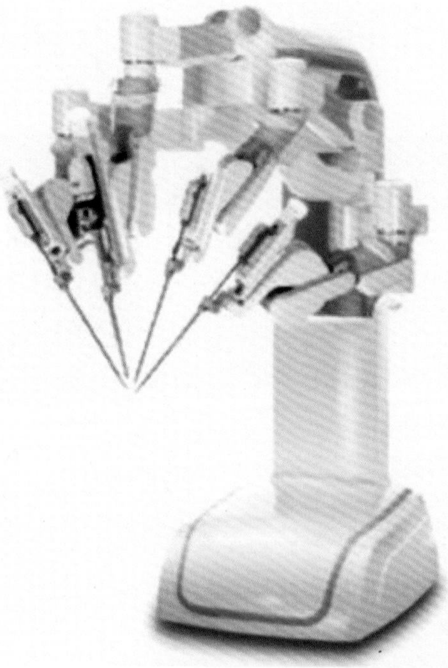

图 20-1-2　4 只操作臂和手术器械组成的移动平台

械手的左右、旋转、开合、末端关节弯曲共 7 种动作，可作沿垂直轴 360°和水平轴 270°旋转，且每个关节活动范围均超过 90°，比人手更灵活。同时配置了各种类型的手术器械，可以进行抓持、钳夹、缝合等各项操作要求，能在狭小空间操作精细的手术。操作者通过操作手柄经计算机翻译和传送自己的手部动作到机械臂器械末端，可进行上下、左右、旋转等连续动作，在手术区域内游刃有余地做游走、挪动、分离、切割、缝合、修复等各种动作，直至手术完成。手术台旁可有一名医师助手和一名器械护士，根据主刀医师的需要负责替换器械或内镜，并可经辅助孔进行牵拉、吸引等一些操作，协助主刀医师完成手术。

三、3D 成像视频影像平台

成像系统内装有外科手术机器人的核心处理器及图像处理设备，并配有监视器可由巡回护士操作，并可放置各类辅助手术设备，如二氧化碳充气系统等。手术机器人的内镜系统均为高分辨率的 3D 高清镜头，对手术视野具有 10 倍以上的放大倍数，并能清楚显示出患者体内的三维立体的高清影像，使得主刀医生能够比普通的腹腔镜手术更好把握住操作的距离和精确度，有利于术者辨认解剖结构，充分提高了手术的精确度，从而提高手术质量。此外，该系统在某些细节上亦有较大改进，如腹腔镜摄像头安装有自动控温装置，可避免摄像头起雾；借助控制脚踏由操作者自行控制摄像头位置，使操作更加协调。

第二节　机器人辅助腹腔镜手术在泌尿外科疾病中的应用优势

一、微创

和传统的腹腔镜相比，机器人腹腔镜手术突破人眼和人手局限，将微创手术推向极致。它借助智能化机械臂辅助及高清 3D 显像系统等设备，融合诸多新兴学科，仅通过 4～6 个钥匙孔样通道来实施复杂的外科手术，从而实现微创。有学者报道，与开放和传统腹腔镜手术相比，机器人辅助腹腔镜前列腺癌根治手术除了手术时间稍长，手术费用较高外，具有出血少、并发症少、术后恢复快、住院时间短等优点，且在术后维持勃起功能和控尿功能等方面有得天独厚的优势，可以达到相同或更优的肿瘤学和功能学的结果。

二、增加手术精确性、稳定性和安全性

达芬奇机器人采用双通道光源、高清晰度三维立体成像系统，超越了人眼的局限，使图像更加清晰；视频处理系统提供光学放大10～20倍，可提供全方位立体式手术视野，使术者对手术视野的感受等同于开放手术，术者还可以通过数码变焦改变视野范围而无需改变摄像头的插入深度，便于手术部位进行精确的定位和操作；机器人本身具有7个可以旋转540°的手术器械，手术器械上的关节腕具有多个活动自由度，比人的手腕更加灵活，提高了重要脏器和血管、神经的分离处理时的精确性和灵敏度，拓展了手术人员的操作能力和可操作的空间范围，能在狭小空间操作较为精细的手术，超越了人手的局限，这在盆腔的复杂性手术方面的优势尤为突出；操作者采取坐姿进行系统操作，舒适的坐势有利于长时间复杂的手术，可减轻术者疲劳。此外，术者的操作指令经计算机转换和校正，通过机器手操作，滤除生理震动，避免了人的呼吸和生理颤抖对操作的影响，且更能贯彻操作者的意图，增强了手术的稳定性、安全性。

第三节　机器人辅助腹腔镜手术在泌尿外科疾病中的应用

一、肾上腺疾病

肾上腺肿瘤是泌尿外科临床常见的疾病种类之一。肾上腺解剖位置深，传统开放手术方式较难使其显露，操作相对困难，手术创伤大，术后并发症多，患者术后恢复较慢。目前腹腔镜肾上腺切除手术已成为治疗大部分肾上腺疾病的金标准，具有失血少，术后疼痛轻，创伤小，恢复快，住院时间短，外形美观等优点。但传统腹腔镜也存在一些不足，特别是在处理疑难病例方面难度较大，如体积较大（>5 cm）、粘连甚至压迫大血管的肿瘤、患者过度肥胖等，对于这样的病例施行传统腹腔镜手术通常手术时间更长，出血更多，中转开放概率高，并发症多。机器人手术的独特优势可以应用于肾上腺手术中，例如视野清晰、定位精准、操作灵活等。因此机器人肾上腺切除术已成为肾上腺手术的另外一种可选手术方式。2001年Horgan和Vanuno首先报道了使用机器人辅助腹腔镜肾上腺切除术（robot-assisted laparoscopic adrenalectomy，RALA），其后RALA的报道逐渐增多，与传统腹腔镜手术相比，患者术后康复更快，并发症更少，而疗效与开放手术和传统腹腔镜相当。机器人肾上腺手术时，可选经腹膜后途径，也可选经腹腔途径。肾上腺的解剖位置深，使绝大部分的肾上腺肿瘤均可在经腹膜后途经的腹腔镜手术中被切除，且可避免很多腹腔内的并发症，如胸膜损伤、腹腔内脏器损伤、术后粘连等，比较适合腹部有手术史的患者。但经后腹膜途径操作空间有限，对较大解剖复杂的肾上腺肿瘤操作难度加大。经腹腔途径操作空间大，可以更好地避开机械臂之间相互影响，但在游离肾上腺必须游离周围邻近的器官，如肝脏、脾脏、胰腺等，故不利于<1.5 cm以下肾上腺肿瘤的暴露，对于巨大肾上腺解剖关系复杂的肾上腺肿瘤，机器人可能有其独特的优势。总结文献，与既往传统的腹腔镜肾上腺切除术进行比较，认为下列几种肾上腺疾病使用机器人辅助腹腔镜手术来治疗具有明显的优势。①体积巨大的肾上腺肿瘤（图20-3-1）：主要有肾上腺皮质癌、肾上腺嗜铬细胞瘤和一些肾上腺偶发瘤。体积巨大的肾上腺肿瘤往往血运丰富，而且与肾血管、胰腺、下腔静脉等重要组织器官关系更为紧密，加之瘤体巨大造成周围组织结构移位，操作不当容易导致严重的出血和副损伤，因此术中对组织结构的清晰识别极为重要。机器人腹腔镜呈现放大10～15倍的三维立体视野，能够清晰呈现组织结构的细节，同时机器人操作臂有6个关节7个自由度，操作十分灵活，这对于辨认和分离肿瘤与受挤压的器官、血管非常重要，而且经腹腔途径时重要血管和器官显露更为清晰，肿瘤的显露也更容易，而且腹腔内有足够大的操作空间，可以避免因操作空间狭小而造成对肿瘤的过多推挤和牵拉，减少对瘤体的刺激。②压迫或毗邻大血管的肾上腺肿瘤（图20-3-2）：主要指肾上腺嗜铬细胞瘤和皮质癌。这两者血液供应十分丰富，而且体积相对

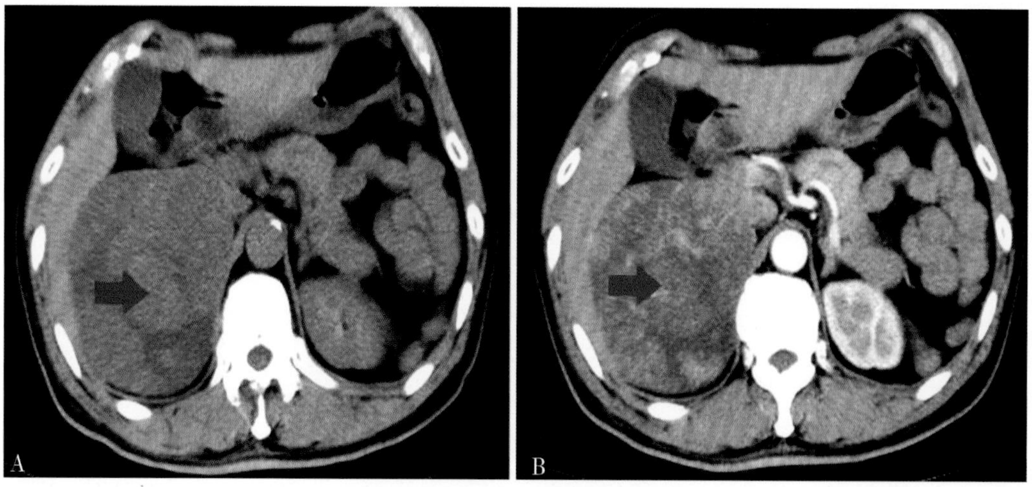

图 20-3-1 右侧巨大的肾上腺肿瘤（红色箭头）CT 图，A：平扫；B：增强

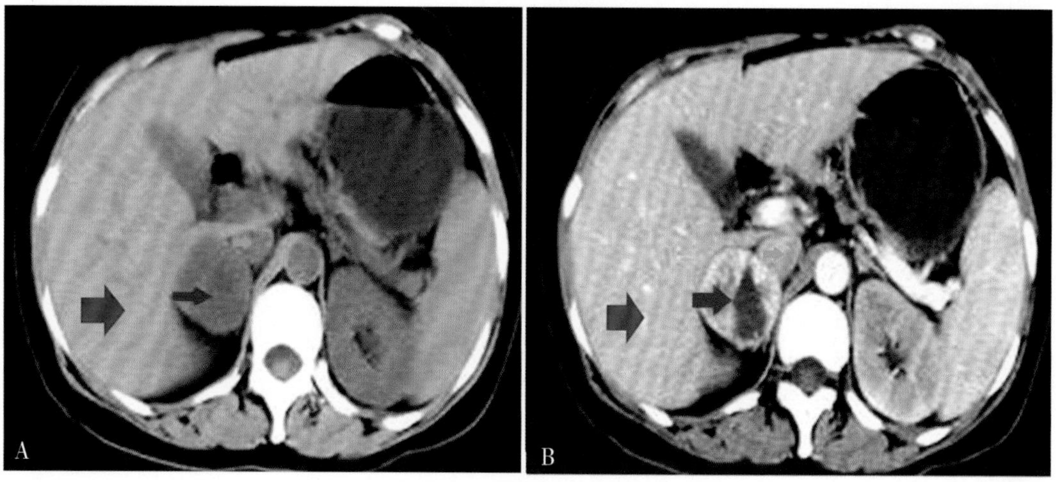

图 20-3-2 右侧压迫下腔静脉（绿色箭头）和肝脏（蓝色箭头）的肾上腺肿瘤（红色箭头）CT 图，A：平扫；B：增强

其他肿瘤而言较大，往往会压迫下腔静脉和或肾静脉；由于机器人的高清三维放大成像，使得肿瘤与大血管之间原本很窄小的间隙被放大了 10～15 倍，可以非常精细地将肿瘤从血管表面剥离，而不用担心误伤血管壁或肿瘤组织残留；机器人设备的操作精细及消除颤抖的特点使术中肿瘤受挤压的概率减少，因此术中血压波动也较小。③需要保留肿瘤旁边正常肾上腺组织的肿瘤：肾上腺组织血管复杂，器官自身体积很小且质地脆弱，机器人的三维视野和放大倍数都为精确找到肿瘤和正常组织的界限提供了保障，同时使得较小的病变不容易被遗漏；拥有 7 个自由度、能滤过微小抖动的操作系统使手术医师既能完整切割肿瘤，又能最大限度保留正常组织，避免术后肾上腺皮质功能不足的发生。④肥胖的患者：对于超重或肥胖的肾上腺肿瘤患者进行腹腔镜手术时，脂肪过多会导致粘连，术野暴露困难，并且干扰术中止血，机器人系统的人体动力学设计使手术医师疲劳感较轻，可以更为仔细轻松地进行操作。⑤异位嗜铬细胞瘤（图 30-3-3）：异位嗜铬细胞瘤往往体积更大，血供丰富，紧邻大血管，分泌的儿茶酚胺量也更多，术中易出现血压剧烈波动等特点，术中要求尽量避免反复挤压瘤体，手术难度增大。机器人腹腔镜使用 3D 视野，术野显露更清晰，可以清晰辨明杂乱分布的肿瘤供应血管，逐根妥善夹闭；机械臂在体内旋转灵活，且能消除术者生理颤抖对操作的影响，减少了手术器械对瘤体的挤压，对肿瘤刺激小，增加手术的安全性。⑥肾上腺转移性肿瘤患者：对于肾上腺转移性肿瘤，手术关键在于保证切缘没有肿瘤组织残留、防止肿瘤术中破裂播散、完整切除肾上腺周围脂肪等。既往多采取开放手术，不推荐传统腹腔镜手术，尤其是那些有局部浸润和粘连的转移性肿瘤。而机器人腹腔镜 3D 立体成像，能清晰显露肿瘤表面及周围血管，对复杂肿瘤与周边大血管和脏器的关系也分辨得更清楚，能发现肿瘤与周边

组织狭窄的空间，为肿瘤的安全分离、完整切除提供保障。

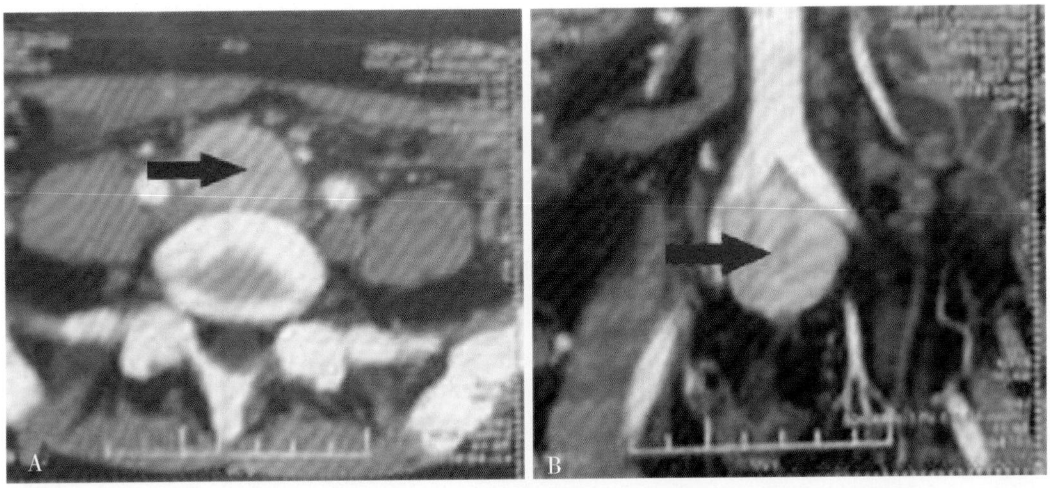

图 20-3-3　位于腹主动脉分叉处下方的异位嗜铬细胞瘤（红色箭头）CT 图，A：横断面；B：冠状面

二、肾病

肾癌的发病率呈逐年上升趋势，2015 年约 62 000 名美国人被诊断出患有肾癌，大约 30 000 名患者行了肾部分切除和根治性肾切除术。同样，我国肾癌发病率也是呈逐年上升趋势，2008 年已经成为男性恶性肿瘤发病率第 10 位肿瘤。近些年来，大部分肾癌患者是由于健康体检或因其他疾病检查发现的无症状肾癌。这些患者的预后与肾癌的分期密切相关，T1a 期肾癌 5 年生存率为 90%～100%，而晚期肾癌 5 年生存率为 0～10%。这提示当肾癌局限于肾脏时，根除性手术（根治性肾切除或肾部分切除术）能提高患者 5 年生存率。

过去肾脏的手术都是开放，这类手术切口往往较大，导致患者难看的外观，术后明显的疼痛，围手术期并发症增多和康复慢，增加了患者痛苦。传统腹腔镜肾脏手术具有术后疼痛轻，创伤小，恢复快，住院时间短，外形美观等优点。但也存在一些不足，如术者学习曲线长，应用于复杂的肾脏肿瘤和需重建的肾脏手术中受限。达芬奇机器人系统的三维视野、7 个活动度的仿腕型器械、移动缩放镜头画面、精确的手术部位定位以及消除手术震颤等优点，简化了手术操作，缩短了学习曲线，使术者能更有效的完成各类复杂性手术，因此深受外科医师的欢迎。

（一）机器人辅助腹腔镜肾根治性切除术

与开放根治性肾切除术相比，腹腔镜根治性肾切除术并发症少，患者恢复快，因此欧洲泌尿外科学会目前推荐对临床 T2 期肾肿瘤患者（不适合保留肾单位手术）进行腹腔镜根治性肾切除术。但与传统腹腔镜手术相比，机器人手术在平均失血量、术中和术后并发症、输血量、镇痛剂量、住院时间和术后恢复时间无显著差异，且疗效相当，但治疗成本更高，使得机器人技术在根治性肾切除术中没有明显的优势。

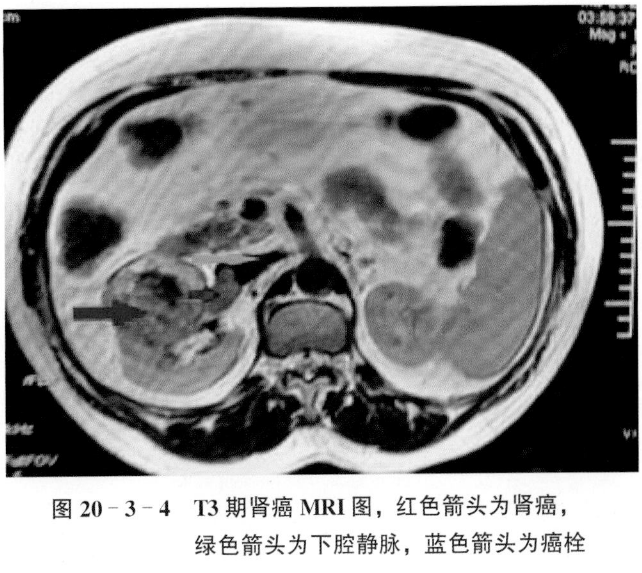

图 20-3-4　T3 期肾癌 MRI 图，红色箭头为肾癌，绿色箭头为下腔静脉，蓝色箭头为癌栓

既往伴有腔静脉癌栓的肾癌（图 30-3-4）需要进行开放手术，但随着机器人技术日益成熟，现已广泛应用于 T3 肾癌的治疗。有研究比较了机器人与开放根治性肾切除术分别治疗

Ⅰ级～Ⅱ级瘤栓患者的围手术期和肿瘤学结局，结果发现机器人手术时间、住院时间更短，输血率更少，并发症发生率更低，但两者总体生存率无明显差异。至今还没有伴有Ⅲ级和Ⅳ级癌栓的肾癌行机器人和开放手术比较，但已有学者报道了使用机器人对伴有Ⅲ级和Ⅳ级癌栓的肾癌者进行了手术，认为在伴有Ⅲ、Ⅳ级瘤栓的肾癌患者中，尽管手术风险很高，但选择合适的患者，且需多个科室团队密切合作，采用机器人施行手术是安全可行的。虽然机器人手术在T3期肾癌的治疗中具有一定的优势，但其疗效仍需大样本多中心的前瞻性随机对照试验研究来进一步证实。

（二）机器人辅助腹腔镜肾部分切除术

1993年，Winfield等人首次报道了使用腹腔镜行了肾部分切除术。与根治性肾切除术比，肾部分切除术（partial nephrectomy，PN）可以获得相似的肿瘤学结果，但术后总死亡率和肾功能不全的发生率比根治性肾切除术低。经过几十年的发展，目前腹腔镜肾部分切除术（laparoscopic partial nephrectomy，LPN）已成为T1a肾癌手术治疗的一项有效的治疗方法。随着医疗技术不断进步，目前PN适应征已扩大到T1b和T2期局限性肾癌。尽管LPN在世界各地被有经验的医生应用，但在一些复杂和巨大的肾癌患者中其应用仍然受限（主要原因是热缺血时间延长，会影响肾功能）。随着机器人腹腔镜的出现，由于机器人结合了微创，3D成像和操作灵活的机械臂等优点（精确的操作、细致的解剖确保完整的肿瘤切除、快速控制术后出血能力以及精准缝合技术维持低缺血时间），使得机器人腹腔镜肾部分切除术（robot-assisted PN，RAPN）可为肾肿瘤手术提供一个更有吸引力的选择。世界上首台RAPN于2004年由Gettman等人报道，但它仍是一个不断发展的技术，随着临床经验不断增加，RAPN越来越受欢迎，与开放和腹腔镜PN相比，它显示出一定的优势。多项研究提示，与LPN相比，RAPN能明显降低手术时间和转为开放手术发生率、减少术中失血量和输血率、缩短热缺血时间和住院时间，对近期eGFR的影响也更小，特别是对于复杂的肾肿瘤（多发性肿瘤或肾门部肿瘤或完全内生性肿瘤），RAPN更具优势。RAPN手术入路同样也分为经腹腔途径和经后腹腔途径。经腹腔途径由于腹腔操作空间大，适用于肾周脂肪较多、肾门前唇肿瘤、腹侧肿瘤、大体积肿瘤（直径＞7 cm）及部分解剖复杂肿瘤；经后腹腔途径由于距靶器官较近，且不经过腹腔，无其他脏器干扰等优势，多应用于肾周围脂肪较少、侧肾、肾门后唇、外生型肿瘤、较小的肿瘤（直径＜4 cm）及肾背侧肿瘤。有一个多机构前瞻性研究表明：经腹腔途径和经后腹腔途径LPN相比，两者在外科和内科并发症、切缘阳性率和早期及晚期eGFR比较差异均无统计学意义，虽然后腹腔途径手术时间长，但患者术后恢复快。总之，RAPN在多发性肿瘤（图20-3-5）、肾门肿瘤（图20-3-6）、完全内生性肿瘤（图20-3-7）

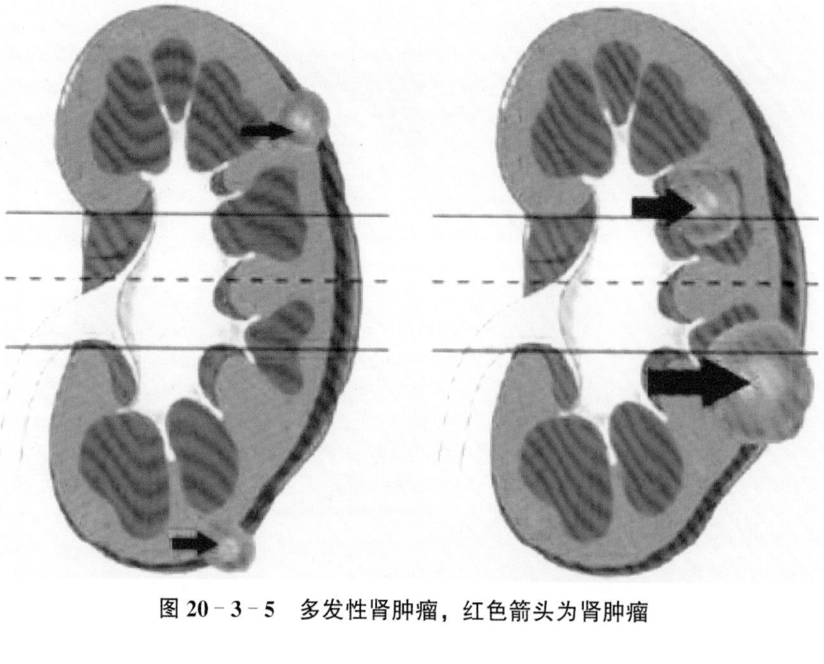

图20-3-5　多发性肾肿瘤，红色箭头为肾肿瘤

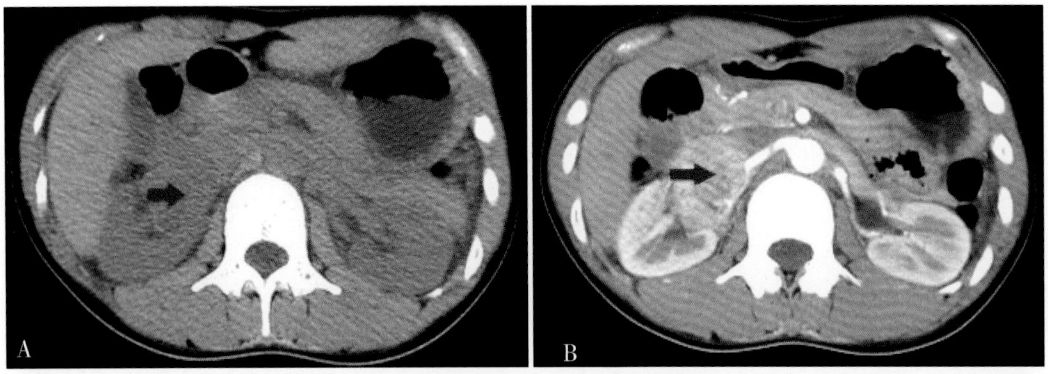

图 20-3-6　右肾门肿瘤 CT 图，红色箭头为肾门肿瘤，A：平扫；B：增强

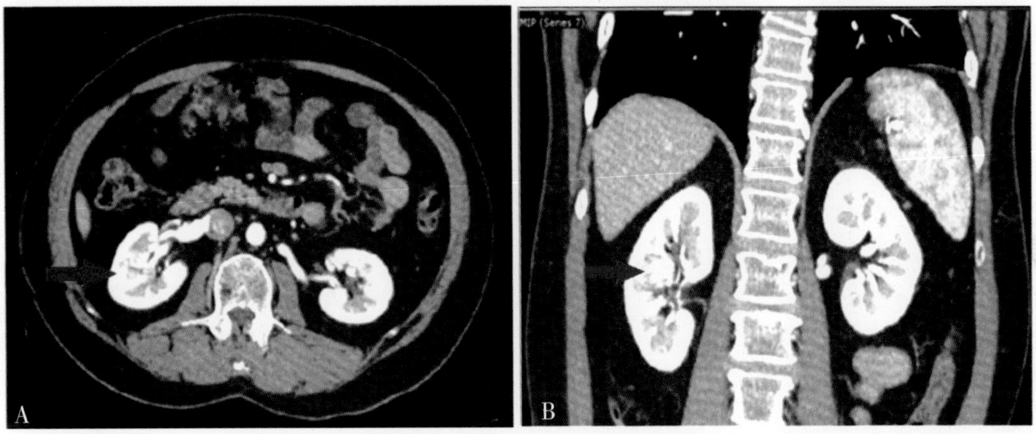

图 20-3-7　右肾完全内生性肿瘤 CT 图，红色箭头为肾肿瘤，A：横断面；B：冠状面

优势显著，能有效缩短术中热缺血时间，加速患者康复，缩短住院时间、缺血时间，并能达到开放手术相似的肿瘤学结果，但其疗效受多种因素影响，如血管阻断技术、切除技术、术中辅助影像技术及缝合技术等，仍需大样本多中心的前瞻性长期随机对照试验研究来进一步证实。

三、输尿管疾病

（一）机器人辅助腹腔镜肾盂成形术

肾盂输尿管连接部梗阻（ureteropelvic junction obstruction，UPJO）是引起肾积水最常见的先天畸形之一，开放离断性肾盂成形术曾是治疗 UPJO 的金标准，长期成功率超过 90%。但开放手术具有创伤大、术后恢复慢且术后疼痛明显等缺点，随着腹腔镜技术的发展，腹腔镜肾盂成形术逐渐代替开放手术治疗 UPJO 的患者，具有术后病痛轻、创伤小、恢复快、美容效果好及成功率不低于开放手术等优点。临床中约有 20%的 UPJO 患者合并有肾结石，因腹腔镜器械的局限，合并有结石的 UPJO 患者往往不能同期处理结石，患者需行二次手术，增加了患者痛苦。贾卓敏等应用机器人辅助腹腔镜肾盂成形同期处理继续性肾结石取得一定经验，认为机器人辅助腹腔镜技术治疗 UPJO 合并继发结石（图 20-3-8）安全可行，可同期行肾盂成形术及结石取出，具有创伤小，出血少，高清成像视野清晰，机械手臂操作精细，肾盂裁剪精准，对位缝合精确等优点；因机械手臂可弯曲，可同期行肾盂肾盏探查取出继发结石，减少患者二次手术风险，术后恢复快。另外还有一些第一次 UPJO 手术，部分患者由于某些原因术后再次出现梗阻，需接受二期手术。由于肾盂输尿管连接部瘢痕形成和供应血管减少，复发性 UPJO 的治疗往往具有很大的挑战性。腔内手术-球囊扩张和肾盂内切开，具有微创、并发症少、恢复快、手术及住院时间短等优点，但其治疗效果仍然不理想，成功率分别为 20%～66.7%和 39%～70%。相对于其他治疗措施，二次肾盂成形术是一种更有效治疗复发性 UPJO 方式，具有成功率更高、并发症少，长期效果好等优点。Vannahme 等人比较肾盂内切开和腹腔镜或开放手术治疗复发性 UPJO，平均随访38.8个月，行肾盂内切开术患者中有44.1%者手术成功，而二次肾盂成形术者中，有87.5%获得成功。另外一项研究表明，在复发性UPJO者中行肾盂球囊扩张成功率只有20%，而80%球囊扩张失败的患者经开放二次肾盂成形术治疗，平均随访18个月，成功率为100%。

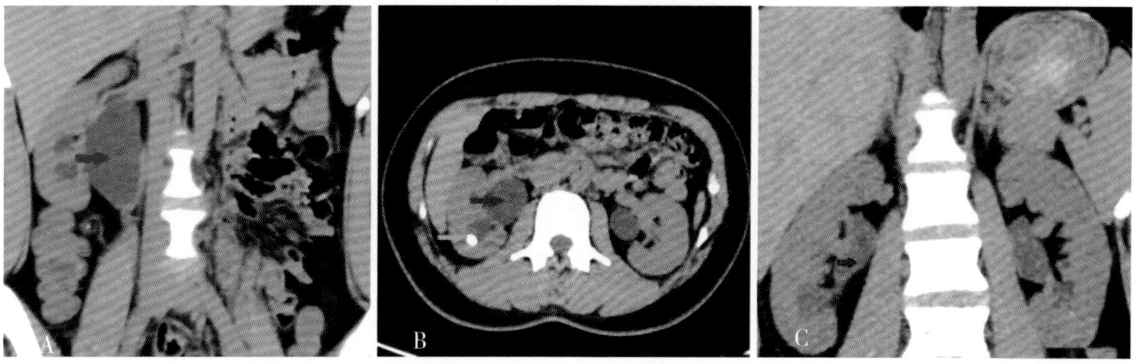

图20-3-8 右侧UPJO合并结石患者术前和术后CT图，A：术前肾积水（红色箭头）状态；B：术前合并结石（绿色箭头）；C：术后肾积水（蓝色箭头）明显改善

目前二次肾盂成形术主要有开放和腔镜两种方式。在复发性UPJO者中，肾盂输尿管区域严重粘连，正常输尿管解剖层次不清和识别困难，难以判断梗阻位置和长度，容易损伤输尿管血管甚至是肾蒂血管，导致术后输尿管缺血，引起输尿管愈合受损；而且，腹腔镜手术学习曲线长，往往只有腹腔镜经验非常丰富的医师才可以开展腹腔镜挽救性肾盂输尿管成形术。因此，开放二次肾盂成形术仍是治疗复发性UPJO的重要方式。随着机器人设备的不断普及和临床经验的不断增加，机器人辅助二次肾盂成形术可为复发性UPJO者提供另外一种可选手术方式。朱照伟等比较开放二次肾盂成形术和机器人辅助二次肾盂成形术，结果显示：机器人手术组平均手术时间［(96.5±35.7）分钟短于开放手术组（110.4±29.5）分钟］；开放手术组与机器人手术组在失血量、术后引流管留置时间和术后并发症方面相似；开放手术组有3例术后发热，2例出现尿漏，导致术后住院时间长于机器人手术组；术后中位随访时间为27个月，两组患者临床疗效无明显差异。有一项回顾性研究显示，与传统腹腔镜二次肾盂成形术比，机器人辅助二次肾盂成形术的手术时间短、缝合时间少、住院时间短、学习曲线短，随访23个月，两组手术成功率相似。总之，机器人辅助肾盂成形术具有学习曲线短，精准缝合等优点，随着科学技术发展和临床经验不断累积，未来可能会成为治疗UPJO的新标准。

（二）机器人辅助腹腔镜输尿管再植术

输尿管再植术或输尿管膀胱吻合术是治疗输尿管下段或末端较短狭窄及输尿管反流性疾病的主要方法，常用方法包括经膀胱途径再植法（Politano-Leadbetter技术）、输尿管膀胱吻合及黏膜下隧道法（Lich-Gregoir技术）、膀胱瓣法（Boari技术）、腹腔镜腰大肌悬吊法（Psoas Hitch技术）等。2008年Patil等人首次报道使用机器人辅助腹腔镜行输尿管再植术，此后，此类手术的报道逐渐增多。由于行输尿管再植术的病因不同、输尿管缺损长度不同以及使用输尿管再植的技术也不同，使得对各研究进行对比困难。回顾性病例系列研究表明，与开放输尿管再植术比，机器人输尿管再植术术中失血少，住院时间短，但手术时间和并发症相似，疗效相当。在一些长段输尿管缺损（图20-3-9）的患者，通过Boari技术或肠道代输尿管等方法，机器人输尿管再植术和开放输尿管再植术一样也是安全和有效的。有研究将机器人辅助腹腔镜与传统腹腔镜输尿管再植进行对比，两组在手术时间、平均出血量、术后住院天数、术后尿管平均保留天数相似，平均随访13.5个月，所有患者均无吻合口漏、输尿管膀胱反流、肾盂输尿管积水，认为机器人辅助腹腔镜与传统腹腔镜输尿管再植术的手术适应证、手术技巧及术后疗效上无明显差别，但前者对于有盆腔手术史、盆腔粘连或二次行再植手术的患者在降低操作难度、增加操作精细度上具有明显的优势。

目前采取什么样的技术进行输尿管再植术是最好的还不清楚。术者往往会使用开放输尿管再植术理论来行机器人输尿管再植术，他们经常试图行黏膜下隧道以预防膀胱输尿管反流、腰痛、泌尿系感染和

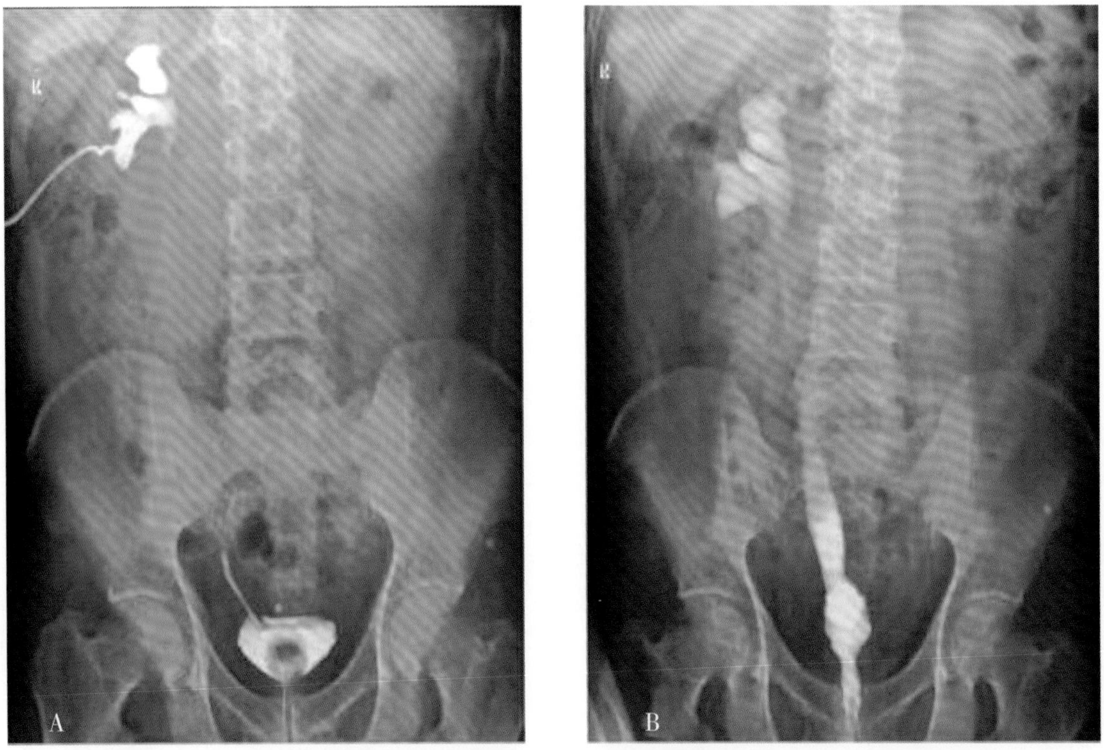

图 20-3-9　右侧长段输尿管狭窄患者术前和术后尿路造影图，A：术前顺行和逆行尿路造影显示右输尿管长段狭窄；B：术后排泄性膀胱尿道造影显示重建的右输尿管无梗阻

肾损伤的出现。这是术者所要注意的主要问题：孩子们行输尿管再植手术干预的主要目标是构建一个无反流系统，而成人患者最常见于医源性输尿管损伤、输尿管狭窄或影响输尿管功能的恶性肿瘤，当他们需要输尿管再植时，其手术治疗的关键是确保输尿管下段与膀胱的无张力吻合。但手术者往往更关注的是输尿管缺损的长度以及是否需使用组织替代输尿管以便修补输尿管的缺损，从而忽略了行输尿管再植手术的病因。机器人输尿管再植应避免操作相对复杂、手术耗时长，易出现吻合口狭窄等并发症的方法。朱捷等使用机器人辅助腹腔镜行输尿管非乳头再植术获得成功，无中转开放手术及术中并发症出现，平均手术时间 93 分钟，平均吻合时间 33 分钟，平均术中出现量约 30.5 mL，平均术后引流量 320 mL，平均术后住院时间 8.9 天，术后随访 3～12 个月，肾输尿管积水完全消失 9 例，明显好转 1 例，认为是简便可行的手术方法，创伤小，安全可靠，疗效确定。机器人辅助腹腔镜输尿管再植术是一种仍在发展的技术，它的疗效需大样本多中心的前瞻性长期随机对照试验研究来进一步证实。

四、膀胱疾病

（一）机器人辅助腹腔镜根治性膀胱切除术

据估计，2020 年美国膀胱癌的发病率约为 81 400（约占所有癌症的 5%），估计死亡人数为 17 980（约占癌症死亡总人数的 3%）。根治性膀胱切除术（radical cystectomy，RC）加盆腔淋巴结清扫术是治疗非转移性肌层浸润性膀胱癌和高危的非肌层浸润性膀胱癌的金标准。随着科技不断发展，由于机器人独特的技术优势，机器人辅助腹腔镜根治性膀胱切除术（robot-assisted radical cystectomy，RARC）被广泛应用于临床，而且呈逐年显著增加的趋势。RARC 这种增长主要归因于机器人辅助腹腔镜为术者和患者都带来了益处。对于手术者来说，机器人辅助手术提供了 3D 立体图像和放大 10 倍的视野，能够清晰呈现组织结构的细节，同时机器人操作臂有 6 个关节 7 个自由度，操作十分灵活，这对于辨认和分离组织器官、神经和血管非常重要，提高了重要脏器和血管、神经的分离处理时的精确性和灵敏度；此外还能消除术者生理颤抖对操作的影响，且机器人系统的人体动力学设计使手术医师疲劳感较轻，可以更为仔细轻松地进行操作。对于患者而言，RARC 可明显改善患者围手术期的临床指标，如降低失血量、减少输血率、缩短住院时间、可更好的保护血管和神经，有利于男性患者术后性功能的恢复以及细致解剖前列腺尖部，能保持尿道括约肌完整，降低术后尿失禁的发生，提高生活质量，而又不会影响患者肿瘤学的结果。RARC 与开放 RC 比，两组在 3 年无肿瘤进展生存期或总生存期无显著差异。一项随机对照试验得出了类似的结论，报告称：随访 5 年，RARC 与开放 RC 两组在肿瘤复发、肿瘤特异性生存率和总体生存率方面相当。在国际机器人膀胱切除术联盟最近的一项回顾性研究中，与开放 RC 相比，随访 10 年，RARC 有与开放 RC 相似肿瘤学的结果。

目前 RARC 可采用体外尿流改道术（extracorporeal urinary diversion，ECUD）和体内尿流改道术（intracorporeal urinary diversion，ICUD）这两种方式。ECUD 需额外增加一个 5～7 cm 长的皮肤切口用于取出标本，恢复小肠连续性，重建新膀胱及输尿管与新膀胱吻合，然后将新膀胱回纳腹腔，在腹腔镜下进行尿道与新膀胱之间的吻合。ICUD 无需额外增加皮肤的切口，腹腔镜下恢复小肠连续性，重建新膀胱及输尿管与新膀胱吻合，最后将尿道与新膀胱吻合。ICUD 未来可能会成为 RARC 尿流改道的主流，主要优点：①有助于选择能够靠近尿道的合适位置的回肠段重建新膀胱，这样在体内进行尿道与新膀胱的吻合时，能够减低吻合口的张力，减少尿瘘出现的风险性。②切口小疼痛轻，促进伤口愈合，降低伤口感染，增加美容效果。③避免肠管暴露于体外，减少麻痹性肠梗阻的发生，在腹腔内完成肠段的截取和新膀胱的重建，这样能减少肠管体液的蒸发，避免电解质紊乱，并可能促进术后肠道功能的恢复。范世达等将 ICUD 和 ECUD 对比，ICUD 组平均手术时间明显短于 ECUD 组，两组术中出血量、淋巴结清扫数量、肠功能恢复时间、住院时间、拔除引流管时间及术后尿控率相似，且临床疗效一样，但肠道类并发症发生率低。杜跃林等人进行的一项荟萃分析显示，ICUD 和 ECUD 这两种手术方式在手术时间、住院时间及术后 30 天并发症、术后 90 天总并发症及其主要并发症相当，但与 ECUD 相比，ICUD 术中出血量更少，术中输血率更低，术后 90 天次要并发症更少，认为 RARC-ICUD 治疗膀胱癌安全可行，并发症少，患者恢复快。总之，RARC-ICUD（图 20－3－10）具有明显优势，但需要大样本多中心的前瞻性长期随机对照试验研究以确定其在膀胱癌治疗中的作用。

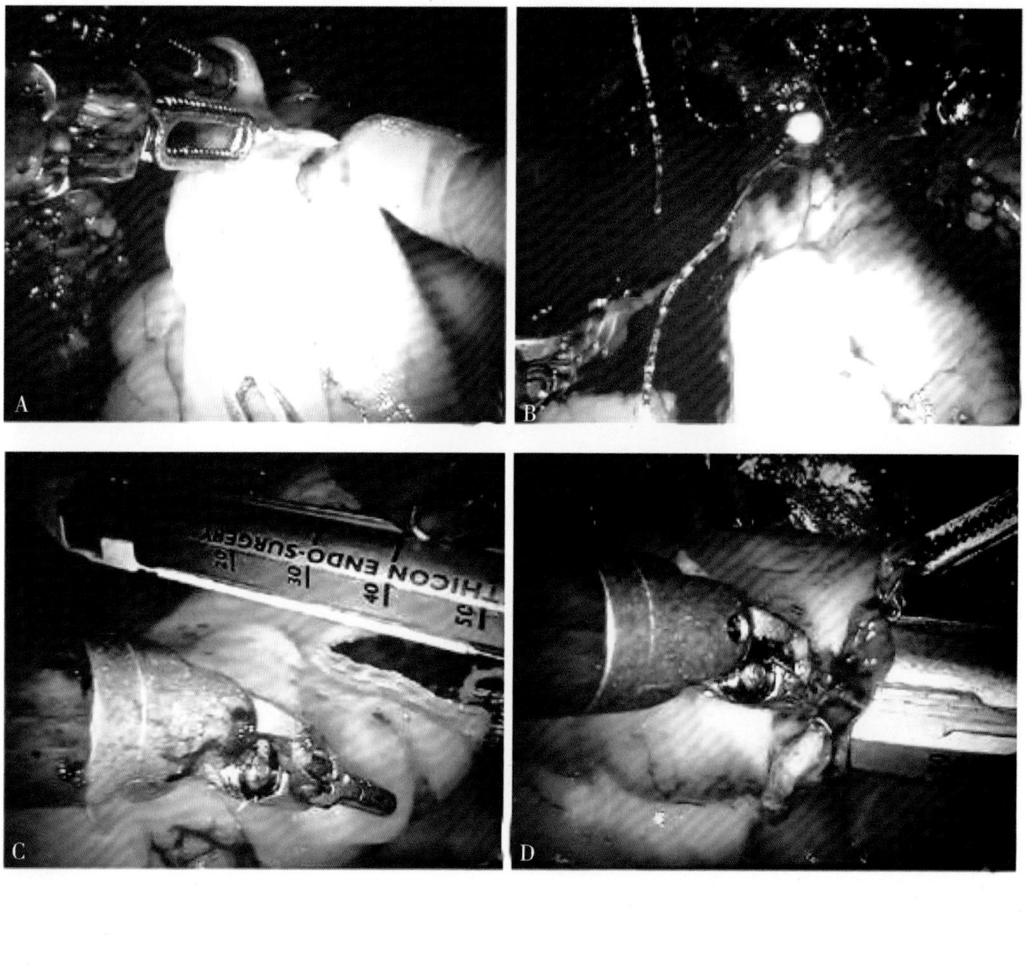

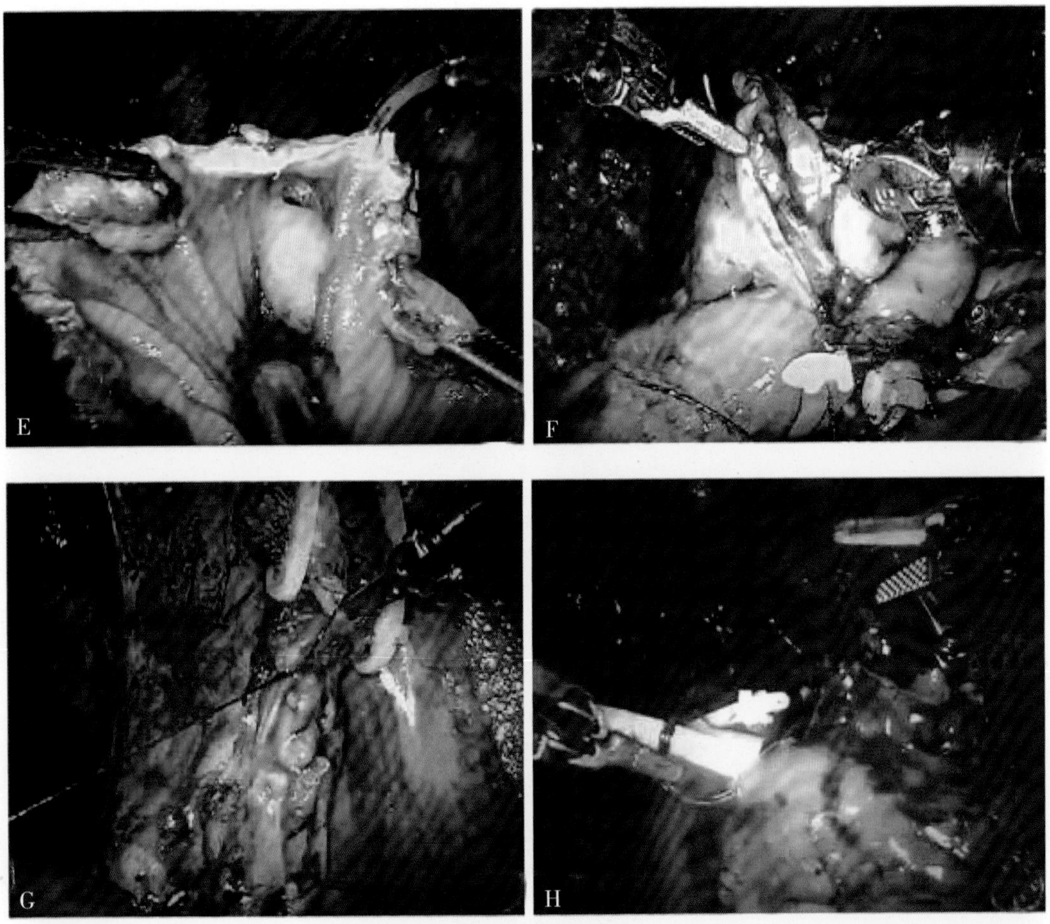

图 20-3-10　机器人辅助腹腔镜完全体内尿液改道术，A：确定新膀胱与尿道吻合点；B：吻合新膀胱颈口与尿道；C：截取肠道重建新膀胱；D：恢复肠道连续性；E：沿对系膜缘将游离肠管去管化；F：重建新膀胱；G：Wallace 法吻合输尿管；H：从新膀胱前壁引出单 J 管

（二）机器人辅助腹腔镜膀胱憩室切除术

膀胱憩室是膀胱黏膜经膀胱壁肌层向外膨出的囊袋，分先天性和继发性（获得性）。先天性膀胱憩室壁含有肌纤维，往往是单发性的，通常在儿童时期被诊断。后天性膀胱憩室通常是多发性的，多继发于膀胱出口梗阻、神经源性膀胱以及罕见的膀胱手术后。若无并发症，膀胱憩室无特殊治疗。膀胱憩室手术治疗的指征包括出现药物治疗无效的下尿路症状、复发性尿路感染、排尿功能障碍、输尿管梗阻以及憩室合并肿瘤或结石。手术治疗膀胱憩室主要有开放手术、内镜切除术或电灼术、传统腹腔镜手术以及机器人辅助腹腔镜膀胱憩室切除术。

对于肥胖的患者，腹腔镜和机器人辅助膀胱憩室切除术比开放更有技术优势。与开放膀胱憩室切除术比，腹腔镜下膀胱憩室切除术术中失血少，术后降低使用镇痛药物剂量、住院时间短，患者恢复快。尽管传统腹腔镜对治疗膀胱憩室安全有效，但往往只有腹腔镜经验非常丰富的医师选择合适的患者才可以实施，对哪些较大的膀胱憩室（图 20-3-11）、位于膀胱后壁的憩室（图 20-3-12）、靠近膀胱颈的憩室以及邻近输尿管开口的憩室（图 20-3-13），这时使用传统腹腔镜行膀胱憩室切除会显得特别困难。机器人辅助膀胱憩室切除术刚好发挥了机器人的优势，3D 立体图像和放大 10 倍的视野以及操作灵活精准，在膀胱憩室切除后对膀胱和输尿管重建特别有用，机器人技术使这些在传统腹腔镜有时变得困难的操作更简单，将为外科医师治疗膀胱憩室提供另外一种微创方法。机器人辅助膀胱憩室切除术与开放或传统腹腔镜手术对比的报道不多，仍需大样本多中心的前瞻性长期随机对照试验研究以确定其在膀胱憩室治疗中的作用。

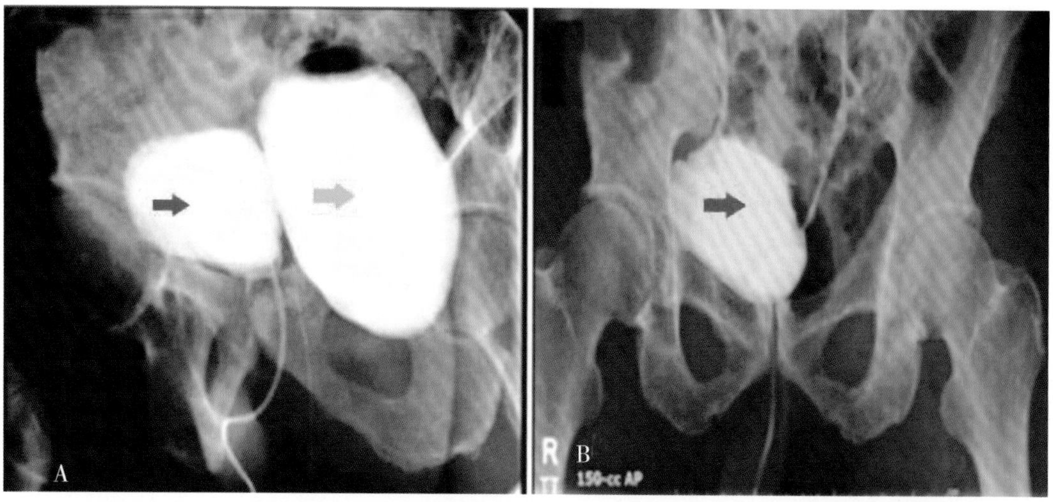

图 20－3－11 巨大膀胱憩室患者膀胱造影图，A：术前膀胱造影（红色箭头为膀胱；绿色箭头为憩室）；B：术后膀胱造影（红色箭头为膀胱）显示无尿漏

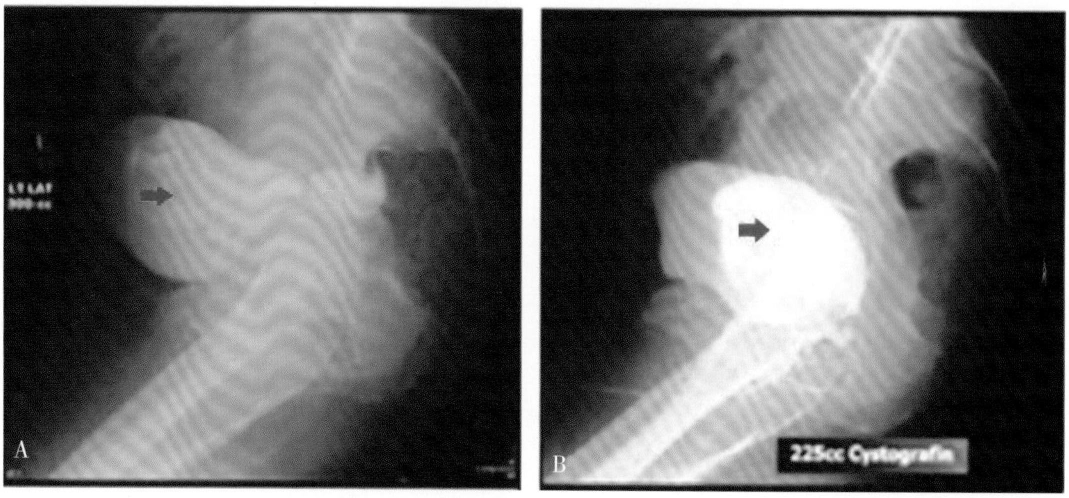

图 20－3－12 膀胱后壁憩室患者膀胱造影图，A：术前膀胱造影（红色箭头为膀胱；绿色箭头为憩室）；B：术后膀胱造影（红色箭头为膀胱）显示无尿漏

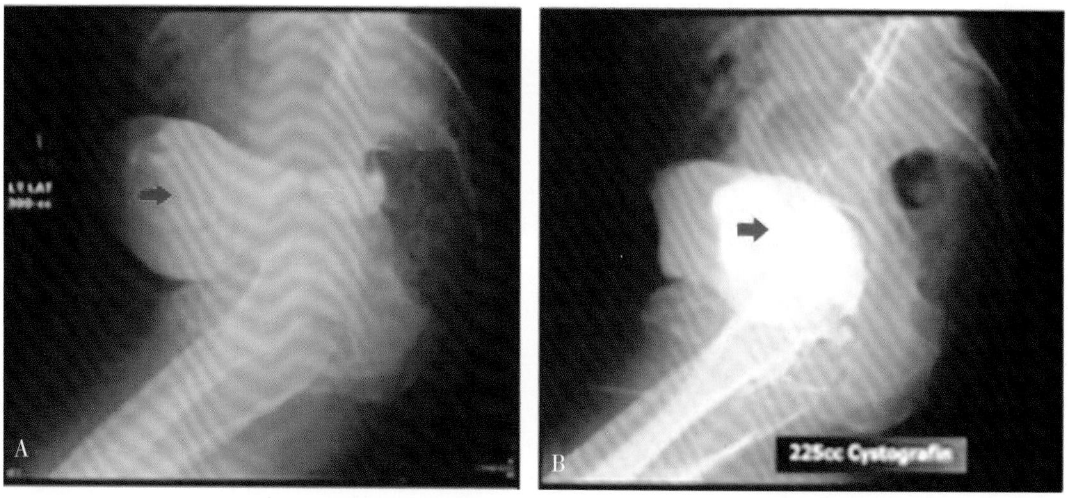

图 20－3－13 膀胱憩室和输尿管开口位置图，红色箭头为膀胱憩室；绿色箭头为输尿管开口位置

五、前列腺疾病

(一) 机器人辅助腹腔镜根治性前列腺切除术

前列腺癌（PCa）是男性泌尿生殖系统中最常见的恶性肿瘤，其发病率在男性所有恶性肿瘤中位居第2位，仅次于肺癌，据估计2020年在美国诊断出191 930例新患者。在我国PCa的发病率和死亡率虽低于欧美国家，但随着老龄人口增加、生活方式的改变以及诊断水平的提高，近年来PCa的发病率呈现持续快速增长的趋势。根治性前列腺切除术（RP）是治疗局限性前列腺癌最有效的方法之一。随着手术设备和技术的创新与发展，以及对前列腺疾病及局部解剖（图20-3-14）认识的加深，PCa手术治疗的指征渐渐地被放宽，越来越多的PCa患者包括某些局部浸润或伴远处寡转移（全身骨转移灶小于5个）的PCa患者都获益于RP。主要手术方式有开放（open radical prostatectomy，ORP）、腹腔镜（laparoscopic radical prostatectomy，LRP）以及机器人辅助腹腔镜根治性前列腺切除术（RARP）。RARP与ORP和LRP相比具有明显技术优势的微创手术，除手术费用较高外，具有出血少、并发症少、术后恢复快、住院时间短等优点，而且可以达到相同或更优的肿瘤学和功能学结果，已迅速成为RP的首选术式，在美国已占80%以上。

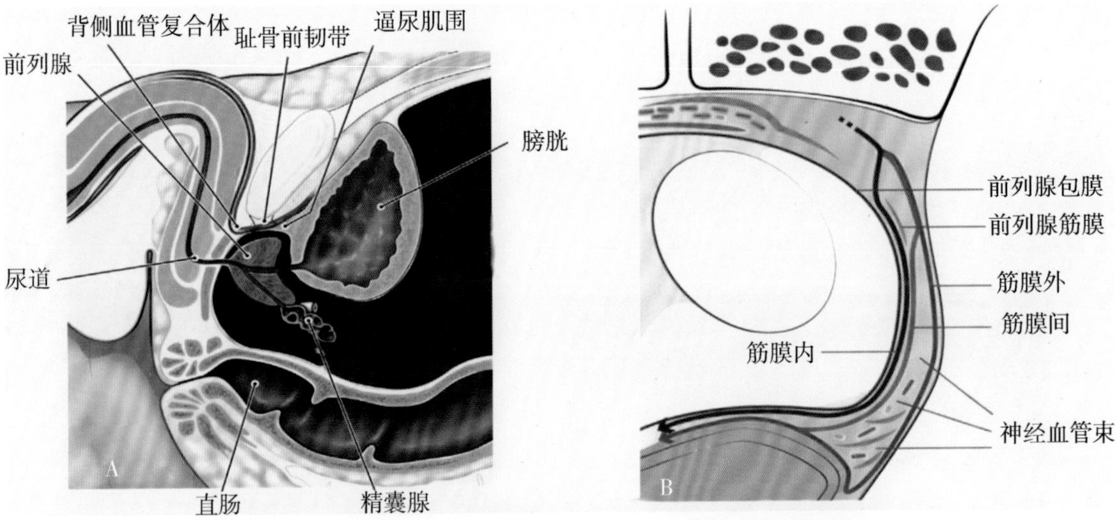

图20-3-14 前列局部解剖图，A：矢状位局部前列腺解剖图；B：三个（筋膜外、筋膜间和筋膜内）不同剥离前列腺平面图

控制肿瘤是前列腺癌手术治疗中最重要的目标。在评估不同的前列腺癌手术方法时，生化复发和切缘阳性率是已被用作衡量前列腺癌控制的两个重要指标。RARP的手术切缘阳性率和近期肿瘤控制与ORP和LRP相当，目前尚缺乏充分证据证明RARP、ORP和LRP在术后生化复发和长期肿瘤控制方面有无差异。RARP术后切缘阳性最常见的部位是前列腺尖部和后外侧。已有文献报道，根据PCa的位置和范围对前列腺尖部和后外侧的切除以及保留神经的一些技术进行改良，可以减少切缘阳性率。如为防止阴茎背侧静脉复合体或耻骨前列腺韧带阻碍视野，Tewary等人使用30°朝上的镜头结合将前列腺向患者的头侧牵拉，以便接近前列腺尖部与膜部尿道的背面交界处。锐性和钝性分离后，狄氏筋膜被分开，紧接着分开尿道周围组织，暴露阴茎背侧静脉复合体和耻骨前列腺韧带。阴茎背侧静脉复合体和耻骨前列腺韧带通过传统的前路分开。通过这种方法切除前列腺尖部可使切缘阳性率由4.4%下降到1.4%。患者的功能结果在评估前列腺癌手术方法时也很重要。尿控功能和阴茎勃起功能是RP术后两个受影响最大的临床问题。已经开发了许多手术技术，包括保留膀胱颈技术、尿道周围悬吊技术、尿道周围重建技术、保留尿道长度、保留耻骨前列腺韧带和盆腔内筋膜技术，以及使用局部低温，通过减少对尿道括约肌的损伤和维护患者尿控能力来改善患者的尿控功能。同样，通过对RARP技术改良，如超级面纱法技术、生物材料包裹神经血管束，以及避免热损伤和牵拉神经血管束等技术可改善患者的阴茎勃起功能。

（二）机器人辅助腹腔镜前列腺摘除术

传统的经尿道前列腺切除术（TURP）仍然被公认为是治疗BPH的“金标准”，可改善患者的下尿路症状。但TURP可能出现较高的再手术率，失血和经尿道电切综合征发生，随着前列腺体积增加，这些并发症也增多。因此，对于大体积BPH（>80 mL）者，一些专家仍会推荐开放手术治疗大体积BPH。但开放手术并发症多，患者失血多，住院时间长，恢复慢，增加了患者痛苦。为减少开放手术的并发症，许多治疗大体积BPH微创手术方法被开发。目前经尿道前列腺内镜剜除是一种有效治疗大积BPH的方法，具有微创，住院时间短，患者恢复等优势，但在巨大的BPH，尤其是合并膀胱憩室或膀胱结石需要处理的大体积BPH（图20-3-15）者中，它有点力不从心。2002年有学者使用传统腹腔镜行前列腺摘除术，它与开放手术相比，具有微创，创伤少，患者痛苦小，恢复快，疗效与开放手术相当。但传统腹腔镜需经验非常丰富的医师选择合适的患者才可以实施，对哪些合并较大的膀胱憩室、位于膀胱后壁的憩室、靠近膀胱颈的憩室以及邻近输尿管开口的憩室的大体积BPH者，这时使用传统腹腔镜行前列腺摘除加膀胱憩室切除会显得特别困难。随着机器人腹腔镜不断普及，机器人腹腔镜刚好能发挥机器人的优势，3D立体图像和放大10倍的视野以、操作灵活精准，以及人性化设计使得操作者不易疲劳，且学习曲线短，使这些在传统腹腔镜有时变得困难的操作更简单，将为外科医生治疗大体积BPH，特别是合并膀胱憩室或膀胱结石需处理者，提供另外一种微创方法。Dotzauer等人回顾性分析机器人辅助前列腺摘除和开放手术治疗大体积BPH，与开放手术相比，机器人辅助前列腺摘除组平均手术时间长，留置导尿管时间短，术中失血少，输血率低，并发症少，患者住院时间短，疗效相当。Autorino等人多中心性回顾性分析1 330例大体积BPH，平均前列腺体积为100 mL，其中传统腹腔镜前列腺摘除者占63.4%和机器人腹腔镜前列腺摘除者占36.6%，术中失血量平均为200 mL，3.5%的病例需术中输血，术中并发症为2.2%，总并发症率为10.6%，随访12个月，两者IPSS、QoL和Qmax都得到明显的改善，比较无差异。

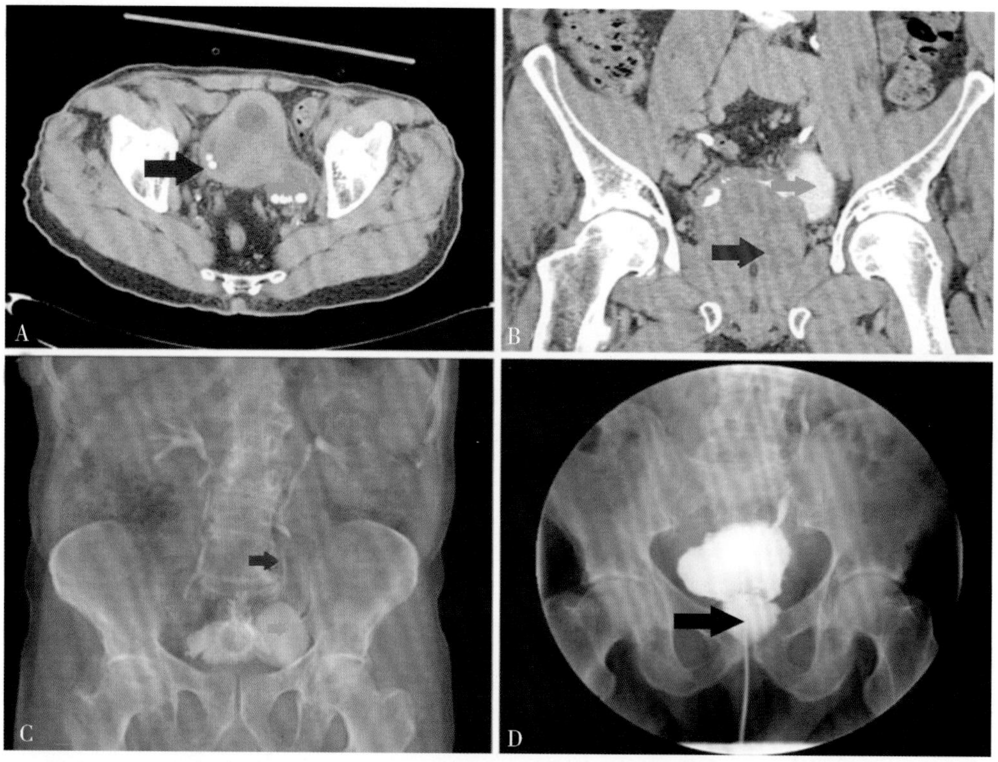

图20-3-15 前列腺增生合并膀胱憩室影像学图，**A**：术前横断面**CT**平扫示膀胱结石（红色箭头）和膀胱憩室结石（绿色箭头）；**B**：术前冠状面**CT**增强示前列腺增生（蓝色箭头）和造影剂填充膀胱憩室（绿色箭头）；**C**：术前静脉肾盂造影示左输尿管开口（紫色箭头）邻近膀胱憩室（绿色箭头）；**D**：术后膀胱造影示摘除前列腺位置有一个较大的前列腺腔（黑色箭头）。

第四节 机器人辅助腹腔镜手术存在的问题和发展前景

机器人技术的外科应用毋庸置疑的对传统手术操作进行了革新，并在将来会成为主流。随着机器人技术的不断发展，泌尿系统疾病的治疗可能会继续发生变化。虽然这项技术带来的好处非常令人鼓舞，但长期手术疗效是外科医师临床经验、技术和手术方法的综合结果。与传统腹腔镜相比，机器人技术具有更多的微创优势，学习曲线也短。但机器人仍然象传统腹腔镜一样缺乏触觉反馈，术者对手术野内的组织器官没有触觉感知，无法通过触觉判断神经、血管、肿瘤等组织的弹性、搏动性、硬度、韧性等，这对于某些复杂手术尤为不利；其价格昂贵，维护成本也高，限制了广泛应用。随着技术瓶颈的突破，手术设备的完善，其应用范围必将逐渐扩大，引领微创手术进入一个崭新时代。

〔饶建明 周华英〕

参考文献

[1] 綦小蓉，陈思敏，郑莹．单孔腹腔镜在妇科恶性肿瘤治疗中的利与弊［J］．中华腔镜外科杂志（电子版），2018，11（6）：370－373．

[2] 杨璐，范天勇．外科学的进展与未来［J］．中国微创外科杂志，2009，9（1）：73－75．

[3] 杜祥民，张永寿．达芬奇手术机器人系统介绍及应用进展［J］．中国医学装备，2011，8（5）：60－63．

[4] 王翰博，孙鹏，赵勇．机器人辅助技术在泌尿外科的应用及展望达芬奇机器人手术系统的构成及特点［J］．山东医药，2009，49（39）：110－111．

[5] 王恩运，吴学谦，薛莉，等．外科手术机器人的国内外发展概况及应用［J］．中国医疗设备，2018，33（8）：115－119．

[6] 贾卓敏，马鑫，艾星，等．达芬奇机器人手术系统在泌尿外科手术中的优势［J］．现代泌尿外科杂志，2018，23（5）：328－331．

[7] NOVARA G，FICARRA V，MOCELLIN S，et al. Systematic review and meta-analysis of studies reporting oncologic outcome after robot-assisted radical prostatectomy［J］. Eur Urol，2012，62（3）：382－404.

[8] FICARRA V，NOVARA G，AHLERING T E，et al. Systematic review and meta-analysis of studies reporting potency rates after robot-assisted radical prostatectomy［J］. Eur Urol，2012，62（3）：418－430.

[9] 沈周俊，王先进，何威．达芬奇机器人手术系统在泌尿外科的临床应用体会［J］．微创医学，2013，8(5)：531－535．

[10] 王建忠，周骏，施浩强，等．达芬奇机器人腹腔镜技术在泌尿外科手术中的应用［J］．安徽医学，2016，37（6）：723－725．

[11] AUTORINO R，BOVE P，DE SIO M，et al. Open Versus Laparoscopic Adrenalectomy for Adrenocortical Carcinoma：A Meta-analysis of Surgical and Oncological Outcomes［J］. Ann Surg Oncol，2016，23（4）：1195－1202.

[12] HORGAN S，VANUNO D. Robots in laparoscopic surgery［J］. J Laparoendosc Adv Surg Tech A，2001，11（6）：415－419.

[13] BRANDAO L F，AUTORINO R，ZARGAR H，et al. Robot-assisted laparoscopic adrenalectomy：step-by-step technique and comparative outcomes［J］. Eur Urol，2014，66（5）：898－905.

[14] 李新涛，张旭．机器人肾上腺切除术的应用现状和研究进展［J］．微创泌尿外科杂志，2017，6(3)：172－176．

[15] 张旭，李宏召，郑涛，等．泌尿外科腹腔镜与机器人手术学［M］．北京：人民卫生出版社，2015．

[16] PAHWA M. Robot-assisted adrenalectomy：current perspectives［J］. Robot Surg，2017，4：1－6.

[17] 时京，艾星，贾卓敏，等．经腹腔途径机器人辅助腹腔镜肾上腺巨大肿瘤切除术临床效果观察（附31例报告）［J］．临床泌尿外科杂志，2016，31（08）：682－685．

[18] 夏磊磊，何威，王先进，等．机器人辅助手术治疗压迫大血管的复杂嗜铬细胞瘤的体会（附3例报告）［J］．现代泌尿生殖肿瘤杂志，2013，5（4）：197－201．

[19] 沈周俊，夏磊磊，何威，等．机器人辅助腹腔镜下肾上腺复杂肿瘤手术（附光盘）［J］．现代泌尿外科杂志［J］，

2014，19（2）：71－74.
［20］ 樊华，李汉忠，纪志刚，等. 机器人腹腔镜术治疗嗜铬细胞瘤及合并巨大瘤栓的副神经节瘤3例报告［J］. 临床泌尿外科杂志，2016，31（01）：35－38.
［21］ 戴军，何威，孙福康，等. 机器人辅助腹腔镜与传统腹腔镜治疗复杂肾上腺肿瘤的手术效果比较［J］. 第二军医大学学报，2020，41（07）：721－724.
［22］ EMTAGE J B，AGARWAL G，SEXTON W J. Robotic—Assisted Renal Surgery［J］. Cancer Control，2015，22（3）：291－300.
［23］ BROOKMAN-MAY S，MAY M，SHARIAT S F，et al. Features associated with recurrence beyond 5 years after nephrectomy and nephron-sparing surgery for renal cell carcinoma：development and internal validation of a risk model（PRELANE score）to predict late recurrence based on a large multicenter database（CORONA/SATURN Project）［J］. Eur Urol，2013，64（3）：472－477.
［24］ KHOSLA A，WAGNER A A. Robotic Surgery of the Kidney，Bladder，and Prostate［J］. Surg Clin North Am，2016，96（3）：615－636.
［25］ 陈健文，黄庆波，张旭，等. 机器人辅助腹腔镜技术治疗单侧多发肾肿瘤的诊疗分析［J］. 微创泌尿外科杂志，2017，6（1）：28－31.
［26］ LJUNGBERG B，BENSALAH K，CANFIELD S，et al. EAU guidelines on renal cell carcinoma：2014 update［J］. Eur Urol，2015，67（5）：913－924.
［27］ CROCEROSSA F，CARBONARA U，CANTIELLO F，et al. Robot-assisted Radical Nephrectomy：A Systematic Review and Meta-analysis of Comparative Studies［J］. Eur Urol，2021，80（4）：428－439.
［28］ GU L，MA X，GAO Y，et al. Robotic versus Open Level Ⅰ－Ⅱ Inferior Vena Cava Thrombectomy：A Matched Group Comparative Analysis［J］. J Urol. 2017，198（6）：1241－1246.
［29］ ROSE K M，NAVARATNAM A K，FARAJ K S，et al. Comparison of Open and Robot Assisted Radical Nephrectomy With Level Ⅰ and Ⅱ Inferior Vena Cava Tumor Thrombus：The Mayo Clinic Experience［J］. Urology，2020，136：152－157.
［30］ 黄庆波，彭程，马鑫，等. 机器人辅助腹腔镜Mayo Ⅲ～Ⅳ级下腔静脉癌栓取出术的经验总结（附5例报告）［J］. 中华泌尿外科杂志，2019，40（2）：81－85.
［31］ 马鑫，宣云东，黄庆波，等. 肾癌合并下腔静脉癌栓的机器人手术策略［J］. 临床外科杂志，2021，29（2）：104－107.
［32］ WINFIELD H N，DONOVAN J F，GODET A S，et al. Laparoscopic partial nephrectomy：initial case report for benign disease［J］. J Endourol，1993，7（6）：521－526.
［33］ LI M，CHENG L，ZHANG H，et al. Laparoscopic and Robotic—Assisted Partial Nephrectomy：An Overview of Hot Issues［J］. Urol Int，2020，104（9－10）：669－677.
［34］ MACEK P，CATHELINEAU X，BARBE Y P，et al. Robotic—Assisted Partial Nephrectomy：Techniques to Improve Clinical Outcomes［J］. Curr Urol Rep，2021，22（10）：51.
［35］ GETTMAN M T，BLUTE M L，CHOW G K，et al. Robotic-assisted laparoscopic partial nephrectomy：technique and initial clinical experience with DaVinci robotic system［J］. Urology，2004，64（5）：914－918.
［36］ GRIVAS N，KALAMPOKIS N，LARCHER A，et al. Robot-assisted versus open partial nephrectomy：comparison of outcomes. A systematic review［J］. Minerva Urol Nefrol，2019，71（2）：113－120.
［37］ PORPIGLIA F，MARI A，AMPARORE D，et al. Transperitoneal vs retroperitoneal minimally invasive partial nephrectomy：comparison of perioperative outcomes and functional follow-up in a large multi-institutional cohort（The RECORD 2 Project）［J］. Surg Endosc，2021，35（8）：4295－4304.
［38］ 朱照伟，张雪培，刘俊肖，等. 机器人与开放手术治疗复发性肾盂输尿管连接部梗阻的比较研究［J］. 临床泌尿外科杂志，2019，34（5）：345－348.
［39］ 贾卓敏，时京，陈光富，等. 机器人辅助腹腔镜技术同期处理UPJO合并继发结石病例的临床经验总结［J］. 临床泌尿外科杂志，2017，32（2）：105－108.
［40］ LEE M，LEE Z，STRAUSS D，et al. Multi-institutional Experience Comparing Outcomes of Adult Patients Undergoing Secondary Versus Primary Robotic Pyeloplasty［J］. Urology，2020，145：275－280.

[41] 熊盛炜，王杰，朱伟杰，等. 二次肾盂成形术在复发性肾盂输尿管连接部梗阻中的研究进展［J］. 北京大学学报（医学版），2020，52（4）：794－798.

[42] VANNAHME M，MATHUR S，DAVENPORT K，et al. The management of secondary pelvi-ureteric junction obstruction—a comparison of pyeloplasty and endopyelotomy［J］. BJU Int，2014，113（1）：108－112.

[43] THOMAS J C，DEMARCO R T，DONOHOE J M，et al. Management of the failed pyeloplasty：a contemporary review［J］. J Urol，2005，174（6）：2363－2366.

[44] ZHANG Y，OUYANG W，XU H，et al. Secondary Management for Recurrent Ureteropelvic Junction Obstruction after Pyeloplasty：A Comparison of Re-Do Robot—Assisted Laparoscopic Pyeloplasty and Conventional Laparoscopic Pyeloplasty［J］. Urol Int，2019，103（4）：466－472.

[45] 朱捷，高江平，徐阿祥，等. 机器人辅助腹腔镜输尿管非乳头再植术［J］. 临床泌尿外科杂志，2010，25（6）：405－407＋418.

[46] OSMAN N I，MANGIR N，MIRONSKA E，et al. Robotic Surgery as Applied to Functional and Reconstructive Urology［J］. Eur Urol Focus，2019，5（3）：322－328.

[47] BABBAR P，YERRAM N，SUN A，et al. Robot—assisted ureteral reconstruction—current status and future directions［J］. Urol Ann，2018，10（1）：7－14.

[48] 李东，王保军，张旭，等. 机器人辅助腹腔镜与传统腹腔镜在腰大肌悬吊输尿管再植术中的应用对比［J］. 南方医科大学学报，2017，37（5）：659－662.

[49] SIEGEL R L，MILLER K D，JEMAL A. Cancer statistics，2020［J］. CA Cancer J Clin，2020，70（1）：7－30.

[50] CHANG S S，BOCHNER B H，CHOU R，et al. Treatment of Non-Metastatic Muscle-Invasive Bladder Cancer：AUA/ASCO/ASTRO/SUO Guideline［J］. J Urol，2017，198（3）：552－559.

[51] ZAMBONI S，SORIA F，MATHIEU R，et al. Differences in trends in the use of robot-assisted and open radical cystectomy and changes over time in peri-operative outcomes among selected centres in North America and Europe：an international multicentre collaboration［J］. BJU Int，2019，124（4）：656－664.

[52] IQBAL U，DURRANI M M，ELSAYED A S，et al. Functional outcomes after robot-assisted radical cystectomy：A review of literature［J］. Int J Urol，2021，28（5）：493－501.

[53] VENKATRAMANI V，REIS I M，CASTLE E P，et al. Predictors of Recurrence，and Progression-Free and Overall Survival following Open versus Robotic Radical Cystectomy：Analysis from the RAZOR Trial with a 3-Year Followup［J］. J Urol，2020，203（3）：522－529.

[54] BOCHNER B H，DALBAGNI G，MARZOUK K H，et al. Randomized Trial Comparing Open Radical Cystectomy and Robot-assisted Laparoscopic Radical Cystectomy：Oncologic Outcomes［J］. Eur Urol，2018，74（4）：465－471.

[55] HUSSEIN A A，ELSAYED A S，ALDHAAM N A，et al. Ten-Year Oncologic Outcomes Following Robot-Assisted Radical Cystectomy：Results from the International Robotic Cystectomy Consortium［J］. J Urol，2019，202（5）：927－935.

[56] 符伟军，张旭. 腹腔镜或机器人辅助腹腔镜根治膀胱全切术后完全体内尿流改道［J］. 微创泌尿外科杂志，2012，1（1）：41－45.

[57] 范世达，任尚青，吕倩，等. 机器人辅助腹腔镜根治性膀胱切除术中体内及体外尿流改道临床疗效对比分析［J］. 第三军医大学学报，2021，43（23）：2519－2524.

[58] 杜跃林，游成宇，王辉，等. 机器人辅助腹腔镜膀胱癌根治术后不同尿流改道围手术期及术后并发症的 Meta 分析［J］. 现代泌尿外科杂志，2021，26（8）：678－684.

[59] LIU S，PATHAK R A，HEMAL A K. Robot-Assisted Laparoscopic Bladder Diverticulectomy：Adaptation of Techniques for a Variety of Clinical Presentations［J］. Urology，2021，147：311－316.

[60] SILAY M S，KOH C J. Management of the bladder and calyceal diverticulum：options in the age of minimally invasive surgery［J］. Urol Clin North Am，2015，42（1）：77－87.

[61] EYRAUD R，LAYDNER H，AUTORINO R，et al. Robot-assisted laparoscopic bladder diverticulectomy［J］. Curr Urol Rep，2013，14（1）：46－51.

[62] PORPIGLIA F，TARABUZZI R，COSSU M，et al. Is laparoscopic bladder diverticulectomy after transurethral re-

section of the prostate safe and effective? Comparison with open surgery [J]. J Endourol, 2004, 18 (1): 73 - 76.

[63] DAVIS M, EGAN J, MARHAMATI S, et al. Retzius-Sparing Robot-Assisted Robotic Prostatectomy: Past, Present, and Future [J]. Urol Clin North Am, 2021, 48 (1): 11 - 23.

[64] 付振涛，郭晓雷，张思维，等. 2015年中国前列腺癌发病与死亡分析 [J]. 中华肿瘤杂志，2020，42 (9)：718 - 722.

[65] 王共先，刘伟鹏，周晓晨. 前列腺癌根治术入路的选择 [J]. 临床泌尿外科杂志，2018，33 (6)：423 - 427.

[66] ARENAS-GALLO C, SHOAG J E, HU J C. Optimizing Surgical Techniques inRobot-Assisted Radical Prostatectomy [J]. Urol Clin North Am, 2021, 48 (1): 1 - 9.

[67] RAMIREZ D, ZARGAR H, CAPUTO P, et al. Robotic-assisted laparoscopic prostatectomy: An update on functional and oncologic outcomes, techniques, and advancements in technology [J]. J Surg Oncol, 2015, 112 (7): 746 - 752.

[68] YOSSEPOWITCH O, BRIGANTI A, EASTHAM J A, et al. Positive surgical margins after radical prostatectomy: a systematic review and contemporary update [J]. Eur Urol, 2014, 65 (2): 303 - 313.

[69] SAMMON J D, TRINH Q D, SUKUMAR S, et al. Risk factors for biochemical recurrence following radical perineal prostatectomy in a large contemporary series: a detailed assessment of margin extent and location [J]. Urol Oncol, 2013, 31 (8): 1470 - 1476.

[70] TEWARI A K, SRIVASTAVA A, MUDALIAR K, et al. Anatomical retro-apical technique of synchronous (posterior and anterior) urethral transection: a novel approach for ameliorating apical margin positivity during robotic radical prostatectomy [J]. BJU Int, 2010, 106 (9): 1364 - 1373.

[71] OELKE M, BACHMANN A, DESCAZEAUD A, et al. EAU guidelines on the treatment and follow-up of non-neurogenic male lower urinary tract symptoms including benign prostatic obstruction [J]. Eur Urol, 2013, 64 (1): 118 - 140.

[72] RAO J M, YANG J R, REN Y X, et al. Plasmakinetic enucleation of the prostate versus transvesical open prostatectomy for benign prostatic hyperplasia >80 mL: 12-month follow-up results of a randomized clinical trial [J]. Urology, 2013, 82 (1): 176 - 181.

[73] RAO J M, XIAO H J, REN Y X, et al. Did prostate size affect the complication and outcome of plasmakinetic enucleation of the prostate? [J]. Int Urol Nephrol, 2014, 46 (11): 2063 - 2070.

[74] MOSCHOVAS M C, TIMÓTEO F, LINS L, et al. Robotic surgery techniques to approach benign prostatic hyperplasia disease: A comprehensive literature review and the state of art [J]. Asian J Urol, 2021, 8 (1): 81 - 88.

[75] KOWALEWSKI K F, HARTUNG F O, VON HARDENBERG J, et al. Robot—Assisted Simple Prostatectomy*vs* Endoscopic Enucleation of the Prostate: A Systematic Review and Meta-analysis of Comparative Trials [J]. J Endourol, 2022, 36 (8): 1018 - 1028.

[76] DOTZAUER R, LA TORRE A, THOMAS A, et al. Robot-assisted simple prostatectomy versus open simple prostatectomy: a single-center comparison [J]. World J Urol, 2021, 39 (1): 149 - 156.

[77] AUTORINO R, ZARGAR H, MARIANO M B, et al. Perioperative Outcomes of Robotic and Laparoscopic Simple Prostatectomy: A European—American Multi-institutional Analysis [J]. Eur Urol, 2015, 68 (1): 86 - 94.

下　篇

泌尿外科领域的创新思考、假说和技术实施

第二十一章　微创和机器人泌尿外科技术

第一节　卵圆钳法建立后腹腔镜腹膜后操作腔

一、概　　述

泌尿外科腹腔镜手术已在全国大中型医院普遍开展，许多腹腔镜手术技术的创新与改进也经常推出。腹腔镜手术的创新技术多集中在术中对病灶的处理上，关于腹腔镜手术路径的创新少见。泌尿外科腹腔镜术的路径分为经腹腔、经腹膜后及经腹膜外耻骨后3种。经腹膜后及经腹膜外耻骨后路径需建立操作腔。因为泌尿外科医师对后腹腔镜手术入路和解剖的特点更为熟悉，所以经腹膜后路径施行腹腔镜手术更受到泌尿外科医师的青睐。目前建立腹膜后腔的方法一般应用水囊及气囊扩张法，亦有用腹腔镜镜体直接扩张。

二、问题与困惑

本技术组施行腹膜后腹腔镜泌尿外科手术以往用气囊扩张法建立操作腔，气囊内注入空气600～800 mL扩张。但在应用中感觉该方法建立腹膜后操作腔繁杂，注气、放气所耗时间长，耗时5～8分钟，且所获操作腔位于肾脂肪囊外，图像显示及操作空间仍显不足。如做需打开肾脂肪囊内的手术如无功能肾切除、肾囊肿去顶、输尿管切开取石等手术仍需用超声刀及电刀切开肾脂肪囊，进一步扩大显露操作腔，此步骤又需耗时10～15分钟。

三、创新与思考

本技术组认为建立腹膜后腹腔镜的操作腔方法应尽量符合下列标准：①简便；②快捷；③安全；④所获操作空间足够大；⑤可获清晰解剖关系图像。为此，我们创新了示指引导下卵圆钳法扩张形成腹膜后操作腔的方法，临床应用效果很好。尤其是需要在腹膜外肾脂肪囊内扩张建立操作腔的后腹腔镜手术时。由于将卵圆钳直接引导入肾脂肪囊内扩张建立操作腔，大大地缩短了建立操作腔及施行后腹腔镜手术的时间。

四、理论支撑

卵圆钳法建立后腹膜操作腔是在示指引导下的外科钝性扩张分离技术，不是锐性分离，也不是非引导下的盲目扩张。肾脏背侧与腰方肌之间为相对无血管区域。肾脏的非肾门部位的异位肾小动脉常常是位于肾脏上、下极部位与肾脏相连，亦即纵向平行与肾脏进入，在肾脏背侧与腰方肌之间罕见有血管垂直相连接。因此，在示指引导下，引入卵圆钳于肾脏背侧与腰方肌之间行钝性扩张是安全可行的。

五、践行实施

（一）手术步骤

全身麻醉。患者健侧卧位，患侧12肋缘下与腋后线交界处由后上向前下切开皮肤1.5 cm为A孔，达皮下组织（图21-1-1）。用中弯血管钳撑开肌层及腰背筋膜，进示指，一般可扪及肾脏轮廓下极甚至中下部（图 21－1－2）。①肾脂肪囊内建立腹膜后腔：示指在腰方肌表面分离进入腰方肌与肾筋膜后层间隙，在此间隙内向肾方向用示指将肾筋膜后层戳孔并扩大该孔。进示指于肾脂肪囊内紧贴肾下极外侧及背面分离。示指贴于肾背侧表面不动，将卵圆钳顺示指指腹进入达肾背侧表面（图 21－1－3）。退出示指，双手撑开卵圆钳进行扩张（图 21－1－4）。如需再进入卵圆钳扩张，仍应先进示指达肾背面，

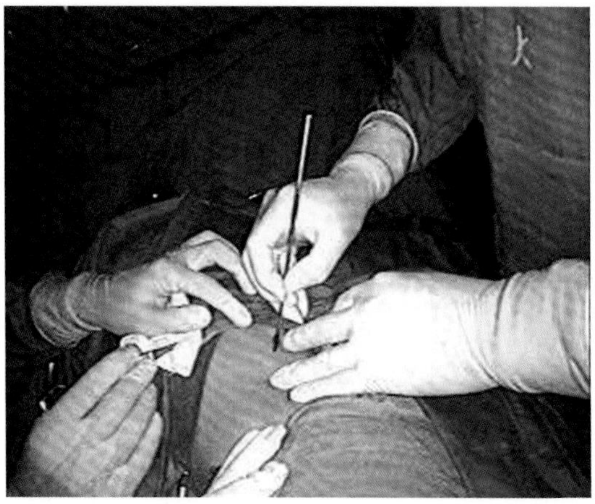

图 21－1－1 建立 A 孔

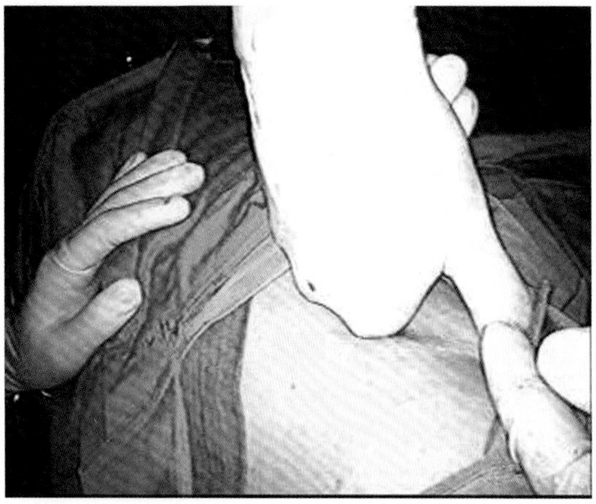

图 21－1－2 示指扪及肾脏

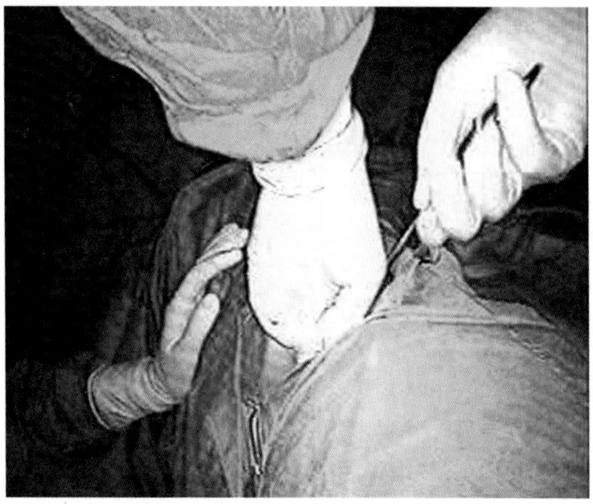

图 21－1－3 卵圆钳顺示指指腹进入

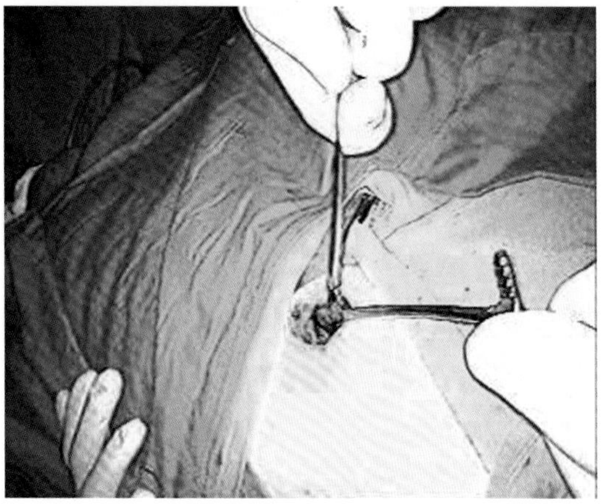

图 21－1－4 卵圆钳扩张

在示指引导下进钳扩张，可形成良好的腹膜后操作腔（图 21－1－5）。用示指于腹膜后腔内贴腹横肌及腰背筋膜表面推移开腹膜，在示指引导下，于腋前线与肋缘下交界处戳 B 孔，置入 5 mm 套管。于腋中线髂嵴上 2 cm 处戳 C 孔，置入 10 mm 套管。A 孔置入 10 mm 套管，缝合皮肤及肌层固定套管。术中利用 C 孔或 A 孔置入镜体，视不同疾病施行相应后腹腔镜手术，必要时再建立一套管，便于操作。②肾脂肪囊外建立腹膜后腔：示指在腰方肌与肾筋膜后层间隙分离，在示指引导下，卵圆钳亦在此间隙内扩张，不进入肾脂肪囊内（图 21－1－6）。

（二）手术效果

卵圆钳法建立腹膜后操作腔时间 3～7 分钟，平均 4.5 分钟。在腹膜后肾脂肪囊内形成的操作腔置入镜体后可清晰地显示肾脏、腰方肌及腰大肌、腹膜等器官及组织图像。在腹膜后肾脂肪囊外形成的操作腔置入镜体后清晰地显示腰方肌及肾筋膜后层，且操作腔足够大便于下一步镜下操作。

（三）操作要点

我们应用该方法操作中的要点是：①肾脂肪囊内扩张是先用示指在腰方肌表面分离形成小腔隙。腰方肌筋膜与肾筋膜后层有少许疏松结缔组织连接，很容易通过钝性游离分开两者。仍用示指于肾筋膜后层戳孔并扩大该孔，示指分离至肾背侧表面后，在示指引导下进卵圆钳扩张，而不是用卵圆钳盲目扩张。

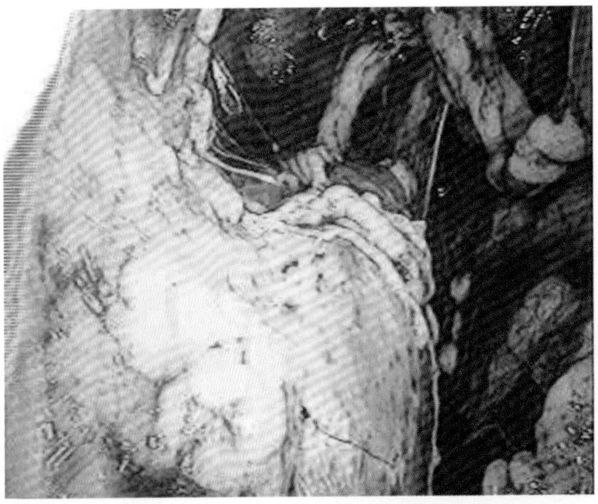

图 21-1-5　肾脂肪囊内图像

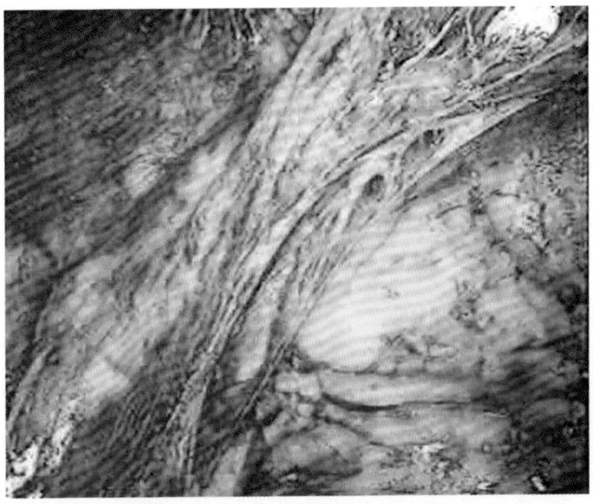

图 21-1-6　肾脂肪囊外图像

如需再进卵圆钳，一定也必须先进示指至肾背侧表面，卵圆钳顺示指指腹进肾背面，再退出示指，撑开卵圆钳扩张。保证每次进钳均在示指引导下。②肾脂肪囊外扩张则无需将肾筋膜后层戳孔。此时，个别病例可能肾筋膜后层有破孔，但并不影响在肾脂肪囊外的后腹腔镜手术操作。

六、适用与展望

建立泌尿外科腹腔镜手术的路径和方法与手术医师所熟悉的路径和方法有很大关系。在路径和方法上一般没有优劣之分，要结合患者病情需要及医师的技术熟练方法。卵圆钳法建立腹膜后腔在肾脂肪囊外扩张形成操作腔适合肾癌根治性切除，因其手术需连同肾脂肪囊一并切除，也适合经肾脂肪囊外途径至肾上腺部位再进入肾脂肪囊施行肾上腺手术。而在肾脂肪囊内扩张形成操作腔则适合经囊内途径肾上腺切除，单纯肾切除，肾部分切除，肾囊肿去顶，肾盂切开取石，输尿管上段切开取石等后腹腔镜手术。

〔杨金瑞〕

第二节　腹腔镜肾上腺嗜铬细胞瘤切除术手术技巧

一、概　　述

肾上腺嗜铬细胞瘤是相对特殊的肿瘤，患者围手术期准备的充分与否与术者的手术操作显著地影响患者术中血流动力学的平稳性，进而影响手术的进度与患者术中的安全。目前在全国各单位，绝大部分肾上腺嗜铬细胞瘤切除术均用腹腔镜手术完成，经腹膜后入路是主流的手术入路。

二、问题与困惑

肾上腺嗜铬细胞瘤具有区别于其他病种的显著特点：①病变所处解剖部位深，为腹膜后器官，周围毗邻关系复杂；②肿瘤相对较大，通常直径超过 5 cm；③肿瘤内部富含儿茶酚胺激素，术中触碰、挤压肿瘤可引起激素迅速释放入血，影响血流动力学稳定性；④肿瘤周围通常有较为丰富的滋养血管；⑤肿瘤质脆，容易破损出血腹膜后间隙为一潜在间隙，经此间隙进行手术需人为建立一个操作空间，通常采用球囊扩张法进行空间建立，此间不可避免地会对腹膜后脏器形成挤压；此外，相较于腹腔空间，腹膜后空间相对狭小，解剖定位标志相对模糊，术者操作体位相对别扭，腰部和肩关节容易产生疲劳。鉴于以上两方面特点，传统经腹膜后途径腹腔镜肾上腺嗜铬细胞瘤切除手术存在诸多困难，手术风险高，对手术者与麻醉团队的技术要求普遍高于其他类型手术。

三、创新与思考

作者团队认为理想的手术方案应达到以下标准：①尽量减少对肿瘤的挤压；②能提供清晰的视野和

明确的解剖定位标志；③能尽量让手术者以轻松自如的方式进行手术操作；④能方便地进行各项手术操作。为此，本团队总结大量临床经验，从以下方面对目前的手术技术进行了改进，取得了良好的临床效果：①采用经腹腔途径进行手术，避免因建立腹膜后操作空间对肿瘤造成的挤压；②降低术中气腹压力；③“脂肪垫”技术保护肿瘤周围结构；④“釜底抽薪”法优先阻断肾上腺中央静脉。

四、理论支撑

经腹腔途径进行腹部脏器的腹腔镜手术是普通外科常规的手术入路，也是国外主流的泌尿外科腹腔镜手术途径。在我国，经腹膜后途径进行上尿路腹腔镜手术是相对主流的选择，也是我国学者有别于国外同行的特色之一。因此，对于有特殊要求的手术，选择经腹腔途径是安全可行的。经典教科书中对于腹腔镜手术气腹压力的设定建议为 14 cm，我们通过大量临床实践发现，将气腹压力降低到 10 mmHg 仍足以提供手术的可操作空间，并不对手术的便利性造成影响。为了尽量减少术中对肿瘤的触碰以及避免损伤肿瘤周围薄弱的滋养血管，我们在手术操作过程中尽量在包裹肿瘤及其滋养血管的脂肪组织之外进行游离操作，即利用肿瘤周围的脂肪垫对肿瘤及其滋养血管进行保护。实践证明，该方法安全有效。肾上腺及其肿瘤的血液主要经由肾上腺中央静脉汇入全身循环，术中优先找到并阻断肾上腺中央静脉可迅速阻断激素入血，起到釜底抽薪的作用，为手术的后续进行提供极大的便利条件。

五、践行实施

（一）手术步骤（以左侧为例）

全身麻醉，健侧卧位，头低脚高 30°，建立气腹。打开左侧结肠旁沟上半部分至肾脏下极水平，离断脾结肠韧带，将结肠脾曲及降结肠近段倒向对侧；离断脾肾韧带、脾膈韧带，在重力作用下脾脏自然向头侧倾倒，显露肾上腺肿物（图 21－2－1）。从肾蒂水平打开肾周筋膜，游离出肾筋脉，在肾静脉上缘找到肾上腺中央静脉游离并结扎（图 21－2－2）。紧贴肾上极表面游离肾上腺肿瘤，注意保留肾上腺肿瘤周围脂肪垫，以减少肿瘤出血及尽量避免挤压肿瘤（图 21－2－3）。从底部挑起肾上腺肿瘤，沿腰大肌表面离断肾上腺周围结缔组织，同时注意保护肾上腺周围脂肪垫，完整将肿物切除（图 21－2－4）。

（二）手术效果

作者团队采用此法每年完成腹腔镜肾上腺嗜铬细胞瘤手术 40 余台，取得了良好的临床效果，截至目前所有患者手术均顺利完成，无一例患者术中该开放术式或中止手术操作，无一例患者术中因失血需要输血。

（三）操作要点

1. 患者取头低脚高位，利于脾脏向头侧倾倒，更好地暴露肿瘤术野。
2. 操作轻柔，尽量避免挤压肿瘤。
3. 在肾上腺肿瘤周围脂肪垫外操作，避免损伤肿瘤滋养血管，同时避免误扎肾脏的异位血管。

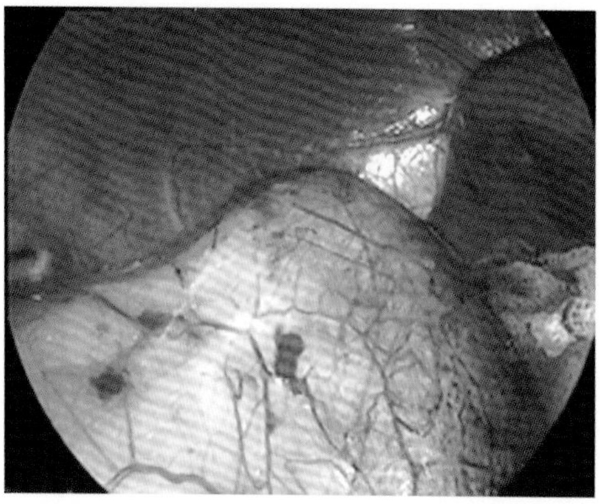

图 21－2－1　肾上腺肿物大体观

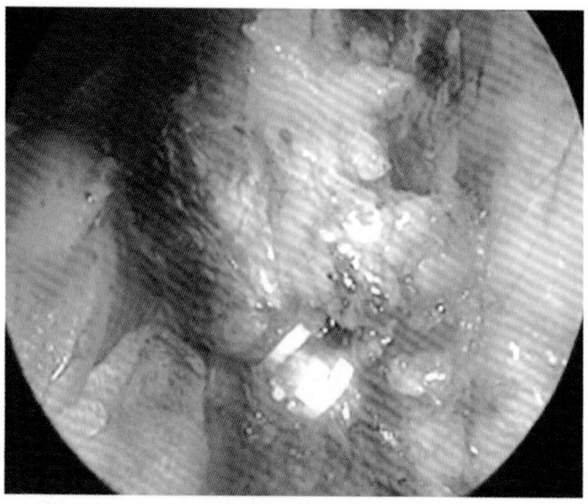

图 21－2－2　离断肾上腺中央静脉

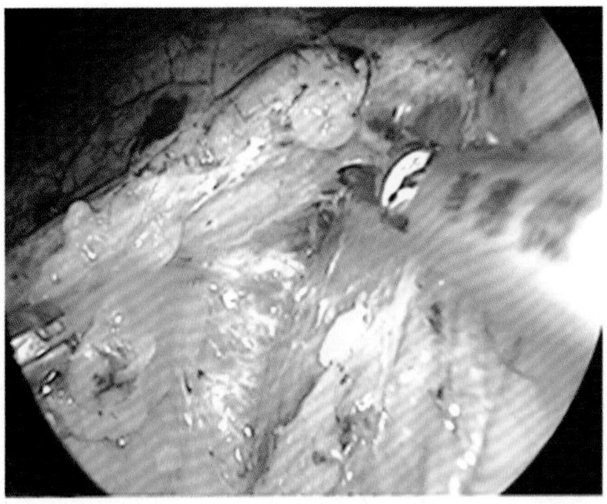

图 21-2-3　紧贴肾脏游离肾上腺

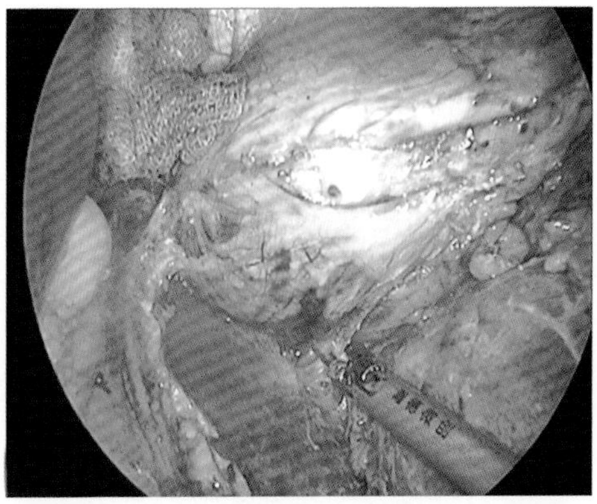

图 21-2-4　紧贴腰大肌游离肾上腺背侧

4. 尽早结扎肾上腺中央静脉，以便于后续操作中血压的控制。

六、适用与展望

经过本团队技术改良的经腹途径腹腔镜肾上腺嗜铬细胞瘤切除术安全可靠，实用性强，大大降低了肾上腺嗜铬细胞瘤手术的技术门槛，提高了手术的安全性与疗效。该改进方法现已在本单位得到了迅速推广，是一种值得进一步广泛推广的腹腔镜手术技术。

〔熊　伟〕

第三节　中央静脉优先阻断法在后腹腔镜下肾上腺切除术中的应用探讨

一、概　述

腹腔镜肾上腺手术已成为肾上腺外科疾病手术治疗的“金标准”，手术入路主要有经腹途径及经后腹腔途径，国内采用经后腹腔途径为多，其中以解剖性后腹腔镜肾上腺切除“三层面”法临床应用最为广泛。肾上腺位于腹膜后膈肾之间，包于肾周筋膜和肾脂肪囊内，血供极丰富，后腹腔镜肾上腺切除术的难点和重点主要是肾上腺血管的辨认和处理，特别是肾上腺中央静脉周围血管密集，脂肪组织丰富，对术者的腹腔镜操作水准有一定的要求，故术中如何快速准确地定位肾上腺中央静脉才是关键。

二、问题与困惑

经典的后腹腔镜“三层面”法是在制备后腹腔、打开 Gerota 筋膜后有序进入肾上腺周围 3 个潜在的相对无血管层面并进行游离，即肾脏内上方脂肪囊与前层 Gerota 筋膜之间、肾外上方脂肪囊与后层 Gerota 筋膜之间，以及肾上极与肾上腺下方之间。经此操作可基本显露肾上腺区结构，最后处理肾上腺中央静脉。部分观点认为，“三层面”法虽然解剖层次清楚，术野清晰，便于初学者操作，但术中损伤腹膜较为常见，相对较大的游离范围（上至膈顶，下达髂窝水平）可能增加术后粘连率。此外，对于功能性肾上腺肿瘤而言，早期控制激素入血有利于稳定术中血压等，“三层面”法操作过程中因缺乏明显解剖标识，无法首先暴露并控制中央静脉，在一定程度上增加手术难度。

三、创新与思考

一般认为，中央静脉的离断是腹腔镜肾上腺切除术手术成功的关键和难点，特别是在经后腹膜入路时中央静脉处理相对困难。如何快速、准确定位并暴露中央静脉值得进一步探讨。

结合经典的后腹腔镜肾上腺切除术操作优点，依据肾上腺中央静脉解剖学特点，针对左侧肾上腺外科疾病，可选择左膈下静脉作为解剖标志快速定位并阻断中央静脉；针对右侧肾上腺外科疾病，可选择下腔静脉作为解剖学标志快速定位并阻断中央静脉，有利于缩短手术，提高手术安全性等。

四、理论支持

从解剖学的角度认识肾上腺中央静脉的位置及走向，对术中中央静脉的快速定位至关重要。肾上腺左右中央静脉存在较明显的解剖学差异。左肾上腺中央静脉长约 2 cm，直径约 0.4 cm，通过胰腺后部，与左膈下静脉结合并汇入左肾静脉（汇合点：72％在中央静脉中段），而右肾上腺中央静脉较短，长 0.4～0.8 cm，直接汇入下腔静脉（汇合点：冠状位 58％汇入下腔静脉侧面）。研究表明 80％的左膈下静脉起自膈肌上方，因静脉止点的不同将左膈下静脉分为 5 个类型：L-1 型（37％，注入下腔静脉膈肌下段），L-2 型（25％，注入左肾上腺静脉），L-3 型（15％，注入左肾静脉），L-4（14％，注入肝左静脉），L-5（9％，同时注入下腔静脉和左肾上腺静脉）。但不同的研究差异较明显，部分国内学者发现左膈下静脉在走行时均经左肾上腺中央静脉后注入左肾静脉或接收中央静脉血流后直接注入左肾静脉，所有病例左膈下静脉与左肾上腺中央静脉之间均有交汇。

五、践行实施

（一）手术步骤（左侧）

1. 建立后腹腔：全麻后取健侧卧位，腰部垫枕，抬高腰桥，常规消毒铺巾，常规制备后腹膜及经典“三孔法”放置 Trocar。

2. 进入后腹腔：观察后清理腹膜外脂肪，显露 Gerota 筋膜，以腰大肌为标志纵向切开 Gerota 筋膜，在肾周脂肪囊与腰肌筋膜之间相对无血管平面（即肾后间隙或腰肌前间隙）游离，上至膈肌，下至肾门水平（必要时适当向盆腔方向游离）。

3. 显露左膈下静脉：肾后间隙建立后，于肾脏内侧紧贴腰大肌前缘逐步向深部游离，寻找左膈下静脉。左膈下静脉一般呈一条较细小的管状血管，紧贴腰大肌前缘沿膈肌脚方向走行。沿膈下静脉平面逐步向肾门方向游离，可见一静脉分叉处，由一根直径约 0.4 cm 的静脉与膈下静脉汇合形成，汇入角度常为锐角，该较粗的汇入静脉即为肾上腺中央静脉。左膈下静脉与肾上腺外侧缘、左中央静脉共同构成“中央静脉三角区”（图 21－3－1）。“中央静脉三角区”可呈现不同的形态（图 21－3－2）。

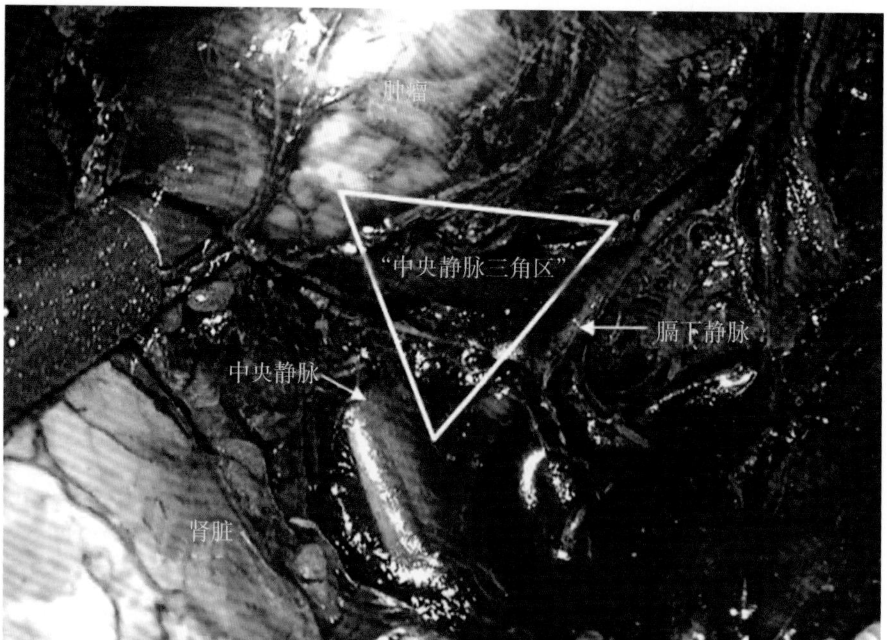

图 21－3－1 “中央静脉三角区”（左侧）

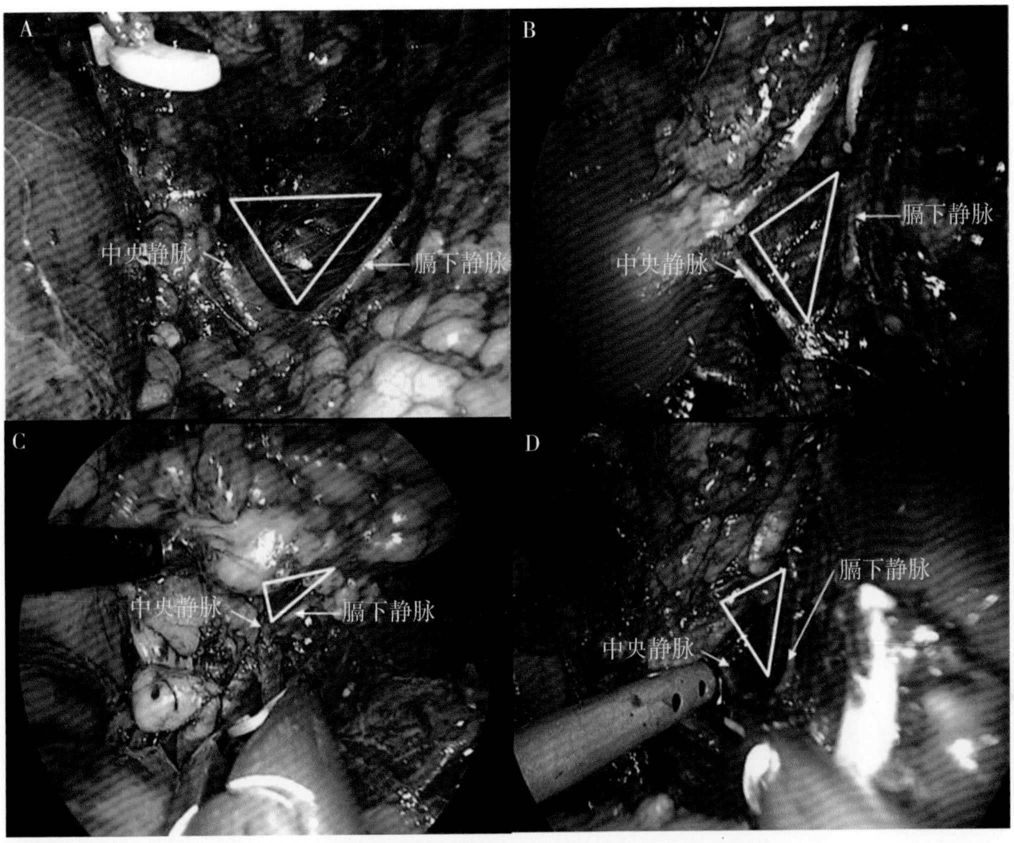

图 21-3-2　不同形态的“中央静脉三角区”（左侧）

4. 切除左肾上腺：Hem-O-Lok 离断肾上腺中央静脉，保留左膈下静脉。沿腹面、背面、肾面等相对无血管层面游离并完整切除左肾上腺（图 21-3-3）。取出标本、创面彻底止血，留置引流。缝合各切口，检视标本，标本经家属过目后送病检。

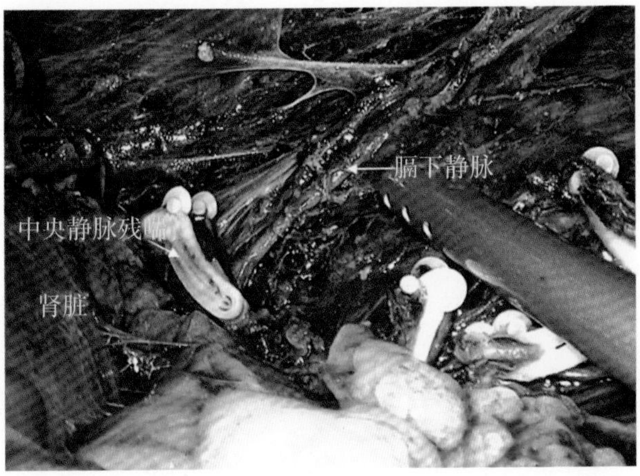

图 21-3-3　离断中央静脉（左侧）

（二）手术步骤（右侧）

（1）建立后腹腔：同左侧。

（2）进入后腹腔：以腰大肌为标志纵向切开 Gerota 筋膜，在肾脏内上方脂肪囊与前层 Gerota 筋膜之间相对无血管平面游离（图 21-3-4A）。

（3）显露下腔静脉：在肾脏内上方脂肪囊与前层 Gerota 筋膜之间逐步向深部小心游离，暴露下腔静脉壁（图 21-3-4B）。沿下腔静脉右侧边缘逐步向上游离，寻找右中央静脉。右中央静脉较短且直，在冠状位以近垂直角度汇入下腔静脉（图 21－3－4C）。

（4）切除右肾上腺：Hem-O-Lok 离断肾上腺中央静脉（图 21－3－4D）。沿腹面、背面、肾面等相对无血管层面游离并完整切除左肾上腺。余同左侧。

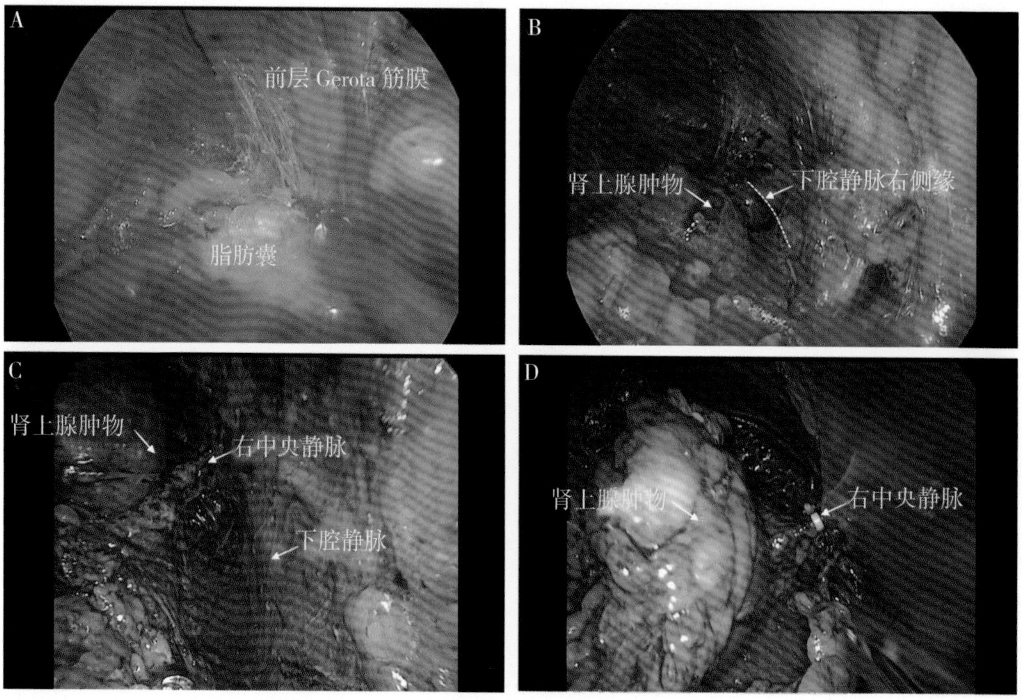

图 21－3－4　中央静脉优先阻断法步骤（右侧）

六、适用与展望

对于后腹腔镜肾上腺切除术而言，中央静脉优先阻断法具有如下优势：早期阻断静脉，减轻肾上腺组织及瘤体出血，有利于保持视野清晰；减少术中挤压所致的儿茶酚胺释放量，有利于维持血流动力学稳定；减轻因中央静脉位置的不确定性所带来的手术难度，并适当降低血管率误伤率，提高手术安全性；右侧手术时减少对右侧中央静脉的牵拉，减少下腔静脉医源性损伤等。

中央静脉优先阻断法临床较为实用，效果确切，具有临床推广价值。但目前临床上尚无统一的手术操作标准及适应证，我们也会进一步优化手术步骤并探究更为理想的手术方式，以期能够更好地为患者服务。

〔袁　坤　高云亮〕

第四节　腹腔镜下肾部分切除术中零缺血免缝合激光技术的应用

一、概　　述

随着影像学的广泛开展，小肾癌的检出率明显增加，对于肿瘤大小≤4 cm，偶发性，低分级、低度转移潜能的 T1N0M0 肾癌患者，保留肾单位手术（nephron sparing surgery，NSS）在中长期的肿瘤学效果与根治性肾切除术相当，且保留了肾功能并提高了患者的生存质量，因此已成为此类肾癌的首选手术方式。对于肾错构瘤，肿瘤直径＜4 cm 伴有临床症状及有恶变倾向的或肿瘤直径≥4 cm，行肿瘤剜除术及肾部分切除术也是优选的手术治疗方式。

激光医学是激光技术与医学相结合的一门新兴的边缘学科。20 世纪 60 年代，激光问世不久，就与医学结合起来。激光的使用贯穿于现代泌尿外科发展，激光设备的使用也愈发普遍。在众多设备中，绿激光、钬激光、铥激光和半导体激光是目前使用最多的工具。根据激光的波长、水吸收度、血红蛋白吸收度和穿透深度不同，激光可以用来凝固、汽化和剜除。随着组织激光在泌尿外科的临床应用，它强大的切割、汽化、止血功能越来越受泌尿外科专科医师喜爱，经尿道前列腺激光汽化术/剜除术，膀胱肿瘤激光整块剜切术等激光手术在临床上逐步推广。

二、问题与困惑

在 NSS 术中，理想目标是既完整切除肿瘤保证切缘阴性、最大限度保留正常肾单位的功能以及避免近期和远期并发症，其中最重要的是保证肿瘤切缘阴性。因此，为了减少创面的出血，保证术野清晰，利于完整的切除肿瘤组织，NSS 手术需暂时性地阻断肾蒂血管，尤其是肾动脉。有研究表明，人类肾脏热缺血时间在 20～30 分钟时近曲小管上皮就开始发生变性。肾热缺血时间每增加 1 分钟，随访期间发生急性肾衰竭的风险就会增加 6%，发生晚期慢性肾脏疾病的风险就会增加 4%。故减少肾实质热缺血时间及再灌注损伤、最大限度地保留有功能的肾单位至关重要。同时也有文献提及肾实质缝合重建不仅是肾功能丢失的重要方面，还可能会导致一些并发症如血管的闭合甚至假性动脉瘤的形成。因此，在保证切缘阴性的前提下，如何缩短热缺血时间及再灌注损伤，保留更多有功能的肾单位，成为 NSS 手术的焦点。

三、创新与思考

在肾部分切除术中，为了在完整切除肿瘤的同时减少肾缺血损伤，肾段动脉或高选择肾动脉阻断技术逐步被提出应用，但仍难避免对肾脏血管的阻断，有没有技术或方法，在保证肿瘤完整切除的前提下，尽可能的保留肾功能？随着切割效率高，止血效果好的各类医用激光的应用为实现零缺血的目标提供了有利的技术支持，多项研究表明有多种激光特别是组织激光可应用于 NSS，不阻断肾血管，达到零缺血的效果，创面免缝合，进一步的减少缝合对肾组织的损伤，保护肾功能。1 470 nm 激光兼具汽化效果好，止血和切割效率高的优点，在经尿道前列腺及膀胱肿瘤手术中广泛使用，虽然其在 NSS 中的应用尚缺乏详尽的临床论证，但在结合文献研究和临床实践的基础上，创新地利用 1 470 激光开展腹腔镜下零缺血免缝合保留肾单位手术，并且获得了良好的临床效果。

四、理论支撑

肾脏是一个血流丰富的器官，不阻断肾血管进行肾部分切除术，要求手术时同时具备优秀的切割功能及止血效能。半导体激光是一种非接触式激光，因其波长在水和血红蛋白双重高效吸收下而具有强大的组织汽化效率及止血效果。目前临床上应用较多的半导体激光有 980 nm 和 1 470 nm 两种类型。

半导体激光器（LD）在临床上有着广泛的用途。新型 1 470 nm 半导体激光与传统的 1.06 μm YAG 激光相比具有较强的组织吸收率，与 10.6 μm CO_2 激光相比则具有较高的切割效率，1 470 nm 半导体激光的能量既能被血红蛋白吸收也能被细胞水吸收，热量能集中在体积很小的组织内，迅速汽化分解组织，可汽化肿瘤组织，又不扩大对正常组织的损害，从而兼具止血效果好、切割效率高的特点，有动物实验表明，利用 1 470 nm 激光切割猪肾脏可以迅速将包括动脉和静脉的血管凝住，显示出了 1 470 nm 激光应用于肾脏手术的强大潜力，可结合适用肿瘤切除、腹腔镜手术等微创手术。

五、践行实施

（一）手术步骤（图 21-4-1）

1. 全身麻醉、气管内插管后，取健侧卧位，腰部及腋下垫高。

2. 患侧髂前上棘上约 2 cm 横行切开皮肤，中弯钳分离皮下，肌层等进入腹膜后间隙，置入自制气囊，注入气体约 300 mL 扩张分离腹膜后间隙。置入 Trocar（Fr10），置入腹腔镜，连接气腹机，注入二氧化碳，压力 1.5 kPa；7 号丝线缝合第一切口腰部皮肤，固定 Trocar 防脱出，直视下分别于肋缘下

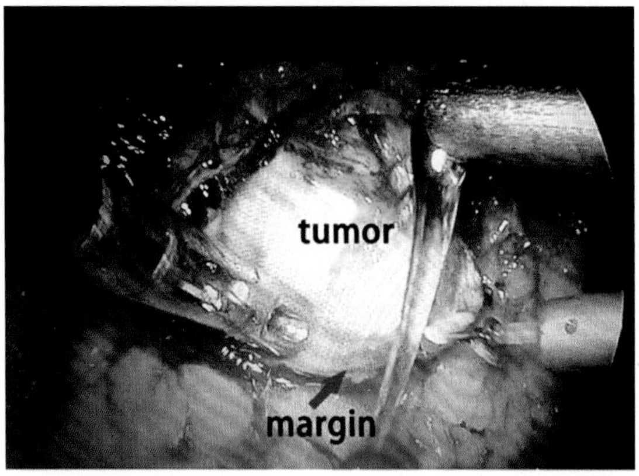

A. 肿瘤切除前激光烧灼肿瘤边缘（margin）做标记

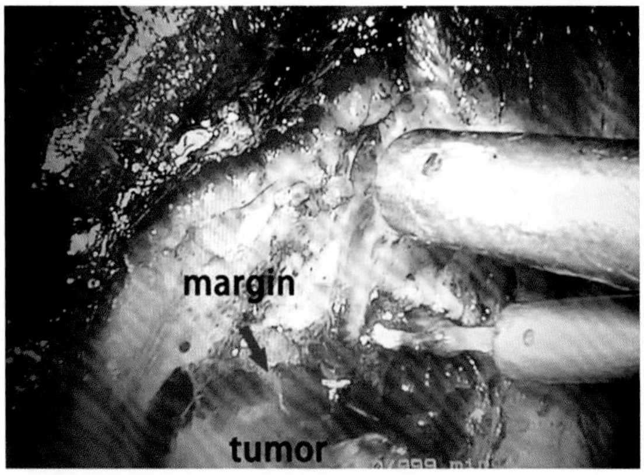

B. 激光自外至内逐步切除肿瘤，肿瘤切除边缘（margin）未见明显出血，切缘（margin）视野清晰

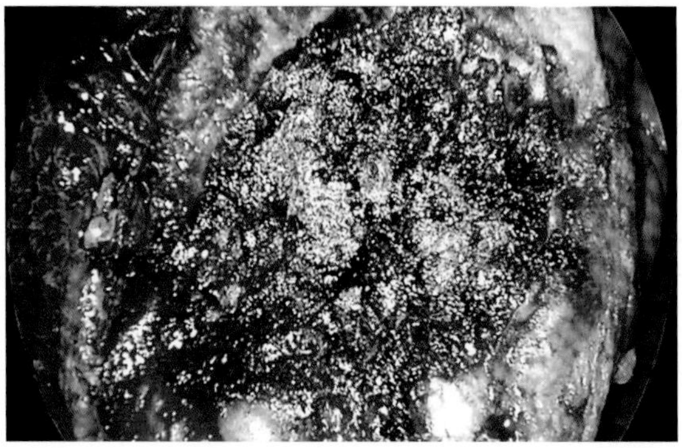

C. 肿瘤切除后激光肾脏创面止血

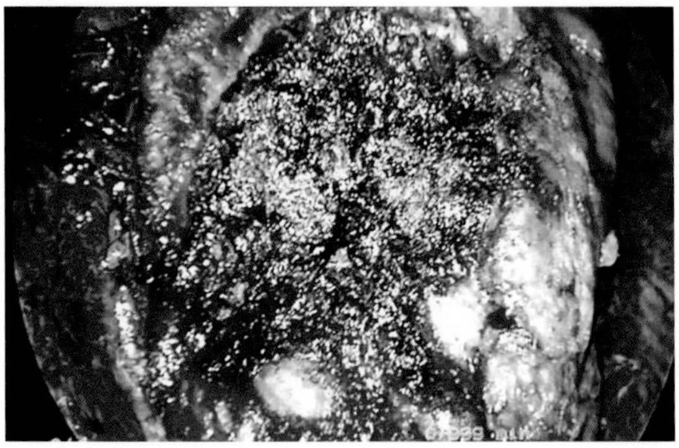

D. 关闭气腹放气减压后创面无渗血

图 21－4－1　后腹腔镜 1 470 nm 激光肾部分切除术步骤

腋前线、腋后线作为穿刺点置入 Trocar，分离、去除腹膜后脂肪。

3. 打开肾周筋膜，在肾脂肪囊与腹膜、腰背筋膜间充分游离，根据术前 CT 结果判断肿瘤的位置，打开肾脂肪囊，在肾包膜外相应的部位游离患肾背侧、腹侧、下极、上极，肿瘤表面黏附的脂肪组织要去除送检，充分显露肾脏肿块。

4. 对于肿瘤较大、有明显供血血管的患者，沿肾周筋膜内游离患肾背侧至肾蒂，解剖出肾动脉，吊带备阻断。

5. 在肋缘下腋中线处穿刺置入 5 mm 的 Trocar，置入吸引器用于注入 0.9%盐水和抽吸烟雾，1 470 nm 激光置入激光操作器，经 Trocar 置入 1 470 nm 激光，距肿瘤边缘 0.5～1.0 cm 向内侧环形切除肿块，激光创面止血，经 Trocar 置入标本袋，将标本完整取出，检查有无活动出血，腹膜后留置引流管一根，经侧腹壁引出，无菌敷料覆盖。标本送病理检查。

（二）注意事项

1. 在开展该类手术的初期或影像学显示肿瘤有明显的供血动脉，建议游离肾动脉，吊带备阻断，以防在肿瘤切除过程中出血过多，已开展的 12 例病例中有 10 例游离了患肾动脉，2 例未游离肾动脉，直接游离肿瘤及周边正常肾组织，所有病例均未阻断肾动脉完成手术。

2. 肿瘤切除前用双极电凝烧灼肿瘤边缘（margin）做标记，错构瘤沿瘤体包膜边缘剜除，肾恶性肿瘤距边缘 0.5 cm，激光功率控制在 30～50 W，激光切割时，持续注入冷生理盐水，手术创面在盐水覆盖下，可以减少烟雾和焦痂，提高切割效率，间断抽吸术区生理盐水及烟雾，保持术野清晰，切割时创面新鲜，较易鉴别，瘤体取出后可剖开，明确是否完整。

3. 术前选择合适的病例，完善 CTA，了解肿瘤血供情况，如果肿瘤有较大的供血动脉，激光并不能有效止血，改用可吸收夹夹闭瘤体供血血管；如果侵犯集尿系统或术中损伤集尿系统，建议缝合创面，避免尿漏，集尿系统破损面也用可吸收夹夹闭。瘤体切除后的手术创面需用双极电凝彻底止血，形成一个焦痂层，如果仍有少许渗血，用生物止血胶喷覆在创面，止血效果良好。

六、适用与展望

（一）手术入选条件

1. 选择 T1aN0M0 期，单侧发病肾恶性肿瘤（≤4 cm）。
2. 选择外凸型肿瘤。
3. 排除侵犯或紧贴肾集合系统的肿瘤。
4. 肾血管平滑肌脂肪瘤。
5. 排除腹侧肾门部的肿瘤。

后腹腔镜下激光肾部分切除术，选择合适的病例，能够做到肾脏零缺血免缝合，最大限度的保护肾功能，具有良好的止血效果和切割功能；当然，腹腔镜下激光切除肿瘤时仍然面临一些不足和需要改进的地方，激光切割时产生的烟雾，影响视野和手术的操作，能否像前列腺激光切除一样，将整个术野浸于流水的环境当中，既保证术野清晰又能避免烟雾产生，值得思索；其次，需要设计一个激光光纤固定器，使用吸引器做引导，光纤容易抖动，影响切割的精确性，有报道用输尿管导管引导，但仍不能有效固定光纤，可以设计一个固定器，兼具注水和抽吸功能，将极大提高操作效率。

由于开展该类手术的例数较少，入选条件的限制，还需要大样本的临床对照研究来评价它的临床效果和安全性，随着技术的更新、器械的改进、激光的革新，腹腔镜下激光肾部分切除术在临床应用中将占有一席之地。

〔李　清〕

第五节　后腹腔镜下肾错构瘤剥离-剜除术

一、概　　述

肾血管平滑肌脂肪瘤（renal angiomyolipoma，RAML）又称肾错构瘤，是一种由血管、平滑肌和脂肪组织组成的常见的肾良性肿瘤，发病率占肾肿瘤的1%～3%，多见于中年女性，系常染色体显性家族遗传性疾病，有20%～30%的肾血管平滑肌脂肪瘤患者合并结节性硬化症，但在我国血管平滑肌脂肪瘤绝大多数并不伴有结节性硬化症。CT 被广泛应用于肾血管平滑肌脂肪瘤的诊断，可以提供准确的术前肿瘤大小和位置的图像。肾血管平滑肌脂肪瘤虽是良性肿瘤，但其快速生长或遭遇钝性撞击损伤可能导致其破裂引发危及生命的大出血，有研究表明肿瘤直径＞4 cm 是肾血管平滑肌脂肪瘤自发性出血的独立预后因素。此外，疼痛或怀疑为恶性肿瘤亦是干预的适应证。考虑到药物终身治疗的副作用和患者依从性或血管栓塞治疗后肿瘤再生长、反复出血、术后肾功能不全以及可能导致肾性高血压的问题，目前对于直径＞4 cm 的肾血管平滑肌脂肪瘤，手术是最佳的治疗方法，一般术式是肾肿瘤剜除术。腹腔镜手术作为一种微创的手术方式被广泛应用于肾血管平滑肌脂肪瘤的治疗，常用的手术入路有两种：一是经腹入路；二是经腰腹膜后入路。在摘除肿瘤之前，手术医师需要夹闭肾动脉以最大限度地减少手术出血并获得清晰的手术视野。由于肾血管平滑肌脂肪瘤是良性肿瘤，手术医师在剜除肿瘤的同时应尽可能保留其余正常肾组织的功能，为此，手术医师需要合理安排切除的范围并且最大限度地减少热缺血时间（肾部分切术中阻断肾动脉的时间，传统理念认为肾热缺血时间＜30 分钟，超此极限后患肾功能将出现不可逆的热缺血损伤）。

二、问题与困惑

对于肿瘤直径＞4 cm 的患者，需要手术治疗，肾血管平滑肌脂肪瘤是良性肿瘤，传统腹腔镜下单纯肾肿瘤剜除术是最佳的术式吗？如何最大限度地减少患者患肾热缺血损伤？是否可以在原腹腔镜下单纯肾肿瘤剜除术的基础上，通过改进手术方式，减短热缺血时间，保护患者患肾功能？

三、创新与思考

手术治疗肾血管平滑肌脂肪瘤主要目的是为了避免肿瘤破裂导致大出血和肿瘤体积增大带来的压迫症状，保护患者患肾功能。因此，手术治疗肾血管平滑肌脂肪瘤应是安全、术后复发风险小以及最大限度保护患者患肾功能的。据了解，很少有研究将腹腔镜下单纯肾肿瘤剜除术和后腹腔镜下肾错构瘤剥离-剜除术进行分组比较，探讨后腹腔镜下肾错构瘤剥离-剜除术治疗肾血管平滑肌脂肪瘤的疗效、安全性以及肾功能保护程度。

四、理论支撑

后腹腔镜下肾错构瘤剥离-剜除术是在传统腹腔镜下单纯肾肿瘤剜除术的基础上着重于肾周脂肪的处理，保留肿瘤表面的脂肪组织，以使得肿瘤与肾脏分离后肿瘤附着在腹膜上被气腹的压力推走，由此获得宽敞的手术操作空间和清晰的手术视野，此时手术医师可暂不理会肿瘤，待肾脏修复完成，解除肾蒂血管阻断后再将肿瘤分离取出。此术式可有效缩短热缺血时间，保护患者患肾功能。这种术式尤其适用于外生性的腹侧肾错构瘤。

五、践行实施

（一）手术步骤

1. 全身麻醉后导尿，患者取侧卧位，常规消毒铺巾。

2. 三孔法置入套管针，第一个套管针放置于第 12 根肋骨尖端下方，第二个放置于髂前上棘上方 1 cm 处，第三个套管针放置在腋前线与第 12 根肋骨下缘的交叉处。

3. 在 14 mmHg 压力下注入二氧化碳建立人工气腹。游离腹膜后脂肪，于腹膜反折线外侧打开肾周筋膜进入肾脂肪囊，切除肾周脂肪，结合术前影像，暴露肿瘤和周围正常肾实质，此步应特别注意保留肿瘤表面的脂肪组织，以保持肿瘤附着在腹膜上（图 21－5－1）。

4. 找到肾蒂，小心游离肾蒂血管，定位分离出肾动脉（图 21－5－2），哈巴狗钳临时阻断肾动脉并开始计时（图 21－5－3）。

5. 沿肾血管平滑肌脂肪瘤边缘保持 0.5 cm 正常肾组织边界，用超声刀和吸引器的辅助下剜除、剥离肿瘤（图 21－5－4），此时肿瘤附着在腹膜上并被气腹的压力推走，持续剥离，肿瘤此时暂不完整游

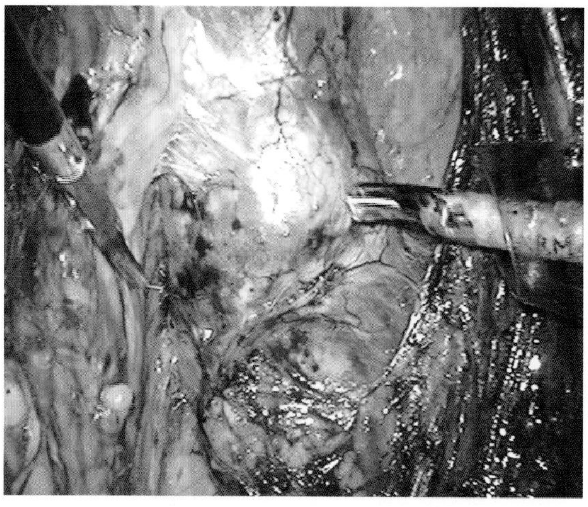

图 21－5－1 明确肾脏和肿瘤，保留肿瘤表面脂肪组织

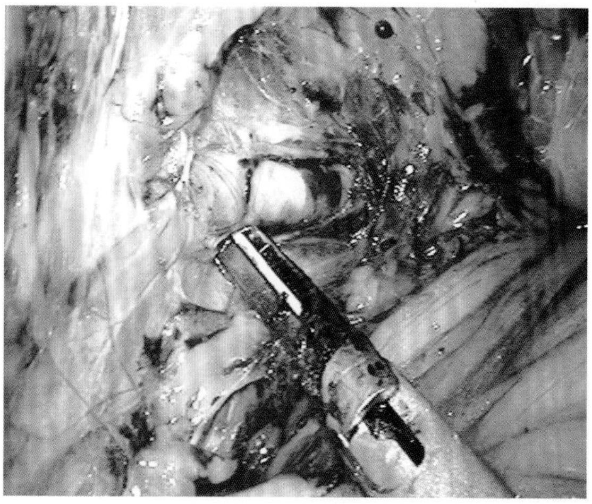

图 21－5－2 定位肾动脉

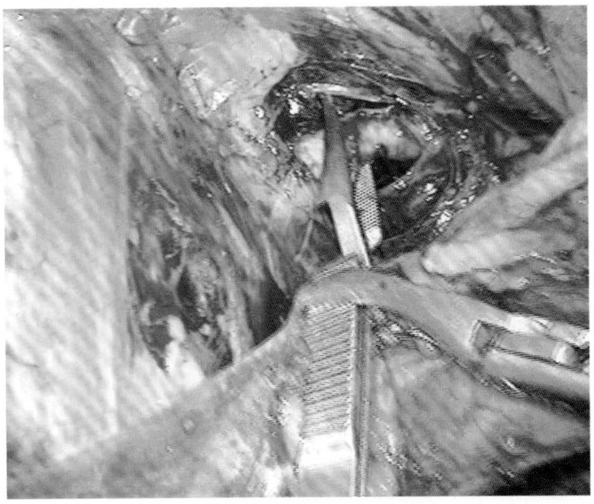

图 21－5－3 夹闭肾动脉

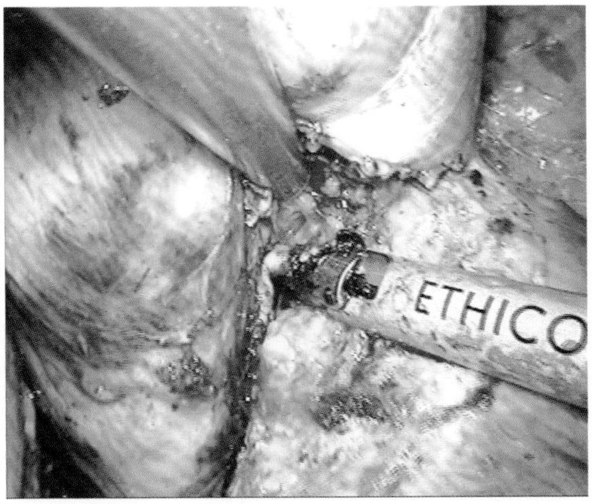

图 21－5－4 将肿瘤与正常肾实质分

离（图 21－5－5）。

6. 肾实质缺损用 1－0 可吸收缝线连续缝合，每缝一针用 Hem-O-Lok 夹固定（图 21－5－6）。

7. 修复完成后，取下哈巴狗钳，重新开放肾脏血运（图 21－5－7），并停止计时，记录热缺血时间。

8. 将肿瘤从腹膜上分离并从患者体内取出（图 21－5－8）。

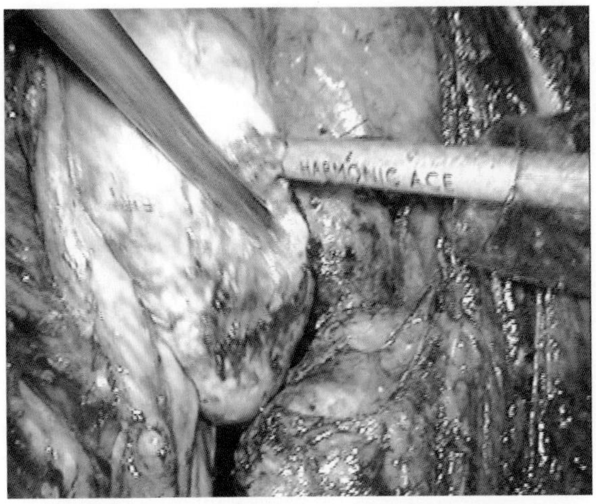

图 21－5－5 分离完成，肿瘤附于腹膜上

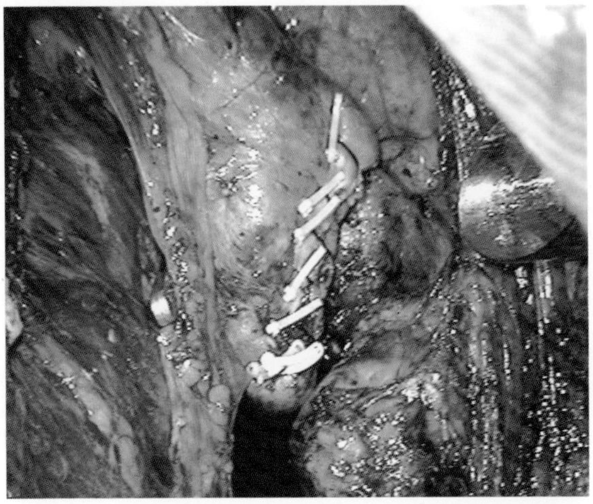

图 21－5－6 在 Hem-O-Lok 夹的帮助下完成残余肾修复

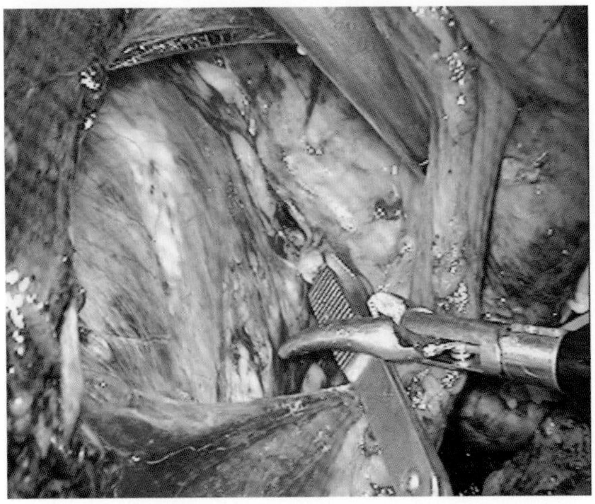

图 21－5－7 恢复肾脏血运

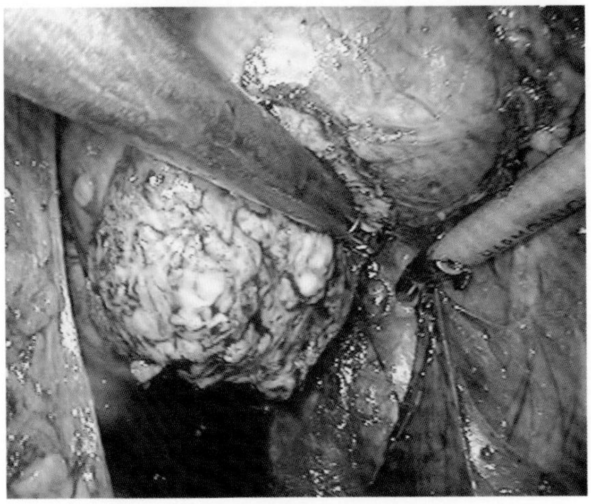

图 21－5－8 将肿瘤从腹膜上分离下来

（二）注意事项

1. 三孔法置入套管针的具体位置应根据患者具体情况和手术医师丰富的手术经验决定，位置太高或太低均会影响手术以及热缺血时间。

2. 清除腹膜后脂肪以及进入腹膜后操作时均应特别注意保护腹膜完整，若腹膜完整性被破坏，气体进入腹腔，会将腹膜反推至紧贴肾脏，严重阻碍手术操作并且待肿瘤分离后也无法将腹膜和肿瘤推开。

3. 分离肾周脂肪时应特别注意保留肿瘤表面的脂肪组织，以保持肿瘤附着在腹膜上，此处为此术与传统手术的本质区别。

4. 手术的关键是找到肾蒂并小心分离出肾动脉，操作不当将会引发危及患者生命的大出血。

5. 夹闭肾动脉后手术医师应尽快操作，争取更短的热缺血时间，保护患者患肾功能。

6. 最后将肿瘤于腹膜上分离下来。

（三）手术效果

后腹腔镜下肾错构瘤剥离-剜除术与传统腹腔镜下单纯肾肿瘤剜除术相比，出现严重术后并发症如术后出血等以及术后复发的概率无明显差别，但后腹腔镜下肾错构瘤剥离-剜除术有效的缩短了手术时间，尤其明显缩短了肾热缺血时间，患者短期内肾功能得到了较好的保护。此外，后腹膜入路不会损伤患者肠道，极大地降低了患者术后肠梗阻的概率，是肾血管平滑肌脂肪瘤安全、有效、微创的治疗方法。

六、适用与展望

本创新技术观点及手术技术要点、注意事项，适合于用腹膜后直径＞4 cm 的外生性腹侧肾血管平滑肌脂肪瘤。后腹腔镜下肾错构瘤剥离-剜除术与传统腹腔镜下单纯肾肿瘤剜除术的手术并发症风险和术后复发概率相当，但缩短了手术时间和肾热缺血时间，具有更好地保护患者肾功能的优点，是肾血管平滑肌脂肪瘤手术治疗中较为理想的新方法，值得临床上推广。

〔李　源〕

第六节　腹腔镜下根治性全膀胱切除术 M 型回肠原位膀胱术的技术改进

一、概　　述

腹腔镜下根治性全膀胱切除术（laparoscopic radical cystectomy，LRC）受到越来越多的关注。自从 Sanchez de Badajoz 等人报道了第一例 LRC 和体外制作储尿囊用于治疗膀胱癌后，越来越多的新技术应用于 LRC，国内有黄健及张旭等人报道腹腔镜下全膀胱切除原位回肠代膀胱术。随着科技的进步，机器人辅助腹腔镜技术也陆续开展起来。Beecken 等人第一次报道了机器人辅助的 LRC 术，他们应用达芬奇手术系统进行手术，腹腔镜下及机器人辅助腹腔镜下 LRC 术正逐渐普及。

二、问题与困惑

术者经过一段时间学习掌握 LRC 术并不是一件困难的事情，而对腹腔镜下膀胱全切回肠原位膀胱术来说，其主要且重要的并发症之一是储尿囊也即代膀胱尿漏是临床常见的问题之一。另外，手术时间过长，二次腹腔二氧化碳气充盈，代膀胱的出口与尿道断端吻合所致狭窄并发症问题也困扰术者。

三、创新与思考

本作者于 2004 年施行了湖南省首例腹腔镜下根治性全膀胱切除术 M 型回肠原位膀胱术，在随后的本手术中进行多次创新性技术改进，以解决代膀胱尿漏及手术时间过长、代膀胱出口与尿道的吻合口狭窄问题。

回肠代膀胱尿漏主要问题是代膀胱内压力过高所致。压力过高的原因与尿液充盈引流不畅有关。回肠分泌的黏稠肠液可导致导尿管堵塞及引流不畅，如果用双输尿管支架引流管将尿液引流出代膀胱外，使代膀胱呈近似空腔状态，再在代膀胱安置膀胱造瘘管，则黏稠肠液可从导尿管及膀胱造瘘管两个途径引出。术后经膀胱造瘘管轻轻注入生理盐水，让生理盐水从导尿管流出，术后清除肠黏液，则可进一步降低回肠原位膀胱的压力。

代膀胱出口与尿道断端吻合需二次腹腔二氧化碳充气及置入器件，代膀胱出口与尿道吻合多采用连续缝合，连续缝合为使吻合口对合需锁紧缝线，容易产生术后吻合口狭窄并发症，且手术时间延长。如果代膀胱出口与尿道断端不用缝线吻合，而采用气囊导尿管牵拉使代膀胱出口与尿道断端对合，同样可达到吻合目的。代膀胱属游离回肠做成，向下牵拉与尿道断端对接吻合是完全可行的，且不需二次腹腔充气，缩短手术时间。为增加牵拉的可靠性，可在代膀胱底部出口环形边缘 0.8 cm 处用可吸收缝线环形荷包缝合一圈，不锁紧缝线打结，起加固代膀胱出口便于导尿管气囊牵拉作用。

四、理论支撑

为解决腹腔镜下膀胱全切回肠原位膀胱术的代膀胱尿漏、代膀胱出口与尿道断端吻合口狭窄、以及二次腹腔充气和手术时间长的困惑而采取的一系列创新技术符合物理力学原理，符合手术中的操作原则，缩短手术时间，有利于患者术后恢复。

五、践行实施

（一）手术步骤

1. 麻醉与体位：气管内插管全身麻醉，仰卧位。

2. 建立通道：建立五个穿刺点：第一穿刺点位于脐上缘，插入 10 mm 套管针；第二、第三穿刺点分别在左、右腹直肌旁脐下 2 cm 处，插入 12 mm 套管针；第四、第五穿刺点为左、右髂前上棘向内2 cm 处，插入 5 mm 套管针。

3. 腹腔探查与淋巴清扫：插入腹腔镜探查腹腔，先后显露双侧输尿管（图 21－6－1），沿左、右髂血管切开后腹膜，行双侧盆腔淋巴结清扫（图 21－6－2、图 21－6－3）。贴近膀胱处切断输尿管。

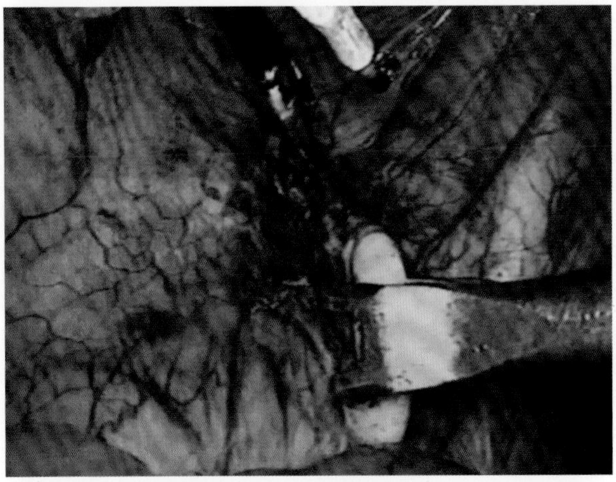

图 21－6－1　显露输尿管

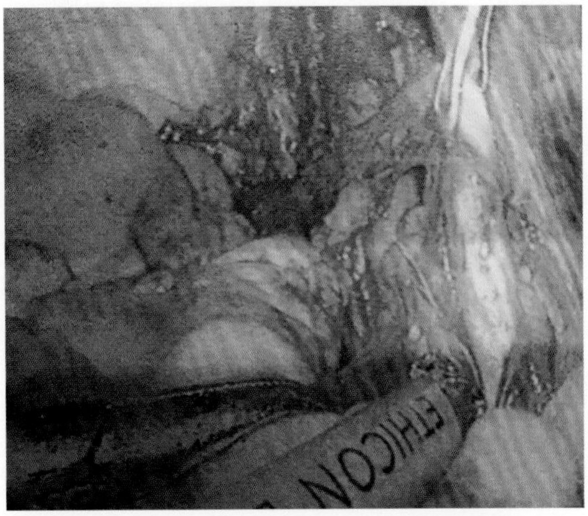

图 21－6－2　盆腔淋巴清扫，右侧盆壁

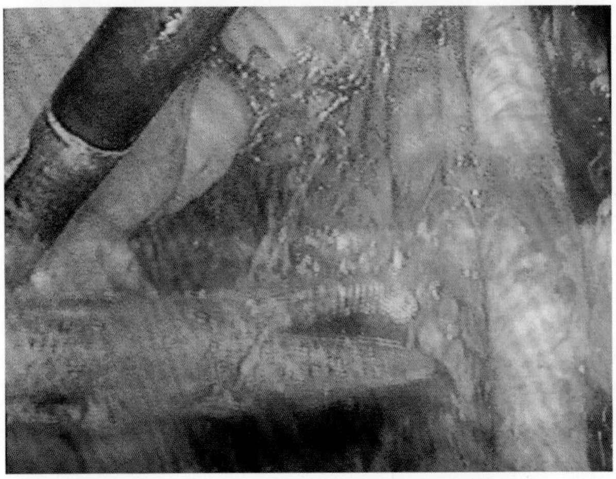

图 21－6－3　盆腔淋巴清扫，髂外动静脉处

4. 切除膀胱：显露膀胱直肠凹，于膀胱后面用电凝钩横行切开腹膜至两侧，与已切开的腹膜切口会合。游离两侧输精管后切断，沿输精管分离至精囊（图 21－6－4），沿精囊外下方游离至前列腺基底部，切开 Denonvilliers 筋膜，钝性分离 Denonvilliers 间隙，显露前列腺后面。

将腹腔镜视野移至前腹壁，经导尿管稍充盈膀胱。沿腹膜反折切开腹膜（图 21－6－5），与两侧腹膜切口会合。钝性分离膀胱前间隙，显露耻骨前列腺韧带及盆筋膜反折。靠近膀胱将输尿管提起上 Hem-O-Lock 夹后切断，用超声刀分离膀胱侧韧带及前列腺侧韧带。切开两侧盆筋膜反折和耻骨前列腺韧带，用 2－0 Dexon 线缝扎阴茎背静脉复合体（图 21－6－6），在结扎线近端切断阴茎背静脉复合体。紧贴前列腺尖部剪开尿道前壁，用止血钳夹紧导尿管拉出，在钳远端剪断导尿管（图 21－6－7），并切断尿道后壁。牵引导尿管使前列腺向前翻起，游离前列腺后方，将膀胱前列腺完全游离。

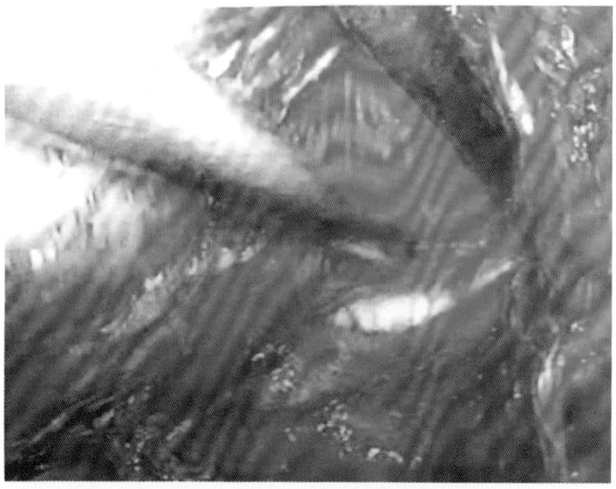

图 21－6－4　分离输精管精囊

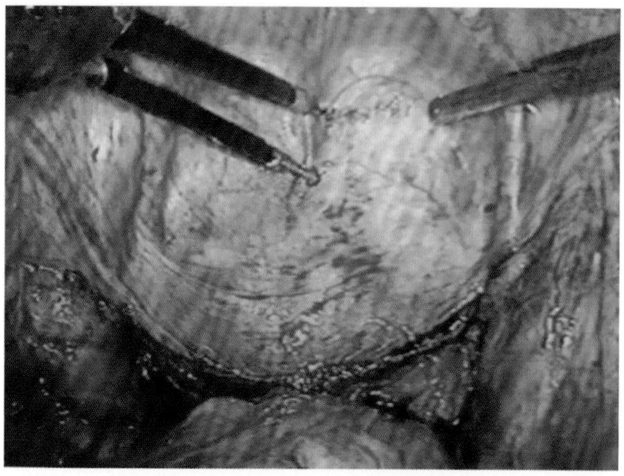

图 21－6－5　切开前腹壁腹膜

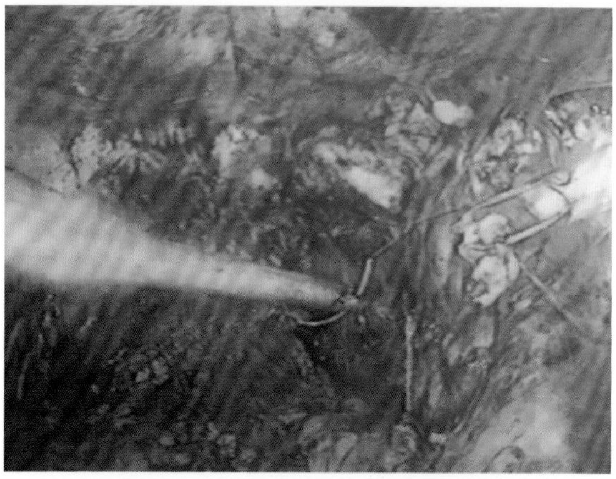

图 21－6－6　缝扎阴茎背静脉复合体

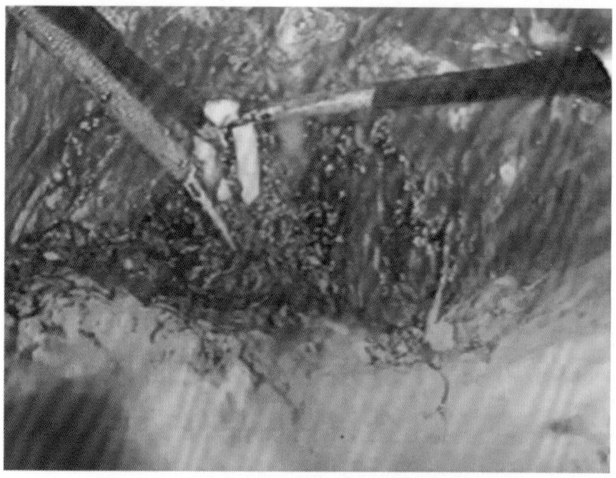

图 21－6－7　拉出剪断导尿管

5. 做成储尿囊代膀胱：下腹正中线做 5 cm 切口，取出标本。将左、右输尿管下段从切口引出，插入 F8 硅胶管。将回肠拉至切口外，距回盲肠交界 15 cm 近侧，取 50 cm 回肠段。恢复肠道连续性（图 21－6－8）。纵行剖开截取的回肠段对系膜缘（图 21－6－9），M 形折叠，用 3－0 Dexon 线作连续内翻缝合，形成储尿囊即代膀胱。在代膀胱后顶部两侧各戳一小口，将输尿管断端插入代膀胱内 1 cm（图 21－6－10、图 21－6－11），用 4－0 Dexon 线缝合输尿管外膜肌层与代膀胱开口 6 针。输尿管支架管由代膀胱前壁穿出，并另戳孔安置代膀胱蕈形造瘘管。代膀胱

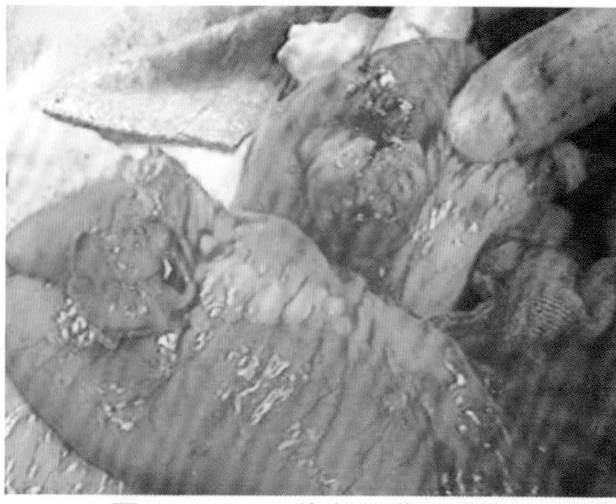

图 21－6－8　恢复肠道连续性

底部切开做成直径约 0.8 cm 的小孔，尿道外口插入气囊导尿管，引出尿道断端后再插入代膀胱小开口，距此开口边缘约 0.8 cm 用 2－0 Dexon 线作环形荷包缝合，打结但并不锁紧，起加固开口的作用（图 21－6－12、图 21－6－13）。缝合关闭代膀胱前壁，至此完成储尿囊即回肠代膀胱（图 21－6－14）。将代膀胱放回体内。

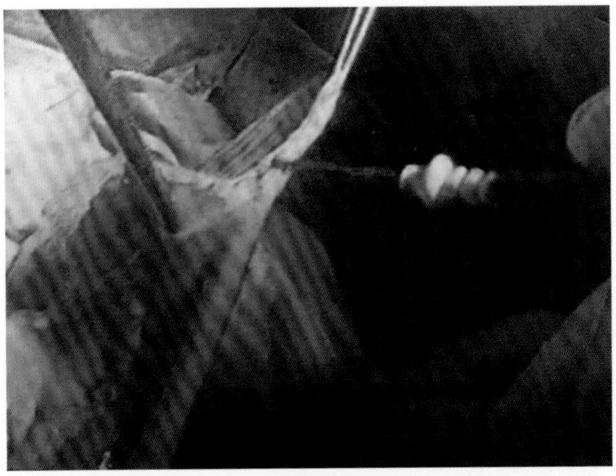

图 21－6－9　剖开回肠段对系膜缘

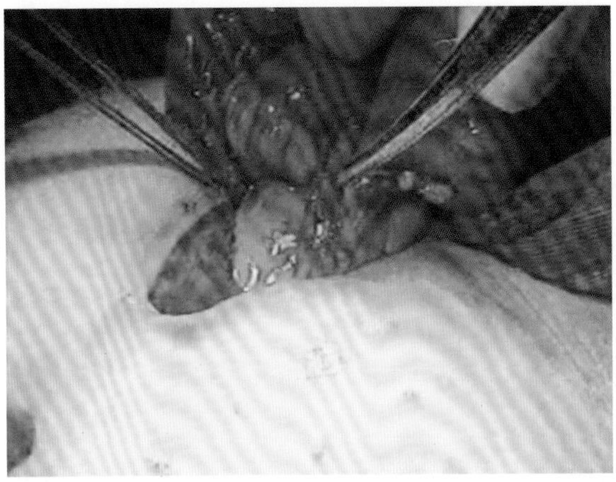

图 21－6－10　输尿管断端插入代膀胱内 1 cm（外面观）

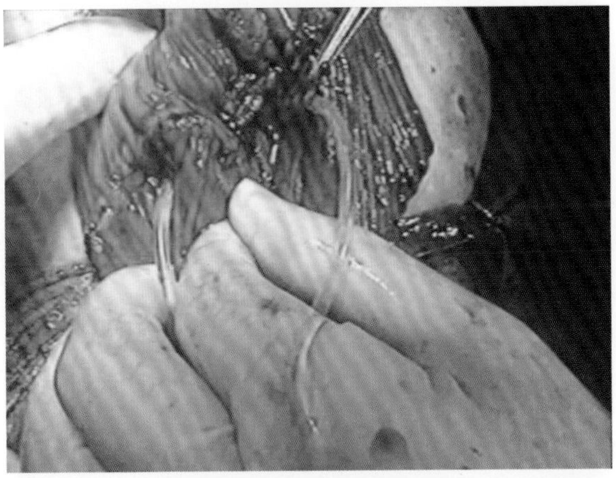

图 21－6－11　输尿管断端插入代膀胱内 1 cm（内面观）

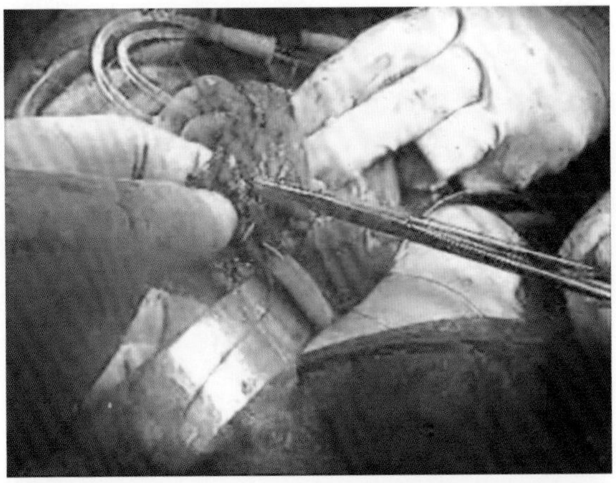

图 21－6－12　代膀胱小开口边缘荷包缝合不锁紧打结

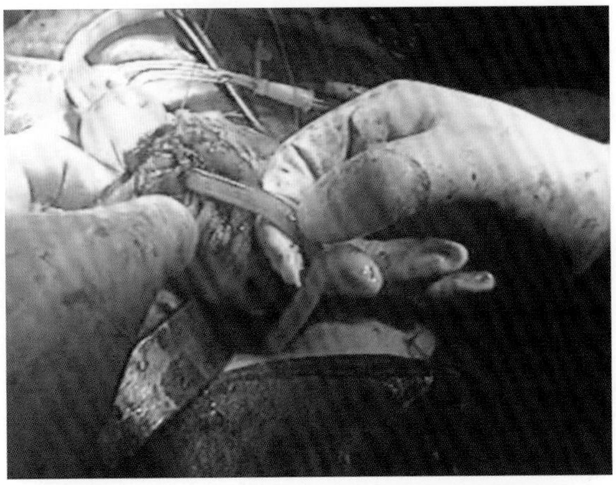

图 21－6－13　代膀胱小开口处荷包缝线加固后有利导尿管气囊牵拉

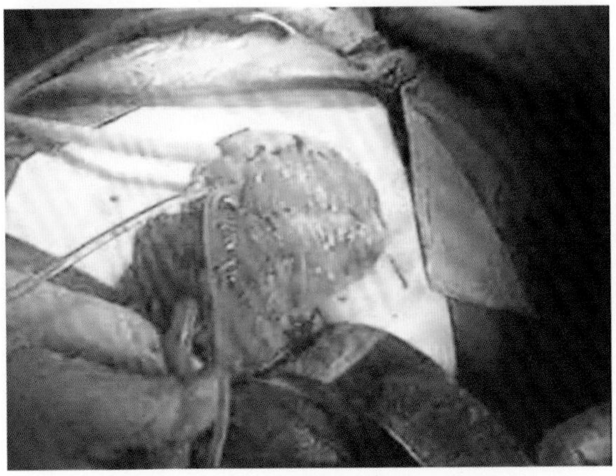

图 21－6－14　储尿囊即回肠代膀胱

6. 引流管固定：输尿管支架管及代膀胱造瘘管在腹壁戳孔处引出并固定。气囊导尿管充生理盐水 30 mL 牵拉，使代膀胱开口与尿道断端对合，盆腔放置伤口引流管，缝合切口。

7. 气囊导尿管牵拉固定：用医用胶布固定牵拉状态的气囊导尿管于一侧大腿内侧。

（二）术后处理

术后气囊导尿管用胶布固定于大腿内侧1周以牵拉对合代膀胱出口与尿道断端并压迫止血，可每隔1～2天移至对侧固定，以便下肢及时活动，避免静脉血栓形成。术后3天恢复胃肠蠕动。术后2周拔除双侧输尿管支架管，3周拔导尿管，夹闭代膀胱造瘘管，训练患者排尿。术后4周拔除代膀胱造瘘管，患者恢复控尿能力。定时术后随访。

（三）术式优点

腹腔镜下根治性全膀胱切除术M型原位回肠代膀胱术的优点是既可减少手术创伤，又能降低手术的复杂性，缩短手术时间，降低手术费用。

（四）创新改进

1. 双输尿管支架引流管引至体外。双输尿管支架引流管用F8硅胶管引流尿液至体外，这样使代膀胱内近似于呈无尿状态，目的是降低代膀胱腔内的压力，避免尿漏，有利于代膀胱愈合。如果用双J管引流输尿管尿液，则尿液均充盈于膀胱，加之肠道分泌的黏液，容易使代膀胱内压力过大，易形成尿漏。

2. 气囊导尿管牵拉对合代膀胱开口与尿道断端。采用气囊导尿管牵拉，使代膀胱出口与尿道断端对合愈合。可缩短手术时间，减少损伤，避免二次二氧化碳气体腹腔内充气，减少吻合口狭窄的优点。术后两腿交替持续固定，术后3周拔除气囊尿导管，患者控尿良好，无排尿困难。

3. 代膀胱底部开口周围荷包缝合加固。为防止代膀胱开口与尿道断端对合如果张力过大，气囊导尿管牵拉下对代膀胱底部开口有造成撕裂的可能，故在距代膀胱底部开口环形边缘0.8 cm处用2-0 Dexon线荷包缝合一圈打结，但并不围绕气囊导尿管锁紧缝线，起加固开口的作用。

4. 安置代膀胱造瘘管。安置代膀胱造瘘管有如下优点：①引流通畅，进一步降低代膀胱内压力，避免代膀胱尿漏。因双肾尿液仍可沿输尿管引流管周围进入代膀胱，且代膀胱肠黏液较多，容易堵塞导尿管使代膀胱内压力增加。②便于术后轻轻冲洗代膀胱的黏液，与导尿管形成一进一出的冲洗通道。③术后拔除导尿管后，夹闭造瘘管，便于训练患者排尿。当排尿困难时可松开造瘘管，以免再插尿管增加患者痛苦及逆行感染机会，待患者有自主控尿能力时再拔除代膀胱造瘘管。

六、适用与展望

针对腹腔镜下根治性全膀胱切除术M型回肠原位膀胱术尿漏的技术创新方法，以及用气囊导尿管牵拉代膀胱出口与尿道断端对接吻合方法，不仅适合腹腔镜下根治性全膀胱切除回肠原位膀胱术，也适合机器人辅助腹腔镜下的本术式。将输尿管尿液引出代膀胱，使代膀胱腔成近似空腔化，降低代膀胱腔内压力的理念与技术，同样适合用结肠、直肠等作为代膀胱的术式。目前腹腔镜下及机器人辅助腹腔镜下膀胱全切后应用回肠膀胱术（bricker operation）术式比较多，而应用肠道原位代膀胱术的术式较少，其手术复杂、手术时间长、代膀胱术尿漏等并发症也是制约其开展的原因，因此，本手术的一些技术上的创新，将会对开展腹腔镜膀胱全切肠道原位代膀胱术的术者有参考指导意义。

〔杨金瑞〕

第七节　单孔腹腔镜泌尿外科手术中自制器械的应用

一、概　述

2007年Rane等人首次报道了R-port单孔腹腔镜手术。此后，单孔腹腔镜技术受到了国内外学者的广泛关注。2008年国际相关学组专家统一将单孔腹腔镜手术命名为laparoendoscopic single-site surgery，简称LESS。单孔腹腔镜按入路途径分为经腹腔途径和经腹膜外（包括腹膜后）途径。按切口部位分为经脐切口和经脐外切口。按手术通道分为单孔多通道手术和单切口多套管手术。由于商业化的单孔多通道装置价格昂贵，且设计理念与应用不一定适合术者，故临床上有不少学者用自制单孔多通道器械施行 LESS，并在临床实用中有不少创新改进。我院自 2010 年起应用自制单孔多通道器械施行 LESS。

二、问题与困惑

商业化的单孔多通道器械有两种类型，一种是多通道固定在一个平面而且创口即单孔也属同一个平面。一种是多通道固定在一个平面但高于手术创口即单孔的平面，也即多通道平面与手术创口单孔间有一个过渡通道。两种类型器械虽各有差异，但多通道固定在一个硬性平面装置上在使用时有如下不便：①每个通道均有各自的长度，使用操作器件在各自的通道中有受限被束缚的感觉与不便。②各个通道固定在一个平面装置上，彼此间距小，使用器件在小角度同方向上操作彼此容易碰撞。③各个通道器件进入手术部位角度偏小，且均近似同方向进入手术部位，常常是观察镜与各个器件一起移动，观察镜形成的视野小。④各个通道包括观察通道间距位置固定，器件不能平行移动操作，只能在观察镜旁边的固定位置进入创口。

三、创新与思考

我们为解决上述问题与困惑，利用外科无菌手套自制单孔多通道器械（图 21－7－1）：截取一段直径 1 cm 的硅胶管约 20 cm 长，将一端剪成斜形尖端，插入另一端圆口内形成一个直径约 6 cm 圆环，用 4 号丝线缝合圆环连接处。将 6.5 号无菌手套套口截剪一截后外翻包绕硅胶圆环，用 4 号丝线缝合固定。将可拆卸金属 Trocar 的 Trocar 头卸下备用，将手套五指指尖剪成圆口，拇指、中指、小指端分别外翻包绕 3 个 Torcar 头，无名指端包绕腹腔镜进气管，示指包绕出气管（可用注射器三接头代替）并用丝线捆扎固定。手术单孔创口建立后，将硅胶圆环折叠成条状，从创口插入后折叠的圆环会自动弹性复原成圆形。国内同行用自制的手套单孔多通道器械是“两环一套”装置，即内环、外环和外科无菌手套。其在创口外、手套外还设计一个圆环，两环在创口内外形成夹闭状态，封闭创口以防漏气。还有作者在圆环硅胶管内放置弹性钢丝，以求钢丝复原将圆形硅胶管撑开。我们通过临床应用认为没必要用外环，因为创口内圆环扩开后，创口内的气压压力将圆环已紧贴创口内壁，不会漏气。选用有一定厚度且有弹性的硅胶管做圆环，其在创口内可自行张开复原，不需要另内置钢丝助其扩张复原。在临床使用中我们用无菌手套自制的单孔多通道器械有如下优点：①各个 Trocar 头形成的通道没有在同一平面，且与创口也不在一个平面，增强器件操作的灵活性。②各个器件进入创口的角度大，尽管在创口处与观察镜仍通过一个创口进入，但交叉的角度大，仍较贴在一起进入创口使用方便。③手套的柔软性使各个器件通道在创口外的移动灵活，不会像所有通道都固定在一个硬性平面上不能移动。④各个器件通道没有固定在一个固定间距位置的硬平面上，使各个器件可平行移动，从观察镜的不同位点上进入创口。⑤手套在创口外形成一个囊性空间，手术创腔内切除的组织如果稍偏大不能从 Trocar 中一次性取出来，可暂时放在这个囊性空间，待过后取出，缩短手术时间。

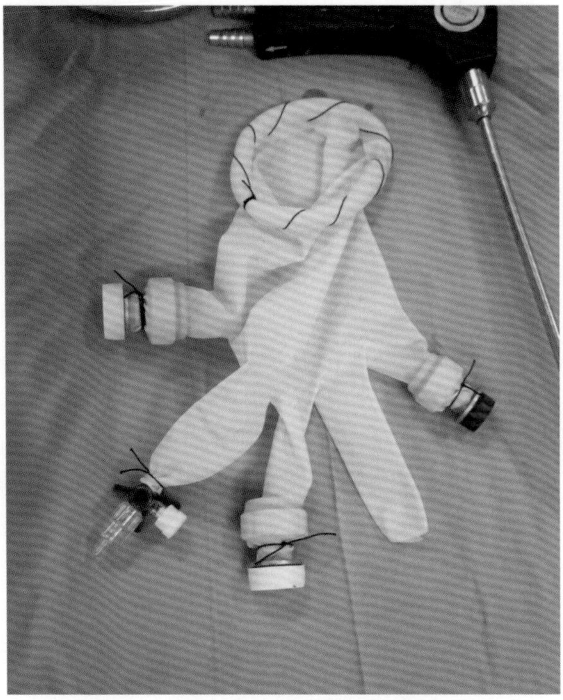

图 21－7－1　自制单孔多通道器械

四、理论支撑

为使手术简便、创伤小、出血少、时间短、并发症少、恢复快的一些创新技术及创新器械包括自制手术器械，在临床实践中是常常被应用的。本自制腹腔镜单孔多通道器械，应用的是手术中常用的工具与器械进行组装。不是新的非手术使用的材料组装，不会对创面组织产生不利影响与损害。

五、践行实施

（一）手术步骤（经腹膜后途径）

1. 全身麻醉，侧卧位，腰部抬高。

2. 建立创口：在手术一侧腋中线肋缘下与髂嵴连线中点横行切开皮肤皮下 2～3 cm 切口。术者及助手用中弯钳交替撑开肌层至腹膜后腹膜外间隙。

3. 建立腹膜后操作腔：示指经创口进入腹膜后间隙，顿性分离腹膜后间隙使形成一小腔。从创口插入用导尿管与橡胶指套做成的气囊，气囊内注入空气约 800 mL，放气后拔出气囊。至此，腹膜后形成操作腔。

4. 置入自制单孔多通道器械：折叠自制器械手套套口圆环成条形。插入创口后松开。圆环自行弹性扩开。

5. 充气形成可操作状态：从进气管进二氧化碳气体，压力设置 14 mmHg，见手套成充气形状。气体从手套口即创口处进入腹膜后操作腔，可见手套套口处充盈紧贴创口边缘。手套充盈成囊袋状，各手套手指也充盈与 Trocar 成直线通道。自制器械呈可操作状态（图 21-7-2）。

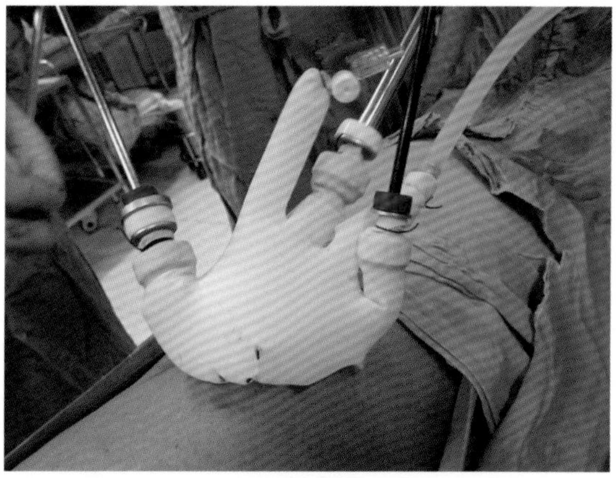

图 21-7-2　自制器械呈可操作状态

6. 器件与观察镜进入：先用观察镜自创口（图 21-7-3）入腹膜后操作腔观察创面情况，有否出血，有否腹膜损伤，判断解剖方位。退镜，直视下引导操作器件进入创口后，观察镜再进入创口至手术腔内，引导器件操作。因为观察镜在创口内时，器件无法盲入创口内，故每次有器件退出需再进时，必须观察镜退镜至手套内，待直视下器件进入创口后才能再进观察镜（图 21-7-4）。

7. 完成手术：根据不同手术步骤方法实行相应手术操作（图 21-7-5、图 21-7-6）。

8. 放置引流：手术结束后划破手套囊壁，示指进入手套并进入创口，取出圆环及手套。利用此小创口放置伤口引流管。缝合创口（图 21-7-7、图 21-7-8）

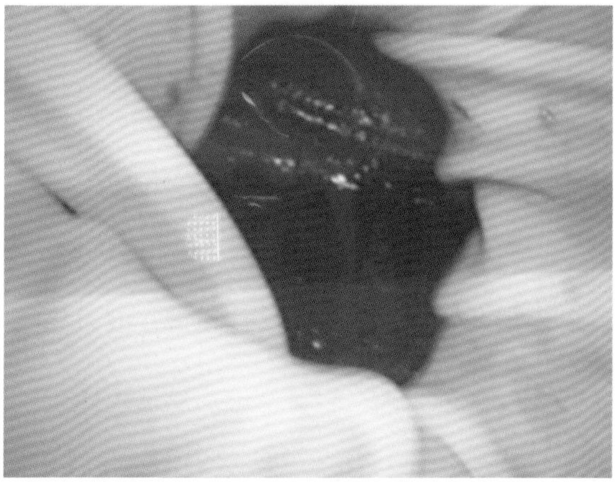

图 21-7-3　镜下创口

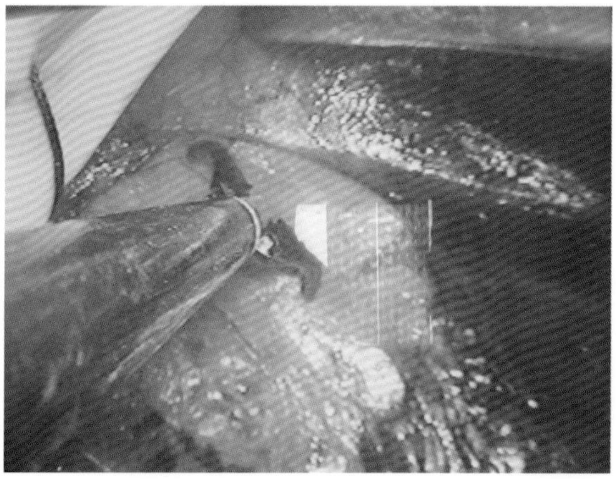

图 21-7-4　直视下放入器件

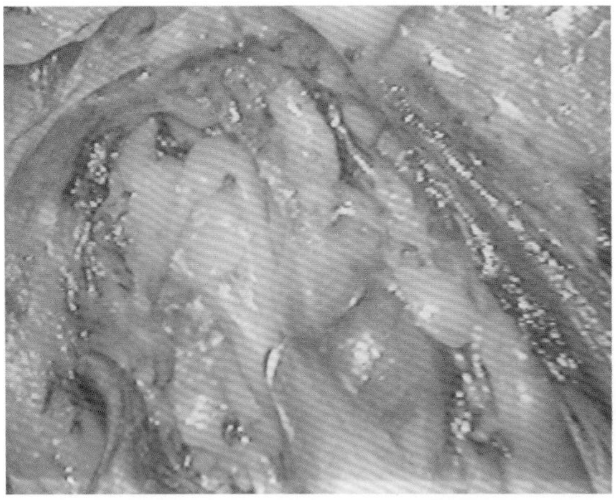

图 21-7-5 手术操作（体内）

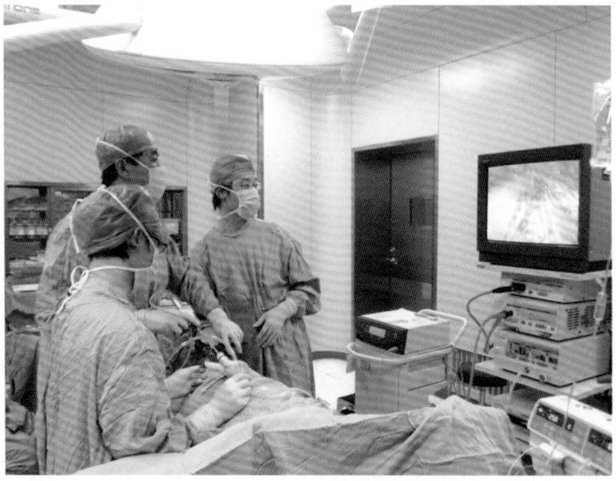

图 21-7-6 手术操作（体外）

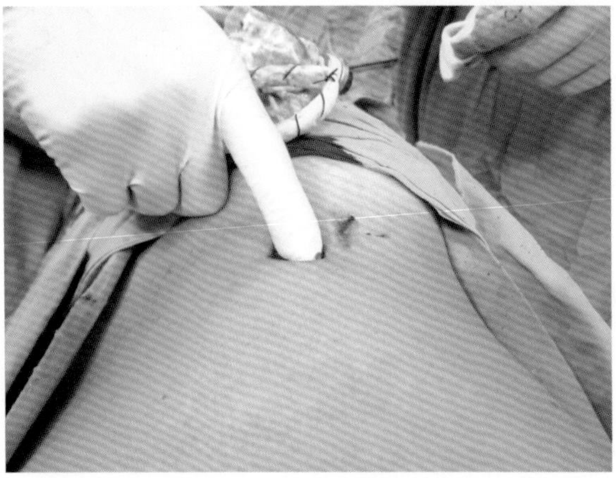

图 21-7-7 术毕小创口

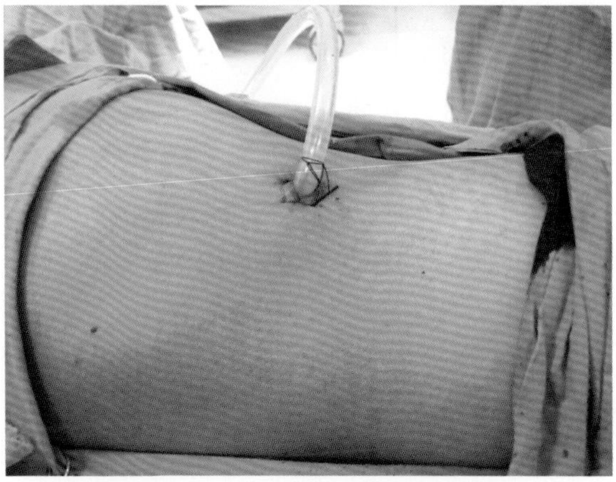

图 21-7-8 利用小创口置引流管

（二）注意要点

1. 每次操作器件退出创口后如再进创口时，必须将观察镜退出创口，在观察镜直视下从窗口再进入器件。

2. 术中避免器件划破手套，尤其需进行缝合操作时，否则需重新用手套自制单孔多通道器械，耽误手术时间。

3. 术中经过创口进入的器件一般为 3 个，即观察镜及术者左右手的两个器件，常常是一把弯钳及一把超声刀。因创口小的原因，助手的辅助器件如抽吸器一般不进入创口内。如需抽出创口内烟雾，常常是开放手套小指的管道排出烟雾。此时手套由充盈状态到塌瘪状态。待创口内烟雾排除后关闭排气管时，手套又从塌瘪状态恢复到充盈状态。注意器件勿损伤手套。

六、适用与展望

用手套自制单孔多通道器械可运用在腹膜后途径的后腹腔镜手术。因为泌尿外科医师对后腹腔镜手术入路和解剖的特点更为熟悉。此器械也可用于经脐切口途径入腹腔内的腹腔镜手术。尽管随着技术的熟练可以实行几乎泌尿外科全部传统腹腔镜手术，但笔者认为其主要适用于不需再做切口取出标本的腹腔镜手术，如肾囊肿去顶，无功能水囊状肾切除，输尿管切开取石，肾上腺切除，精索静脉曲张结扎，肾盂输尿管成形术等。而单纯肾切除、肾根治性切除、膀胱根治性切除、前列腺根治性切除等需另做切口取出标本的手术仍以多孔腹腔镜手术为好。

〔杨金瑞〕

第八节　改良全腹腔镜下回肠原位新膀胱术

一、概　　述

根治性膀胱切除术是局部可切除肌层浸润性膀胱癌及高危的非肌层浸润性膀胱癌的有效治疗手段，虽然膀胱根治性切除术后的尿流改道尚无标准方案，原位新膀胱重建因其不需要腹壁造口及保持了生活质量和自身形象，成为主要的方式之一。回肠原位新膀胱为大多数医生接受，少数会使用结肠重建新膀胱。随着腔镜技术的发展，腹腔镜及机器人辅助的腹腔镜下原位新膀胱重建逐渐被接受，但因技术条件的限制，并未得到很好推广。全腹腔镜下原位新膀胱重建因耗时长而让大部分医师望而却步，多数情况是腹腔镜下切除膀胱，开放情况下重建新膀胱。只有少数医生在全腹腔镜下重建新膀胱。即使有手术机器人的帮助下，全腹腔镜下原位新膀胱重建仍然是临床上不被普遍接受的手术方式。如何提高手术技巧，将复杂的手术简化和可推广，成为临床重要课题。

二、问题与困惑

原位新膀胱重建手术因为牵涉肠道，手术操作的复杂程度也比较大，开放手术的门坎已经够高，更何况在腹腔镜下进行，即使有手术机器人的辅助，其复杂程度仍然不能为大多数泌尿外科医生所接受。

全腹腔镜下回肠原位新膀胱重建的困难主要在于：处理肠道时，不管是截取肠道还是恢复肠道连续性，都不如开放手术方便，即使在使用吻合器的情况下也因为腔镜下操作变得困难重重，更不用说在腹腔镜下手工缝合了。

三、创新与思考

如何解决上述问题，我们可以从两个方面着手：改进手术器械或改良手术方式。手术器械上已经有了肠道吻合器械在临床使用，对于肠道连续性恢复有帮助，但因其高耗占比，临床上使用一直受到限制。尿路的吻合器因吻合材料的抗结石要求高，仍处于探索阶段。而如何从手术技巧上进行改良则是可以很快收到效果的方式。腔镜下肠道的截取、肠道连续性恢复及新膀胱的重建过程中难点是如何牵引固定并获得良好的术野暴露，另外就是如何简化手术操作。

四、理论支撑

经典的回肠原位新膀胱的重建方式是 W 成形（图 21－8－1），在回肠新膀胱中应用最为广泛，在此基础上相继出现了 T 型储尿囊、Studer 储尿囊、Hautmamn 储尿囊（图 21－8－2）。改良的宗旨是让新建的膀胱更加符合生理，并降低手术难度。在保证储尿功能基础上，兼顾抗反流功能。这些新膀胱重建的方式，均是在开放手术的条件下形成的。手术成功的重要关注点：①截取的肠管段的血运保障；②在恢复肠道连续性的过程中保证缝合的严密可靠；③新膀胱重建时的吻合过程的便捷性；④输尿管与新膀胱吻合的方式及技巧。当我们从开放手术转为腹腔镜下手术操作时，手术要求的原则是不变的，我们对回肠原位新膀胱的重建方式是 M 成形，M 成形与 W 成形所重建的新膀胱其容量与功效是相等的。虽然手术操作过程中的技巧要求会相差很大，并且对助手的要求也会不同，但腹腔镜提供更加清晰和宽阔的视野，通过手术方式的改良和手术技巧的改进，是完全可以在腹腔镜下复制开放手术的。但由于腹腔镜下的所要求的眼手分离以及助手协助方式的改变，手术技巧要求比开放手术会更高。

五、践行实践

开放手术场景下，截取回肠时，会通过照明的角度改变来确认肠系膜血管的走行选择合适的肠段，由于截取的肠管长度一般在 40～50 cm，截取肠段及恢复肠管连续性过程中，助手对肠管的牵拉固定显

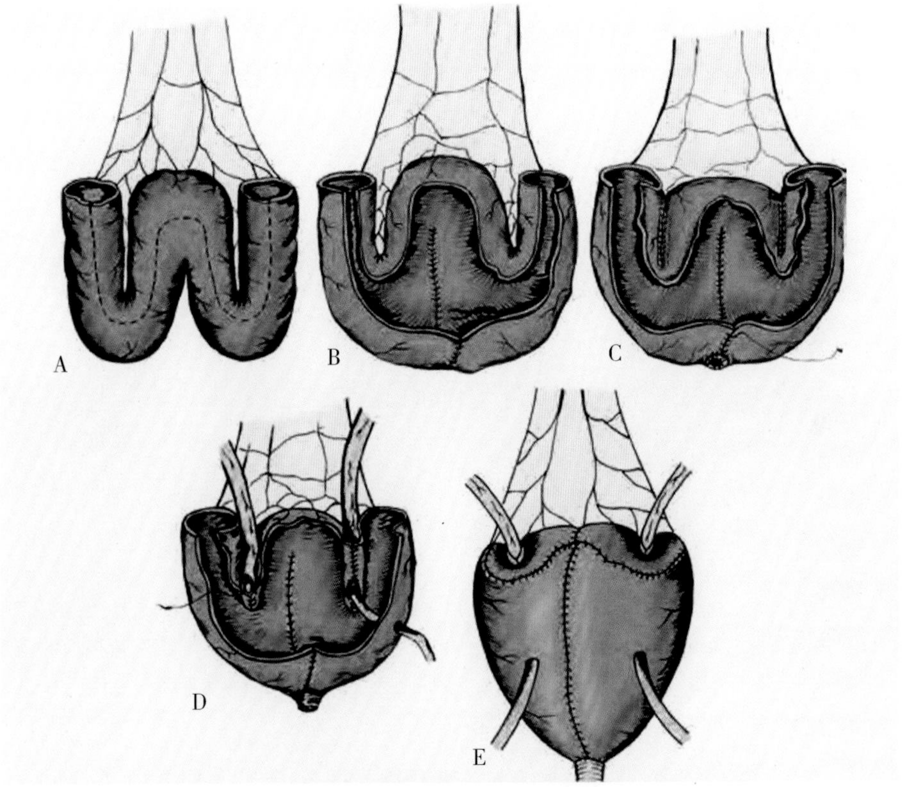

图 21-8-1　经典的回肠原位新膀胱的重建方式是 W 成形

［Campbell-Walsh Urology，2016，11 版］

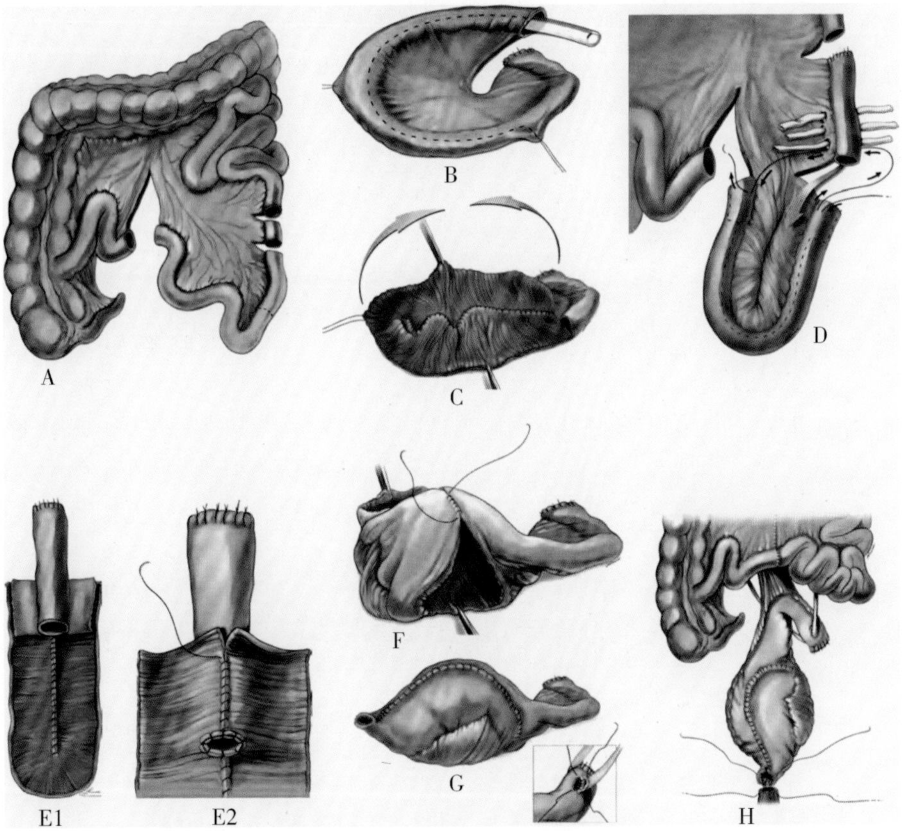

图 21-8-2　回肠 U 型储尿囊成形

［Campbell-Walsh Urology，2016，11 版］

露至关重要。腹腔镜下助手的牵引固定不会象开放手术时那么方便自如。采用缝合固定牵引的方式，方便显露。如何确定肠管血供则依赖切断肠系膜时对血管的分离来判断。

为了克服上述困难，将手术步骤及方法做了如下调整。

切断输尿管时先将输尿管末段夹闭（图 21－8－3），让输尿管暂时梗阻扩张，方便稍后的输尿管与新膀胱输入袢的吻合，并将左侧输尿管自肠系膜根部穿行至右侧（图 21－8－4）。

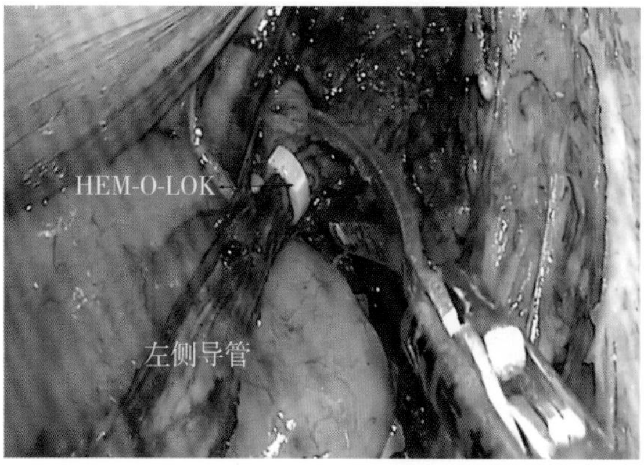

图 21－8－3　输尿管末段以 Hem-O-Lok 夹闭

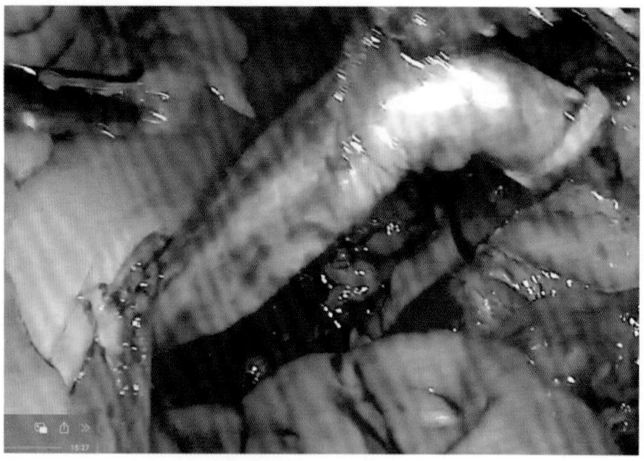

图 21－8－4　将左侧输尿管自近膀胱壁处离断后从肠系膜根部潜行拉至右侧

距离回盲部约 15 cm 起向近端取 50 cm 长回肠备作储尿囊及与输尿管吻合的输入袢，储尿囊部分呈 M 型折叠，并在将“M”两个转角（B 点与 D 点）处肠壁与尿道内口后壁以 3－0 可吸收缝线缝合固定，牵拉备作储尿囊的回肠部分（图 21－8－5、图 21－8－6）。自 E 点至 F 点取 7～8 cm 作为输入袢，再将 E 点与 A 点浆肌层缝合牵引，分别在 A 点及 F 点切断回肠，将 A′与 F′点以 3－0 可吸收缝线端端吻合恢复回肠连续性，肠系膜以 4－0 可吸收线缝合。

在完成回肠的连续性的恢复后，开始重建新膀胱。沿回肠对系膜缘，自 A 点至 E 点切开回肠壁。先以 3－0 可吸收免打结线连续缝合 B－C 缘与 C－D 缘，然后缝合 A－B 缘与 B－C 缘及 C－D 缘与 D－E 缘。这样整个新膀胱的后壁及侧壁构建完成，只留下前壁未吻合，整个缝合过程中，操作面的视野没

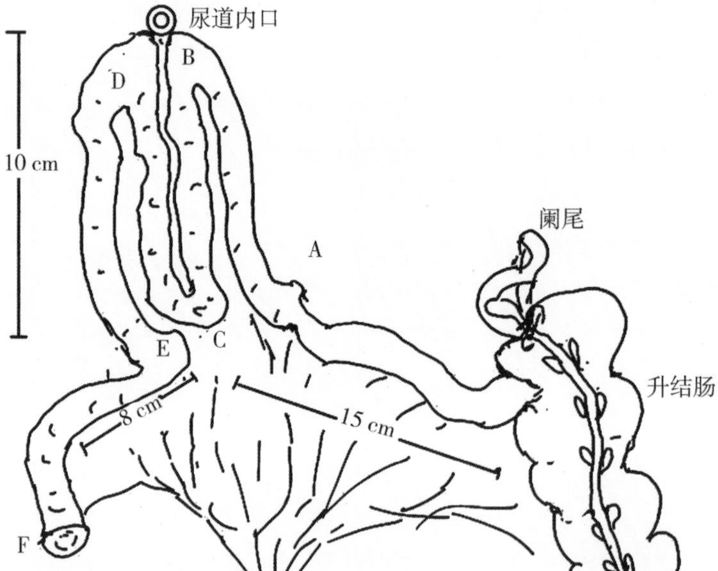

图 21－8－5　距离回盲部约 15 cm 起始向近端约取 50 cm 回肠备作储尿囊其中 10 cm 预留为输入袢

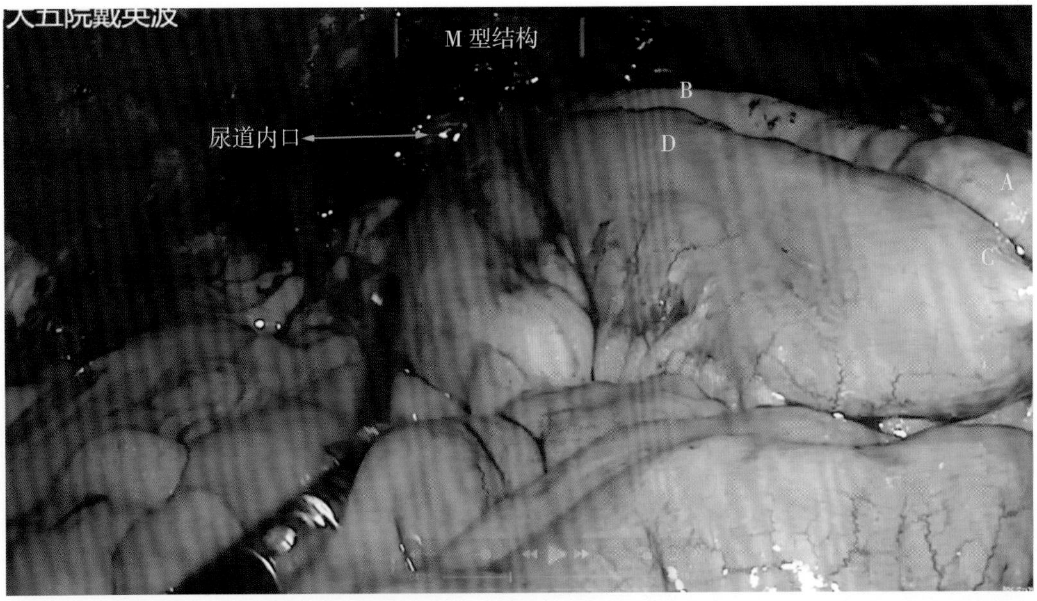

图 21-8-6　将截取备作储尿囊的回肠叠成 M 型，并将 M 型的两顶点 B 和 D 点与尿道内口的 6 点处缝合固定

有任何遮挡。下一步就是输尿管与新膀胱的输入袢的吻合。先将左右输尿管末段纵向劈开 15 mm，两输尿管末段侧侧吻合形成汇合处，再与新膀胱输入袢开口端端吻合，其内留置单 J 管。将新膀胱前壁缝合，并于新膀胱顶部置入 F26 号蕈状头导尿管作为膀胱造瘘。同时保留导尿管。新膀胱的后方放置 F22 号硅胶引流管，手术结束。(图 21-8-7～图 21-8-14)

如何将操作复杂的手术简化，使之容易掌握并能推广应用，我们基于开放手术基础，在手术操作流程和技巧上进行了改良。

1. 手术操作的流程上，为了方便重建尿路的缝合方便，我们首先将左侧输尿管经肠系膜根部潜行移位至右侧；第二步是将需要用来重建储尿囊的回肠“M”型折叠后固定；第三步是切取回肠后，在固定牵引后进行回肠吻合。第四步是缝合储尿囊的后壁及侧壁；第五步是吻合输尿管与新膀胱的输入袢，并置入单 J 管。第六步是缝合储尿囊的前壁并置入膀胱造瘘管及导尿管。整个流程的优化取得了良好的手术视野，避免了重复的动作浪费时间。

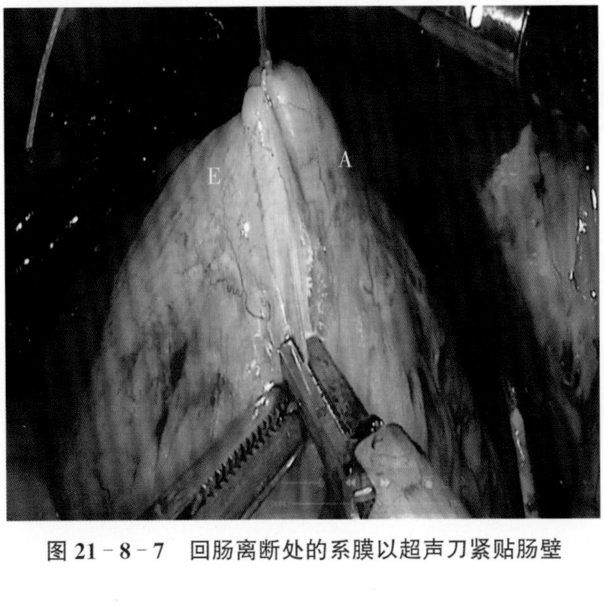

图 21-8-7　回肠离断处的系膜以超声刀紧贴肠壁

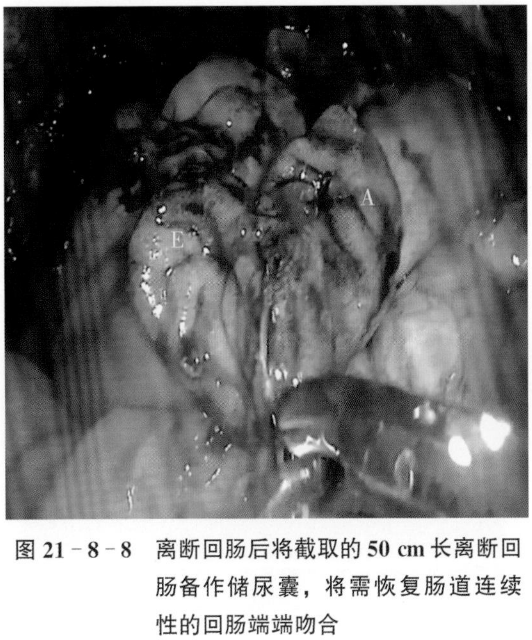

图 21-8-8　离断回肠后将截取的 50 cm 长离断回肠备作储尿囊，将需恢复肠道连续性的回肠端端吻合

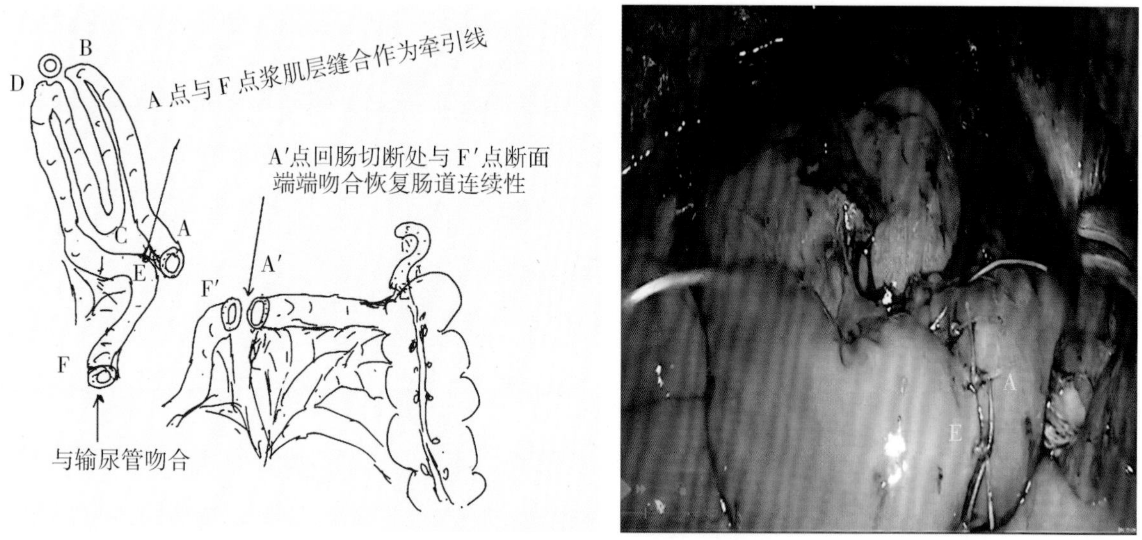

图 21-8-9 将备作储尿囊的回肠截取后，将回肠端端吻合恢复回肠连续性

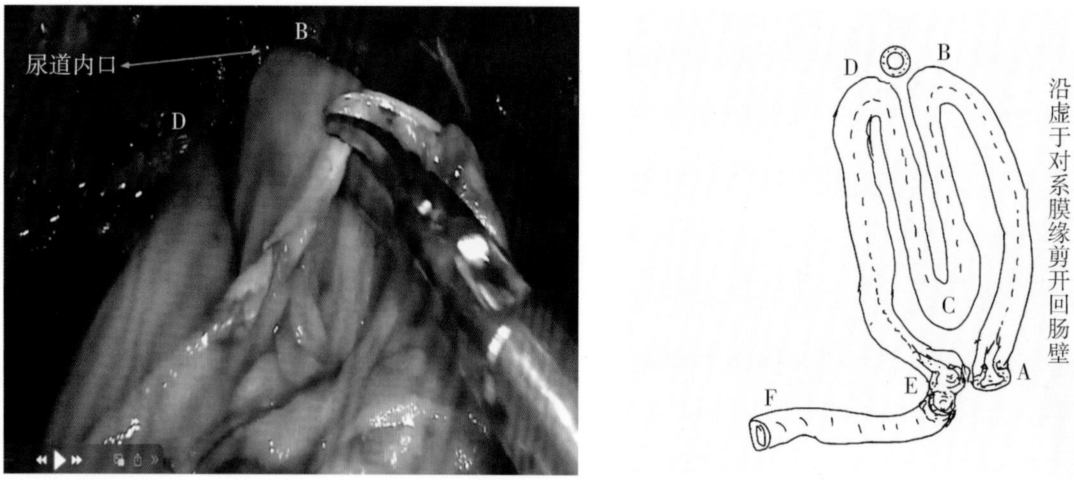

图 21-8-10 对系膜缘剪开回肠壁

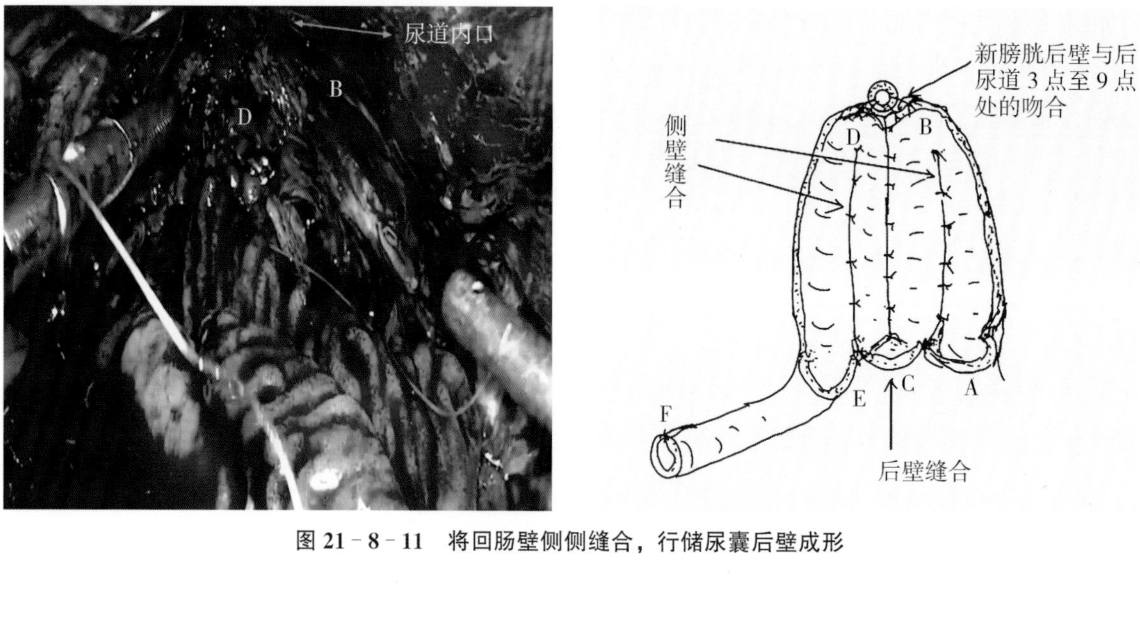

图 21-8-11 将回肠壁侧侧缝合，行储尿囊后壁成形

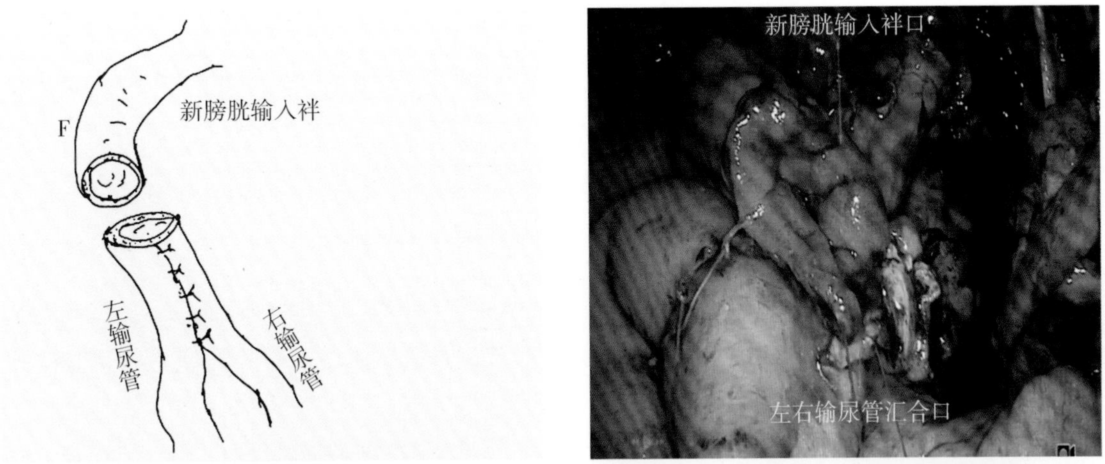

图 21-8-12　将输尿管末段纵向劈开 1～1.5 cm 后侧侧吻合，再与回肠储尿囊的输入袢吻合

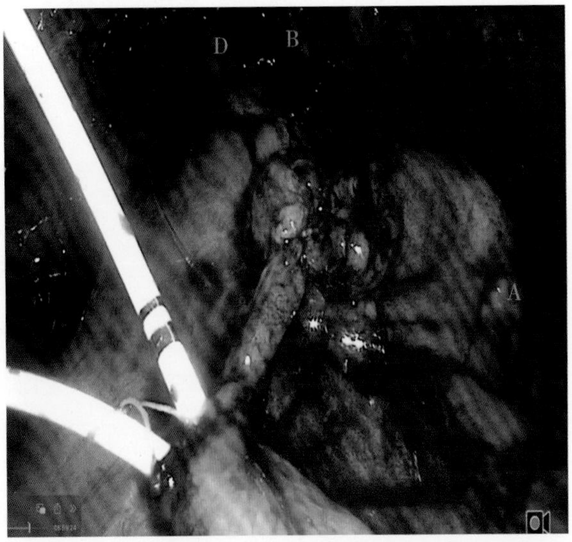

图 21-8-13　输尿管留置 F6 号支架管经新储尿囊壁引出

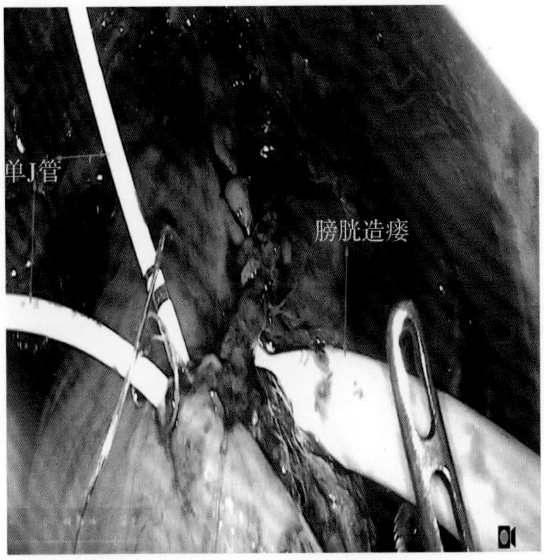

图 21-8-14　新储尿囊放置 F26 号蕈形管行新膀胱造瘘

2. 截取回肠段时，为了保证回肠的血运，超声刀分离系膜血管后分别预阻断，切断肠壁时均使用冷剪。肠道连续性恢复时的缝合，均在浆肌层预置牵引线的固定下进行，在腹腔镜下的缝合操作变得容易，如使用吻合器可加快手术速度，但耗材费用会相应增高。

3. 输尿管末段纵向劈开、侧侧吻合后再与新膀胱输入袢吻合，这样大大降低了输尿管吻合的难度，并可预防吻合口的狭窄，输入袢的设置避免了新膀胱的输尿管反流。

4. 储尿囊重建时，因为肠袢的预先固定，使得镜下的操作与开放手术体验相同，对系膜缘的肠壁切开时仍然使用冷剪，避免了肠壁的血运障碍。且因为预先的肠管固定，使得贮尿囊重建的操作顺利，且新膀胱与尿道内口的吻合操作非常方便。

六、适用与展望

原位新膀胱的重建是一个复杂的手术，全腹腔镜下进行难度更大。基于开放手术理念，经流程的优化及手术技巧的改进，就容易被掌握。

〔戴英波〕

第九节 腹腔镜下阴茎癌腹股沟淋巴结清扫手术改良

一、概　　述

阴茎癌是一种罕见的生殖泌尿系统肿瘤，因新生儿包皮环切及良好的卫生生活习惯，在欧美等发达国家发生率较低，而在亚洲、非洲、南美洲等发展中国家发生率明显升高，其中我国的发病率达到0.6/10万。阴茎癌的主要转移方式为淋巴结转移，腹股沟区淋巴结通常作为淋巴结转移的第一站，而淋巴结是否存在转移是影响阴茎癌预后的重要因素。腹股沟淋巴结清扫术不仅是治疗阴茎癌淋巴结转移的方式，预防性清扫也是改善阴茎癌预后的重要手术方式。

二、问题与困惑

目前临床上常用的腹股沟淋巴结清扫术分为腹腔镜下逆行腹股沟淋巴结清扫术及传统开放的腹股沟淋巴结清扫术。随着技术的进步，与传统的开放性腹股沟淋巴结清扫术相比，腹腔镜及机器人辅助下腹股沟淋巴结清扫术在相同的治疗效果的同时，极大地规避了传统术式术后可能出现的皮瓣坏死、肺栓塞、淋巴瘘、淋巴水肿、股白肿等相关并发症，同时可以在保留大隐静脉的基础上达到与开放手术同样的清扫范围，获得了良好的治疗效果。逆行性清扫术需在双侧下肢分别进行穿刺，此入路操作相对简单容易上手，但空间有限，每侧均需行3个穿刺孔创伤较大，且对需行盆腔淋巴结清扫者不能兼顾，需更换体位或重置穿刺孔，增加了多次套管穿刺带来的副损伤，术后引流量和创面渗出多。

三、创新与思考

为了弥补传统开放术式及腹腔镜下逆行清扫术的不足，我们采用经腹皮下顺行途径，对腹腔镜腹股沟淋巴结清扫途径及大隐静脉保留等手术方法进行改良，效果满意。经腹皮下途径更有优势，不仅切口少、术后下肢淋巴水肿的风险更低，还能兼顾盆腔淋巴结清扫。

四、理论支撑

2011年，国内有学者尝试采用经腹皮下途径顺行清扫腹股沟淋巴结，穿刺点分别位于脐下缘、脐耻连线中点、双髂前上棘内侧。但由于手术路径较长、手术难度较大，当时未能被主流接受。随着技术的改进，经腹皮下途径已逐渐被接受并应用于临床，研究表明经腹皮下和经股三角途径两者近期手术效果相当，但经腹皮下途径更有优势，不仅切口少、术后下肢淋巴水肿的风险更低，还能兼顾盆腔淋巴结清扫。我们在此基础上，采用经腹皮下顺行途径，改脐下缘横切口为脐下1 cm竖切口，便于兼顾双侧观察镜之留置；放弃传统镜体摆动扩张建立层面，采用示指于腹直肌前鞘、腹外斜肌腱膜表面斜行向外下钝性分离出一长隧道，至腹股沟韧带处，左右稍做扩张后，再用自制气囊扩张建立皮下空间；穿刺孔周严密缝合，以防气体皮下外漏。

五、践行实施

（一）手术体位、Trocar位置与淋巴结清扫范围

1. 手术体位：采用全身麻醉，患者取仰卧位，头低臀高10°～20°，双下肢分开，伸直稍外旋外展约45°，双膝关节稍屈曲外旋。

2. Trocar位置：于脐下1 cm纵行切口，切开皮肤、皮下组织（Camper筋膜、Scarpa筋膜），确认腹直肌前鞘。用示指于腹直肌前鞘斜向外下前行，沿腹外斜肌腱膜表面钝性分离出一长隧道，至腹股沟韧带处，用自制气囊扩张建立皮下空间，于此切口留置12 mm金属套管作为镜头孔。CO_2气体建立皮下气腹空间，压力维持在12～15 mmHg。行右侧腹股沟淋巴结清扫，于脐耻骨连线中点放置5 mm

Trocar，再于脐与右髂前上棘连线中点放置 10 mm Trocar。清理左侧腹股沟淋巴结时，于脐左髂前上棘连线中点放置 5 mm Trocar，双侧共留置 4 个穿刺孔（图 21－9－1A、图 21－9－1B）。

3. 淋巴结清扫范围：腹股沟淋巴结清扫范围为上界至腹股沟韧带上方 1 cm，内界至长收肌外侧缘，外界至缝匠肌内侧缘，下界至股三角尖端。用记号笔标记好双侧腹股沟清扫范围（图 21－9－1C）。

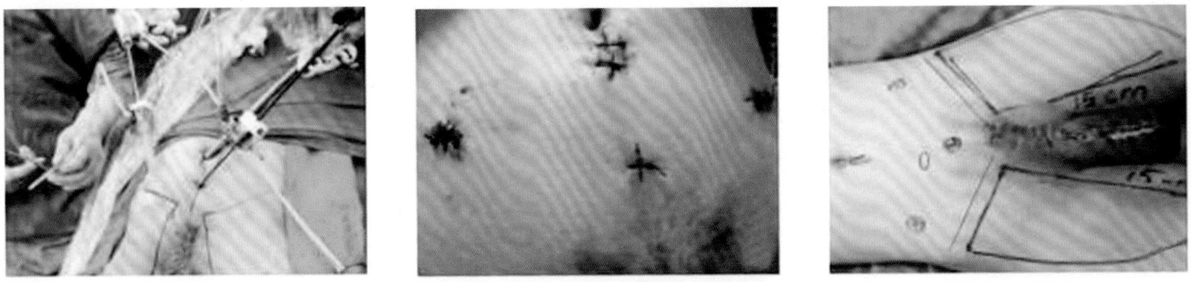

A. 操作示意　　B. Trocar 位置　　C. 清扫范围

图 21－9－1　Trocar 位置及淋巴结清扫范围

（二）手术步骤

1. 寻找腹股沟韧带：沿腹外斜肌腱膜表面、Scarpa 筋膜间向下游离，通过助手按压腹股沟韧带帮助定位，判断腹股沟韧带位置，并予以充分游离显露（图 21－9－2A）。

2. 寻找大隐静脉根部：紧贴腹股沟韧带表面向下游离，通过助手牵拉精索等方法，寻找、确认并游离大隐静脉根部，即大隐静脉汇入股静脉处（图 21－9－2B）。

3. 内、外侧窝的建立：沿大隐静脉根部，分别在内、外侧向下方紧贴大腿阔筋膜游离，建立并扩大内、外侧之范围。助手按压原有标记清扫线，确定内、外侧窝清扫范围足够大（图 21－9－2C、图 21－9－2D）。

4. 深组淋巴结清扫：继续沿大隐静脉根部游离，确认股血管位置。剪开股血管前鞘，游离大隐静脉根部、股静脉、股管及股动脉表面，只需清扫股静脉内侧及股管内淋巴结（Cloquet 淋巴结），将清扫深组淋巴结送快速病理检查，若阳性则行盆腔淋巴结清扫（图 21－9－2E、图 21－9－2F）。

5. 浅组淋巴结清扫及大隐静脉主干的保留：沿大隐静脉根部向下游离，充分游离整条大隐静脉及其 5 条属支，最先游离并切断旋髂浅静脉及阴部内静脉。沿皮肤 Camper 筋膜间隙清扫浅组淋巴结，辨认、游离、结扎腹壁浅静脉、股内侧浅静脉、股外侧浅静脉，保留大隐静脉主干。遇有较粗淋巴管，予以延迟烧灼，尽可能减少术后淋巴瘘的发生。以大隐静脉为界，将清扫浅组淋巴结分成两块，分别取出装标本袋（图 21－9－2G～图 21－9－21）。

6. 术后处理创面止血及引流：创面彻底止血，负压引流球置于切口最低处，负压吸引。腹股沟区适当加压包扎。

（三）手术技术的改进和体会

1. 手术入路的选择：腹腔镜腹股沟淋巴结清扫的手术入路是采用经下肢股三角皮下途径逆行清扫，还是经腹皮下途径顺行清扫，目前临床上存有争议。最先被大家广泛接受的是经下肢股三角皮下途径逆行清扫，此入路操作相对简单容易上手，但空间有限，每侧均需行 3 个穿刺孔创伤较大，且对深组淋巴结阳性需行盆腔淋巴结清扫者不能兼顾，需更换体位、重置穿刺孔。2011 年，国内有学者尝试采用经腹皮下途径顺行清扫腹股沟淋巴结，穿刺点分别位于脐下缘、脐耻连线中点、双髂前上棘内侧。但由于手术路径较长、手术难度较大，当时未能被主流接受。随着技术的改进，经腹皮下途径已逐渐被接受并应用于临床，研究表明经腹皮下和经股三角途径两者近期手术效果相当，但经腹皮下途径更有优势，不仅切口少、还能兼顾盆腔淋巴结清扫。我们在前人基础上，采用经腹皮下顺行途径，改脐下缘横切口为脐下 1 cm 切口，便于兼顾双侧观察镜之留置；放弃传统镜体摆动扩张建立层面，采用示指于腹直肌前鞘、腹外斜肌腱膜表面斜行向外下钝性分离出一长隧道，至腹股沟韧带处，左右稍做扩张后，再用自制气囊扩张建立皮下空间；穿刺孔周严密缝合，以防气体皮下外漏。

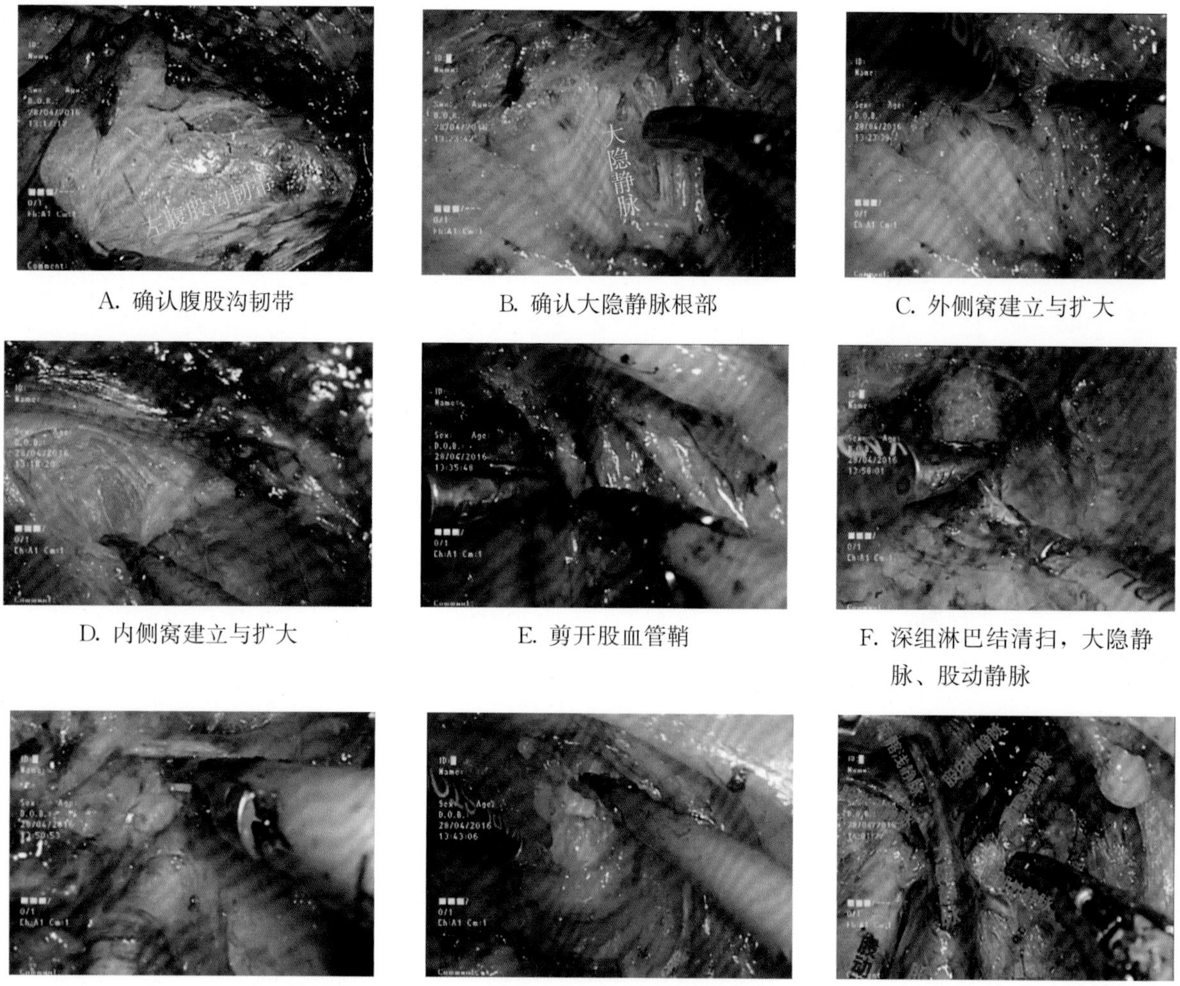

A. 确认腹股沟韧带　B. 确认大隐静脉根部　C. 外侧窝建立与扩大

D. 内侧窝建立与扩大　E. 剪开股血管鞘　F. 深组淋巴结清扫，大隐静脉、股动静脉

G. 浅组淋巴结清扫，大隐静脉起始部　H. 浅组淋巴结清扫，大隐静脉远侧端　I. 腹股沟淋巴结清扫后全貌

图 21-9-2　改良经腹腹股沟淋巴结清扫手术步骤

2. 解剖标志的建立与确认：解剖标志的建立与确认在腹腔镜微创手术操作中具有十分重要的作用。腹腔镜腹股沟淋巴结清扫术有以下 5 个重要解剖标志：腹直肌前鞘、腹外斜肌腱膜、阔筋膜、腹股沟韧带、大隐静脉起始部。术者必须学会辨认并加以利用，可指导整个手术，起到事半功倍的效果。腹直肌前鞘、腹外斜肌腱膜，向下延伸为大腿阔筋膜，整个手术操作平面均在其表面。建立脐下观察孔时，逐层切开皮肤、皮下 Camper 及 Scarpa 筋膜，到达腹直肌前鞘，后斜向外下至腹外斜肌腱膜，利用手指的灵活性及良好的触感，做皮下隧道，为皮下空间的建立奠定基础；淋巴结清扫过程中，沿大腿阔筋膜表面进行。腹股沟韧带为腹股沟淋巴结清扫上界标志，腹股沟淋巴结清扫的门户，手术开始时必须寻找、确认，方能找准方向，避免无效的皮下游离。大隐静脉起始部乃大隐静脉汇入股静脉处，腔镜视野下多位于腹股沟韧带偏内侧，靠近精索处，术中可使助手反复牵拉精索予以辨认。大隐静脉起始部的确认为股血管鞘的打开，深组淋巴结的清扫，内、外两个侧窝的建立及足够的浅组淋巴结清扫范围奠定基础。

3. 浅深组淋巴结清扫顺序的改良：开放腹股沟淋巴结清扫，由表及里，均先清扫浅组淋巴结，再清扫深组淋巴结。腹腔镜腹股沟淋巴结清扫模仿开放手术，亦采用由浅入深的顺序。我们反其道而行之，尝试先清扫深组淋巴结，再清扫浅组淋巴结，具有以下优势：①浅组淋巴结清扫范围较广泛，无法完全越过大隐静脉起始部清扫浅组淋巴结，再行深组淋巴结清扫。因此，导致整个手术过程不顺畅，浅组淋巴结清扫不够，改变清扫顺序后即可避免上述问题。②大隐静脉起始部位于腹股沟韧带偏内侧，为手术起始部位，腔镜视野下先打开股血管鞘，游离出大隐静脉起始部，行深组淋巴结清扫后再清扫浅组淋巴结，符合视觉生理及解剖学原理。③先行深组再行浅组淋巴结的清扫，有利于大隐静脉属支的游离及大隐静脉主干的保留。先行深组淋巴结清扫，利于术中快速冰冻病理，决定是否行盆腔淋巴结清扫，节省总的手术时长。

4. 大隐静脉主干保留的技巧：开放腹股沟淋巴结清扫术，常规切除大隐静脉及所有属支，常导致下肢静脉回流障碍，术后出现下肢水肿。腔镜微创腹股沟淋巴结清扫术虽解决了开放手术皮肤坏死、切口感染等棘手的问题，但由于手术耗时长，常无法保留大隐静脉及属支，术后出现下肢水肿。近期研究表明腹股沟淋巴结清扫过程中保留大隐静脉，可减少术后下肢水肿的发生率。我们改良手术步骤，与开放手术清扫顺序相反，先清扫深组淋巴结，再清扫浅组淋巴结。术中先游离出大隐静脉根部，切开股血管鞘清扫深组淋巴结时注意大隐静脉主干的保护，清理浅组淋巴结时，沿着大隐静脉根部纵向游离，动作轻柔，避免损伤。按顺序分别游离出大隐静脉 5 支属支：旋髂浅静脉、阴部内静脉、腹壁浅静脉、股内侧浅静脉、股外侧浅静脉，将大隐静脉主干完整保留。以整条大隐静脉主干为界，将清扫的浅组淋巴结标本分块取出，最大程度避免因过度游离导致大隐静脉主干的损伤。

六、适用与展望

腹股沟淋巴结清扫术能显著改善阴茎癌患者预后，开放腹股沟淋巴结清扫术并发症多。腹腔镜淋巴结清扫术因良好的肿瘤控制效果、较少的手术并发症，已广泛应用于临床。改良经腹皮下顺行途径较传统的经股三角逆行途径，先清除深组淋巴结，再清除浅组淋巴结，能更好地保留大隐静脉主干，进一步减少术后下肢水肿等并发症的发生，但该术式目前开展例数较少，仍需较多临床病例来进行验证及优化操作流程。相信，随着机器人的普及，手术操作的精准化，腹腔镜微创腹股沟淋巴结清扫会有更加精准的肿瘤控制效果及更少的并发症发生率，从而进一步提高阴茎癌患者的生存时间及生活质量。

〔王　龙〕

第十节　重谈输尿管镜术的手术要点和注意事项

一、概　　述

输尿管镜术已经是一种成熟的诊断和治疗上尿路疾病的微创手术。输尿管镜术镜体经人体自然腔道进入，不需要破坏组织解剖结构，因此受到患者与医者的青睐。输尿管镜术包括硬镜术和软镜术。输尿管硬镜术可处理输尿管结石、息肉及狭窄等疾病，因此输尿管硬镜术主要应用于输尿管腔道部位。第一个输尿管软镜由 Marshall 设计，输尿管软镜术由于镜体可弯曲，除可应用于输尿管上段及肾盂的结石外，主要应用于逆行肾内手术，处理肾结石、肾盂尿路上皮肿瘤。这些年来输尿管软镜术，尤其是应用一次性使用的输尿管软镜施行肾结石的治疗方法发展很快。当前与输尿管硬镜术相配套的微创手术器械设备为气压弹道碎石机与钬激光机，与输尿管软镜相配套的设备为钬激光机。

二、问题与困惑

随着泌尿外科技术的进步，逆行上尿路微创手术治疗尿石症逐渐成为了一种流行手术。临床医师均希望跟上这一流行趋势，快速地在泌尿外科领域使用上这些技术，但我们必须考虑到在施行这些技术的同时有各种并发症的风险，包括使用钬激光引起的热损伤导致输尿管狭窄，输尿管通路鞘引起的输尿管损伤，还有严重的输尿管断裂、输尿管黏膜袖套样剥脱伤等。一些医师只关注如何快速的应用新技术、新器械，而忽略了输尿管镜术的手术要点与注意事项以至于发生并发症甚至严重的并发症。自从 Bagleg 和 Erhard 于 1995 年首次通过工作通道将钬激光应用于输尿管结石以来，钬激光在输尿管镜术碎石中发挥了重要作用，但输尿管钬激光碎石术所致的输尿管狭窄是临床上处理棘手的问题，重点在于预防。

三、创新与思考

中南大学湘雅二医院 1997 年开始应用输尿管镜术，首先运用输尿管硬镜配备气压弹道碎石治疗输尿管结石，以后又引入了钬激光机及输尿管软镜。我们在临床应用中注意总结经验，循序渐进，曾于 2001—2004 年多次发表论文，针对输尿管镜术提出输尿管镜术的手术要点及注意事项，当时主要是针对输尿管硬镜术的经验。随着输尿管软镜术的开展，我们也有输尿管软镜术的临床应用经验。

输尿管镜术致输尿管狭窄主要多见于术中应用钬激光碎石。输尿管狭窄的医源性原因与输尿管镜操作中损伤输尿管有关。一部分与放置输尿管通路鞘直接损伤和压迫时间过长输尿管缺血有关，还有因素是钬激光热源损伤输尿管有关。尤其是在输尿管硬镜术时，激光光纤在镜头与结石之间的空间仅 1～2 mL，加之没有适合的冲洗速度，则很容易提升局部温度形成局部“水煮输尿管”，导致不可逆的输尿管组织变性以致狭窄。而输尿管软镜术中如插入输尿管通路鞘，则可加快冲洗液流出速度，发生水煮输尿管的情况少些，但并不是不能发生。钬激光在肾内碎石时，由于其解剖空间尚大，冲洗液流出速度快，发生肾内狭窄少见。既然输尿管狭窄与术中局部温度高水煮输尿管有关，在输尿管镜术中，如果使用冰生理盐水作为冲洗液则可降低局部温度，减少输尿管狭窄的发生率。

四、理论支撑

通过临床输尿管镜术应用和总结经验提出的相应手术要点及注意事项，具有从理论到实践，再由实践到理论的符合事物发展规律的特征。提出临床问题，再解决问题回到临床对输尿管镜术的临床应用具有指导意义，其中关于医源性输尿管狭窄主要在于预防的概念，并提出术中可用冰生理盐水作为冲洗液的方法都具有临床思考与实践的创新性。

五、践行实施

（一）输尿管镜术的手术方法

1. 输尿管硬镜术的手术方法：硬膜外麻醉下取截石位，采用 Wolf 8.0/9.8F 硬质输尿管镜、Wolf 气压弹道碎石装置、美国科以人 Versa pulse select 激光系统及国产液压灌注泵。输尿管镜直视下向输尿管口插入斑马导丝或 4F 输尿管导管，手控液压灌注泵灌水开关，在导丝引导下直入法或侧入法进镜。抵达结石后，从工作通道置入气压弹道碎石冲击杆、钬激光光纤或取石钳、套石篮等，行碎石及取石。结石粉碎至 2 mm 以下。中、下段结石碎石后将碎石取出，但不强求非取净不可。上段结石用钬激光碎石，或用封堵器先封堵于结石上方再气压弹道碎石。上段结石可备软镜待用，如结石上行入肾盂，可改用软镜碎石，或放双 J 管，下次改用软镜碎石。术中应用钬激光碎石时采用相应预防输尿管狭窄措施，应用冰生理盐水冲洗液。碎石完毕常规留置 5F 双 J 管，3～4 周后拔除双 J 管。

2. 输尿管软镜术的手术方法：全身麻醉或硬膜外阻滞下取截石位，采用 Olympus 奥林巴斯输尿管软镜 URF-V2，美国科以人 Versa pulse select 钬激光系统。从尿道口置入 Wolf 8/9.8 输尿管硬镜，观察膀胱后，直视下向病变侧输尿管口插入斑马导丝，手控液压灌注泵灌水开关，观察输尿管全程。退镜留下斑马导丝，利用斑马导丝作为引导，将输尿管通路鞘放置输尿管上段，电子输尿管软镜通过这根输尿管通路鞘进入体内，达到肾盂或肾盏结石所在部位，通过输尿管软镜的激光通道，将钬激光光纤置入结石所在部位，在软镜的直视下将结石完全击碎，使用套石篮将结石碎块从这个输尿管通路鞘中取出。术中应用钬激光碎石时采用相应预防输尿管狭窄措施，应用冰生理盐水冲洗液。碎石结束后留置 5F 双 J 管，结束手术。

（二）输尿管镜术的手术要点和注意事项

1. 输尿管口和壁间段的进镜方法：输尿管硬镜经尿道进入膀胱，将斑马导丝或 F4 输尿管导管插入患侧输尿管内，用窥镜液压灌注泵灌注生理盐水扩张输尿管口和壁间段，输尿管镜在直视导丝引导下直接进入输尿管内，一般均可成功，关键是手法要正确，动作要轻柔，不可用暴力。要点是：旋转镜体，其斜面向上外方，与输尿管口上唇相对，调节角度，使输尿管镜、壁间段处于一条直线位置，用镜端将导丝挑向上方，从而输尿管口上唇也随之抬起，边灌注生理盐水边进镜，可成功进入。

2. 输尿管结石的部位不同其处理方法不同：输尿管硬镜配合气压弹道碎石治疗输尿管结石是较传统经典的方法。气压弹道碎石优点为能量转换无电能，不产生热，对黏膜损伤轻微，无长期影响。术中要求碎石块应小于 2 mm。笔者对输尿管中、下段结石采用气压弹道碎石后将碎石取出，但也不强求非取干净不可，对上段结石在碎石后放置双 J 管，待碎石自行排出。因上段结石取石路径过长，反复多次进出输尿管钳夹取碎石会增加输尿管黏膜损伤，引起术后输尿管狭窄的可能。放置双 J 管有引流、支撑及扩张输尿管的作用，小结石还可沿双 J 管下滑，有助于结石排出。因气压弹道碎石结石可移动，加之冲洗液冲击，结石可能上移至肾盂内而至硬镜无法碎石，故输尿管上段结石可应用钬激光碎石，并备输尿管软镜待用，如果结石位移至肾内，可改用软镜碎石，但即时改软镜有可能置输尿管通路鞘不成功。此时应放双 J 管引流并改下次碎石，不可强行操作。

3. 输尿管息肉或结石合并息肉的处理：单纯输尿管息肉可利用输尿管钳钳夹切除息肉，或插入钬激光光纤切除息肉。息肉常围绕输尿管壁环行生长，多发，有蒂，分叶状似菊花瓣，白色或粉红色，也可呈桑椹状将结石包裹。处理要点是：如息肉小，结石不固定，可穿过息肉，用气压弹道碎石或钬激光将结石击碎取出，再用输尿管钳处理息肉，或很小息肉也可不处理。如息肉大，占据视野，且输尿管镜不易穿过，可在输尿管镜下先用输尿管钳结合钬激光处理息肉组织，暴露结石后将结石击碎取出，钬激光既可碎石，也可无出血切割息肉。

4. 输尿管镜下封堵器及套石篮的应用：封堵器常应用在硬镜下的输尿管上段结石的碎石术中。为防止结石上移，在镜子直视下，封堵器头端越过结石，张开或折叠功能防止结石上移。退镜，再侧进法进镜，工作通道进气压弹道冲击杆或钬激光光纤碎石。碎石后封堵器头端应复原，轻轻牵拉体外尾端拔出。套石篮可单用于取石或配合碎石后应用，先用其套住结石使结石不上移。套石篮取石应注意：①结石未嵌顿在息肉及黏膜中。②结石未完全占据输尿管腔。③结石无锐角。④套住结石后下拉无明显阻力。套石篮可以在硬镜或软镜碎石中应用。套石篮在硬镜中取石由于无输尿管通路鞘保护，不慎可造成较严重的输尿管断裂及黏膜剥脱伤。

5. 输尿管狭窄的处理：应用输尿管镜镜体本身扩张输尿管狭窄段，是简单实用的治疗方法，狭窄段最好不超过 1 cm，亦可应用高压气囊扩张导管或钬激光切开等技术。应用镜体本身扩张狭窄要点：输尿管镜至狭窄部位时，可见输尿管管腔明显变小，同时能感觉到进镜阻力增大，应先将导丝通过狭窄部位，适当调大灌注压力；调节镜体与输尿管管腔呈直线位，直视下见输尿管无扭曲，在导丝引导下缓缓地硬性通过狭窄段而使其扩张。通过狭窄部位后可见视野变阔，在此部位留镜 2～3 分钟。钬激光切开狭窄要点：先将导丝通过狭窄部位，沿导丝在输尿管外侧用钬激光切开狭窄环，钬激光功率 40 W。扩张或切开狭窄后在输尿管内留置双 J 管 4～6 周，必要时并列留置 2 根双 J 管。

6. 输尿管镜术后常规放置内引流管：根据笔者经验，尽管输尿管镜术中可能未行腔内碎石术，但其术后输尿管黏膜亦有不同程度水肿，易造成梗阻而导致术后发热及感染，术后应放置单 J 管或普通输尿管导管，2～3 天后拔除。如行腔内碎石治疗，术后应放置双 J 管 1 个月，复查 KUB，视病情择期拔除双 J 管。留置双 J 管最好在输尿管镜体内沿导丝边退镜边安放，可保证双 J 管管端位于肾盂内。Wolf 8.0/9.8F 硬镜其工作通道 5F，可在镜体内放置 5F 双 J 管。

7. 伴有同侧严重肾积水的输尿管结石处理：笔者认为，输尿管结石伴有同侧严重积水时，应考虑行后腹腔镜下输尿管切开取石术更有利患者。其道理是：①严重肾积水，肾门下移，输尿管多呈迂曲，折叠成角，输尿管镜进镜操作不易成功。②结石嵌顿时间久、息肉及肉芽组织增生明显，不利于腔内碎石。③肾积水明显，在输尿管镜操作中如结石被冲进积水肾，反而不利排出。④积水肾如合并感染，在输尿管镜术中灌注液可能增加肾内压力，促使感染扩散。如需应用输尿管硬镜术取石，需注意以下几点：①先行经皮肾造口术（PCN），待肾积水减轻后可改变输尿管迂曲程度，同时亦可引流及改善肾功能。②输尿管镜术取石时万一结石进入肾内，可通过经皮肾镜碎石及取石。③输尿管镜术中如输尿管迂曲或无法进镜，可试用调大灌注液压力方法，或改变患者体位，取头低臀高位及由助手辅助在体外托起肾区，用导丝或输尿管导管调整角度等方法设法通过。

8. 输尿管镜术治疗并发急性肾功能衰竭的输尿管结石：因孤立肾单侧或双侧输尿管结石嵌顿并急性肾功能衰竭的患者视病情亦可应用输尿管硬镜治疗。通过碎石、取石、置入双J管或单J管引流，可以立即解除输尿管梗阻，恢复排尿，改善肾功能。但在应用中应注意：①应尽量缩短手术时间，如能顺利碎石、取石，则可取出结石；如不能顺利碎石及取石，不可一味延长手术时间，此时应以插入单J管或双J管引流为主。②患者输尿管黏膜往往水肿，脆性增加，易造成穿孔及撕脱，故尽量不用套石篮拖；碎石时亦应注意保护输尿管黏膜，不要强行取石。③双侧输尿管结石，如一侧输尿管结石处理完毕，并已安放双J管引流，另一侧结石多发、嵌顿，碎石取石困难时，亦不必强求双侧同期处理，可待患者情况改善后，再择期处理另一侧结石。

9. 输尿管镜下钬激光碎石与气压弹道碎石效果比较：当输尿管结石嵌顿在息肉及肉芽组织中，如果用输尿管硬镜结合气压弹道碎石，尽管有可能击碎结石，但结石可能越被击打越填塞过紧，致进镜困难。应用钬激光碎石可避免出现这一现象，因其采用“钻孔掏心”式碎石，在结石上多钻几个孔，结石最终可被击碎，而气压弹道碎石总是在结石表面击打，故碎石可越击打越紧。钬激光还可有效切割汽化软组织，对形成包裹的结石可以先汽化包裹结石的软组织后再粉碎结石，因此，无论是操作方法还是碎石效果，钬激光碎石均优于气压弹道碎石。但钬激光碎石术后的输尿管狭窄并发症发生率远高于气压弹道碎石，已成为困扰患者与医者的难题。输尿管软镜下不适合气压弹道碎石。

10. 输尿管通路鞘的应用：输尿管通路鞘又称输尿管软镜鞘，在施行输尿管软镜时应用。输尿管通路鞘的优点易于将输尿管软镜重新进入集合系统，防止肾内压升高，维持手术视野清晰以促进生理盐水冲洗，套石篮取石保护输尿管黏膜勿受损伤。但如果使用大于实际输尿管管腔直径的输尿管通路鞘则很容易损伤输尿管。输尿管通路鞘致输尿管损伤的发生率取决于输尿管直径和输尿管通路鞘大小之间的关系。欧美人输尿管通路鞘的大小适合 12～14F，而亚洲人可能是 11～13F 或更小，这是因为体型大小的差异。安放输尿管通路鞘前应先用输尿管硬镜观察输尿管全程，检查输尿管松弛度并评估管腔范围。退镜后在导丝的引导下插放，在插入过程中，随时牵扯一下导丝，可来回移动说明插入顺利，插入深度：男士 45 cm 长、女士 35 cm 长的输尿管通路鞘插入至尾端留有一个拳头的长度即可，此时的输尿管通路鞘尖端约位于输尿管上段中部。

11. 输尿管软镜术前的置管问题：输尿管软镜术前支架置入的优点是包括更高的第一次手术后无结石率，更低的术中并发症，尤其是输尿管损伤并发症，以及可容易放置输尿管通路鞘。尽管术前放置支架管不是强制性的，但术前通过膀胱镜先放置输尿管双J管 2 周，起扩张输尿管作用，术中放置输尿管通路鞘容易些。否则由于输尿管紧绷或困难，导致无法进入上尿路，会令当次手术失败而重新置管待手术。术后双J管置入术是输尿管镜术后标准的手术步骤，不仅可以防止输尿管因黏膜水肿而阻塞，还可以避免输尿管损伤、穿孔、残留结石碎片、出血和尿路感染。

12. 输尿管镜术中预防钬激光碎石术后输尿管狭窄的技术方法：在输尿管镜术中造成医源性输尿管狭窄的原因中，钬激光热源性损伤输尿管是重要的原因。原来认为钬激光光纤对输尿管壁直接热损伤所致，现认为是钬激光致局部冲洗液温度升高，形成局部水煮输尿管，导致不可逆的输尿管组织变性，以致形成环形狭窄。科以人 Lumenis 钬激光采用摩西 Moses 技术的高功能钬激光疗法最近用于临床，提高了碎石能力。但使用高功率钬激光治疗时，应密切注意热损伤和由此导致的输尿管狭窄的风险。术中预防输尿管狭窄的方法：①提高冲洗液压力，但提高冲洗液压力将导致肾盂内压力升高，临床上主张低灌注；②间断激发激光，但会影响碎石效率；③钬激光在结石上先钻出贯通洞隙，以利冲洗液流动；④输尿管通路鞘与软镜镜体之间间隙尽可能大；⑤应用冰生理盐水冲洗；⑥输尿管硬镜钬激光碎石也放置通路鞘；⑦输尿管硬镜钬激光碎石如无通路鞘，可放置输尿管导管于镜体旁，连接冰冲洗液灌注。

13. 重视输尿管镜术的指证及术前检查：输尿管镜术创伤小的优点是操作者在一定的指证范围内充分做好术前准备及掌握娴熟的操作技术的条件下才能达到的，违反这些条件不但不能发挥创伤小的优点，还可能造成严重后果，这是每个医师都应明白的道理。笔者在工作中常见一些医师错误地理解了输尿管镜术创伤小的含义，或对输尿管镜术的应用认识不足，而出现一些错误的观念及操作行为。一些医师为患者施行输尿管硬镜下碎石术，并认为是创伤小的手术，结果以失败告终。输尿管镜术术前检查包括 B 超、腹部平片和静脉尿路造影检查，必要时需做肾盂输尿管逆行造影检查，了解患者输尿管的立体解剖结构，输尿管走行特点和输尿管扭曲、狭窄部位，从而减少并发症的发生，提高手术成功率。一些医师错误地认为输尿管镜是在直视下操作，可边看边进，术前不必行影像学检查，这种认识是错误又不负责任的。

输尿管结石可以应用硬镜治疗，中、下段结石建议应用气压弹道碎石，以减少钬激光碎石的输尿管狭窄并发症。上段结石结合封堵器技术可应用气压弹道碎石，或者钬激光碎石，但要采用预防输尿管狭窄的一些技术方法，可备用输尿管软镜及相关器械或上段结石采用软镜结合钬激光碎石方案。一般来说，>20 mm 肾内结石的首选治疗是经皮肾镜取石术，然而，目前的输尿管软镜结合钬激光碎石技术使得>20 mm 肾结石进行微创治疗成为可能。但尽管技术娴熟的医师有可能成功地对较大肾结石进行单次手术，却通常需要多次分期手术才能达到无结石状态。因此，较大肾结石的逆行肾内手术的决定应综合考虑各种风险因素，包括医师技术水平，患者身体疾病风险和经济状况以及医院设备条件等。

14. 输尿管镜术严重并发症的处理：行输尿管镜术时黏膜轻度损伤将很快得以修复，不会引起输尿管狭窄。较重的并发症如输尿管穿孔，若发现及时，尿外渗不多，留置双 J 管引流，一般均能良好愈合。输尿管镜术钬激光碎石的输尿管狭窄重点是术中的预防技术方法，术后的处理除输尿管吻合术外一般效果不佳。但对于输尿管黏膜袖套样剥脱则应开放手术修复。当结石较大及粗糙成角，嵌入息肉及肉芽组织中时，不可强行钳夹取石，否则易导致输尿管黏膜剥脱。

六、适用与展望

无论应用硬镜和软镜施行输尿管镜术治疗输尿管疾病，包括应用较多的上尿路结石碎石治疗都应遵守操作规程，注重手术要点及注意事项，这对减少手术并发症很有帮助。有些预防并发症的技术方法是有创新性的，如本文中提到的一些常见方法外的应用冰生理盐水灌注降低输尿管碎石时局部温度的技术。对于结石偏大可辅助应用输尿管通路鞘或插入输尿管导管协助引流降低局部温度的技术方法都有临床指导意义。输尿管镜术逆行上尿路碎石及应用于其他相应疾病的诊断治疗技术仍在不断创新进步。经输尿管镜钬激光碎石与负压清石相联合的硕通镜可降低输尿管狭窄发生率（图 21 - 10 - 1）。目前包含泌尿外科所能应用到的全部碎石能量的碎石设备，集成了超声碎石、气压强道碎石、钬激光碎石功能的 EMS 碎石航母设备显示出了其组合功能的优势（图 21 - 10 - 2）。除钬激光系统外，现有铥光纤激

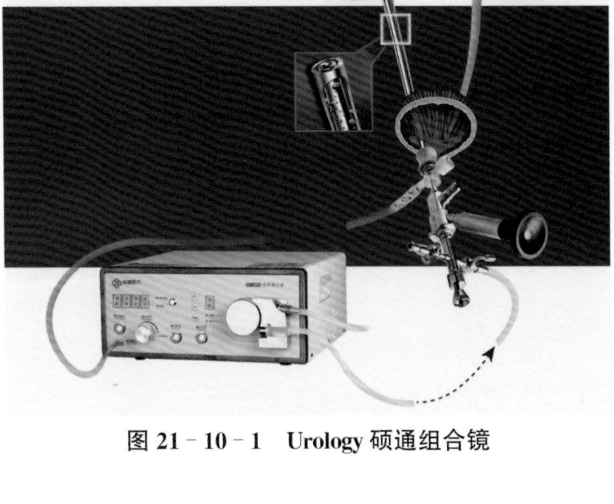

图 21 - 10 - 1　Urology 硕通组合镜

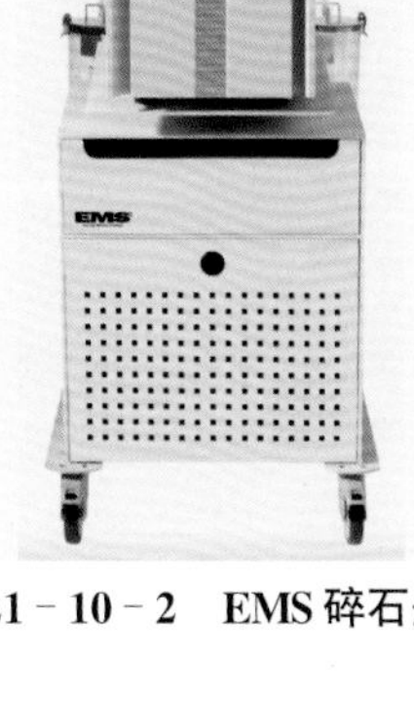

图 21 - 10 - 2　EMS 碎石航母

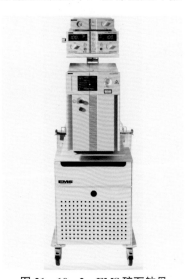

光器面世，与钬激光相比，铥光纤激光的碎石消融速度快 1.5～4 倍。铥激光技术可能成为下一个重要的结石治疗里程碑（图 21－10－3）。一次性输尿管软镜会发展得很快且性价比不断优化（图 21－10－4）。机器人辅助输尿管软镜术系统可使手术更标准化，手术效果更佳。

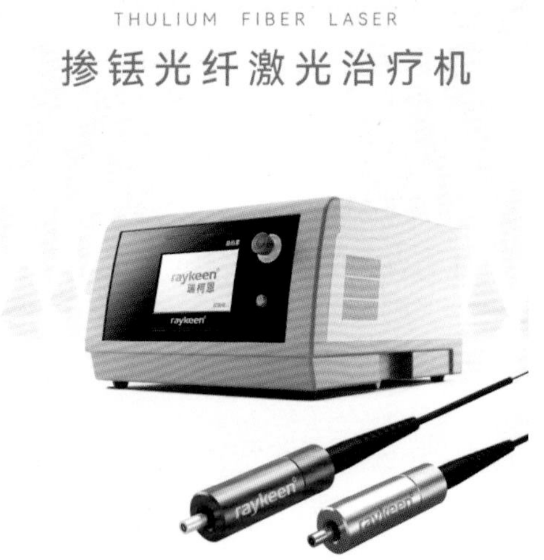

图 21－10－3　铥激光碎石机

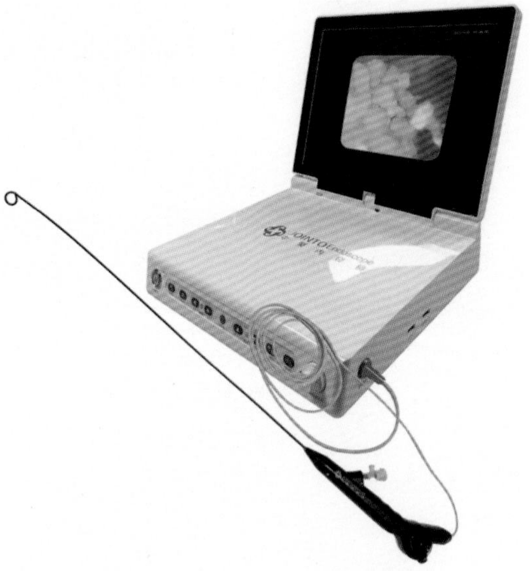

图 21－10－4　一次性输尿管软镜

〔杨金瑞　唐智旺〕

第十一节　入选 EAU 指南的经尿道前列腺等离子剜除大体积前列腺增生技术

一、概　　述

良性前列腺增生（benign prostatic hyperplasia，BPH）是泌尿外科常见疾病之一，随着世界老年人口增加，其发病率也随之升高。50 岁以上 BPH 患者中约 50％患者因 BPH 产生的下尿路症状进行治疗，目前手术是最有效的治疗方法。传统的经尿道前列腺切除术（TURP）仍然被公认为是治疗 BPH 的“金标准”，但 TURP 仅适用于中、小体积 BPH 患者。对于大体积 BPH（＞80 mL）者，TURP 应用受限，主要原因是其手术并发症明显增多，有较高的再次手术率，易出现大出血和严重的电切综合征，甚至危及患者的生命。因此一些专家仍会推荐开放手术治疗大体积 BPH。但开放手术并发症多，患者失血多，住院时间长，恢复慢，增加了患者经济负担。为减少开放手术的并发症，许多治疗大体积 BPH 微创手术方法被开发。经尿道钬激光前列腺剜除术（trans-urethral holmium laser enucleation of prostate，HoLEP）被证明是治疗 BPH 安全有效方法，并发症少，再次手术率低。但 HoLEP 所需的设备并非总是被泌尿外科医师所用，特别是在发展中国家，这样影响了它在世界上广泛应用。因此，等离子前列腺剜除（plasmakinetic enucleation of prostate，PKEP）术式被设计。PKEP 具有与 HoLEP 相同的技术原理，模拟开放手术，使用镜鞘尖端象开放手术中外科医师手指一样以逆行方式将增生的腺体从外科包膜上钝性完整剥离，切除增生的腺体彻底，不易复发。有随机对照研究表明 PKEP 与 HoLEP 一样安全有效。与 HoLEP 相比，PKEP 有如下几个方面的优势：①PKEP 设备比 HoLEP 便宜很多，PKEP 设备的维修成本也比 HoLEP 低；②HoLEP 术式还需使用组织粉碎设备将剥离的增生腺体粉碎后冲洗出体外，而 PKEP 术式中电切环可以代替组织粉碎设备将剥离的增生腺体切碎后冲洗出体外，这样也能减少医疗成本和膀胱壁的损伤，增加手术安全性；③与 HoLEP 使用激光锐性地将增生的腺体从外科包膜上剥离不同，PKEP 是使用镜鞘尖端钝性地将增生的腺体从外科包膜上剥离，这样可以减少手术时间和热损伤，降低手术费用和手术并发症。

二、问题与困惑

评估采用何种手术方式治疗 BPH 时，前列腺大小是一个重要的参考指标。TURP 是手术治疗 BPH 的金标准，但存在一定的手术并发症，如较高的再次手术率、出血和电切综合征。随着前列腺体积增加，TURP 手术并发症也增加。因此大体积 BPH 患者若需手术治疗，有些专家还是推荐开放手术。但开放手术对患者损伤大，失血多、住院时间长和恢复慢。

三、创新与思考

手术治疗 BPH 主要目的是为了解除膀胱出口梗阻和改善下尿路症状。因此，手术治疗 BPH 应该是安全、持久有效。据了解，很少有研究将 PKEP 和开放手术进行分组，探讨 PKEP 治疗大体积 BPH 疗效和安全性。

四、理论支撑

PKEP 是模拟开放手术，使用镜鞘尖端象开放手术中外科医师手指一样以逆行方式将增生的腺体从外科包膜上钝性完整剥离。这些已剥离的前列腺腺体被阻断血供，但仍通过狭窄的蒂附着在膀胱颈部，然后用双极等离子环将其切成较小的前列腺碎片。

五、践行实施

（一）手术步骤

患者行全身麻醉或者蛛网膜下腔阻滞，术中生理盐水持续膀胱灌洗。术前观察输尿管开口、膀胱颈及精阜情况（图 21－11－1）。在靠近精阜处从 5 点到 7 点处切开前列腺尖部黏膜（图 21－11－2），沿切口切至前列腺外科包膜水平（图 21－11－3）。外科包膜组织容易辨认，颜色为白色，是带有多层呈同心圆排列的纤维组织（图 21－11－4）。血管网通过外科包膜表面并发出分支营养前列腺（图

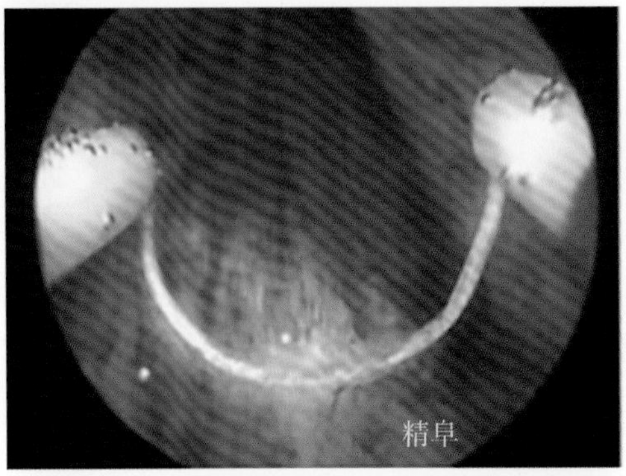

图 21－11－1　观察输尿管开口、膀胱颈及精阜情况

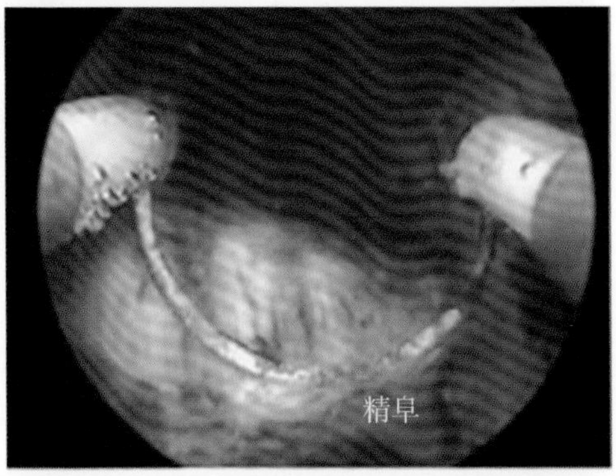

图 21－11－2　于精阜上方约 6 mm 处进点切

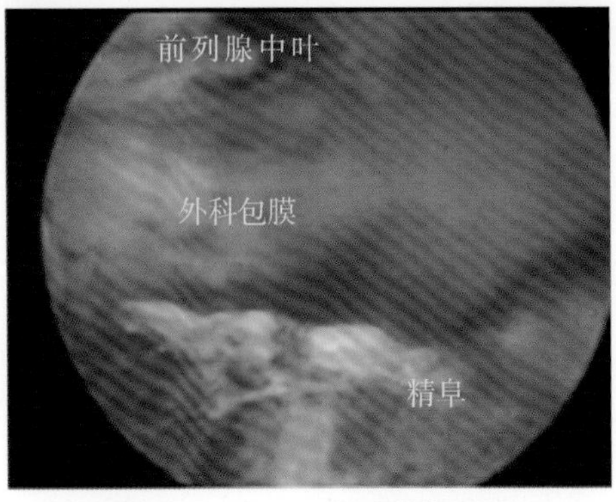

图 21－11－3　找到分离平面

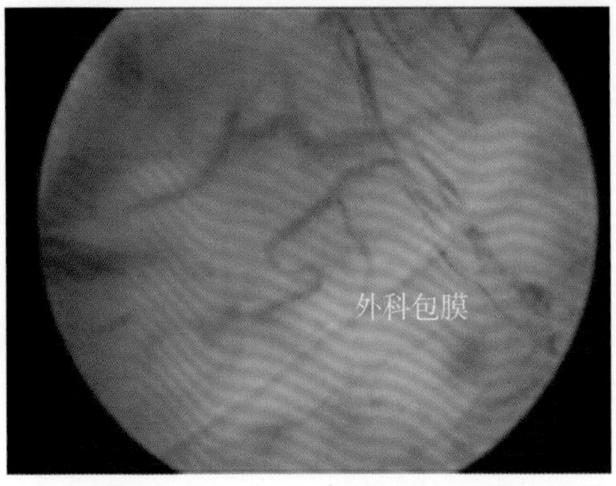

图 21－11－4　外科包膜及血管网

21－11－5）。使用双极等离子电切环从前列腺尖部向膀胱逆向将前列腺中叶、右侧叶、左侧叶从外科包膜剥离并进行止血（图 21－11－6、图 21－11－7）。术中双极等离子电切环移动路线与开放前列腺摘除术中外科医师手指移动路径相同。尽管已剥离的前列腺腺体被阻断血供，但仍通过狭窄的蒂附着在膀胱颈部，然后用双极等离子电切环将其切成较小的前列腺碎片（图 21－11－8）。

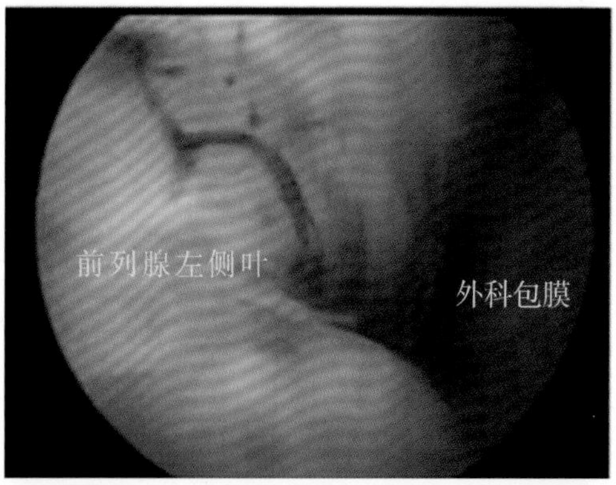

图 21－11－5 剥离出的前列腺左侧叶及血管网

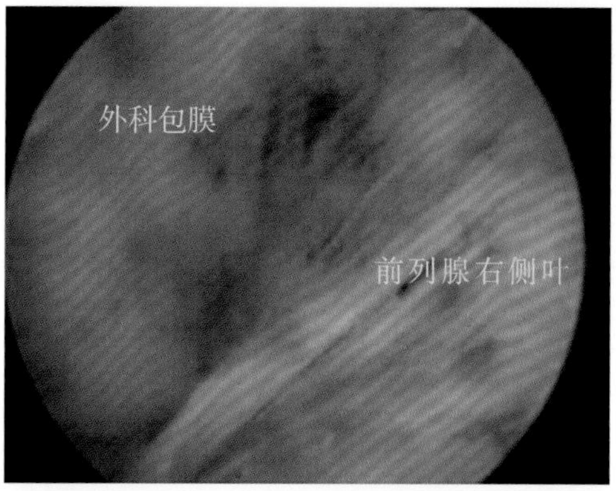

图 21－11－6 剥离出的前列腺右侧叶

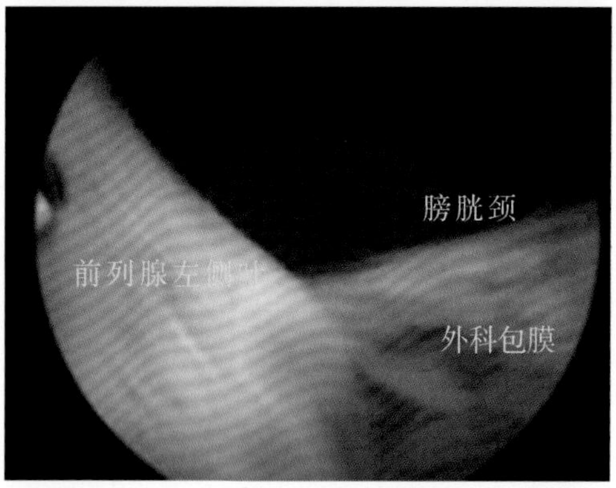

图 21－11－7 剥离出的前列腺左侧叶及膀胱颈

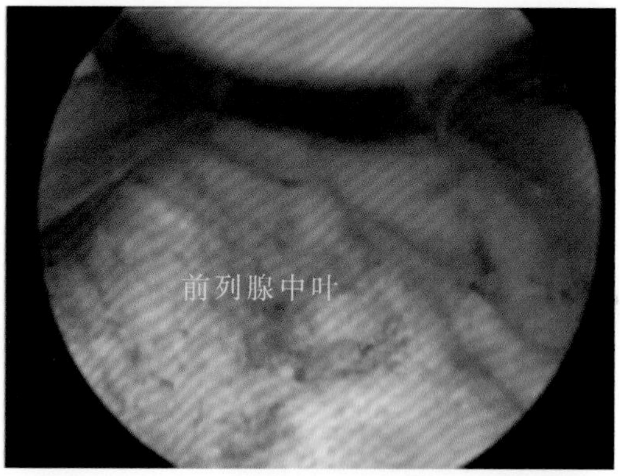

图 21－11－8 剥离出的腺体通过狭窄的蒂附着在膀胱颈部进行电切

（二）手术效果

PKEP 是模拟开放手术治疗前列腺增生的步骤，治疗 BPH 非常彻底，不易复发，减少了患者再次手术的风险，特别适合大体积 BPH 的患者；由于它是从精阜以上进行剜除微创治疗 BPH，避免损伤尿道外括约肌，减少尿失禁等并发症；TURP 手术过程中需反复电凝止血，导致患者术中出血多，而在 PKEP 剜除微创治疗 BPH 过程中，由于在外科包膜上能清楚看见支配前列腺的血管，可彻底一次性进行电凝止血，减少术中出血量。

（三）操作要点

1. 在靠近精阜处从 5 点到 7 点处切开前列腺尖部黏膜，边切边推，沿切口切至前列腺外科包膜水平，不能过深防前列腺包膜穿孔和损伤直肠。

2. 术中需辨认外科包膜组织，颜色为白色，是带有多层呈同心圆排列的纤维组织。外科包膜内表面通常有血管网和/或前列腺结石，这些血管网发出分支营养前列腺。

3. 手术首先进行前列腺中叶推剥，再向两侧延伸，推剥前列腺中叶至膀胱颈时不能过深，否则易形成假道。

4. 最好首先切除前列腺中叶，这样可以保持灌注液循环通畅和手术视野清晰，加快手术速度。

六、适用与展望

手术治疗 BPH 主要目的是为了解除膀胱出口梗阻和改善下尿路症状。因此，手术治疗 BPH 应该是安全、持久有效。评估采用何种手术方式治疗 BPH 时，前列腺大小是一个重要的参考指标。TURP 是手术治疗 BPH 的金标准，但存在一定的手术并发症，如：较高的再次手术率、出血和电切综合征。随着前列腺体积增加，TURP 手术并发症也增加。因此大体积 BPH 患者若需手术治疗，有些专家还是推荐开放手术。但开放手术对患者损伤大，失血多、住院时间长和恢复慢。为了减少这些并发症，已开发了许多微创技术治疗 BPH。PKEP 对治疗大体积 BPH 安全有效，具有创伤小，术后恢复快的优点，而手术效果与开放手术相当，是大体积 BPH 微创手术治疗中较为理想的新方法，值得临床上推广。

〔饶建明〕

第十二节 经尿道前列腺切除术应去除一个“堤坝”和两个“闸门”

一、概　　述

我院自 1986 年始开展经尿道前列腺切除术。最初手术方式是经尿道前列腺切除术（TURP），以后又引进经尿道前列腺电汽化术（TUVP）、经尿道前列腺绿激光切除术（PVP）及经尿道前列腺等离子双极电切术（TUPKP）。目前常用的是 TUPKP。TUPKP 起源于 1998 年英国佳乐（Gyrus）公司将等离子体技术（Plasmakinetic 技术）用于前列腺切除。此项技术自 2000 年以后在我国迅速开展普及起来，它的工作原理是工作电极与回路电极均位于电切环内，高频电流通过释放的射频能量将导体介质转化为围绕电极的等离子区，这一等离子体是由高电离颗粒构成。这些电离颗粒具有足够的能量将组织内的有机分子键打断，使靶组织融化为基本分子和低分子随即破碎、气化。随着科技及临床技术的结合，现在前列腺手术治疗有许多器械与方法，但基本方法有两类：一类是经尿道前列腺切除术，另一类是经尿道前列腺剜除术。两类手术治疗技术各有优缺点，目前仍以应用电切、等离子切除、各种激光经尿道前列腺切除术应用为广。

二、问题与困惑

（一）临床症状的困惑

临床上常见一些前列腺增生症的患者在做过经尿道前列腺切除术后，仍有排尿困难、排尿不顺畅症状，在排除了膀胱功能差及膀胱收缩无力后，仍表现为梗阻所致。这种状况与采取的经尿道前列腺切除术的器械方法似乎无关，也就是无论采取的是 TURP、TUVP、PVP 或 TUPKP，均有可能术后仍然有下尿路梗阻的排尿困难症状。

（二）观看手术的困惑

曾观看一些泌尿外科医师应用某种方法做经尿道前列腺切除术的全过程，术中操作比较流畅，但除手术开始时看到膀胱颈及前列腺尖部和精阜部位外，术中很少展示膀胱颈及精阜位置的手术创面情况，尤其是结束手术时也未显示膀胱颈部及退至精阜远侧缘后的尿道腔手术创面情况。是否真正解除了梗阻不清楚。

（三）著作与论文里的困惑

不论哪种器械方法施行经尿道前列腺切除术，均有很多的总结论文甚至著作发表。文中对前列腺切除术操作方法有细致的描述，比如先切除哪叶？顺时针方向切还是逆时针方向切侧叶？怎样处理前列腺尖部，避免损伤精阜及尿道外括约肌，切除腺体要达到前列腺包膜等，但很少见描述手术将结束时，前列腺窝和膀胱颈部及精阜部位的手术创面要达到什么状况与标准的论述。术中肉眼在窥镜直视下是否解除了下尿路梗阻、是否存在可能术后影响患者排尿梗阻因素没有解决的情况？而膀胱颈部抬高和前列腺尖部的处理不善是梗阻没有完全解决的两个重要因素。术者术中没有解决膀胱颈抬高问题是担心手术造成包膜穿孔、损伤膀胱三角区，而前列腺尖部两侧切缘切除不完全是担心手术损伤尿道外括约肌导致术后长期尿失禁，以致于切除这两个部位前列腺组织时不完全。

三、创新与思考

在经尿道前列腺切除术后仍然有梗阻存在的原因中，最直接的原因是没有真正解除梗阻。尽管手术切除腺体到达了包膜，前列腺窝也成球形或椭圆形形状，创面也平整，但膀胱颈抬高解决没有？窥镜退自精阜远侧端见前列腺尖部两侧切缘仍然向中间靠拢阻塞尿道吗？根据临床经验，本文作者提出经尿道前列腺切除术要解决一个“堤坝”和两个“闸门”的概念。前列腺增生膀胱颈抬高类似于“堤坝”，前列腺手术中窥镜退至精阜远端观察前列腺尖部两侧切缘类似于两个“闸门”。去除一个“堤坝”就是术中要消除膀胱颈抬高，标准是从尿道内膀胱颈部远端向膀胱方向观察，前列腺创面与膀胱三角区应该在一个平面上。去除膀胱颈抬高这个“堤坝”。去除两个“闸门”就是前列腺尖部两侧切缘不能再靠拢关闭尿道腔。标准是窥镜在精阜远端向尿道腔观察前列腺尖部两侧切缘没有像关闸门样向中间靠拢，而是呈洞开状。去除了膀胱颈抬高这个“堤坝”以及去除了前列腺尖部切缘两侧的“闸门”，使尿道腔完全解除梗阻，尿流才能不受“堤坝”与“闸门”的阻挡排出来。

四、理论支撑

膀胱颈部抬高与前列腺中叶增生有关。术中切除中叶需达前列腺包膜，达前列腺包膜时可见到创面环形纤维。此时从尿道腔向膀胱方向观察，从前列腺创面上方可看到膀胱三角区，如果膀胱颈部仍像堤坝一样挡住视野，说明梗阻未解除。膀胱颈部位切除前列腺组织达包膜即可解决这一问题，不会造成包膜穿孔及损伤三角区。

尿道外括约肌的镜下所示标识图像在精阜远侧缘以远。切除前列腺两侧叶尖部不越过精阜远侧缘以远不会损伤尿道外括约肌。有些患者的前列腺两侧叶增生较大，镜下观察两侧叶尖部已超过精阜近侧缘两侧在精阜以下。此种情况常常给术者心理带来压力，担心在此处切除会损伤尿道外括约肌。其实大可不必如此担心，精阜两侧的前列腺增生组织，其增生对远端的尿道外括约肌是推移机制，而不是像恶性肿瘤的浸润生长机理。因此采用小薄片样切除削除前列腺尖部增生组织是不会损伤尿道外括约肌的。过于担心以至于切除前列腺尖部两侧不完全，则前列腺尖部的梗阻并未解除。解除此处梗阻的标准是从精阜远端观察前列腺尖部两侧切缘已不向中间靠拢，而是呈洞开状。

五、践行实施

（一）手术步骤

1. 全身麻醉下截石位。

2. 置入电切镜：应用奥林巴斯 F25.5 等离子电切镜。将带有闭孔器的切除镜鞘涂抹上润滑剂，插入尿道口后缓慢推进，放置过程中，如果受阻可先用 F26 尿道探条扩张后再进镜，勿使用暴力。切除镜鞘进入膀胱后，退出闭孔器，置入电切镜。

3. 观察膀胱和后尿道：术者通过电视屏幕有序观察膀胱和后尿道。注意膀胱黏膜有否肿瘤，有无小梁、憩室、膀胱颈后唇因中叶增生抬高程度（图 21－12－1、图 21－12－2）。中叶增生大小，膀胱三角区与双输尿管口及前列腺增生的关系。将电切镜后退，观察前列腺两侧叶增生程度，向尿道中间靠拢压迫尿道情况（图 21－12－3），膀胱颈与精阜之间距离，前列腺两侧叶增生其尖部与精阜的关系，两侧叶尖部是否已越过精阜近侧缘平面。在精阜远端仔细辨认尿道外括约肌的收缩。

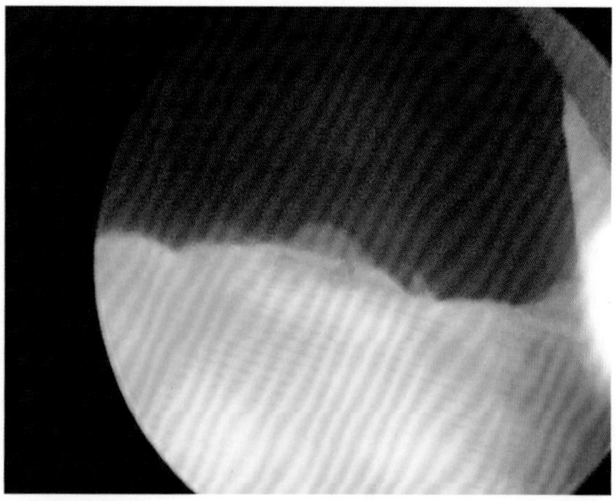

图 21－12－1　前列腺中叶增生膀胱颈抬高

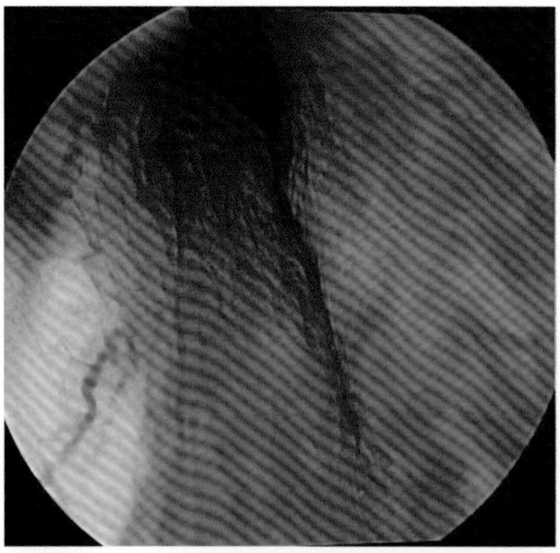

图 21－12－2　BPH 膀胱颈抬高似“堤坝”

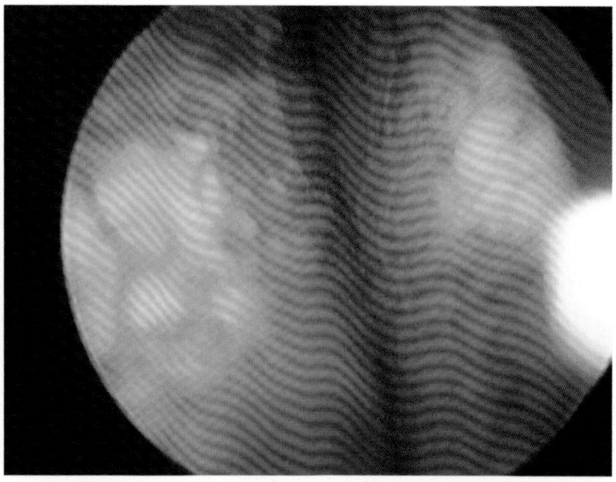

图 21－12－3　BPH 两侧叶向中间完全靠拢

4. 切除增生前列腺组织：先切除中叶（图 21－12－4），从膀胱颈 6 点处开始切除。从膀胱颈部切至精阜近侧缘，因两侧叶已在尿道中间完全靠拢，实际上在切除中叶的过程中也切除了两侧叶在中间靠拢接触的边缘，使中间切成了一个通道。在膀胱颈部切除中叶时，当近膀胱三角区平面时，采用小薄片切削法切除，当膀胱颈部切除可看到环形纤维时说明此处已达到包膜（图 21－12－5）。此时从尿道往膀胱颈部观察，前列腺创面于膀胱三角区在一个平面上说明颈部“堤坝”已切除（图 21－12－6、图 21－12－7）。

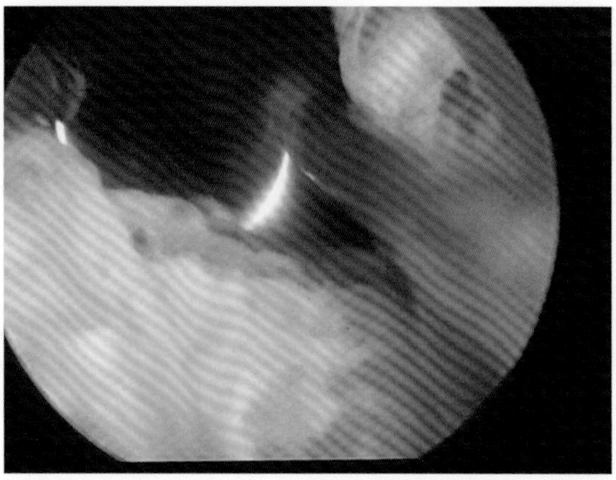

图 21－12－4　电切从中叶开始

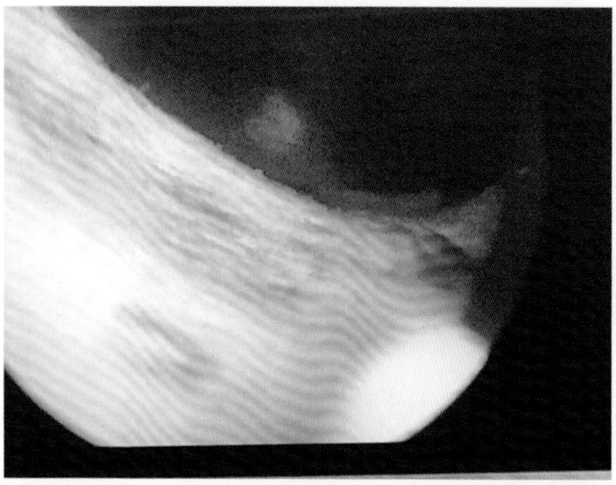

图 21－12－5　中叶切除见包膜环行纤维

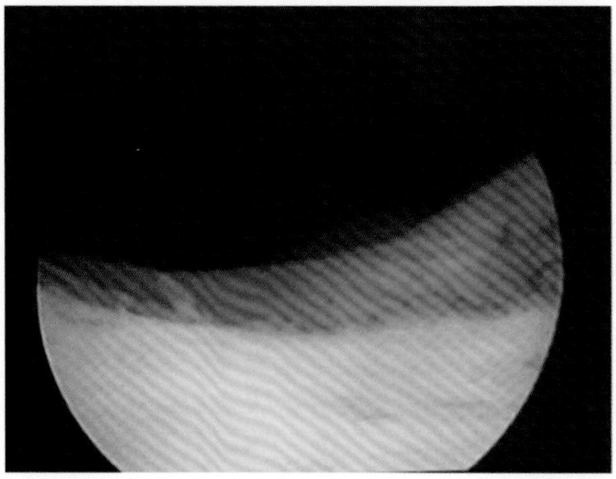

图 21－12－6　膀胱颈部“堤坝”仍存在

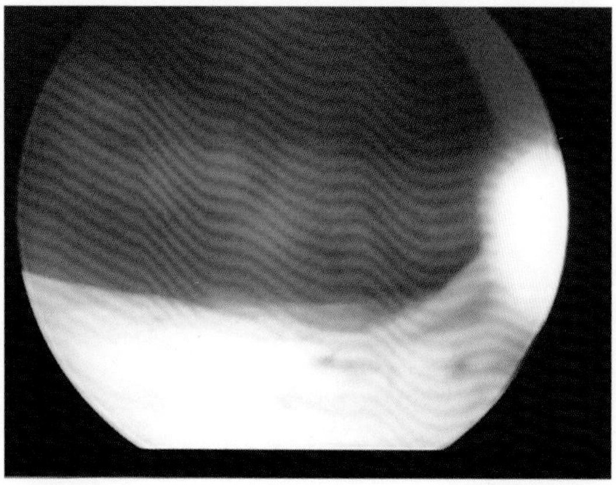

图 21－12－7　“堤坝”去除，可见膀胱三角区及输尿管嵴

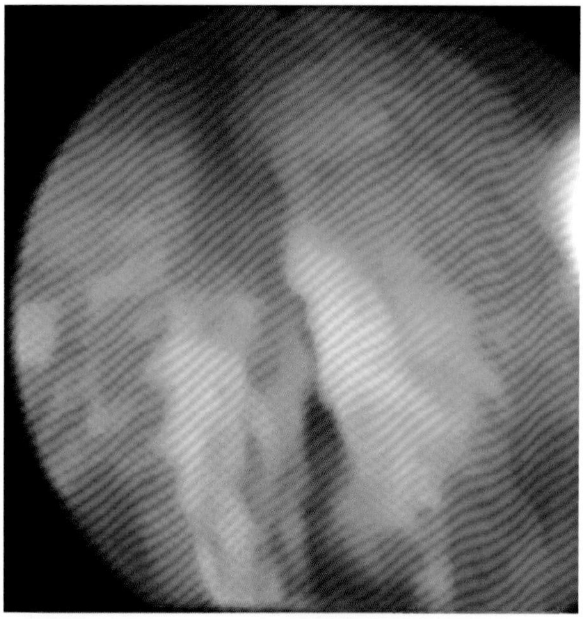

图 21－12－8 精阜以远望去可见前列腺尖部两侧缘向中间靠拢形成“闸门”

切除中叶后再切除两侧叶，先切左叶还是右叶根据术者习惯决定。切除过程中应该切除一叶后再切除对侧叶，有一定顺序，边切边止血，切勿打乱仗，不要左右两侧叶同时切，不要左边一刀右边一刀，顾此失彼，理论上切除深度达包膜。两侧叶完全切除达包膜时，前列腺窝应该是球形和椭圆形创面，但我们主张不一定每个视野均达包膜，大概达到和近似达到前列腺包膜这个弧形面即可。

前列腺尖部切除时对术者来说较为谨慎，主要是担心损伤尿道外括约肌。但术者应对尿道外括约肌位置有清醒的认识，其尿道外括约肌的镜下标识所见位于精阜远侧以远，因此，不越过精阜远侧缘是不会损伤尿道外括约肌的。术中退镜至精阜以远，观察两侧叶尖部边缘是否仍关闭（图 21－12－8），前列腺尖部亦即两侧叶的尖部，在此处切除应多采用小薄片切削方法，切除尖部过程中，随时将镜体退至精阜以远，观察前列腺两侧叶尖部是否向中间靠拢阻塞尿道，或者不完全阻塞尿道（图 21－12－9）。术中解除梗阻的标准是两侧叶尖部呈洞开状，即两个“闸门”已敞开（图 21－12－10）。

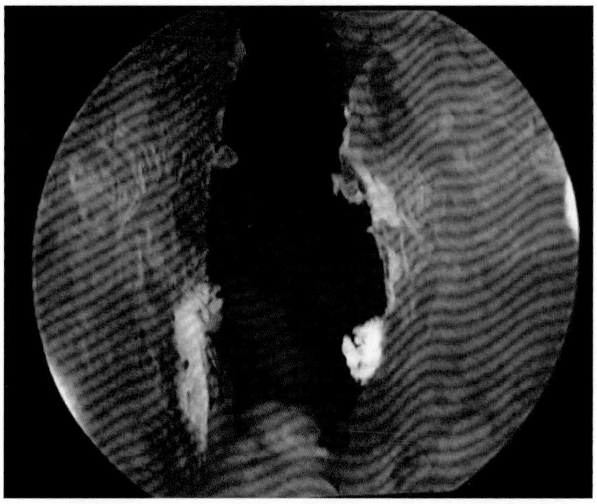

图 21－12－9 两扇“闸门”仍不完全阻塞

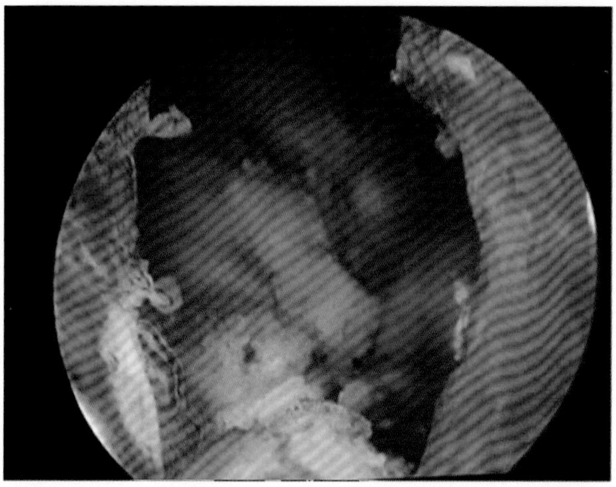

图 21－12－10 前列腺尖部呈洞开状，“闸门”已完全开启

5. 修整、止血与冲出组织碎块：修整创面，反复观察，创面有出血点应止血。止血彻底患者术后安全很重要，切忌止血不彻底而寄希望于术后导尿管水囊压迫及冲洗液冲洗的想法。尽量冲出组织碎块，以免术后组织碎块堵塞导尿管流出孔。

6. 放置三腔导尿管：三腔导尿管气囊端应确保入膀胱，通常囊内注水 30～40 mL。术后气囊压迫的是膀胱颈部而不是前列腺窝。在入液呈滴状的情况下流出的冲洗液呈清亮状态，如果冲洗液比较红，应重新置镜创面止血。

（二）注意事项

1. 主张尽量用带有闭孔器的切除镜鞘涂抹上润滑剂后盲插进入尿道，根据尿道走行特点缓慢推进，如进境不成功再转用在电视摄像系统直视下置入电切镜。直视下进镜此时应充分冲水情况下缓慢推进，不可认为是直视下就暴力推进，因此时的镜鞘口是没有闭孔器的圆形头充填的，尤如一把铲子，应用暴力很容易将尿道黏膜铲出一舌形损伤条，甚至造成假道。经常看到做过经尿道前列腺切除术后的患者有尿道狭窄，与尿道损伤有关。带有闭孔器的切除鞘由于鞘口有闭孔器圆形头充填，只要顺尿道走行方向缓慢推进，反而不易损伤尿道。这是因闭孔器圆形头在鞘口前方已扩张开了周围尿道黏膜使尿道腔通畅所致。而不带闭孔器的切除镜鞘尽管是在直视下推进，但鞘口缺乏闭孔器圆形头在其前的扩开尿道黏膜作用，因此尿道黏膜很容易被鞘口铲伤。

2. 以往主张切除增生的前列腺组织达外科包膜，如果将增生的前列腺组织完整切除，其前列腺窝形状就如同近似球形或椭圆形。本作者主张前列腺增生切除主要目的是解除梗阻，前列腺组织切除多少及是否完全达到包膜并不重要，只要某一局部见到包膜，其创面弧形近似于达到包膜就可以了。不要求满目望去均是可见的包膜。事实上观察一些医师的前列腺电切表演，也很少有人达到了包膜这种理想化的创面。解除梗阻是否彻底恰恰需注意的是膀胱颈部抬高这个“堤坝”解决没有，术中前列腺两侧叶尖部是否仍形成了两个“闸门”而没有解决。

3. 为保证三腔导尿管气囊头端入膀胱，可在创面止血后膀胱充盈情况下迅速退出电切镜，用左手指压迫尿道口勿使液体流出，在膀胱充盈时插入三腔导尿管，见导尿管尾部有液体流出，则气囊头端已进入膀胱。如果在膀胱空虚时插入三腔导尿管，尽管插入较深，但气囊头端有可能在前列腺窝处受阻盘旋，并没有入膀胱腔，此时注水后气囊压迫的是前列腺窝而不是膀胱颈部。

六、适用与展望

本创新技术观点及手术技术要点、注意事项，适合于用不同器械方法施行经尿道前列腺切除术，即不论是传统电切方法、等离子电切，还是各种激光切除方法。本技术观点也将补充经尿道前列腺切除术理论方法及判断手术效果标准的不足。促进经尿道前列腺切除术的理论与方法进一步完善。

〔杨金瑞〕

第十三节　阴囊镜微创技术理论和方法体系的建立与专用器械的研制应用

一、概　　述

腔镜技术是通过人体各种自然体腔、自然腔道、特殊体内间隙对相应器官组织病变诊断与治疗。回顾泌尿外科腔镜技术的发展历程，应追溯到1804年时德国医师Philip Bozzini借助蜡烛光源通过细铁管窥视尿道，首创膀胱镜，开辟了腔镜微创诊疗技术的先河。近20年来，用于人体的各种腔镜诊断与治疗技术的快速发展，使现代腔镜技术几乎涵盖了人体的各部位及器官。泌尿外科腔镜微创技术的发展也是一样，已经在经尿道切除术、输尿管镜术、经皮肾镜术、腹腔镜术、机器人辅助腹腔镜术取得了优异成绩。

二、问题与困惑

人体腔镜微创技术几乎到了“无孔不入，无腔不探”的境地，几乎涵盖了人体的各个部位及器官，但仍有人体阴囊部位的腔镜微创技术发展滞后。现有阴囊内器官睾丸、附睾、精索病变的诊断除体格检查外主要应用影像学检查，没有腔镜诊断方法。现有阴囊内器官病变如需手术时仍仅有开放性手术方法，没有腔镜下微创手术方法。很难想象，一个附睾囊肿的手术仍需切开阴囊，把阴囊内容物全部翻出来，切除附睾囊肿后再把阴囊内容物放回阴囊，手术缝合伤口。为什么不能像腹腔镜下肾囊肿去顶术那样应用腔镜微创小切口完成手术呢？目前国内外也无应用于阴囊部位的专用阴囊镜。

三、创新与思考

将人体腔镜微创技术应用在阴囊部位，诊断与治疗阴囊内容物睾丸、附睾、精索和阴囊内壁的病变。为阴囊内容物病变的诊断与治疗开辟一条新的途径，结束阴囊内容物病变诊断没有腔镜微创诊断的历史。结束阴囊内容物病变仅有开放性手术的历史。在建立阴囊镜微创技术理论与方法体系的基础上开发研制专用阴囊镜器械设备并应用。

四、理论支撑

阴囊鞘膜腔为人体自然体腔，在阴囊镜腔镜直视下诊断与治疗阴囊内容物睾丸、附睾、精索及阴囊内壁的病变是完全可行的。人体腔镜技术的发展史常常是先有技术后有器械，即医疗技术的创新与完善带动器械设备的开发与发展。

五、践行实施

1990 年湘雅二医院开始应用阴囊镜技术诊断与治疗阴囊内疾病，并于 1992 年在《中华泌尿外科杂志》上率先作了应用报道。该技术缺乏在同行中可借鉴的应用经验，也无先期的书籍可学习，我们经过不断探索与实践，目前已建立了阴囊镜微创技术的理论与方法体系，并在此基础上开发研制了专用阴囊镜器械设备及应用。我们在临床实践中设计了一种阴囊内腔诊断与电切手术一体镜和一种阴囊微创通道的固定装置，分别获国家实用新型专利和发明专利。湘雅二医院与沈阳沈大内窥镜有限公司联合研制出一种专用阴囊镜及相配套器件。我们通过应用该阴囊镜器械对阴囊内容物病变患者进行诊断与微创手术治疗。取得了很好的应用效果。

沈阳沈大内窥镜有限公司生产了阴囊内腔诊断与电切手术一体镜（简称阴囊镜）及配套设备（图 21－13－1）。该阴囊镜包括外鞘、内鞘、诊断操作器、手术操作器和观察镜（图 21－13－2、图 21－13－3）。诊断操作器设置有观察镜通道和操作器件通道，操作器件指剪刀、活检钳、异物钳等。手术操作器设置有观察镜通道和手术电极通道，手术电极可进行电切和电凝治疗。外鞘设置有出水开关，内鞘设置有进水开关。外鞘前端均匀设置有若干出水孔，且外鞘大大短于内鞘，可远离镜前端形成的进出水循环，避免当外鞘和内鞘等长时在一个镜前端进水和出水形成的压力升高和气泡。观察镜有 12°镜和 30°镜两种。阴囊镜结构形式以及尺寸大小适合阴囊内腔病变专用。

外鞘与配套的固定钳一起形成阴囊微创通道固定装置。外鞘近尾端处有出水开关，前端有若干出水孔，出水孔于出水开关之间的外鞘圆形筒外壁设计了纵行齿纹，固定钳钳头内面也设计有纵行齿纹。外鞘壁的纵行齿纹与固定钳的纵行齿纹形成咬合关系，其间起固定阴囊壁小创口边缘作用（图 21－13－4）。外鞘配有前端呈圆锥头形闭孔器，该闭孔器中间为中空通道，可通过导丝（图 21－13－5）。阴囊镜另配有穿刺套针（图 21－13－6），有些病例需穿刺建立通道时，可用穿刺套针穿刺成功后，置入导丝，退针筒，在导丝引导下外鞘及闭孔器穿刺形成微创通道。

另配有高频发生器（图 21－13－7）及成像系统。

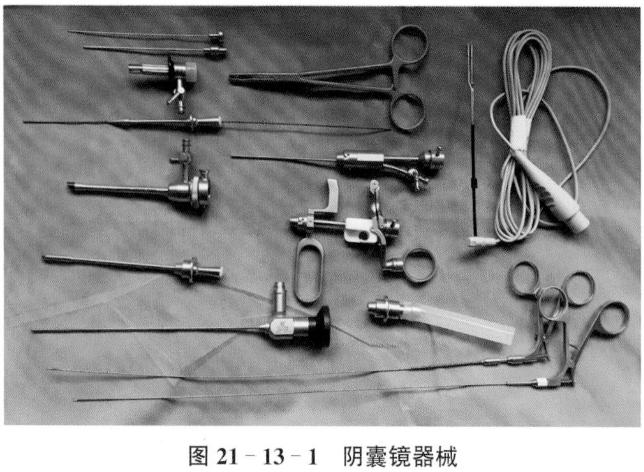

图 21－13－1　阴囊镜器械

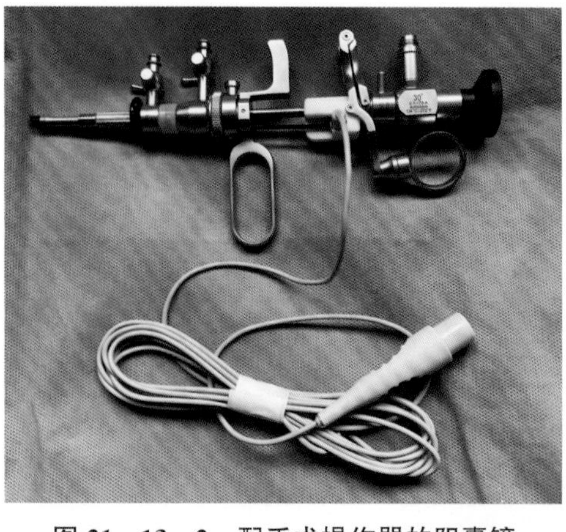

图 21－13－2　配手术操作器的阴囊镜

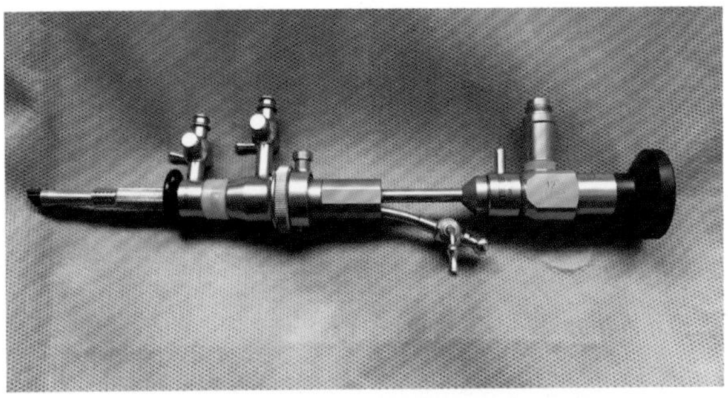

图 21－13－3　配检查操作器的阴囊镜

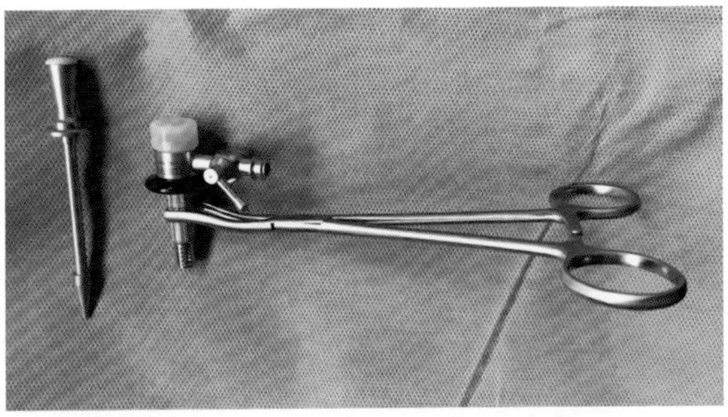

图 21－13－4　外鞘、闭孔器及固定钳

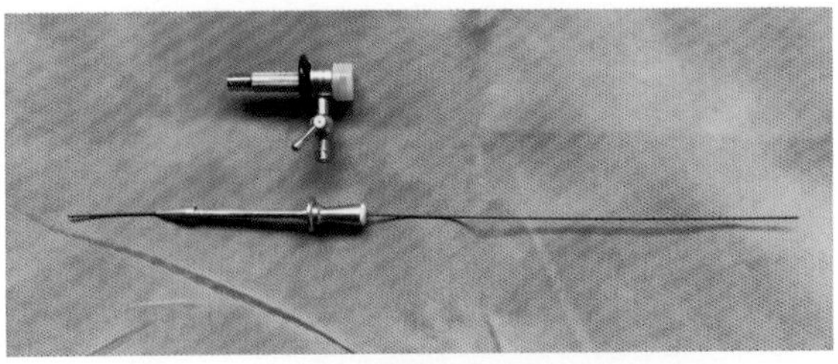

图 21－13－5　外鞘闭孔器有中空通道

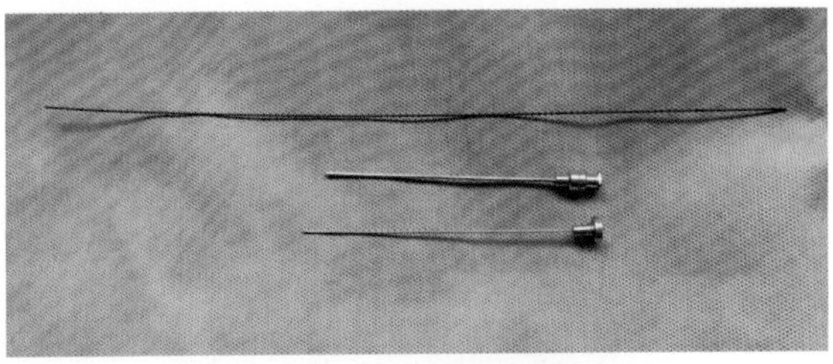

图 21－13－6　穿刺套针及导丝

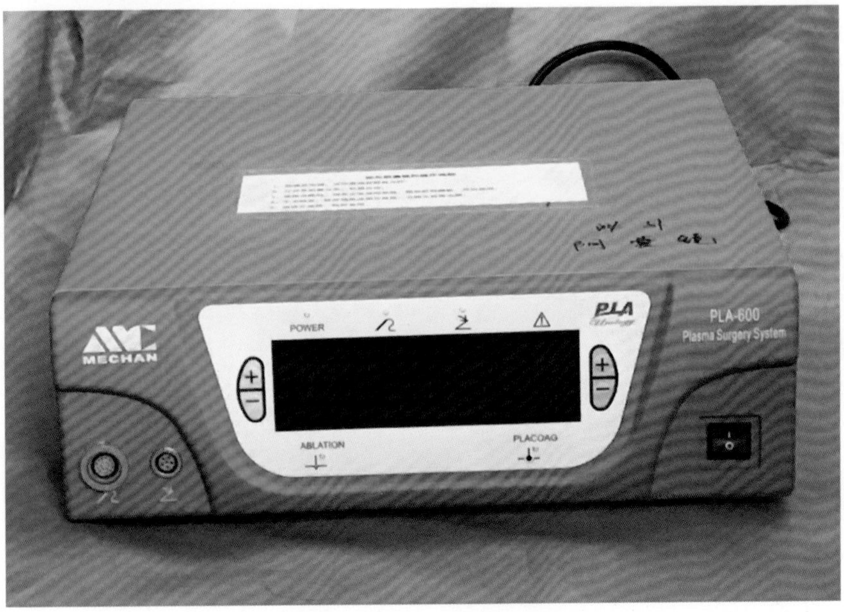

图 21－13－7　高频发生器

（一）阴囊镜微创技术应用于阴囊部位的疾病诊断和治疗

1. 阴囊镜检：

（1）阴囊镜技术可用于诊断：阴囊镜可诊断睾丸、附睾、精索等的炎症、肿瘤、损伤、扭转、畸形、发育不良等病变，可做病变活检，不育症阴囊探查，睾丸活检，附睾取精等。

（2）检查方法：麻醉满意后，患者截石位。阴囊部位切开小创口，放入阴囊镜。做阴囊鞘膜腔内睾丸、附睾、精索和腔壁的内镜观察诊断，发现小病变可酌情处理和组织活检。术毕阴囊小切口放引流条。酌情缝合伤口，包扎。

2. 阴囊镜电切术：

（1）阴囊镜等离子电切：阴囊镜可切除附睾肿瘤，囊肿去顶，活动出血止血，附睾切除，睾丸鞘膜切除，睾丸白膜下切除，脓肿切开引流，血肿清除等微创手术。

（2）手术方法：麻醉满意后，患者截石位。阴囊部位切开小创口，放入阴囊镜。对阴囊内睾丸、附睾、精索等的囊肿、肿块、病灶等行电切除术和止血术，类似于前列腺增生电切术或膀胱肿瘤电切术。用艾力克冲洗器冲洗出组织碎块。术毕阴囊小切口放引流条。酎情缝合伤口，包扎。

（二）手术的适应证和禁忌证

1. 手术适应证：阴囊镜检查及手术均属微创下操作处理，是否施行阴囊镜检查和手术应结合临床体格检查及影像学检查的具体情况。并不是所有阴囊及内容物病变均必须做阴囊镜检查和手术。如睾丸恶性肿瘤，通过体格检查及影像学检查可能高度怀疑睾丸恶性肿瘤，且手术根治性切除睾丸肿瘤的手术部位不在阴囊而是在腹股沟区，因此，一般不需做阴囊镜检查。

对于体格检查及影像学检查已明确的病变诊断，一般阴囊镜检查也有适应证的患者，也并不是一定非要做阴囊镜检查不可。如附睾有结节，病情稳定，无不适症状，患者也无治疗要求，则可暂不考虑阴囊镜检查和处理。总之，阴囊镜检查属有创检查，非病情需要不得过度使用。根据作者的经验阴囊镜检查的适应证主要包括：①阴囊内容物（睾丸、附睾、精索）及鞘膜腔壁病变的诊断，如睾丸扭转、附睾囊肿；②附睾炎性结节与肿瘤鉴别；③阴囊内病变活检；④男性不育症检查；⑤阴囊闭合性损伤血肿探查，排除睾丸等内容物损伤；⑥阴囊内容物炎症、脓肿引流；⑦阴囊内病变治疗，如肿块电切、睾丸鞘膜积液阴囊镜辅助鞘膜切除等。

2. 手术禁忌证：如同适应证一样，禁忌证也应结合临床具体情况综合考虑，如急性睾丸炎，一般情况下是阴囊镜检禁忌证，但如需与睾丸扭转鉴别时，则由禁忌证转为了适应证。主要禁忌证包括：①全身出血性疾病；②全身体质差；③阴囊皮肤炎症；④阴囊内容物急性炎症；⑤交通性睾丸鞘膜积液；⑥腹股沟斜疝；⑦鞘膜腔炎性粘连致鞘膜腔消失。

（三）手术步骤

1. 术前准备与评估方法：

（1）体格检查：术前详细的体格检查很重要。阴囊部位体查了解双侧睾丸、附睾及精索情况，发现肿块要了解部位、大小、质地、形状、活动度等，是否触痛。炎性硬结表现为附睾肿大形成坚硬的肿块，多数患者疼痛不明显。急性附睾炎症患者附睾明显肿大，有明显触痛，阴囊皮肤红肿，同侧精索增粗且触痛明显，炎症蔓延至睾丸形成粘连，两者界限不清。附睾结核肿块大而硬，疼痛不明显，压痛不明显，病变发展肿块与阴囊粘连，干酪样化后形成脓肿，脓肿破溃后形成窦道，输精管呈串珠样改变。附睾肿瘤多为单侧表现为阴囊内无痛性肿块，质地坚韧，表面光滑，无或有轻微压痛。

（2）辅助检查：包括血、尿常规，肝、肾功能，凝血功能，血糖，心电图和X线胸片，阴囊彩超。

（3）术前常规准备：外阴部备皮、清洗外阴部。手术当天术前半小时手术室内静脉预防性使用抗生素。

（4）附睾结核患者：术前抗结核治疗至少1个月。慢性附睾炎患者，术前1周口服抗生素。

2. 阴囊镜操作程序与相关问题：

（1）阴囊镜技术麻醉与体位：

1）阴囊镜技术麻醉：局部麻醉或骶管麻醉，需行病变手术治疗时宜用硬膜外阻滞或气管内插管全身麻醉。一般镜检可考虑局部麻醉。局部麻醉的具体操作步骤如下：术者左手拇指和示指固定患侧精索，右手持注射器扎入皮肤，回抽无血，在皮下先做一个皮丘，然后逐层进入，重复上述动作，逐层麻醉，针尖进入精索后注射麻醉药（可选用0.25%的利多卡因）行神经阻滞。退出精索后压迫针眼片刻。在选定切口皮肤的区域周围进行皮下神经阻滞，麻醉药不宜注入太多，以避免皮下组织水肿影响切口的建立。

2）患者体位及灌注液收集：①体位。患者取截石位，老年患者要注意髋关节外展角度，避免手术中损伤。脚架上放置啫喱垫，没有啫喱垫可以选择松软布料放在脚架窝内，目的在于减少患者术后不适和相关并发症的发生。双脚要固定妥当，避免术中松动滑落造成脚部损伤以及电切过程中因脚松动造成的副损伤。有脊柱畸形和腿部畸形的患者，可以根据患者的具体情况调整脚架的高度和外展角度，在避免患者损伤的情况下为术者提供最佳的操作空间。②灌注夜收集。在阴囊镜检和阴囊镜微创治疗过程中，需要等渗液持续或者间断灌注以充盈阴囊内腔，术前应该准备好灌注液收集系统，包括铺巾时备置引流袋，收集桶等。

（2）术者位置及切口定位：

1）术者及助手位置：一般术者及助手均坐位，助手坐在术者右侧。

2）阴囊皮肤切口定位：一般在手术侧阴囊前壁偏下皮肤做小切口。如果阴囊内手术部位是在睾丸上方如附睾头部，则小切口可在阴囊前壁偏上。如果手术部位是位于附睾体或尾部，则小切口可定在阴囊前壁偏下。

3. 阴囊镜技术操作步骤：

（1）固定睾丸：由术者及助手一起固定睾丸。助手用左手固定睾丸下端，术者左手固定睾丸上端。术者及助手均用右手持手术器械。术者及助手左手将进行镜检侧的睾丸挤向前方紧贴阴囊前壁，一直固定持续到切开鞘膜腔。术者右手持尖刀片准备切开皮肤。皮肤切口宜选择无血管区，避免分离过程中出血影响手术视野和解剖层次的判断。

（2）逐层切开分离：术者在阴囊前壁偏下做长 0.5～1.0 cm 切口（图 21－13－8），尖刀片仅仅用于切开皮肤，皮肤切开后由术者和助手各持一把蚊嘴钳提起肉膜，术者用组织剪刀剪开，然后术者用蚊嘴提起内层的筋膜，助手则提起该筋膜对侧缘，重复前述动作剪开内层的筋膜。注意术者和助手的蚊嘴钳是交替松开而不是同时松开，术者分离组织进入下一个解剖层次时助手要负责提起对缘组织，帮助显露，避免失去解剖层次。即：术者提起下层筋膜，助手提起对缘，拉直筋膜（图 21－13－9），由术者用剪刀剪开（图 21－13－10），并分离下层。术者松已剪开的筋膜，而助手仍提起不松钳。由术者提起下层的筋膜后，助手再松钳，并重复性的提起下层筋膜对缘，拉直，由术者再剪开此层筋膜。依次重复。用此方法依次分离剪开精索外筋膜、精索内筋膜，显露壁层鞘膜（图 21－13－11）。

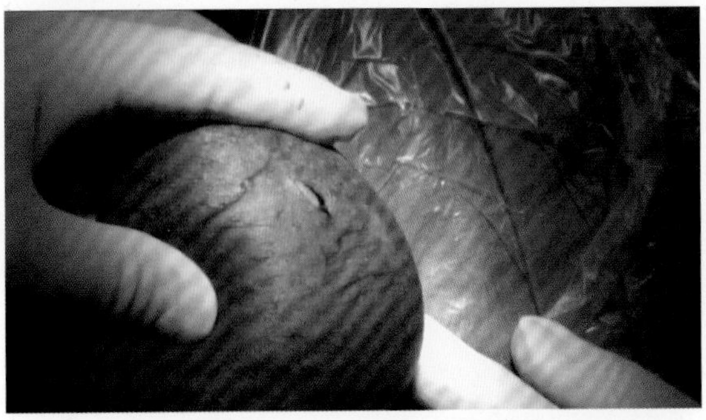

图 21－13－8　切口的建立

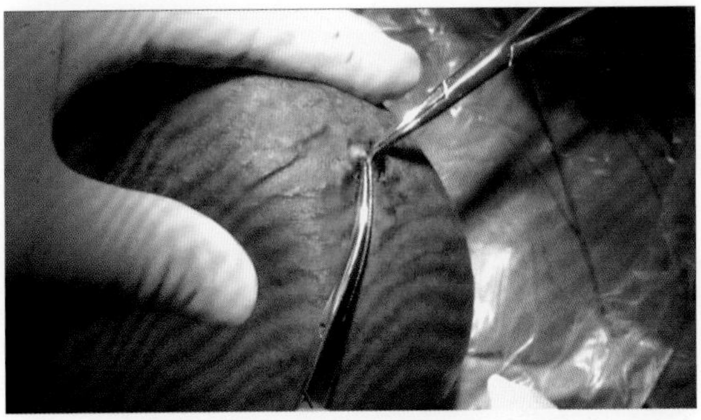

图 21－13－9　术者及助手拉直筋膜

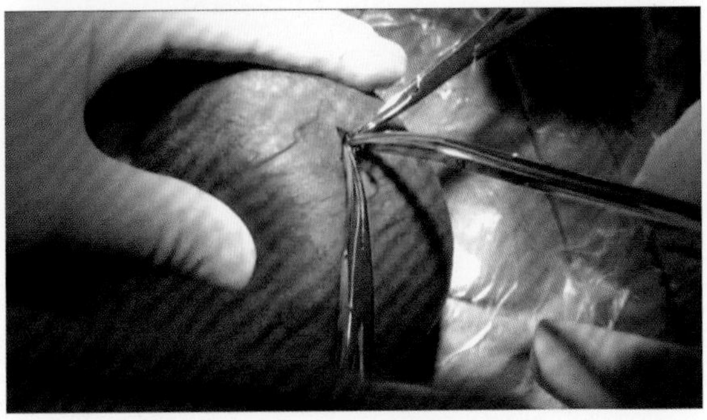

图 21－13－10　术者剪开筋膜

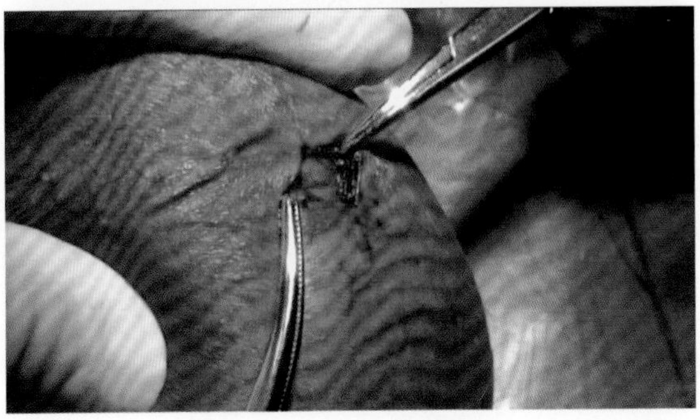

图 21－13－11　显露鞘膜

穿刺法建立微创通道：适合于睾丸鞘膜积液等阴囊体积较大者。显露出鞘膜壁后，用穿刺针穿过鞘膜壁进入鞘膜腔（图 21－13－12），退针芯，插入导丝软端（图 21－13－13），退针管，将导丝尾硬端插入带有外鞘的圆锥形闭孔器中空通道（图 21－13－14），闭孔器连同外鞘一起顺导丝穿刺进入鞘膜腔（图 21－13－15），退闭孔器及导丝（图 21－13－16）。在阴囊外上固定钳。特制的阴囊微创切口固定装置使阴囊创口边缘被固定在外鞘与固定钳之间（图 21－13－17）。

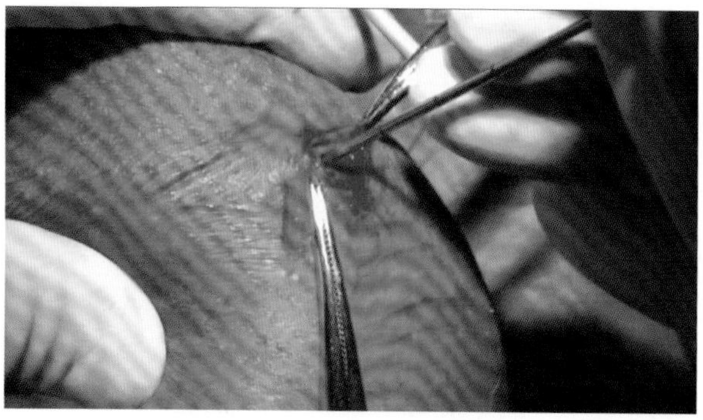

图 21－13－12　穿刺针穿刺

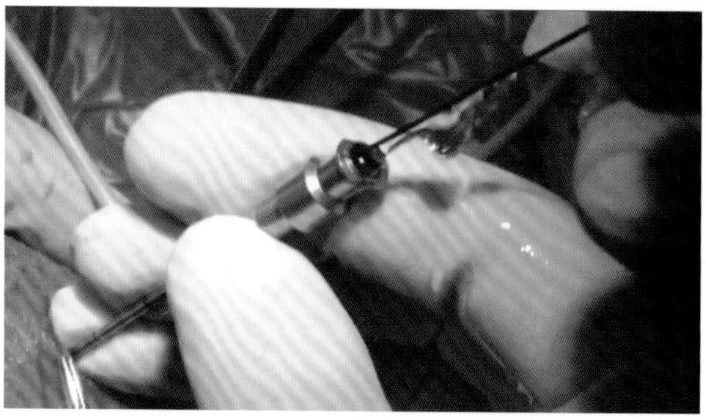

图 21－13－13　导丝插入穿刺针鞘

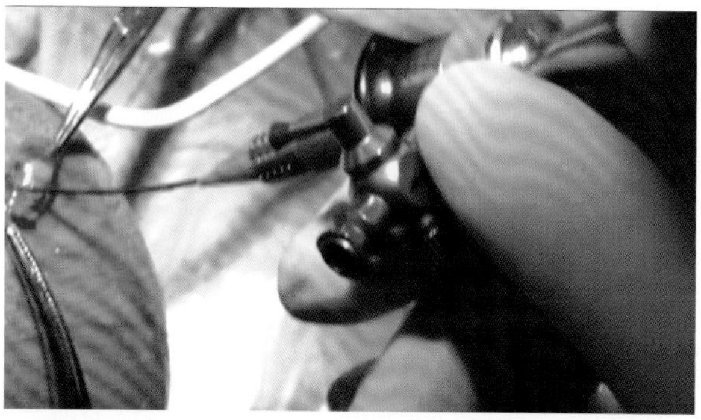

图 21－13－14　外鞘带闭孔器顺导丝穿刺插入鞘膜

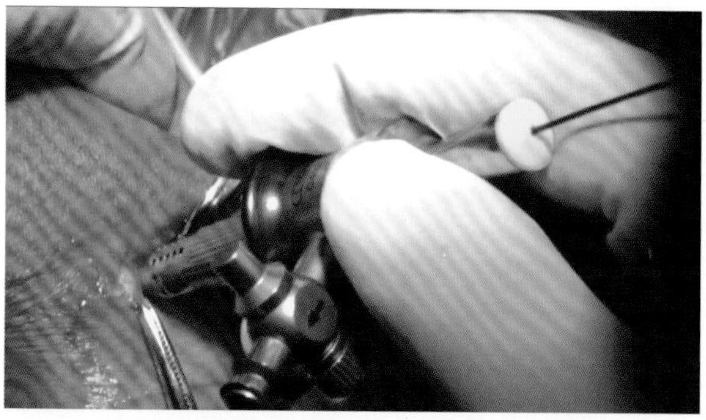

图 21－13－15　外鞘带闭孔器插入鞘膜腔

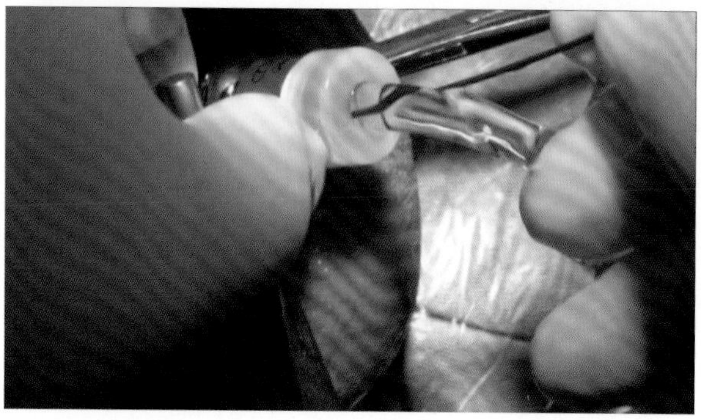

图 21－13－16　退闭孔器后鞘膜腔积液流出

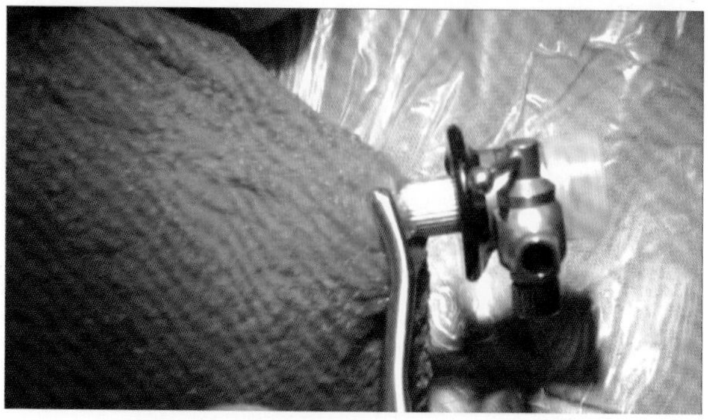

图 21－13－17　微创切口固定装置

开放法建立微创通道：适合所有做阴囊镜诊断与手术者。上述手术步骤，直至切入鞘膜腔，进入鞘膜腔后，有多种方法可以证实解剖层次，对于一般的患者可以把见到睾丸白膜作为标志（图 21－13－18）。有鞘膜积液的患者，打开鞘膜壁层时可见鞘膜内积液流出（图 21－13－19）。用特制的阴囊微创切口固定装置固定阴囊微创切口，同时也形成微创通道（图 21－13－20）。

（3）固定阴囊壁全层切口边缘：检查阴囊微创切口固定装置是否安置妥当。无专用固定装置也可用两把组织钳在切口两侧夹住阴囊壁全层（图 21－13－21），由助手轻轻提起。

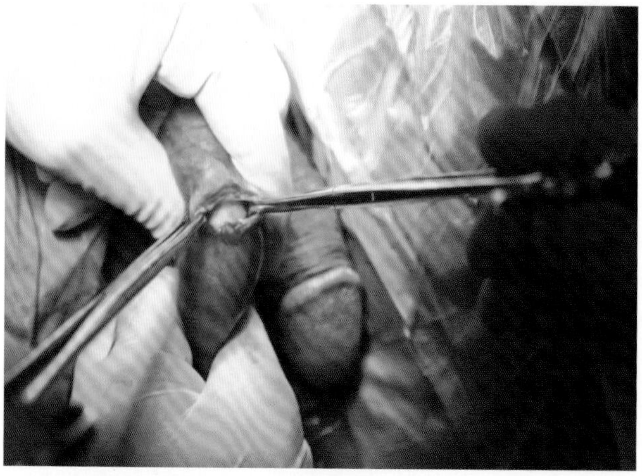

图 21－13－18　打开鞘膜腔后见睾丸白膜

（4）置入阴囊镜：术者置入阴囊镜，选用12°或30°镜观察（图21-13-22）。检查过程中根据需要持续小量灌注入生理盐水或蒸馏水，保持阴囊呈充盈状态。

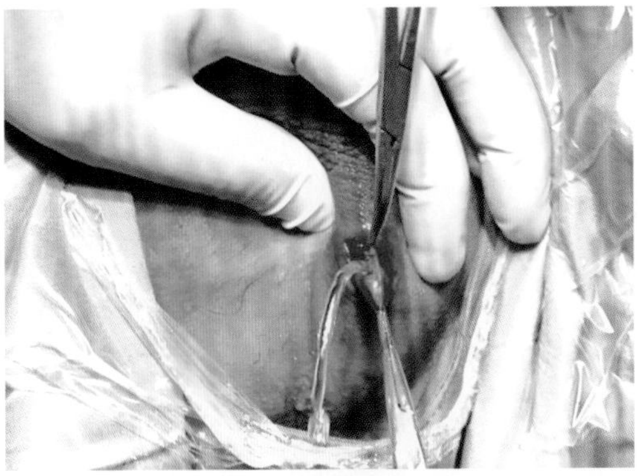

图21-13-19　打开鞘膜腔后见鞘膜积液流出

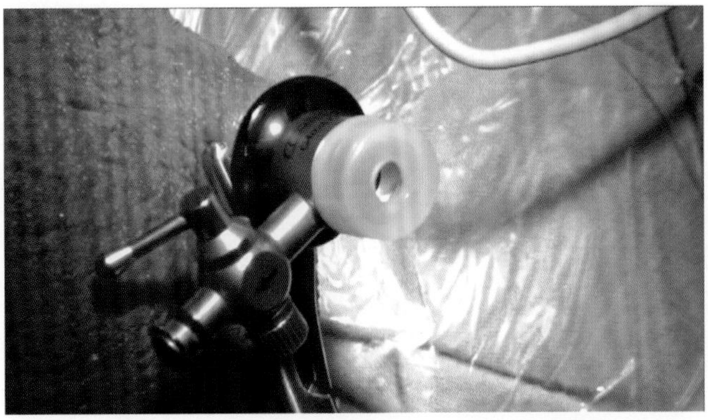

图21-13-20　阴囊微创切口固定装置固定

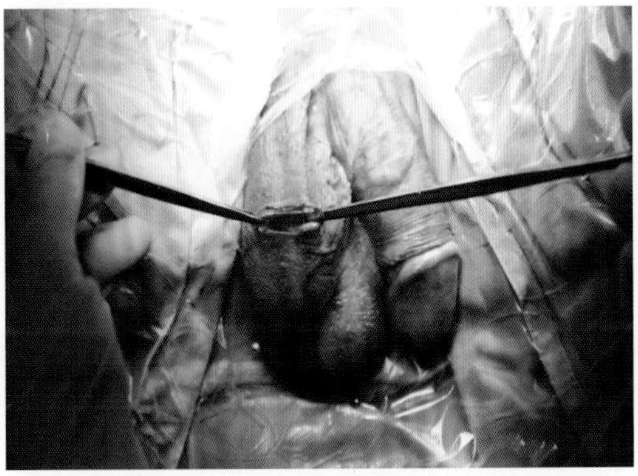

图21-13-21　切口两侧固定组织钳

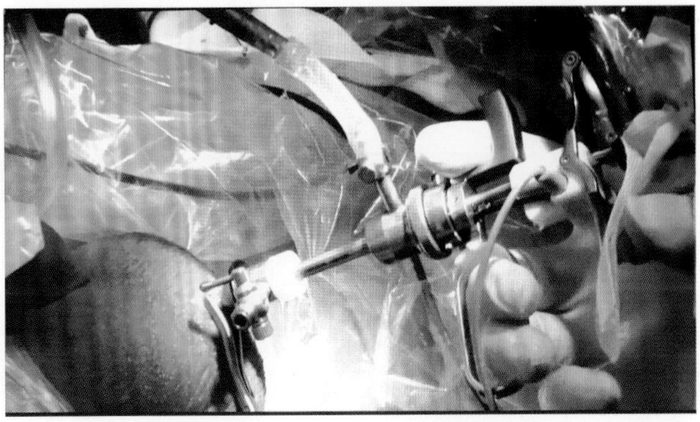

图21-13-22　置入阴囊镜观察

（5）观察的基本动作：

1）进退法：即将阴囊镜沿着其长轴的方法作前进后退动作。每一进退动作，可以观察到鞘膜腔与镜轴方向一致的一狭长区带。每一进退动作都应在直视下操作，以免镜前端误伤鞘膜腔壁或脱出阴囊小切口。

2）上抬或下压镜体法：即将阴囊镜尾端上抬或下压的动作。可让镜体前端观察到睾丸的上端、附睾头，或睾丸的下端附睾的体部。

3）摆动法：即以阴囊切口处作为支点，使阴囊镜前端在鞘膜腔内向左右两个方向摆动。观察睾丸与鞘膜壁间腔隙。

（6）观察顺序：分别沿睾丸两侧及前面观察阴囊内壁、睾丸、附睾及精索。除睾丸鞘膜积液外，因在一个视野中不容易观测睾丸全貌，故可先从阴囊内壁与睾丸左侧的腔隙开始，利用进镜与退镜方法观察内容物及阴囊内壁。观察仔细后，再逆时针方向转回至睾丸前面，仍利用进镜与退镜方法观察，即应用上抬和下压镜体的方法进行观察，必要时可以摆动镜体观察。转至阴囊内壁与睾丸右侧的腔隙亦然。亦可从内壁与睾丸右侧的腔隙开始观察，顺时针方向转至睾丸左侧腔隙。

（7）病变诊断与处理：发现病变给予相应诊治处理。如阴囊镜下观察到的鞘膜壁炎症（图21-13-23），睾丸扭转（图21-13-24），睾丸破裂（图21-13-25），病变必要时取组织活检（图21-13-26）。阴囊镜下对病变手术，如囊肿去顶（图21-13-27），附睾肿块切除（图21-13-28），脓肿引流（图21-13-29）等手术。

（8）术后引流的放置：对于单纯镜检的患者，术后将鞘膜腔内镜检灌注的液体排空即可，不需要放置引流；对于镜检时间长，镜下活检操作，镜下手术如附睾肿块电切、阴囊镜辅助睾丸鞘膜切除等手术的患者，术后在切口放置橡皮膜引流，小切口可不予缝合，或给予 4－0 可吸收线缝合一针固定，24～48 小时拔除引流膜（图 21－13－30）。

（9）术后阴囊的处置：术后要妥善处置阴囊，避免阴囊水肿、血肿的形成，通常采用的方法是阴囊托固定。其制作方法是选用大棉垫，在棉垫的 4 个角用绷带悬吊，类似于吊床将阴囊及阴囊内容物托起，松紧度根据患者具体情况调整（图 21－13－31、图 21－13－32）。

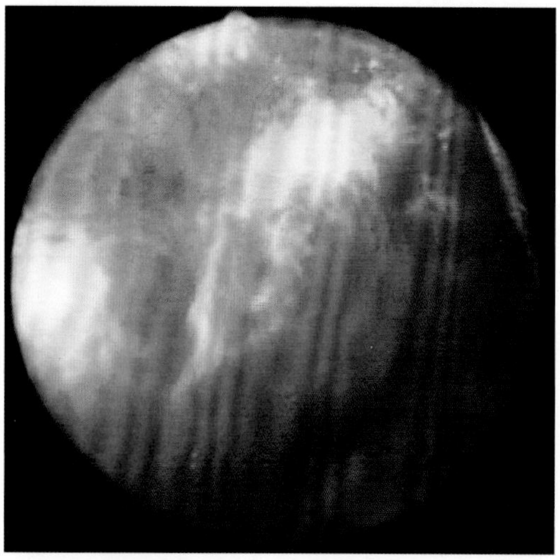

图 21－13－23 鞘膜壁炎症

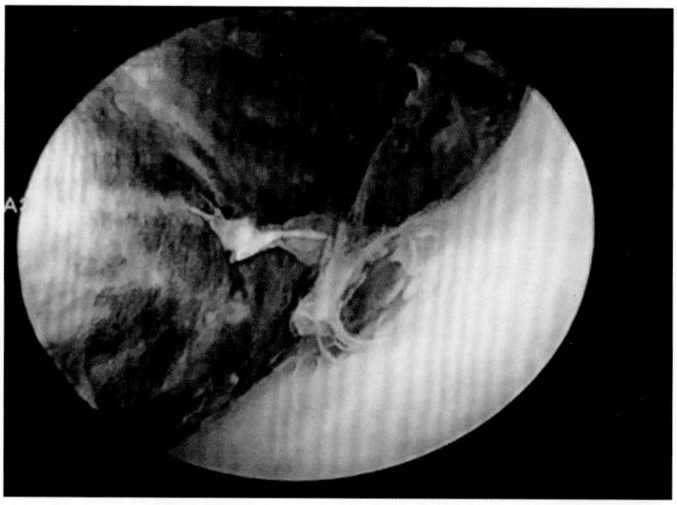

图 21－13－24 睾丸扭转

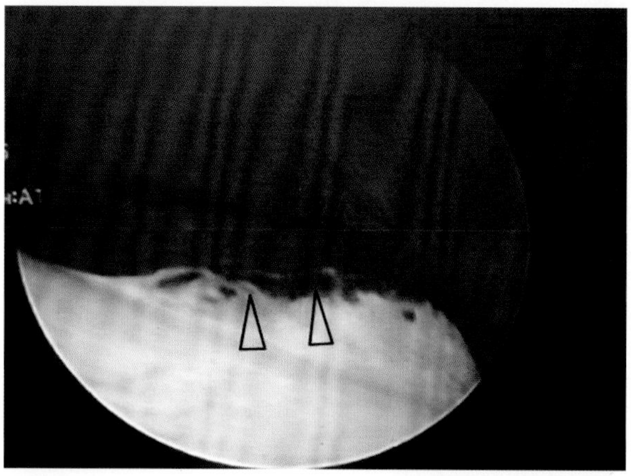

图 21－13－25 睾丸破裂

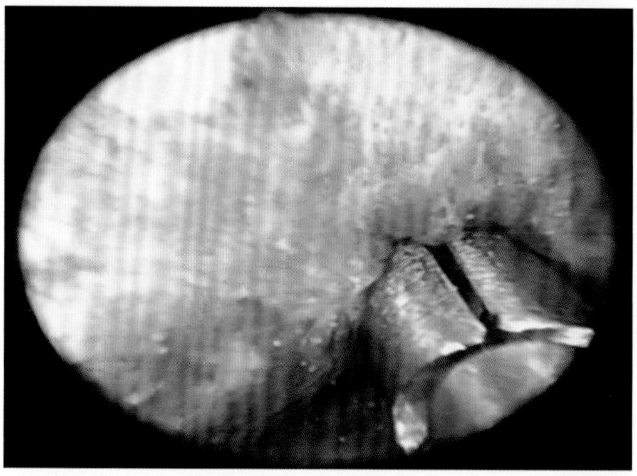

图 21－13－26 病变活检

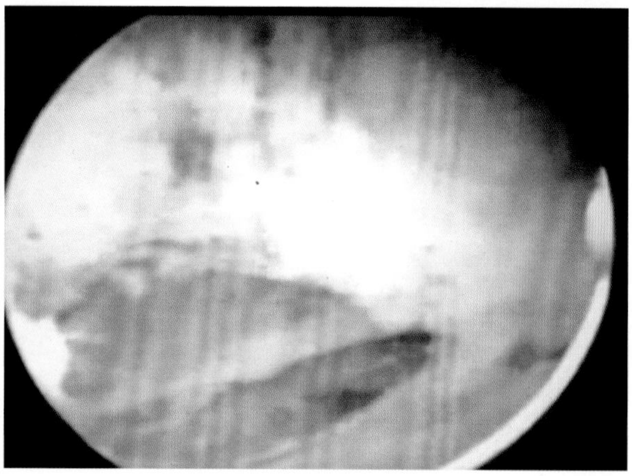

图 21－13－27 囊肿去顶

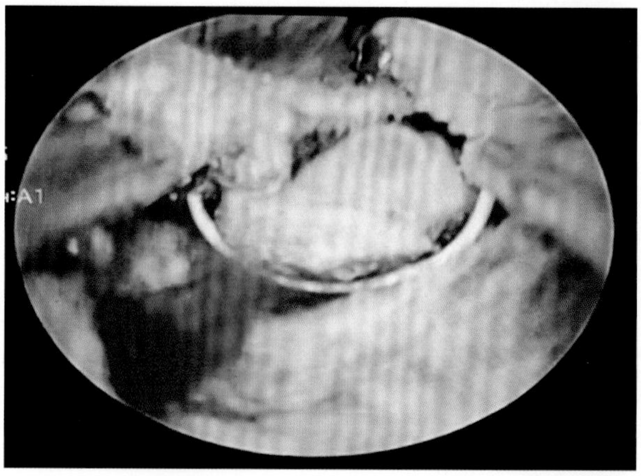

图 21－13－28 附睾肿块切除

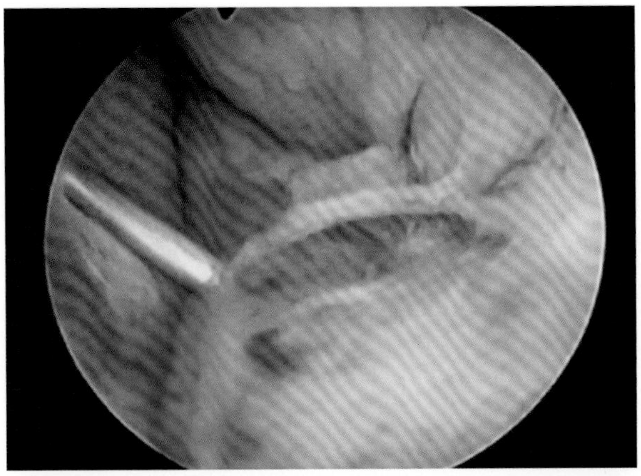

图 21－13－29　脓肿引流

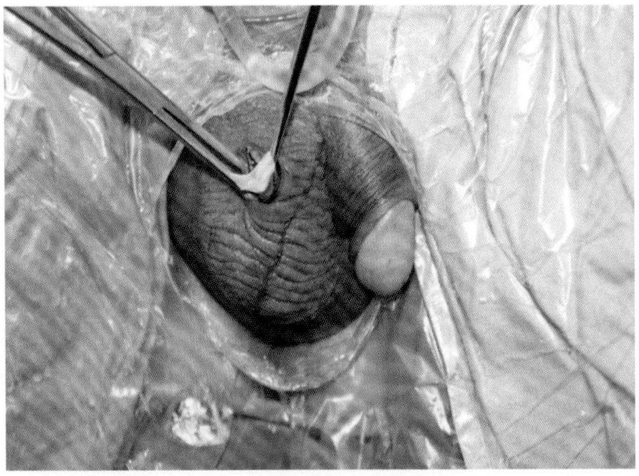

图 21－13－30　肿块电切后放置橡皮膜引流

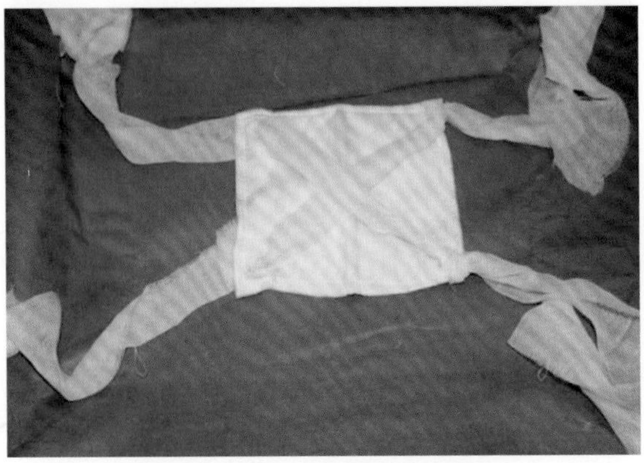

图 21－13－31　阴囊托棉垫制作

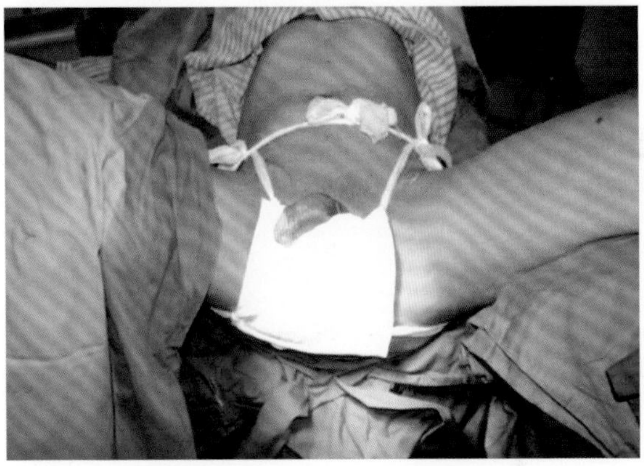

图 21－13－32　阴囊包扎后

（四）操作要点与相关问题

1. 做切口时妥善固定睾丸，避免睾丸滑动失去正常解剖层次。术者应用双手轻挤及检查手术侧睾丸，把睾丸体部前面挤向前方紧贴阴囊前壁，避开附睾组织，由术者左手及助手左手固定睾丸。这样，开放法依次切入鞘膜腔后，可看到睾丸白膜，证实已进入鞘膜腔。如不小心使睾丸的附睾尾部和睾丸体部后面紧贴阴囊前壁，则不易入鞘膜腔，而会误入睾丸后面或附睾尾部组织中。

2. 持续固定睾丸至进入鞘膜腔，在切口剪开分离各层筋膜时应持续固定睾丸紧贴阴囊前壁，这样使阴囊壁各层次在分离过程中显露清晰。如未固定睾丸，阴囊壁呈松驰状态时，此时在阴囊壁做切口，由于阴囊壁各层次松软，反而显露不清楚，分离钳及剪刀在阴囊壁夹层中易造成出血和血肿，创伤大。

3. 切口不宜过高，过高容易损伤精索和附睾；切口选择也不宜太低，太低容易误入肉膜而不是进入鞘膜腔的腔隙。

4. 对于囊性病变的患者，要注意多个囊腔互不相通的可能性，要首先确认进入睾丸鞘膜腔后再进行其他操作，避免误伤。

5. 避免在阴囊肿块部位做切口，这样容易失去正常的解剖层次，并且有破坏肿块包膜的风险。

6. 固定阴囊壁的切口边缘。用特制的阴囊微创切口固定装置固定阴囊壁切口的边缘。无固定装置也可在阴囊切口两侧固定两把组织钳，利于提起阴囊壁切口，避免塌瘪。夹住了阴囊壁全层，既使阴囊镜脱出至阴囊外，也容易再插入。可避免阴囊镜镜体误入阴囊壁夹层而致血肿及水肿。

六、适用与展望

阴囊镜微创技术填补了人体腔镜微创技术的空白，结束了阴囊内容物睾丸、附睾、精索、阴囊内壁病变没有腔镜诊断及仅有开放性手术治疗的历史。建立了由中国人首创的一套阴囊镜微创诊断和手术技术的理论与方法体系。研制开发的专用器械设备使世界从此有了阴囊镜。在腔镜技术可行和对人体安全的基础上，没有哪个人体部位的病变不需要微创手术治疗。与其他人体腔镜技术在不断进步一样，阴囊镜微创诊断和手术技术的理论与方法体系亦需要不断完善与进步。研制的专用阴囊镜器械设备也需根据临床实际不断的改进。随着科技的发展，阴囊镜微创技术以及相关腔镜与配套器械研制会越来越进步。

〔杨金瑞　杨　欣　严　彬〕

第十四节　阴囊镜探查在睾丸扭转中的应用

一、概　　述

睾丸扭转是最常见的泌尿外科急症之一。这种情况通常危急，疾病进展很快，诊治是否及时，其结果相差甚远。当阴囊彩色多普勒超声（CDU）不能排除睾丸扭转时，通常需要传统的开放手术。阴囊镜检查已被用作诊断或治疗阴囊疾病的微创技术，它也可能在诊断睾丸扭转中发挥作用。因此我们对睾丸扭转患者进行回顾性分析，以评估阴囊镜和传统开放探查在睾丸扭转诊断中的一致性。纳入研究的怀疑睾丸扭转患者，术前均进行彩色多普勒超声检查，再阴囊镜检查和开放手术以确认睾丸是否扭转。最后纳入 43 名患者。11 例（25.59%）保留睾丸，其余 32 例（74.41%）接受睾丸切除术。我们发现阴囊镜与超声分级在诊断上存在显著差异，超声分级和开放血液供应分级（BSG）之间也存在明显差异（均 $P<0.05$）。然而，传统开放探查中 BSG 分级与阴囊镜分级没有显著差异（$P>0.05$），而且阴囊镜分级与 BSG 之间存在高度一致性（Kappa=0.733，$P<0.001$）。我们用有限的案例分析，结果表明阴囊镜检查诊断睾丸扭转与传统开放手术探查的意义上高度一致，提示睾丸扭转患者可以进行微创的阴囊镜探查进一步明确扭转的诊断是否成立，具有一定的临床应用价值。

二、问题与困惑

可疑的睾丸扭转需要急诊探查，以最大限度保留睾丸。而传统的开放探查是在同侧阴囊做一个 3～5 cm 的切口，然后将睾丸、附睾和精索完全拉出阴囊进行复位和后续治疗。随着微创技术在泌尿外科各个领域的广泛应用，阴囊镜也被应用于治疗阴囊疾病。阴囊镜检查是一种安全微创的诊治方法。近年来阴囊镜已应用于多种阴囊疾病的诊治，如附睾囊肿切除术、辅助鞘膜切除术、辅助阴囊壁血管黏液瘤切除术、辅助睾丸破裂甚至特发性睾丸疼痛的诊断和治疗。这些都取得了很好的效果。那么，阴囊镜在诊治阴囊急症——睾丸扭转上的价值如何呢，值得临床上进一步探讨。

三、创新与思考

3～5 cm 大小的开放手术切口相对于阴囊这种小器官来说，似乎创伤较大，而阴囊镜在阴囊疾病的诊治中具有明显的优势，如手术时间短、切口小、术后恢复快等，所有这些都符合微创的定义。此外，阴囊镜检查一般不会造成额外的创伤，因为鞘膜腔是人体自然腔。通过阴囊镜诊断睾丸扭转仅需要一个 1 cm 大小的小切口，通过与术前彩色多普勒超声、传统开放手术进行比较，初步判断阴囊镜在诊治睾丸扭转上的价值。我们考虑在睾丸扭转治疗中，若阴囊镜证实睾丸坏死，可以延长小切口至 2 cm，进行睾丸附睾切除术，若无明显扭转及坏死表现，睾丸血运良好，则可以关闭 1 cm 大小小切口，定期随访复查。当然也存在一定的风险，尤其是目前在睾丸扭转中阴囊镜的诊断价值还没有得到充分验证。因此，在实际临床应用中，对于切除或保留睾丸的决定，若不是十分把握，建议延长切口，复位睾丸并观察血供后再进行下一步治疗决定。

四、理论支撑

近几十年来，微创诊断和治疗涵盖了人体几乎所有疾病的诊治过程，对于阴囊来说，有个自然的腔隙，即睾丸鞘膜腔，只要在阴囊皮肤上建立一个经皮腔道到达鞘膜腔，就可以对阴囊内容物，包括睾丸、附睾、鞘膜及精索等进行直观观察的诊断和治疗。而我们团队既往已经对多种阴囊疾病进行了阴囊镜的诊治尝试，如附睾囊肿切除术、辅助鞘膜积液切除术、辅助阴囊壁血管黏液瘤切除术、辅助睾丸破裂甚至特发性睾丸疼痛的诊断和治疗，取得了不错的成绩。国内外也有多家单位进行了类似的尝试，也提示在睾丸扭转这一阴囊急症中，进行阴囊镜的急诊诊治，具有潜在的应用价值，值得临床实践以评估其在睾丸扭转中的作用。

五、践行实施

对 2010 年 1 月至 2018 年 5 月期间住院的患者进行回顾性分析，患者分别收治于中南大学湘雅二医院和福建省立医院。纳入标准为：①所有病例最终诊断为睾丸扭转；②所有病例均进行了术前 CDU、阴囊镜检查和传统开放手术；③患者年龄在 14 岁及以上。记录纳入病例的以下信息：发病时间、超声结果、阴囊镜影像学检查结果、手术时间、术中睾丸血供和睾丸扭转状态、术后近期和远期并发症。排除标准是：患者最终排除睾丸扭转，以上信息记录不全，未进行 CDU 或阴囊镜检查或开放手术，或不愿参与本研究。

阴囊镜探查操作流程。首先，手术前剃掉生殖器毛发并静脉注射抗生素抗感染治疗。实施硬膜外阻滞、蛛网膜下腔阻滞、全身麻醉或局部麻醉。让患者取截石位，常规外阴消毒。塑料切口布单粘贴在手术部位。准备好手术器械套件，如内镜、膀胱镜（17 Fr 或 22 Fr、12°或 30°、27026 A、Karl Storz）或双极电切镜（26 Fr、12°或 30°、TUVis、Olympus）。第一步是建立一个小切口。此时，助手固定了病变侧睾丸。在阴囊前壁切开 1 cm 切口，逐层分离阴囊组织，直至到达鞘膜腔。然后，用 2 个 Allies 钳夹住整个阴囊壁全层。到达鞘膜腔时有少量深红色或深黑色不凝性液体溢出，这是阴囊镜下诊断睾丸扭转的第一个典型表现，通常表明睾丸发生了坏死。第二步是通过上述切口将组装好的内镜置于直视下进境。灌注液采用无菌 0.9% NaCl 溶液，灌注压维持在 60 cmH_2O 压力左右。用生理盐水连续低流速冲洗鞘膜腔数次后，冲洗出血性渗出液，仔细观察阴囊内容物。灌注液进入腔内的路径为膀胱镜或电切镜的操作通道，出口通道为内镜鞘与切口边缘的间隙。通常情况下，睾丸扭转表现为水平面睾丸位置较高，可以观察到螺旋形精索，这是睾丸扭转在阴囊镜下的第二个典型并且最重要的表现（图 21 - 14 - 1）。睾丸和附睾呈深紫色或深黑色，这是阴囊镜下睾丸扭转的第三个典型表现，也是不同程度睾丸坏死的标志。在一些患者的附睾中，观察到睾丸坏死并且糜烂。睾丸扭转发生后迅速入院（通常不到 3 小时）的患者，睾丸和附睾可呈深灰色，白膜呈暗红色。基于这些 3 个特征发现，睾丸扭转得到证实。确诊后，第三步是将原来的小切口扩大 1～2 cm 至 3～5 cm，进行传统手术。然后睾丸复位，观察血供，评价血供分级。根据观察结果保留或切除受累睾丸和附睾。注意将对侧睾丸常规进行固定。通常将橡胶引流膜留置到鞘膜腔内。将阴囊稍加压包扎，引流膜在手术后 24～48 小时内移除。

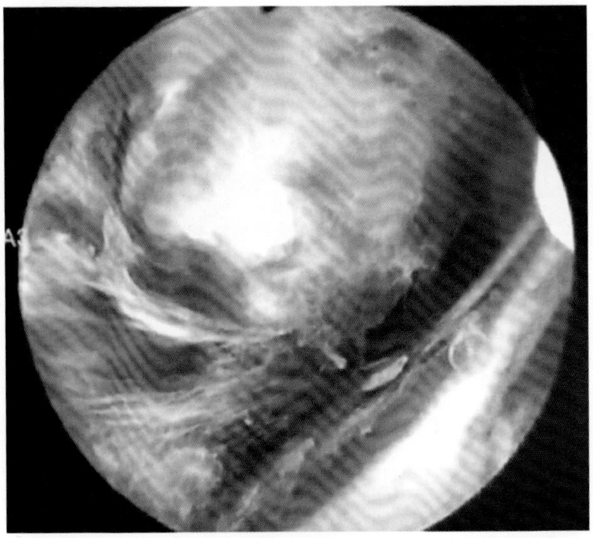

图 21 - 14 - 1　睾丸扭转

睾丸扭转在水平面位置，可见螺旋形精索，睾丸和附睾呈深黑色，这是睾丸扭转并坏死典型表现。

彩色多普勒超声分级。术前急诊超声评估睾丸血供和睾丸位置，并与健侧进行比较。根据超声报告诊断睾丸扭转的可能性分级如下。Ⅰ级：血液供应良好，无论睾丸位置如何，考虑排除睾丸扭转；Ⅱ级：睾丸位置不佳或睾丸供血不明显；睾丸扭转很有可能；Ⅲ级：无论有无睾丸横位，均无血供；睾丸扭转确诊或高度怀疑。

阴囊镜分级。使用阴囊镜检查，将睾丸状态分级如下。Ⅰ级：睾丸呈酒红色和红色交替状态；Ⅱ级：睾丸整体呈暗红色，局部可见黑色条状血管栓塞；Ⅲ级睾丸呈黑色，血管内有大量血栓形成；可以观察到糜烂和坏死。

阴囊镜后，再进行传统开放手术评估睾丸血供分级。睾丸复位后，根据通用方法评估扭曲睾丸的血供状态。复位后，切开睾丸被膜观察供血时间。血液供应分级（BSG）分类如下。Ⅰ级：鲜红色的血液立即从切口边缘流出；Ⅱ级：切开睾丸被膜后 10 分钟内流出鲜红色血液；Ⅲ级：10 分钟后没有鲜红血流出。

在术后的第 1 个月和 6 个月内至少进行了两次随访。随访数据包括手术并发症，如伤口感染、水肿和血肿。对睾丸进行超声检查以评估睾丸血液供应和睾丸大小。睾丸体积按 0.52×睾丸椭圆体长×宽×厚（cm）的公式计算，并与对侧睾丸进行比较。若睾丸体积小于对侧的 50%，则考虑睾丸萎缩。评估阴囊镜检查对睾丸扭转诊断的敏感性、特异性和安全性。

所有统计分析均使用 SPSS 24.0 for Windows 学生版（SPSS，Chicago，U. S. A.）进行 McNemar-Bowker 配对卡方检验和 Kappa 一致性检验，以分析与超声和 BSG 相比，阴囊镜检查诊断睾丸扭转的差异和一致性。当 $P<0.05$，认为差异显著。

最终我们纳入 43 名患者（平均年龄 18.42 岁；年龄范围 14～23 岁）被证实患有睾丸扭转。从发病到手术的平均时间为 16.02 小时（范围 3～38 小时）。患者中睾丸扭转在左侧 30 例（69.77%），右侧 13 例（30.23%）。平均扭转角为 426.98°（范围 180°～1080°）。平均手术时间为（64.79±12.08）分钟（范围 47～88 分钟）。阴囊镜探查平均时间为（6.84±2.45）分钟（范围 2～11 分钟），占手术总时间的 10.56%。传统手术期间观察血供平均时间为（25.89±9.51）分钟（范围 5～45 分钟），占手术总时间的 39.96%。11 例（25.59%）保留睾丸，其余 32 例（74.41%）睾丸切除。

与超声和传统手术相比，我们评估了阴囊镜检查的诊断价值。7 例（16.28%）超声排除睾丸扭转（Ⅰ级）。36 例（83.72%）超声认为可能、高度怀疑或直接诊断睾丸扭转，其中Ⅱ级 25 例（58.14%），Ⅲ级 11 例（25.58%）。因此，超声诊断睾丸扭转的准确率为 83.72%。所有患者均经阴囊镜检查确诊为睾丸扭转。因此，阴囊镜的准确度、灵敏度和特异性均为 100%。其中，阴囊镜分级Ⅰ级 6 例（13.95），Ⅱ级 11 例（25.58%），Ⅲ级 26 例（60.47%）。根据传统手术的 BSG，5 例（11.63%）Ⅰ级病例、9 例（20.93%）Ⅱ级病例和 29 例（67.44%）Ⅲ级病例。用 McNemar-Bowker 的配对卡方检验证明，使用阴囊镜和超声诊断的分级之间，以及使用超声分级和传统手术血液供应 BSG 分级之间的诊断价值都存在显著差异。而阴囊镜检查和传统手术血液分级 BSG 之间没有观察到显著差异。此外，Kappa 一致性测试发现，使用阴囊镜分级与传统手术血液供应分级具有非常高的一致性（Kappa＝0.733，$P\leqslant 0.001$）。这些结果表明，阴囊镜检查和传统手术在睾丸扭转的诊断中表现出高度的一致性。由于 BSG 是术中确定睾丸保留或切除的关键依据，因此阴囊镜检查可以帮助决定是否应切除或保留睾丸，预测值可能与传统手术的 BSG 相当。

超声未确诊病例的结果。其中 7 例患者超声分级为Ⅰ级。最终分别在阴囊镜分级为Ⅰ级有 3 例，Ⅱ级 4 例。7 名患者中有 6 名成功保留睾丸，而 1 名阴囊镜检查为Ⅱ级但传统手术为 BSGⅢ级的患者接受了睾丸切除术。

术后并发症。虽然术后 9 例（20.93%）出现阴囊水肿，但未发生伤口感染，所有水肿均在 24～48 小时内明显缓解。3 例（6.98%）接受睾丸切除术的患者出现阴囊血肿，经阴囊局部敷料加压 3 天后血肿吸收。9 名患者中有 4 名（36.3%）被证实术后出现睾丸萎缩。在这 43 例中，只有 10 例患者在 2～3 个月时复诊，其中有 2 例主诉阴囊轻微不适，并在第 6 个月随访时最终报告完全恢复；1 例担心保留睾丸状态，最终证明为过于焦虑。在第 6 个月的随访期间没有观察到其他并发症。根据手术并发症的分类，所有这些并发症都被认为是Ⅰ级或Ⅱ级。

急诊手术探查仍然是睾丸扭转的主要治疗方法。睾丸扭转的快速诊断和治疗对于保留睾丸和尽量减少睾丸切除至关重要。一旦临床考虑到睾丸扭转的可能性，都建议急诊手术探查，在最短的时间内恢复睾丸血供，挽救受累睾丸。在临床实践中，有必要将睾丸扭转继发坏死与罕见的睾丸梗死和坏死的临床表现区分开来。后者少见，常见原因为细菌栓塞、血栓形成或肿瘤栓塞。

阴囊镜检查是一种安全且微创的方法。传统的开放探查是在同侧阴囊做一个 3～5 cm 的切口，然后将睾丸、附睾和精索完全拉出阴囊进行复位和后续治疗，略显创伤偏大。随着微创技术在泌尿外科各个领域的广泛应用，阴囊镜也被应用于治疗阴囊疾病。阴囊镜已应用于多种阴囊疾病的诊治，如附睾囊肿切除术、辅助鞘膜切除术、辅助阴囊壁血管黏液瘤切除术、辅助睾丸破裂甚至特发性睾丸疼痛的诊断和治疗，并取得了很好的疗效。

阴囊镜在阴囊疾病的诊治中具有明显的优势，如手术时间短、切口小、术后恢复快等，所有这些都符合微创的定义。此外，阴囊镜检查不会造成额外的创伤，因为鞘膜腔是人体自然腔。通过阴囊镜诊断睾丸扭转也需要做一个小切口，与上述一些阴囊疾病不同，在睾丸扭转治疗中，切口的延长仍然需要，以使睾丸和附睾恢复到原位状态。因此，对于不确定睾丸是否坏死的患者来说，小切口的优势不是很明显。阴囊镜检查证实睾丸坏死，则可以利用小切口进行睾丸附睾切除术。我们的初步研究发现传统手术 BSG 与阴囊镜分级与高度一致，表明可以直接参考阴囊镜结果，对保留或切除睾丸做出可能性判断，并比传统手术具有更小的切口。在这种情况下，微创手术优势明显。当然，也存在一定的风险，尤其是目前在睾丸扭转中阴囊镜的诊断价值还没有得到充分验证。因此，在实际临床应用中，可能仍需延长切口，复位睾丸并观察血供后再进行下一步操作。

在安全性方面，阴囊镜下探查不会增加术中或术后并发症。在我们的病例中，并发症的总体发生率为 37.21%（16/43）。阴囊水肿是阴囊镜的一种独特并发症，通常在 24～48 小时内缓解，无需其他任何特殊处理。阴囊血肿和睾丸萎缩分别发生在 3 例（6.98%）和 4 例（9.30%）。睾丸萎缩的发生在很大程度上是睾丸扭转的结果，与使用阴囊镜没有直接关系。根据手术并发症的分类，所有这些并发症均为Ⅰ～Ⅱ级。因此，阴囊镜检查对于睾丸扭转的诊断通常是安全的。

阴囊探查对睾丸扭转有很高的诊断价值。文献回顾发现，CDU 在睾丸扭转中的诊断敏感性和特异性分别为 63%～99%和 97%～100%。在大多数病例中超声检查能够发现扭转的睾丸缺乏血流供应。但是，一部分病例不能通过超声检查得到准确诊断，这可能会延误后续治疗，导致感染和睾丸延迟切除等严重不良后果。在临床实践中，我们发现结合 CDU 和体格检查将睾丸扭转误诊为附睾炎和/或睾丸炎的情况并不少见。相反，阴囊镜检查似乎具有超越超声的诊断价值，我们发现阴囊镜检查诊断睾丸扭转的敏感性和特异性都是 100%。阴囊镜分级优于 BSG 的潜在临床益处是可以根据阴囊镜的结果保留或切除睾丸，从而缩短手术期间不必要的供血观察等待时间。然而，这个决定需要非常谨慎。目前为止我们不建议仅根据阴囊镜做出决定，应通过传统手术再次确认，因为目前阴囊镜检查的应用价值还不是十分确定。从本研究中我们发现，阴囊镜探查的平均时间为 6.84 分钟，占整个手术时间的 10.56%。反之，血供观察平均时间为 25.89 分钟，占手术时间的 39.96%。因此，如果根据阴囊镜的观察结果判断是切除还是保留，手术时间可以大幅度缩短。当然，单靠阴囊镜检查可能无法进行扭转睾丸的复位。此外，不同外科医师的经验和判断可能存在区别。因此，血供情况不确定的患者，尤其是起病时间短＜6 小时的患者，更需谨慎处理。

六、适用与展望

本回顾性研究利用有限案例证实阴囊镜对睾丸扭转的诊断与传统手术探查高度一致。在我们未来的临床实践中，对于那些出现阴囊急症，结合症状、体征和 CDU 结果不能排除睾丸扭转诊断的患者，为了减少误诊的可能，延误保留睾丸的最佳时间，我们可能会花费几分钟时间做微创阴囊镜检查，这将有助于明确诊断或排除睾丸扭转，避免常规传统手术并发症。而对于临床确诊为睾丸扭转的患者，可能不需要进行阴囊镜检查，而直接进行传统手术，以尽快实现睾丸复位，以减少病变睾丸的缺血时间。最后我们强调，由于这只是初步研究，在未来的临床实践中，阴囊镜对睾丸扭转的诊断价值需要更多的病例进一步证实。因此，我们建议，对于不能确诊或排除阴囊镜下睾丸扭转的患者，应进行开放性手术探查，以免造成不可挽回的后果。

〔魏永宝〕

第十五节　阴囊镜电切技术在附睾肿物中的应用

一、概　　述

附睾肿物被认为是男性人群中的常见疾病，可手术或动态观察。与传统开放手术治疗相比较，我们研究了阴囊镜下切除附睾肿物的疗效及安全性。记录患者临床及病理等资料进行分析，主要包括一般信息、术中数据和术后数据。最后我们成功分析了174名患者接受了阴囊镜下切除，其他79名患者接受了传统手术切除。两组之间的术前一般统计数据相似，无明显差异。我们发现与传统手术切除相比，阴囊镜下切除可缩短手术时间，减少失血量，手术切口更小。此外，阴囊镜下切除的术后并发症发生率明显低于传统手术切除，尤其是阴囊血肿和切口不适。阴囊镜下切除患者的总体满意度得分高于传统手术切除，住院时间缩短。阴囊镜下切除术后未出现睾丸萎缩。这是目前为止最大的样本量，来评估阴囊镜下切除附睾肿物的可行性和有效性，我们认为阴囊镜下切除治疗附睾肿物可以作为一种新颖有效的选择。

二、问题与困惑

附睾肿物是常见的泌尿外科疾病。通常，患者会因偶然触诊到无痛的阴囊肿物而寻求医疗咨询。附睾肿物中的大多数是良性病变。原发性附睾肿瘤很少发生，其中最常见的是腺瘤样肿瘤。可触及不同大小的实性肿物，通常起源于附睾头或尾。阴囊超声检查是分析阴囊异常的首选检查，MRI通常应用于不确定患者。结合临床病史，超声检查结果有助于建立鉴别诊断和后续治疗计划。目前，附睾肿物的治疗尚无定论，以保守治疗为主。但特定情况下，患者可能需要手术切除附睾肿物：比如症状明显并且经过药物治疗失败，或可疑恶性肿瘤。附睾肿物的手术治疗最常选择开放附睾肿物切除术或部分附睾切除术。然而，开放手术创伤较大，术后并发症发生率较高，尤其是血肿和感染，不利于患者的快速康复。在阴囊疾病的手术治疗中开展微创方法是必要的。因此，有必要研发微创的治疗方法，为这部分患者提供更加优质的医疗体验。

三、创新与思考

鉴于传统开放手术治疗阴囊疾病，创伤较大，带来部分患者术后不适和并发症。而阴囊镜是一种微创且不太复杂的手术，用于诊断和治疗阴囊疾病具有独到优势。我们已经成功地应用阴囊镜治疗不同的阴囊疾病均取得了满意的结果。为了进一步改善手术效果，我们回顾性分析阴囊镜和传统手术治疗案例。进行两种术式相关问题的比较，以评估阴囊镜下切除附睾肿物的可行性和有效性，为附睾肿物的诊治提供一种新的更加微创的治疗方法。

四、理论支撑

阴囊镜技术发明和发展已有几十年历史，我们前期小样本量的研究也证实阴囊镜是一种微创且不太复杂的手术，用于诊断和治疗阴囊疾病具有独到优势。截止发稿前，我们已经成功地应用阴囊镜治疗不同的阴囊疾病，包括附睾囊肿、成人睾丸鞘膜积液、睾丸破裂、睾丸扭转，均取得了满意的结果。但是这些都是较小的样本量研究，为了进一步验证阴囊镜治疗附睾肿物手术效果，本研究利用迄今为止最大的样本量，来评估阴囊镜下切除附睾肿物的可行性和有效性。

五、践行实施

我们对自2002年1月至2018年在中南大学湘雅二医院和福建省立医院附睾肿物手术治疗案例进行了回顾性分析。研究获得了相关审查委员会的批准。术前均至少采用阴囊超声诊断为附睾肿物。纳入条件如下：18～60 岁；诊断为附睾肿物；保守治疗失败，有或无明显症状。所有患者均接受临床评估，包括生命体征、心电图、实验室检查（凝血参数、血常规、肝肾功能等）。排除标准：C 反应蛋白、纯化蛋白衍生物和胸片、超声或 KUB+IVP、CT 和/或阴囊 MRI，以排除附睾结核或恶性肿瘤及急性炎症；合并严重心肺疾病或凝血功能障碍。

所有患者均接受全身麻醉、蛛网膜下腔阻滞或者局部麻醉，行膀胱截石位，常规皮肤准备。消毒手术区后粘贴一次性塑料切口敷料。使用 F24 - 26 等离子电切镜或单极电切镜作为阴囊镜。等渗晶体溶液悬浮在 60～80 cm 的高度作为灌注液。阴囊镜下切除步骤简而言之，在阴囊的患侧建立一个 1.0 cm 的切口，然后通过阴囊皮肤进入鞘膜腔。两个 Allis 钳夹住整个阴囊壁全层。将阴囊镜置入鞘膜腔内，持续输注无菌生理盐水。依次检查阴囊内容物，包括睾丸、附睾和鞘膜腔。主要观察附睾肿物的位置、外观、大小、边缘。然后电切附睾肿物，从头侧向尾侧逐渐切除，直至观察到正常附睾组织。应小心避免损伤睾丸和精索。切除后，创面电凝止血。使用 Ellik 或流水取出切除的肿物碎片并送去进行病理检查。再次进行阴囊镜检查以检查阴囊内容物以排除任何活动性出血或被遗漏的病变。切口用可吸收缝线缝合。置入引流条并 24～48 小时内取出。

对于传统手术切除治疗的患者，在病侧做一个约 4 cm 或更大的阴囊切口。从切口中取出附睾和睾丸，检查并切除附睾肿物。然后关闭切口，并在 24～48 小时内使用并拔除引流条。

我们对患者一般资料进行了描述性分析，包括年龄、发病时间、随访期和附睾肿物的特征。手术细节主要包括术中（手术时间、切口大小、失血量）和术后结果（换药次数、并发症、住院时间、病理结果）。术后并发症采用 Clavien-Dindo 系统分级。所有患者在术后 6 个月内完成至少 1 次随访。随访期间，患者完成手术治疗总体满意度调查（0～100 分）。

数据分别以平均值±标准偏差（SD）或百分比表示。连续变量用 t 检验进行比较，并使用<0.05的 p 值作为统计显著性的临界值。所有数据录入和分析均在 SPSS 24.0 统计分析软件（SPSS，Chicago，IL）中进行。

结果共有 253 名附睾肿物患者参加了这项回顾性研究，其中 174 名接受了阴囊镜下切除，79 名接受了传统手术切除。阴囊镜下切除的平均年龄分别为（47±12.8）（22～80）岁，传统手术切除的平均年龄为（48±14.9）（22～80）岁。阴囊镜下切除的平均随访时间为（20.8±8.2）个月，传统手术切除为（19.4±8.6）个月。两组在年龄、发病时间、随访时间、超声显示的肿物大小（最大直径）和治疗方面没有显著差异。

所有患者均成功手术。阴囊镜下切除的平均手术时间明显短于传统手术切除［(19.4±4.1）分钟 vs（53.8±12.9 分钟)］。阴囊镜下切除术中的失血量显著少于传统手术切除［(5.3±1.5）mL vs（21.3±5.6）mL］。阴囊镜下切除的平均切口尺寸明显短于传统手术切除［(1.5±0.3）cm vs（4.5±0.8）cm］。另外，阴囊镜下切除组患者换药频率显著降低［(2.9±1.3）次 vs（4.4±1.7)次］，术后住院时间缩短［(4.1±0.9）天 vs（5.0±1.5）天］。阴囊镜下切除的总体满意度得分明显高于传统手术切除［(94.8±3.7）分 vs（91.7±4.9）分］。这些术中及术后比较都具有明显差异（图 21 - 15 - 1）。

并发症总发生率和并发症等级上无显著差异，阴囊镜下切除组为 27（15.5%），传统手术切除组为 17（21.5%）（Ⅰ～Ⅲ级）。其中，术后复发率几乎相等，阴囊镜下切除为 5（2.9%），传统手术切除为 2（2.5%）。阴囊镜下切除 19（10.9%）例发生阴囊水肿，而在传统手术切除中为 0（0%）。阴囊镜下切除中阴囊血肿的发生率低于传统手术切除，为 3（1.7%）对比 10（12.7%）例。阴囊镜下切除出现切口不适的病例较少，为 5（2.8%）例，传统手术切除为 5（6.3%）例。阴囊镜下切除未发生睾丸萎缩（0%），但传统手术切除发生 1 例（1.3%）睾丸萎缩。两组未发生睾丸、精索损伤或继发鞘膜积液。除术后阴囊轻微不适外，其余患者术前症状均明显缓解。

已经发现阴囊镜检查是一种微创且不太复杂的手术，可用于诊断和治疗阴囊内疾病。1992 年，我们首次在中国人群中进行阴囊镜检查。然后，我们扩大了阴囊镜检查的应用范围，以治疗其他阴囊疾病，包括睾丸扭转、睾丸破裂、睾丸鞘膜积液以及一些罕见的阴囊良性疾病，都取得了良好的效果。与

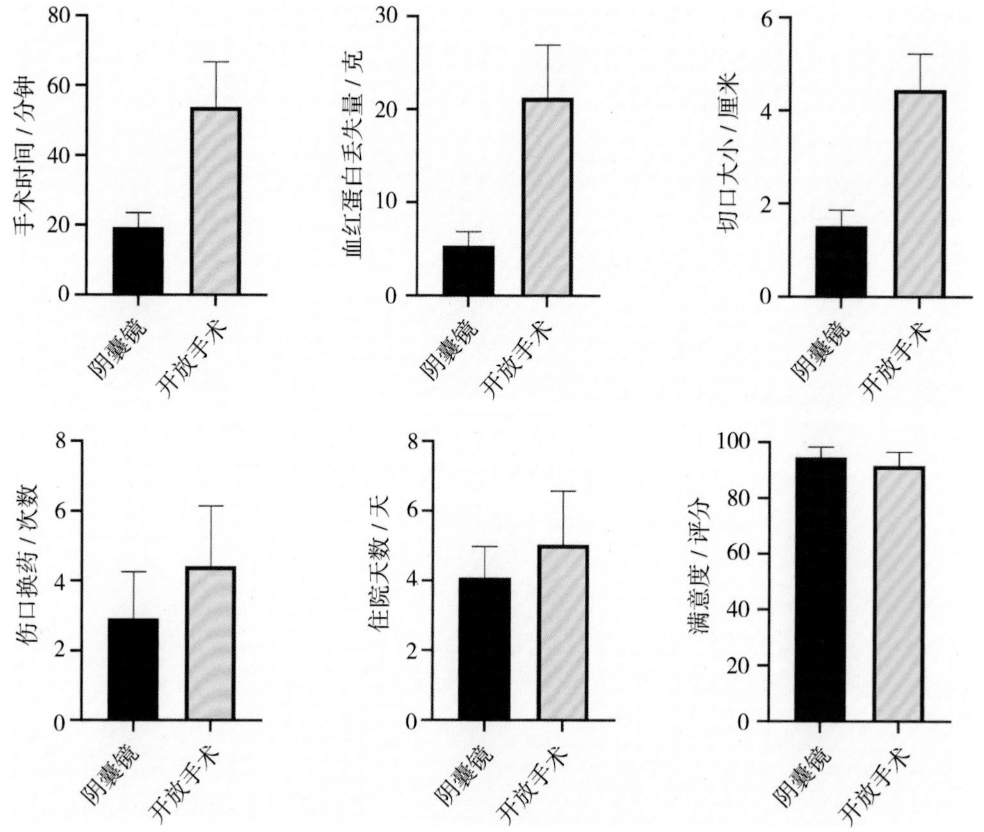

图 21-15-1 术中和术后数据

阴囊镜辅助切除术（SA）显示手术时间更短、失血更少、切口长度更短、换药频率更低。阴囊镜下切除在住院天数方面没有显著优势。此外，与开放切除相比，阴囊镜下切除的满意度得分也更高（所有 $P<0.05$）。

传统手术相比，阴囊镜辅助手术具有手术时间短、切口小、术后恢复快、创伤小、恢复快、并发症少等明显优势。

一直以来，我们应用阴囊镜治疗附睾肿物，取得了优于传统方法的效果。在本研究中，我们利用迄今为止最大的样本量，发现阴囊镜下切除与传统手术切除相比，手术时间显著减少，失血量更少，切口长度更短。这些结果支持阴囊镜可以作为治疗附睾肿物可行且有效的手段。

在手术安全性方面，阴囊镜下切除与传统手术切除相比，术后并发症更少，恢复快。根据 Clavien-Dindo 分级系统，两组术后并发症均为Ⅰ～Ⅲ级。传统手术切除组报告 1 例Ⅲ级病例，阴囊镜下切除组无此报道。阴囊水肿是阴囊镜下切除最常见的并发症，这可能与睾丸损伤或额外的液体通过切口渗入阴囊壁的夹层有关。一般来说，避免壁层鞘膜损伤和降低灌注压力和控制手术时间可以有效避免水肿。根据我们自己的经验，最好保持 60～80 cm 的液压。然而，阴囊血肿是传统手术切除而非阴囊镜下切除中最常见的并发症，可能是由于开放手术中相对较大的手术创伤。对于阴囊镜下切除患者，可以在阴囊镜下切除肿物，并且可以不需要将睾丸从阴囊中挤出的情况下对出血部位进行电凝，从而将出血风险降至最低。阴囊镜下切除患者的症状缓解率高，满意度得分也更高，表明患者对阴囊镜下切除的满意度较好。这些可能归因于阴囊镜下切除的多种优势，包括术后并发症少、切口不适少、创伤少、换药次数少，恢复更快。在术后复发方面，两组无显著差异。阴囊镜下切除更换敷料的频率较低，可能是由于切口较短和出血控制较好。

六、适用与展望

阴囊镜下切除患者的症状缓解率高，满意度得分也更高，表明患者对阴囊镜下切除的满意度较好。这些可能归因于阴囊镜下切除的多种优势，包括术后并发症少、切口不适少、创伤少、换药次数少，恢复更快。在术后复发方面，两组无显著差异。阴囊镜下切除更换敷料的频率较低，可能是由于切口较短和出血控制较好。总之，我们目前的研究证实，阴囊镜下切除是一种安全有效的附睾肿物微创治疗选择，具有切口小、恢复快、并发症低等优点，值得进一步临床应用。

〔魏永宝〕

第十六节　阴囊镜探查在阴囊壁肿物诊断和治疗中的应用

一、概　　述

阴囊壁肿物在临床中相对少见，很难通过体格检查或超声检查与阴囊内容物病变区分开来。在这项研究中，我们分享了使用阴囊镜诊断和治疗阴囊壁肿物的经验。我们回顾性分析了我们团队收治的所有阴囊壁肿物患者的临床资料，通过与多普勒超声等检查对比评估诊断价值，通过与传统手术对比评估治疗价值。排除疑似阴囊结核或恶性阴囊肿瘤患者。最后我们纳入 6 例阴囊壁肿物经阴囊镜诊断和治疗患者。在这 6 例病例中，术前超声检查对阴囊壁肿物起源的诊断不明确或不正确。用阴囊探查最终确定了所有肿物的位置。最后 3 例患者诊断为阴囊壁囊肿，1 例手术成功切除；另外 2 个是通过一个小切口切除。其他 3 例患者经阴囊镜诊断后小切口切除，3 例患者共 4 个阴囊壁实性肿物病灶。未观察到伤口感染、阴囊水肿、血肿、慢性阴囊疼痛、睾丸或附睾损伤等并发症。我们认为阴囊壁肿物相对少见，人们认识不足，术前超声很难确定其起源。阴囊镜有助于确认肿瘤的定位，并能够微创切除部分患者肿物。我们的研究提示可以使用阴囊镜进行阴囊壁肿物的切除或给出确定诊断，在临床上具有一定应用价值。

二、问题与困惑

阴囊壁组织可能发生各种原发性和继发性疾病的病理生理过程，导致多种病变。超声检查通常是阴囊肿物患者的首选检查，并且通常能够提供明确的诊断。在一些复杂的情况下可能需要计算机断层扫描 CT 或磁共振成像 MRI 检查。然而，阴囊壁肿物在临床上比较少见，由于阴囊内结构复杂、空间相对狭窄，通过体查、超声或 CT 和 MRI 检查很难与阴囊内容物病变区分开来。因此，有必要探索一种更加有效的诊治手段，为这些少见疾病患者提高诊断率，如果这一方法还能对一部分患者提供微创的治疗作用，那就更加完美了。

三、创新与思考

1986 年首次描述了阴囊探查阴囊内容物这一技术，目前认为阴囊镜是一种内镜，可以探查和观察阴囊内容物。阴囊内的结构，如睾丸、附睾和阴囊壁，都可以用阴囊镜下直接观察和治疗。虽然可以通过超声检查粗略确定肿物的良恶性，但是我们的经验是超声无法准确判断肿物位于阴囊壁内，还是鞘膜腔内，但可以通过阴囊镜检查进一步明确阴囊肿物的位置。我们预期阴囊镜对阴囊壁肿物的定位诊断具有超越超声等优势。而且大多数阴囊壁肿物应该可以通过阴囊镜明确位置，从而为手术中是否切开鞘膜腔提供充分依据，以达到个体化治疗和微创治疗的目的。

四、理论支撑

阴囊壁肿物在临床上比较少见，由于阴囊内结构复杂、空间相对狭窄，通过体格检查、光照、超声或 CT 和 MRI 等影像学检查可以帮助确定肿物的定性和定位，但是对于阴囊壁肿物的确切定位诊断却很难与阴囊内容物部位的肿物区分开来。这为手术计划制造了一定困难。阴囊镜是一种内镜，阴囊内的结构如睾丸、附睾和阴囊壁，可以用阴囊镜直接观察，进一步明确阴囊肿物的位置，为制定适当的手术计划提供充分依据。在国内，我们团队于 1992 年首次报道用阴囊镜诊断阴囊内病变，近几十年来，我们团队持续在阴囊镜技术应用不断创新，经验十分丰富，为这项研究的成功实施提供了丰富的理论和实践依据。因此本研究中，我们首次评估了阴囊镜检查对阴囊壁肿物的诊断和治疗价值。

五、践行实施

我们对 2015 年 6 月至 2019 年 11 月期间我们治疗的所有阴囊肿物患者进行回顾性分析。选择在阴囊镜下诊断为阴囊壁肿物的患者进行进一步研究。收集临床资料，包括年龄、超声结果、阴囊镜检查结果、手术方法、手术时间、伤口大小、并发症、病理结果、住院时间和随访时间。通过与多普勒超声检查比较评估诊断价值，通过与传统手术结果比较评估治疗价值。主要排除标准是排除疑似阴囊结核或恶性阴囊肿瘤患者。在阴囊镜探查之前，所有患者均由两名经验丰富的放射科医师进行超声检查。本研究获得相关伦理委员会批准。

手术由两名经验丰富的泌尿外科医师进行。患者取截石位，在阴囊前壁切开 1 cm 宽的切口。我们使用电刀（60 W 电切和 40 W 电凝）依次分离阴囊壁层并进入鞘膜腔。然后，观察到来自鞘膜腔的淡黄色渗出液。沿切口使用 2 个 Allis 钳固定整个阴囊壁层，以确保阴囊镜可以插入鞘膜腔。用 17～22 Fr Storz（德国塔特林根）膀胱镜或 26 Fr Olympus（日本东京）等离子电切镜作为阴囊镜。用阴囊镜仔细检查阴囊内容物和阴囊壁。无菌生理盐水灌注维持在 60～80 cm 的水压以维持连续低流量灌注。如果在探查过程中观察到肿物并且被认为是良性的，我们将直接用等电切镜切除肿物。如果在探查过程中无法观察到肿物，我们会在阴囊壁上预计肿物的位置再做一个切口，用小切口的开放手术将其切除。我们用可吸收缝线封闭切口，放置压力敷料以防止水肿或血肿。

我们统计后发现共收治 238 例阴囊肿物，经阴囊镜诊断或治疗的 44 例阴囊肿物中，仅 6 例（13.6%）为阴囊壁肿物。在这 6 例病例中，患者的中位年龄为 46.5 岁（范围 25～64 岁）。术前超声检查对所有 6 例阴囊肿物起源的诊断不明确或不正确。然而，通过阴囊镜探查证实了阴囊壁肿物的定位（图 21 - 16 - 1）。所有 6 名患者的整个治疗过程在 32 分钟（范围 25～50 分钟）完成。诊断和切除的中位时间分别为 2 分钟（范围 1～4 分钟）和 8 分钟（范围 5～11 分钟）。3 名患者被诊断为阴囊壁囊肿（1 个多房囊肿和 2 个孤立性囊肿）；其中 1 个在手术过程中成功切除，另外 2 个通过小切口切除。我们发现 5 号患者双侧附睾分别有 2 个囊实性阴囊内容物肿物和 2 个实性阴囊壁肿物。阴囊内容物肿物在阴囊镜下切除，阴囊壁肿物在小切口开放手术中切除。另 2 名患者也在使用阴囊镜诊断后，通过小切口切除了两个实性肿物。6 例患者共发现 9 个肿物（其中 1 例患者阴囊壁有 2 个肿物，阴囊左右两侧有 2 个阴囊内容物肿物），阴囊切口 13 个，中位大小 1 cm（范围 0.8～2.5 cm）。我们做了 7 个1 cm 的切口用于诊断目的，并做了 6 个切口来切除阴囊肿物，切除肿物切口中位大小为 1.5 cm（范围 0.8～2.5 cm）。未观察到阴囊水肿、伤口感染、血肿、慢性阴囊疼痛、睾丸损伤或附睾损伤等并发症发生。术后病理结果显示血管黏液瘤 1 例，平滑肌瘤 1 例，腺瘤样瘤 1 例，囊肿 3 例。所有 6 名患者的住院时间均为 3 天。中位随访 21 个月（范围 6～24 个月）后未观察到肿物复发。

阴囊内肿物在男性人群中很常见。这些肿物大部分起源于睾丸和附睾，阴囊壁肿物相对较少。与 90%是恶性的阴囊内容物肿物不同，阴囊壁肿物更可能是良性的。

超声检查是阴囊内肿物最常见的诊断方法，因为它具有较好的诊断价值，但对确切位置的诊断价值相对较低。由于阴囊内的解剖结构复杂，定位诊断具有挑战性。成功区分阴囊壁肿物和阴囊内容肿物，而不是精确描述其位置，可以帮助制订适当的治疗方案。因此，我们介绍了一种新的微创方法，使用阴囊镜来帮助区分阴囊壁肿物和阴囊内容物肿物。

阴囊水肿或血肿、切口感染、精索损伤、睾丸扭转、慢性阴囊疼痛和睾丸萎缩是阴囊镜探查后可能发生的并发症。然而，在 21 个月的中位随访期间，我们研究中的 6 名患者均未观察到这些并发症。阴囊水肿是经验不足的泌尿外科外科医师进行阴囊镜探查后最常见的并发症。主要原因是鞘膜损伤或灌注液通过切口渗入阴囊壁夹层。因此，术中应用 Allis 组织钳完全夹住阴囊壁切口，并注意控制灌注液压力可以有效预防。根据我们的经验，应保持 60～80 cm 的液压。一旦发生阴囊水肿，应减少手术时间，以有效减轻水肿的严重程度。如果发生阴囊水肿，如果适当加压，大多数病例会在 24～48 小时内消退。

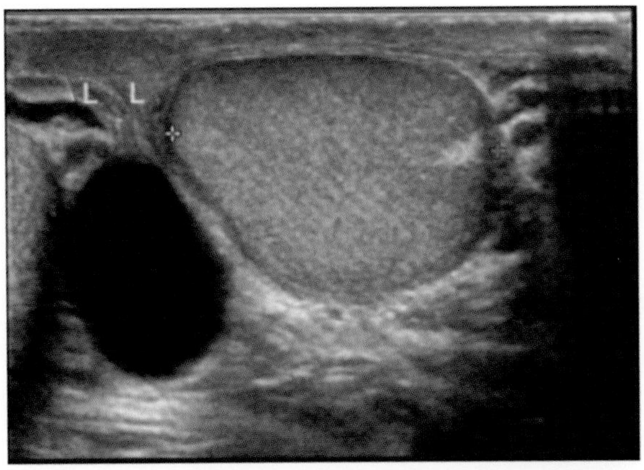

A. 病例 6 的超声图像显示位于阴囊内的 1.9 cm 囊肿，可能起源于精索

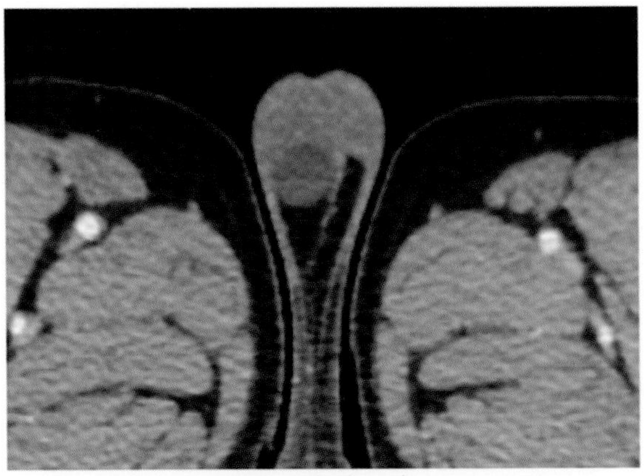

B. 进一步对该患者进行增强型计算机断层扫描，囊肿位于右侧睾丸的后方

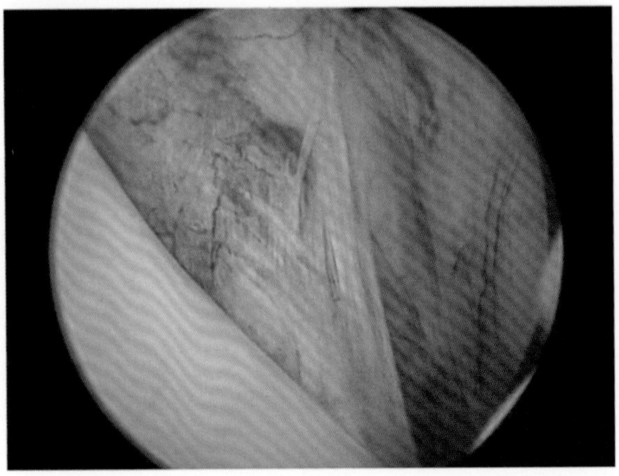

C. 阴囊镜探查时，鞘膜腔内未见肿物，确认位于阴囊壁的肿物

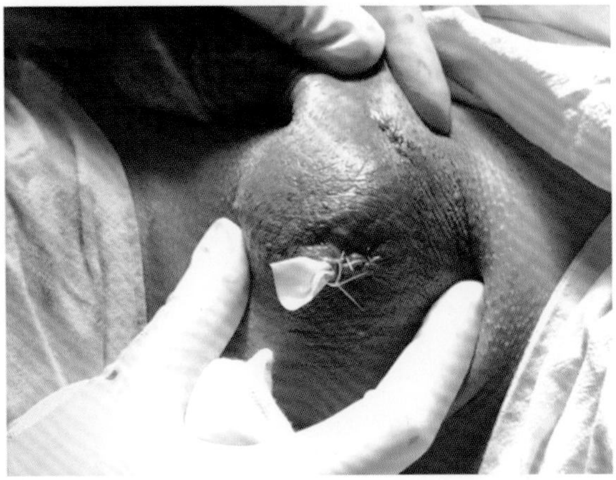

D. 6 号病例术后切口显示右侧阴囊 2 个切口（上切口做阴囊镜检查，下切口做肿物切除），术后无阴囊水肿发生

图 21-16-1 阴囊壁肿物患者的临床特征

我们的研究存在一些局限性。由于其回顾性设计和小样本量，需要更多设计良好的临床试验来确定该技术的价值。迄今为止，这是第一个发现阴囊镜对阴囊壁肿物患者的诊断和治疗价值的研究。

六、适用与展望

阴囊镜检查已广泛用于诊断和治疗多种阴囊疾病，如阴囊内容物肿物和睾丸扭转。然而，这是第一项评估阴囊镜检查对阴囊壁肿物的诊断和治疗价值的研究。正如我们的研究所示，阴囊镜检查是诊断和治疗阴囊壁肿物的一种安全有效的技术。阴囊镜可作为超声检查和开放手术治疗的重要补充，值得临床推广应用。

〔魏永宝〕

第十七节 精囊镜治疗精道远端疾病的思考和创新

一、概 述

精道远端疾病临床并不少见，常见的有：精囊炎、精囊结石、射精管远端钙化、精道远端囊肿、射精管梗阻等。由于精囊与前列腺组织类似血运不佳，而且内容物难以彻底排空，所以一旦出现炎症常迁延不愈，导致结石形成或射精管黏膜钙化造成梗阻。结石与梗阻可加重感染，使得炎症-梗阻互为因果，成为恶性循环。此外精道远端囊肿也并不少见，根据位置和组织来源可分为前列腺小囊囊肿、苗勒管囊肿、射精管囊肿以及精囊囊肿等。这些囊肿的病因多样，有先天发育异常也有后天炎症狭窄导致囊腔出口黏连闭合形成囊肿，但最终都可以造成射精管梗阻，成为炎症-梗阻恶性循环的一部分。

精道远端疾病的患者多因血精或精液质量不佳就诊时发现。精液常规常存在大量红细胞，精液呈酸性，精子活力可明显下降，精子数减少，完全梗阻的患者可出现无精。此外由于精液中的果糖成分仅为精囊分泌，精囊疾病常导致精囊分泌功能受损，患者精浆果糖水平低下，甚至精道完全梗阻使得精液中完全缺乏精囊分泌物，精浆果糖呈阴性。精囊疾病确诊须影像学检查，常用手段为经直肠彩超与磁共振检查。经直肠彩超可动态观察精道远端组织结构，对精囊扩张、精囊结石、射精管钙化显示良好，且经济方便，是筛查首选。MRI 可通过精囊内容物的信号改变推测内容物性质，而且通过放置直肠内金属圈可更清楚的显示黏膜、肌层、浆膜等各个层次信号变化，也可以清楚的展现囊肿等病变与精囊组织的位置关系，指导精囊镜手术入路选择，是精道远端疾病诊断的金标准。CT 检查对精囊区域显示模糊不清，难以确定精囊区域组织结构以及内容物性质，所以价值不大。

精道远端疾病的治疗目的是解除梗阻与缓解炎症。大部分单纯精囊炎患者可通过口服抗生素配合规律排精等生活方式调节得到治疗，治疗方案可参考慢性前列腺炎患者的治疗方案。手术治疗适用于保守治疗无效的患者，包括反复治疗 1 年以上的顽固血精患者、有生育要求的射精管完全梗阻患者、精囊区域存在只能通过外科手段解决的囊肿等结构性病变的患者。常用的外科治疗方式有：经尿道射精管切开术（TURED）、精囊镜手术、腹腔镜囊肿切除术、射精管球囊扩张术、经会阴精囊穿刺灌洗术。

二、问题与困惑

（一）诊断上的困惑

精道远端疾病诊断上的困惑主要集中在射精管梗阻，尤其是射精管不全梗阻上。射精管完全梗阻症状典型，诊断起来较容易，一般都具有以下表现：①明显的精囊扩张，横径＞1.5 cm；②精液常规提示无精；③精液体积＜1.5 mL；④精浆果糖极低；⑤精液呈酸性。然而不全梗阻的患者症状非常不典型，尤其是精子数可以从极重度少精波动至接近正常水平，所以诊断相比完全性梗阻更加困难。但是射精管不全梗阻仍有一些特征性的表现可以帮助我们诊断：①精囊扩张，宽度＞1.5 cm；②精浆果糖明显降低；③精子活力受损，常呈现极重度弱精子症。但是临床工作中很多患者症状并不典型，所以某种程度上来讲需要借助于排除法，首先排除引起少弱精子症的其他原因才可诊断。以上的诊断标准来自于多年的学者研究总结，但这些诊断标准只触及了疾病的表象，并没有触及射精管不全梗阻的本质。这个疾病的病理生理学本质到底是什么，这也与我们外科手术解除梗阻之后精液参数的缓解的原理密切相关。这些都是近年来学者们致力于研究的问题。

（二）治疗上的困惑

TURED 曾经是精囊疾病尤其是合并射精管梗阻患者的治疗金标准。文献显示此术式对精液质量的改善率为 44.5%～90.5%，术后配偶受孕率为 13%～31%。其中不完全梗阻术后疗效优于完全梗阻。手术方法是利用电切环切除精阜组织表层组织 3～5 mm，直到暴露双侧射精管腔。此时可见到白色或血性精液溢出。虽然 TURED 术可以充分暴露射精管腔，解除梗阻效果确切，但是对精阜以及射精管末端结构的破坏可以造成尿液反流进入精囊，而且这种损伤是不可逆的。尿液反流可以造成术后精液稀薄呈水样，几乎所有患者的精液均呈肌酐阳性，而且反流的尿液可影响精液质量或造成逆行精道感染等并发症。

精囊镜手术相对于 TURED 的优势在于创伤较小。而在精囊镜技术应用中对不同入路的选择也存在争议。精囊镜是利用儿童输尿管镜经尿道探查射精管及精囊的微创治疗方式，有经前列腺小囊入路以及经射精管自然腔道入路两种方式。手术中可以通过精阜中央孔进入前列腺小囊，于前列腺小囊两侧壁与精囊紧密贴合处穿刺破壁进入精囊腔，对精囊内进行灌洗、碎石等操作，缓解精囊炎症以及炎性梗阻。经前列腺小囊途径的优势在于操作相对容易，缺点在于对前列腺小囊及精囊壁有损伤。经射精管自然腔道途径是近年来较受瞩目的手术方式。这种术式理论上对精道远端组织结构没有损伤，但是对精囊镜设备及操作技巧要求较高。精囊是末端纤细的锥管样腔道，外口直径仅为 0.3 mm，且外口处还有黏膜皱襞起到抗反流的阀门样作用。所以为避免射精管腔黏膜撕裂伤经自然腔道途径最好使用 4.5F 的输尿管镜，但此种输尿管镜镜体太过狭小，视野不佳，且无法置入导丝、激光光纤、取石网篮等操作工具，仅能探查并冲洗精囊，可操作性有限。经自然腔道途径解决射精管梗阻的原理可能是冲洗精囊，缓解炎症，理论上还可通过镜体对狭窄的射精管进行一次扩张。然而作为泌尿外科医师的我们都知道尿道狭窄的治疗需要定期的尿道扩张，经射精管自然腔道单次扩张治疗的远期效果如何尚无循证医学证据。

其他治疗方式也在不同病情的治疗中体现各自的价值，但均有局限。对于存在前列腺中线巨大囊肿的患者，腹腔镜下切除是有效的治疗方式。但单独切除囊肿并不能解决射精管梗阻，也无助于改善精液参数。经尿道射精管球囊扩张术对远端精道结构没有损伤，但是仅能单次扩张射精管，无法冲洗精囊内炎性沉积物，且远期疗效如何，尚存疑问。经会阴精囊穿刺灌洗术可彻底冲洗精囊内容物，缓解精囊炎症但对囊肿或已出现的射精管结构性梗阻无法改善。

三、创新与思考

针对我们现有的困惑，笔者对现有精囊镜技术进行了改进，在射精管梗阻的诊断和治疗方面都进行了探索与创新。

笔者还记得在校读书期间一次上一台前列腺电切手术，笔者的导师也就是本书的主编杨金瑞教授向我们学生提出了一个问题：我们这个手术间里这么多泌尿外科医师，大家有没有想过精阜在人体中到底起到什么作用。当时学识浅薄的笔者对这个问题毫无头绪但一直记在心里。在对精囊镜技术的改进探索过程中，笔者通过对组织学与胚胎学的复习逐渐对这个问题有了肤浅的认识，在这里也尝试回答一下老师当年的提问。

四、理论支撑

精阜是精道远端结构的终点，精阜中央孔是前列腺小囊的开口，中央孔两侧黏膜皱襞中分布着双侧射精管开口。精阜局部的炎症可以影响到 3 个腔道的内容物排出导致双侧精囊扩张以及前列小囊扩张形成囊肿。前列腺小囊是一种位于前列腺中线的天然囊腔，紧邻双侧精囊，于精阜中央孔与尿道相通，是我们的改良精囊镜技术的结构基础。组织学与胚胎学研究显示前列腺小囊是一种分泌性囊泡，囊液为透明、浆液性，含有高浓度的 PSA。前列腺小囊的组织起源是复杂的：囊状的体部通常是苗勒氏管退化的产物，内表面覆盖立方上皮；细长的颈部与精阜中央孔相通，组织来源于尿生殖窦，内表面覆盖柱状上皮。在大部分射精管不全梗阻病例中不仅存在精囊扩张，同时可发现前列腺中线囊肿，即扩张的前列腺小囊，又称苗勒管囊肿。研究显示在外生殖器发育正常的成年人存在的前列腺中线囊肿，逆行尿道造影无法显影，而向囊肿内进行顺行穿刺造影可见尿道显影。而一些合并尿道下裂等外生殖器发育异常的患者中常发现退化不全的前列腺小囊，没有正常的精阜结构而是直接与尿道相通，逆行尿道造影可显影，呈管状。而这一类患者常由于尿道炎或附睾炎前来就诊发现。这些发现证明了发育正常的精阜具有防止尿液反流进入精道的单向阀门样作用。

五、践行实施

我们对传统精囊镜的操作步骤进行了改进，邻近双侧精囊的前列腺小囊以及位于小囊开口具有阀门样作用的精阜就成为了我们继续改进精囊镜技术的结构基础：我们在经前列腺囊穿刺进镜方法的基础上，在彻底冲洗精囊腔内炎性沉积物后以铥激光在前列腺小囊内完全切除了精囊与前列腺小囊之间的屏障，使两个囊腔完全相融（图 21－17－1）。而且由于经精阜中央孔进行手术，术前粘连、钙化梗阻的前列腺小囊出口得以通畅（图 21－17－2），这样我们就以前列腺小囊为基础，精阜中央孔为出口建立了一条新的射精通道。这样做相比以往的治疗方式有以下几个优势：①手术操作均位于前列腺小囊内，对射精管腔道没有操作，避免了经自然腔道精囊镜技术对射精管腔的损伤风险；②我们的术式并未破坏精阜结构，利用精阜的阀门样结构避免了尿液反流进入精道，没有 TURED 术式尿液反流的风险。术后患者的精液参数明显改善，且没有水样精液等严重并发症，证明了新技术的有效性和安全性。

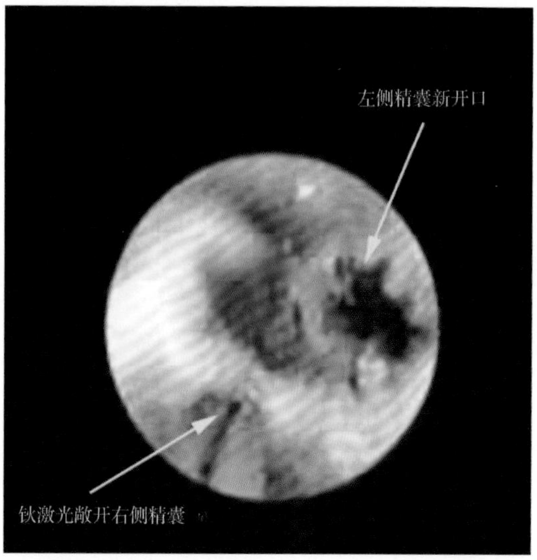

图 21－17－1　前列腺小囊内敞开双侧精囊

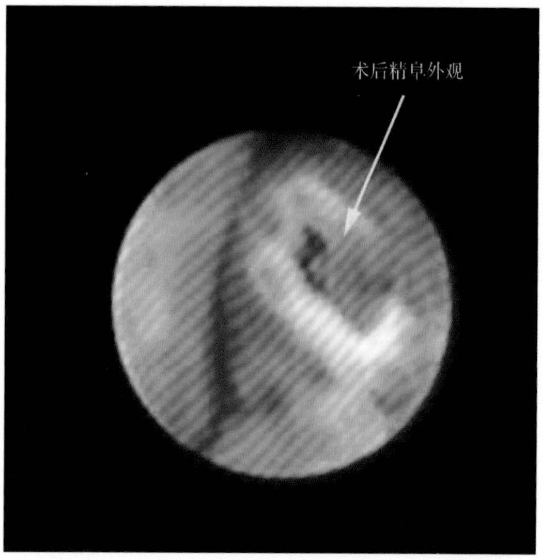

图 21－17－2　术后通畅的前列腺小囊外口

在精囊镜手术操作过程中我们也对射精管梗阻的诊断方式进行了探索。由于射精管不全梗阻的临床表现波动很大，诊断难度高于射精管完全梗阻。而射精管不全梗阻的几个诊断标准均不是这个疾病特异性的特征。所以患者除了要符合射精管不全梗阻的几个诊断标准之外还要除外其他引起少弱精的疾病才能确定诊断。所以目前我们需要一个真正属于射精管不全梗阻的，能够体现射精管不全梗阻病理生理学特征的诊断指标。众所周知，人类的精囊是一个分泌器官，而非精子的储存器官，所以在健康男性的精囊内是不应该有精子的。因此精囊内容物如果发现大量精子就可以考虑存在由于梗阻导致的精囊排空不全：精子没能排入尿道而是反流回到精囊内。所以近年来彩超引导下的精囊穿刺抽吸术被认为是一个诊断射精管不全梗阻更加可信的方法。一般认为镜下发现大量精子即可明确梗阻的存在。然而这种技术作为一个诊断方式而言创伤较大。我们在精囊镜手术过程中，利用镜体的操作通道完善了精囊抽吸这个诊断方法：首先在成功穿刺进入精囊腔后，我们用注射器从进水通道抽出精囊内容物，随即在显微镜下观察到大量的死精子，从而证明了梗阻的存在。在彻底冲洗精囊腔后，我们在精囊腔内偏中线位置可以探查到输精管壶腹：镜下表现为一个存在少量腺泡样结构、幽深的腔道。将精囊镜小心进镜至输精管壶腹深部，充分顶住管腔，然后用注射器连接操作通道，快速用力反复的抽吸出少量输精管内容物，随即在显微镜下观察，可见到比例较多的活动精子。从双侧输精管壶腹的抽吸操作以及镜下发现可以证明双侧睾丸存在正常的生精活动，并且证明了双侧输精管的通畅。这是外科手术的操作优势，是经会阴穿刺抽吸无法达到的效果。

经过我们的改进，精囊镜成为可以完成更加可靠的诊断以及更加安全有效治疗的新技术，较传统各种诊断治疗方法具有明显优势。

六、适用与展望

从我们的探索过程可以看出精囊镜是一个很有潜力的新技术，在精道远端疾病的诊断与治疗方面仍然大有可为。然而在精道远端疾病尤其是射精管梗阻的诊断治疗中还存在很多的疑问。例如，果糖降低在射精管梗阻导致的弱精子症中所起到的作用、射精管梗阻解除后精子活力恢复的原因、精道远端囊肿的分类与治疗原则的把握方面还有待我们去继续探索并解答。因此在未来的工作中我们要继续探索，将精囊镜的优势发扬光大，造福患者。

〔王珂楠〕

第十八节　机器人辅助泌尿外科腹腔镜手术径路的创新

一、概　述

随着医疗技术的革新，外科手术正经历从传统开放手术到腹腔镜手术，再到机器人辅助手术的变化。达芬奇机器人手术系统（Da Vinci surgical system，DVSS）已广泛应用于微创外科手术的多个领域，其中，泌尿外科更是机器人辅助手术的重要阵地。达芬奇机器人与传统腹腔镜相比，具有三维操作视野、高清放大倍数、高自由度的腕式活动范围、过滤人手的疲劳和颤抖等优势，其手术操作更为精细，更适用于泌尿外科的重建类手术和高难度复杂手术。在欧美地区，70%～85%的前列腺癌根治术由达芬奇机器人辅助完成。达芬奇机器人可以在相对狭小的盆腔内完成复杂而精细的操作，在根治性切除前列腺的同时，尽可能地保护尿控功能和性功能，从而有效地提高患者术后的生活质量。保留肾单位的手术也是泌尿外科的高难度手术，其难点在于完整切除肾脏肿瘤，并且尽快缝合肾脏创面，避免热缺血时间过长。达芬奇机器人因其良好的视野和灵活的操作，比较容易完整切除肾肿瘤，甚至可以紧贴包膜行肾肿瘤剜除术，在创面的缝合过程中，达芬奇机器人可以迅速地从多个角度完成肾髓质和皮质的双层缝合，具有一定优势。另外，达芬奇机器人还大量应用于泌尿系重建修复手术，例如肾盂输尿管连接处狭窄，输尿管狭窄，膀胱扩大术等。总之，达芬奇机器人具有操作灵活精细，创伤小，学习曲线短等优势，正广泛应用于泌尿外科微创手术领域。

二、问题与困惑

泌尿外科手术入路有经腹腔入路和经腹膜外入路两种方式。两种手术入路相比，各有优势。经腹膜外入路是国内泌尿外科医师更加熟悉的入路，它的优势在于不受肝、脾、肠道等腹腔脏器的干扰，同时避免对胃肠道过多地刺激。另外，在某些上尿路手术中，腹膜外入路可以更直接地显露肾动脉和下腔静脉后肿瘤（如嗜铬细胞瘤、副神经节瘤等），具有一定优势。但是，经腹膜外入路的缺陷也很明显，它的操作空间相对狭小，不利于机器人操作臂的展开，如果手术过程中不慎破腹膜，将导致操作空间愈发狭小，手术难度增加。因此，经腹膜外入路在达芬奇机器人泌尿外科手术中的应用相对有限。经腹腔入路利用腹腔为操作空间，更加适合达芬奇机器人各个机械臂的展开，也方便助手操作，因此，经腹腔入路成为达芬奇机器人泌尿外科手术的首选入路。但是该入路需要主刀医师和助手游离结肠、肝、脾等脏器，才能有效地暴露术野，如果缺乏经腹入路的经验，就有可能在建立通道或手术操作中损伤腹腔脏器。这也成为许多泌尿外科医师开展机器人手术的技术难题。为了克服这些难题，我们尝试对达芬奇机器人手术径路进行改良创新，使其既有经腹入路宽大的操作空间，又有国内泌尿外科医师更熟悉的经腹膜外入路的视野和操作方向。

三、创新与思考

在经腹膜外入路的腹腔镜手术中，腹膜有时会因分离不清而出现破孔，腹膜外腔的气体进入腹腔，反过来将腹膜推向腹膜外腔，导致腹膜外腔的手术空间明显缩小，视野受限，从而增加手术难度。根据以往的经验，如果及时发现腹膜破孔，可以尽快用腔镜弯钳提起破孔，然后 Hem-O-Lock 夹闭，但是如果气体已经大量进入腹腔以后才找到腹膜破孔，就不能直接夹闭破孔，因为腹膜仍然会受到腹腔内气体压迫偏向腹膜外腔。这种情况下，我们曾尝试于结肠旁沟处纵行充分打开腹膜，将腹膜外腔与腹腔直接相通融为一体，腹膜因为两边气压相等不再偏移，腹膜外腔的操作空间不仅没有因为破腹膜而缩小，反而因为和腹腔相通而增大，甚至可以在腹侧增加辅助孔协助手术操作。由此我们联想到机器人手术入路的难题，如果我们建立腹膜外腔后，主动打开侧腹膜，将腹膜外腔与腹腔相通，或许能解决机器人腹膜外入路空间狭小的问题。我们查阅相关文献报道，发现国内外的一些同行也在开展该方面的尝试。魏强等开展腹腔镜下腰腹联合入路保留肾单位手术 30 例，围术期各项指标与经腹腔入路无统计学差异。梁朝朝等开展机器人辅助腰腹联合入路保留肾单位手术 13 例，认为该入路可以有效解决机器人腹膜入路空间不足的问题。Nicolae 等人报道腹腔镜下腰腹联合入路处理肾肿瘤合并Ⅰ～Ⅱ级腔静脉癌栓的经验。参考国内外同行关于腰腹联合入路的文献报道，结合自身的腹腔镜和机器人的相关经验，我们对机器人手术径路进行创新和改良。

四、理论支撑

腰腹联合入路本质上是采用经腹膜外入路的体位和操作方式，镜头 Trocar 和背侧操作 Trocar 和传统腹膜外入路类似，从腹膜外腔进入，随后纵行划开侧腹膜将腹腔与腹膜外腔融合，从而扩大操作空间，辅助 Trocar 和腹侧操作 Trocar 从腹腔进入。我们在进行腹膜外入路手术时，往往因腹膜破孔而使手术难度增加，迫使我们彻底划开侧腹膜，并从腹侧增加辅助 Trocar。这种腹腔镜下解决腹膜破孔的方式是腰腹联合入路的雏形，也是应用于机器人手术的基础。另外，国内外均有类似的腰腹联合入路手术的报道，说明该手术入路具有一定可行性。

五、践行实施

经腹入路和经腹膜外入路各有所长，又有各自的局限性。因此，在上尿路手术中我们提出了机器人辅助“腰腹联合入路”这一创新性手术路径。“腰腹联合入路”既有较大的操作空间，还有和经腹膜外入路类似的解剖术野，能快速准确地显露处理肾蒂血管、腔静脉后方的腹膜后肿瘤。具体实施步骤如下：患者全身麻醉后行健侧卧位，抬高腰桥，头足压低呈折刀位，体位见图 21－18－1，达芬奇机器人手术系统采用三臂。于髂嵴上 2 cm 并向腹侧平移 1 cm 处纵行切开皮肤约 1 cm，中弯钳钝性分开腹外斜肌、腹内斜肌、腹横筋膜，用手指将腹膜向腹侧推移扩大腹膜外间隙，以此孔为镜头孔。置入自制气囊注入气体 600 mL。于 12 肋下 2 cm 与腋后线交点切开皮肤置入 8 mm Trocar 为机械臂孔（位置比常规经腹膜外腹腔镜的操作孔低，甚至可与镜头孔相平）。将 12 mm Trocar 置入髂嵴上镜头孔。分别接入机器人 2 号臂和镜头臂，Trocar 位置分布见图 21－18－2，连接气腹机并保持气腹压 13 mmHg。腹

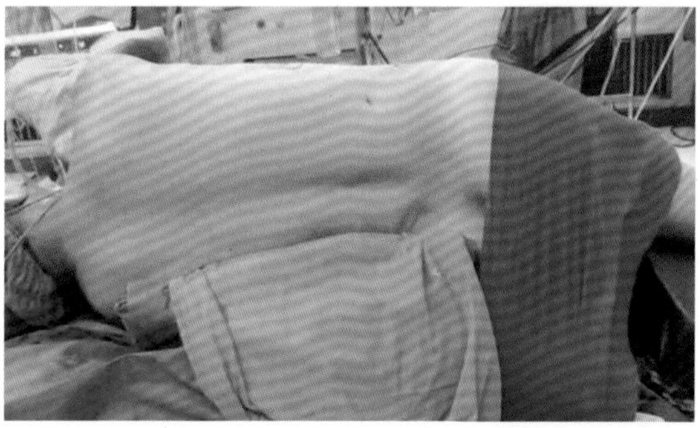

图 21－18－1 “折刀”体位

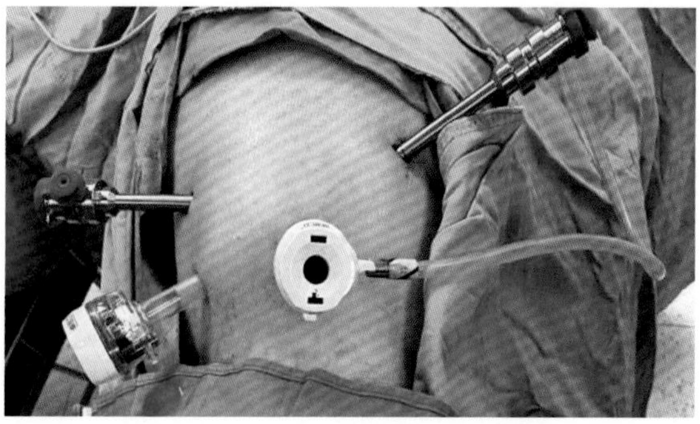

图 21－18－2 Trocar 位置分布（单辅助孔）

腔镜直视下，用 2 号臂接电剪游离腹膜外脂肪显露腹膜反折，可先由助手钝性分离进入腹腔，见图 21－18－3，然后用电剪纵行剪开侧腹膜，上至膈下，下至髂嵴，腹腔与腹膜外腔完全相通，见图 21－18－4。与 2 号臂孔相平距离镜头孔 10 cm 处横行切开皮肤，腹腔镜直视下置入 8 mm Trocar，接 1 号臂。于镜头孔和 1 号操作孔连线中点的垂线上，距离镜头孔 8 cm 处直视下置入 12 mm Trocar 作为 1 号辅助

孔，如有需要可在患侧锁骨中线的肋缘下 2 cm 直视下置入 10 mm Trocar 作为 2 号辅助孔，见图 21 - 18 - 5，随后即可开展手术，本文以机器人辅助腰腹联合入路保留肾单位手术为例展示手术过程，具体见图 21 - 18 - 6～图 21 - 18 - 8。

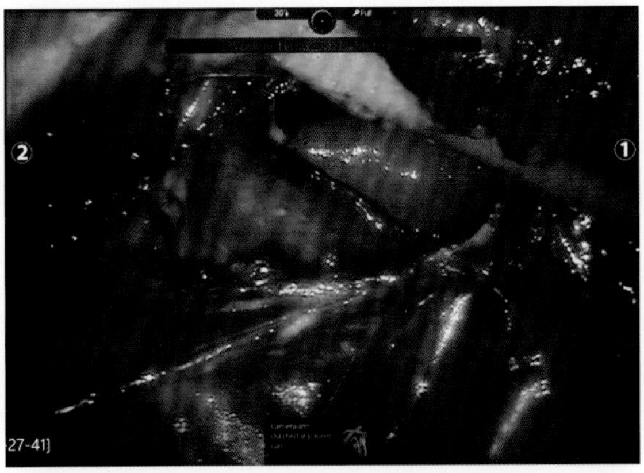

图 21 - 18 - 3 钝性分离进入腹腔

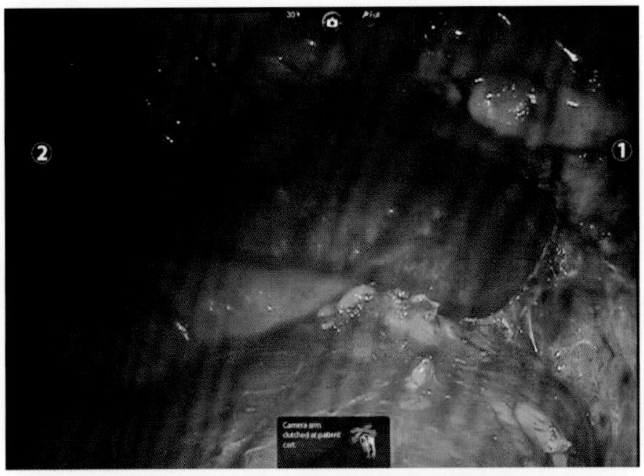

图 21 - 18 - 4 腹腔和腹膜外腔融合

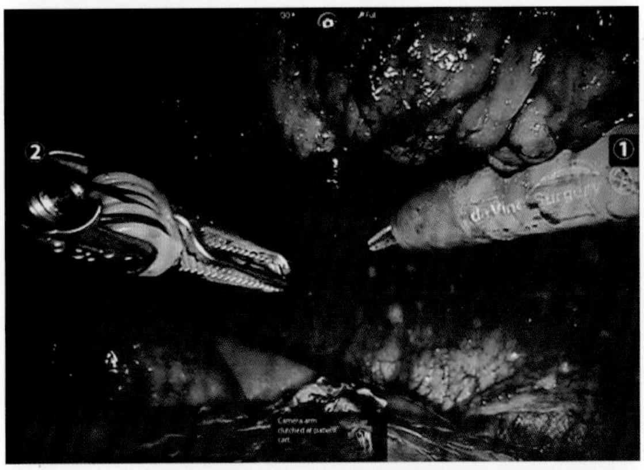

图 21 - 18 - 5 接入机械

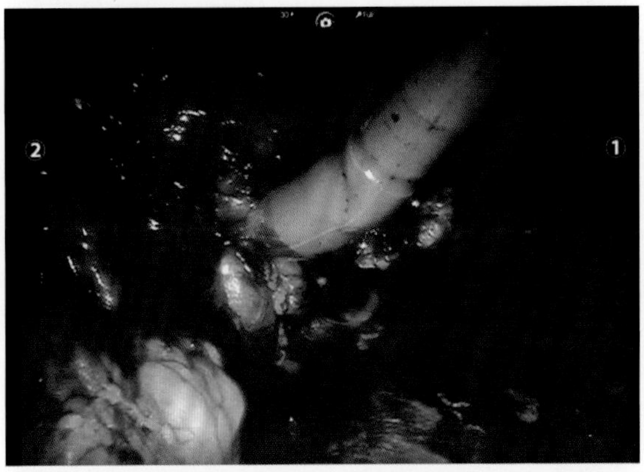

图 21 - 18 - 6 游离肾动脉

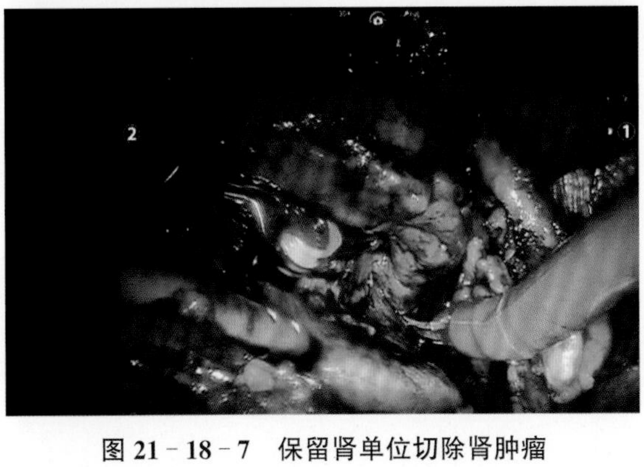

图 21 - 18 - 7 保留肾单位切除肾肿瘤

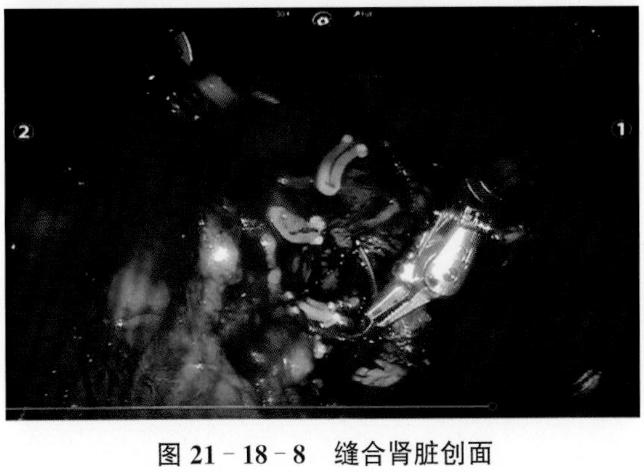

图 21 - 18 - 8 缝合肾脏创面

我们采用机器人辅助“腰腹联合入路”，开展保留肾单位手术、肾根治性切除、复杂腹膜后肿瘤切除等手术约 40 余例。在此过程中我们积累了有限的经验，现总结如下：

首先，机器人“腰腹联合入路”的 Trocar 位置是不同于常规经腹膜外腔镜手术的。经腹膜外腔镜的镜头孔多选择在髂嵴上 2 cm，但机器人“腰腹联合入路”的镜头孔应向腹侧偏移 1 cm，否则镜头臂会被髂嵴阻挡无法下压，从而导致肾上极无法进入手术野，特别是肾上极肿瘤或肾上方的腹膜后肿瘤的手术要避免该情况发生。另外，腹腔镜的操作孔多选择在腋前线、腋后线的十二肋下，与镜头孔构成等边三角形，但机器人“腰腹联合入路”的机械臂位置要适当靠足侧，甚至可以和镜头孔相平，这样可以有效地减少机械臂互相干扰，即所谓的“筷子效应”。最后，清理腹膜外脂肪，找到腹膜反折，用抽吸器钝性划开腹膜，然后在镜头直视下，左侧沿脾脏边缘和降结肠旁沟，右侧沿肝脏和升结肠旁沟，进一步充分打开侧腹膜，将腹膜外腔与腹腔融合，将腹侧的机械臂 Trocar、两个辅助 Trocar 直视下穿刺进入腹腔，所有操作要确保在镜头直视下进行，减少肠道损伤的风险。

其次，机器人辅助“腰腹联合入路”要选择合适的患者。根据我们以往的经验，肾部分切除、复杂的腹膜后肿瘤采用这种入路具有一定的优势。因为“腰腹联合手术入路”具有类似腹膜外入路的术野，可以更直接迅速地暴露肾动脉，更清楚地显露腔静脉后方的肿瘤，并且不受肝脏的遮挡。但是对于其他的上尿路机器人手术，“腰腹联合手术”入路的优势并不明显，反而会在装机准备的过程中花费更多时间。

机器人辅助“腰腹联合入路”对术者有一定的要求。国内许多泌尿外科医师熟悉腹膜外入路，却不习惯经腹入路，但以往机器人泌尿外科手术多为经腹入路，这成为许多泌尿外科医师开展机器人手术的最大困难。“腰腹联合入路”的体位、Trocar 位置和手术野都类似于腹膜外入路，因此要求主刀医师具有经腹膜外入路的腔镜经验，“腰腹联合入路”可能成为他们从腹腔镜手术向机器人手术过渡的桥梁。

最后，机器人辅助“腰腹联合入路”对助手亦有要求。“腰腹联合入路”的两个辅助孔是在锁骨中线上，从腹腔进入的，类似于经腹腔入路，而且助手的操作方向与镜头呈 90°夹角，因此要求助手具有一定的经腹入路腔镜经验。对于难度一般的手术，可选择只打一个足侧的辅助孔，降低助手的操作难度。

六、适用与展望

截止 2021 年 12 月，我科开展机器人辅助腰腹联合入路手术 43 例，其中保留肾单位手术 22 例，复杂腹膜后肿瘤切除 10 例，肾根治性切除 6 例，肾盂输尿管成形 5 例。手术均顺利完成，无肠道损伤、中转开放等不良事件发生。这种手术入路充分结合经腹入路和经腹膜外入路的优势，一方面将腹腔和腹膜后腔融合，具有宽大的操作空间，便于机械臂的展开和助手操作，另一方面具有类似经腹膜外入路的术野和操作方式，可以直接迅速地暴露肾动脉，显露腔静脉后方的肿瘤，且更容易被国内泌尿外科医师接受和熟悉。因此，对于保留肾单位和复杂腹膜后肿瘤切除等手术，机器人辅助“腰腹联合入路”具有一定优势。对于肾根治性切除、肾盂输尿管成形手术，我们的体会是该入路的优势不明显，反而因装机准备时间更长而使得手术时间稍延长。最后，我们尚未将新的手术入路应用于肾肿瘤合并腔静脉癌栓的患者，还需要积累更多的经验。

〔任　达　易　路〕

第十九节　复杂肾肿瘤的精准 3D 评估策略——湘雅“七步法”

一、概　　述

随着外科机器人技术、医学成像技术和外科技术的进步，保留肾单位手术（NSS）的适应证已被仔细扩展到具有复杂外科特征的肾脏肿瘤，目前 NSS 是大多数Ⅰ～Ⅱ期患者的主要治疗方法，也是特定Ⅲ期患者群体的治疗选择。术前做到对肾肿瘤解剖特征的精准评估是 NSS 成功的关键因素。

二、问题与困惑

以 R. E. N. A. L. 评分系统为代表的基于 CT/MRI 的肾脏肿瘤影像学评估方法是目前的主流方法，然而，随着 NSS 手术经验的积累，我们注意到它们在评估复杂肾肿瘤解剖特征方面仍存在不足，尤其是对于那些迫切希望保留肾脏且肿瘤极其复杂的病例：常规增强 CT 扫描主要是针对肾脏本身的评估，而不是肾脏肿瘤，因此无法描绘肿瘤的精细解剖形态以及它与周围肾脏结构的关系，手术中由于难以清楚判断肿瘤的轮廓，一些形状不规则的肿瘤可能会被切破，或者损伤周围的重要结构。

三、创新与思考

对于肾脏肿瘤的解剖学评估，尤其是复杂肿瘤的评估，理想的状态是术者能在手术前系统地掌握肿瘤的形态、大小、部位；术者能够对肿瘤与肾脏固有结构（包括血管、集合系统、正常肾组织）之间的关系进行同期评估，而非仅仅知道肿瘤单方面的信息；对于手术的关键部位，能够精确地了解各相关参数，而非仅有形态上的体现。随着人工智能3D建模技术的成熟与机器人辅助手术的广泛应用，作者团队深刻体会到技术的进步给肾部分切除术带来的便利。

四、理论支撑

作者团队通过长期实践，总结出了一整套针对肾脏肿瘤术前精准评估的3D七步评估方法，相比传统的R. E. N. A. L. 影像评分系统，我们认为该方法能更好地对肾脏肿瘤以及肿瘤与肾脏结构的关系进行精准评估，结合机器人手术平台的加成，极大地增加了术者的手术自信与NSS手术成功率。

五、践行实施

（一）模型准备

患者术前进行肾脏输尿管增强CT/MR检查，同时进行肾脏动静脉CT/MR血管成像，在此基础上，通过第三方公司软件（Hcit. ai Co.，Ltd.）完成相应的肾脏3D智能建模。

（二）模型调取

通过任意可连接网络的显示终端（如手机、平板电脑、计算级等），登录相应网站，提交服务信息即可查看对应患者的3D模型。

（三）评估方法

1. 肾脏的血管分布以及肾段的划分情况：人工智能软件可在CT/MRI数字信息的基础上，根据Graves肾段模型对肾脏进行分段，并对不同肾段用不同颜色加以显示，从而充分地了解肾脏的血运情况。

2. 肿瘤的最大直径及其与肾脏的相对体积：肾脏肿瘤的直径与肿瘤大小直接相关，且对于早期肾癌，肿瘤最大直径是其T分期的唯一参数，故肿瘤最大直径是尤其重要的指标。除此之外，还需要评估肿瘤与肾脏的相对体积，这关系到切除肿瘤后正常肾脏组织可剩余情况，进而影响手术决策。

3. 肿瘤嵌入肾实质的深度：肿瘤嵌入深度关系到肿瘤切除及创面缝合的难易程度，通常来说，外生型肿瘤的手术难度较小，内生型的难度较大。

4. 肿瘤与主要血管的最小间距：关系到术中精细区域的处理，提前了解该信息，有利于术中避免损伤血管引起出血，或术中判断某只血管是否合适进行结扎处理。

5. 肿瘤与集合系统的最小间距：关系到术中精细区域的处理，提前了解该信息，有利于术中避免破损集合系统、提示术者对高危区域进行仔细检查，避免遗漏集合系统破口。

6. 肿瘤的营养血管分布情况：肿瘤的营养血管是供应肿瘤血液的血管，是明确需要结扎的血管，通过术前精准评估，可以将其与肾脏的固有血管加以区分，便于术中识别。

7. 肿瘤所处肾段的情况：肿瘤位于哪一个或哪几个肾段，关系到肾脏学运阻断方式的选择。对于高度复杂的NSS手术，往往需要进行高选择性阻断，而非肾动脉主干的全阻断。若肿瘤仅位于某单一肾段，则仅需阻断某一支肾段动脉，若肿瘤跨肾段生长，则需阻断相应多个肾段血管（图21-19-1）。

六、适用与展望

经过作者团队大量实践发现，通过使用该法进行术前3D评估，可大大增加术者对手术成果的自信心，术中处理更加胸有成竹。在3D评估的帮助下，本团队目前已完成多例高度复杂的机器人辅助NSS

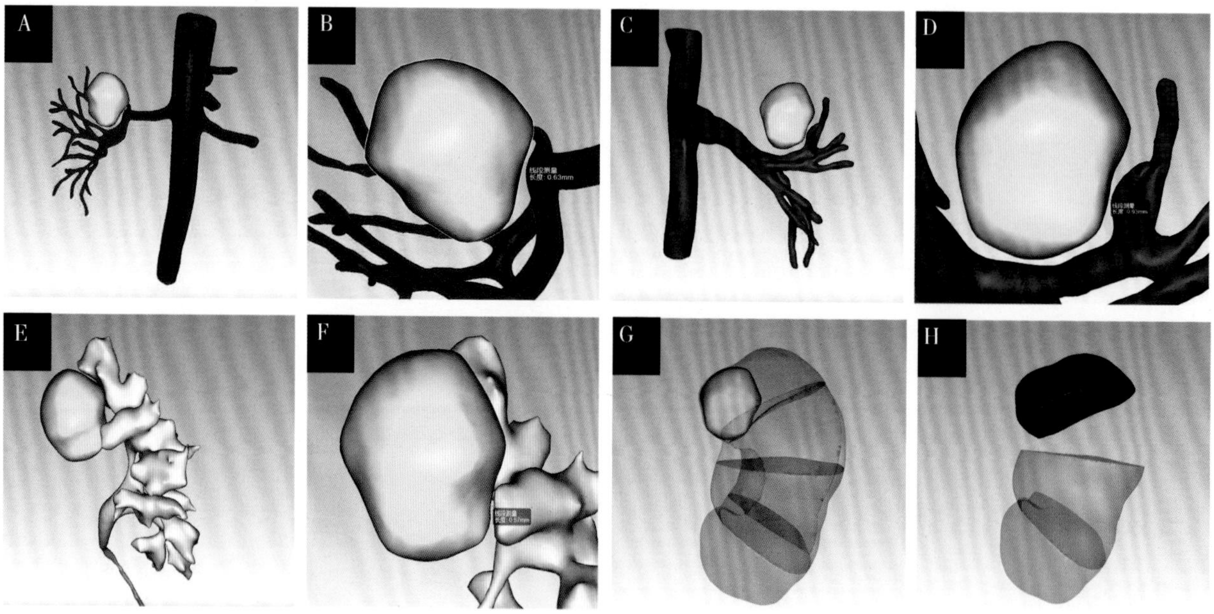

图 21-19-1　肾脏肿瘤评估示例：A. 肿瘤与肾动脉的关系（大体）B. 肿瘤与肾动脉的关系（细节）C 肿瘤与肾静脉的关系（大体）. D. 肿瘤与肾静脉的关系（细节）E. 肿瘤与集合系统的关系（大体）F. 肿瘤与集合系统的关系（细节）G. 肿瘤所处肾段的情况（显示肾段）H. 肿瘤所处肾段的情况（隐藏肾段）

手术，所有手术均得以顺利完成。该方法得到了本单位同事的迅速认可与接受，值得广泛推广。

〔熊　伟　易　路〕

参考文献

［1］ ZHANG X，ZHENG T，MA X，et al. Comparison of retroperitoneoscopic nephrectomy versus open approaches to nonfunctioning tuberculous kidneys：a report of 44 cases［J］. J Urol，2005，173（5）：1586-1589.

［2］ 郭应禄. 泌尿外科内镜诊断治疗学［M］. 北京：北京大学医学出版社，2004.

［3］ 杨金瑞，吴洪涛，董志韬，等. 卵圆钳发建立腹膜后腔在后腹腔镜手术中的应用［J］. 中华泌尿外科杂志，2006，27：62.

［4］ 张阳德. 内镜微创学［M］. 2 版. 北京：人民卫生出版社，2011.

［5］ 张旭. 泌尿外科腹腔镜与机器人手术学［M］. 2 版. 北京：人民卫生出版社，2015.

［6］ BARCZYŃSKI M，KONTUREK A，NOWAK W. Randomized clinical trial of posterior retroperitoneoscopic adrenalectomy versus lateral transperitoneal laparoscopic adrenalectomy with a 5-year follow-up［J］. Ann Surg，2014，260（5）：740-747；discussion 747-748.

［7］ CONSTANTINIDES V A，CHRISTAKIS I，TOUSKA P，et al. Retroperitoneoscopic or laparoscopic adrenalectomy? A single-centre UK experience［J］. Surg Endosc，2013，27（11）：4147-4152.

［8］ WANG F M，XING N Z. Surgical Maneuver and Tactics of Using the Inferior Phrenic Vein as a Landmark in Retroperitoneal Laparoscopic Left Adrenalectomy［J］. World J Surg，2022，46（6）：1438-1441.

［9］ 王琦，于德新，王毅，等. 膈下静脉在后腹腔镜单层面下左侧肾上腺切除术中的应用价值［J］. 中华腔镜泌尿外科杂志（电子版），2018，12（2）：90-93.

［10］ GRECO F，HODA M R，RASSWEILER J，et al. Laparoscopic adrenalectomy in urological centres—the experience of the German Laparoscopic Working Group［J］. BJU Int，2011，108（10）：1646-1651.

［11］ DAUNT N. Adrenal vein sampling：how to make it quick，easy，and successful［J］. Radiographics，2005，25（Suppl 1）：S143-158.

［12］ CESMEBASI A，DU PLESSIS M，IANNATUONO M，et al. A review of the anatomy and clinical significance of adrenal veins［J］. Clin Anat，2014，27（8）：1253-1263.

[13] 苏泽轩，那彦群．泌尿外科临床解剖学 [M]．济南：山东科学技术出版社，2010.

[14] 李朋洋，郭成林，马建军．膈下静脉的解剖及临床应用研究进展 [J]．解剖科学进展，2011，17 (2)：174-177.

[15] ZHANG X，FU B，LANG B，et al. Technique of anatomical retroperitoneoscopic adrenalectomy with report of 800 cases [J]. J Urol. 2007，177 (4)：1254-1257.

[16] GILL I S，ARON M，GERVAIS D A，et al. Clinical practice. Small renal mass [J]. N Engl J Med，2010，362 (7)：624-634.

[17] LEE C T，KATZ J，SHI W，et al. Surgical management of renal tumors 4 cm. or less in a contemporary cohort [J]. J Urol，2000，163 (3)：730-736.

[18] BANEGAS M P，HARLAN L C，MANN B，et al. Toward greater adoption of minimally invasive and nephron-sparing surgical techniques for renal cell cancer in the United States [J]. Urol Oncol，2016，34 (10)：433. e9-433.

[19] SHAH P H，MOREIRA D M，OKHUNOV Z，et al. Positive Surgical Margins Increase Risk of Recurrence after Partial Nephrectomy for High Risk Renal Tumors [J]. J Urol，2016，196 (2)：327-334.

[20] BAGHERI F，PUSZTAI C，FARKAS L，et al. Impact of parenchymal loss on renal function after laparoscopic partial nephrectomy under warm ischemia [J]. World J Urol，2016，34 (12)：1629-1634.

[21] NOVICK A C. Renal hypothermia：in vivo and ex vivo [J]. Urol Clin North Am，1983，10 (4)：637-644.

[22] DESAI M M，DE CASTRO ABREU A L，LESLIE S，et al. Robotic Partial Nephrectomy with Superselective Versus Main Artery Clamping：A Retrospective Comparison [J]. Euro Urol，2014，66 (4)：713-719.

[23] BAHLER C D，SUNDARAM C P. Effect of renal reconstruction on renal function after partial nephrectomy [J]. J Endourol，2016，30 (5)：37-41.

[24] LI X，HUANG Y，LIU W，et al. A model for assuring clamping success during laparoscopic partial nephrectomy with segmental renal artery clamping [J]. World J Urol，2016，34 (10)：1421-1427.

[25] KYRIAZIS I，OZSOY M，KALLIDONIS P，et al. Current evidence on lasers in laparoscopy：partial nephrectomy [J]. World J Urol，2015，33 (4)：589-594.

[26] HARDY L A，HUTCHENS T C，LARSON E R，et al. Rapid sealing of porcine renal blood vessels，ex vivo，using a high power，1470-nm laser，and laparoscopic prototype [J]. Journal of biomedical optics，2017，22 (5)：058002.

[27] CORNU J N，AHYAI S，BACHMANN A，et al. A Systematic Review and Meta-analysis of Functional Outcomes and Complications Following Transurethral Procedures for Lower Urinary Tract Symptoms Resulting from Benign Prostatic Obstruction：An Update [J]. Eur Urol，2015，67 (6)：1066-1096.

[28] 李功成，潘铁军，文瀚东，等．1 470 nm 激光经尿道膀胱肿瘤整块切除疗效观察 [J]．临床泌尿外科杂志，2017，32 (4)：264-266.

[29] LIU W，QI L，CHEN M，et al. Laparoscopic Retroperitoneal Enucleation-Separation Surgery for Renal Angiomyolipoma：Perioperative and Oncologic Outcomes Based on a Randomized Controlled Trial [J]. J Endourol，2016，30 (8)：901-905.

[30] NELSON C P，SANDA M G. Contemporary diagnosis and management of renal angiomyolipoma [J]. J Urol，2002，168 (4 Pt 1)：1315-1325.

[31] 郭峰，曹廷帅，高兴华，等．后腹腔镜肾部分切除术热缺血时间的临床研究 [J]．现代泌尿外科杂志，2015，20 (3)：166-168.

[32] 杨金瑞．改良腹腔镜下全膀胱切除原位 M 型回肠代膀胱术 [J]．中国现代手术学杂志，2005，9 (6)：422-424.

[33] 朱琦，杨金瑞．腹腔镜下膀胱全切和尿流改道术 [J]．国外医学泌尿系统分册，2005，25 (2)：187-189.

[34] 李新武，杨金瑞，黄忠乾．改良根治性膀胱全切原位回肠新膀胱术治疗男性膀胱癌的临床研究 [J]．中国现代手术学杂志，2011，15 (3)：227-230.

[35] SANCHEZ DE BADAJOZ E，GALLEGO PERALES J L，RECHE ROSARDO A，et al. Laparoscopic cystectomy and ileal conduit：case report [J]. J Endourol，1995，9：59-62.

[36] BEECKEN W D，WOLFRAM M，ENGL T，et al. Robotic-assisted laparoscopic radical cystectomy and intra-abdominal formation of an orthotopic ileal neobladder [J]. Eur Urol，2003，44：337-339.

[37] 黄健，姚友生，许可慰，等. 腹腔镜下膀胱全切除原位回肠代膀胱术（附15例报告）[J]. 中华泌尿外科杂志，2004，25（3）：175-179.

[38] 张旭. 泌尿外科腹腔镜手术学 [M]. 北京：人民卫生出版社，2008.

[39] RANE A，KOMMU S，EDDY B，et al. Clinical evaluation of a novel laparoscopic port（R-port）and evolution of the single laparoscop-ic port procedure（SLIPP）[J]. J Endourol，2007，21（Suppl 1）：A22-23.

[40] BOX G，AVERCH T，CADEDDU J，et al. Nomenclature of natural orifice translumenal endoscopic surgery（NOTES）and laparoendoscopic single-site surgery（LESS ）procedures in urology [J]. J Endourol，2008，22：2575-2581.

[41] 孙颖浩，吴震杰. 泌尿外科单孔多通道腹腔镜技术在中国的应用与创新 [J]. 中华泌尿外科杂志，2012，23（10）：729-734.

[42] 汪金荣，何乐业，戴英波. 膀胱全切原位W形回肠新膀胱术治疗膀胱癌临床分析 [J]. 中南大学学报（医学版），2014（4）：379-383.

[43] 汪金荣，戴英波，谭靖，等. 膀胱全切原位W形回肠新膀胱术治疗膀胱癌并发症分析 [J]. 中国现代医学杂志，2014，24（23）：110-112.

[44] ABOL-ENEIN H，GHONEIM M A. Functional results of orthotopic ileal neobladder with serous-lined extramural ureteral reimplantation：experience with 450 patients [J]. J Urol，2001，165（5）：1427-1432.

[45] STUDER U E，BURKHARD F C，SCHUMACHER M，et al. Twenty years experience with an ileal orthotopic low pressure bladder substitute—lessons to be learned [J]. J Urol，2006，176（1）：161-166.

[46] STEIN J P，SKINNER D G. Surgical Atlas：The orthotopic T-pouch ileal neobladder [J]. BJU Int，2006，98（2）：469-482.

[47] YUAN P，ZHAO C，LIU Z，et al. Comparative Study of Video Endoscopic Inguinal Lymphadenectomy Through a Hypogastric vs Leg Subcutaneous Approach for Penile Cancer [J]. J Endourol，2018，32（1）：66-72.

[48] SINGH A，JAIPURIA J，GOEL A，et al. Comparing outcomes of robotic and open inguinal Lymph node dissec-tion in patients with carcinoma of the penis [J]. J Urol，2018，199（6）：1518-1525.

[49] LEONE A，DIORIO G J，PETTAWAY C，et al. Contemporary management of patients with penile cancer and lymph node me-tastasIs [J]. Nat Rev Urol，2017，14（6）：335-347.

[50] NABAVIZADEH R，MASTER V. Minimally invasive approa-ches to the inguinal nodes in NO patients [J]. Curr Opin Urol，2019，20（2）：165-172.

[51] TOBIAS-MACHADO M，TAVARES A，MOLINA WR J R，et al. Video endoscopic inguinal lymphadenectomy（VEIL.），mini-mally invasive resection of inguinal lymph nodes [J]. Int Braz J Urol，2006，32（3）：316-321.

[52] TOBIAS-MACHADO M，TAVARES A，ORNELLAS A A，et al. Video endoscopic inguinal lymphadenectomy：a new minimally invasive procedure for radical management of inguinal nodes in patients with penile squamous cell carcinoma [J]. J Urol，2007，177（3）：953-957；discussion 958.

[53] YUAN P，ZHAO C，LIU Z，et al. Comparative study of video en-doscopic inguinal lymphadenectomy through a hypogastric vs leg subeutancous approach for penile cancer [J]. J Endourol，2018，32（1），66-72.

[54] CHIAPPARRONE G，RAPISARDA S，DE CONCILIO B，et al. Saphenous-sparing laparoscopic in uinal Imph-adenectomy [J]. Int Braz J Urol，2018，44（3）：645-646.

[55] YUAN I B，CHEN M F，QI L，et al. Preservation of the saphe-nous vein during la paroendoscopie single-site in-guinal lymphade-nectomy：comparison with the conventional laparoscopic tech-nique [J]. BU Int. 2015，115（4），613-618.

[56] XU H，WANG D，WANG Y，et al Endoscopie inguinal lymph-adenectomy with a novel abdominal approach to vul-var cancer：description of technique and surgical outcome [J]. J Minim Invasive Gynecol，2011，18（5），644-650.

[57] FAVORITO L A. The future of inguinal Lymphadenecotmy in penile cancer：laparoscopic or robotic [J]. Int Braz J Urol，2019，45（2）：208-309.

[58] ELSAMRA S E，POCH M A. Robotic inguinal lymphadenectomy for penile cancer：the why，how，and what [J]. Trans Androl Urol，2017，6（5）：826-832.

[59] 杨金瑞. 输尿管镜术治疗输尿管疾病的手术要点及注意事项 [J]. 中国现代手术学杂志，2001，5 (3)：175－176.

[60] 杨金瑞. 再谈输尿管镜术的手术要点及注意事项 [J]. 中国现代手术学杂志，2003，7 (5)：334－335.

[61] 杨金瑞，董志韬，殴阳时锋，等. 输尿管镜术治疗输尿管结石临床观察 [J]. 中国内镜杂志，2004，10 (9)：6－10.

[62] MARSHALL V E. Fiber optics in urology [J]. J Urol，1964，91：110－114.

[63] BAGLEY，ERHARD. Use of the holmium laser in the uppeurinary tract [J]. Tech Urol，1995，1：25－30.

[64] TAKAYASU H，ASO Y. Recent development for pyeloureteroscopy：guide tube method for its introduction into the ureter [J]. J Urol，1974，112：176－178.

[65] TRAXER O，THOMAS A. Prospective evaluation and classification of ureteral wall injuries resulting from insertion of a ureteral access sheath during retrograde intrarenal surgery [J]. J Urol，2013，189：580－584.

[66] ELHILALI M M，Badaan S，Ibrahim A，et al. Use of the Moses technology to improve holmium laser lithotripsy out-comes：a preclinical study [J]. J Endourol，2017，31：598－604.

[67] LIANG H，LIANG L，YU Y，et al. Thermal effect of holmium laser during ureteroscopic lithotripsy [J]. BMC Urol，2020，20 (1)：69.

[68] TRAXER O，KELLER E X. Thulium fiber laser：the new player for kidney stone treatment? A comparison with Holmium：YAGlaser [J]. World J Urol，2020，38：1883－94.

[69] ANDREEVA V，VINAROV A，YAROSLAVSKY I，et al. Preclinical comparison of superpulse thulium fiber laser and a holmium：YAG laser for lithotripsy [J]. World J Urol，2020，38：497－503.

[70] SAGLAM R，MUSLUMANOGLU A Y，TOKATH Z，et al. A new robot for flexible ureteroscopy：development and early clinical results (IDEAL stage 1－2b) [J]. Eur Urol，2014，66：1092－1100.

[71] MCVARY K T，ROEHRBORN C G，AVINS A L，et al. Update on AUA guideline on the management of benign prostatic hyperplasia [J]. J Urol，2011，185 (5)：1793－1803.

[72] OELKE M，BACHMANN A，DESCAZEAUD A，et al. EAU guidelines on the treatment and follow-up of non-neurogenic male lower urinary tract symptoms including benign prostatic obstruction [J]. Eur Urol，2013，64 (1)：118－140.

[73] RAO J M，YANG J R，REN Y X，et al. Plasmakinetic enucleation of the prostate versus transvesical open prostatectomy for benign prostatic hyperplasia >80 mL：12-month follow-up results of a randomized clinical trial [J]. Urology，2013，82 (1)：176－181.

[74] 饶建明，任毅馨，陈宏伟，等. 经尿道前列腺等离子腔内剜除与开放手术治疗大体积良性前列腺增生的临床对照研究 [J]. 中国医师杂志，2011，13 (5)，648－650.

[75] RAO J M，XIAO H J，REN Y X，et al. Did prostate size affect the complication and outcome of plasmakinetic enucleation of the prostate [J]. Int Urol Nephrol，2014，46 (11)：2063－2070.

[76] 饶建明，任毅馨，何江，等. 前列腺大小对经尿道等离子剜除治疗良性前列腺增生疗效和手术并发症的影响 [J]. 中国医师杂志，2016，18 (4)：557－561.

[77] NEILL M G，GILLING P J，KENNETT K M，et al. Randomized trial comparing holmium laser enucleation of prostate with plasmakinetic enucleation of prostate for treatment of benign prostatic hyperplasia [J]. Urology，2006，68 (5)：1020－1024.

[78] ZHAO Z，ZENG G，ZHONG W，et al. A prospective，randomised trial comparing plasmakinetic enucleation to standard transurethral resection of the prostate for symptomatic benign prostatic hyperplasia：three-year follow-up results [J]. Eur Urol，2010，58 (5)：752－758.

[79] 杨金瑞，黄循，刘任，等. 经尿道电切与气化切和激光治疗前列腺增生症的疗效比较 [J]. 临床泌尿外科杂志，2003，18 (9)：543－547.

[80] 杨金瑞，黄循. 阴囊内窥镜技术（附 15 例报告）[J]. 中华泌尿外科杂志，1992，13 (3)：199.

[81] 杨金瑞，黄循. 阴囊内窥镜术在阴囊内疾患诊疗上的应用 [J]. 湖南医科大学学报，1994 (2)：175－176.

[82] 杨金瑞，黄循. 阴囊内窥镜与 B 型超声诊断阴囊内疾病的对比观察 [J]. 中华外科杂志，1996 (3)：46－48.

[83] 尹焯，杨金瑞，王钊，等. 阴囊镜在睾丸附睾疾病诊断与治疗中的应用 [J]. 北京大学学报（医学版），2015，

47 (4): 474 - 478.

[84] 魏永宝，金中，杨金瑞，等. 阴囊镜治疗附睾头肿物的效果及安全性 [J]. 创伤与急诊电子杂志. 2018, 6 (4): 208 - 211.

[85] 李旭睿，高云亮，尹焯，等. 睾丸扭转 274 例临床特征及误诊分析 [J]. 南方医科大学学报，2019, 39 (4): 490 - 494.

[86] WANG Z, WEI Y B, YIN Z, et al. Diagnosis and Management of Scrotal Superficial Angiomyxoma With the Aid of a Scrotoscope: Case Report and Literature Review [J]. Clin Genitourin Cancer, 2014, 13 (4): e311 - 313.

[87] BIN Y, YONG-BAO W, ZHUO Y, et al. Minimal hydrocelectomy with the aid of scrotoscope: a ten-year experience [J]. Int Braz J Urol, 2014, 40 (3): 384 - 389.

[88] YANG J, WEI Y, YAN B, et al. Comparison between Open Epididymal Cystectomy and Minimal Resection of Epididymal Cysts Using a Scrotoscope: A Clinical Trial for the Evaluation of a New Surgical Technique [J]. Urology, 2015. 85 (6): 1510 - 1514.

[89] WANG Z, YANG J R, HUANG Y M, et al. Diagnosis and management of testicular rupture after blunt scrotal trauma: a literature review. [J]. Int Urol Nephrol, 2016, 48: 1967 - 1976.

[90] WEI Y, YANG J, HONG H, et al. Scrotoscopy exploration of testicular rupture: A pilot study [J]. Medicine (Baltimore), 2019, 98 (41): e17389.

[91] LIN L, YANG J R, WEI Y B, et al. Individualized minimally invasive treatment for adult testicular hydrocele: A pilot study [J]. World J Clin Cases, 2019, 7 (6): 727 - 733.

[92] HONG H, CAI W, WU J, et al. Scrotoscopy and traditional open surgery shows a high degree of consistency in the diagnosis of testicular torsion [J]. Medicine (Baltimore), 2020, 99 (31): e21545.

[93] RUOCHEN Z, YUNLIANG G, TAO L, et al. Diagnosis and management of a scrotal wall mass with the aid of a Scrotoscope: a descriptive observational study [J]. J Mens Health, 2021, 1 - 6: 111 - 191.

[94] 杨金瑞. 阴囊镜手术学 [M]. 北京：人民卫生出版社，2016.

[95] YANG J R. Scrotoscopic Surgery [M]. Elsevier, 2019.

[96] 杨欣，杨金瑞. 一种阴囊微创通道的固定装置：201520850254. 2 [P]. 2016 - 04 - 20.

[97] 杨欣，杨金瑞. 一种阴囊微创通道的固定装置：201510715417. 0 [P]. 2017 - 08 - 25.

[98] 杨金瑞，杨欣. 一种阴囊内腔诊断与电切手术一体镜：201520846307. 3 [P]. 2016 - 03 - 30.

[99] 杨欣，杨金瑞. 一种阴囊镜穿刺套管：201620451587. 2 [P]. 2016 - 12 - 28.

[100] LODWICK D L, COOPER J N, MINNECI P C, et al. Factors affecting pediatric patient transfer in testicular torsion [J]. J Surg Res, 2016, 203 (1): 40 - 46.

[101] DIAS FILHO A C, OLIVEIRA RODRIGUES R, RICCETTO C L, et al. Improving Organ Salvage in Testicular Torsion: Comparative Study of Patients Undergoing vs Not Undergoing Preoperative Manual Detorsion [J]. J Urol, 2017, 197 (3 Pt 1): 811 - 817.

[102] XIAO H, GAO Y, LI Y, et al. Ultrasound assessment of perinatal testicular torsion [J]. Br J Radiol, 2016, 89 (1064): 20151077.

[103] ONOL S Y, ILBEY Y O, ONOL F F, et al. A novel pull-through technique for the surgical management of idiopathic hydrocele [J]. J Urol, 2009, 181 (3): 1201 - 1205.

[104] 叶华茂，刘智勇，许传亮，等. 阴囊镜技术在睾丸扭转早期诊断中的应用 [J]. 微创泌尿外科杂志，2013, 2 (2): 117 - 118.

[105] 蒋小强，钱卫良，陈永良. 阴囊镜在基层医院阴囊急症中的应用 [J]. 中国男科学杂志，2019, 33 (1): 40 - 43.

[106] REDSHAW J D, TRAN T L, WALLIS M C, et al. Epididymitis: a 21-year retrospective review of presentations to an outpatient urology clinic [J]. J Urol, 2014, 192 (4): 1203 - 1207.

[107] CALLEARY J G, MASOOD J, HILL J T. Chronic epididymitis: is epididymectomy a valid surgical treatment [J]. Int J Androl, 2009, 32 (5): 468 - 472.

[108] KARAMAN A, AFŞARLAR C E, ARDA N. Epididymal cyst: not always a benign condition [J]. Int J Urol, 2013, 20 (4): 457 - 458.

[109] TANI Y, FOSTER P M, SILLS R C, et al. Epididymal sperm granuloma induced by chronic administration of 2-methylimidazole in B6C3F1 mice [J]. Toxicol Pathol, 2005, 33 (3): 313－319.

[110] BOORJIAN S, LIPKIN M, GOLDSTEIN M. The impact of obstructive interval and sperm granuloma on outcome of vasectomy reversal [J]. J Urol, 2004, 171 (1): 304－306.

[111] HAMM B. Sonography of the testis and epididymis [J]. Andrologia, 1994, 26 (4): 193－210.

[112] YEUNG C H, WANG K, COOPER T G. Why are epididymal tumours so rare? [J]. Asian J Androl, 2012, 14 (3): 465－475.

[113] KIDDOO D A, WOLLIN T A, MADOR D R. A population based assessment of complications following outpatient hydrocelectomy and spermatocelectomy [J]. J Urol, 2004, 171 (2 Pt 1): 746－748.

[114] SWARTZ M, MORGAN T, KRIEGER J. Complications of scrotal surgery for benign conditions [J]. Urology, 2007, 69 (4): 616－619.

[115] SHAFIK A. The scrotoscope. A new instrument for examining the scrotal contents [J]. Br J Urol, 1990, 65 (2): 209－210.

[116] GERRIS J, VAN CAMP C, VAN NEUTEN J, et al. Scrotal endoscopy in male infertility [J]. Lancet (London, England), 1988, 1 (8594): 1102.

[117] CONZI R, DAMASIO M B, BERTOLOTTO M, et al. Sonography of Scrotal Wall Lesions and Correlation With Other Modalities [J]. J Ultrasound Med, 2017, 36 (10): 2149－2163.

[118] YE H, LIU Z, WANG H, et al. A Minimally Invasive Method in Diagnosing Testicular Torsion: The Initial Experience of Scrotoscope [J]. J Endourol, 2016, 30 (6): 704－708.

[119] LEI J, LUO C, ZHANG Y, et al. A comparison of a novel endoscopic "Su-Wang technique" with the open "Jaboulay's procedure" for the surgical treatment of adult primary vaginal hydrocele [J]. Sci Rep, 2019, 9 (1): 9152.

[120] FAKHRALDDIN S S, BAPIR R, BABARASUL M H, et al. Typical leiomyoma of the scrotum: A rare case report [J]. Int J Surg Case Rep, 2020, 67: 142－145.

[121] PARENTI G C, FELETTI F, CARNEVALE A, et al. Imaging of the scrotum: beyond sonography [J]. Insights Imaging, 2018, 9 (2): 137－148.

[122] SHAFIK A. The scrotoscope. A new instrument [J]. Egy J Hosp Med, 1986, 3: 53－54.

[123] WANG K N, XIE W L, ZHENG L, et al. Transurethral vesiculoscope-assisted laser incision of the prostatic utricle to treat partial ejaculatory duct obstruction [J]. Asian J Androl, 2021, 23 (1): 120－121.

[124] ZHOU T, CHEN G, ZHANG W, et al. An Innovative Technique of Transurethral Seminal Vesiculoscopy with Ultrasonic Lithotripter for Severe Persistent Hematospermia [J]. J Endourol, 2017, 31 (12): 1277－1282.

[125] LI Z Y, XU Y, LIU C, et al. Anatomical study of the seminal vesicle system for transurethral seminal vesiculoscopy [J]. Clin Anat, 2019, 32 (2): 244－252.

[126] LIAO L G, LI Y F, ZHANG Y, et al. Etiology of 305 cases of refractory hematospermia and therapeutic options by emerging endoscopic technology [J]. Sci Rep, 2019, 9 (1): 5018.

[127] MATHANGASINGHE Y, SAMARANAYAKE U, DOLAPIHILLA B N, et al. Morphology of ejaculatory ducts: A systematic review [J]. Clin Anat, 2020, 33 (8): 1164－1175.

[128] KATO H, KOMIYAMA I, MAEJIMA T, et al. Histopathological Study of the MÜllerian Duct Remnant: Clarification of Disease Categories and Terminology [J]. J Urol, 2002, 167 (1): 133－136.

[129] RITCHEY M L, BENSON RC J R, KRAMER S A, et al. Management of müllerian duct remnants in the male patient [J]. J Urol, 1988, 140 (4): 795－799.

[130] GUY L, BEGIN L R, AL-OTHMAN K, et al. Neuroendocrine cells of the verumontanum: a comparative immunohistochemical study [J]. Br J Urol, 1998, 82 (5): 738－743.

[131] OH C S, CHUNG I H, WON H S, et al. Morphologic variations of the prostatic utricle [J]. Clin Anat, 2009, 22 (3): 358－364.

[132] KIM S H, PAICK J S, LEE I H, et al. Ejaculatory duct obstruction: TRUS-guided opacification of seminal tracts [J]. Eur Urol, 1998, 34 (1): 57－62.

[133] AVELLINO G J，LIPSHULTZ L I，SIGMAN M，et al. Transurethral resection of the ejaculatory ducts：etiology of obstruction and surgical treatment options [J]. Fertil Steril，2019，111 (3)：427-443.

[134] 杨璐，高亮，陈勇吉，等. 腹腔镜经腰腹联合途径行较大肾上腺肿瘤切除的临床研究 [J]. 四川大学学报（医学版），2015，46 (2)：336-339.

[135] 梁朝朝，周骏，郃胜，等. 达芬奇机器人辅助腹腔镜下肾部分切除术手术入路的新选择 [J]. 中华泌尿外科杂志，2016，37 (5)：323-327.

[136] SANLI O，TEFIK T，ERDEM S，et al. Use of a combined retroperitoneoscopic and transperitoneal laparoscopic technique for the management of renal cell carcinoma with level I tumor thrombi [J]. J Minim Access Surg，2013，9 (4)：168-172.

[137] CRISAN N，ANDRAS I，GRAD D L，et al. Dual Combined Laparoscopic Approach for Renal-Cell Carcinoma with Renal Vein and Level Ⅰ-Ⅱ Inferior Vena Cava Thrombus：Our Technique and Initial Results [J]. J Endourol，2018，32 (9)：837-842.

[138] GAO Y，TANG Y，REN D，et al. Deep Learning Plus Three-Dimensional Printing in the Management of Giant (>15 cm) Sporadic Renal Angiomyolipoma：An Initial Report [J]. Front Oncol，2021，11：724986.

[139] KUTIKOV A，UZZO R G. The R. E. N. A. L. nephrometry score：a comprehensive standardized system for quantitating renal tumor size，location and depth [J]. J Urol，2009，182 (3)：844-853.

[140] GRAVES F T. The anatomy of the intrarenal arteries and its application to segmental resection of the kidney [J]. Br J Surg，1954，42 (172)：132-139.

第二十二章　泌尿男性生殖系统肿瘤

第一节　肾癌保留肾单位手术：理论创新、临床实践与推广应用

一、概　　述

肾细胞癌（renal cell carcinoma，RCC）（简称肾癌）是起源于肾实质肾小管上皮系统的恶性肿瘤。保留肾单位手术（NSS）是治疗 T1a 期肾癌的推荐术式。与根治性肾切除术（RN）相比，NSS 在更好保护患者肾功能的同时可以提供相似的肿瘤学治疗结果。施行 NSS 的理想目标是达成 Trifecta，即手术切缘阴性、最大限度地保留肾功能和避免近期和远期并发症，其中最重要的是保证手术切缘阴性。目前 Trifecta 已经成为国际上广为接受的 NSS 的质控标准。

二、问题与困惑

腹腔镜 NSS 是肾肿瘤的重要治疗手段，也是泌尿外科最难的手术之一。腹腔镜 NSS 的手术步骤包括血管阻断、肿瘤暴露、肿瘤切除、肾脏重建等。其中肿瘤的切除是最难以把握的一个步骤，它将对 NSS 的质控标准——Trifecta 的 3 个因子均可产生影响。比如：切除过浅，可能导致切缘阳性；切除过深，可能引起集合系统、肾血管损伤，导致术后出血、漏尿等并发症增加，同时也导致过多的肾单位丢失，影响肾功能保护。总而言之，肿瘤切除是术者需要最为重视的一个环节，将直接影响 Trifecta 的实现与否。

由于中国绝大部分医院缺乏术中超声，实现肿瘤的精准切除存在实现困难。现有的普遍做法是：术者根据影像学资料显示的肿瘤部位、大小、肿瘤基底部等情况，在脑海中形成一个肿瘤基底部走形的大致印象，凭此印象来指导术中肿瘤的切除。这种盲目的做法可能导致的结果要么是肿瘤切破、切缘阳性，要么是切除了较多的正常肾实质。因此，如何能把握好肿瘤切除的这种平衡性，是 NSS 手术的一大挑战。

三、创新与思考

作者基于对肾单位及肾血管微宏观解剖的深入研究，构建了 NSS 的 3M 技术，突破了上述 NSS 肿瘤切除过程中的难点，实现了在缺乏术中超声等先进设备的情况下，依然可以准确寻找一个良好的肿瘤切除平面。据查阅相关文献，国内外尚未见相关报道。

3M 技术详述如下。

M（微观解剖，microanatomy）：通过对肾单位及肾血管的微观研究发现肾皮质由大量肾小体构成，排列欠规律；肾髓质由许多呈放射状垂直排列的肾小管与集合管构成；肾血管在皮髓质交界处形成弓状血管，弓状血管向皮质发出的血管呈网状排列，结构紊乱，而向髓质发出的血管与肾小管、集合管等平行，与弓状血管垂直走形；上述微观解剖是后述肿瘤切除手术技法（3－M）的基础（图 22－1－1）。

2－M（宏观解剖，macroanatomy）：通过对根治性肾切除肾标本进行大体解剖研究发现，肾皮质部分没有明显的规律可循，但在皮髓质交界处肉眼可见较粗的血管，与肾创口垂直，即为弓状血管，其可作为判断剪切深度及髓质起始部的解剖标志（图 22－1－2）；在髓质部分肉眼可见明显的呈放射状排

列的肾髓质纹路，见此纹路即为髓质，可帮助判断肿瘤切除时的层次（图 22－1－3）；上述两个结构可作为 NSS 手术的肉眼解剖标志。

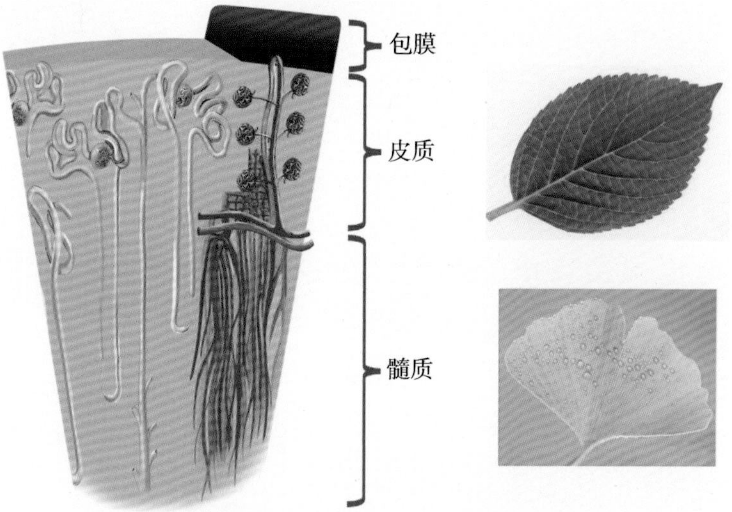

图 22－1－1　肾皮质、髓质的微观解剖示意图

注：肾皮质犹如一片桑叶，其结构紊乱无序；肾髓质犹如一片银杏叶，呈现纵行放射状排列的结构。

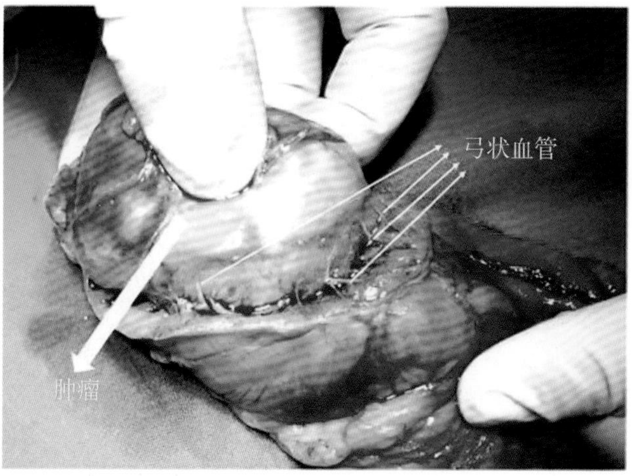

图 22－1－2　弓状血管大体解剖图

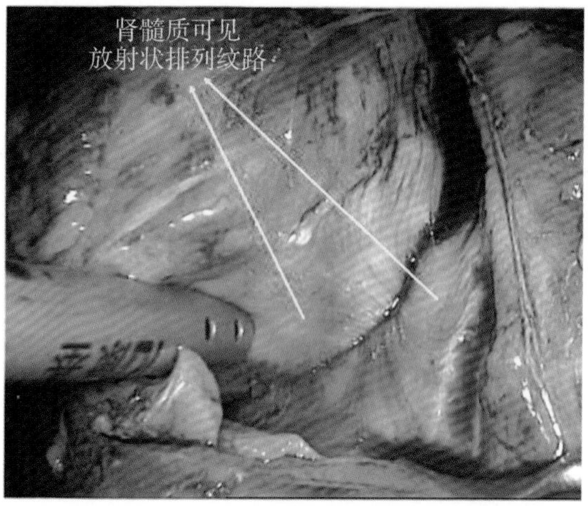

图 22－1－3　肾髓质可见放射状纹路

3－M（手术技法，manner）：基于上述解剖特点，肾包膜和肿瘤-肾皮质以锐性切除技法处理，肿瘤-肾髓质及肿瘤基底部以钝性剥离为主、锐性切除为辅的方式处理。

四、理论支撑

由于缺乏判断肿瘤基底部的解剖标志，NSS 中肿瘤的切除是难点，将直接影响 Trifecta 的实现。作者基于对肾单位及肾血管微宏观解剖的深入研究，构建了 NSS 的 3M 技术，突破了该难点。3M 技术的理论基础如下（图 22－1－4）。

从微观解剖来看，肾皮质主要由大量排列欠规律的肾小体构成，而肾髓质主要由呈放射状排列的肾小管和集合管构成；此外，肾血管在皮髓质交界处形成弓状血管，弓状血管向皮质发出的血管呈网状排列，结构紊乱，而向髓质发出的血管与肾小管、集合管等平行，与弓状血管垂直走形；上述微观解剖是后述肿瘤切除手术技法（3－M）的基础。

从宏观解剖上来看，肾皮质部分没有明显的规律可循，但在皮髓质交界处肉眼可见较粗的血管，与肾创口垂直，即为弓状血管，其可作为判断剪切深度及髓质起始部的解剖标志；此外，在髓质部分肉眼

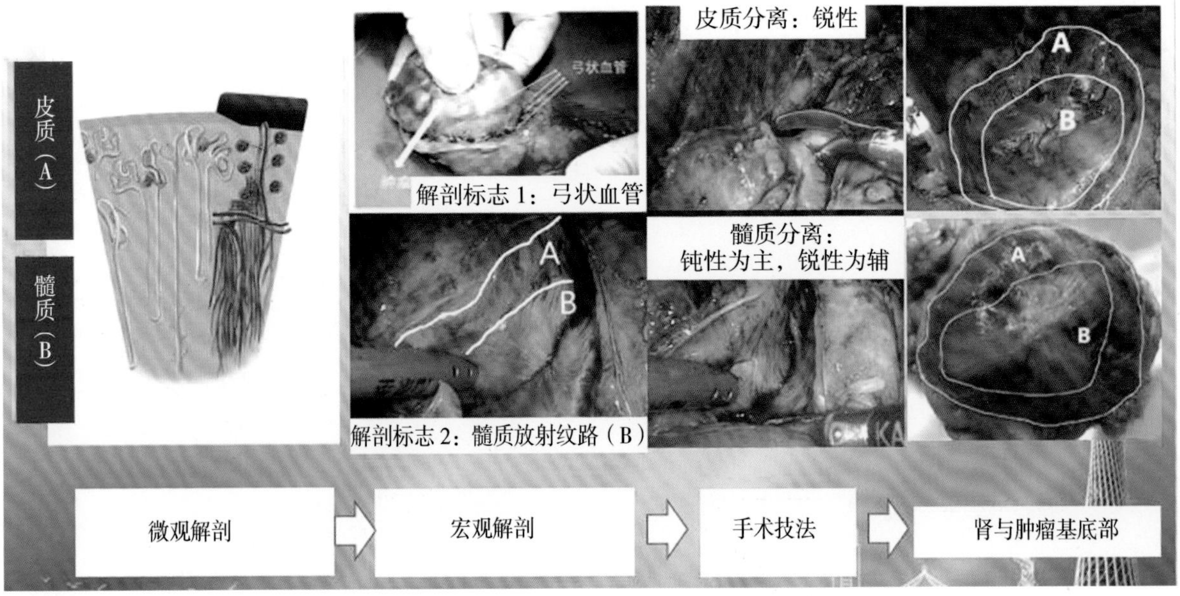

图 22-1-4　3M 技术模式图

注：A，肾质皮；B，肾髓质

可见明显的呈放射状排列的肾髓质纹路，见此纹路即为髓质，可帮助判断肿瘤切除时的层次；上述两个结构可作为 NSS 手术的肉眼解剖标志。

基于上述解剖特点，在手术技法上，采取肾包膜和肿瘤-肾皮质以锐性切除技法处理，肿瘤-肾髓质及肿瘤基底部以钝性剥离为主、锐性切除为辅的方式处理。

五、践行实施

（一）3M 技术要点

距肿瘤 2～5 mm 环形锐性切开肾包膜与肿瘤-肾皮质部，皮质深部与切口垂直的血管即为弓状血管，见此结构即可预判剪切深度与髓质的起始，剪断弓状血管后既进入髓质部分，此时可见放射状排列的纹路，沿此纹路可较轻松钝性剥离直至肿瘤基底部，能很好把握肿瘤切除的深浅，基底部血管及结缔组织可直接剪断或电凝处理。肿瘤标本可见其被覆薄层正常肾实质。肾脏重建采用免打结线双层缝合。

（二）技术优势

1. 从微观角度研究了肾皮髓质解剖特点，总结了皮髓质微观解剖的差异，为皮髓质肿瘤切除采用不同的手术技法提供了解剖依据。

2. 通过大体解剖研究，发现了弓状血管以及肾髓质放射状纹路可以作为 NSS 的解剖标志，帮助术者在肿瘤切除过程中确定切除的深度与层次。

3. 结合微宏观解剖研究发现，提出了切除肿瘤时处理皮髓质时手术技法的差异。

4. 3M 技术是一种集微观解剖、宏观解剖与手术技法为一体的 NSS 肿瘤切除技术，作者总结上升到理论高度，便于技术推广与应用。

5. 3M 技术能让 NSS 中肿瘤的切除深度恰到好处，在保证切缘阴性的同时，能最大限度保留正常肾单位并减少并发症。此技术临床可行、安全、有效。

六、临床应用

2017 年 4 月至 2019 年 12 月期间应用一种基于微宏观解剖与手术技法的 3M 技术行腹腔镜 NSS 治疗早期肾癌 98 例。男 71 例，女 27 例。平均年龄 50.5 岁。

平均热缺血时间（WIT）为21.3分钟，出血量92.1 mL，手术时间131.3分钟，住院时间8.4天。4.1%（4/98）的患者有ClavienⅠ～Ⅱ级并发症，无ClavienⅢ～Ⅳ级并发症，无出血与漏尿。所切除肿瘤基底部以及肾创面皮髓质层次清晰（图22-1-5、图22-1-6）。病理学检查示假包膜外可见薄层正常肾实质（图22-1-7），切缘均为阴性。cT1a 61例，cT1b 37例。术后3个月平均eGFR变化为$-10.2\ mL/(min \cdot 1.73\ m^2)$。Trifecta（定义为WIT≤25分钟，切缘阴性及无并发症）实现率为81.6%。平均随访34.4个月，有2例肿瘤复发，无远处转移。

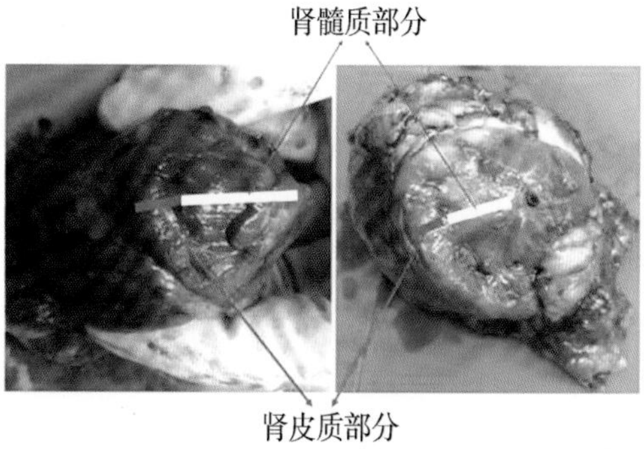

图22-1-5　肿瘤基底部情况

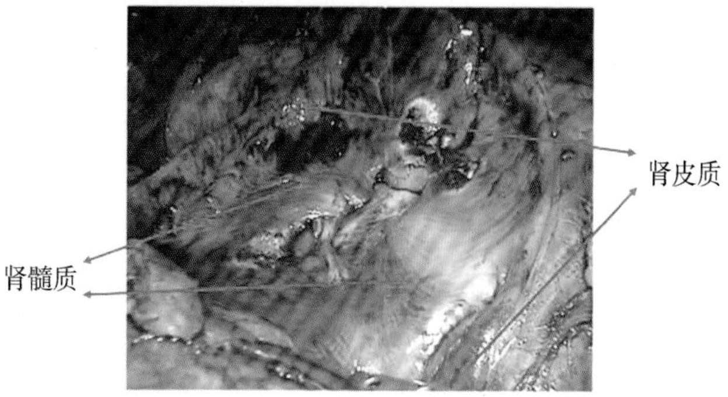

图22-1-6　肾创面情况

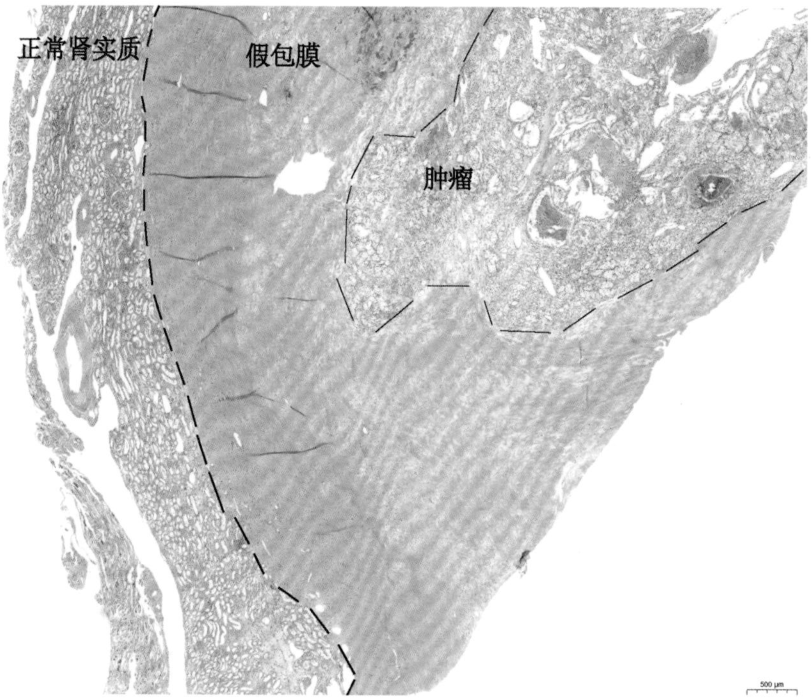

图22-1-7　用3M技术切除后石蜡包埋的肿瘤组织的HE染色

六、适用与展望

3M技术是一种集微观解剖、宏观解剖与手术技法为一体的NSS技术，本团队总结凝练形成了3M理论与技术体系，便于技术的推广与应用。3M技术能帮助术者寻找到一个安全且恰到好处的肿瘤切除平面，在保证切缘阴性的同时，能最大限度地保留正常肾单位并减少并发症，此技术经过98例手术验证，临床可行、安全、有效。

〔刘龙飞〕

第二节　嗜酸性粒细胞异常与肾嫌色细胞癌不良预后的关系

一、概　　述

嗜酸性粒细胞增多症通常与过敏反应、寄生虫感染、某些形式的血管炎、某些药物的使用和血液系统恶性肿瘤有关。除了与胃肠道肿瘤、肺癌和实体恶性肿瘤中的甲状腺癌等相关的嗜酸性粒细胞增多外，在泌尿系统肿瘤中描述外周嗜酸性粒细胞增多的病例数量非常有限。我们研究并报道了3例嫌色细胞癌（CRCC）患者的嗜酸性粒细胞增多症，并探索了嗜酸性粒细胞增多症与肾癌复发和预后之间的关系。这是CRCC与嗜酸性粒细胞过多相关的第一份报告。我们发现肿瘤切除后的嗜酸性粒细胞增多可能表明预后不良、肿瘤复发和疾病进展迅速。

二、问题与困惑

嗜酸性粒细胞增多症通常与过敏反应、寄生虫感染、某些形式的血管炎、药物使用和血液系统恶性肿瘤有关。然而，很少报道实体恶性肿瘤中的嗜酸性粒细胞增多。据报道，实体肿瘤包括胃肠道肿瘤、肺癌和甲状腺癌中出现严重的外周嗜酸性粒细胞增多症。然而，描述泌尿系统肿瘤外周嗜酸性粒细胞增多的报告数量有限。有研究报道了肾细胞癌患者中第一例也是唯一一例严重的副肿瘤性高嗜酸性粒细胞增多症。因此，肾癌与嗜酸性粒细胞增多之间关系如何，是否影响患者预后都尚且未知，值得进一步研究。

三、创新与思考

既往研究发现与肿瘤相关的外周嗜酸性粒细胞增多是非常罕见的，在所有记录的恶性肿瘤中比率约0.5%，最常见于血液系统恶性肿瘤。与肿瘤相关的外周嗜酸性粒细胞增多在肾癌患者中更为罕见。在排除其他原因，如感染、过敏、胶原病、血管疾病和伴随的恶性造血疾病后，目前有人认为外周嗜酸性粒细胞增多是一种副肿瘤表现。大多数报告表明，这种现象与预后不良和疾病进展迅速有关。因此有必要总结这些病例，进行研究和分析，为这部分患者的诊治提供经验参考。

四、理论支撑

嗜酸性粒细胞在肿瘤中的作用存在争议。在某些研究中，嗜酸性粒细胞的存在与良好的预后相关，但在其他研究中提示预后较差。我们推测与实体瘤相关的嗜酸性粒细胞的作用可能会随着发病时间和肿瘤位置而改变。最初，嗜酸性粒细胞在某些肿瘤中是一种特别特异的反应，反应性嗜酸性粒细胞提供针对肿瘤细胞的保护。随着肿瘤细胞浸润和侵袭性的增加，嗜酸性粒细胞失去保护作用而移至外周血。结果，组织嗜酸性粒细胞增多症转变为血液嗜酸性粒细胞增多症，表明肿瘤的晚期阶段。除了假设的转移过程外，组织嗜酸性粒细胞增多和血液嗜酸性粒细胞增多之间的区别仍未确定。潜在的机制需要通过额外的研究来验证。

五、践行实施

我们发现2010年9月至2013年9月，总共有3名患者（两男一女）住进了我们医院。2名患者（一男一女）出现腰痛。另一位男性患者3个月内体重减轻了5 kg。根据腹部计算机断层扫描（CT）扫描发现所有患者都有肾脏肿块，并被诊断出患有肾肿瘤。没有患者出现血尿或发热。患者的特定药物使用史、食物过敏史、寄生虫感染史和结核病暴露史均为阴性。本研究获得了患者家属的知情同意和相关伦理批准。

体格检查显示，每位患者的腹部均柔软平坦。腹部无肿块，浅表淋巴结未触及。粪便中真菌孢子和寄生虫呈阴性。血液中C反应蛋白、降钙素原、抗核抗体、抗中性粒细胞胞质抗体等类风湿免疫因子均呈阴性。结核病检测呈阴性。血液中肿瘤标志物和碱性磷酸酶均为阴性。进行了骨髓活检并没有发现白血病的证据。胸部X线检查未显示肺部和转移性病变的阳性体征。女性患者腹部和骨盆的CT扫描显示肾脏肿瘤，无静脉癌栓和远处转移。进行了一次腹膜后根治性肾切除术和两次开放手术，术后没有出现任何并发症。两次手术之间未观察到淋巴结肿大。组织学和病理学检查确诊CRCC。在女性患者中观察到具有肉瘤样成分的嗜酸性变异的CRCC。

术前常规血液检查显示所有患者均有持续性白细胞增多症（11 360～22 230/μL，正常范围4 000～100 000/μL）和嗜酸性粒细胞增多（1 120～5 060/μL，正常范围0～800/μL）。在围手术期和出院后1年的随访期间进行了常规血液检查。在根治性肾切除术后的第一个月，嗜酸性粒细胞增多症消失。两名男性患者在手术后和1年的随访中出现正常的嗜酸性粒细胞，无肿瘤复发。然而，女性患者的血液分析显示白细胞和嗜酸性粒细胞计数逐渐增加并恢复到术前水平（图22-2-1、图22-2-2）。超声检查显示原肾区肾癌复发，累及腹壁和肠道。血液检查显示嗜酸性粒细胞水平持续升高（19.61%～20.49%，正常范围0%～5%）。患者出现疼痛、发热和腹部肿块。该女性患者在手术后6个月死于肿瘤复发和转移。

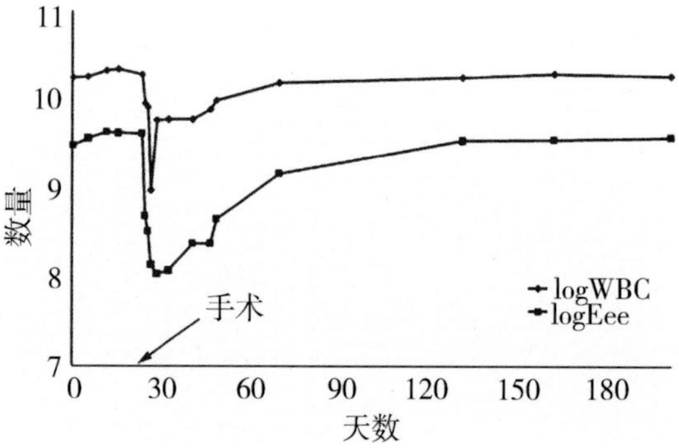

图22-2-1 嗜酸性粒细胞和白细胞计数（logs）随时间的变化

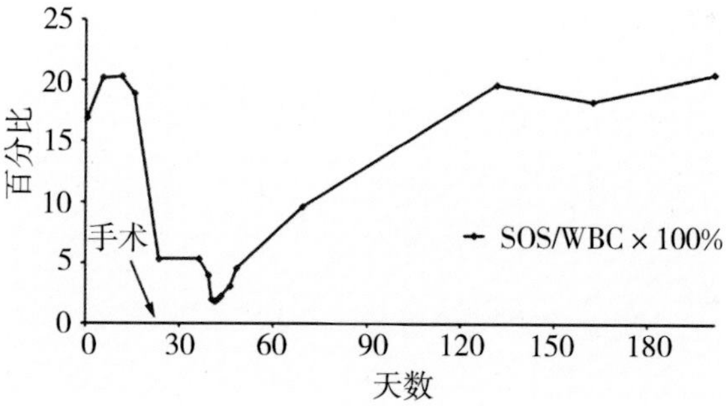

图22-2-2 患者3的嗜酸性粒细胞百分比

肿瘤切除后嗜酸性粒细胞增多可能消失，并随着肿瘤复发或播散而重新出现。在本报告中的2名患者中，根治性肾切除术后白细胞增多和嗜酸性粒细胞增多恢复正常。然而，女性患者术后1个月，嗜酸性粒细胞水平恢复至术前水平，并出现肿瘤复发。由于没有发现外周嗜酸性粒细胞增多的其他原因，我们认为肾癌相关的血嗜酸性粒细胞增多表明CRCC复发和预后不良。

CRCC是一种独特的肾细胞癌亚型，分为两种变异型，典型型和嗜酸性粒细胞型，其中嗜酸性粒细胞型患者的预后更好。临床证据表明，CRCC是侵袭性较低的肾细胞癌之一，但肉瘤样改变在组织学上是预后不良的标志，这一点已被广泛接受。之前的几项研究报告了肿瘤部位的肿瘤相关组织嗜酸性粒细胞增多（TATE）现象。TATE可能与肿瘤相关血嗜酸性粒细胞增多症（TABE）一起发生或单独发生。TATE和TABE之间的关联仍不清楚。值得注意的是，与没有TATE的肿瘤相比，单独合并TATE的肿瘤似乎具有更好的预后，而TABE与肿瘤扩散和预后不良有关。这种差异的原因尚不清楚，需要进一步确定。在本研究中，存在TABE，但在患者的肿瘤部位未观察到TATE。与大量报道一致，患有肉瘤样改变和TABE的女性患者预后不良，并很快死于肿瘤复发和转移。

TABE的发病机制尚不清楚。已有许多机制假说，包括通过肿瘤本身产生的循环因子刺激骨髓、作为增加嗜酸性粒细胞的促进剂的肿瘤坏死和由于转移性肿瘤细胞向骨髓播种而刺激嗜酸性粒细胞产生。通过循环因子刺激骨髓的理论已经得到认可。原发肿瘤产生的细胞因子包括白细胞介素3、白细胞介素5和粒细胞-巨噬细胞集落刺激因子被认为是导致嗜酸性粒细胞增加的原因。尽管未在这三名患者中测量这些细胞因子，但认为嗜酸性粒细胞增多与细胞因子水平升高有关。然而，这种现象没有单一的机制，因为播散性癌、嗜酸性粒细胞增多症和细胞因子产生之间的相关性及其复杂且未知的。

六、适用与展望

我们首次研究了与 CRCC 相关的嗜酸性粒细胞过多现象。我们发现肿瘤切除后的嗜酸性粒细胞增多可能表明患者预后不良、肿瘤复发和疾病进展迅速。嗜酸性粒细胞在肾肿瘤中的作用和肿瘤相关血嗜酸性粒细胞增多的机制需要进一步阐明。

〔魏永宝〕

第三节　肾癌根治切除同期行下腔静脉癌栓切除加下腔静脉补片右半结肠切除个例报道

一、概　　述

肾癌是泌尿系统常见的恶性肿瘤，是一类起源于肾实质的恶性肿瘤，发病率约占泌尿系统肿瘤 20.3%，且每年以 1%～2% 的速度递增。肾癌侵犯血管是其特性之一，尤其容易侵犯肾静脉及下腔静脉而形成静脉癌栓。国外研究显示，大约有 50%～70% 的肾癌合并静脉癌栓患者可通过手术获得较好的疗效；而手术的疗效与癌栓的分级密切相关。目前有关癌栓级别的分级方式有很多，如 Mayo 分级法、Neves 分级法、Novick 分级法等多种分级方式，目前多赞同美国梅奥医学中心（Mayo Clinic）分级：0 级癌栓局限于肾静脉内；Ⅰ级癌栓已延伸入下腔静脉内但栓顶距肾静脉开口≤2 cm；Ⅱ级癌栓已扩展至肝静脉以下水平的腔静脉内，距肾静脉开口＞2 cm；Ⅲ级癌栓已达肝内（肝后）下腔静脉水平，但在膈肌以下；Ⅳ 级癌栓扩展达膈肌以上下腔静脉内。癌栓的级别越高，临床手术的难度也越大。

二、问题与困惑

积极手术切除作为治疗肾癌伴静脉癌栓患者的策略已被广泛接受。然而，对于肾癌伴有局部器官直接侵及的患者是否手术切除报道很少。局部进展性肾癌既以往称之为局部晚期肾癌 ，涵盖 2017 版 AJCC 肾癌 TNM 分期系统的Ⅲ期病变，即肿瘤未超过肾周筋膜但侵及肾静脉及下腔静脉，具体包括：T1N1M0、T2N1M0、T3N0M0 和 T3N1M0 期。局部进展性肾癌的治疗方法仍然为根治术肾切除术，对于发生下腔静脉癌栓的肾癌病例，通过手术完整切除肾脏及癌栓可以获得最佳疗效。但如果肾癌伴静脉癌栓同时有侵及局部器官而无其他远处转移时，还可行手术根治性切除肾脏及静脉癌栓和局部被侵及器官病变吗?

三、创新与思考

因肾癌侵透肾周筋膜既已属肾癌 TNM 分期的 T4 期，如肿瘤侵及周围器官则说明病变程度更严重，但临床上常出现在此病情下无其他远处转移病灶的病例，此种情况仍可以施行根治性手术切除肾脏、静脉癌栓及局部器官病变切除。

四、理论支撑

治疗肾癌最有效的手段仍然是根治性切除病灶，外科手术也是目前广泛用于治疗肾癌的有效方法。肾癌伴静脉癌栓及侵及局部脏器已超出了局部进展性肾癌的定义范畴，属肾癌 TNM 分期的 T4 期，在没有其他远处转移时应用根治性肾切除及癌栓和局部脏器侵及病灶切除是可行的。重要的是术前充分的评估手术风险与条件，包括医院科室和术者条件，根据静脉癌栓尤其下腔静脉癌栓的分级采取相应的手术应对方法。对于比较复杂的病例，可以在血管外科、肝胆外科或心脏外科医师的帮助下以团队合作的形式完成手术。

五、践行实施

1. 病例介绍 患者，女，62岁。B超发现右肾中部肿块入院。查体：右上腹可扪及13 cm×15 cm包块，右肾区有叩击痛。CT示右肾中下极巨大软组织肿块，密度不均匀，且突破包膜侵犯肝脏及下腔静脉，考虑肾癌（图22-3-1、图22-3-2）。

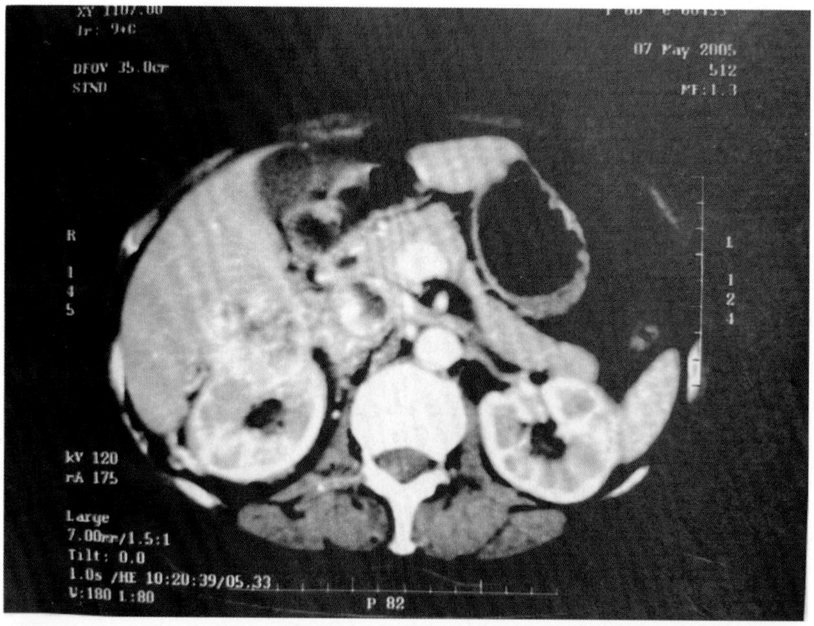

图22-3-1 CT片示右肾肿瘤伴肾静脉和下腔静脉瘤栓，肿瘤侵犯肝脏可能

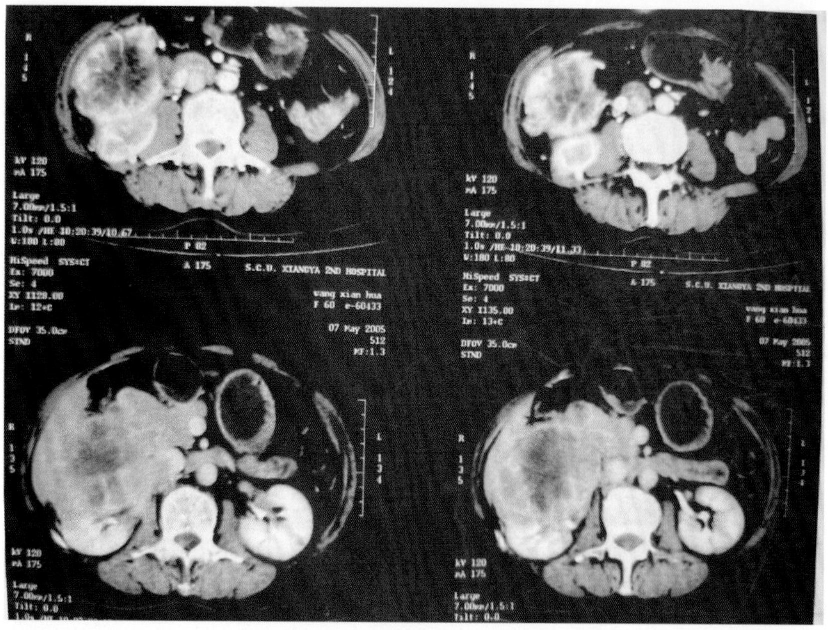

图22-3-2 CT片示右肾肿瘤位于右肾中下部，多个横断面均可见下腔静脉瘤栓

彩色超声示右肾中下极腹侧混合性包块，右肾静脉下腔静脉瘤栓形成。下腔静脉造影示下腔静脉横径约23 mm，T12-L1段右后壁不规则充盈缺损约78 mm，下腔静脉管腔变小（图22-3-3）。

诊断：右肾癌（T4N0-1M0）合并下腔静脉癌栓（Ⅱ级）。

2. 手术方法 气管插管麻醉，患者取左侧卧位，胸腹联合切口。术中探查见右肾肿瘤约8 cm×7 cm×7 cm，右半结肠浸润，与十二指肠及肝脏粘连，右肾静脉及邻近下腔静脉癌栓约60 mm，质硬。

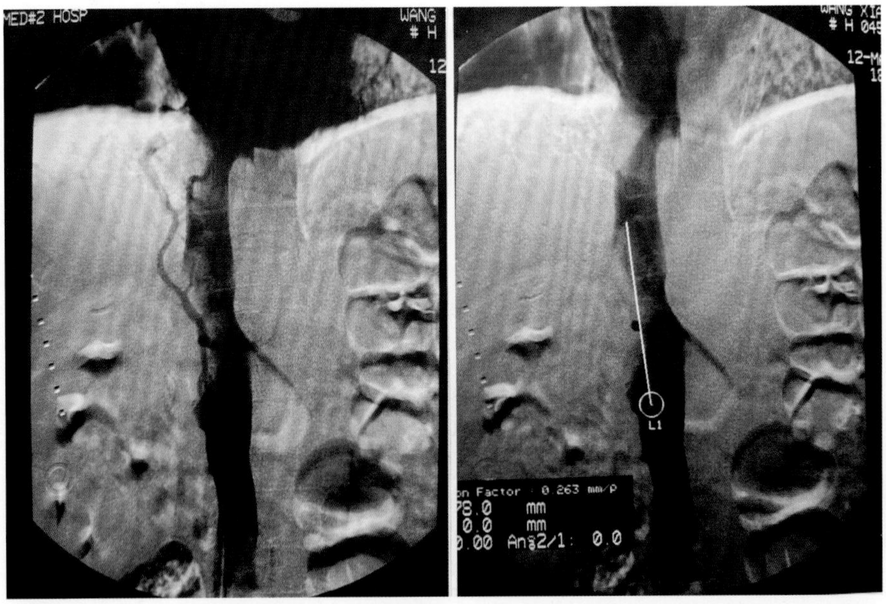

图 22-3-3　下腔静脉造影片示下腔静脉 T12-L1 段右后壁不规则充盈缺损约 78 mm

游离切除肿块侵犯的右半结肠，28 mm 吻合环行端端吻合。分别阻断左肾静脉远端及病变下腔静脉两端，10 号线缝扎右肾动脉。剖开下腔静脉前壁，见癌栓侵及前壁，取出癌栓，切除右肾及肿瘤，剪除下腔静脉前壁 4 cm，以膨体聚四氟乙烯人造血管予以补片。左肾静脉阻断时间约 20 min。留置胸腔闭式引流管及腹腔引流管。术中出血约 800 ml，输红细胞 12 U。

3. 病理报告和术后随访　病理报告为肾透明细胞癌，侵犯肾盂及被膜，累及下腔静脉及周围癌栓形成，侵及右半结肠。术后 2 周出院。随访 2 年 6 个月未见复发。

六、适用与展望

以往认为肾癌伴下腔静脉癌栓不适合做手术，但是大量的回顾性研究以及探讨，下腔静脉癌栓已经不是影响肾癌患者预后的主要因素。文献报道此类患者如施行肾癌根治术并彻底切除下腔静脉癌栓及切除侵犯的周围脏器如结肠和部分肝脏，5 年生存率可达 50%左右。本例患者无远处转移，手术治疗成功，随访 2 年 6 个月未见复发。提示有下腔静脉癌栓及局部脏器侵犯的患者仍应争取手术治疗。癌栓侵犯下腔静脉壁者仍可通过切除部分下腔静脉壁加补片或节段置换等术式处理，并对周围侵犯脏器手术处理。应注意尽量减少阻断下腔静脉时间，以减少对健侧肾的损害，必要时可做健侧肾低温处理。

〔杨金瑞　顾栋华〕

第四节　回肠膀胱输尿管吻合方式（Bricker 或 Wallace）抉择：一种基于患者特征的个性化策略

一、概　　述

膀胱癌是泌尿外科临床上最常见的恶性肿瘤之一。根据是否存在肌层浸润，可分为非肌层浸润性膀胱癌和肌层浸润性膀胱癌。根治性膀胱切除术是部分高危/极高危非肌层浸润性膀胱癌的推荐治疗方法，也是肌层浸润性膀胱癌的标准治疗之一。根治性膀胱切除术术后尿流改道方式与术后并发症相关，同时对于保护患者肾功能、提高患者生活质量至关重要。目前关于尿流改道的方式尚无标准的方案。

二、问题与困惑

目前根治性膀胱切除术后尿流改道的方案包括原位新膀胱术、回肠通道术（输尿管肠吻合术）、输尿管皮肤造口术等。尽管原位新膀胱术在膀胱根治性切除术后的尿流改道中越来越受欢迎，但是回肠通道术仍然被认为是大多数患者根治性膀胱切除术后尿流改道的合适术式，因为这种术式相对简单，其并发症发生率可接受，患者术后生活质量满意。回肠通道术的两种最常见的形式是 Bricker（分离、端到侧）和 Wallace（连接、端到端）技术（图 22-4-1）。然而，这两种吻合方式之间的选择一直困扰着外科医生。这两种技术都有明显的缺点。Bricker 方法存在增加输尿管狭窄的风险。另一方面，Wallace 技术可能会因输尿管肠吻合口处肿瘤复发或者结石形成，从而导致双侧肾梗阻。尽管之前的一些研究已经评估了这两种技术的优缺点，但目前临床上对于哪种技术更优还没有明确的答案。每种技术的临床适应证尚未经过系统性地验证，临床上输尿管肠吻合术吻合类型的选择主要取决于外科医师的偏好。

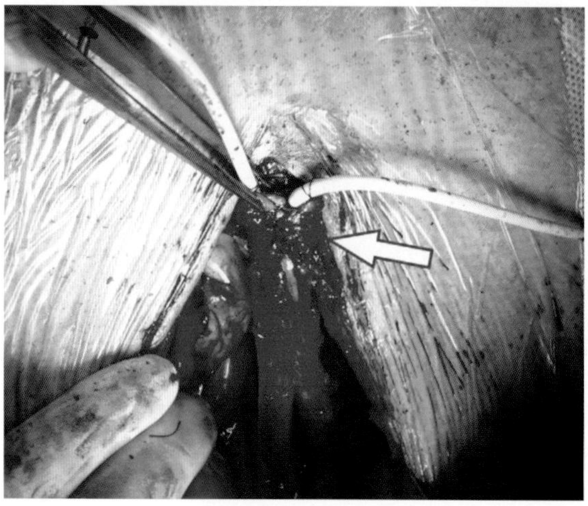

A. 双侧输尿管末端连接

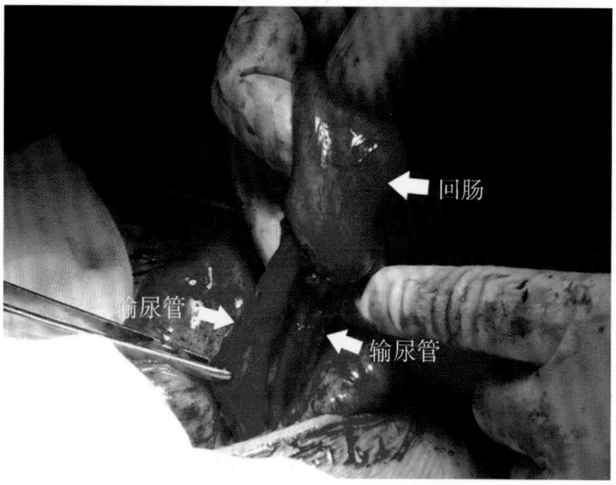

B. 连接后的输尿管再与回肠端端吻合

图 22-4-1 Wallace 输尿管回肠吻合技术

三、创新与思考

在根治性膀胱切除术后尿流改道中，Bricker 和 Wallace 技术是用于尿流改道的两种最常见的输尿管肠吻合术。然而，几十年来，Bricker 吻合术或 Wallace 吻合术之间的选择一直困扰着外科医师。尽管之前的几项研究评估了这两种技术的优缺点。然而，很难确定哪种术式是输尿管肠吻合术的最佳吻合技术。到目前为止，Bricker 或 Wallace 吻合术的选择标准尚未制定，这两种技术之间的技术选择主要基于外科医师的偏好。Bricker 和 Wallace 输尿管吻合有几个明显的局限性。Bricker 技术可能具有更高的狭窄率，而 Wallace 技术可能因吻合口肿瘤复发从而累及双侧上尿路。基于此问题，我们团队提出了一种基于患者肿瘤的特征、输尿管异常性和直肠乙状结肠隧道后输尿管长度的个性化选择策略，并前瞻性地进行了验证，旨在建立一种基于患者特征的回肠输尿管吻合术式个性化选择策略，以便最大限度地保护患者肾功能、提高患者生活质量。

四、理论支撑

尿流改道术尚无标准治疗方案，目前有多种方法可选。尿流改道方式与术后并发症相关，尿流改道方式的选择需要根据患者的具体情况，如年龄、伴随疾病、术前肾功能、预期寿命、盆腔手术及放疗史等，并结合患者的要求及术者经验慎重选择。保护肾功能、提高患者生活质量是治疗的最终目标。

五、践行实施

（一）回肠输尿管吻合术式个性化选择策略的建立

本团队建立了基于患者特征的个性化选择策略，患者特征包括3个方面：肿瘤特征、输尿管异常性和直肠乙状结肠隧道后输尿管长度。

个性化决定1：第一个决定是基于肿瘤特征。根据文献确定了膀胱尿路上皮癌根治术后上尿路复发（UUTR）的5个危险因素（图22-4-2），包括前列腺尿道受累、原位癌、浅表性膀胱肿瘤、输尿管受累或输尿管边缘阳性以及肿瘤复发。对于有一个或多个UUTR风险因素的患者，采用Bricker技术。

个性化决定2：第二个决定是基于输尿管异常。如果患者只有一个孤立的肾脏，则进行Bricker吻合术。如果患者一侧有两套肾盂输尿管，则进行两种手术（重复输尿管一侧采用Wallace技术，对侧采用Bricker技术）。

个性化决定3：第三个决定是依据直肠乙状结肠隧道后输尿管长度。当两侧输尿管长度相似时，Wallace优先；在不等长的情况下，Bricker优先。

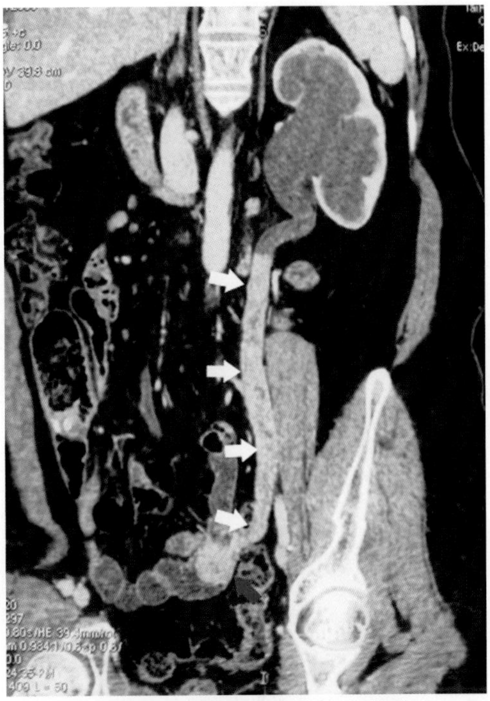

图22-4-2　膀胱根治性切除术后上尿路复发

白色尖头为左侧输尿管内肿瘤复发，并致左肾积水；红色尖头为肿瘤突入至回肠膀胱内。

（二）临床应用

2009年1月至2011年12月期间，基于患者特征的个性化选择策略帮助膀胱根治性切除术的患者个性化选择回肠输尿管造口术式99例。其中53例患者行Bricker吻合术，46例行Wallace吻合术。

99例患者中有6例出现输尿管狭窄，均为Clavien Ⅲb级并发症。所有输尿管的总狭窄率为3.1%（6/196）（2例单侧肾）。53例Bricker吻合术患者中有4例（7.5%）发生输尿管狭窄，输尿管狭窄率为3.8%（4/104）。采用Wallace吻合术的46例患者中有2例出现输尿管狭窄，输尿管狭窄率为2.2%（2/92）。两组输尿管狭窄率的差异无统计学意义（$P=0.686$）。

所有患者的平均随访时间为（30.2±9.5）个月。Bricker组和Wallace组在年龄、性别、身体质量指数（BMI）、盆腔放疗率、住院时间、随访时间或狭窄发生时间方面没有显著差异。术后平均13.3个月出现狭窄，主要位于左侧输尿管（66.7%，4/6）。当比较发生狭窄的患者和未发生狭窄的患者时，在年龄、性别、骨盆放疗史或随访时间方面没有显著差异。然而，与无狭窄的患者相比，狭窄患者的平均BMI显著升高（分别为25.2 kg/m^{2}和23.3 kg/m^2；$P=0.008$）。在6例狭窄患者中，2例接受了成功的开放修复，2例接受了成功的内镜治疗（一例进行了球囊扩张，另一例进行了输尿管内切开术），2例因肾功能不良（包括一例内镜切开失败后）接受了肾切除术。本系列中没有患者有UUTR的证据。Bricker组的一名患者患有输尿管上段结石，经皮肾镜取石术治疗成功。

六、适用与展望

本团队基于患者特征（肿瘤特征、输尿管异常性和直肠乙状结肠隧道后输尿管长度）的个性化选择术式的初步结果表明，基于患者特征的Bricker vs. Wallace吻合术的个性化选择策略在临床上似乎是可靠的，可接受的输尿管狭窄率为3.1%。然而，此种个性化选择术式的策略还存在几处局限性。首先，本团队只有在单个中心进行的非受控临床研究，患者样本相对较少。第二，在我们的系列研究中没有发现这种选择策略在肿瘤控制方面的潜在优势，可能是因为随访期相对较短。因此，需要对更大的患者样本进行长期、多中心、对照临床试验，以进一步确认这种吻合技术选择系统的优势，以便进一步临床推广及应用。

〔刘龙飞〕

第五节　膀胱肿瘤病因的表观遗传学机制及其应用研究探讨

一、概　　述

膀胱癌（bladder cancer，BC）是泌尿生殖系统最常见的恶性肿瘤之一，2018 年，全世界膀胱癌新发病例约 549 000 例、死亡 200 000 例。在我国，膀胱癌是最常见的泌尿系恶性肿瘤之一。膀胱癌的显著特点是 75%～85%的初发病例都是表浅性肿瘤（Tis，Ta，T1），超过 50%的患者会出现术后复发。除此之外，约 40%的患者其肿瘤的恶性程度会增加，而最终将有 30%的患者将死于膀胱癌。BC 的高复发率、临床进展性、较高死亡率、术后的膀胱灌注化疗和全身化疗以及长期甚至终身的随访观察，无疑给患者带来身心上的巨大痛苦、增加其医疗费用，也给国家的医疗卫生事业增加了巨大的经济和社会负担。

二、问题与困惑

随着时代的进步和科学技术的发展，医疗技术和药物不断创新问世，应用于膀胱癌的诊断和治疗，如尿液中肿瘤标志物等检测早期诊断膀胱癌（液体活检），BCG 联合塞来昔布行膀胱灌注化疗，机器人辅助根治性膀胱切除手术，以及正在进行临床试验的新一代靶向治疗药物（如 BGJ398）。但是目前膀胱癌的确切病因仍未完全阐明，上述新进展仍存在争议、也需要更长时间及更高级的循证医学证据支持，所以膀胱癌患者的预后并未发生根本性的改变。膀胱癌的诊断和治疗亟待多方面新的突破和进展，期待着更有效的方案。

三、创新与思考

随着基因组学、遗传学、表观遗传学及分子生物学等基础学科的迅速发展，肿瘤病因学的研究近年来取得了突破性的进展。许多恶性肿瘤，包括膀胱癌的发生，被认为与很多遗传学及表观遗传学事件积累所引起的抑癌基因（肿瘤抑制基因，tumour suppressor gene，TSG）的失活密切相关，而 TSG 启动子区 CpG 岛异常甲基化是其表达沉默的重要机制。

表观遗传学的定义是指细胞在增殖、分离过程中所发生的基因表达的稳定改变，而基因序列并未发生变化。表观遗传学虽然可以遗传，但可以被逆转，所以有望能够作为肿瘤诊断和预后估计的生物标志物，以及基因靶向治疗的潜在靶点。表观遗传学机制主要涉及 DNA 甲基化、组蛋白修饰和 RNA 调控。

近年来，研究发现真核生物 RNA（包括 mRNAs，mircoRNAs 和 lncRNAs 等）的调控方式多达 163 种，而 m6A（腺苷酸 N6 端甲基化）则被认为是最普遍、最丰富、最保守的 RNA 转录调节方式。RNA m6A 影响和调控 RNA 的转录、呈递、翻译和代谢。m6A 的沉淀是由甲基转移酶复合体所编码，主要涉及 3 种同源的因子，分别被称为写入者（writer）、擦除者（eraser）和阅读者（reader）。甲基转移酶类似物 3（METTL3）、METTL14、肾母细胞瘤 1 相关蛋白（WTAP）等分类为写入者的重要成分，因为它们能催化促进 m6A 的形成；而肥胖相关基因蛋白（FTO）、烷烃羟化酶同源物 5（ALKBH5）能够选择性的去除目标 mRNAs 的甲基化模式（即去甲基化），被分类为擦除者；阅读者能够解码 m6A 的甲基化状态，生产新的功能性信号，这类包括真核细胞使动因子 3（eIF3）、胰岛素样生长因子 2 mRNA 结合蛋白（IGF2BP）家族等。

RNA 的 m6A 调控是一个动态过程，可以被擦除者逆转，所以 m6A 调控被认为与多种人类疾病相关，如发育和代谢性疾病（肥胖、2 型糖尿病、发育迟缓等），不孕症，感染性疾病等。除此之外，大量研究证实 m6A 调控发挥原癌基因或抑癌基因的功能，与恶性肿瘤的增殖、分化、发生、侵袭和转移密切相关。如在肺鳞状细胞癌中，去甲基化酶 FTO 通过调控 MZF1 的表达促进肿瘤细胞的增殖和侵袭，同时抑制肿瘤细胞的凋亡，可以考虑作为肺鳞状细胞癌的预后指标之一；类似地，METTL3 通过上调 EGFR 和 TAZ 的表达，发挥原癌基因的作用，促进肺癌细胞的生长、侵袭。METTL3 还与肝细胞癌患者预后不良相关，它通过沉默 SOCS2 的表达，促进肝癌细胞的增殖、侵袭和集落形成，而 METTL14 在肝细胞癌中的作用却基本相反。在乳腺癌中，METTL3 通过影响哺乳动物乙型肝炎 X 相互作用蛋白（HBXIP）的表达，促进乳腺癌的侵袭，而 HBXIP 则通过抑制抑癌基因 let-7g 诱导 METTL3 促进乳腺癌细胞的增殖等。

FTO 蛋白全称 fat mass and obesity-associated protein，属于 Alkb 蛋白家族中的一员并且与肥胖相关。2011 年，芝加哥大学何川教授在全球首次证实，无论是在 DNA 还是 RNA 中，FTO 蛋白都是一种十分重要的去甲基化酶。FTO 蛋白在核心结构域上与 Alkb 蛋白家族相似，但是 C 端独有的长 loop 与 Alkb 家族其他蛋白有所不同。正是这种特有的结构域使得 FTO 蛋白能够对发生甲基化的单链 DNA 或单链 RNA 进行去甲基化修饰。一旦 FTO 基因转录水平发生异常，会引起多种疾病包括恶性肿瘤，如 FTO 可以通过影响 ASB2、RARA 基因显著促进白血病细胞的增殖、转化，抑制急性髓细胞白血病细胞的分化和凋亡，然而这个过程可以被 R-2HG 和 IDH 基因突变所阻止（通过竞争性抑制 FTO）。此外，FTO 的过表达可以促进乳腺癌和胃癌的进展，但是却抑制肝内胆管细胞癌的肿瘤生长等。综上所述，FTO 通过调节不同信号旁路中关键的 RNA 转录等过程，参与肿瘤细胞多种多样的生物过程。

吡咯啉-5-羧酸还原酶 1（pyrroline-5-carboxylate reductase 1，PYCR1）位于线粒体内，在氨基酸代谢、细胞内氧化还原电位和线粒体完整性中起着关键作用；它通过 NADPH 的氧化作用，将吡咯啉-5-羧酸（P5C）还原成脯氨酸，进而催化脯氨酸循环的生物合成反应。多种恶性肿瘤通过调节脯氨酸循环和生物合成改变脯氨酸代谢，然而沉默 PYCR1 可以抑制其肿瘤细胞增殖。越来越多的证据显示，PYCR1 与恶性肿瘤的发生发展密切相关，可能作为基因靶向治疗的潜在靶点。

2012 年至今，我们团队一直进行膀胱癌的临床及基础研究，尤其是在膀胱癌病因的表观遗传学机制方面做了一些工作，迄今为止已成功立项省厅级科研项目 3 项，并形成了原创性的学术成果，发表相关的 SCI 等论文 5 篇。

四、理论支撑

表观遗传学是指细胞在增殖、分离过程中所发生的基因表达的稳定改变，而基因序列并未发生变化。表观遗传学虽然可以遗传，但可以被逆转，所以有望能够作为肿瘤诊断和预后估计的生物标志物，以及基因靶向治疗的潜在靶点。表观遗传学机制主要涉及 DNA 甲基化、组蛋白修饰和 RNA 调控。目前表观遗传主要的调控机制有 DNA 甲基化，翻译后组蛋白修饰、组蛋白组成变化等。

五、践行实施

（一）膀胱癌 DNA 甲基化的研究

在 DNA 甲基化研究方面，我们团队成功立项湖南省自然科学基金课题（2014FJ3117，膀胱尿路上皮癌 DAPK 基因的表达以及启动子甲基化的研究），发表了含 SCI 在内的论文 2 篇。

我们研究发现膀胱癌中死亡相关蛋白激酶（DAPK）基因的启动子甲基化状态与其表达关系密切，暗示启动子 CpG 岛的异常甲基化在调节 DAPK 基因的表达中起重要作用；进一步研究发现 5-氮杂-脱氧胞苷（5-Aza-CdR）可以逆转 DAPK 基因的甲基化状态，明显上调其表达，提示 5-Aza-CdR 可作为一种新的治疗膀胱癌的基因靶向治疗药物，以上成果于 2016 年发表在《临床泌尿外科杂志》。

除此之外，我们的研究成果显示薯蓣皂甙通过上调 DAPK1 和 RASSF-1 α基因移植膀胱癌细胞的生存能力，促进细胞凋亡；同时发现薯蓣皂甙诱导的 DAPK1 和 RASSF-1 α基因表达上调，与抗氧化活性介导的基因甲基化作用有关，以上成果于 2017 年发表在 *EXCLI Journal*（SCI，影响因子 4.068）。

（二）FTO 调控 PYCR1-RNA-m6A 促进膀胱癌进展的研究

在膀胱癌病因的 RNA 甲基化机制方面，我们团队也做了一些探讨：成功立项厅级科研项目 2 项（长沙市自然科学基金 kq2014196，FTO 通过调控 PYCR1-RNA-m6A 通路进而促进膀胱癌进展的机制研究，以及湖南省卫生健康委员会基金 20200053），已发表 SCI 论文 1 篇。

我们前期研究发现，泛素化特异性肽酶 18（USP18）通过翻译后水平的去泛素化作用上调膀胱癌组织和细胞中的 FTO 蛋白（并非 mRNA）表达，然后 FTO 发挥去甲基化酶活性降低 PYCR1-RNA-m6A（RNA 甲基化）水平、增强 PYCR1 活性及转录，进而促进膀胱癌发生和进展，提示 RNA 甲基化修饰在膀胱癌发展中的重要作用，以及 USP18/FTO/PYCR1 信号网络可能作用膀胱癌治疗的靶向目标，以上成果于 2021 年发表在 *Aging*（SCI，影响因子 5.682）。

（三）部分研究成果

1. 膀胱癌组织和细胞中 PYCR1 表达显著增高：图 22－5－1 所示为膀胱癌组织中 PYCR1 表达较正常膀胱组织显著增高，图 22－5－2 为膀胱癌细胞中 PYCR1 表达较正常对照组显著增高。

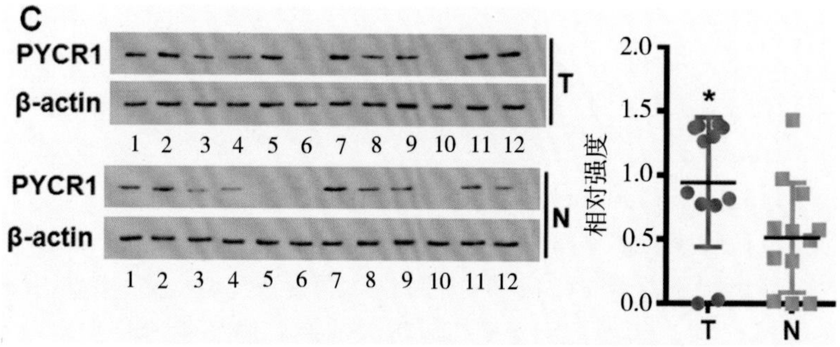

图 22－5－1 膀胱癌组织中 PYCR1 表达显著增高

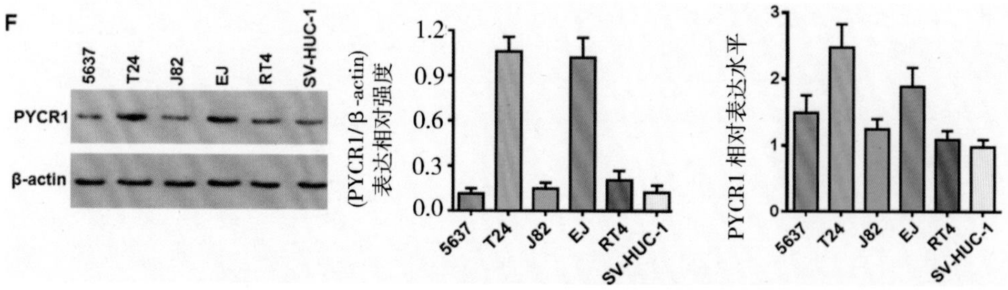

图 22－5－2 膀胱癌细胞中 PYCR1 表达显著增高

2. 过表达 PYCR1 可促进 FTO 沉默的膀胱癌细胞增殖和迁移：图 22－5－3 所示为过表达的 PYCR1 明显促进 FTO 沉默组的膀胱癌细胞增殖和迁移。

3. 过表达 PYCR1 可促进裸鼠体内 FTO 敲除的膀胱癌移植肿瘤的生长：图 22－5－4 所示为过表达 PYCR1 显著促进裸鼠体内 FTO 敲除的膀胱癌移植肿瘤的生长。

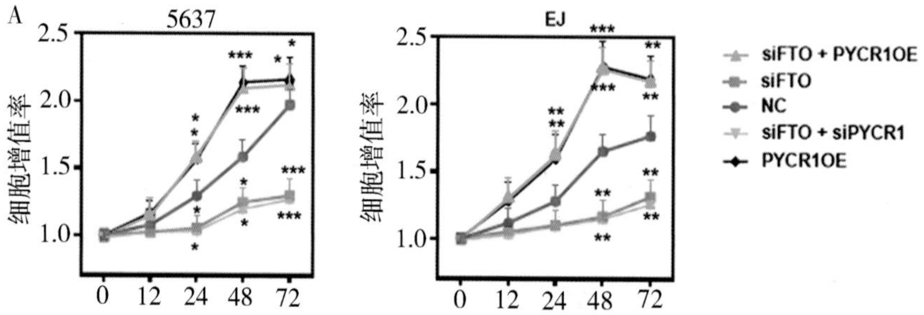

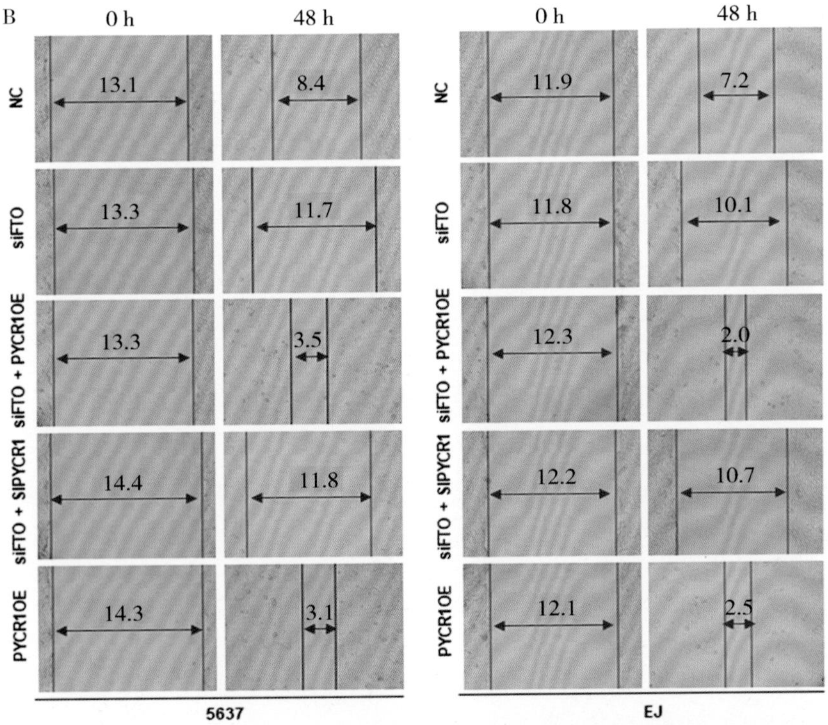

图 22-5-3　过表达 PYCR1 促进 FTO 沉默的膀胱癌细胞增殖、迁移

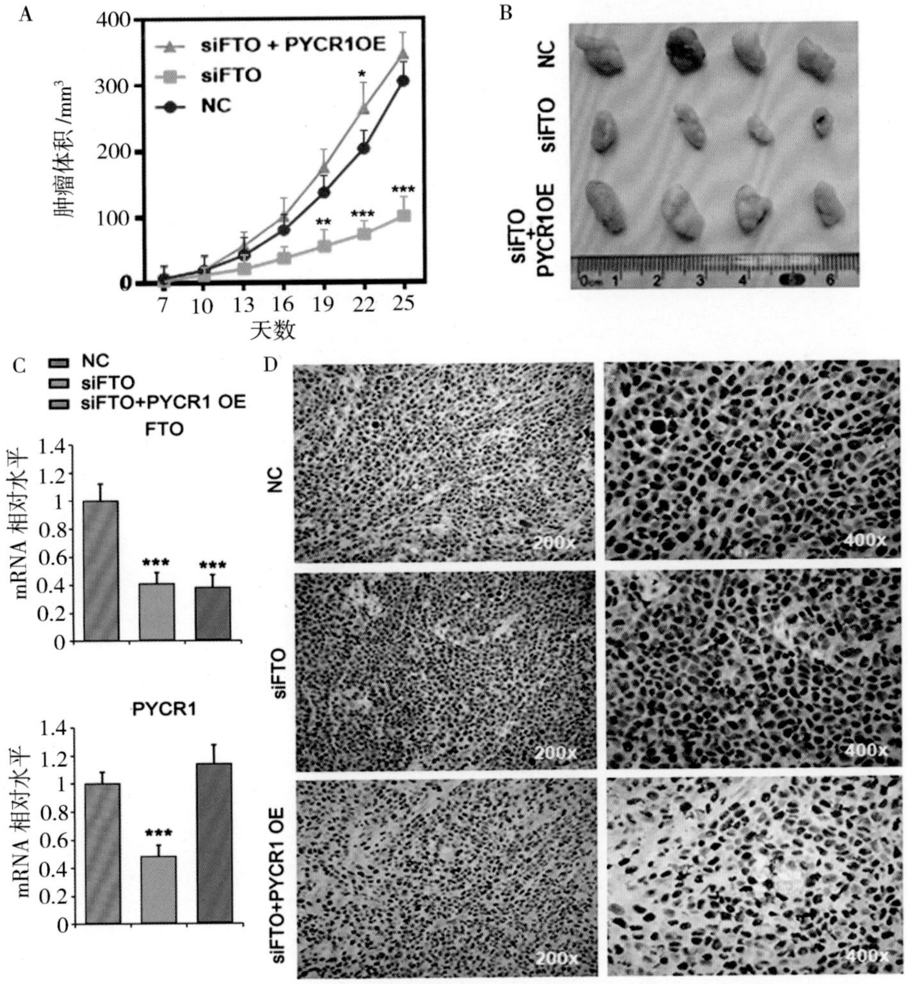

图 22-5-4　过表达 PYCR1 可促进裸鼠 FTO 敲除的膀胱癌移植肿瘤的生长

六、适用与展望

我们团队在前期研究成果的基础上，成功申请了2023年度国家自然科学基金，拟进一步探讨PYCR1通过调控SAPK/IRS1信号通路增进胰岛素抵抗，进而促进膀胱癌进展的分子生物学机制，如果阐明这些关系，将完善目前膀胱癌发生发展的病因机制，为临床治疗膀胱癌提供新的思路和理论依据；同时尝试从PYCR1调控SAPK/IRS1信号通路促进膀胱癌进展的角度，探讨膀胱癌早期诊断和预后估计的肿瘤标志物，为进一步开发新型诊断方法提供切入点。

〔宋　伟〕

第六节　交感神经兴奋与前列腺癌的关系

一、概　　述

前列腺癌是欧美地区男性最常见的泌尿生殖系统恶性肿瘤，是第二位致死疾病，死亡率仅次于肺癌。我国的前列腺癌发病率和死亡率远低于欧美国家，但近年来呈现明显上升趋势，其增长比它们更为迅速。早期前列腺癌通常无典型症状，当肿瘤阻塞尿道或侵犯膀胱颈时会产生下尿路症状，严重者可出现急性尿潴留、血尿、尿失禁等。骨转移时可引起骨痛、病理性骨折、贫血、脊髓压迫等症状。临床诊断主要结合直肠指检，前列腺特异性抗原及影像学检查。但前列腺癌的确诊仍是依赖于前列腺穿刺活检进行组织病理学检查。治疗分为等待观察和主动监测、根治性前列腺切除术、根治性放射治疗和内分泌治疗，选择何种方案主要取决于患者预期寿命、总体身体状况和临床分期。

二、问题与困惑

雄激素和雌激素在前列腺癌发生、发展中发挥重要作用。睾丸不发育或幼年阉割者不发生前列腺癌。日常饮食富含植物雌激素的人群中前列腺癌发病率低，雌激素可能是通过抑制前列腺上皮的生长以防止前列腺癌的发生。炎症可能是前列腺癌的诱因之一，有研究表明前列腺炎与前列腺癌的发生、发展可能存在一定的关系。此外，遗传因素与前列腺癌的发生、发展也密切相关。尽管在基础临床研究、诊断和治疗方面取得了实质性进展，但前列腺癌具体的发病机制仍然不清楚。

三、创新与思考

前列腺癌发病率与年龄密切相关。随着年龄的增长，50岁以上其发病率呈指数增加，70岁以上前列腺癌的发病率已超过膀胱肿瘤位居男性泌尿生殖系肿瘤第一位。代谢综合征患病率也随着年龄的增长而增加。代谢综合征是指是由胰岛素抵抗引发的一系列临床症候群，以肥胖、高血压、高血糖、血脂代谢异常为主要特征。有研究表明前列腺癌的发生发展与代谢综合征相关。有调查研究报道高血压可增加患前列腺癌的风险。人体交感神经兴奋后血压升高、心跳加快，故交感神经过度的兴奋就会导致高血压的产生。因此，我们推测随着年龄增长交感神经兴奋增加可能与前列腺癌的发生、发展密切相关。

四、理论支撑

通过查阅的文献资料从临床数据和动物实验研究的结果来阐明交感神经兴奋增加可能与前列腺癌的发生、发展密切相关（图22-6-1）。

五、践行实施

前列腺作为男性重要的生殖附属性腺，也是组成男性尿道的一部分，具有非常重要的生理作用，它可以分泌乳白色稀薄的前列腺液，是精液的重要组成部分。除雄激素可以对前列腺的生长发育产生重要

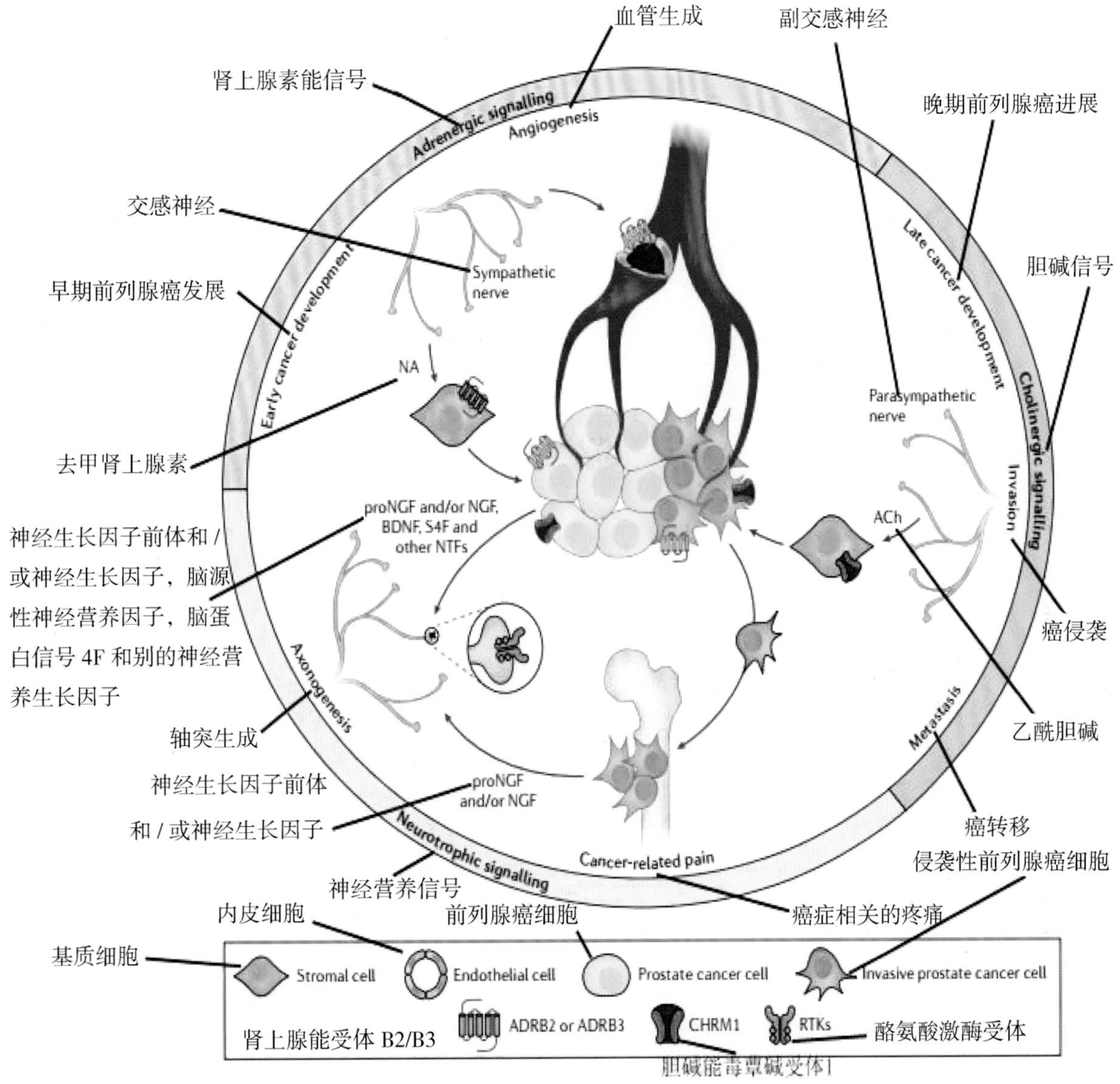

图 22-6-1　前列腺癌神经支配和神经信号传导图：前列腺癌的发生依赖于自主神经系统的刺激。交感神经在肿瘤微环境中释放去甲肾上腺素，它能激活肾上腺素神经信号，这是在肿瘤早期阶段生长和血管生成所必需的。副交感神经激活胆碱能神经信号，促进肿瘤的侵袭和传移。前列腺癌细胞释放神经营养因子和轴突生成因子后，自主神经就在肿瘤微环境中生长。当前列腺癌转移到骨骼时，肿瘤源性神经生长因子向感觉神经上的疼痛感受器发出信号，导致癌症产生的疼痛。

作用，前列腺组织中广泛存在着肾上腺素能受体和胆碱能受体也表明自主神经可能参与了对前列腺的生长发育作用。有研究发现，交感神经支配，也就是局部交感神经和副交感神经活动的平衡，可以影响前列腺的生长。这一点大家都知道自主神经功能异常和神经病变随着年龄增长而增加。前列腺癌的发病率和患病率也随着年龄增长而增加。近来的研究表明前列腺癌可能与交感神经过度兴奋有关。有调查研究表明，交感神经兴奋性增加可导致高血压和心率加快，这可能会引起雄激素介导的刺激前列腺癌的生长。使用降血压药物控制血压后可降低前列腺癌发生的风险。也有研究提示精神分裂症患者使用了抗精神病的药物治疗后发生恶性肿瘤（包括前列腺癌）的风险明显下降。在对脊髓损伤患者研究中发现前列腺癌的发病率低于一般人群。此外，对为期 7 年的退伍军人事务部保存的医学数据库进行调查表明由于脊髓病导致的严重瘫痪者患前列腺癌的风险很低。这些研究直接表明前列腺交感神经功能紊乱可以促进前列腺癌的发生。

有学者进行动物实验研究表明交感神经兴奋可促进前列腺细胞有丝分裂，导致前列腺生长，而去除前列腺神经支配会出现前列腺生长、前列腺形态和功能的改变。对动物进行实验研究后发现切除一侧交感神经会导致病侧前列腺体积缩小，组织细胞 DNA 和蛋白质含量降低。相反，切除同侧副交感神经的大鼠会发现同侧前列腺体积增大，组织细胞 DNA 和蛋白质含量增加。同样，这些研究也提示交感神经系统会影响前列腺癌的发生、发展。

六、适用与展望

我们查阅的文献资料提示，各种因素，包括自主神经系统，均可影响前列腺的发生、发展。自主神经是通过哪个具体机制促进前列腺细胞增殖和癌变还不清楚。未来的研究应该阐明交感神经兴奋增加对前列腺癌发生、发展的具体作用机制。

〔饶建明〕

第七节　低危前列腺癌管理中究竟怎样应用主动监测

一、概　　述

目前关于低危前列腺癌（LRPC）有明确的定义和治疗方案推荐，主动监测（AS）是最广泛推荐的治疗方法之一。但是 AS 在世界各国执行难度较大。那么主动监测在我国执行情况如何，以及 LRPC 的治疗现状如何有待进一步研究。因此我们在 2017 年 7～8 月，设计并通过网络向全国发布了题为“LRPC 治疗现状调查”的全国问卷调查。最后共回收有效问卷 1 116 份。AS 或根治性前列腺切除术（RP）首选治疗的百分比分别为 29.21％和 45.61％。对应分析表明，与 RP 相比，主治医师更倾向于选择 AS。来自不同机构类型、每年新收治前列腺癌（PCa）患者数量不同的医院以及对 LRPC 定义的熟悉程度不同，在首选治疗方法上存在显著差异（$P<0.05$）。在我国泌尿科医师选择 AS 与否的主要原因如下：担心肿瘤进展（52.51％）、认为存在潜在的医疗纠纷（42.56％）、患方对癌症的恐惧（41.94％）和对手术风险的考虑（39.07％）。个人手术技能、手术风险和担心肿瘤进展是影响首选 AS 还是 RP 的最重要影响因素（$P<0.05$）。担心 AS 带来的医疗纠纷是不选择 AS 的关键因素（$P<0.05$）。因此我们认为 LRPC 在中国仍以 RP 为主，其次是 AS。未来会有更多的中文数据指导的指南来指导 LRPC 的治疗，也需要对患者及家属加强医学科普和宣教，对 AS 在 PCa 中诊治中的作用加强认识和推广应用。

二、问题与困惑

全球几大指南制定方，包括中华医学会泌尿外科学分会（CUA），美国泌尿外科学会及抗癌协会（ASCO）、欧洲泌尿外科学会（EAU）、日本泌尿外科协会、加拿大泌尿外科协会等，都对 LRPC 诊治有明确的定义和建议。其中，AS 是最广泛推荐的治疗方法之一。国外普遍认为 LRPC 如采用根治性前列腺切除术 RP 或放疗，可能会造成过度治疗，对患者生存益处有限，手术还会增加并发症发生率，耗费有限的医疗资源，而更具侵袭性的 PCa 患者的治疗需要加强关注。这些指南极大地影响了临床实践。CUA 指南认为对前列腺特异性抗原（PSA）＜10 ng/mL、Gleason 评分≤6、活检阳性数≤3、每个穿刺标本中肿瘤比例≤50％、临床分期为 T2a 的 PCa 患者进行 AS，这与欧洲和美国制定的 LRPC 定义类似。事实上 CAU 指南的制定取决于欧洲和美国指南的更新。尽管多个指南推荐 AS 用于 LRPC 的治疗，但是临床实践和国外文献中，这部分患者选择 AS 的患者比例偏少，国外一般在 30％左右，而在国内，实际情况下这一数据更低。因此有必要开展一项真实世界的全国性调查，以了解我国 LRPC 患者选择 AS 的现状和相关影响因素。

三、创新与思考

AS 获得国内外指南的推荐。但是在中国的社会环境下，LRPC 患者选择 AS 或者 RP 治疗的倾向性和比例如何，以及选择治疗方式的影响因素有哪些，值得我们去探索。而这些问题的探讨，在国内尚属于首次，相关问题的研究将有助于我们在国内更好的执行 AS 应用于 LRPC 患者，保留更多的医疗资源应用于临床更有意义 PCa 患者的治疗。这是我们这项研究的创新所在，具有重要意义。

四、理论支撑

近年来，越来越多的证据显示开展 AS 对 LRPC 患者的价值。早在 2004 年，国外学者认为 LRPC 已经被过度治疗，需要改变其治疗模式。2015 年，ASCO 推荐 AS 用于 LRPC 患者。一项对 82.429 名局部 PCa 患者进行 10 年随访的研究显示，AS、RP 和放疗之间的 PCa 特异性死亡率没有显著差异；但与 AS 相比，RP 和放疗降低了肿瘤进展和转移风险。另一项对 PCa 随访 20 年的研究也表明，与 AS 相比，RP 并未显著降低全因死亡率或肿瘤特异性死亡率，反而 RP 导致相关并发症。尽管近 30%的患者在 AS 的 5 年内需要其他治疗，如手术和放疗，但 AS 仍被广泛使用并推荐用于 LRPC 患者。早在 2014 年版 CUA 指南也提出 PCa 的 AS 适应征及治疗建议，推荐 AS 作为 LRPC 的重要治疗方法。

五、践行实施

（一）研究方法

我们使用国内专业的在线调查、评估和投票平台问卷星（https：//www.wjx.cn/#c360）设计了"LRPC 当前处理调查"。本研究经中南大学湘雅医院伦理委员会批准。调查时间为 2017 年 7 月 16 日至 8 月 3 日。本次调查基于中国泌尿外科医师新自媒体平台——"究镜"，通过微信软件发布电子问卷。该调查是在线的，发布到手机客户端。受访者是来自全国各地的泌尿科医生。每个移动平台只能填充一次。完成整个调查需要 2～10 分钟。所有成功提交的问卷均为有效问卷，因为必须完成问卷才能成功提交。该调查包含 11 个项目，分为 3 个领域，包括受访者的一般信息、LRPC 治疗选择以及对当前治疗状态和 CAU 指南的评估。一般信息包括性别（第 1 项）、职称（第 2 项）、机构类型（第 3 项）、每年新收治的 PCa 患者数（第 4 项）以及对 LRPC 定义的熟悉程度（第 5 项）。治疗的选择包括哪些治疗适合 LRPC（第 6 项）、最优选的治疗（第 7 项）以及是否选择 AS 的原因（第 8 项）。评估包括医师在制订治疗计划时常见的问题（第 9 项）、当前 PCa 治疗的问题（第 10 项）以及对当前 2014 年 CAU 指南的评价（第 11 项）。

使用 SPSS 24.0 软件学生版（SPSS Inc.，Chicago，IL，USA）输入、分析和处理所有数据。进行卡方检验、对应分析和逻辑回归分析。p 值<0.05被认为是具有显著统计意义。

（二）研究结果

1. 一般研究结果资料：共获得 1 116 份有效问卷，其中 1 081 名受访者（96.9%）为男性，35 名（3.1%）为女性，问卷覆盖全国（香港和澳门，台湾除外）。平均完成时间为 4.5 分钟。中国医师的职称分为以下 4 个等级：经治医师［156（14.0%）］、主治医师［336（30.1%）］、副主任医师［436（39.1%）］、主任医师［188（16.8%）］。本研究将中国大陆医院类型分为国家或部级、省或直辖市级、市级、县及以下级别。在本研究中，前两个级别的受访者人数分别为 72 人（6.5%）和 229 人（20.5%）。这两级医院是诊断和治疗 PCa 患者最重要的机构。每年新收治的 PCa 患者人数分为以下 5 个等级：>200（74，6.6%），100～200（113，10.1%），50～100（215，19.3%），20～50（329，29.5%）和<20 人（382，34.5%）。2014 年 CUA 指南中 LRPC 的定义与 EAU 指南一致。在熟悉 LRPC 定义的受访者中，20.5%（229）非常熟悉，58.9%（657）表示熟悉。

2. 各组之间在首选治疗方面存在差异：总体人群优选的 AS 和 RP 治疗以及其他治疗的百分比分别为 29.2%（326）、45.6%（509）和 25.2%（281）（图 21-7-1）。在 3 种处理之间没有观察到性别或职称的显著差异（$P>0.05$）。利用对应分析进一步分析不同职称等首选处理方式的选择倾向性（图 21-7-2）。结果显示，泌尿科全体医师首选 RP，其次是 AS，但经治医师对 AS 的倾向多于其他职称。与其他医生相比，主治医师往往更喜欢 RP，而主任医师和副主任医师更倾向于选择"其他疗法"。来自

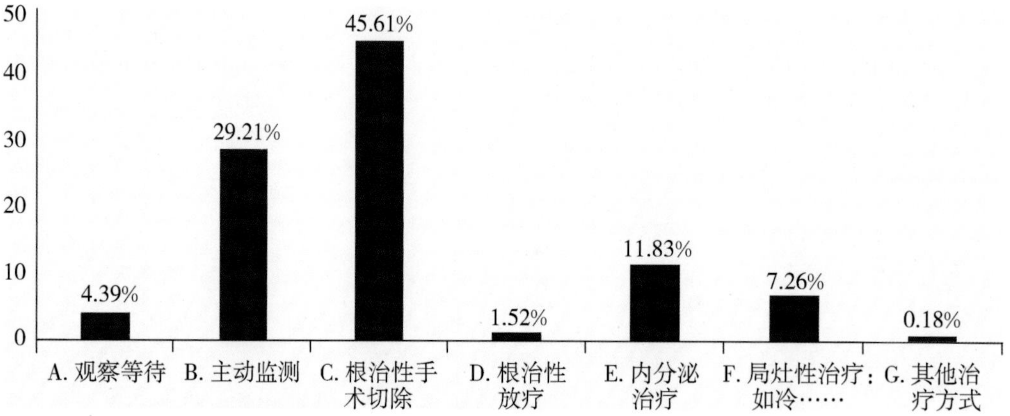

图 22-7-1　当前首选治疗方式：手术＞AS

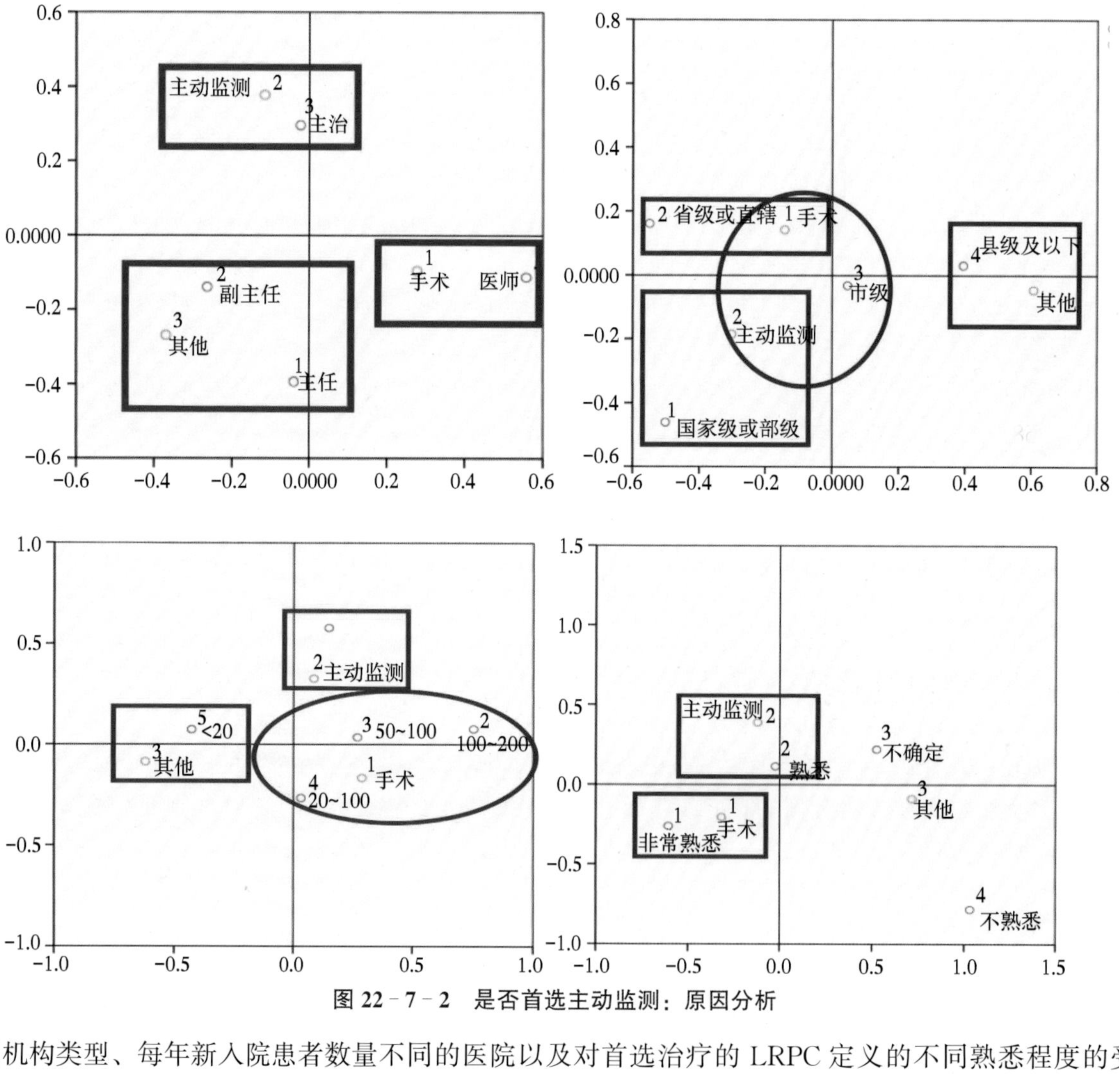

图 22-7-2　是否首选主动监测：原因分析

不同机构类型、每年新入院患者数量不同的医院以及对首选治疗的 LRPC 定义的不同熟悉程度的受访者之间存在显著差异（$P<0.05$）。其中，受访者比例最大的是以下几类：50.2%（115/229）来自省市级医院，54.9%（62/113）来自每年新收治 PCa 患者 100～200 人的机构，56.8%（130/229）非常熟悉 LRPC 定义。以下群体更频繁地选择 AS：36.1%受访者来自国家级或部级医院，35.1%来自每年有超过 200 名新 PCa 患者的医院，以及 30.6%熟悉 LRPC 定义的医师。

3. 不同组中首选治疗的原因分析：我们分析选择 AS 的原因，结果显示以下四个因素的贡献超过 30%，其中 52.5%（586/1 116）担心肿瘤进展，42.6%（475/1 116）担心潜在的医疗纠纷，41.9%

（486/1 116）害怕癌症，39.1%（436/1 116）担心手术风险（图 21－7－3）。卡方检验结果显示，性别、职称、机构类型、年新入院人数、对 LRPC 定义熟悉程度对上述 4 个影响因素的关注度无显著差异（$P>0.05$）。Logistic 回归分析显示，个人技能、对手术风险的恐惧和肿瘤进展是决定首选 AS 还是 RP 的共同影响因素（$P<0.05$）。担心 AS 带来的潜在医疗纠纷是不选择 AS 的关键因素（$P<0.05$）。

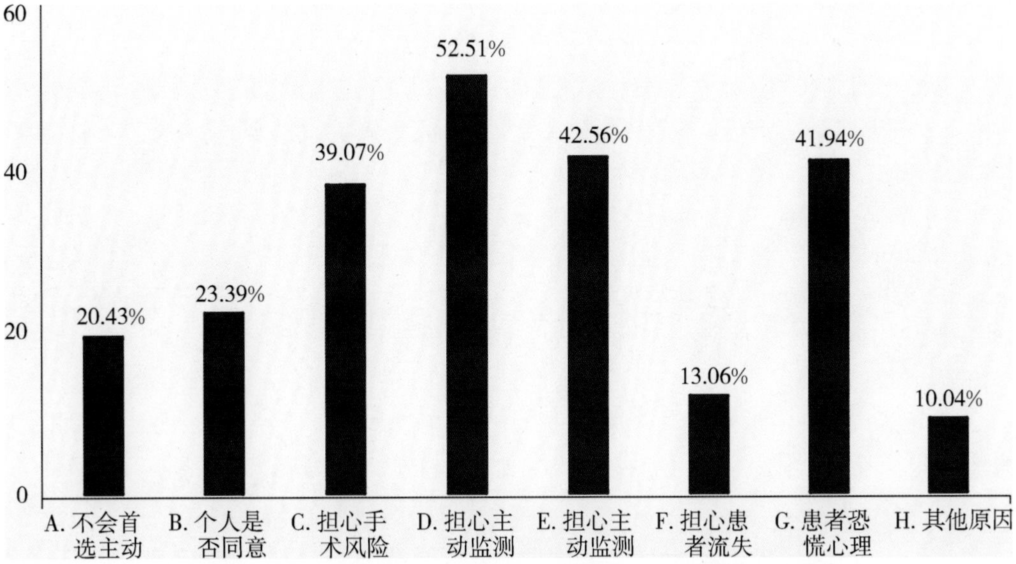

图 22－7－3　不同职称、不同单位等对治疗方式选择的倾向性

4. 评估当前首选的治疗方法和当前指南：共有 46.8%（522/1 116）的泌尿科医生认为应该介绍所有治疗方案，让患者自行选择；30.2%（337/1 116）认为医生应该帮助患者选择最佳治疗方案。58.9%（658/1 116）医生首选手术，21.1%（235/1 116）严格遵循 PCa 指南。在对现行 2014 年 CUA 指南的评价中，60.8%（679/1 116）的医师认为该指南相对中肯，适合中国的实际情况；51.4%（574/1 116）认为指南缺乏中国数据，指南是根据欧美指南制定的。另有 9.2%（103/1 116）认为中国指南的参考价值较弱，更多愿意阅读欧美指南。

5. 讨论：AS 在中国并不是 LRPC 首选的方法，而是第二选择。我们的调查发现，分别有 29.2% 和 45.6%的病例首选 AS 和 RP 作为 LRPC。在不同的性别和职称之间没有观察到这种显著差异。对应分析确定，与其他职称相比，主治医师更倾向于选择 AS。值得注意的是，根治性放疗是欧洲和美国治疗 PCa 的首选方法，但在中国，大多数 PCa 患者主要由中国泌尿外科医师接诊；因此，作为外科医师，他们偏向于手术治疗。我们的研究结果也支持这一关于 PCa 治疗的结论，因为 58.9%的研究人员认为手术是治疗 PCa 的首选。调查还发现，来自不同机构类型、每年新入院患者数量不同的医院以及对 LRPC 定义的熟悉程度不同的受访者之间，首选治疗方式存在显著差异（$P<0.05$）。大多数省市级医院的医师（50.2%）和每年有 100～200 名新 PCa 患者的医师（54.9%）更喜欢 RP。这类医院在中国属于第二梯队，这些第二梯队医院更愿意手术治疗。选择 AS 的比例最大的是国家或部级医院（36.1%）和每年收治 200 名以上新 PCa 患者的机构（35.1%）。这些医院属于中国第一梯队，代表了全国最高的医疗水平。他们对 LRPC 治疗的选择与目前的海外趋势基本一致，表明在这些第一梯队机构的影响下，未来中国 LRPC 治疗的 AS 治疗比例可能会进一步增加。

癌症会对患者产生心理影响，进而影响治疗决策。大多数患者在 AS 期间的生活质量高于 RP。但不可忽视的是，部分接受 AS 的患者存在不同程度的精神障碍，认为体内恶性肿瘤未得到有效治疗。在与癌症共存的心理压力下，这种恐惧也对生活质量产生了相当大的负面影响。一项研究报告称，与当地一般人群的患病率相比，AS 患者临床焦虑和抑郁的患病率分别为 23%和 12.5%。与接受其他治疗的患者相比，接受 AS 治疗的患者的抑郁和焦虑程度分别增加了 2 倍和 3 倍，并且焦虑程度也更严重。一项研究报告称，医师的决策会影响患者的心理决策，患者的身体健康状况与抑郁、神经质性格呈负相关，而与一般焦虑和PCa特异性焦虑呈正相关。较高的PSA水平与PCa特异性抑郁症显著相关。此外，缺乏伴侣、心理健康受损、新诊断患者、临床医师的影响以及前列腺活检期间收集的样本数量较少，这些都是生活质量差的预测因素。这些心理状态影响了患者对AS的选择。另一项研究发现，大多数患者选择观察等待等非治疗方法，而没有选择AS。在我们的研究中选择AS的原因中，41.9%的患者表现出与癌症相关的恐惧。因此，对这些接受AS的患者进行心理教育可能是规避这些心理问题的好方法，促使更多的患者积极接受AS。共有52.5%的患者担心肿瘤进展，39.1%的患者担心手术风险，这可能是患者和医师双方的原因。我们还发现，42.6%的泌尿外科医师担心潜在的医疗纠纷，这可能是中国大陆医师不选择AS的独特原因。此外，这些原因在性别、职称或机构类型之间没有差异，这表明中国泌尿外科医师普遍存在这些担忧。进一步的分析发现，个人技能、对手术风险的恐惧和担心肿瘤进展是影响选择AS或RP的最常见因素（$P<0.05$）。担心AS带来的医疗纠纷是不选择AS的关键因素（$P<0.05$）。这些结果可能与近年来多起针对医务人员的暴力事件导致医疗环境恶劣密切相关，这些负面事件也影响了中国泌尿外科医师的生活质量。

AS在中国实施难度更大，而且在很大程度上依赖于中国目前的指导方针。目前的指南是2014年版。由于中国临床和基础研究数据大量缺乏，这些指南以欧美指南为基础。我们的研究也证实了这一观点。60.8%的受访者认为制定指南相对中肯，适合中国的实际情况，但51.4%的受访者也认为缺乏中国数据，指南以欧美指南为主。甚至有9.2%的医师表示中国指南的参考值较弱，更愿意接受欧美指南。当然，这种现象会慢慢改变。近年来，我国泌尿外科医师在PCa诊治方面取得了快速进展，下一版指南将有更多的中文数据。但由于PCa在中国的特殊性，AS是否适合中国大陆PCa患者尚无定论，未来指南是否会增加AS治疗比例尚不得而知。有趣的是，近年来AS治疗的比例并没有上升而是下降了。一项研究报告称，接受AS的PCa患者比例从2010—2011年的4.27%下降到2016—2017年的2.33%。此外，中国患者的医学教育普遍缺乏，治疗结局预期较高。此外，大量人口的流动性，不利于AS的定期随访。加上频繁的医疗暴力，中国泌尿外科医师难以承受AS期间因癌症进展和转移而引发的潜在医疗纠纷。因此，在中国实施AS是困难的。

六、适用与展望

LRPC在国内依然以RP为主，其次是AS。个人技能、对手术风险的恐惧以及对肿瘤进展的担忧是影响首选AS及RP的最常见因素。此外，AS带来的医疗纠纷也是不选择AS的另一个关键因素。许多泌尿外科医师认为，目前的泌尿外科指南缺乏中国数据。未来将有更多的中国数据来指导LRPC的治疗。

〔魏永宝〕

第八节　前列腺癌引起输尿管自发性破裂个案报道

一、概　　述

自发性输尿管破裂（spontaneous ureteric rupture，SUR）是指无明显外伤的情况下出现的输尿管破裂，通常是由于输尿管梗阻引起的输尿管内压力增高所致。自发性输尿管破裂较为少见，临床上多数是由肾输尿管结石所致。前列腺癌是男性最常见的恶性肿瘤，10%的前列腺癌患者可出现上尿路的积水，因此前列腺癌是自发性输尿管破裂的前列危险因素之一。然而，之前尚无前列腺癌引起输尿管自发性破裂的文献报告，本次研究首次报道了前列腺癌引起了输尿管自发性破裂。

二、问题与困惑

急腹症在临床中常见，泌尿外科相关的急腹症主要集中于泌尿系结石，输尿管自发性破裂引起的急腹症在临床中极为少见。理论上说，所有引起输尿管内压力增高或输尿管壁破损的因素都可能诱发输尿管自发性破裂。晚期前列腺癌可侵犯膀胱三角区的输尿管开口，引起肾输尿管积水，这在临床中较为常见。然而，前列腺癌引起的输尿管自发性破裂，并引起急腹症的情况之前尚无文献报道。

三、创新与思考

泌尿外科相关的急腹症在急诊工作中常见，自发性输尿管破裂引起的急腹症较少见。本次研究首次报道了晚期前列腺癌引起输尿管梗阻，并进一步诱发输尿管破裂，为泌尿系急腹症的诊疗提供了新的思路。

四、理论支撑

输尿管自发性破裂极为罕见，既往研究显示输尿管自发性破裂多有泌尿系结石引起，其起病过程与输尿管壁破损和输尿管管腔内压力增高相关。侵犯输尿管开口的晚期前列腺癌可引起输尿管积水，且慢性积水可影响输尿管本身的功能，这一病理生理学过程为前列腺癌引起输尿管自发性破裂提供了理论基础。

五、践行实践

患者为 68 岁老年男性，因“进行性加重的左侧腰腹部疼痛 10 天”入院，既往病史中患者 18 个月前曾诊断为“前列腺癌（T3N0M0）”，并一直接受去势治疗，无泌尿系结石病史。体格检查可见左侧肾区叩痛，无其他阳性体征。抽血查 PSA 示 tPSA 96.8 μg/L，腹部平片及彩超未见明显结石，彩超可见左侧肾盂输尿管积水，盆腔 MRI 提示前列腺癌已侵犯膀胱，精囊和直肠前壁。

针对患者的病情，予以腹部 CT 平扫＋增强检查，可见前列腺癌已侵犯膀胱，精囊和直肠前壁（图 22－8－1A），检查结果同 MRI 大致相同。值得注意的是，患者的排泄期扫描（注射造影剂后 40 分钟）可见左侧输尿管上段造影剂的大量外漏（图 22－8－1B）。对排泄期的 CT 扫描图片进行三维重建，可见造影剂的漏出位置为 L3 到 L4 的腰椎水平（图 22－8－1C）。

根据以上资料，患者最终诊断为：①左肾输尿管积水并左侧输尿管自发性破裂；②前列腺癌（T3N0M0）。诊断明确后我们对患者尝试在输尿管镜下留置左侧输尿管内 D－J 管，由于左侧输尿管开口被侵犯，未能成功置入，遂改用经皮肾穿刺造瘘并留置 D－J 管，置管后 3 天患者腹痛症状消失。

六、适用与展望

自发性输尿管破裂非常少见，在临床诊断中较容易被忽视。该类患者主要表现为腰腹部突发的剧烈腹痛，并可伴有恶心、呕吐、尿频、尿痛及血尿症状，体查也可表现为腹部的压痛和肾区叩痛。由于其症状和体征无特征性，所以临床诊断较为困难。腹部增强 CT 可为该类疾病的诊断提供“金标准”，排

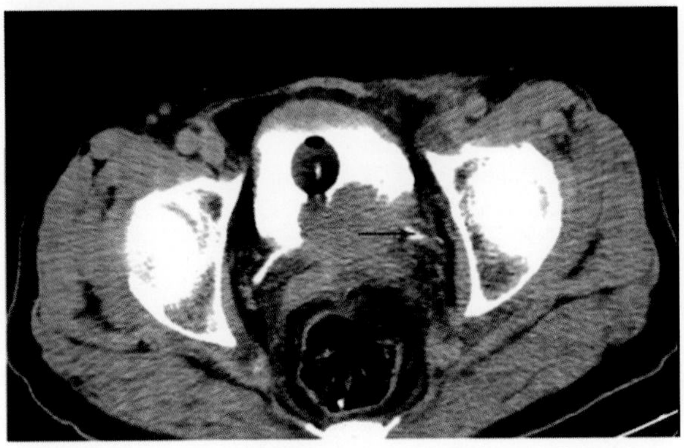

A. CT 可见前列癌侵犯左侧输尿管开口

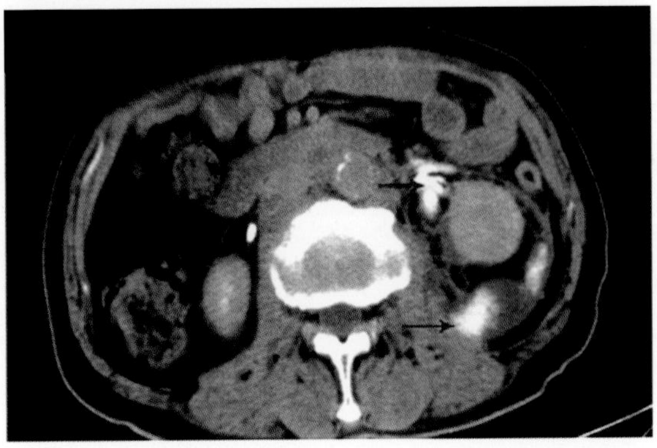

B. CT 可见输尿管周围造影剂外渗

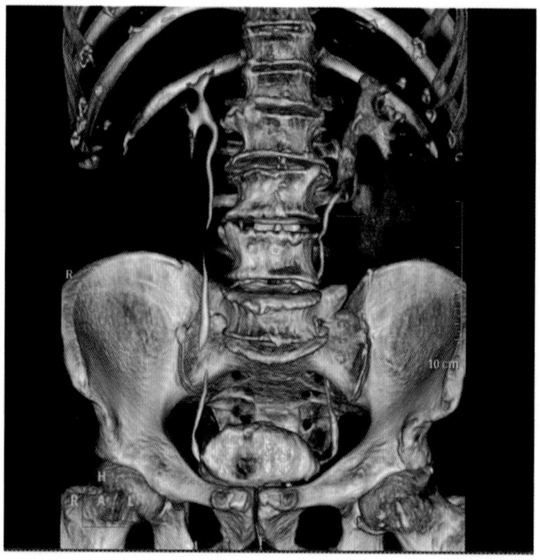

C. CT 可见造影剂的漏出位置为 L3～L4 的腰椎水平

图 22-8-1 腹部 CT 平扫+增强检查

泄期的 CT 显像中可见大量的造影剂外渗，即可明确诊断。在治疗方面，主要的治疗方式为输尿管 D-J 管的置入，输尿管镜下或者经皮肾镜下置管均可。

〔邓 飞〕

第九节 一体位上尿路尿路上皮癌根治术的改进

一、概 述

上尿路尿路上皮癌（UTUC）在我国的发病率远高于世界平均水平，且近年来还有增高的趋势。手术是治疗 UTUC 的主要方法，切除范围包括患侧肾脏、输尿管及部分膀胱壁。

二、问题与困惑

经典上尿路尿路上皮癌根治手术方式包括开放与腹腔镜两种，由于手术切除范围跨度大，术中需要更改患者体位，重新消毒术野，一方面增加了手术所需的时间，另一方面增加了患者术中感染的概率。相较于腹腔镜手术，开放手术的切口更大、手术并发症更多，术后恢复越慢。

三、创新与思考

本团队认为，理想的手术方案应尽量减少操作上的烦琐性，减少患者的创伤，同时能尽量降低手术的难度，减少术者的体能消耗。

四、理论支撑

本团队通过长期实践，总结出了一整套围手术期处理方案及具体手术步骤，解决了术中需更换患者体位的问题，大大缩短了手术时间，同时仅需 3 个操作孔即可顺利完成手术，最大化减少了体表创伤，达到了最佳美容效果，

五、践行实践

（一）术前准备

膀胱镜检是必备检查项目，需明确膀胱内是否有转移病灶，如见输尿管口有喷血表现，可进一步佐

证病灶所在侧。全泌尿系统 CT 增强扫描明确病变所在部位，进行临床分期，同时结合肾功能检查结果，评估对侧肾脏是否正常。

（二）手术步骤

1. 手术体位：经腹途径操作，健侧 45°卧位，健侧上肢屈曲置于患者面前，患侧上肢后伸置于患者背后承托物上，保持患侧肩关节放松状态（图 22－9－1）。腹腔镜设备置于患者背侧，手术者立于患者腹侧操作。

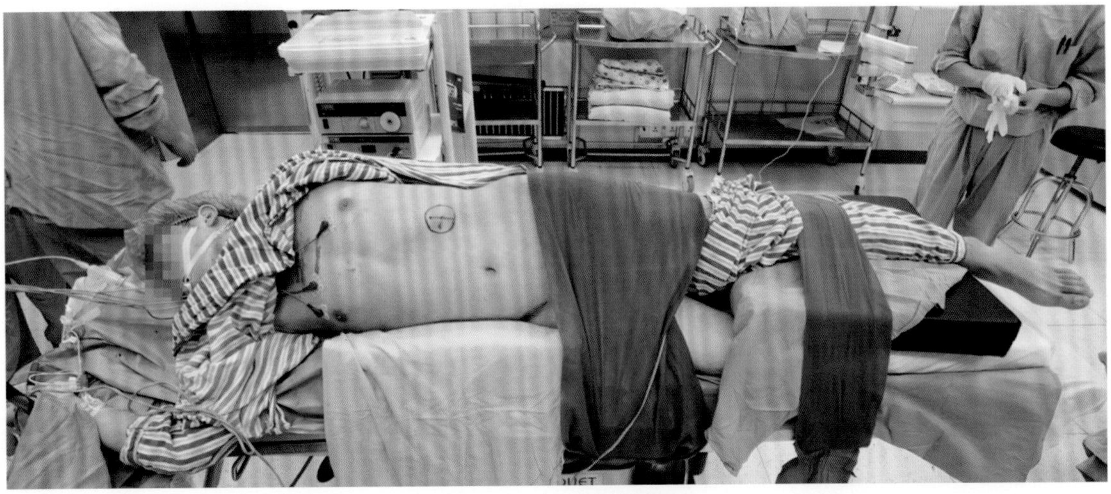

图 22－9－1　手术体位

2. Trocar 布置：肚脐旁设置 10 mm Trocar（A 孔），记号笔标记输尿管膀胱交界点的体表投影（X 点），以 A 孔为顶点，距离至少 8 cm 布置另外两个 10 mm Trocar（B 孔、C 孔），使得 A、B、C 孔形成一等边三角形，同时 X 点处于角 B 的角平分线上（图 22－9－2）。

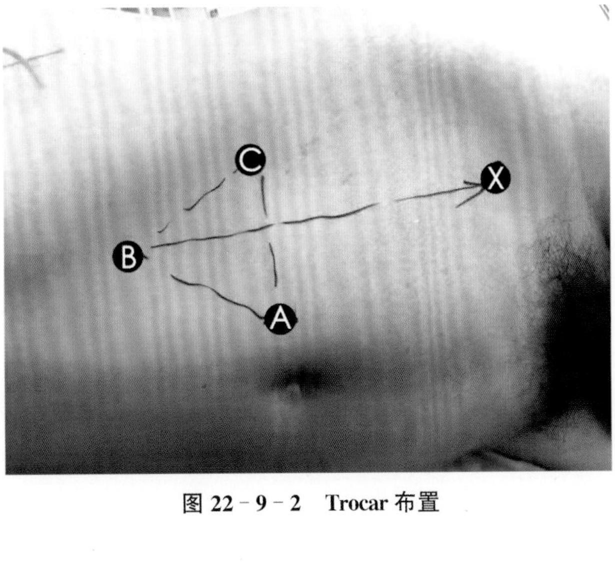

图 22－9－2　Trocar 布置

3. 手术过程：

（1）处理上尿路：手术台向手术者方向倾斜 30°，使患者背部平面与地面呈 75°角，利于患者肠管倒向对侧以显露患侧肾脏。以 A 孔置入腹腔镜镜头，B、C 孔进行操作，完全游离肾脏及上端输尿管，顺势尽量向下游离输尿管近端（图 22－9－3）。如病灶位于肾盂或输尿管上段，于病灶水平以下使用止血夹夹闭输尿管，防治肿瘤脱落种植。

（2）处理下尿路：手术台向设备侧（反方向）倾斜 30°，使患者背部平面与地面呈 15°角，同时调节手术台为头低脚高位，利于肠管向胸侧倾倒以显露盆腔。以 B 孔置入腹腔镜镜头，A、C 孔进行操作，同时将腹腔镜设备移动至患者脚侧，此时类似膀胱全切/前列腺癌根治术体位，可顺利进行输尿管远端及膀胱袖式切除操作（图 22-9-4）。

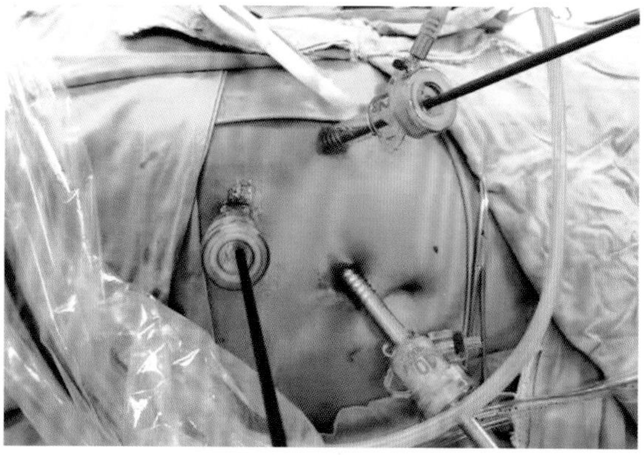

图 22-9-3 处理上尿路

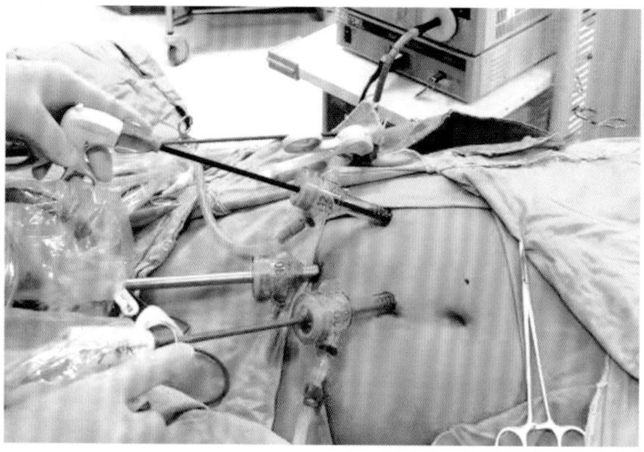

图 22-9-4 处理下尿路

六、适用与展望

经过本中心大量实践发现，该改进术式适用与各种体型、各种部位的上尿路尿路上皮癌患者，无一例患者术中改开放手术，所有手术患者均顺利康复出院。同时由于该技术大大降低了术者以及手术室团队的工作强度，得到了本单位同事的迅速认可与接受。该技术值得广泛推广。

〔熊 伟〕

参考文献

［1］ LJUNGBERG B，BENSALAH K，CANFIELD S，et al. EAU guidelines on renal cell carcinoma：2014 update［J］. Eur Urol，2015，67（5）：913-924.

［2］ CAMPBELL S，UZZO R G，ALLAF M E，et al. Renal Mass and Localized Renal Cancer：AUA Guideline［J］. J Urol，2017，198（3）：520-529.

［3］ BADALATO G M，KATES M，WISNIVESKY J P，et al. Survival after partial and radical nephrectomy for the treatment of stage T1bN0M0 renal cell carcinoma（RCC）in the USA：a propensity scoring approach［J］. BJU Int，2012，109（10）：1457-1462.

［4］ THOMPSON R H，SIDDIQUI S，LOHSE C M，et al. Partial versus radical nephrectomy for 4 to 7 cm renal cortical tumors［J］. J Urol，2009，182（6）：2601-2606.

［5］ WEIGHT C J，LARSON B T，GAO T，et al. Elective partial nephrectomy in patients with clinical T1b renal tumors is associated with improved overall survival［J］. Urology，2010，76（3）：631-637.

［6］ XU B，ZHANG Q，JIN J. Retroperitoneal laparoscopic partial nephrectomy for moderately complex renal hilar tumors［J］. Urol Int，2014，92（4）：400-406.

［7］ ANAGNOSTOPOULOS G K，SAKORAFAS G H，KOSTOPOULOS P，et al：Disseminated colon cancer with severe peripheral blood eosinophilia and elevated serum levels of interleukine-2，interleukine-3，interleukine-5，and GM-CSF［J］. J Surg Oncol，2005，89：273-275.

［8］ EL-OSTA H，EL-HADDAD P，AND NABBOUT N. Lung carcinoma associated with excessive eosinophilia［J］. J Clin Oncol，2008，26：3456-3457.

［9］ PANDIT R，SCHOLNIK A，WULFEKUHLER L，et al. Non-small-cell lung cancer associated with excessive eosinophilia and secretion of interleukin-5 as a paraneoplastic syndrome［J］. Am J Hematol，2007，82：234-237.

［10］ VASSILATOU E，FISFIS M，MORPHOPOULOS G，et al. Papillary thyroid carcinoma producing granulocyte-macrophage colony-stimulating factor is associated with neutrophilia and eosinophilia［J］. Hormones（Athens），2006，5：303-309.

[11] ROJAS G J, CASTRO D M, VIGO-GUEVARA G L, et al. Hypereosinophilic encephalopathy with multiple cerebral infarctions in neighbouring vascular territories associated with prostate cancer [J]. Rev Neurol, 2006, 43: 762-764 (Spanish).

[12] TODENHöFER T, WIRTHS S, VON WEYHERN C H, et al. Severe paraneoplastic hypereosinophilia in metastatic renal cell carcinoma [J]. BMC Urol, 2012, 12: 7.

[13] WEI Y B, YAN B, YIN Z, et al. Chromophobe renal cell carcinoma associated with eosinophilia: A report of three cases [J]. Exp Ther Med, 2014, 8 (1): 91-94.

[14] 陈磊，徐杰茹，张敏，等. 中国肾癌死亡趋势预测及其预测模型比较 [J]. 中华疾病控制杂志，2022，26 (01): 21-27.

[15] GRANBERG C F, BOORJIAN S A, SCHAFF H V, et al. Sugical management, complications, and Outcome of radical nephrectomy my with inferior Vena cava tumor thrombectomy facilitated by vascular bypass [J]. Urology, 2008, 72 (1): 148-152.

[16] CIANCIO G. Inferior Vena Cava Reconstruction Using a Ringed Polytetrafluoroethylene Interposition Graft and Inferior Vena Cava Filter Placement Following Resection of Renal Cell Carcinoma With a Tumor Thrombus Directly Infiltrating the Inferior Vena Cava [J]. Vasc Endovascular Surg, 2022, 56 (1): 5-10.

[17] ASENCIO J M, GONZÁLEZ J, HERRANZ-AMO F, et al. Retrohepatic inferior vena cava control through an anterior approach in cases of renal cell carcinoma with level iiia tumor thrombus: Step-by-step description [J]. Actas Urol Esp (Engl Ed), 2021, S0210-4806 (21): 00101-00107.

[18] GAMBOA-HOIL S I, MARTÍNEZ-CORNELIO A, HERNÁNDEZ-TORÍZ N, et al. Outcomes in Renal Cell Carcinoma with Inferior Vena Cava Thrombus Treated with Surgery [J]. Curr Health Sci J, 2021, 47 (1): 96-100.

[19] GHOREIFI A, DJALADAT H. Surgical Tips for Inferior Vena Cava Thrombectomy [J]. Curr Urol Rep, 2020, 21 (12): 51.

[20] WANG B S, LI Y Z, FANG Y Y, et al. Imaging predictors for assessment of inferior vena cava wall invasion in patients with renal cell carcinoma and inferior vena cava tumor thrombus: a retrospective study [J]. Chin Med J (Engl), 2020, 133 (17): 2078-2083.

[21] TIAN X, HONG P, LIU Z, et al. En bloc retroperitoneal laparoscopic radical nephrectomy with inferior vena cava thrombectomy for renal cell carcinoma with level 0 to Ⅱ venous tumor thrombus: A single-center experience [J]. Cancer, 2020, 126 (Suppl 9): 2073-2078.

[22] 顾栋华，杨金瑞，易路，et al. 右肾癌根治性切除加下腔静脉补片及右半结肠切除术一例报告 [J]. 中华泌尿外科杂志，2006，27 (8): 536.

[23] LIU L, CHEN M, LI Y, et al. Technique selection of bricker or wallace ureteroileal anastomosis in ileal conduit urinary diversion: a strategy based on patient characteristics [J]. Ann Surg Oncol, 2014, 21 (8): 2808-2812.

[24] SONG W, YANG K, LUO J, et al. Dysregulation of USP18/FTO/PYCR1 signaling network promotes bladder cancer development and progression [J]. Aging, 2021, 13 (3): 3909-3925.

[25] ZHOU Q, SONG W, XIAO W. Dioscin induces demethylation of DAPK-1 and RASSF-1 alpha genes via the antioxidant capacity, resulting in apoptosis of bladder cancer T24 cells [J]. EXCLI J, 2017, 16: 101-112.

[26] 宋伟，周强，杨金瑞. 人膀胱尿路上皮癌细胞 DAPK 基因启动子甲基化状态与生物学功能之间的关系分析 [J]. 临床泌尿外科杂志，2016，31 (11): 1016-1019.

[27] BRAY F, FERLAY J, SOERJOMATARAM I, et al. Global cancer statistics 2018: GLOBOCAN estimates of incidence and mortality worldwide for 36 cancers in 185 countries [J]. CA Cancer J Clin, 2018, 68 (6): 394-424.

[28] CHOPIN D K, GATTEGNO B. Superficial bladder tumors [J]. Eur Urol, 2002, 42: 533-541.

[29] DUDLEY J C, SCHROERS-MARTIN J, LAZZARESCHI D V, et al. Detection and surveillance of bladder cancer using urine tumor DNA [J]. Cancer Discov, 2019, 9 (4): 500-509.

[30] VAN ANALENBERG F J, HIAR A M, WALLACE E, et al. Prospective validation of an mRNA-based urine test for surveillance of patients with bladder cancer [J]. Eur Urol, 2019, 75 (5): 853-860.

[31] KELLY J D, TAN W S, PORTA N, et al. BOXIT-a randomised phase Ⅲ placebo-controlled trial evaluating the addition of celecoxib to standard treatment of transitional cell carcinoma of the bladder (CRUK/07/004) [J]. Eur

Urol，2019，75（4）：593－601.

［32］ PAREKH D J，REIS I M，CASTLE E P，et al. Robot-assisted radical cystectomy versus open radical cystectomy in patient with bladder cancer（RAZOR）：an open-label，randomised，phase 3，non-inferiority trial［J］. Lancet，2018，391（10139）：2525－2536.

［33］ PAL S K，ROSENBERG J E，HOFFMAN-CENSITS J H，et al. Efficacy of BGJ398，a fibroblast growth factor receptor 1－3 inhibitor，in patients with previously treated advanced urothelial carcinoma with FGFR3 alternations［J］. Cancer Discov，2018，8（7）：812－821.

［34］ ZHUANG J，SONG Y，YE Y，et al. PYCR1 interference inhibits cell growth and survival via c-Jun N-terminal kinase/insulin receptor substrate1（JNK/IRS1）pathway in hepatocellular cancer［J］. J Transl Med，2019，17（1）：343.

［35］ LI A，QIU M，ZHOU H，et al. PTEN，Insulin Resistance and Cancer［J］. Curr Pharm Des，2017，23（25）：3667－3676.

［36］ TANTI J F，JAGER J. Cellular mechanisms of insulin resistance：role of stress-regulated serine kinases and insulin receptor substrates（IRS）serine phosphorylation［J］. Curr Opin Pharmacol，2009，9（6）：753－762.

［37］ DI SEBASTIANO K M，PINTHUS J H，DUIVENVOORDEN WCM，et al. Glucose impairments and insulin resistance in prostate cancer：the role of obesity，nutrition and exercise［J］. Obes Rev，2018，19（7）：1008－1016.

［38］ WANG M，YANG Y，LIAO Z. Diabetes and cancer：Epidemiological and biological links［J］. World J Diabetes，2020，11（6）：227－238.

［39］ 黄健，王建业，孔垂泽，等. 中国泌尿外科和男科疾病诊断治疗指南（2019 版）［M］. 北京：科学出版社，2019.

［40］ 王永兴，姜永光，罗勇，等. 前列腺癌患者年龄与临床病理特征的相关性［J］. 现代泌尿外科杂志，2019，24（8）：621－624.

［41］ BEEBE-DIMMER J L，DUNN R L，SARMA A V，et al. Features of the metabolic syndrome and prostate cancer in African-American men［J］. Cancer，2007，109（5）：875－881.

［42］ RAO J，YANG J，LIU Z，et al. Hypothetic association between greater sympathetic activity and prostate cancer［J］. Med Hypotheses，2008，71（3）：442－443.

［43］ DALTON S O，JOHANSEN C，POULSEN A H，et al. Cancer risk among users of neuroleptic medication：a population-based cohort study［J］. Br J Cancer，2006，95（7）：934－939.

［44］ SCOTT PA SR，PERKASH I，MODE D，et al. Prostate cancer diagnosed in spinal cord-injured patients is more commonly advanced stage than in able-bodied patients［J］. Urology，2004，63（3）：509－512.

［45］ LANCEE M，TIKKINEN KAO，DE REIJKE T M，et al. Guideline of guidelines：primary monotherapies for localised or locally advanced prostate cancer［J］. BJU Int，2018，122（4）：535－548.

［46］ COOPERBERG M R，LUBECK D P，MENG M V，et al. The changing face of low-risk prostate cancer：trends in clinical presentation and primary management［J］. J Clin Oncol，2004，22（11）：2141－2149.

［47］ CHEN R C，RUMBLE R B，LOBLAW D A，et al. Active Surveillance for the Management of Localized Prostate Cancer（Cancer Care Ontario Guideline）：American Society of Clinical Oncology Clinical Practice Guideline Endorsement［J］. J Clin Oncol，2016，34（18）：2182－2190.

［48］ IREMASHVILI V，PELAEZ L，MANOHARAN M，et al. Pathologic prostate cancer characteristics in patients eligible for active surveillance：a head-to-head comparison of contemporary protocols［J］. Eur Urol，2012，62（3）：462－468.

［49］ VAN DEN BERGH R C，VASARAINEN H，VAN DER POEL H G，et al. Short-term outcomes of the prospective multicentre 'Prostate Cancer Research International：Active Surveillance' study［J］. BJU Int，2010，105（7）：956－962.

［50］ JIANGPING WANG，QINZHANG WANG. Revision and significance of the guidelines on prostate cancer in 2014［J］. J Mod Urol，2015，（12）：844－847，862.

［51］ BRIGANTI A，FOSSATI N，CATTO JWF，et al. Active Surveillance for Low-risk Prostate Cancer：The European Association of Urology Position in 2018［J］. Eur Urol，2018，74（3）：357－368.

[52] KLOTZ L. Active surveillance for low-risk prostate cancer [J]. Curr Opin Urol, 2017, 27 (3): 225 - 230.

[53] HAMDY F C, DONOVAN J L, LANE J A, et al. 10-Year Outcomes after Monitoring, Surgery, or Radiotherapy for Localized Prostate Cancer [J]. N Engl J Med, 2016, 375 (15): 1415 - 1424.

[54] WEI Y, ZHANG R, YE L. Re: Manfred Wirth, Nicola Fossati, Peter Albers, et al. The European Prostate Cancer Centres of Excellence: A Novel Proposal from the European Association of Urology Prostate Cancer Centre Consensus Meeting [J]. Eur Urol, 2019, 76: 179 - 86. Eur Urol, 2020, 77 (3): e75.

[55] WEI Y, LIU L, LI X, et al. Current Treatment for Low-Risk Prostate Cancer in China: A National Network Survey [J]. J Cancer, 2019, 10 (6): 1496 - 1502.

[56] WEI Y, LI T, LIU L. Re: Alberto Briganti, Nicola Fossati, James W. F. Catto, et al. Active Surveillance for Low-risk Prostate Cancer: The European Association of Urology Position in 2018 [J]. Eur Urol, 2018, 74: 357 - 368. Eur Urol, 2019, 75 (6): e155-e156.

[57] FEI DENG, XUEMEI LIU, YIXIAO L I, et al. URETERAL OBSTRUCTION BY PROSTATE CANCER LEADS TO SPONTANEOUS URETERIC RUPTURE: a case report [J]. Int J Clin Exp Med, 2015, 8: 16842 - 16844.

[58] PAMPANA E, ALTOBELLI S, MORINI M, et al. Spontaneous ureteral rupture diagnosis and treatment [J]. Case Rep Radiol, 2013, 2013: 851859.

[59] CHOI SK, LEE S, KIM S, et al. A rare case of upper ureter rupture: ureteral perforation caused by urinary retention [J]. Korean J Urol, 2012, 53 (2): 131 - 133.

[60] EKEN A, AKBAS T, ARPACI T. Spontaneous rupture of the ureter [J]. Singapore Med J, 2015, 56 (2): e29 - 31.

[61] SOUNTOULIDES P, MYKONIATIS I, DIMASIS N. Palliative management of malignant upper urinary tract obstruction [J]. Hippokratia, 2014, 18 (4): 292 - 297.

[62] YE K, ZHONG Z, ZHU L, et al. Modified transperitoneal versus retroperitoneal laparoscopic radical nephroureterectomy in the management of upper urinary tract urothelial carcinoma: Best practice in a single center with updated results [J]. J Int Med Res, 2020, 48 (6): 300060520928788.

[63] FANG D, XIONG GY, LI XS, et al. Pattern and risk factors of intravesical recurrence after nephroureterectomy for upper tract urothelial carcinoma: a large Chinese center experience [J]. J Formos Med Assoc, 2014, 113 (11): 820 - 827.

第二十三章　泌尿系结石

第一节　国人肾盂的形态特点与上尿路结石的关系

一、概　　述

肾盂上接肾盏，向下渐移行为管状的输尿管。依据肾盂与肾门的关系，大多解剖学者将肾盂分为3种类型，即肾内型肾盂：肾盂完全位于肾窦内；中间型或称肾内外结合型肾盂：肾盂部分位于肾窦内；肾外型肾盂：肾盂完全位于肾窦之外。

关于国人肾盂形态分布及其具体比例并无达成一致的统计，但较一致的是肾外型肾盂最少见。了解肾盂的形态对上尿路结石的治疗和肾盂造影都有重要的意义。同时，肾盂的形态还可能与上尿路结石的发生有一定的关系，已有一些学者注意到这一现象。

二、问题与困惑

肾盂是肾结石形成与停留的部位，它的形态对结石形成、排出和处理有无影响一直备受关注。一些学者注意到肾内型肾盂更容易并发上尿路结石，特别是复杂性肾结石。

了解肾盂的形态对上尿路结石的治疗、肾盂造影、肾积水或肾盂旁肾囊肿与正常肾盂的鉴别都有重要的意义。因而，在临床上了解肾盂的大体形态很有必要。通过解剖或开放性手术中观察肾盂形态固然最直接和准确，但临床上术前不可能做到，准备充分和技术正确的条件下，静脉肾盂造影结合腹部平片（KUB＋IVP）可以系统显示泌尿系统的静止和功能相，且价格适中。未见学者描述详细依据KUB＋IVP片判断肾盂的形态的方法和指标。

三、创新与思考

为了解国人肾盂形态的分布特点、探讨肾盂形态与上尿路结石之间的关系，选取中南大学湘雅二医院2000—2001年1 003例门诊患者的KUB＋IVP片。1 003例患者85.4％主诉为不同程度腰部钝痛、酸胀或肾绞痛；7.0％患者表现为尿路感染（其中60％为反复感染）；4.6％表现为血尿（其中45％为肉眼血尿）；3.0％为其他多种主诉如B超发现肾积水、肾结石等。X线片纳入标准：所有患者均具有双侧肾脏输尿管，且均显影良好，并排除肾脏旋转不良和重复、异位泌尿器官等畸形。

观察KUB＋IVP片（分腹部加压片和松压片），以松压片为基础，以腹部加压片为主要判断标准。根据肾脏、肾盂和输尿管的显影轮廓确定肾盂与肾门的关系，分为肾内型肾盂、中间型肾盂和肾外型肾盂，记录双侧肾盂的形态、X线阳性肾结石（分单发、多发和铸形结石）和输尿管结石情况。

结果显示，1 003例患者的2 006个肾脏中，1 238个（61.7％）为肾内型肾盂；751个（37.4％）为中间型肾盂；17个（0.8％）为肾外型肾盂。共218例（21.7％）患者双侧肾盂形态不一致，其中一侧为肾内型并对侧中间型肾盂最多见，共207例（94.9％），一侧肾外型并对侧肾内型肾盂4例，余为一侧肾外型并对侧中间型肾盂。

肾内型肾盂肾结石发生率11.0％，其中单发性结石72例，多发性结石64例，输尿管结石发生率12.8％，158例。非肾内型肾盂肾结石发生率6.8％，其中单发性结石39例、多发性结石13例，输尿管结石发生率 9.6%，74 例。发生肾结石侧肾脏有 72.3%为肾内型肾盂，发生输尿管结石侧肾脏中 68.1%为肾内型肾盂。

由上统计分析可知，肾内型肾盂发生肾结石、多发性肾结石、同侧输尿管结石率均显著高于非肾内型肾盂；发生上尿路结石的同侧肾脏肾盂类型中肾内型肾盂显著多于其他类型。

四、理论支撑

通过静脉肾盂造影检查判断肾盂的形态，笔者认为应在结合松压片的基础上，以下腹部加压片为主要判断标准。因为松压片为造影剂排泄期，肾盂和输尿管的蠕动可以致使肾盂的形态在不同的瞬间出现大小和边缘的明显变化；相反，加压期的肾盂和输尿管处于被迫充盈状态，因此其显示的影像更接近上尿路的原本形态。

国人肾盂形态的分布具体比例并无一致的数据，但统计显示肾外型肾盂最少见。笔者的统计也显示肾内型肾盂最多见，中间型其次，肾外型最少，此外还发现 21.7%的患者双侧肾盂形态不一致，其中 95%为一侧肾内型肾盂并对侧中间型肾盂。各统计不同类型肾盂具体分布比例有所不同，可能与样本大小、观察方法和取材的人群不同有关。

笔者的统计显示肾内型肾盂发生上尿路结石率显著高于非肾内型肾盂、发生上尿路结石侧肾脏肾盂类型中肾内型肾盂显著多于其他类型。虽然结石的发生与外部环境、内在遗传、营养、代谢疾病及尿路感染和异物等众多复杂的因素都有关系，笔者观察的患者在这些方面也必然有差异，但显著性的数据差别仍提示肾盂的解剖形态可能是上尿路结石发生的重要肾内解剖因素之一，肾内型肾盂更易于形成上尿路结石。这可能是由于肾内型肾盂，尤其是分支型或圆柱状小肾盂，容量一般明显小于肾外型和中间型肾盂，尿液引流不及后两者通畅，因此尿中的成结石成分易于沉淀形成结石。

五、践行实施

不少国内学者发现肾盂的形态与肾结石尤其是复杂性结石的发生有关系，沈绍基等观察 127 例泌尿系结石 IVP 片，发现 84.7%肾结石侧肾盂为肾内型肾盂；向其林在开放性肾结石手术中发现 29 例复杂肾结石 75.0%发生在肾内型肾盂；刘新福开放性手术治疗 47 例复杂性肾结石，发现 72.34%（34 例）患肾肾盂类型为肾内型小肾盂，该作者后续还发现肾内型肾盂铸形结石、多发结石发生率显著高于非肾内型肾盂，提出肾盂类型与肾结石形成明显相关，肾内型肾盂更容易发生肾结石，尤其是复杂性结石。聂志强等手术治疗 46 例复杂鹿角形肾结石时发现其中 39 例（84.8%）患肾为肾内型肾盂；李立宇等术中发现 31 例复杂性肾结石全部发生在肾内型肾盂。

也有学者提出肾盂的类型是决定复杂性肾结石术式的参考因素之一，李恒、顾朝辉等人认为鹿角状肾结石开放手术取石时干净、安全取石需要根据肾盂类型、结石形状等因素决定术式。

六、适用与展望

术前了解肾盂的形态对肾结石手术方式的选择有重要的意义，一般肾外型和中间型肾盂可行肾盂或经扩大肾窦内肾盂切开取石。而肾内型肾盂单纯行肾盂切开取石有时难度较大，尤其对复杂性结石，应根据结石复杂的情况、肾积水的程度等选择术式，往往需行肾盂肾实质联合切开取石，有时甚至要行肾部分切除术。术前了解肾盂的形态，有助于对手术难度、术后并发症和结石复发率的估计，权衡利弊，选择最佳的治疗方案。此外，了解肾盂形态在结石的其他治疗方法中也有相当的意义，如体外冲击波碎石（ESWL）、各种经皮肾镜取石和碎石术。由于肾内型肾盂容易并发上尿路结石特别是鹿角型、铸形等复杂性结石，所以应加强肾内型肾盂结石术后的定期复查。

笔者还观察到多达 21.7%的患者双侧肾盂形态不一致，其中 95%为一侧肾内型肾盂并对侧中间型肾盂。这在健侧肾显影良好而患肾不能良好显影时，有一定的意义，有助于术前对患侧肾盂形态的估计，辅助选择治疗方案。

近 20 年来，伴随经济的腾飞和医疗保险的广泛覆盖，医疗条件显著改善，尿路增强 CT（CTU）应用越来越多，造影剂排泄期也可以清晰地呈现包括肾盂在内的尿路形态，更有助于研究肾盂的形态分布及相关临床意义。

〔任利玲〕

第二节　显微镜下尿液结晶检测在预测泌尿系结石患者体内结石成分的应用价值研究

一、概　　述

泌尿系结石是泌尿外科最常见的疾病之一，特别是在我国南方，该病发病率奇高，是世界上 3 个主要的结石高发区。泌尿系结石可引起疼痛、血尿、发热等症状，甚至导致反复、严重的尿路感染和急性尿路梗阻，引起急、慢性肾功能不全，甚至肾切除等不良后果，而且泌尿系结石复发率很高，结石的复发率约 10％每年，5～10 年约有 50％复发，20 年有约 75％复发。泌尿系结石的主体是结晶，根据晶体成分的不同，结石可有 30 多种，但只有 10 余种在临床上发现。根据化学成分不同，可将泌尿系结石分为五大类：草酸钙类结石、磷酸钙类结石、磷酸铵镁结石、尿酸类结石和胱氨酸结石。其中草酸钙类结石主要由代谢障碍引起，可在尿沉渣中看到哑铃状结晶（一水草酸钙）或信封状结晶（二水草酸钙）。结石红外光谱自动分析结果一般为一水草酸钙、二水草酸钙或两者兼有。磷酸钙类结石可能与尿液酸化功能障碍有关。尿沉渣中可见无定形结晶。结石红外光谱检查提示为碳酸磷灰石、磷酸八钙、磷酸三钙、二水磷酸氢钙和无定形磷酸钙等晶体成分。尿酸结晶为长菱形，在晶体成分上它包括无水尿酸、二水尿酸、尿酸铵和一水尿酸钠，虽然这些结石均与高尿酸尿有关，但其产生原因和理化性质并非完全相同。磷酸铵镁结石是一种由解脲酶细菌引起的感染性结石。尿晶体为棺盖样结晶。结石红外光谱自动分析显示为六水磷酸铵镁与碳酸磷灰石混合结石，即鸟粪石。胱氨酸结石是一种常染色体单基因隐性或部分隐性遗传病，尿中可见“苯环样”六角形结晶，硝普钠试验阳性。结石红外光谱自动分析显示为 L－胱氨酸晶体成分。

二、问题与困惑

临床上，我们常常根据结石的成分来决定治疗方案，从 2011 年开始，我国和 EAU 指南均推荐按结石大小及种类选择合适的治疗方式。由于创伤小、并发症低，无需麻醉，对于直径≤20 mm 结石，体外冲击波碎石成为首选的治疗方案。同时不同成分的结石，其体外冲击波碎石的疗效也不同，最容易粉碎的是磷酸铵镁和二水草酸钙结石，其次为尿酸结石，如果配合溶石疗法效果更佳，最难粉碎的是一水草酸钙、磷酸氢钙和胱氨酸结石；对于 SWL 治疗无效、＜20 mm 肾结石，质地坚硬的结石（如胱氨酸结石、一磷酸氢钙、一水草酸钙结石等），可以选择逆行输尿管软镜配合钬激光治疗。选择输尿管结石的治疗方案时也应该考虑结石的成分。治疗前了解结石的成分可以帮助我们选择更好的治疗手段，如 SWL 对易碎的二水草酸钙结石效果良好，而胱氨酸结石或磷酸氢钙应采用输尿管镜碎石。对积水不严重、症状较轻或无症状的尿酸结石，控制尿液 pH 也是保守治疗的一部分。由此可见，泌尿系结石的成分对于结石的治疗选择有着很大的帮助，但是，目前来说，我们的结石成分分析报告主要是由红外光谱分析，这个检查方法是要先通过手术或者 ESWL 获得结石的标本，才能进行成分分析，存在一定的滞后性，那么，是否有一种方法，可以在结石处理之前就获得成分分析结果呢？

三、创新与思考

目前泌尿系结石的形成机制存在多种学说，主要如下：①尿液成分过度饱和：24 小时尿电解质提示草酸及钙离子等物质排泄增多，数倍于该物质的溶解度时这些成分就会以结晶形式析出，形成晶核，在肾乳头等部位沉淀并附着，并通过不断累积便可形成肉眼可见的结石。②肾组织氧化损伤：研究发现丙二醛（MDA）及超氧化物歧化酶（SOD）等指标在结石患者中肾组织表达过高，肾小管炎症损伤明显，导致结晶沉积，最终形成不同成分的结石。③抗结晶析出物质减少：通过对很多尿路结石患者的血尿生化结果进行分析，发现尿路结石患者尿液中枸橼酸成分较普通人低，枸橼酸有拮抗结晶成分从尿液析出的作用。④肾乳头钙斑学说：Randall 经过广泛的临床病例研究后指出，肾乳头是含钙结石好发的部分，很多含钙结石在形成肉眼可见的结石之前就有微小钙盐结晶附着在肾乳头端。由此可以看出，不管是哪种学说，泌尿系结石形成的前提条件是集合系统内出现了固体结晶，然后围绕这个固体结晶不停生长形成肉眼可见的结石。那么，我们是否可以反过来推测，所有泌尿系结石患者的尿液中都应该存在着结石成分所对应的固体结晶，这个结晶无法被我们肉眼所观察到，但是我们可以通过离心尿沉渣在显微镜的帮助下找到。

四、理论支撑

我们通过光学显微镜下观察尿液结晶的形态，各种尿结晶可出现多种形态特征，无论是生理性结晶、病理性结晶或药物结晶，由于结晶本身具有折射性可出现不同的颜色变化，必要时可用偏光显微镜观察加以鉴别，也可按照各种结晶尿的溶解特性和化学特性加以鉴别，如磷酸盐结晶尿和尿酸盐结晶尿等加温至 60 ℃即溶解，尿酸结晶能溶于氢氧化钾溶液中，磷酸铵镁结晶不溶于氢氧化钾，只能溶于盐酸、醋酸溶液中，此外磺胺类药等结晶都有不同的化学特性。目前通过显微镜观察离心尿可以检测出草酸钙结晶、尿酸结晶、尿酸铵结晶、胱氨酸结晶、磷酸铵镁盐结晶等。

五、践行实施

（一）步骤与方法

首先我们进行了预实验，通过对入院的结石患者的尿液进行离心，将尿沉渣放在显微镜下观察，尿液结晶检测方法：

1. 混匀尿液：充分混匀尿液标本。

2. 离心沉淀有形成分：吸取混匀尿液 10 mL 置刻度离心管内，在相对离心力（RCF）为 400 g 的条件下离心 5 分钟（若水平式离心机，离心半径为 16 cm 时，转速为 1 500 r/min）。

3. 弃去上清液：用滴管吸去离心管内上清液（特制离心管可一次性倾倒弃去上清液），留管底含有形成分的尿沉渣 0.2 mL。

4. 制备涂片：混匀尿沉渣，取 1 滴（约 20 μL）于玻片上，用小镊子加盖玻片，防止气泡产生。

5. 观察、计数有形成分。

最终我们观察到了 4 种典型的尿液结晶：信封状的草酸钙结晶、棺盖样的磷酸铵镁结晶、长菱形的尿酸结晶、“苯环样”六角形结晶（图 23-2-1～图 23-2-4）。

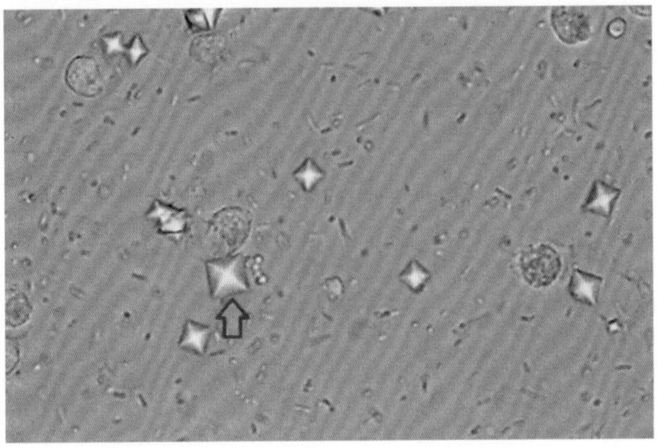

图 23-2-1　草酸钙结晶（信封状结晶）

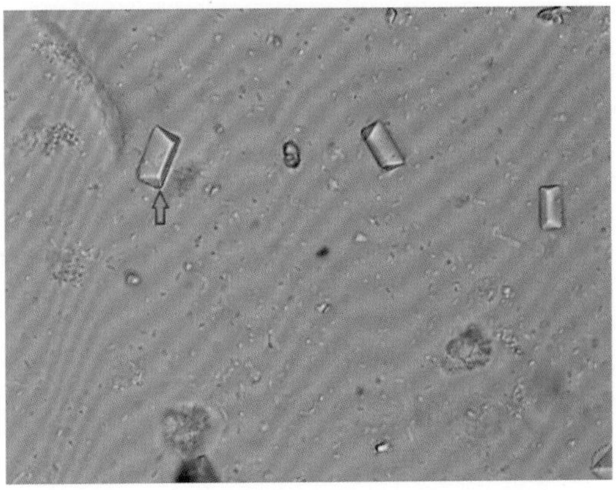

图 23-2-2　磷酸铵镁结晶（棺盖样结晶）

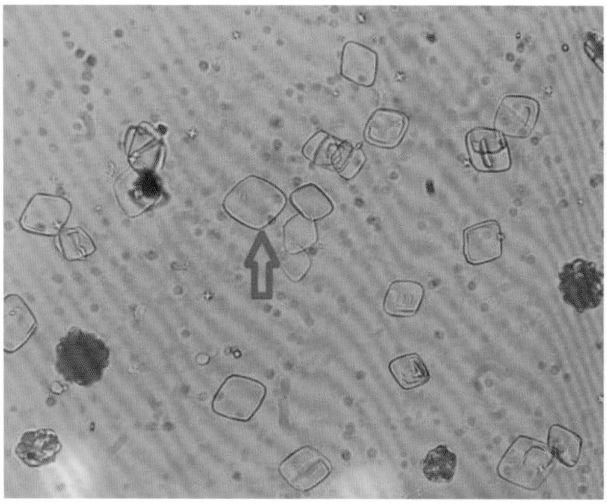

图 23-2-3 尿酸结晶（长菱形结晶）

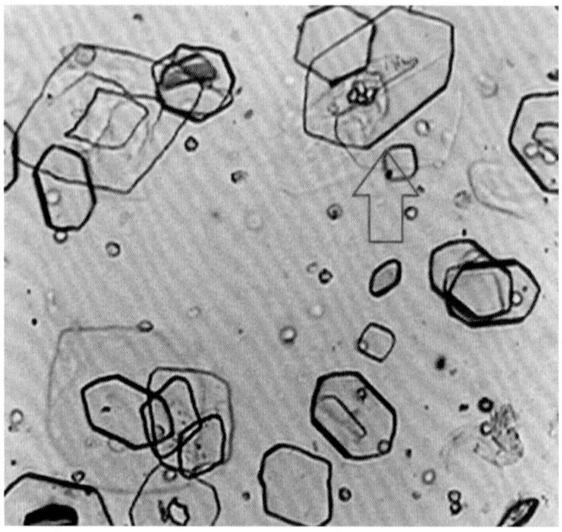

图 23-2-4 胱氨酸结晶（“苯环样”六角形结晶）

六、适用与展望

通过显微镜下判断尿液中的结晶类型来推测体内的结石成分是可行的，也是可普及的，是一种非常有潜力的一种方法。而且这种普通显微镜基本是在各个基层医院都有的设备，且技术上并没有什么特别的瓶颈，属于容易推广的技术，非常适用于大量基层医院开展。泌尿系结石是一种非常容易复发的疾病，需要“防治结合”才能更好地减少复发，目前随着手术技巧的发展，很多基层医院已经能独立开展泌尿系结石的微创治疗，但是，术后的预防却还非常欠缺，目前的红外光谱结石分析仪价格都在 30 万～40 万元，对于基层医院标本量不大的情况下，是效益低下的投入，因此，很多基层医院并没有配备红外光谱结石分析仪，没办法对泌尿系结石的患者进行术后的预防指导，如果我们能够通过显微镜下尿液结晶来预测结石成分的话，可以给基层医院术后随访的患者也提供指导依据。

〔钟德文〕

第三节 如何完善尿酸结石的临床诊断和标准化治疗

一、概 述

泌尿系结石是泌尿外科的常见病，在住院患者中居首位。欧美国家流行病学资料显示，泌尿系结石发病率为 1%～20%。我国是世界上三大结石高发区之一，泌尿系结石整体发病率为 1%～5%，南方高达 5%～10%；年新发病率为（150～200）/10 万人，其中 25%的患者需住院治疗。最新的调查显示，约 1/17 的中国成年人有肾结石。

湖南省是我国泌尿系结石的高发地区。泌尿系结石可引起尿路上皮水肿、出血，导致尿路梗阻使肾功能受损甚至完全丧失功能（尿毒症）；结石作为异物，可引起细菌侵入和繁殖，严重者引起高热、感染性休克等，并且长期嵌顿于输尿管，可导致息肉形成和鳞状细胞癌等，严重危害人民健康，同时给我省带来巨大的经济社会负担。

二、问题与困惑

泌尿系结石，根据不同的结石成分可分草酸钙结石、磷酸钙结石、尿酸结石、胱氨酸结石、磷酸镁铵结石等，其中以草酸钙结石最为常见，但大部分结石以混合形式存在，如草酸盐混合尿酸或磷酸盐的结石。泌尿系结石的形成与遗传、泌尿系统解剖、自然环境、饮食饮水、环境因素及代谢紊乱等因素息息相关。

尿酸结石是一种特殊类型的结石，其形成的主要原因为泌尿系统代谢异常，目前研究表明尿 pH 降低（酸性尿）、高尿酸尿和尿量减少是其尿酸结石形成的基本条件。其中，最重要的因素为尿 pH 降低。尿酸为嘌呤生化代谢的终产物，主要通过肾脏排泄，摄入过多富含嘌呤的食物会增加尿酸的产生。高尿酸血症是尿酸结石发生的独立危险因素，尿酸可通过吸附黏多糖而降低其在尿液中的活性，促进草酸钙和尿酸结晶的沉淀而形成结石。

文献报道，中国成人高尿酸血症的发病率约为 8.4%，并且这一数字随着居民饮食结构的变化和生活水平的提高可能会持续升高，因此尿酸结石的发病率也在逐年增加。我国东南沿海地区的居民因为长期膳食海鲜类食物，导致尿酸结石的患病率显著高于内陆地区的居民。青岛大学附属医院泌尿外科对诊治的 483 例青岛及周边地区泌尿系结石患者，采用第二代红外线光谱结石分析仪测量结石成分，结果发现尿路结石在组成上分为单一成分结石和混合成分结石两类，分别占 47.62%和 52.38%，单一成分结石以草酸钙和无水尿酸成分为主，各占 64.38%和 33.48%，混合成分结石以一水草酸钙＋二水草酸钙＋碳酸磷灰石、无水尿酸＋一水草酸钙和碳酸磷灰石＋羟基磷灰石构成为主，各占 65.61%、18.19%和 13.83%（汇总数据，尿酸结石约占尿路结石 25.4%比例）。扬州大学临床医学院江苏省苏北人民医院对扬州地区 838 例尿石症患者的泌尿系结石成分采用红外光谱自动分析仪，发现单纯性结石 469 例，以草酸钙为主，在所有结石成分中占 34.7%，其次为尿酸结石（15.8%），且老年患者多发尿酸结石（36.1%）。

目前尿酸结石的治疗方案中，药物溶解结石治疗效果比较理想，大部分的尿酸结石不需要外科手术干预或处理。但是尿路结石到底是哪种结石成分，一般需要通过外科手术取出结石标本后，再进行结石成分分析才能知晓。对于尿酸结石，这种大部分不需要外科手术干预的特殊类型的结石，如何在术前就可以基本明确诊断，使这部分患者免于手术治疗及遭受手术可能带来的风险和并发症？以及使用什么方案的药物治疗可以成功溶解结石，解除梗阻及保护肾功能？以上困惑，都是临床上尿酸结石诊断和治疗的难题。

三、创新与思考

2014 年至今，我们团队一直致力于尿酸结石的临床诊断及药物溶石治疗方案的相关研究工作，共收集、整理及全程随访 53 例尿酸结石病例。在这 53 例尿酸结石病例的临床诊治、资料整理及数据挖掘中，我们凝练总结了相应的经验与体会，并形成了原创性的学术成果，分别多次在国家级及省级学术会议予以专题汇报及分享。

四、理论支持

结合文献资料及我们的研究结果，对于符合下列标准或条件的病例，可以基本上临床诊断为尿酸结石：①既往有痛风病史（<50%）；②血尿酸水平高于正常值（70%），或在正常范围内（30%）；③尿 pH 多呈酸性（95%）；④KUB 检查时，结石基本不显影（25%）或极淡显影（75%）；⑤泌尿系 CT 平扫时，结石的 CT 值<500～700 HU（其中约 45%CT 值<500 HU，55%在 500～700 HU）；⑥结石成分分析为尿酸结石。我们依据临床治疗的结果，总结经验制定的尿酸结石药物溶石治疗方案（枸橼酸氢钾钠 3.0 g p.o tid、碳酸氢钠片 1.0 g p.o tid、别嘌醇片 50.0 mg p.o bid、每天饮水 2 000～3 000 mL，维持尿 pH 7.0～7.2，根据尿 pH 调整药物剂量）。

五、践行实施

我们选取其中几个典型的尿酸结石病例，现介绍如下。

（一）病例 1

男，66 岁，因双侧腰部疼痛 5 年入院。5 年来多次在桂林某医院住院治疗，诊断为“双肾结石”，行多次双侧“经皮肾镜碎石术”，未定期复查。既往患有“原发性高血压”，最高血压约168/100 mmHg，不规律服用药物治疗，血压控制不佳，2009年在当地医院行“阑尾切除术”。2014年4月16日某县医院泌尿系CT：左肾多发结石及左输尿管上段结石伴左肾、左输尿管上段积水扩张，右肾、右输尿管上段积水原因待查，右肾萎缩，右肾囊肿（图23-3-1）。2014年4月19日某省医院血常规：Hb 106 g/L；肾功能：BUN 23.0 mmol/L，Cr 1 002.7 μmol/L，UA 370.7 μmol/L。心电图：窦性心律，室性早搏。

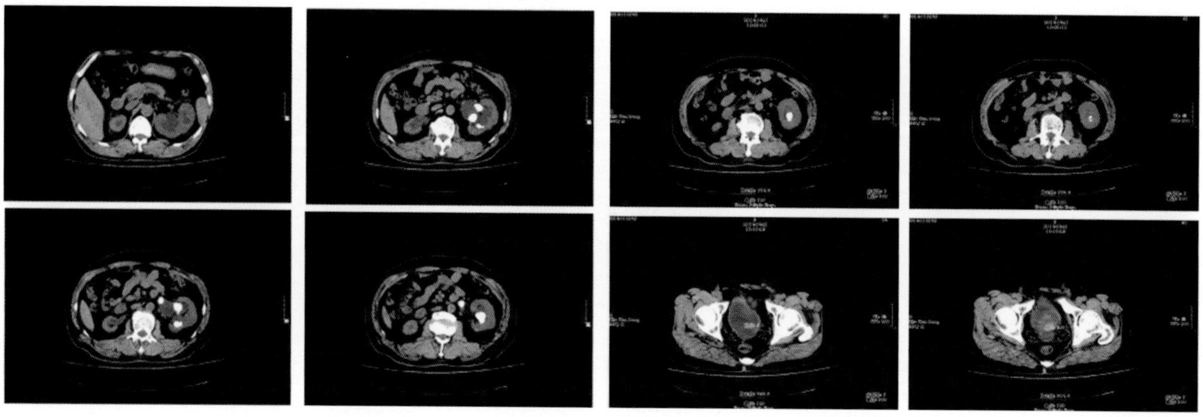

图23-3-1　CT示左肾多发结石并积水、右肾萎缩

在急诊科行血液透析后于2014年4月21日收住我科，入院诊断：左输尿管上段结石，左肾多发结石，双肾积水，右肾萎缩，慢性肾功能不全（尿毒症终末期），尿路感染，原发性高血压2级高危组，心律失常，颈椎病，轻度贫血，经皮肾镜碎石术后，阑尾切除术后。入院后诊疗措施：告病重，监测生命体征及24小时尿量变化，完善相关检查。泌尿系CT平扫示：右肾萎缩，双肾囊肿，左肾及肾盂输尿管移行处多发结石并左肾积水合并左肾周感染，右肾轻度积水，原因待查炎性狭窄？前列腺增生，多发肝囊肿。肝功能：TP 54.7 g/L，ALB 32.6 g/L。考虑到患者右肾萎缩、功能重度受损、且可能合并左输尿管狭窄，左肾为功能性孤立肾，因此当日急诊在局部麻醉下行左侧输尿管D-J管内置术。术后同时予以抗感染，补液，护肾，维持水、电解质平衡等对症支持治疗，患者尿量增多，身体条件改善，肾功能逐渐恢复。4月26日患者病情好转出院，出院后复查肾功能示：BUN 11.22 mmol/L，Cr 294.0 μmol/L，UA 465 μmol/L。

出院后予以药物溶石治疗，方案具体如下：枸橼酸氢钾钠3.0 g p.o tid、碳酸氢钠片1.0 g p.o tid、别嘌醇片50.0 mg p.o bid，每天饮水2 000～3 000 mL，维持尿pH 7.0～7.2，根据尿pH调整药物剂量。出院后1个月复查，左肾多发结石较前无明显变化（图23-3-2）。出院后3个月复查，左肾多发结石已基本消失（被溶石药物溶解，图23-3-3）。

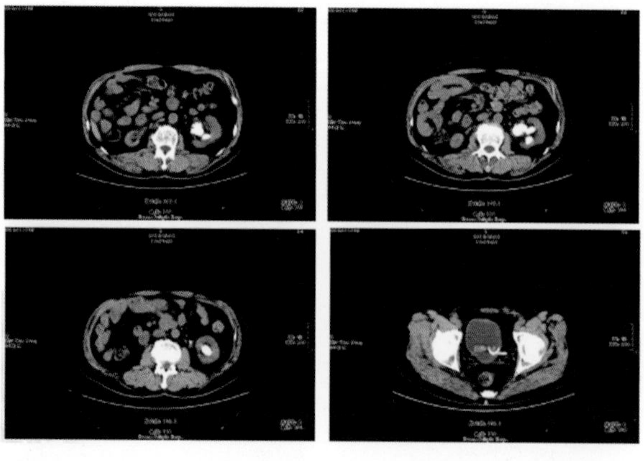

图23-3-2　1个月后复查示左肾结石较前无明显变化

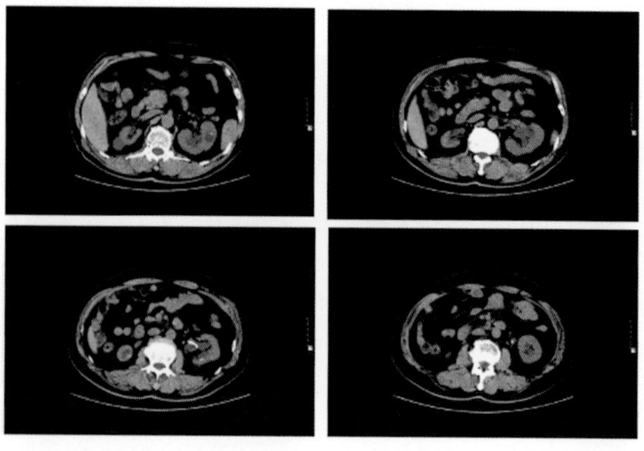

图23-3-3　3个月后复查CT示左肾多发结石已基本消失

（二）病例 2

男，51 岁，因无尿 1 周入院。1 周前，无明显诱因出现无尿，无发热腰痛及肉眼血尿，到当地医院就诊，CT 示双侧输尿管结石，下腔静脉粗大，阻塞？到中南大学湘雅二医院就诊，肾功能 BUN 41.65 mmol/L，Cr 1388.3 μmol/L，行 3 次血液透析后，于 2016 年 2 月 14 日急诊收住我院。既往 2015 年在中南大学湘雅二医院诊断为“巴德-基亚里综合征”，患有双侧髂静脉、下腔静脉闭塞和双下肢静脉血栓，行髂静脉、股静脉造影术，长期使用阿司匹林及波立维治疗。2007 年曾在我院行右侧经皮肾镜碎石术（具体不详）。2015 年 4 月 7 日中南大学湘雅二医院 MRI：巴德-基亚里综合征术后改变，下腔静脉肝段已远闭塞，闭塞远端管腔血栓形成，奇静脉及肝静脉明显扩张，食管-胃底静脉曲张，双肾多发囊肿，腹腔少许积液。2016 年 2 月 12 日中南大学湘雅二医院肾功能：BUN 41.65 mmol/L，Cr 1388.3 μmol/L。2016 年 2 月 9 日某市医院泌尿系 CT：右肾结石，右输尿管上段结石，右肾中度积水，左输尿管下段结石，左肾中度积水，前列腺增生钙化，左腹股沟区肿大淋巴结，下腔静脉粗大，闭塞。

入院诊断：左输尿管下段结石，右输尿管上段结石，右肾结石，双肾积水，慢性肾功能不全（尿毒症终末期），前列腺增生，下腔静脉闭塞，双下肢深静脉血栓，食管-胃底静脉曲张，巴德-基亚里综合征术后，经皮肾镜碎石术后。入院后诊疗措施：告病重，监测生命体征及 24 小时尿量变化，完善相关检查。BR：WBC 6.75×10^9/L，N 84.6%，HB 82 g/L。肾功能：BUN 24.33 mmol/L，Cr 1047.0 μmol/L，UA 292.6 μmol/L。肝功能：TP 49.3 g/L，ALB 29.6 g/L。于 2016 年 2 月 15 日急诊在全身麻醉下行左输尿管镜钬激光碎石术、双侧输尿管 D-J 管内置术。术后同时予以抗感染，补液，护肾，维持水、电解质平衡等对症支持治疗，患者尿量增多，身体条件改善，肾功能逐渐恢复。患者病情好转出院，出院前查肾功能示：BUN 21.43 mmol/L，Cr 389.44 μmol/L，UA 312.38 μmol/L。

出院后予以药物溶石治疗，方案具体如下：枸橼酸氢钾钠 3.0 g p.o tid、碳酸氢钠片 1.0 g p.o tid、别嘌醇片 50.0 mg p.o bid，每天饮水 2 000～3 000 mL，维持尿 pH 7.0～7.2，根据尿 pH 调整药物剂量。出院后 3 个月复查，原右输尿管上段结石及右肾结石已消失（被溶石药物溶解）。

（三）病例 3

女，51 岁，因“发现双肾结石 5 年余，右腰痛 1 个月，发热 3 天”入院。5 年余前，体检发现双肾结石（具体不详），未予重视及进一步诊治。1 个月前，出现右腰部间歇性胀痛。3 天前，出现发热，最高体温约 39.4 ℃，伴畏寒寒战，有尿频尿急尿痛及尿量减少，24 小时尿量约 410 mL。到中南大学湘雅二医院就诊，完善相关检查，建议住院治疗。为求进一步诊治到我院就诊，收住我科。既往体健。体格检查：体温 38.7 ℃，脉搏 112 次/min，呼吸 24 次/min，血压 91/53 mmHg。急性痛苦面容，心肺腹体查未见明显异常。专科检查：双肾区无局限性隆起、无肿块，右肾区明显叩痛，左肾区无叩痛，沿输尿管行程区无明显压痛，膀胱耻骨上区无局限性隆起，膀胱区无充盈，无压痛。辅助检查：2016 年 7 月 13 日中南大学湘雅二医院泌尿系 B 超示双肾多发结石（铸型结石）并双肾积水。入院初步诊断：①双肾多发结石；②双肾积水；③尿路感染？④右肾积脓？

入院后完善相关检查。血常规：白细胞计数 21.01×10^9/L↑，N 93.7%，血红蛋白 103 g/L；尿常规：白细胞 6134.00 个/μL↑，隐血试验（+），白细胞（+++）；输血前四项：乙型肝炎病毒表面抗原＞226.7 IU/mL；肾功能：BUN 10.74 mmol/L，Cr 319.28 μmol/L↑，UA 567.5 μmol/L↑；尿培养（－）；心电图示窦性心动过速。KUB 提示双肾区显影极淡高密度影，考虑双肾结石（图 23-3-4）；CT 提示双肾多发结石（铸型结石）并双肾积水（图 23-3-5）。患者于 2016 年 7 月 20 日在局部麻醉下行双侧输尿管内 D-J 管内置术（Fr 6 D-J 管），术中 D-J 管置入后发现右侧输尿管开口喷涌出黄绿色浑浊脓性尿液。术后予以抗感染、解痉等对症治疗。

出院后予以药物溶石治疗，方案具体如下：枸橼酸氢钾钠 3.0 g p.o tid、碳酸氢钠片 1.0 g p.o tid、别嘌醇片 50.0 mg p.o bid，每天饮水 2 000～3 000 mL，维持尿 pH 7.0～7.2，根据尿 pH 调整药物剂量。出院后 3 个月复查，双肾多发结石已消失（被溶石药物溶解，图 23-3-6、图 23-3-7）。

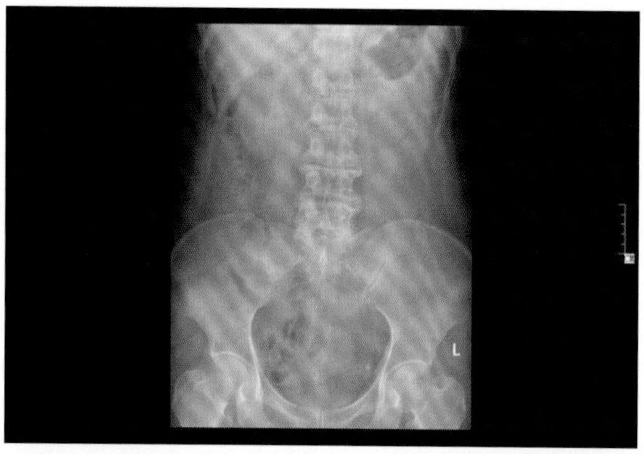

图 23-3-4 KUB 示双肾区极淡高密度影，考虑结石

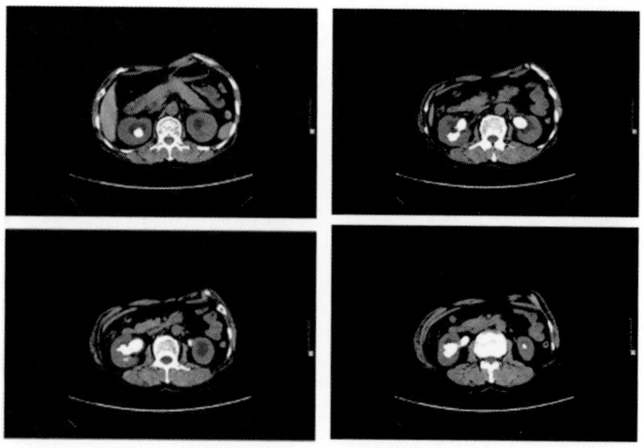

图 23-3-5 泌尿系 CT 示双肾多发结石并双肾积水

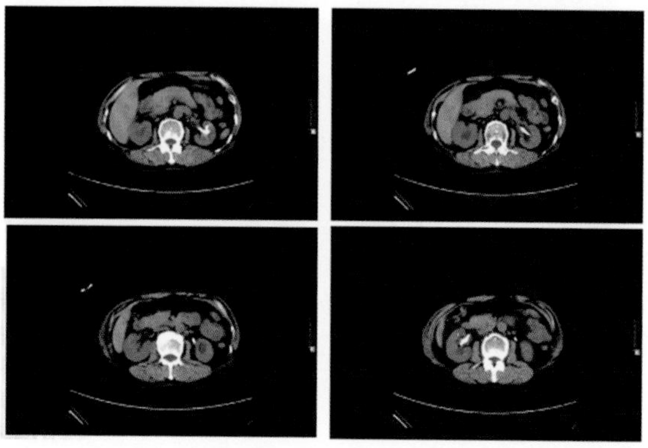

图 23-3-6 出院后 3 个月复查，双肾多发结石已消失

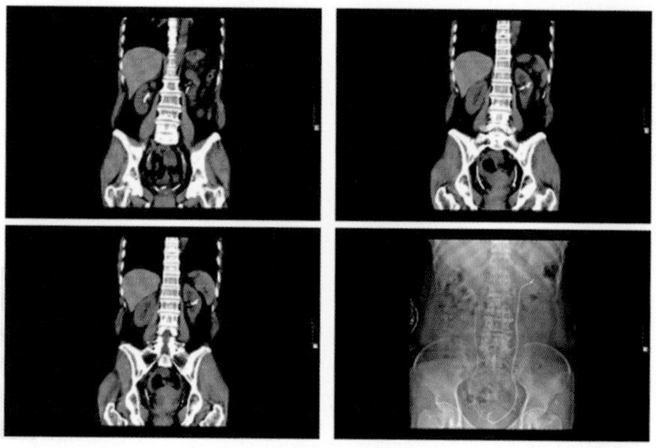

图 23-3-7 出院后 3 个月复查，双肾多发结石已消失

（四）病例 4［双侧多囊肾合并多发结石（铸型结石）病例］

患者在局部麻醉下行双侧输尿管 D-J 管置入术，术后予以相应治疗后出院。出院后予以药物溶石治疗，方案具体如下：枸橼酸氢钾钠 3.0 g p.o tid、碳酸氢钠片 1.0 g p.o tid、别嘌醇片 50.0 mg p.o bid，每天饮水 2 000～3 000 mL，维持尿 pH 7.0～7.2，根据尿 pH 调整药物剂量。出院后 3 个月复查，双肾多发结石较前明显减少（图 23-3-8、图 23-3-9）；出院后 7 月复查，双肾多发结石已基本消失（被溶石药物溶解，图 23-3-10）。

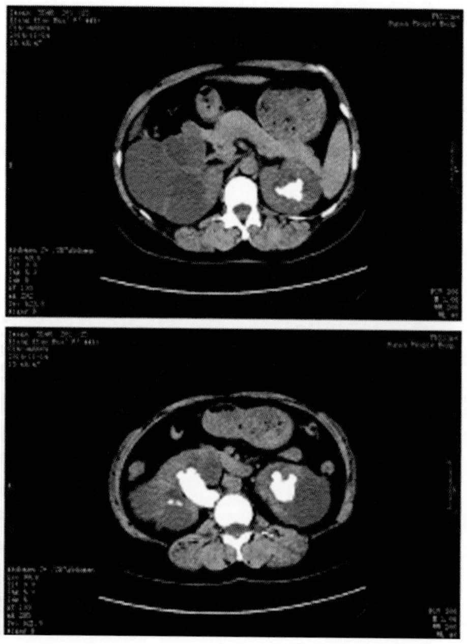

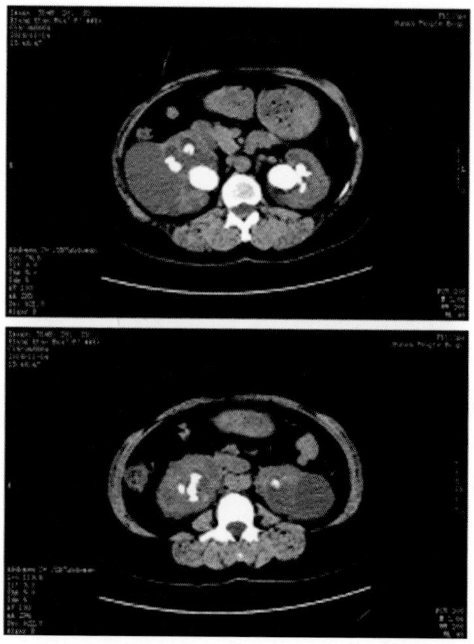

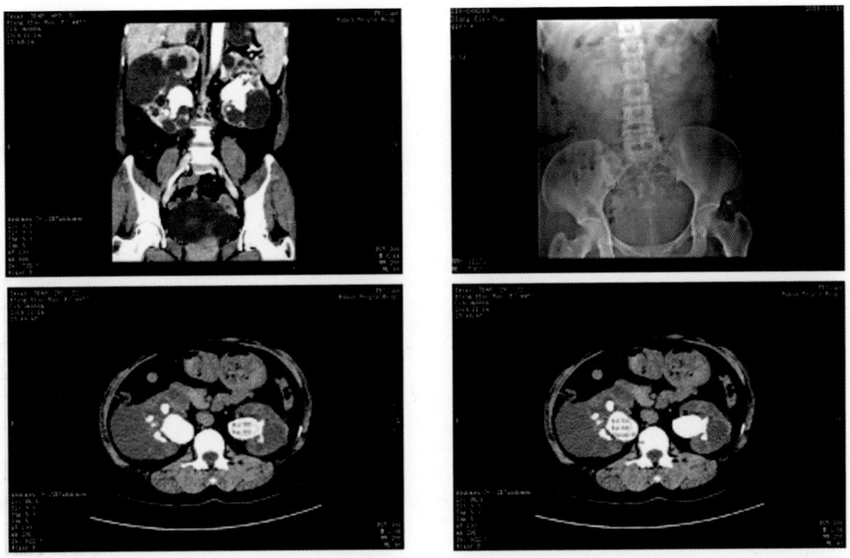

图 23-3-8　泌尿系 CT 示双侧多囊肾合并多发结石

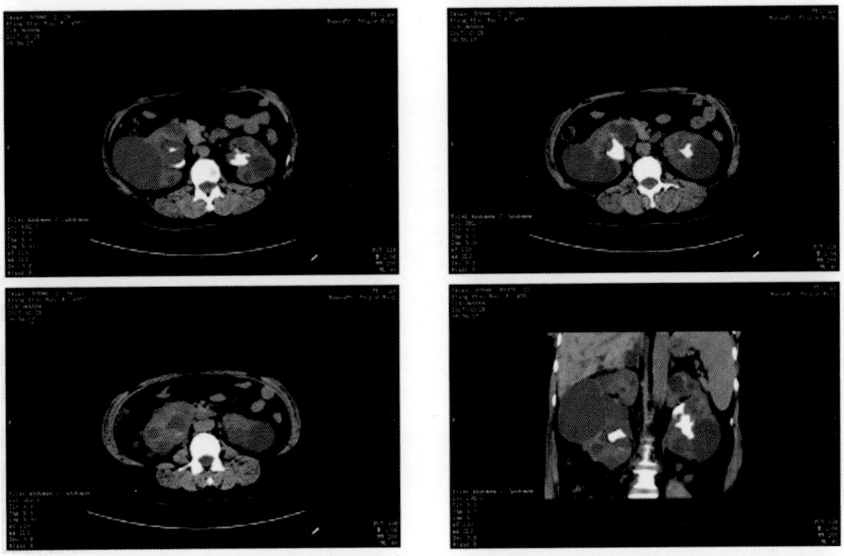

图 23-3-9　出院 3 个月复查，双肾多发结石明显减少

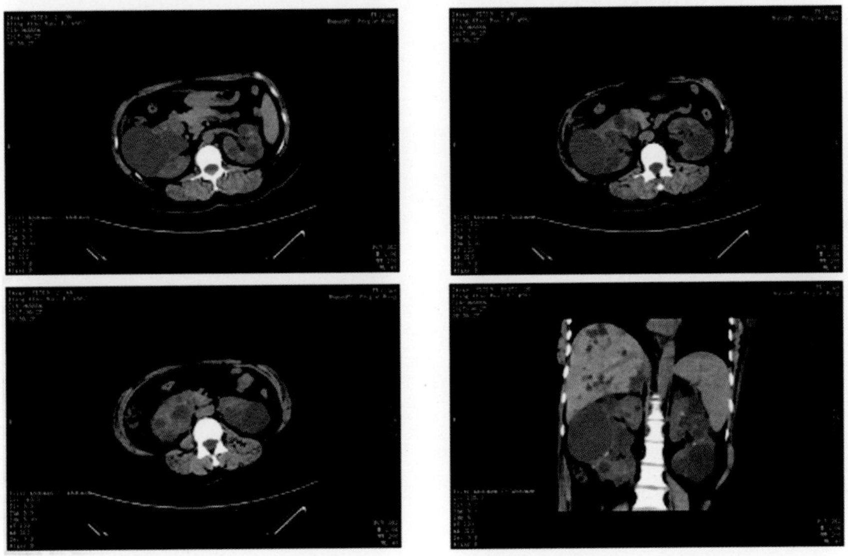

图 23-3-10　出院 7 个月复查，双肾多发结石已基本消失

六、适用与展望

单中心尿酸结石临床诊断及药物溶石治疗经验分享：①泌尿系结石的治疗应采用个体化精准治疗方案，尤其需要重视病因的治疗；只有个体化治疗，才能让患者最大受益。②泌尿外科医师应当重视泌尿系结石的成分分析；泌尿系结石 CT 值<500～700 Hu，结合其他临床数据，临床诊断尿酸结石灵敏度及特异度较高。③尿酸结石溶石治疗可考虑采用枸橼酸氢钾钠为主的方案，疗程建议在 3 个月以上。如临床诊断考虑为上尿路尿酸结石，不论结石的体积大小、数量和位置，均可采用药物溶石方案。④输尿管 D-J 管置入有助于提高溶石成功率。⑤部分病例（如患肾重度萎缩、未按照推荐剂量服药、饮水量少等）溶石治疗效果欠佳，建议结合手术治疗。

〔宋　伟〕

第四节　部分无管化经皮肾镜取石术的技术要点

一、概　　述

经皮肾镜自 20 世纪 80 年代中期开展以来，已经成为治疗上尿路结石的一线方案。目前，经皮肾镜取石术（PCNL）发展有两种趋势：一是微创化，二是无管化（tubeless），无管化（tubeless）PCNL，包括部分无管化和完全无管化，部分无管化为不留置肾造瘘管，仅留输尿管支架管，完全无管化，即术后既不留置肾造瘘管，也不留置输尿管支架管。目前通常指的无管化大多为部分无管化。国内外学者也相继报告了无管化经皮肾镜术的良好结果，手术的选择也从单发的肾结石、输尿管上段小结石向复杂的上尿路结石挑战一。目前欧洲泌尿外科临床指南已推荐选择合适的患者行无管化经皮肾镜，如何安全的开展无管化经皮肾镜技术成为我们所关注的问题，除了严格按照指南选择病例，我们通过应用手术结束后严格观察手术工作通道的情况决定最终是否选择无管化经皮肾镜技术，取得了良好的手术效果。我们于 2018 年 2 月至 2022 年 4 月完成 73 例部分无管化 PCNL。

二、问题与困惑

传统的 PCNL 术后留置造瘘管，其主要目的是通过造瘘管压迫通道或夹管后增加肾盂内压力促进肾实质及集合系统内的小血管闭合止血，同时造瘘管能降低肾盂内压力，充分引流，起到降低感染的风险，留置肾造瘘管还可以针对残余结石行二期手术。但是对于中等以上的肾动静脉及静脉窦破裂出血，肾造瘘管的简单压迫并起不到止血效果，同时留置肾造瘘管给患者带来的疼痛不适、漏尿、延长住院时间等不利影响使得无管化经皮肾镜碎石取石术逐渐被大家所重视。Wickham 等人于 20 世纪 80 年代最先提出了无管化的 PCNL 手术，并报道了 100 例完全无管化经皮肾手术经验。但是不留置造瘘管的 PCNL 是否减少手术安全性，出血、感染风险是否会增加，如何合理的选择无管化的 PCNL，更好地减少并发症的发生是大家关注的要点。

三、创新与思考

无管化 PCNL 术后出血或动静脉瘘是常见并发症，为了减少相关并发症的发生，本次研究选取的患者结石最大直径 2～3 cm，均无糖尿病，术前尿培养阴性，同时采取直视下退鞘观察通道，依次观察肾盂，肾实质及肾周的脂肪及肌肉，同时压迫手术伤口约 5 分钟，观察导尿管颜色，如未见明显活动性出血则拔出斑马导丝，直接对穿刺处皮肤进行缝合，不置放肾造瘘管，结束手术。如通道中可见少量出血，则可以经导丝留置肾造瘘管压迫通道。

四、理论支撑

国内外学者也相继报告了无管化经皮肾镜术的良好结果，手术的选择也从单发的肾结石、输尿管上段小结石向复杂的上尿路结石挑战一。目前欧洲泌尿外科临床指南已推荐选择合适的患者行无管化经皮肾镜。近年来，也有越来越多的国内外学者研究表明，对选择的患者行不留置造瘘管的 PCNL 是安全的，并不引起严重并发症，还能明显改善患者术后生活质量，缩短术后住院时间，减少术后疼痛及止痛药的使用量，促进患者恢复，且不增加术后出血量及术后并发症发生的风险。如何安全的开展无管化经皮肾镜技术成为我们所关注的问题。

五、践行实施

2018 年 2 月至 2022 年 4 月完成 73 例部分无管化 PCNL，参照 2017 版欧洲泌尿泌尿外科临床指南排除标准如下：存在残石；需二期手术可能；明显的术中出血；尿液外渗；输尿管梗阻；因感染结石而导致潜在的持续性菌尿；孤立肾；存在出血因素；需经皮化学溶石。术前常规检查中段尿细菌培养和药敏试验、血肌酐和尿素氮、血细胞计数等，静脉肾盂造影及 CT 提示均无解剖异常，对侧肾功能无异常，均已明确诊断。

麻醉成功后，先取截石位，经尿道插入输尿管镜，找到结石侧输尿管开口，置入 F5 输尿管导管至肾盂，退出输尿管镜，再留置双腔气囊尿管，固定输尿管导管及尿管，取俯卧位，向输尿管导管注入生理盐水，制造人工肾积水。在 B 超引导定位下进行穿刺，进入目标肾盏，见尿液流出后置入斑马导丝，延着斑马导丝方向依次使用 8～18F 筋膜扩张器扩张，最后放置 18F 工作鞘。从工作鞘内放入输尿管硬镜，找到结石，采用钬激光碎石，将结石碎至＜2 mm 颗粒并冲出，仔细检查有无结石残留。对照组患者患侧输尿管内置放 5F 双 J 管 1 根，置入并固定 14F 肾造瘘管 1 根；观察组患者置放 6F 双 J 管 1 根后，留置斑马导丝，直视下退鞘观察通道，依次观察肾盂，肾实质及肾周的脂肪及肌肉，压迫手术伤口约 5 分钟，同时观察导尿管颜色，如未见明显活动性出血则拔出斑马导丝（图 23-4-1～图 23-4-4），直接对穿刺口皮肤进行缝合，不置放肾造瘘管，留置导尿结束手术，如通道中可见少量出血，可以经导丝留置肾造瘘管，观察造瘘管颜色 5 分钟，如颜色淡红可拔除肾造瘘管按无管化处理。如果患者在手术中出血量大，存在感染或者判断还残留较大结石需要二次清石者，则留置肾造瘘管。

73 例患者均顺利一期完成手术，其中 2 例患者观察通道出现活动性出血予以改留置肾造瘘管，3 例术后发热，3 例术后残余结石予以二期软镜处理，其余患者均恢复良好。

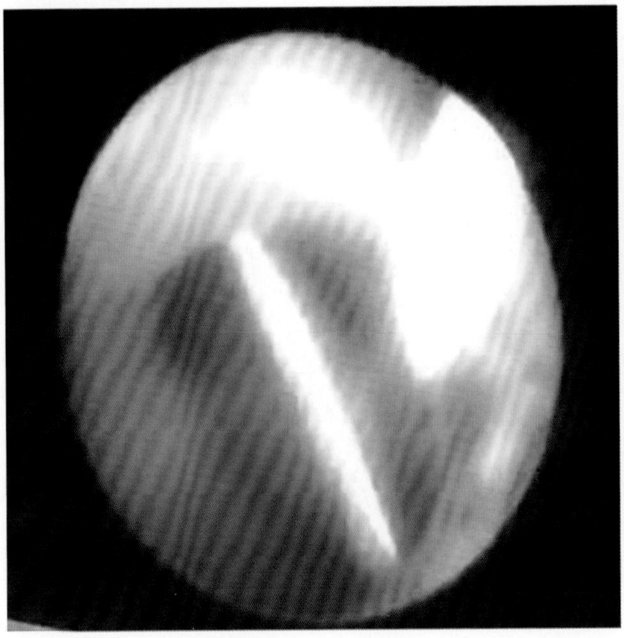

图 23-4-1　肾盂

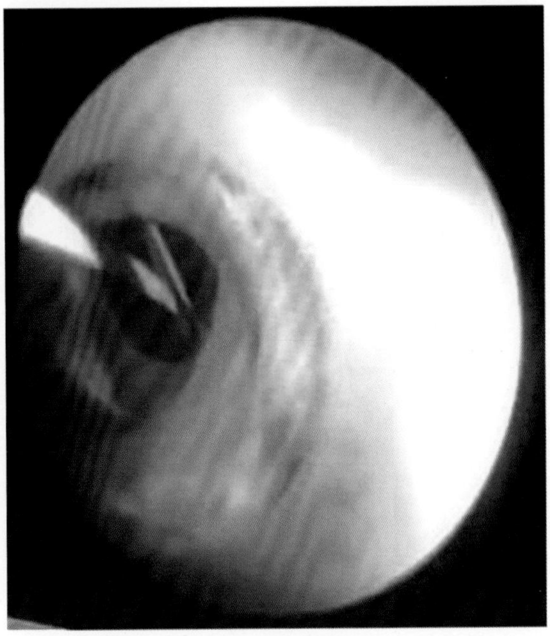

图 23-4-2　经皮肾通道肾实质段

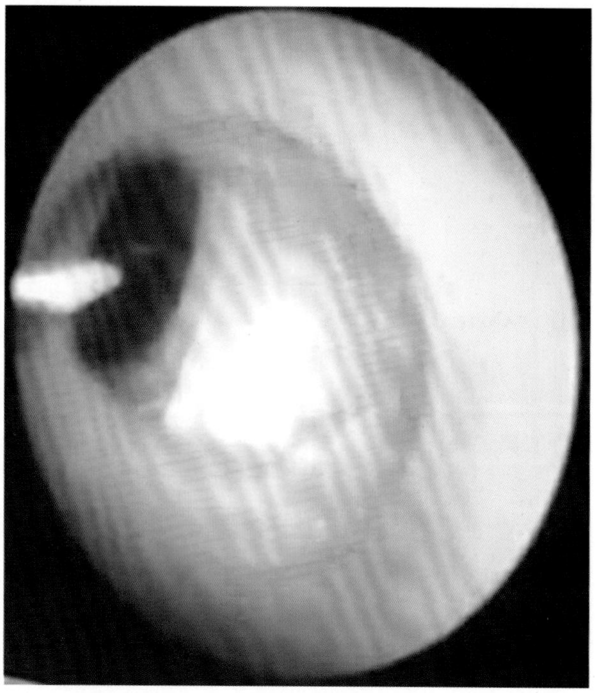

图 23－4－3　经皮肾通道肾周及皮下段

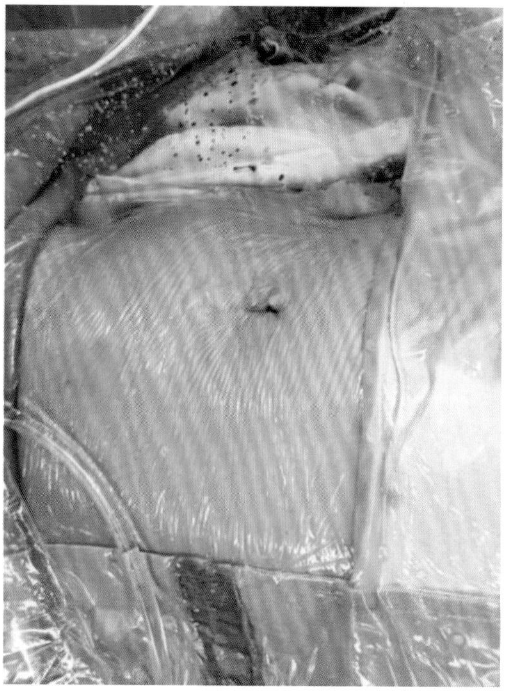

图 23－4－4　术后穿刺口所见

六、适用与展望

本技术要点存在不足之处：①样本量较少，仅有 73 例患者，回顾性研究存在一定选择偏倚。②均采用 18F 微通道，手术时间较标准通道及大通道时间明显延迟，没有评价标准通道 20F 和大通道无管化 PCNL 的安全性可行性，国内也有单位研究结果显示无管化 27F 及以上通道 PCNL 安全可行，通道的大小不影响无管化的实施。③选择患者条件严格，随着社会老龄化，住院的老年患者中多数合并其他基础疾病，如糖尿病、原发性高血压等。而国内有研究表明，糖尿病是 PCNL 术后反复出血、严重感染败血症等高危因素之一。本研究特意将该部分患者排除，没有评价无管化在该部分患者中的安全性和有效性。

综上所述，手术结束后严格观察手术工作通道的情况决定最终是否选择无管化经皮肾镜技术是安全的，易于推广和应用。

〔郭　琼　贾志华〕

第五节　微通道经皮肾镜取石术中无管化技术的评价和改进

一、概　　述

经皮肾镜取石术（percutaneous nephrolithotomy，PCNL）是治疗肾结石的有效方法。近年来 PCNL 因其安全、创伤小、恢复快、住院时间短，在国内大多数医院广泛开展应用。通常情况下术后均留置肾造瘘管，以达到保持引流同时观察肾脏出血及止血目的。但是如果出血是由较大的动脉破裂所引起，肾造瘘管是起不到止血作用的，在这种情况下只能采用超选择性肾动脉栓塞止血，而静脉性出血多可自行止血。肾造瘘管的引流作用完全可以被输尿管内支架取代。所以，自 20 世纪 90 年代末开始，在世界不同地区的多家医疗中心开展了无管化 PCNL 的研究，探讨不放置肾造瘘管的可行性和安全性。随着微创技术的进步，经皮肾镜碎石术（PCNL）有两种发展趋势，一是更微创化，即穿刺通道变细，对患者肾脏损伤也更小；二是无管化（tubeless）PCNL，即经皮肾镜碎石术后有选择性地对患者不留置肾造瘘管，从而避免置管给患者带来的疼痛不适。

二、问题与困惑

肾造瘘管留置给患者带来术后出血、通道感染、尿外渗、带管疼痛等不适和并发症，而且若不慎牵拉造瘘管可引起出血，住院时间延长，因此无管化的可行性逐渐在临床上得到研究。1984 年 Wickham 最先提出“无管化”概念，但因为多数学者认为其风险较大，无管化的发展受到限制。

三、创新与思考

笔者从所做 60 例无管化微通道经皮肾镜取石术中体会如下：在下列情况下可以选择不放置肾造瘘管：①术中集合系统无撕裂损伤或穿孔，不伴有明显出血。②所选择结石个数≤3 个，直径≤4 cm。③肾脏肾实质厚度>5 mm 者；不合并有输尿管狭窄或肾盂输尿管连接部狭窄者。④通过彩超确认结石已经基本清除干净，无须行二期手术。⑤患者术前及术中无明显感染，无脓肾。⑥对侧肾健在。如果是独肾，最好保留肾造瘘管，以保持通畅引流，防止梗阻引起急性肾衰竭。尽量减少手术时间，手术时间不应超过 2 小时，手术时间过长易并发术后出血。术前常规做 CT 尿路成像及三维重建，可以提供精确的穿刺径路，穿刺尽量选择结石所在的肾盏进行，可以减少肾盏撕裂的危险。

四、理论支撑

通常意义上的无管化指的是不保留肾造瘘管的经皮肾镜技术，无管化经皮肾镜取石术不是特殊的术式，而是做经皮肾手术比较熟练时的一种选择。其优势主要有以下几点：决定行无管化手术时，退镜过程中就可以明确是否有明显出血、胸膜及脏器损伤，如果存在上述情况，可以及时处理。因肾造瘘口无引流管，减少了术后损伤、降低了术后伤口延迟出血的可能性；术后不存在肾造瘘管与肾脏之间的摩擦接触，从而降低了患者的疼痛不适感；通道不与外界接触，减少了感染化脓以及肾造瘘管作为异物引起的无菌性炎症；由于术后无须拔除肾造瘘管，故缩短了患者住院时间及术后恢复时间。ISTANBUL-LUOGLU 等人对 90 例患者进行前瞻性研究，45 例行不置管 PCNL，45 例行标准 PCNL，两组术后出血及并发症发生率等方面比较差异均无显著性。

五、践行实施

（一）手术步骤

采用气管内插管全身麻醉，术侧经膀胱镜逆行置入 5F 输尿管导管，通过静脉输血器注入生理盐水造人工肾积水。给予导尿并留置 16F 双腔尿管。患者翻身取俯卧位，腹部垫小枕使腰部抬高，彩超引导下选择合适肾盏为穿刺点，肾穿刺针穿刺所需肾盏，见有尿液滴出后，置入斑马导丝，筋膜扩展器从 8F 至逐渐扩张至 18F，每次均有尿液滴出，放置 18F Peel-away 鞘，采用钬激光进行碎石，冲洗结合取石钳清除结石。如果结石较大，继续扩张通道并置入 24F 肾镜鞘，采用超声碎石清石系统（EMS）碎石清石。仔细探肾盂肾盏及输尿管，必要时彩超辅助检查，确认无残留结石。术后均留置双 J 管，见双 J 管位置良好，自 Peel-away 鞘注入生物蛋白胶封闭造瘘口，同时缓慢推出 Peel-away 鞘，不留置肾造瘘管，创口不缝合。

（二）手术效果

60 例患者术中无肾脏集合系统穿孔及大出血，出血量 40～100 mL，平均 50 mL；手术时间 30～90 分钟，平均 45 分钟，所有患者均有轻微肉眼血尿，24～48 小时后消失。1 例术后出血，出血量约为 400 mL，经过卧床及药物止血成功。1 例胸膜损伤，行胸腔穿刺引流。其余 2 例因胸腔少量积液，未行特殊处置痊愈。术后未发生肾绞痛及全身感染，腰背部穿刺点切口无漏尿，术后复查 B 超未发现肾周血肿、尿外渗征象。部分患者仅为酸胀不适，未作处理。复查 KUB，56 例患者均无结石残留，一次性结石清除率为 97.27%。2 例为无意义结石，未予处理。2 例经体外冲击波碎石（ESWL）治疗，3 个月后复查提示无结石残留。术后3～5天拔除导尿管，术后28～30天拔除双J管。分别于出院后1个月和3个月来院复查，彩超及KUB检查未见结石复发，肾积水均不同程度减轻，肾周无尿囊肿和血肿形成。患者术后仅有约1 cm伤口（图23-5-1）。

（三）操作要点

我们应用该方法操作中的要点是：笔者认为无管化PCNL，正确放置输尿管内支架管十分重要，管头端盘旋在肾盂内是达到最佳的管周引流效果，放置输尿管内支架管不但能为肾脏提供可靠的引流途径而避免尿外渗和肾绞痛，还可以利用输尿管的被动扩张从而有利于排石。笔者从所做60例无管化微通道经皮肾镜取石术中体会如下。在下列情况下可以选择不放置肾造瘘管：①术中集合系统无撕裂损伤或穿孔，不伴有明显出血。②所选择结石个数≤3个，直径≤4 cm。③肾脏肾实质厚度>5 mm者；不合并有输尿管狭窄或肾盂输尿管连接部狭窄者。④通过彩超确认结石已经基本清除干净，无须行二期手术。⑤患者术前及术中无明显感染，无脓肾。⑥对侧肾健在。

六、适用与展望

无管化具有对患者创伤更小、术后疼痛不适减轻、住院时间缩短、住院费用减少等优点，但术前须严格挑选病例，牢牢掌握其适应证，无管化微创经皮肾镜术是安全，有效的，有一定的临床应用价值，值得在一部分患者中推广应用。

〔姚　成〕

第六节　微创经皮肾穿刺取石术并发出血的原因分析和处理策略

一、概　　述

微创经皮肾镜穿刺取石术是治疗肾结石及输尿管上段结石的有效手段，因其损伤小而受到泌尿外科医师的欢迎。微创经皮肾穿刺取石术并发症发生率较传统经皮肾镜明显降低，但仍会出现一些严重并发症。最常见、最严重的并发症为术中及术后大出血。严重的大出血较少见，但其发生常常难以预料。

二、问题与困惑

与传统经皮肾穿刺取石术相比，微创经皮肾穿刺取石术的扩张通道较小，治疗效果和手术安全性得到进一步提高。但出血仍然是其术中及术后最常见和最主要的并发症。临床上合并大出血而需要开放手术止血的情况时有发生，有时找不到出血部位，因而行肾切除术，使患者再次遭受新的手术创伤。因此，了解微创经皮肾穿刺取石术出血的原因及有效预防和妥善处理在其广泛开展的今天尤为重要。

三、创新与思考

经皮穿刺选择性肾动脉栓塞是近几年发展起来的治疗肾损伤出血的有效方法，其不仅能明确诊断，且能有的放矢地栓塞出血部位。超选择性肾动脉栓塞治疗肾脏出血较保守治疗效果确切，比开放手术治疗创伤小，能最大限度地保留未损伤部分肾组织的功能，早已成为肾脏出血治疗的金标准。

四、理论支撑

肾动脉通常分前后两支，前支有4个肾段动脉即上段、上前段、下前段、下段动脉，后支延续为后段动脉。前后两支动脉分布区的交界区域缺乏血管（乏血管区），是理论上微创经皮肾穿刺取石术穿刺置鞘的路径，但体表定位难以保证穿刺的准确性，可能穿刺损伤血管出血。中盏部位的血管分支损伤多见，尤其是后段动脉分支。超选择性肾动脉栓塞术适应证广，创伤小，见效快，往往可立竿见影，并最大限度的保留患肾正常组织及功能，是微创经皮肾穿刺取石术术后肾出血止血的首选方法。

五、践行实施

（一）微创经皮肾穿刺取石术并发严重出血原因分析

微创经皮肾穿刺取石术并发严重出血可发生在肾脏穿刺、通道扩张、碎石操作等术中任何一个环节，也可发生在手术结束至拔除肾造瘘管的术后早期。常见原因如下。①肾脏穿刺不当：包括穿刺位置选择不当或穿刺针刺入过深或盲目多次进针穿刺。肾脏血液供应丰富，仅在肾动脉前后支之间的连接部位于肾外侧后方 1～2 cm 处，即 Brodel 线上，血管分布明显减少。因此，肾脏穿刺位置应在肾后外侧，沿预定肾盏的上方向前推进，经肾盏穹隆部-盏颈轴线进入肾盏，若偏离此线，即有损伤肾动脉前支，后下支或肾动脉主干之可能，是造成术中、术后容易出血的一个重要原因。此外，直接穿刺肾盂或穿刺针刺入过深或盲目反复多次穿刺，均可导致严重出血。②肾通路扩张不当：肾通路的扩张应沿工作导丝，循序渐进地进行，宁浅勿深。若不沿工作导丝方向扩张，操作粗暴，扩张器进入后大幅度摆动，则可能撕裂肾实质及实质内血管，引起严重的出血。此外，多通道的术中或术后出血明显多于单通道 MPCNL。③碎石过程中操作失当：碎石过程中镜鞘摆动幅度过大、盲目钳夹取石或强行钳取大结石或碎石块，可机械撕破肾实质或肾盏，损伤节段动脉、静脉，导致严重出血。④合并有动脉硬化（如老年、高血压、糖尿病）、肾内感染、肾功能不全、凝血机制障碍或既往有肾脏开放性手术病史者容易出现严重肾出血。⑤术后继发或迟发出血：系指手术结束至拔除肾造瘘管后期发生的出血，多发生在术后 5～7 天，其可能原因有：肾造瘘通道及肾内创面渗血或血管损伤，感染组织腐蚀脱落及血管断端血栓脱落，假性动脉瘤或动静脉破裂，应用质硬而头端较粗的肾造瘘管，拔出时可损伤肾实质出血。

（二）微创经皮肾穿刺取石术并发严重出血的防治措施

1. 选择合适病例，严格手术指征：术前有尿路感染、高血压等待控制后再手术，对于复杂肾结石，术前应仔细阅片，设计好手术方案。

2. 精确穿刺定位：准确定位、建立理想的工作通道是顺利完成 MPCNL 的关键。穿刺针抵达的目标位置一般定在肾盏、肾盂液性暗区的中心或结石表面。穿刺部位应选择在肾脏后外侧，经中盏或下盏远离肾门的“无血管区”。穿刺时尽可能从中盏后排肾盏入路进入集合系统，利于输尿管镜向肾上、下盏摆动，避免成角撕裂肾盏。

3. 工作通道的适当扩张：通道扩张时应沿导丝扩张，要求每次扩张方向一致，旋转着挤压式前进，并注意保护好斑马导丝不要脱出，宁浅勿深，以免扩张到对侧的肾实质引起严重的出血；对于复杂的结石有时需要双工作通道，有时需分期多次手术取石。

4. 术中操作准确轻柔，避免损伤，在视野不清的情况下，没有把握或经验不足时应停止手术，避免盲目探查，放置输尿管内支架管及肾造瘘管持续开放引流，3～5 天后引流液变清再行手术。

5. 感染导致出血也不可忽视，对于合并有尿路感染的患者，术前应抗生素治疗，待感染控制后再行 MPCNL；术中应严格无菌操作技术，术后保持肾造瘘管引流通畅。

6. 术后避免早期活动，保持引流通畅。

（三）微创经皮肾穿刺取石术并发严重出血的处理

微创经皮肾穿刺取石术术中并发严重出血，最迅速的止血方法是向肾通道内置入一个大号筋膜扩张器或气囊导尿管，并夹闭管腔 15～20 分钟，依靠肾造瘘管压迫或气囊管压迫肾实质来控制出血，促进血凝。一般来说，对于静脉性出血往往可以止血，有些小动脉也可以形成血痂而出血减少。如出血停止或较少，腔镜下视野清楚，可继续手术；如出血量大，血块较多，颜色鲜红，夹管后仍有活动性出血，采用输血和导管压迫止血等保守治疗同时终止手术，5～7 天后行二期微创经皮肾穿刺取石术。如果经上述处理出血仍未见好转，表现为动脉性、持续性、生命体征如血压、脉搏、呼吸等不稳定的情况，应立即中止手术，果断地行肾动脉造影和高选择性肾动脉栓塞术。微创经皮肾穿刺取石术术后发生严重大出血多发生在术后 1 周内，原因多为术中损伤较大的血管经过压迫等原因血管闭塞后再度开放，形成出血性假动脉瘤、动静脉瘘。此时应立即制动、抗休克、冲洗膀胱、清理膀胱血块。如出血仍不能控制，应及早行放射介入超选择性肾动脉栓塞治疗（图 23－6－1）。

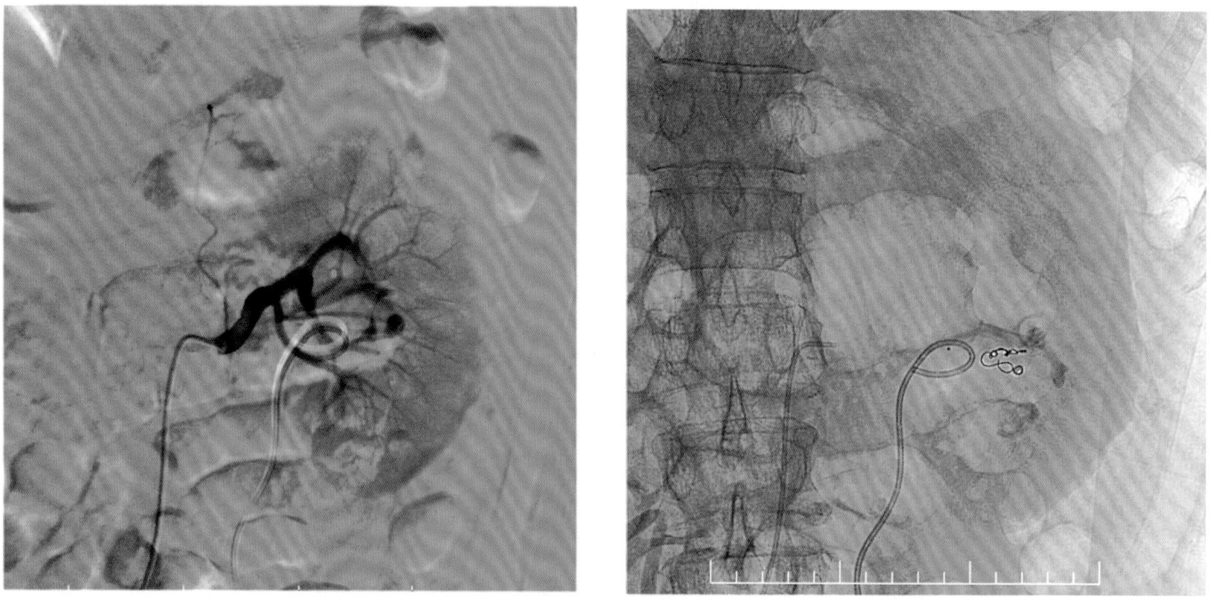

a．DSA 栓塞术前　　b．DSA 栓塞术后

图 23－6－1　左肾假性动脉瘤

超选择性肾动脉栓塞治疗术的手术指征是：①肾造瘘口、扩张器及工作鞘内或周围向外出血，内镜下见肾盂、肾盏活动性出血或肾盂、肾盏内被血液充满；患者出现面色苍白，脉搏快而细弱，脉压差缩小，血压下降。②术后肾造瘘管和导尿管引流液为鲜红色且进行性加深，并有大量血块。③患侧腰部饱满压痛，甚至出现包块或患侧腰痛进行性加重或 B 超和 CT 提示，肾血肿进行性增大。④血压进行性下降、脉搏进行性加快、血红蛋白及血红细胞进行性下降，甚至出现出血性休克。⑤拔除肾造瘘管后瘘口大量渗血或拔除肾造瘘管后血尿持续不退，尿液反复出现血凝块。

六、适用与展望

微创经皮肾穿刺取石术并发严重出血是其较凶险的并发症，应以预防为主，充分的术前准备、准确穿刺定位、提高通道扩张技巧、积极抗感染及良好的术后护理可以减少出血并发症的发生，出血不止或反复出血首选介入栓塞治疗。

〔吴铁球〕

第七节　如何对输尿管中段结石施行个体化的腔内手术治疗

一、概　　述

输尿管结石是泌尿外科常见疾病类型之一，大多由肾结石下降引起，由于生理解剖因素的影响，其中输尿管上段结石与输尿管下段结石较为常见，输尿管中段结石则占比相对较少。随着微创技术的发展，体外冲击波碎石术（ESWL）、经尿道输尿管镜碎石术（URL）、经皮肾镜取石术（PCNL）及腹腔镜下输尿管切开取石对输尿管中段结石的治疗都有不错的效果，但对于复杂性输尿管中段结石，存在结石较大嵌顿；炎性息肉包裹，结石视野暴露不佳；合并输尿管不同程度狭窄扭曲，导致结石处理困难的问题，且相关研究表明，其相对于无嵌顿的输尿管结石，结石清除率较低且并发症风险增加，所以最佳治疗方式还尚未定论。

二、问题与困惑

ESWL 由于骶髂关节的遮挡，处理输尿管中段结石时存在超声定位及冲击波技术上的困难，且合并输尿管狭窄或扭曲时，碎石效果不佳，碎石后结石排出困难，需行二期手术治疗的可能。行 URL 碎石时，在取石过程中容易导致结石移位，合并结石远端输尿管狭窄及扭曲时，逆行输尿管镜碎石存在结石显露困难，碎石效果不理想的问题。如碎石时间过长，是否会增加输尿管损伤和感染的风险？而行经皮肾镜处理时也存在结石位置太低、结石近端输尿管扭曲，结石显露困难、结石下移至输尿管下段形成残余结石等问题。原位碎石，无论 URL 或 PCNL，当结石视野暴露不佳，盲目进镜时，是否是否会增加输尿管损伤和术后感染的风险，甚至导致输尿管黏膜撕脱、输尿管断裂等严重并发症的发生？钬激光又是否会增加输尿管损伤风险？需改用弹道？有研究表明，对于复杂性输尿管结石，腹腔镜下输尿管切开取石拥有较高的结石清除率，且相较于开放手术拥有创伤小、恢复快等优势，但仍存在相应的问题，如存在多发结石残石率高，合并尿路感染时易增加腹腔感染的风险，经后腹膜入路，手术视野狭小，解剖标志模糊，且对手术者要求更高，如处理不当，存在脏器损伤，漏尿甚至中转开放的可能，于临床上普遍开展受一定的限制。因此并没有一种手术方式能完美解决复杂性输尿管中段结石。

三、创新与思考

对于复杂性输尿管中段结石的患者，作为术者，术前应该充分评估患者病史、结石大小、CT 值，患者输尿管条件，肾脏积水情况及患者身体条件，制定合理的手术方式及手术预案，术前也应将需改变手术方式及其他各种可能出现的情况与患者及家属充分沟通，开展有效的个性化治疗。根据术中具体情况还可以设计多种手术方式联合，输尿管镜联合经皮肾镜碎石、经皮肾镜联合顺行输尿管软镜碎石、钬激光联合弹道碎石、体外冲击波联合输尿管镜碎石等。

四、理论支撑

输尿管从影像学上可分为 3 段，以骶髂关节作为标志，上段起至肾盂输尿管连接处，终于骶髂关节上缘，中段为骶髂关节上下缘之间的输尿管段，下段继骶髂关节下缘下行至膀胱输尿管开口处。我们根据临床手术特点将输尿管中段定义为第 4 腰椎横突至输尿管跨髂血管处之间的输尿管段，这主要是基于实际手术中，逆行输尿管镜检在输尿管跨髂血管处时有明显的爬坡效应，往往此处通过有困难，而第 4 腰椎横突水平以上通常是经皮肾镜较易能达到得水平。ESWL 由于骶髂关节的遮挡，处理输尿管中段结石时存在超声定位及冲击波技术上的困难。相关文献研究表明，对于输尿管中段结石的处理，ESWL、URL、PCNL 及腹腔镜下输尿管切开取石术都有良好的疗效，而且这几种术式都非常成熟，普及率高。

五、践行实施

（一）病例 1

男，67 岁，反复左侧腰疼不适 2 年。体格检查：左肾区轻叩痛，余无特殊阳性体征。尿常规：白细胞（++），尿培养阴性。泌尿系 CT：左侧输尿管中段结石，合并结石以上输尿管扩张梗阻，肾积水严重，结石长径约 1.5 cm，平均 CT 值 1 544 Hu（图 23-7-1）。

术中过程：逆行行输尿管镜检，结石坚硬，输尿管扭曲，结石嵌顿，予以弹道碎石将结石推入输尿管上段，尿液混浊，采用输尿管硬镜及经皮肾镜联合，弹道联合钬激光碎石，术中尿液混浊。

（二）病例 2

男，65 岁，反复左侧腰腹部疼痛 2 年，加重 4 天。体格检查：双肾区轻叩痛，余无特殊阳性体征。肾功能：肌酐 380.93 μmol/L↑，尿酸 584.7 μmol/L↑，尿素氮 16.21 mmol/L↑。泌尿系 CT：①双侧肾结石并积水。②双侧输尿管结石。左侧输尿管中段结石长径约 2.25 cm，平均 CT 值 908 Hu（图 23－7－2）。

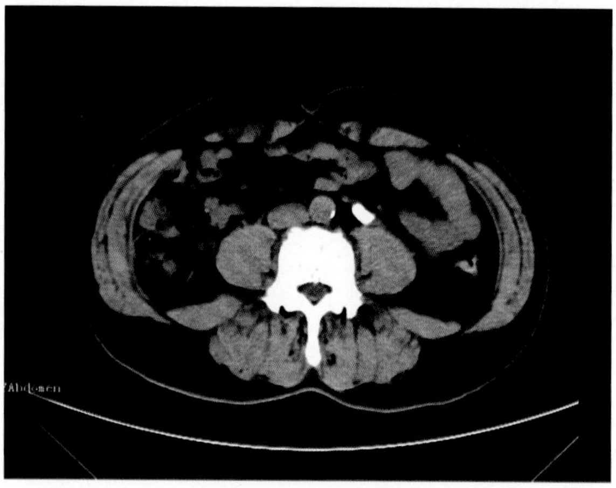

A. 左输尿管中段结石

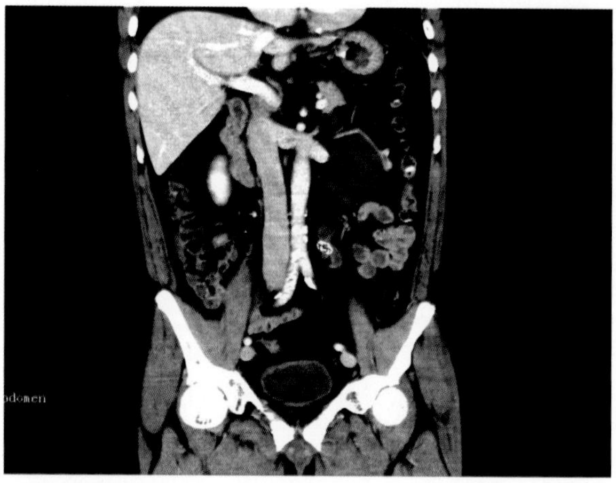

B. 左输尿管中段结石合并左肾积水

图 23－7－1

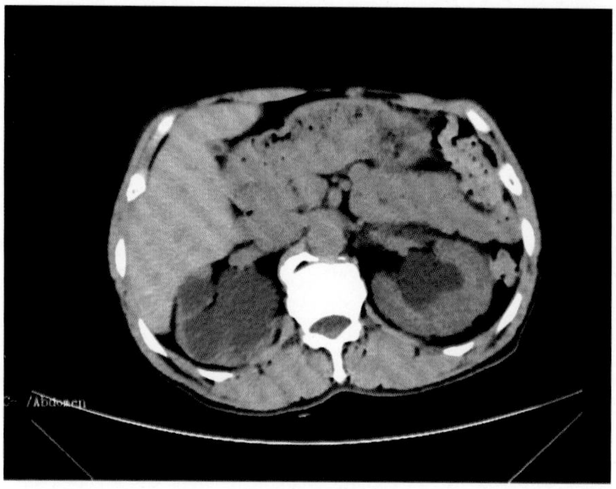

A. 双肾积水

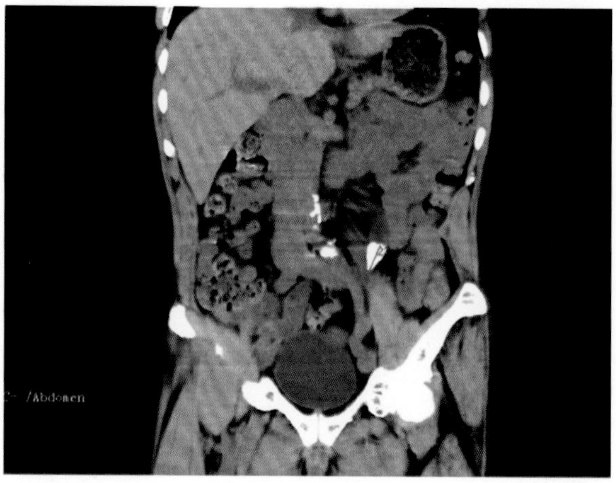

B. 左输尿管中段结石

图 23－7－2

术中过程：双侧输尿管结石，存在肾功能不全，结石大，局部麻醉双肾微造瘘 12F，1 周后右侧行 PCNL，左侧输尿管硬镜及经皮肾镜联合，弹道联合钬激光碎石，残石下移至输尿管下段，D-J 管置入困难，继续改截石位行输尿管镜取石，超滑导丝越过扭曲段输尿管置入 D-J 管。

（三）病例 3

男，70 岁，反复左侧腰疼 2 年余。既往半年前脑梗死。长期口服阿司匹林。体格检查：左肾区轻叩痛，余无特殊阳性体征。CT：左侧输尿管中段多发结石并扩张、左肾积水；左肾多发结石，结石长径约 2.24 cm，平均 CT 值 1 467 Hu（图 23－7－3）。

手术过程：因患者存在脑梗死，长期口服阿司匹林，予以停用低分子肝素替代后先行局部麻醉左肾微造瘘 12F（凌捷引流套件），1 周后行 PCNL，左侧输尿管硬镜及经皮肾镜联合，弹道联合钬激光碎石，术中先行左侧输尿管镜检发现结石远端输尿管扭曲严重，无法暴露结石，予以行 PCNL，结石远端残石位于扭曲段，输尿管软镜顺行碎石取石，超滑导丝越过扭曲段输尿管置入 D-J 管。

（四）病例 4

男，63 岁，反复左腰部胀痛 1 年。体格检查：左肾区叩痛，余无特殊阳性体征。CT：左侧输尿管结石并扩张、左肾积水，结石长径约 1.67 cm，平均 CT 值 1 796 Hu（图 23－7－4）。

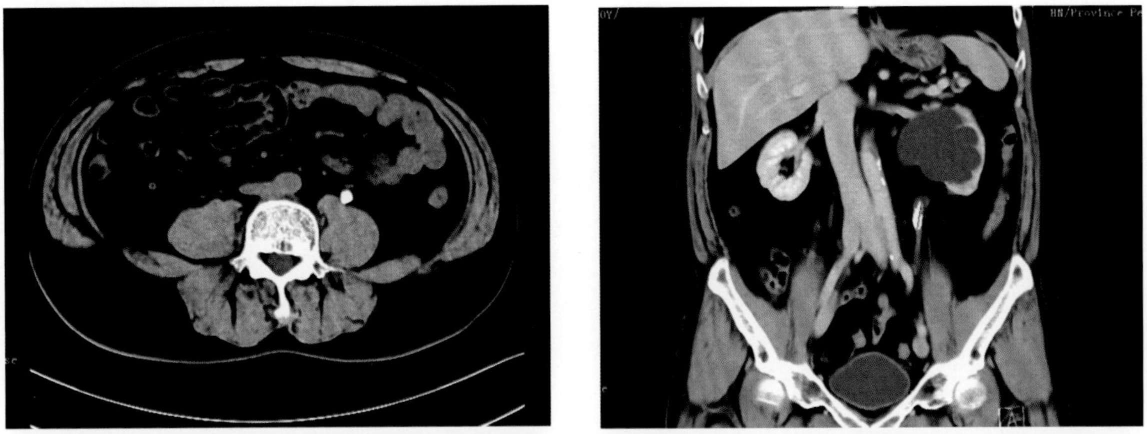

A. 左输尿管中段结石　　B. 左输尿管中段结石并左肾积水

图 23－7－3

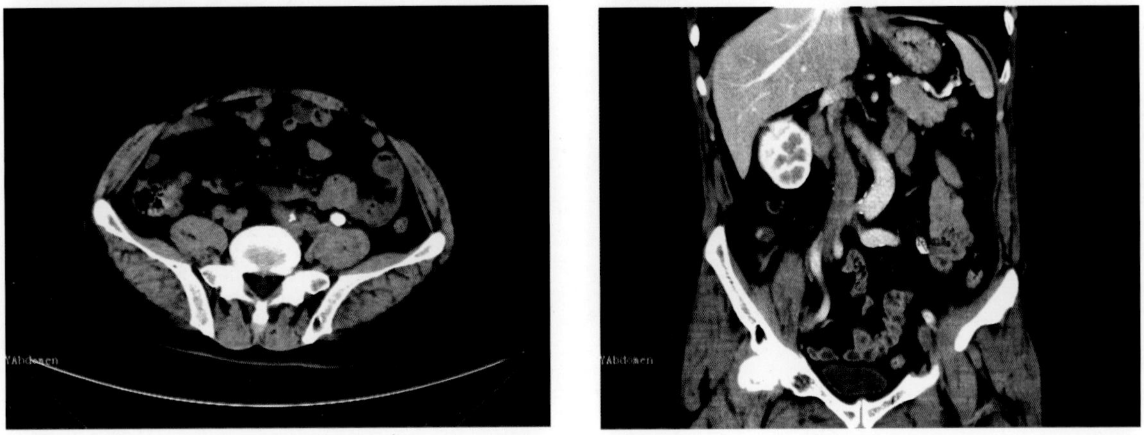

A. 左输尿管中段结石　　B. 左输尿管中段结石

图 23－7－4

手术过程：结石坚硬，炎性息肉并狭窄，结石嵌顿，予以输尿管硬镜弹道碎石，结石远端输尿管狭窄予以行输尿管球囊扩张，将碎石推入肾脏后改经皮肾镜弹道碎石。

六、适用与展望

对于复杂性输尿管中段结石的最佳手术方式，国内相关文献报道较少，治疗经验有限，本文也因病例数较少而存在一定的片面性。我们认为，对于复杂性输尿管中段结石的患者，开展有效的个性化治疗，能够提高手术效率，减少并发症的发生。总的来说，对于复杂性输尿管中段结石的治疗，作为术者，术前应该充分评估结石大小、CT 值，患者输尿管条件，肾脏积水情况及患者身体条件，制定合理的手术方式及手术预案，术前也应将需改变手术方式及其他各种可能出现的情况与患者及家属充分沟通。

〔郭　琼　周祎昕〕

第八节　输尿管上段嵌顿结石微创处理的改进技术

一、概　　述

输尿管结石原位停留时间超过 2 个月，或者结石与输尿管粘连紧密导丝不能通过即为嵌顿性结石，对嵌顿性输尿管上段结石体外冲击波碎石及输尿管镜碎石术的疗效多不理想。微创经皮肾镜取石术、后腹腔镜输尿管切开取石术是治疗嵌顿性输尿管上段结石较理想的微创治疗选择。

二、问题与困惑

输尿管嵌顿性结石可以引起输尿管壁水肿及慢性黏膜炎症，其病变甚至可以累及输尿管周围组织，造成严重的输尿管梗阻（图 23－8－1）。由于嵌顿性输尿管结石多被息肉包裹或与息肉粘连，体外冲击波碎石往往不能奏效。随着患者微创意识提高，传统输尿管切开取石术由于创伤大、恢复慢，临床应用越来越少。而输尿管镜碎石术常常由于不能有效击碎结石和结石碎片易进入肾内导致结石清除率降低，且对于输尿管扭曲、痉挛、结石远端有肉芽或息肉增生的患者，输尿管镜无法到达手术部位，因而临床应用受到限制。

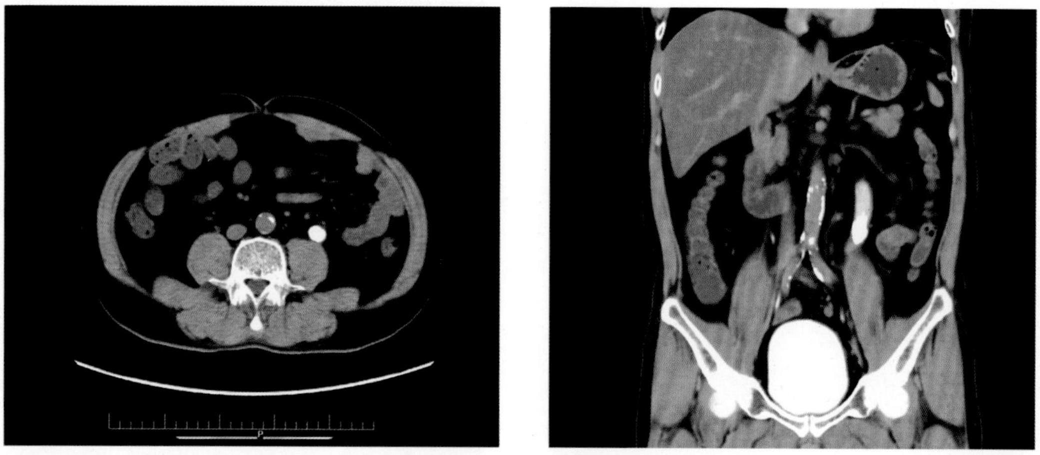

A. CT（横断位）　　B. CT（冠状位）

图 23－8－1　左输尿管结石

三、创新与思考

近年来，已有研究表明，经皮肾镜可以克服输尿管镜处理输尿管上段结石的缺陷，明显提高碎石成功率和结石清除率，并发症均较轻微。与此同时，随着国内腹腔镜手术的推广，腹腔镜输尿管切开取石术治疗输尿管上段结石的有效性与安全性被证实，尤其对于较大输尿管上段结石，被认为是一种可靠的治疗方法。

四、理论支撑

随着内镜和碎石器械的不断改进和完善，对于肾结石以及输尿管上段结石，微创经皮肾镜取石术已经成为一种成熟的微创碎石技术，并已逐渐替代了开放手术。相对传统的开放手术，腹腔镜输尿管切开取石术因其创伤小、痛苦少、恢复快，而更容易被患者接受。国内外已有的资料显示，因各种原因无法行体外冲击波碎石、输尿管镜碎石术及微创经皮肾镜取石术，或经治疗失败，或结石较大、质硬、嵌顿时间较长、肉芽增生明显包裹，或伴有肾盂输尿管病变需同时手术处理的中上段输尿管结石，都是腹腔镜输尿管切开取石术的绝对指征，该方法能获得与传统的开放手术同样的治疗效果，并且创伤小、恢复快、并发症少。

五、践行实施

（一）手术步骤

1. 微创经皮肾镜取石术：硬膜外阻滞麻醉或全身麻醉，先取膀胱截石位，经膀胱镜患侧逆行插入输尿管导管并固定于导尿管，然后改俯卧位，患侧肾区抬高，腋后线与肩胛下角线间在 B 超引导下穿刺肾中盏或上盏，拔除针芯见尿液流出提示穿刺成功。置入斑马导丝并在其引导下，用筋膜扩张器从6F扩张至16F或18F，留置Peel-away塑料套管鞘以建立mini-PCNL工作通道。在灌注泵的冲洗和导丝引导下，置入Wolf肾镜，采用钬激光碎石系统，直视下碎石。

2. 腹腔镜输尿管切开取石术：气管插管全身麻醉，经后腹腔途径，取患侧向上卧位，抬高腰桥。先沿腋后线第12肋缘下作平行肋缘的2 cm切口，钝性分开各肌层、腰背筋膜，伸入手指推开后腹膜，置入自制囊，注水或空气400～600 mL扩张建立后腹腔。在手指引导下分别建立髂嵴以上2 cm处10 mm Trocar、腋前线肋缘下5 mm Trocar。缝合腋后线12肋缘下切口，置入10 mm Trocar，持续注入CO_2气体。以肾下极、腰大肌为标志，在其前方切开肾周筋膜，游离并找到肾盂、输尿管，纵行切开结石处及其近段输尿管，取出结石，输尿管内留置双J管，术后1～2个月拔除。4－0可吸收线间断缝合切口。

（二）手术效果

微创经皮肾镜取石术可以克服输尿管镜处理输尿管上段嵌顿性结石的缺陷，明显提高碎石成功率和结石清除率，并发症均较轻微。微创经皮肾镜取石术治疗嵌顿性输尿管上段结石具有以下优点：①结石嵌顿所引起的输尿管壁水肿及炎性狭窄使得梗阻部位以上积水明显，便于定位穿刺，扩张的肾盂肾盏及输尿管上段为经皮肾镜操作提供了空间。②嵌顿结石梗阻部位以下相对狭窄，结石及其碎块不易移位，便于施加各种碎石手段，而且在高压循环水的冲洗下，结石便于冲出，有助于提高结石清除率。③操作不受输尿管扭曲、远端输尿管狭窄的影响，只要镜子进入输尿管后即能窥见结石，碎石过程直接、安全。④经皮肾镜可同时处理肾内的结石，以及输尿管息肉等病变。

腹腔镜输尿管切开取石术最大优势是与开放手术具有同样的效果，一次手术可完整取净结石，而同时具有微创手术的创伤小、出血少、恢复快等优点，是一种有效、安全而微创的技术，基本可以取代常规的输尿管切开取石术。

（三）操作要点

微创经皮肾镜取石术治疗嵌顿性输尿管上段结石成功的关键有两点：穿刺建立通道和快速顺利找到肾盂输尿管连接部、输尿管结石。我们的体会是最好穿刺入中盏，这样既可以便于快速找到肾盂输尿管连接部、结石，又能避免损伤胸膜等。术中和术后出血是微创经皮肾镜取石术主要的并发症。为了预防出血，我们的经验为：①超声引导穿刺较X线引导穿刺定位准确，因穿刺过深导致对侧肾实质出血的可能性小。②扩张时宁浅勿深，以防损伤对侧肾实质导致出血。置入肾镜或输尿管镜观察，如扩张鞘未进入肾盏，可在直视下沿导丝将肾镜或输尿管镜插入肾盏后，再将扩张鞘推入肾盏。③如肾镜与目标肾盏的角度偏小或盏颈狭窄，不应强行置入肾镜，以免造成不必要的损伤导致出血，可另外建立经皮肾通道碎石。④术者应注意控制超声或气压弹道探针，避免探针直接损伤肾盂、肾盏或输尿管黏膜。⑤碎石时尽量击打结石的粗糙面，而使结石的光滑面接触肾盂、输尿管和肾盏黏膜，以减少对其的损伤，此外应避免过度用力使探针抵住结石，以防将结石碎块嵌入肾实质导致出血。⑥如术中出血干扰视野，可暂停手术，封闭外鞘3～5分钟，使肾盂和肾盏内形成血块，利用肾盂和肾盏内的压力一般可暂时止血。再次置入肾镜，轻柔操作仍可保持视野清晰。

腹腔镜输尿管切开取石术治疗嵌顿性输尿管上段结石成功的关键有三点：一是快速找到输尿管，二是找到结石，三是防止结石滑入肾脏。术中如何准确找到输尿管是手术成功的关键，尤其是对于长期嵌顿的结石，可能伴有炎性狭窄或息肉形成，由于周围组织粘连，手术中结石段输尿管定位有一定困难，这也是转为开放手术的主要原因。我们的体会是：①打开肾周筋膜后，以肾下极为解剖标志，在此水平沿着腰大肌表面打开肾周脂肪囊行钝性分离，一般均能找到输尿管（图23－8－2），找到输尿管后操作应轻柔，应从结石上方向下进行游离，以免结石移位（图23－8－3）。另外，术中寻找到结石段输尿管后，应先固定并分离结石段的上段输尿管，防止结石上移。②游离输尿管时，注意保护输尿管的血运，以避免术后输尿管坏死。另外用输尿管钳提起输尿管时，张力不可过大，否则同样可造成输尿管血管损伤导致输尿管缺血坏死。③缝合输尿管时，腹腔镜尽量靠近输尿管，将局部放大，看清输尿管壁切开处，用钳子提起一侧壁，仅缝浆肌层，以保持输尿管腔有足够的直径，避免狭窄。④同时尽量原位缝合切开的管壁，不要上下交错，以免扭曲狭窄。⑤术中缝合输尿管切口时注意边距不要太宽，针距不要太密，否则容易造成狭窄。

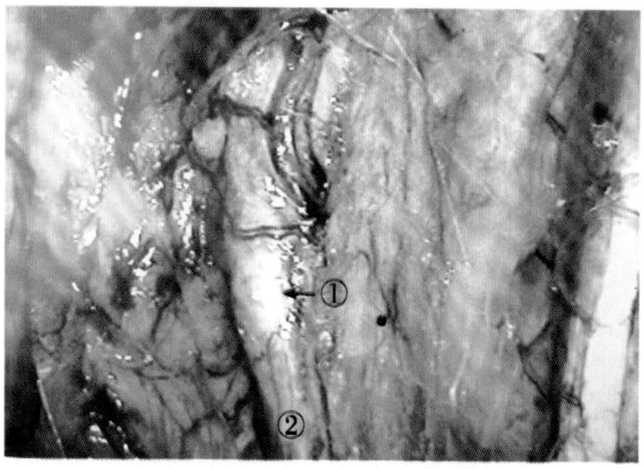

①结石段输尿管 ②远端输尿管

图 23-8-2 显露输尿管

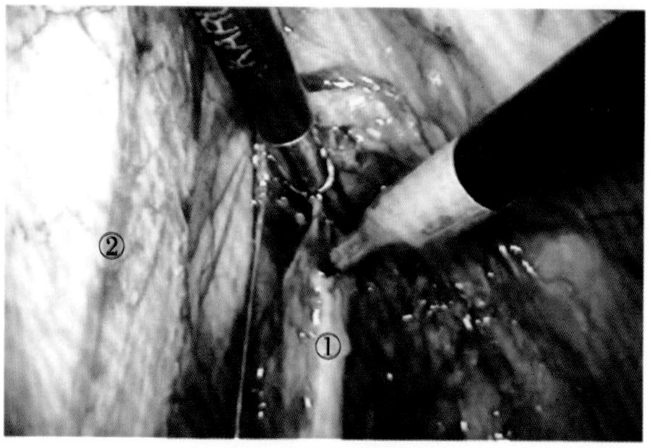

①输尿管 ②腰大肌

图 23-8-3 显露结石

六、适用与展望

微创经皮肾镜取石术和腹腔镜输尿管切开取石术都具有创伤轻、痛苦少、恢复快的优点，是治疗嵌顿性输尿管上段结石的有效、可行的微创技术。但两种方法均有各自的不足，微创经皮肾镜取石术术后并发症较多，尤其是术后继发性出血，而腹腔镜输尿管切开取石术如操作不慎易发生结石移位导致手术失败，并存在对腹膜后的游离和干扰、有并发术后漏尿和输尿管狭窄的可能，并使双J管的留置时间相对延长等缺点。因此，对于嵌顿性输尿管上段结石手术方式的选择仍应根据术前检查结果，充分评估手术风险和难度，并结合患者具体情况以及医院的设备和手术者的技术掌握情况，制订出个体化的治疗方案。

〔吴铁球〕

第九节 异常输尿管下段结石并异位精囊开口被误诊为精囊结石个案报道

一、概　　述

单侧肾发育不良是一种较为少见的泌尿系统发育畸形，并多可伴有泌尿系的其他异常，如膀胱输尿管反流和异位输尿管。精囊腺发育不良也是一种罕见的发育异常，并可伴有精囊腺的异位开口。本次研究首次报道了单侧肾输尿管发育不良合并同侧精囊腺发育不良，且精囊腺异位开口于输尿管的畸形。由于两种畸形均不常见，当其同时出现在一个患者身上时，其发育不良侧的输尿管结石最初被误诊为精囊腺结石。

二、问题与困惑

泌尿系结石常见，其诊断多依赖于影像学资料。泌尿系先天性畸形可引起尿液的动力学改变，进而诱发泌尿系结石。此外，泌尿系先天性畸形引起解剖结构的改变，可能引起影像学资料的错误解读，造成临床上的误诊。

三、创新与思考

单侧肾发育不良和精囊腺发育不良为两种较为少见的先天性发育畸形，本次研究首次报道了合并这两种畸形的泌尿系结石患者，其最初的误诊过程为合并泌尿系畸形的泌尿系结石患者的诊疗提供新的思路。

四、理论支撑

既往研究资料显示：发现这种罕见的畸形可能产生于妊娠 4～7 周的发育异常。在该段时间内，输尿管芽从中肾管发出，并插入到后肾原基中形成肾脏和输尿管。若输尿管芽发出过早或在后肾原基中插入过深，就会引起肾输尿管的发育异常。与此同时，中肾管的近端小管前体向精阜部靠拢，形成射精管、精囊腺和部分输精管。若近端小管前体发育异常，则可出现射精管的开口异常，且异常开口可上至肾盂，下至后尿道。因此，肾脏和精囊腺发育的同步性为先天性肾发育不良合并异位精囊腺开口提供了理论基础。

五、践行实践

男，52 岁，因“会阴部疼痛 4 个月”入院。疼痛呈进行加重，活动后更加明显，并伴有明显的尿痛。肛门指检可扪及直肠前壁一坚硬的肿块，按压时会阴部有剧烈疼痛。患者 PSA 检查未见明显异常，尿常规可见尿液里大量红细胞及白细胞。腹部及会阴部彩超提示左侧精囊结石，腹部 CT 检查提示左侧上尿路发育不全，左侧精囊位置可见结石（图 23－9－1A～图 23－9－1C），盆腔 MRI 检查提示左侧精囊炎症及左侧精囊结石（图 23－9－1D）。因此，根据初步的病例资料，患者最初被诊断为“左侧精囊结石”。

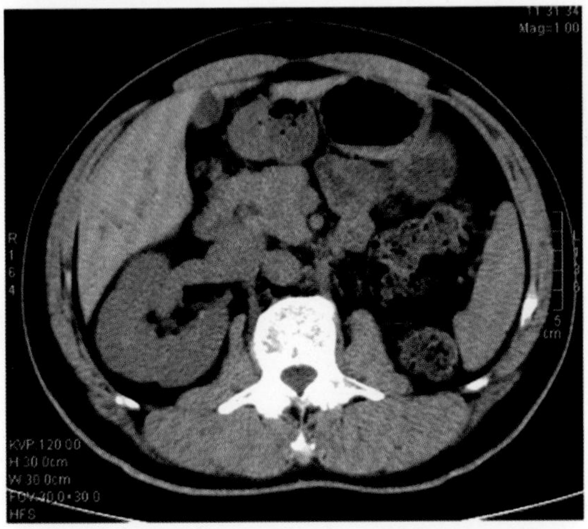

A. CT 提示左侧肾发育不良

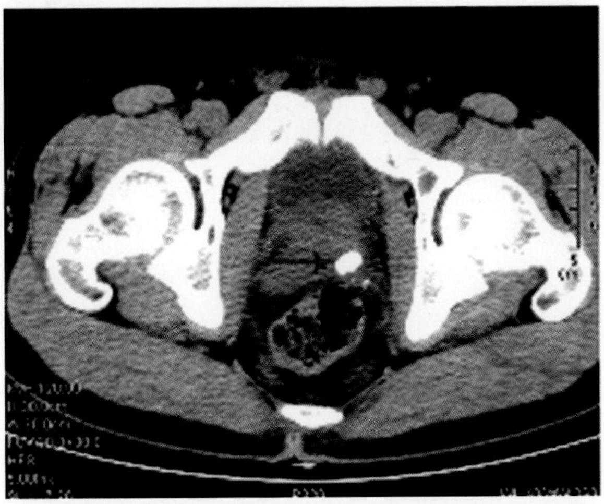

B. 左侧精囊腺可疑结石

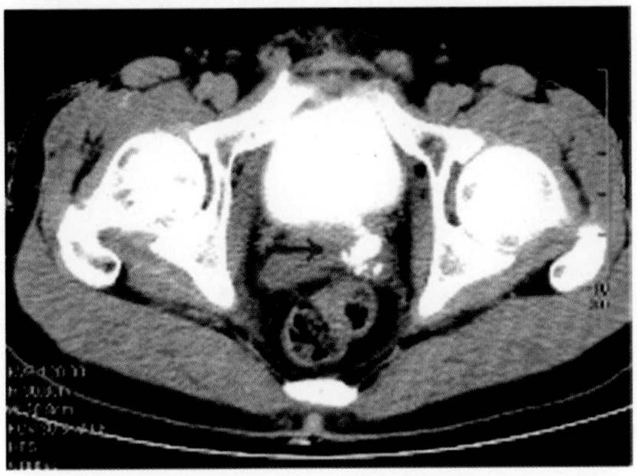

C. 左侧精囊腺与膀胱相连

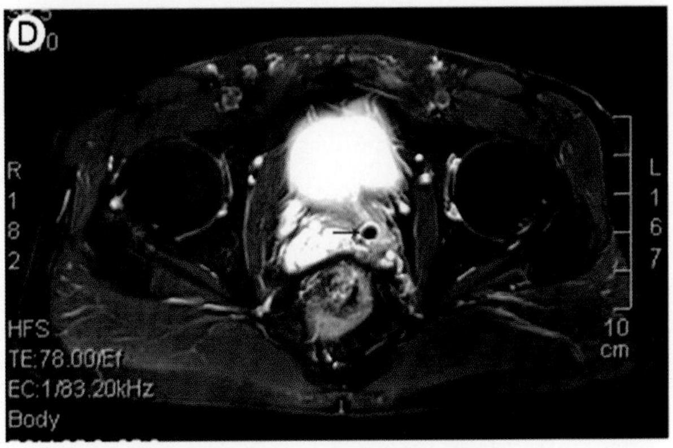

D. MRI 提示左侧精囊腺可疑结石

图 23－9－1　术前检查

根据以上资料，我们对患者行择期膀胱镜检和精囊镜检，并计划予以镜下取石。术中可见左侧输尿管开口异常增大，在左侧输尿管下段可见一大小约 1.5×1.0×1.0 cm 的结石（图 23－9－2A）。术中改用左侧输尿管镜检，探查左侧输尿管全长约 7 cm，左侧肾盂内部形态异常，呈发育不良样改变（图23－9－2B）。输尿管镜下钬激光碎石并充分清除结石，清除结石后可见左侧精囊异常开口左侧输尿管下段（图 23－9－2C～图 29－9－2D），进一步探查未见明显的射精管异常。

术后对患者行膀胱尿道造影，可见左侧肾盂输尿管内的明显反流，部分反流液进入左侧发育不良的精囊内（图 23－9－2E）。此外，术后肾图检查提示左侧肾脏无功能。术后第一天，患者的会阴部疼痛症状消失。

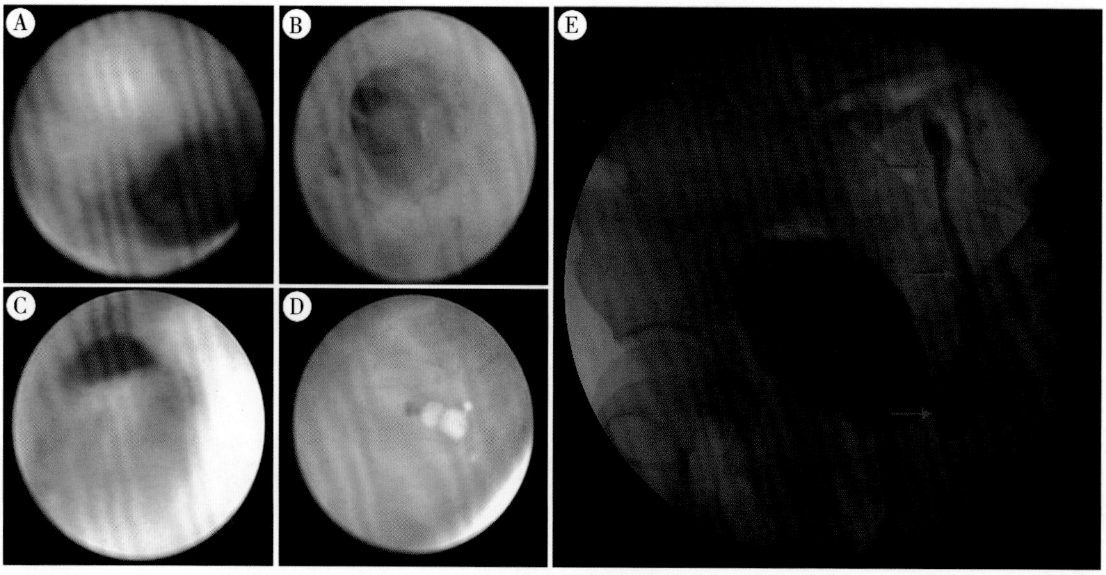

图 23－9－2　术后检查

A. 异常的左侧输尿管开口；B. 发育不良的左侧肾盂；C. 开口于输尿管下段的异常左侧精囊；D. 发育不良的精囊内结石碎渣；E. 膀胱尿道造影可见肾盂输尿管内造影剂反流，部分造影剂可进入发育不良的精囊内。

六、适用与展望

精囊结石在临床中常见，影像学资料可为其临床诊疗提供较好的证据。对于合并泌尿系畸形的患者，在精囊结石的诊疗过程中需要考虑畸形引起的解剖结构的改变，减少临床误诊率。

〔邓　飞〕

第十节　腹腔镜联合输尿管镜治疗盆腔异位肾结石的构思和技术实施

一、概　　述

盆腔肾是异位肾的一种，发病率根据文献报道为 1∶2 200～1∶3 000。因为盆腔肾的结构异常，慢性梗阻和肾结石等疾病的伴随情况比较常见。骨盆解剖学上的变异使肾脏会产生异常的血管模式并改变与邻近盆腔器官的空间关系。因此盆腔肾结石患者的治疗对泌尿外科医师来说是一个巨大的挑战，常规的输尿管镜和经皮肾穿刺肾镜碎石治疗的难度大大提升，效果也大打折扣。

二、问题与困惑

根据文献报道，治疗盆腔肾结石的方案包括体外冲击波碎石术（ESWL），经皮肾镜取石术（PCNL）、腹腔镜（LC）和输尿管软镜（FURS）。虽然 ESWL 是一种侵入性最小的方法，但相较于其在正常位置的肾结石治疗效果相比，其疗效明显较低，与正常位置的对照组相比，异位肾结石的碎石效率仅有 57.2%。对于下位肾盏结石患者和结石直径>30 mm 的结石患者，其结石清除率进一步降低，分别只有 50%和 34%。PCNL 提供了一种碎石效率更高的治疗方法，但其穿刺过程中导致肠道损伤的风险也随之增高。输尿管软镜也是一种选择，根据研究报道，当结石负荷<1.5 cm 时取得了良好的结果，但结石继续增大时，碎石效率显著下降，而且伴随输尿管迂曲时，进镜可能失败。腹腔镜在处理较大负荷的结石时有明显优势，而且可以同时进行肾盂输尿管成型，但其不足之处是无法处理肾盏结石。

三、创新与思考

我们检索英文文献和中文文献，发现现有的治疗方法在处理这种情况的时候结果并不完全令人满意，值得进一步研究如何优化治疗方案。如何有效运用各种内镜，使其扬长避短呢？我们决定开展临床研究，尝试联合运用腹腔镜和输尿管软镜治疗异位肾的肾盏结石，并同时处理肾盂输尿管时连接处狭窄梗阻，评估治疗的有效性和安全性。

四、理论支撑

通过我们的临床研究，证明我们的技术创新在治疗盆腔异位肾结石合并肾盂输尿管狭窄的患者中有明显优势，研究结果表明新的方法具有以下优点：①通过异位肾肾盂切开部位进镜，相比传统的输尿管软镜取石治疗，大大减少了取石时间，提高了效率。②它降低了输尿管软镜术中损伤输尿管引起的输尿管狭窄风险，同时因为碎石取石效率高，减少了术后排石过程中的输尿管损伤风险。③它纠正了肾盂输尿管狭窄这一解剖学上的畸形，减少了结石的复发。④由于使用了输尿管软镜，腹腔镜下无法完成的治疗肾盏结石任务变得轻而易举。⑤在常规应用场景下，当肾积水严重或输尿管与下位肾盏夹角过大的时候，输尿管软镜不能顺利进入肾下盏，因而会有结石处理的盲区，新的技术很好地解决了这个问题。我们的研究成果发表在泌尿系统结石权威杂志 *Urolithiasis*。

五、践行实施

（一）病因与发病机制

肾脏在胚胎早期位置较低，从盆腔逐渐上升至腹膜后，在上升的过程中同时完成旋转，如果两者中任何一个出现问题，都会导致肾脏位置异常。旋转不足、旋转过度都会造成肾门朝向位置异常。面向腹侧、背侧或外侧，统称为肾脏旋转异常，若此过程中肾脏完全没有上升而滞留于盆腔，则形成盆腔异位肾。

（二）临床表现与诊断

盆腔异位肾发病率 1∶2 200～1∶3 000。性别无显著差异。盆腔异位肾通常比正常肾脏体积较小，且合并旋转不良。因异位肾位置偏低，输尿管没有完全舒展开，常常造成输尿管迂曲或高位连接，而且异位肾常常伴随异位血管的压迫，因此盆腔异位肾往往合并肾盂输尿管连接处狭窄、膀胱输尿管返流等情况。因为上述因素，又进一步导致了异位肾脏积水、异位肾结石。关于异位肾结石合并肾积水的诊断，各种影像学检查各有优势。泌尿系统造影是传统的方法，具有直观和经济的优势，但是该检查只能显示集合系统，对于复杂的畸形，不能显示血管和肾集合系统的情况；对于有些发育不良的肾脏，集合系统可能不显影，从而发生漏诊的可能。超声是一种无创和经济的检查，同时可以发现结石梗阻和血管异常，适合作为初步的检查。多层螺旋 CT 可以显示出不同时相的肾脏，包括平扫期、肾实质期和肾盂期，不同时相的图像可以清晰而准确地判断肾脏结石、肾脏集合系统情况、肾脏供血血管以及与肾盂输尿管的关系。对于造影剂过敏不能行 CT 增强的患者，磁共振是一个很好的选择，但是磁共振在发现结石和肾脏血管异常方面不如 CT 敏感，与 CT 相比，磁共振有可能低估肾动静脉的数目。

（三）治疗

患者采用 Trendelenberg 体位。气腹针法建立气腹，在脐部放置一个 10 mm 的穿刺 Trocar，腹直肌外侧缘、脐下 2 cm 处放置一个 5 mm 的穿刺 Trocar 对侧对应的位置放置一个 12 mm 穿刺 Trocar。必要时可使用 5 mm 辅助孔。用腔镜下的无损伤钳将小肠移出骨盆，然后对盆腔肾进行定位，并评估是否存在盆腔粘连。对于右侧盆腔异位肾病例，解剖右侧结肠，使肾脏的前表面显露。对于左盆腔异位肾病例，游离乙状结肠后暴露肾脏前表面。腹腔镜显示梗阻的肾盂输尿管交界处。用剪刀在肾盂输尿管扩张处切开，肾盂结石可直接在腹腔镜下取出。无法触及的肾盏结石，采用输尿管软镜进行处理。输尿管软镜在最靠近肾盂的 12 mm 的 Trocar 处置入，然后通过肾盂切开的地方进入集合系统。联合应用套石篮和钬激光进行碎石取石。手术的最后一步是碎石取石后对残余结石的检查，通常是采用镜检联合术中超声检查，确保结石清除率。重新清理手术视野，然后进行腹腔镜下肾盂输尿管吻合，采用经典的 Hynes-Anderson 肾盂输尿管成型术。留置 5F 号双 J 管，4－0 可吸收缝线吻合切口（图 23－10－1）。

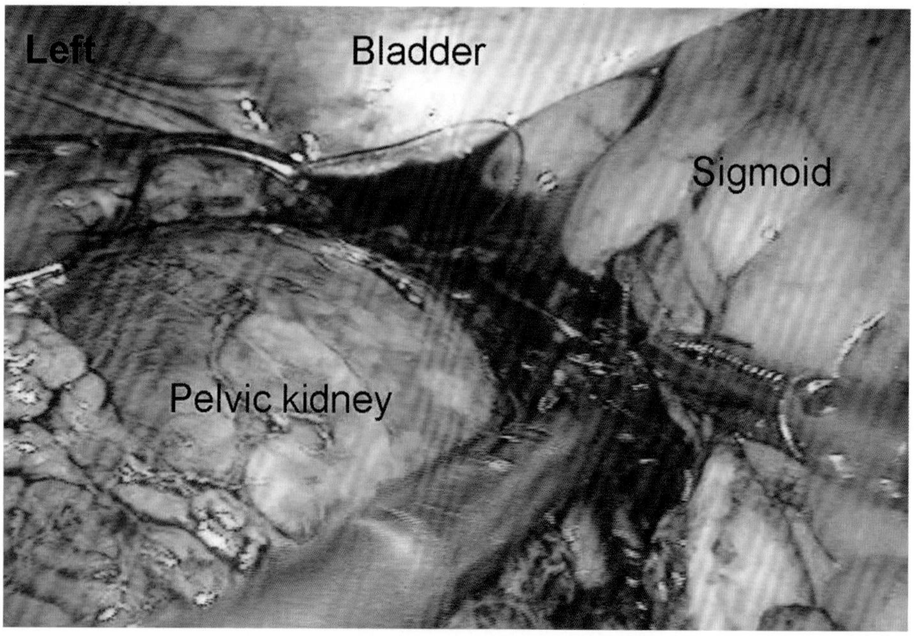

图 23－10－1 输尿管软镜取石后腹腔镜下肾盂输尿管成形

六、适用与展望

腹腔镜和输尿管软镜联合治疗盆腔异位肾结石合并肾盂输尿管狭窄效果良好，为我们治疗此类具有挑战的患者提供了一个很好的选择，这种术式不仅提高了碎石的效率和成功率，而且同期处理肾盂输尿管交界处狭窄畸形，降低了结石的复发率，为患者提供了更好的预后。从我们最初的经验来看，碎石率和肾盂成形术的效果是令人满意的，无重大并发症，安全性良好。

〔尹 焯〕

第十一节 输尿管镜钬激光碎石致输尿管狭窄的预防

一、概 述

近年来，随着钬激光碎石术（holmium laser lithotripsy，HLL）普遍应用于泌尿系结石微创手术，输尿管镜钬激光碎石术相关性输尿管狭窄甚至闭锁的病例明显增多，有学者指出继发性狭窄中，有 35％是由良性病变所致，10％是由输尿管或腹腔肿瘤等恶性疾病所致，有 20％属于特发性狭窄其病因至今尚未查明，余下的 35％系医源性损伤后狭窄。Hu H 指出医源性损伤成为了良性输尿管狭窄发生的最主要原因，输尿管狭窄是输尿管结石钬激光碎石术后常见的远期并发症。有关激光的理论中，对于激光-组织的热效应，吸收是最重要的因素。大家都知道输尿管黏膜损伤、输尿管穿孔、碎石术后结石的残留等机械损伤为医源性输尿管狭窄的主要原因。近年来，随着钬激光的普遍应用，术后并发输尿管狭窄的病例急剧增加，很多学者关注到了它的间接性热损伤作用。刘为池认为钬激光可造成输尿管黏膜的局部热损伤，特别是合并黏膜息肉时，如果处理不当，可造成明显的输尿管黏膜苍白或者输尿管挛缩。目前普遍认为随结石位置升高、结石直径增大、是否存在息肉、手术时间延长及耗水量增大，输尿管镜钬激光碎石术后发生输尿管狭窄的风险增加。

二、问题与困惑

输尿管镜钬激光碎石的普遍应用带来了泌尿系结石的微创飞速发展，我们如何减少钬激光相关性输尿管损伤成为手术的重点。但如前所说，随结石位置升高、结石直径增大、手术时间延长及耗水量增大，输尿管镜钬激光碎石术后发生输尿管狭窄的风险升高。结石位置过高，结石过大我们如何把握手术方式的选择；术中水流过大增加感染风险及压力性损伤风险，但水流过小局部温度增加导致输尿管热损伤风险增加；术中钬激光能量过高增加热损伤，能量过低碎石效率降低，延长手术时间同样增加热损伤风险等，这些问题都是术中需要考虑的实际问题。

三、创新与思考

如何解决上述问题，我们思考可以从 3 个方面着手：术前充分的评估，特别是对病史和泌尿系 CT 的评估，患者是否存在结石相关性狭窄的可能；术中手术理念的把握，手术技巧的改进和规范，减少钬激光对输尿管的损伤；术后对于患者的随访，特别是存在狭窄高危患者的管理，及时干预。

四、理论支撑

随着钬激光碎石技术在输尿管结石手术的普及，特别是大功率钬激光的出现，钬激光碎石产生的热损伤导致的医源性输尿管狭窄成为主要的影响因素，目前很多学者都认为输尿管镜钬激光碎石手术中，结石的大小、嵌顿位置、手术时间、是否原位长时间碎石，原位残石及低（无）灌流的钬激光碎石操作都和输尿管的钬激光热损伤相关。针对这些因素在手术实际操作中设计手术方案，规范操作流程，提高钬激光碎石技巧是可以明显减少医源性输尿管狭窄发生。

五、践行实践

我们专业组近 5 年来每年约 300 余台输尿管钬激光碎石及经皮肾镜钬激光碎石，对于存在输尿管狭窄高危患者减少钬激光相关性输尿管损伤积累了部分经验，主要是分 3 个阶段进行管理，术前充分的评估，术中规范操作，术后严密随诊。术前患者如果病程较长，结石梗阻超过 3 个月，CT 提示提示中度以上积水，既往患者输尿管手术病史应视为输尿管狭窄高危患者；术中在保证视野清楚，对于存在嵌顿和息肉的结石应快速击碎推入扩张段输尿管碎石，碎石从结石中心开始，远离输尿管壁，点踩钬激光不要持续踩钬激光，尽量不原位碎石。在能击碎结石的情况下低能量碎石，梗阻部位尽量不留残石，特别是黏膜下残石可予以取石钳小心夹取。短时间结石击碎松动困难，不要恋战，及时改变手术方式，行经皮肾镜、留置 D-J 管二期手术或择期腹腔镜切开取石输尿管成型；术后 D-J 管留置 3 个月，术后 1 年每 3 个月复查泌尿系 CT，如出现梗阻及时行输尿管镜检处理狭窄。

六、适用与展望

钬激光碎石术已经普遍应用于各级医院泌尿外科，大多数高年资泌尿外科医师已经熟练掌握了该术式的操作，患者围手术期分 3 个阶段进行管理，强调术中手术理念及手术技巧的改进，可以很大程度上减少输尿管医源性狭窄的发生。

〔郭　琼〕

参考文献

[1] 任利玲，杨金瑞. 国人肾盂的形态特点与上尿路结石的关系［J］. 临床泌尿外科杂志，2003，18（12）：735－736.

[2] 钟世镇. 临床应用解剖学［M］. 7版. 北京：人民军医出版社，1998.

[3] 张朝佑. 人体解剖学［M］. 2版. 北京：人民卫生出版社，1998.

[4] 陈炽贤. 实用放射学［M］. 2版. 北京：人民卫生出版社，1998.

[5] 向其林. 复杂肾结石的开放手术治疗［J］. 临床泌尿外科杂志，1996，11：100－102.

[6] 刘新福. 复杂性肾结石手术治疗体会［J］. 华夏医学，1999，12（6）：718－719.

[7] 刘新福，李欢诚，陈春延，等. 肾盂的放射解剖学因素及其对肾结石的影响［J］. 中国医师杂志，2006，8（9）：1247－1248.

[8] 聂志强，汪全贵，梅勇，等. 复杂性肾鹿角结石开放手术治疗体会［J］. 中华泌尿外科杂志，2000，21：754－754.

[9] 李立宇，孙琼，黄春明，等. 肾后基段间区切开取石术治疗复杂性肾结石［J］. 中华泌尿外科杂志，2000，21：411－411.

[10] 李恒，顾朝辉，廖贵益，等. 鹿角状肾结石开放取石的术式选择［J］. 临床泌尿外科杂志，2007，7（22）：489－493.

[11] 王进峰，吴志坚，李晓刚，等. 泌尿系结石成分分析的研究现状［J］. 医学综述，2006，12（22）：1380－1382.

[12] 曾国华，麦赞林，夏术阶，等. 中国成年人群尿石症患病率横断面调查［J］. 中华泌尿外科杂志，2015，36（7）：528－532.

[13] RULE A D，BERGSTRALH E J，MELTON L J，et al. Kidney stones and the risk for chronic kidney disease［J］. Clin J Am Soc Nephrol，2009，4（4）：804－811.

[14] HIPPISLEY-COX J，COUPLAND C. Predicting the risk of Chronic Kidney Disease in Men and Women in England and Wales：prospective derivation and external validation of the QKidney Scores［J］. BMC family practice，2010，11（1）：49.

[15] ALEXANDER R T，HEMMELGARN B R，WIEBE N，et al. Kidney stones and kidney function loss：a cohort study［J］. BMJ，2012，345：e5287.

[16] MAO S，JIANG H，WU Z，et al. Urolithiasis：the most risk for nephrectomy in nonrenal tumor patients［J］. J Endourol，2012，26（10）：1356－1360.

[17] 孙西钊，贺雷，叶章群，等. 正确区分不同性质的尿路结石［J］. 临床泌尿外科杂志，2009，24（2）：85－86.

[18] HESSE A，KRUSE R，GEILENKEUSER W J，et a1. Quality control in urinary stone analysis：results of 44 ring trials（1980—2001）［J］. Clin Chem Lab Med，2005，43（3）：298－230.

[19] 史世鹏，刘春，黄小惠，等. 泌尿系结石病因认识及综合预防［J］. 中国医学创新，2016，13（28）：145－148.

[20] 茅蔚，赵丽，茅俊翔，等. 尿液结晶检验及临床意义［J］. 检验医学与临床，2014，23（7）：161－163.

[21] 杨锦，黄志杰，侯善华，等. 磷酸铵镁结石患者尿微晶组分分析及其与结石形成的关系［J］. 光谱学与光谱分析，2011，31（1）：168－172。

[22] 肖雪野. 三种方法检测尿液草酸钙结晶的对比分析［J］. 医药前沿，2013，21（30）：7.

[23] 汪建. 影响尿结晶形成的关键因素分析［J］. 现代泌尿外科杂志，2017，22（3）：185－188.

[24] 丁爽，陈卫民，王炜，等. 尿沉渣分析仪检测尿液结晶的性能［J］. 检验医学，2020，35（2）：156－158.

[25] 张时民，孔虹，贾茹. 尿结晶检查案例分析及诊断价值［J］. 检验医学，2020，35（11）：1108－1111.

[26] 何辉，陈兴发. 结石成分分析的意义［J］. 现代泌尿外科杂志，2014，19（4）：215－218.

[27] 徐建强，胡健，刘川，等. 饮食与泌尿系结石形成的相关性研究进展［J］. 重庆医学，2022，21（1）：1－10.

[28] 吴忠，高小峰，王路加. 上海泌尿系结石诊治的回顾与展望［J］. 上海医学，2021，44（7）：465－469.

[29] 陈雪花，周月，徐彦，等. 红外光谱法对22750例泌尿系结石成分分析［J］. 泌尿外科杂志（电子版），2021，13（2）：36－39.

[30] 孙业峰，张志磊，曹源超，等. 单中心483例泌尿系结石成分分析及临床意义［J］. 青岛大学学报（医学版），2021，57（05）：675－678.

［31］ 孙东瑞，顾晓，赵静燕，等．扬州地区838例泌尿系结石成分及相关因素分析［J］．临床泌尿外科杂志，2021，36（10）：776－781＋784.
［32］ DE LA ROSETTE J J，TSAKIRIS P，FERRANDINO M N，et al．Beyond prone position inpercutaneous nephrolithotomy：a comprehensive review［J］．Eur Urol，2008，54（6）：1262－1269.
［33］ DE LA ROSETTE J J，LAGUNA M P，RASSWEILER J J，et al．Training in percutaneous nephrolithotomy—a critical review［J］．Eur Urol，2008，54（5）：994－1001.
［34］ THAPA B B，NIRANJAN V．Mini PCNL Over Standard PCNL：What Makes it Better［J］．Surg J（N Y），2020，6（1）：e19-e23.
［35］ XUN Y，WANG Q，HU H，et al．Tubeless versus standard percutaneous nephrolithotomy：an update meta-analysis［J］．BMC Urol，2017，17（1）：102.
［36］ LIMB J，BELLMAN G C．Tubeless percutaneous renal surgery：review of first 112 patients［J］．Urology，2002，59（4）：527－531；discussion 531.
［37］ 李腾成，方友强，杨飞，等．无管化经皮肾镜治疗肾和输尿管上段结石［J］．中华腔镜泌尿外科杂志（电子版），2019，13（6）：405－409.
［38］ WICKHAM J E，MILLER R A，KELLETT M J，et al．Percutaneous nephrolithotomy：one stage or two?［J］．Br J Urol，1984，56（6）：582－585.
［39］ 俞蔚文，何翔，章越龙，等．无管化标准通道经皮肾镜取石术治疗上尿路结石67例［J］．中华腔镜外科杂志（电子版），2013，6（4）：250－253.
［40］ 蔡国烽，邓君鹏，阙宏亮，等，无管化微通道PCNL的初期临床研究［J］．临床泌尿外科杂志，2021，36（4）：276－280.
［41］ 李茂胤，王德娟，黄文涛，等，无管化经皮肾镜碎石取石术治疗鹿角形肾结石［J］．中华腔镜泌尿外科杂志（电子版），2016，10（1）：40－43.
［42］ 李敏，姚伟，陈贵纷，等，728例微创经皮肾镜取石术患者术后感染性休克的相关危险因素分析及其干预策略［J］．抗感染药学，2021，18（5）：713－715.
［43］ 姚成，唐智旺，汪志民．无管化微通道经皮肾取石术治疗肾结石［J］．中国微创外科杂志，2014，（5）：434－435，449.
［44］ BELLMAN G C，DAVIDOFF R，CANDELA J，et al．Tubeless percutaneous renal surgery［J］．J Urol，1997，157：1578－1582.
［45］ GOH M，WOLF JS J R．Almost totally tubeless percutaneous nephrolithotomy：further evolution of the technique［J］．J Endourol，1999，13（3）：177－180.
［46］ LOJANAPIWAT B，SOONTHORNPHAN S，WUDHIKARN S．Tubeless percutaneous nephrolithotomy in selected patients［J］．J Endourol，2001，15：711－713.
［47］ 张豪杰，盛璐，钱伟庆．无管化经皮肾镜碎石术的应用进展［J］．中国临床医学，2010，17（2）：241－244.
［48］ 杨忠新，李风，刘美平，等．经皮肾镜取石术并发症的分析及处理［J］．中国微创外科杂志，2010，10（10）：886－888.
［49］ 杨文增，周振鹏．完全无管化经皮肾镜取石术应用进展［J］．中国全科医学，2011，13（18）：2104－2106.
［50］ CROOK T J，LOCKYER C R，KEOGHANE S R，et al．Totally tubeless percutaneous nephrolithotomy［J］．J Endourol，2008，22（2）：267－271.
［51］ SINGH I，SINGH A，MITTAL G．Tubeless percutaneous nephrolithotomy：is it really less morbid?［J］．J Endourol，2008，22（3）：427－434.
［52］ YOON G H，BELLMAN G C．Tubeless percutaneous nephrolithotomy：a new standard in percutaneous renal surgery［J］．J Endourol，2008，22（9）：1865－1867.
［53］ LUNA E，CEREZO I，ABENGÓZAR A，et al．Urologic complications after kidney transplantation：involvement of the double-J stent of the urologic suture［J］．Transplant Proc，2010，42（8）：3143－3145.
［54］ 韦钢山，黄向华，覃斌，等．CT尿路成像及三维重建在微创经皮肾镜取石术中的价值［J］．中国微创外科杂志，2012，12（6）：530－533.
［55］ ISTANBULLUOGLU M O，OZTURK B，GONEN M，et al．Effectiveness of totally tubeless percutaneous neph-

rolithotomy in selected patients：a prospective randomized study [J]. Int Urol Nephrol，2009，41 (3)：541-545.
[56] 吴铁球，汪志民，唐智旺，等. 微创经皮肾穿刺取石术并发严重出血的原因分析及其处理 [J]. 中国微创外科杂志. 2012，12 (9)：817-819.
[57] GREMMO E，BALLANGER P，DORE B，et al. Hemorrhagic complications during percutaneous nephrolithotomy. Retrospective studies of 772 cases [J]. Prog Urol，1999，9 (3)：460-463.
[58] RANA A M，ZAIDI Z，EL-KHALID S. Single-center review of fluoroscopy-guided percutaneous nephrostomy performed by urologic surgeons [J]. J Endourol，2007，21 (7)：688-691.
[59] VIGNALI C，LONZI S，BARGELLINI I，et al. Vascular injuries after percu-taneous renal procedures：treatment by transcatheter embolization [J]. Eur Radiol，2004，14 (4)：723-729.
[60] EL-NAHAS A R，SHOKEIR A A，EL-ASSMY A M，et al. Post-percutaneous nephro-lithotomy extensive hemorrhage：a study of risk factors [J]. J Urol，2007，177 (2)：576-579.
[61] SRIVASTAVA A，SINGH KJ，SURI A，et al. Vascular complications after per-cutaneous nephrolithotomy：are there any predictive factors? [J]. Urology，2005，66 (1)：38.
[62] 何立红，李燕，洪景范，等. 超声引导经皮肾穿刺的临床经验 [J]. 中国微创外科杂志，2007，7 (3)：257-258.
[63] JOU Y C，CHENG M C，SHEEN J H，et al. Electrocauterization of bleeding points for percutaneous nephrolithotomy [J]. Urology，2004，64：443-446.
[64] 任永才，许维亮，马文尊，等. 经皮肾镜取石术后并发肾动脉出血的介入治疗 [J]。医学影像杂志，2008，18 (5)：518-520.
[65] PAPPAS P，LEONARDOU P，PAPADOUKAKIS S，et al. Urgent superselective segmental renal artery embolization in the treatment of life-threatening renal hemorrhage [J]. Urol Int，2006，77 (1)：34-41.
[66] RANA A M，ZAIDI Z，EL-KHALID S. Single-center review of fluoroscopy-guided percutaneous nephrostomy performed by urologic surgeons [J]. J Endourol，2007，21 (7)：688-691.
[67] 李峰，刘存东，周其赵，等. 输尿管中段结石治疗方式的对比与观察 [J]. 河北医药，2011，33 (9)：1359-1361.
[68] LEGEMATE J D，WIJNSTOK N J，MATSUDA T，et al. Characteristics and outcomes of ureteroscopic treatment in 2650 patients with impacted ureteral stones [J]. World J Urol，2017，35 (10)：1497-1506.
[69] 吕金东，李书铃，汤元杰，等. ESWL治疗输尿管中段结石疗效分析 [J]. 中国现代医学杂志，2010，20 (9)：1375-1376+1379.
[70] WANG Y，ZHONG B，YANG X，et al. Comparison of the efficacy and safety of URSL，RPLU，and MPCNL for treatment of large upper impacted ureteral stones：a randomized controlled trial [J]. BMC Urol，2017，17：501-507.
[71] CHEN S，ZHOU L，WEI T，et al. Comparison of Holmium：YAG Laser and Pneumatic Lithotripsy in the Treatment of Ureteral Stones：An Update Meta-Analysis [J]. Urol Int，2017，98 (2)：125-133.
[72] 王胜军，范习文，马力克，等. 腹腔镜与输尿管镜治疗复杂性输尿管中下段结石的疗效观察 [J]. 中国内镜杂志，2011，17 (06)：642-643+646.
[73] 钟羽翔，麦源，黄剑华，等. 两种路径腹腔镜输尿管切开取石术的比较 [J]. 中国微创外科杂志，2017，17 (8)：707-709.
[74] 李维国，夏术阶，朱轶勇，等. 输尿管结石三种治疗方法的比较 [J]. 临床泌尿外科杂志，2006 (2)：124-125.
[75] 吴铁球，汪志民，唐智旺，等. 经皮肾镜与后腹腔镜治疗输尿管上段嵌顿结石的疗效比较 [J]. 临床泌尿外科杂志，2013，28 (1)：22-25.
[76] 吴铁球，汪志民. 输尿管硬镜联合软镜碎石术与微创经皮肾镜取石术处理输尿管上段嵌顿结石的比较 [J]. 中国微创外科杂志，2017，17 (11)：970-973.
[77] HALACHMI S，NAGAR M，GOLAN S，et al. Extracorporeal shock wave lithotripsy for large ureteral stones using HM3 lithotriptor [J]. J Urol，2006，176 (4 Pt 1)：1449-1452.
[78] KANNO T，SHICHIRI Y，OIDA T，et al. ExtraDeritoneal laparoscopic ureterolithotomy in the supine position for impacted ureteral stones [J]. Urology，2006，67：828-829.

[79] MUGIYA S，ITO T，MARUYAMA S，et al. Endoscopic features of impacted ureteral stones [J]. J Urol，2004，171：89－91.

[80] AKHTAR M S，AKHTAR F K. Utility of the lithoclast in the treatment of upper，middle and lower ureteric calculi [J]. Surgeon，2003，1 (3)：144－148.

[81] DEMIRCI D，GULMEZ I，EKMEKCIOGLU O，et al. Retroperitoneoscopie ureterolithotomy for the treatment of ureteral calculi [J]. Urol Int，2004，73 (3)：234－237.

[82] Kijvikai K，Patcharatrakul S. Laparoscopic ureterolithotomy：Its role and some controversial technical considerations [J]. Int J Uro1. 2006，13：206－210.

[83] 董自强，毛峥，张平，等. 微创经皮肾镜取石术治疗输尿管上段嵌顿结石（附 49 例报告）[J]. 中国微创外科杂志，2007，7：952－954.

[84] GOEL R，ARON M，KESARWANI P K，et al. Percutaneous antegrade removal of impacted upper ureteral calculi：still the treatment of choice in developing countries [J]. J Endourol，2005，19：54－57.

[85] WU C F，SHEE J J，LIN W Y，et al. Comparison between extracorporeal shock wave lithotripsy and semirigid ureterorenoscope with holmium：YAG laser lithotripsy for treating large proximal ureteral stones [J]. J Urol，2004，172：1899－1902.

[86] PIETROW P K，AUGE B K，ZHONG P，et a1. Clinical efficacy of a combination pneumatic and ultrasonic lithotrite [J]. J Urol，2003，169：1247－1249.

[87] HEMAL A K，GOEL A，GOEL R. Minimally invasive retroperitoneoscopic uretcrolithotomy [J]. J Urol，2003，169：480－482.

[88] WEI W，DENG F，LONG Z，et al. Calculi in lower aplastic ureter with ipsilateral agenetic seminal vesicle opening to mimicking seminal vesicular calculi：a case report [J]. Int J Clin Exp Med，2016，9：359－362.

[89] AKL K. The anomalies associated with congenital solitary functioning kidney in children [J]. Saudi J Kidney Dis Transpl，2011，22 (1)：67－71.

[90] OHGAKI K，HORIUCHI K，OKA F，et al. A case of seminal vesicle cyst associated with ipsilateral renal agenesis diagnosed during an investigation of perineal pain [J]. J Nippon Med Sch，2008，75 (2)：122－126.

[91] KUO J，FOSTER C，SHELTON D K. Zinner's Syndrome [J]. World J Nucl Med，2011，10 (1)：20－22.

[92] WANG F，WU H F，YANG J. The ejaculatory duct ectopically invading the bladder with multiple congenital malformations of the homolateral urogenital system：a report of a rare case and an embryological review [J]. Asian J Androl，2009，11 (3)：379－384.

[93] YIN Z，WEI Y B，LIANG B L，et al. Initial experiences with laparoscopy and flexible ureteroscopy combination pyeloplasty in management of ectopic pelvic kidney with stone and ureter-pelvic junction obstruction [J]. Urolithiasis，2015，43 (3)：255－260.

[94] ALOMAR M，ALENEZI H. Computed tomography-guided transgluteal percutaneous nephrolithotripsy in an ectopic pelvic kidney：novel technique [J]. J Endourol Soc，2013，27 (4)：398－401.

[95] CINMAN N M，OKEKE Z，SMITH A D. Pelvic kidney：associated diseases and treatment [J]. J Endourol Soc，2007，21 (8)：836－842.

[96] 陈建兴. 输尿管狭窄的治疗现状 [J]. 国际泌尿系统杂志，2018，38 (4)：658－662.

[97] HU H，XU L，W ANG S，et al. Ureteral stricture formation after removal of proximal ureteral stone：retroperitoneal lap aroscopic ureterolithotomy versus ureteroseopy with holmium：YAG laser lithotripsy [J]. Peer J，2017，5：e3483.

[98] TEICHMANN H O，HERRMANN T R，BACH T. Technical aspects of lasers in urology [J]. World J Urol，2007，25：221－225.

[99] 刘为池，刘刚，唐锦护，等. 输尿管镜下钬激光碎石术后并发输尿管狭窄回顾性分析 [J]. 临床泌尿外科杂志，2014，29 (7)：573－575.

第二十四章　男科学

第一节　良性前列腺增生研究的层次：组织学良性前列腺增生的机制是否揭示了临床良性前列腺增生的机制

一、概　　述

良性前列腺增生（benign prostatic hyperplasia，BPH）组织学上的定义是发现前列腺间质及腺上皮增生。我国学者报道组织学前列腺增生发病率41～50岁为13.2%，51～60岁为20%，61～70岁为50%，71～80岁为57.1%，81～90岁为83.3%。Kathryn等人报道不同种族和地区全部人群中年龄特异性的尸检前列腺增生患病率是相似的。由于BPH的临床诊断标准并不统一，缺乏一个普遍接受的标准，因此统计BPH的临床患病率比较困难，各种研究报道参差不齐。

二、问题与困惑

前列腺增生病因研究取得了许多研究成果，其中细胞凋亡与前列腺增生的关系引人注目。正常情况下，前列腺中细胞增殖与细胞凋亡在相对平衡下主动有控制地进行着，前列腺维持正常的发育、生长、分化、形态与功能。老年期由于某些因素的影响使调控失衡，前列腺细胞凋亡减少，则出现前列腺增生。本作者的研究证实，前列腺增生的细胞增殖与细胞凋亡均呈增加，但细胞凋亡相对减少而非绝对减少。病因学研究还包括基质、上皮间相互作用机制，干细胞学说，胚胎再唤醒学说，生长因子、炎症反应和细胞因子机制学说等等。但问题是这些病因学研究均是阐述了BPH的组织学增生机制，组织学前列腺增生并不是都导致临床排尿异常症状。很多中老年人体检的彩超报告前列腺增生及前列腺体积增大或伴有前列腺钙化灶，但却没有排尿异常的症状。没有症状的组织学前列腺增生是不需治疗的。那么，产生临床症状的BPH病因是什么呢？既使有临床症状的BPH也未必是一种进展性疾病，在部分患者中，达到一定程度即不再发展，甚至有所逆转，其梗阻症状也可能不再加重，这种症状不进一步发展而停顿甚至逆转的原因是什么？这些均是临床的困惑问题。

三、创新与思考

良性前列腺增生应划分为组织学前列腺增生和临床前列腺增生。组织学前列腺增生有前列腺组织上的间质与腺上皮增生，但不一定有临床症状，而临床前列腺增生是在组织学前列腺增生基础上出现了由其所致的症状，此时应称为良性前列腺增生症。而临床上需要治疗的并不是组织学前列腺增生而是临床前列腺增生，也即良性前列腺增生症。BPH的研究除进行如前所述的组织学前列腺增生的研究外，更应侧重临床前列腺增生的研究，即其产生的症状致病因素有哪些？

四、理论支撑

将良性前列腺增生分为组织学前列腺增生及临床前列腺增生也即良性前列腺增生症，对临床的治疗是有指导意义的。纵观前列腺增生的基础病因研究，说明了组织学前列腺增生的病因机制，但并没有揭示临床前列腺增生的病因机制，针对临床前列腺增生的病因研究对预防良性前列腺增生症在组织学增生的基础上产生临床症状及采取相应对策的重要性是不言而喻的。

五、践行实施

根据组织学前列腺增生的基础研究及临床前列腺增生的治疗实践，本作者提出了将良性前列腺增生划分为组织学前列腺增生和临床前列腺增生的理论。本作者认为，BPH 的研究应该包括以下两个方面。

（一）研究层次

病因中既有前列腺本身的内部因素作用，亦有前列腺的外部因素作用，前列腺增生是内部与外部因素相互作用的结果。前列腺本身的内部因素包括基质、上皮间相互作用机制，细胞增殖与凋亡之间的平衡关系，以及有学者提出的干细胞学说、胚胎再唤醒学说等。但前列腺是机体内部的组织器官，其生长受激素及其他各种体内因素的影响。其他因素可通过血液、神经、内分泌系统来影响前列腺生长。上述内外因素又同属于体内因素。每个人在一定的社会、经济、文化环境中生活，有诸如生活习惯、种族、居住地域等各种因素存在，这些因素属体外因素，都可能对前列腺增生的病因造成影响。

由此看来，前列腺增生的病因研究应包括 3 个层次（图 24－1－1）。

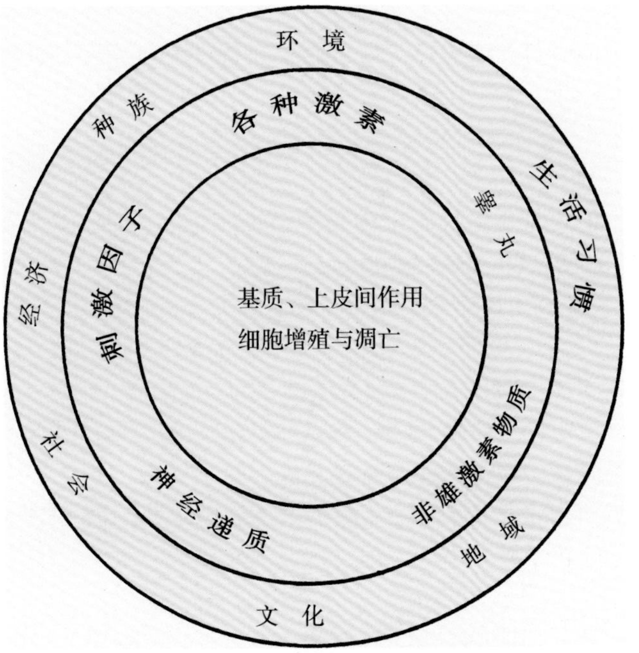

图 24－1－1　前列腺增生病因研究层次

前列腺的生长有其本身的组织的、细胞的生理机制，但前列腺作为机体内的器官，必然受机体内诸多因素影响。而机体又不可能不受到外界各种因素的作用及影响。因此，前列腺增生是内部与外部因素相互作用的结果。

（二）注重临床前列腺增生的病因研究

尽管前列腺增生在老年男性中发病率高，但并非所有男性老年人均发生前列腺增生。而且有前列腺增生的老年人并非均有临床症状，即并非均出现临床前列腺增生。即使表现为临床前列腺增生者，亦并非所有病例症状均呈进行性加重，部分病例可以无改变，甚至症状减轻及症状消失。这样，就产生了一些疑问，为什么有些人仅停留在组织学前列腺增生，而无临床症状？为什么有些人发生临床前列腺增生？其致病因素是什么？目前前列腺增生的病因研究，大多是局限在组织学前列腺增生，很少有人回答临床前列腺增生的病因是什么？而临床上要解决的恰恰是临床前列腺增生问题。组织学前列腺增生虽然是临床前列腺增生的必然前提，但也许这样的老年男性终生未出现前列腺增生的症状，而不需临床治疗，最多在尸检或活检中发现有组织学前列腺增生。有学者认为前列腺增生可能是一个正常的生理老化过程，而非病理过程。每个人处在一定的社会、经济、文化环境中，生活习惯、居住地域等各种因素是不同的，这些因素都可能对前列腺增生的病因尤其是临床前列腺增生病因造成影响。我们以往的研究侧重于病患个体研究，而未注重个体受社会、经济、文化因素的影响。

六、适用与展望

将良性前列腺增生划分为组织学前列腺增生与临床前列腺增生，以及关于前列腺病因学尤其是重视临床前列腺增生的病因学研究对于指导临床治疗，避免过度医疗有重要意义。临床需要治疗的是临床前列腺增生，况且即使是临床前列腺增生，也有较轻患者先观察等待不急于药物治疗的指南规定。那种根据彩超检查结果有前列腺体积增大而没有临床排尿异常症状就给予药物治疗的做法是不合适的。那种不根据手术指证而随意动员临床前列腺增生患者做前列腺手术的做法是不合适的。临床上医师常见的错误是认为患者应该趁着年轻把前列腺增生手术切除，以免年纪大了以后身体条件差了想做前列腺增生手术切除也不能耐受了，而不顾手术指证，甚至是基于彩超的检查结果并没有临床症状就给患者施行前列腺切除术，这是应该切实避免的一种严重过度医疗行为。

〔杨金瑞〕

第二节　一种假说的提出：良性前列腺增生是一种免疫炎症疾病

一、概　　述

良性前列腺增生（BPH）是老年男性常见的泌尿系统疾病。全球人口结构的变化和预期寿命的增加导致 BPH 的发病率稳步上升，相应的疾病负担也在增加，已经构成了较大的公共卫生问题，因此迫切需要阐明 BPH 的发病机制，制定更有效的防治策略。

二、问题与困惑

国内外学者对 BPH 的发病机制研究颇多，目前一致公认的有两个重要因素即老龄及有功能的睾丸，前列腺的发育离不开雄激素，幼年切除睾丸者其前列腺不发育，此外，年龄的增长也是 BPH 发生的必要条件。但是，睾丸的功能随着老年男性年龄的增加逐渐下降，而 BPH 的发病率却逐渐增高，这和我们之前公认的致病因素互相矛盾。

三、创新与思考

目前，有多个学说理论在尝试解释 BPH 复杂的发病机制，雌雄激素失衡、免疫炎症作用、上皮-间质相互作用、干细胞理论和胚胎再唤醒理论等。但是，作为一个多种机制共同作用的结果，以上理论不能够完全解释 BPH 的发病机制。免疫炎症作用最早于 1937 年提出，截止到目前，越来越多的研究结果提示免疫炎症在 BPH 发生发展中起到关键作用。在此，我们提出假设即良性前列腺增生是一种免疫炎症疾病，以此进一步了解 BPH 的发病机制。

四、理论支撑

前列腺免疫学已经成为 BPH 病因研究的一个领域，目前已经有较多的研究发现免疫炎症与 BPH 有较强的联系。

1979 年，Kohnen 等人研究 162 例 BPH 手术标本发现前列腺炎症的发生率高达 98.1%。1992 年，Blumenfeld 等人发现，几乎所有的前列腺标本中都存在淋巴细胞性前列腺炎，绝大多数是 T 淋巴细胞浸润。1999 年，Nickel 等人研究了 80 例 BPH 标本，发现无前列腺炎症状的患者其标本都有炎症反应的组织学表现。一项多中心研究发现有炎症状态的前列腺，体积明显增大且进展为 BPH 的可能性提高

6 倍。此外，慢性炎症是导致前列腺症状评分增加以及急性尿潴留的重要因素。

前列腺在增生的过程中免疫特性会发生变化，包括免疫炎症细胞及炎症介质。正常前列腺为 18～25 岁男性，体积大小为 20 cm^3 的前列腺，含有少量的 T 淋巴细胞、巨噬细胞和 B 淋巴细胞。在 BPH 中，T 细胞浸润增加 28 倍，其主要被激活的细胞类型是 $CD4^+$ 记忆性 T 辅助细胞，活化的 T 细胞是细胞因子的主要来源，可以释放关键细胞因子 IL-17，激活 NF-κB 通路，促进上皮细胞、内皮细胞和间质细胞中 IL-6、IL-8 和 IL-1 的表达。IL-6、IL-8 是重要的促炎症反应因子，可募集 T 淋巴细胞形成正反馈回路。此外，IL-15 在 BPH 中显著上调，它是维持前列腺 T 淋巴细胞浸润最有效的细胞因子。抗原呈递细胞如 B 淋巴细胞和巨噬细胞占 BPH 炎症细胞浸润的 30%，巨噬细胞浸润刺激前列腺上皮细胞分泌 TGFβ2，参与上皮-间质转换、调节血管生成、促进肌成纤维细胞转化为间质细胞和细胞外基质分泌。此外，抗原呈递细胞及前列腺上皮细胞可表达 Toll 样受体参与免疫炎症反应。前列腺间质细胞也可作为抗原呈递细胞，激活同种异体抗原特异性 $CD4^+$ T 淋巴细胞，产生 IFN-γ 和 IL-17，诱导 IL-6 和 IL-8 的产生。

五、践行实施

我们前期对免疫炎症与 BPH 的关系及 BPH 组织的免疫炎性特征做了总结，我们认为 BPH 没有单一的发病机制，免疫炎症在 BPH 的发生发展中发挥重要作用，提示 BPH 是一种炎症性疾病，相关综述已发表在 Medical Hypotheses。我们随之探讨免疫炎症与 BPH 相关的发病机制，发现有炎症浸润的患者其年龄、前列腺体积、IPSS 评分更高，BPH 组织 TLR4 染色评分明显高于无炎症浸润的 BPH 组织，进一步研究发现 LPS/TLR4 可通过下调激活素膜结合抑制因子（BAMBI）增强上皮间质转化过程中的 TGF-β 信号通路。此外，我们还发现 BPH 组织中肥大细胞浸润增加，浸润的肥大细胞可通过 IL-6/STAT3/CyclinD1 信号促进 BPH 的进展。尽管免疫炎症在 BPH 的进展过程中起着关键作用，但仍需大量研究的支持，因此，我们总结了几种前列腺增生动物模型，以便给大家提供帮助。

六、适用与展望

BPH 临床治疗包括药物治疗和外科手术治疗，但对于大部分未达到手术指征的患者而言，药物治疗是主要的治疗手段。大量研究证明免疫炎症是 BPH 发病与进展中的重要因素，因此，通过药物减少前列腺炎症浸润具有较好的治疗前景。

目前，已经有研究者研究不同的抗炎药物对前列腺增生的影响。①非甾体抗炎药：非甾体抗炎药可以改善下尿路症状，患者服用天数与中重度 BPH 的症状发作、最大尿流率降低、前列腺体积增加和 PSA 升高之间呈负相关。②天然的传统药物：使用锯棕榈提取物的患者其前列腺标本中炎症浸润减少，临床实验研究发现，锯棕榈提取物对 BPH 及下尿路症状有效，已经在部分国家获得了治疗 BPH 的许可证。③维生素 D 受体激动剂：维生素 D 受体激动剂 BXL628 可抑制人 BPH 细胞产生促炎症细胞因子和趋化因子，在大鼠模型中，BXL628 能减少 T 淋巴细胞、巨噬细胞和 B 淋巴细胞的浸润，以及减少 IFN-γ 和 IL-17 的分泌来控制前列腺炎症、抑制前列腺增生。

总之，抗炎治疗可能是 BPH 治疗的新方向和策略，然而，还需要大量的研究进一步证实抗炎药的有效性及安全性。

〔王　龙〕

第三节　慢性前列腺炎新致病机制：尿道菌群失调理论假说的提出和验证

一、概　述

慢性前列腺炎（CP）是泌尿外科的常见疾病，其主要临床表现为骨盆区疼痛和下尿路症状（尿频、尿急、尿痛等)。约50%的男性在一生中某个时期受到CP的困扰。其治疗效果欠佳且症状反复，给患者带来躯体及精神的双重压力，对公共卫生事业造成极大负担。

按NIH分类系统，前列腺炎可分为4型。Ⅰ型、Ⅱ型分别为急性、慢性细菌性前列腺炎，可检测到细菌感染，两型合计占比不超过10%。Ⅲ型为慢性前列腺炎/慢性骨盆疼痛综合征(CP/CPPS)，占慢性前列腺炎的90%以上，其特征是常规检验方法无法检测到细菌感染。Ⅳ型为无症状型前列腺炎(AIP)。

二、问题与困惑

CP的主要治疗方法包括：一般治疗(如心理治疗、行为辅导)、药物治疗和其他治疗(如热疗、前列腺按摩等)。疗效差是CP的首要难题，由于疗效差或症状反复，CP给患者带来的极大的身心痛苦。CP患者，尤其是反复求医、久治不愈者，可表现出失眠、健忘、焦虑等不良情绪，甚至出现悲观心态，精神痛苦可能大大超出疾病本身造成的影响。究其原因，可能与CP病因众多、发病机制不明密切相关。

三、创新与思考

CP大多数是非细菌性前列腺炎，即在常规检查中无法发现细菌感染。尽管如此，抗生素依然是CP治疗的一线药物，Ⅲa型(炎症性)患者临床症状可得到缓解，这可能提示存在暂时无法被培养或者检测的致病菌。同时，许多无症状的CP患者的前列腺液中存在炎症和微生物，这可能是尿道正常菌群的污染所致。研究前列腺是否存在正常菌群以及其感染途径对于CP的治疗至关重要。

四、理论支撑

通过查阅文献资料从临床数据和实验研究的结果，阐明前列腺是否存在正常菌群以及可能的感染途径。

五、践行实施

欧洲的一项关于抗生素在CP治疗中作用的共识声明指出，对Ⅲa型(炎症性)CP使用抗生素治疗是合理的。此类CP患者对抗生素治疗有响应，临床症状能得到缓解。这可能提示存在暂时无法被培养或者检测的致病菌。

随着分子检测水平的进步，许多研究从分子水平对前列腺及尿道正常菌群进行研究。例如，有研究人员利用PCR技术，在前列腺穿刺组织中发现了细菌分子产物(如16S rDNA)；Ⅲa型CP/CPPS患者经前列腺按摩后获得的前列腺液(EPS)和尿液成分中内毒素水平显著升高；也有研究发现纳米细菌感染可能是CP/CPPS的重要病因。以上证据提示，CP/CPPS可能是隐匿性细菌感染引起，而此类细菌暂时无法被常规方法检出。

前列腺组织被证实不含有正常细菌菌群：有研究人员对18例正常前列腺组织进行共28次PCR检测，结果显示组织学正常的前列腺没有细菌基因组产物，这提示前列腺组织没有正常菌群。这一发现提示，CP的感染可能与外源性或者尿道正常菌群相关。

有研究指出，革兰氏阳性菌可能是CP/CPPS的内源性病原体：对革兰氏阳性菌的治疗和根除约导致1/3的CP/CPPS患者症状得到缓解；EPS中革兰氏阳性细菌培养阳性的男性与细菌培养阴性的男性相比，显示出组织损伤和炎症反应的证据。

某些情况下，如使用抗菌药物、化疗、放疗或免疫抑制等，可能发生尿道菌群失调，继而导致机会性感染或者尿道、前列腺双重感染。当尿道菌群失调发生时，尿道菌群甚至外源性病原体可能经尿液反流进入前列腺导管，继而引发前列腺炎。这提示：尿道定植的正常菌群失调，可能导致内源性或外源性感染，诱发CP/CPPS。此外，益生菌逐渐被作为非药物制剂广泛应用于疾病的防治，可能对尿道感染具有潜在治疗价值。有相关动物研究报道，直接灌注本地鼠乳酸菌进入膀胱，能通过不同机制（如附着于尿路上皮或直接抗菌）预防或者治疗奇异变形杆菌所致尿路感染。这进一步提示，尿道菌群的稳态对于 CP 的治疗十分重要。

基于以上研究，我们推出科学假设：尿道菌群失调可能是 CP 的潜在病因，益生菌疗法可能为慢性前列腺炎的治疗提供新思路。

随着高通量测序等技术的发展，研究者探究了 CP 与泌尿生殖道微生物菌群的关系。

2017 年，Mandar 等人研究了 67 例男性（其中 CP 组和非 CP 组分别为 21 例和 46 例）的精液，结果发现：①CP 患者精液中乳酸杆菌含量相对更低。②CP 患者的精液，其细菌总浓度和微生物种类数明显高于非 CP 组。此研究表明，前列腺炎可能类似于其他的内源性感染，其发病并非由单一病原体引起，而是涉及不同种类的微生物。该研究很好地验证了尿道菌群失调理论的观点。

2017 年，Murpy 等人在动物模型上进一步验证了尿道菌群失调理论。研究者成功构建了实验小鼠慢性前列腺炎模型，通过尿道注入尿道葡萄球菌菌属，显著降低了骨盆/盆腔疼痛的超敏反应。该实验的尿道葡萄球菌获取自正常男性的前列腺液，即为人体共生细菌或尿道正常菌群，其细胞壁成分对于前列腺炎相关疼痛具有改善效应。这一研究提示，正常菌群可能在维持免疫微环境、调节宿主免疫反应等方面具有正向作用，一旦此类菌群失衡，可能诱发自发性或机会性病原体感染，导致前列腺炎的发生发展。

2020 年，Yi Wu 等人对 CP 患者进行了高通量测序分析，筛选与 CP/CPPS 相关的潜在病原体。该研究纳入 33 例 CP/CPPS 患者及 31 例正常男性，分别收集其尿道分泌物及前列腺液样本，通过高通量测序检测所有样本中细菌 16S 核糖体可变区和真菌内部转录间隔区的序列变异和相对丰度。该研究发现，在确诊的 CP/CPPS 患者中未发现潜在病原体，患病前后前列腺液中可能不含细菌，然而两组尿道微生物组成存在显著的差异。该研究认为，尿道菌群结构改变可能会破坏泌尿系统的微生态平衡，从而导致 CP/CPPS。

六、适用与展望

尿道菌群的生态平衡可能在泌尿生殖道的健康中扮演着重要角色。我们提出的 CP“尿道菌群失调致病理论”得到了国际多项研究的进一步验证。未来应进一步加强对尿道菌群失调的病理生理机制性研究，同时探究益生菌对于 CP 的临床应用疗效。

〔刘龙飞　张　亮〕

第四节　慢性前列腺炎与心身症状的关系如何

一、概　　述

前列腺炎是中青年男性的常见病、多发病，占泌尿外科门诊患者的 8%～25%。虽然前列腺炎不是一种直接威胁生命的疾病，但其发病率高，病程迁延不愈、反复发作，是长期困扰医生和患者的顽症之一。前列腺炎中尤其是慢性前列腺炎病患者人数众多，其庞大的患者人群导致高昂的医疗费用，给公共卫生事业造成了巨大的经济负担。

前列腺炎缺乏精准的诊断标准和有效的治疗手段，国内外许多学者致力于前列腺炎的临床研究。1978 年 Drach 提出了传统的分类方法。1995 年美国国立卫生研究院（NIH）提出了 NIH 分类方法。2014 年版《男科学》及《吴阶平泌尿外科学》介绍传统分类法。本作者于 2003 年主编出版的《泌尿外科临床进修手册》介绍了 NIH 分类方法。NIH 分类法被广大泌尿外科医师所接受。我国先后出版了 2007 年、2009 年、2011 年、2014 年、2019 年版《前列腺炎诊断治疗指南》逐步接受 NIH 分类法。NIH 分类方法较传统的分类方法有很大进步，在临床应用中有一定指导意义，但仍有待进一步完善。

美国克利夫兰医学中心的Daniel Shoskes 2008年提出以患者的临床症状为主导的分类法系统——UPOINT分类法，包括U（urinary，泌尿系统症状），P（psychosocial，社会心理症状），O（organ-specific，器官特异症状），I（infection，感染），N（neurologic/systemic，神经/系统性症状），T（tenderness of skeletal muscles，骨骼肌触痛症状）等症状。该分类方法是针对NIH分类中的CP/CPPS的发病机制提出来的，体现了CP/CPPS具有异质性，具有不同病因（或多种机制）、不同临床表现、不同疾病进程且对治疗有不同反应的临床综合征。UPOINT表型分类系统能够对CP/CPPS进行分类，并指导临床医师为患者制订个体化的综合治疗方案。其中突出的贡献是正式引入了心身医学在慢性前列腺炎发病机制及临床表现与对症治疗的概念。该分类系统的实用性及有效性已经得到临床研究的初步验证。

慢性前列腺炎包括NIH分类中的Ⅱ型及Ⅲ型前列腺炎。慢性前列腺炎常见有精神心理方面的心身症状，其原因不明，致使病情非常顽固，是影响治疗效果的重要因素之一。以往对于慢性前列腺炎的心身症状常常描述为失眠、神经衰弱，认为是病情迁延不愈病程长而导致的精神心理方面症状，现在认为慢性前列腺炎的精神心理方面症状与前列腺炎不是前后的因果关系，在慢性前列腺炎的患者中心身症状是一种伴随症状，甚至认为精神心理因素也是慢性前列腺炎的致病原因之一，慢性前列腺炎是一种心身疾病。

二、问题与困惑

长期以来，慢性前列腺炎的精神心理方面症状被描述成失眠、神经衰弱，但有学者却发现慢性前列腺炎患者常常伴焦虑、抑郁等心身症状。该病的心身症状，究竟有哪些类型和特点，对于慢性前列腺炎的心身症状，如何诊断？凭主观判断吗？其心身症状与病程、年龄、个性特征及其他前列腺炎症状关系怎样？这些问题以往研究甚少。了解及查明慢性前列腺炎心身症状的类型特征及其与其他症状等因素的关系，对指导及改善前列腺炎的临床治疗，提高治疗效果有重要的意义。

三、创新与思考

诊断一个患者是否有焦虑、抑郁等精神心理方面的心身症状，不能仅凭医者的主观臆断。如同诊断一个患者是否有高血压病一样，不能凭主观上看一个人是否像一个原发性高血压患者，而是要用血压计去测量血压的。因此，对慢性前列腺炎患者焦虑与抑郁等心身症状的诊断应该用心理卫生量表去测量。我们于1995年将心理卫生量表应用于慢性前列腺炎患者的心身症状诊断，采用的心理卫生量表是症状自评量表（SCL-90）及艾森克个性问卷（EPQ），了解前列腺炎其他症状可应用自编慢性前列腺炎调查问卷。

四、理论支撑

采用的心理卫生量表应是行业公认的工具量表。

（一）症状自评量表（SCL-90）

由Derogatis制定，我国已制定了国内常模，能反应受试者心身症状的类型特征及程度。

（二）艾森克个性问卷（EPQ）

由龚跃先教授修订，有国内常模，测试受试者性格内外向（E维度）、神经质（N维度）、精神质（P维度），另有L维度测试受试者回答问题时是否仔细认真。

五、践行实施

（一）研究对象

1995年6～7月门诊就诊的慢性前列腺炎患者140例。

（二）研究方法

1. 诊断依据：病史及肛门检查前列腺液镜检。

2. 研究对象：分别一次性独立完成下列问卷填写。

（1）一般资料：包括姓名、年龄、职业、文化程度、婚姻等。

（2）艾森克个性问卷（简称 EPQ）：88 个项目。

（3）症状自评量表（SCL-90）：90 个项目。

（4）慢性前列腺炎调查问卷（自编）：①症状，24 个项目，包括排尿不适（6 项）疼痛部位（8 项）、性功能改变（6 项）及神经衰弱症状（4 项）方面项目。②心理负担，8 个项目，体现使患者苦恼及担心的项目。

（三）研究发现

1. SCL-90 各因子分及阳性项目数与国内常模比较（表 24－4－1）：除强迫、人际关系、敌对、偏执因子分外，其余因子分及阳性项目数均显著性高于国内常模（$P<0.01\sim0.05$），以躯体化、焦虑、恐怖、精神病性更明显。按 SCL-90 总分超过 160 分，或阳性项目数超过 43 项，或任一因子分超过 2 分为筛选心身症状阳性，本组心身症状筛选阳性 118 例，检出率为 84.3%（118/140）。筛选阴性 22 例，占 15.7%（22/140）。

表 24－4－1　SCL-90 各因子分及阳性项目数比较（$\bar{x}\pm s$）

	本组	常模	P 值
躯体化	1.69±0.67	1.38±0.49	<0.01
强迫	1.68±0.68	1.66±0.61	>0.05
人际关系	1.53±0.61	1.66±0.64	>0.05
抑郁	1.63±0.62	1.51±0.60	<0.05
焦虑	1.57±0.64	1.41±0.44	<0.01
敌对	1.57±0.64	1.48±0.56	>0.05
恐怖	1.37±0.45	1.23±0.37	<0.01
偏执	1.49±0.54	1.46±0.59	>0.05
精神病性	1.51±0.53	1.32±0.44	<0.01
阳性项目数	32.31±22.47	25.68±18.79	<0.01

结论：慢性前列腺炎心身症状检出率达 84.3%。慢性前列腺炎心身症状主要表现为躯体化、焦虑、恐怖、精神病性、抑郁等。

2. EPQ 结果与国内常模比较（表 24－4－2）：精神质（P）、内外向（E）分有显著性差异（$P<0.01$），而神经质（N）、掩饰（L）分无显著性差异（$P>0.05$）。但本组中有心身症状者与无心身症状者 EPQ 结果比较则 N 分显著性增高（$P<0.01$）。而 P、E、L 分差异无显著性（$P>0.05$，表 24－4－3）。

表 24－4－2　EPQ 结果与国内常模比较（$\bar{x}\pm s$）

	本组	常模	P 值
P	8.12±3.36	5.84±3.27	<0.01
E	9.06±4.36	10.14±4.33	<0.01
N	10.19±5.67	11.08±4.80	>0.05
L	12.52±3.01	12.99±3.86	>0.05

表 24-4-3 有无心身症状者之间 EPQ 结果比较（$\bar{x} \pm s$）

	有心身症状	无心身症状	P 值
P	8.14±3.38	8.05±3.27	>0.05
E	9.13±4.39	7.77±3.95	>0.05
N	11.11±5.50	5.23±3.65	<0.01
L	12.15±3.00	12.86±2.60	>0.05

结论：相关因素分析表明，慢性前列腺炎患者对疾病的心理负担较重，这可能与慢性前列腺炎患者个性特征多见于精神质及倾向内向有关。有心身症状者 N 分显著性高于无身症状者，提示在慢性前列腺炎患者中有心身症状者又多见于神经质个性者。

3. 心身症状与各不同症状、病程、年龄及心理负担因素分析：心身症状检出率，在有无性功能障碍者之间，以及有无排尿不适者之间差异无显著性（$P>0.05$），而在有疼痛及神经衰弱者中心身症状检出率显著增高（$P<0.05$，表 24-4-4）。≤40 岁、病程>1 年及有心理负担者，心身症状检出率显著高于>40 岁、病程<1 年及无心理负担者（$P<0.01$，表 24-4-5）。

表 24-4-4 心身症状与各不同症状的关系

	排尿不适		疼痛		性功能障碍		神经衰弱	
	有（120）	无（20）	有（84）	无（56）	有（76）	无（64）	有（90）	无（50）
心身症状阳性（n）	103	15	76	42	66	52	80	38
心身症状检出率/%	85.8	75.0	90.5①	75.0	86.8	81.3	88.9①	76

与右侧数值比较：①$P<0.05$。

表 24-4-5 心身症状与病程、年龄及心理负担的关系

	病程		年龄		心理负担	
	>1 年（78）	≤1 年（62）	≤40 岁（111）	>40 岁（29）	有（105）	无（35）
心身症状阳性（n）	70	48	97	21	97	21
心身症状检出率/%	89.7①	77.4	87.4①	72.4	92.4②	60.0

与右侧比较：①$P<0.05$；②$P<0.01$。

结论：与心身症状相关的因素分析表明，在不同症状方面，心身症状与有无性功能障碍及排尿不适。症状无显著性差异，但有疼痛及神经衰弱者出现心身症状的人数明显多于无疼痛及无神经衰弱者。说明慢性前列腺炎的心身症状是独立的症状，与排尿不适及性功能障碍无明显因果关系。

在病程方面，>1 年者出现心身症状的人数明显多于≤1 年者；年龄方面，≤40 岁者出现心身症状的人数明显多于>40 岁者；尤其在有心理负担者出现心身症状的人数明显多于无心理负担者。心理负担表现为为自己的慢性前列腺炎疾病及不适而苦恼和忧虑。担心项目如唯恐性功能丧失、炎症转为肿瘤、不育、尿道口“滴白液”伤“元气”等。

4. ≤40 岁组及>40 岁组各类症状比较　≤40 岁组在排尿不适、神经衰弱方面的发生率显著高于>40 岁组（$P<0.05$），而在疼痛及性功能障碍方面两组差异无显著性（$P>0.05$，表 24-4-6）。按症状发生率从高至低排列，≤40 岁组依次为：排尿不适、神经衰弱、疼痛、性功能障碍；而>40 岁组依次为排尿不适、疼痛、性功能障碍、神经衰弱。两组均以排尿不适为最主要症状，而在排尿不适的诸多表现中两组以尿频差异显著；≤40 岁组显著高于>40 岁组（$P<0.01$，表 24-4-7）。

表 24-4-6　≤40 岁组和>40 岁组各类症状比较

	例数	排尿不适		疼　痛		性功能障碍		神经衰弱	
		例数	%	例数	%	例数	%	例数	%
≤40 组	111	99	89.2	68	61.3	61	55.0	76	68.5
>40 组	29	21	72.4①	16	55.2	15	51.7	14	48.3①
合计	140	120	85.7	84	60.0	76	54.3	90	64.3

①组间比较 $P<0.05$。

表 24-4-7　≤40 岁组和>40 岁组排尿不适等症状比较

	例数	尿频		尿急		尿痛		排尿费力		夜尿 2 次以上		尿道口滴白液	
		例数	%	例数	%	例数	%	例数	%	例数	%	例数	%
≤40 组	111	65	58.6	41	36.9	38	34.2	41	36.9	23	20.7	34	30.6
>40 组	29	11	37.9①	6	20.7	7	24.1	7	24.1	9	31.0	6	20.7

①组间比较：$P<0.05$。

结论：慢性前列腺炎症状特点及不同年龄段表现有差异，其主要症状出现率从高至低依次为排尿不适、神经衰弱、疼痛、性功能障碍，但>40 岁患者神经衰弱表现较轻。排尿不适中以尿频症状最突出，而以≤40 岁患者更为明显。

（四）创新性

本研究结果发表论文：①中国心理卫生杂志，1997，11（2）：90-91。②湖南医科大学学报，1997，22（6）：537-538。③美国中华心身医学杂志，1997，1（4）：209-210。本研究结果 2000 年获湖南省科技进步四等奖。1999 年 8 月，经湖南省医学信息研究所查新检索证实，本作者在国内最先报道采用 SCL-90、EPQ 等量表对慢性前列腺炎患者的心身症状类型进行分类。以后有多位作者报道类似课题研究，其结果于本作者结果完全吻合，即慢性前列腺炎患者心身症状类型集中表现为焦虑、抑郁、恐惧、精神病性类型。国外有作者应用不同量表对慢性前列腺炎心身症状类型进行分类，结果也突出表现为焦虑与抑郁等。心身症状受不同国籍、社会、种族、生活习惯等影响很大，因此，国内外研究结果不能完全等同。本作者的研究发现，对慢性前列腺炎精神心理的心身症状的诊断与治疗有指导意义。

六、适用与展望

慢性前列腺炎患者有各种心身症状，因此，应重视患者的心理状况。而判断患者心理状况不能仅凭医生主观感觉，亦需应用心理卫生量表来评定。因心身症状影响慢性前列腺炎的治疗效果，可能是慢性前列腺炎主观症状不易改善的原因所在。因此，在治疗中应引入心理卫生治疗，对影响心身症状的一些认识问题做好心理卫生宣教，对可能导致心身症状的个性特征采取相应心理辅导，对心理健康差的患者根据其心身症状类型采取相应心理治疗，对心身症状严重者采取适当的抗焦虑或抗抑郁药物对症治疗，将会改善慢性前列腺炎的治疗。

针对心身症状的治疗措施虽不能从根本上治愈慢性前列腺炎这一顽症，但可作为慢性前列腺炎综合治疗中的一项措施，对改善患者的治疗效果无疑会起积极作用。慢性前列腺炎多发病于正值劳动力的中青年，其发病率高，治疗效果不佳，耗费了国家、社会和个人的大量精力和财力，因此，任何能改善慢性前列腺炎治疗效果的措施及方法均可产生较大的社会效益及经济效益。

心身症状在慢性前列腺炎的疾病发生发展中究竟扮演什么角色呢？是一种伴随症状还是致病因素？目前还不清楚，大多数学者认为慢性前列腺炎是一种疾病综合征。有学者认为慢性前列腺炎就是一种心身疾病。

〔杨金瑞〕

第五节 前列腺液白细胞计数是否与慢性前列腺炎病情程度有关

一、概　　述

慢性前列腺炎是成年男性最常见的疾病之一，约50%的男性在不同的时候受到慢性前列腺炎的影响，慢性前列腺炎病程长，临床症状差异明显，常表现为会阴部疼痛不适、排尿异常、性功能异常等非特异症状，严重影响患者的生活质量。慢性前列腺炎目前分为Ⅱ型及Ⅲ型，Ⅲ型根据前列腺液中白细胞的数量分为Ⅲa型和Ⅲb型。目前对于慢性前列腺炎的发病机制、病理生理学改变还不十分清楚，在判断和治疗前列腺炎过程中感到棘手。目前考虑慢性前列腺炎的主要病因可能为病原体感染、炎症和异常的盆底神经肌肉活动和免疫、神经内分泌、心理异常等共同作用的结果。

二、问题与困惑

慢性前列腺炎的病因不清，患者的临床表现因人而异，差异明显，难以通过临床症状来区分慢性前列腺炎分型。超声影像常表现前列腺结石或钙化、前列腺回声不均、前列腺周围静脉丛扩张，但各型之间无明显差异，不同年龄、病程患者的超声影像无明显相关。CT和MRI对慢性前列腺炎的诊断意义不大。血液和尿液检验未发现明显特异的阳性指标。而前列腺液中白细胞>10个/HP，对于慢性前列腺炎有诊断和分型意义，我们在临床上常遇到前列腺液中白细胞很少或无白细胞的患者症状明显，而前列腺液中白细胞明显增多的患者自觉症状不明显，前列腺液中白细胞数量能否提示前列腺炎程度或自觉症状程度，Ⅳ型前列腺炎就体现前列腺液白细胞计数和症状的不相符。

三、创新和思考

慢性前列腺炎病理生理复杂，没有明确的病因及病理生理改变，缺乏客观的、特异性的诊断依据，没有一个诊断方法来鉴别前列腺炎及其他盆底相关疾病，前列腺液中白细胞计数作为判别前列腺炎症及分型的传统常规方法，而白细胞计数的意义及临床价值仍不能明确，白细胞在慢性前列腺炎的发病机制中的地位尚不能明确。通过我们研究发现白细胞的多少与慢性前列腺炎的症状持续时间、严重程度无明显相关，即使前列腺炎处于症状期，前列腺液白细胞计数与患者的年龄、病程及症状程度无明显关系。

四、理论支撑

Potts提出一个“非前列腺中心”的观点，认为慢性前列腺炎症状是一种症候群的表现，病变不一定位于前列腺炎，属于一类功能性躯体综合征，难以用某一种疾病来解释，常伴有焦虑、抑郁等情绪及精神障碍。目前慢性前列腺炎的原因假说为病原学感染、化学性刺激、精神心理因素、神经内分泌因素、免疫反应异常、氧化应激学说、盆腔相关疾病因素、下尿路上皮功能异常，总之，慢性前列腺炎病因不清，病理生理不明。即使前列腺中有炎症浸润，前列腺液中白细胞的增多与前列腺组织内白细胞浸润的程度是否相关，前列腺的不同位置的炎症的程度也不完全相同，按摩前列腺所得的前列腺液也不能完全代表整个前列腺炎的炎症程度。

五、践行实施

目前文献资料提示慢性前列腺炎患者前列腺液白细胞计数与患者症状、病程无明显相关。2019版中国泌尿外科和男性疾病诊断治疗指南提示前列腺液白细胞的多少与症状的严重程度不相关。

六、适用与展望

目前由于前列腺炎的诊断依据不确切，不能针对病因进行治疗，治疗方法以改善症状、提高生活质量为主。

〔蒋照辉〕

第六节　天然植物提取物在前列腺癌治疗中的潜在价值

一、概　述

薯蓣素具有抗氧化作用，在众多实体肿瘤中还表现出抗癌能力。SHP1 蛋白含有氧化敏感性的结构域，也是抗癌治疗的作用靶点。本研究分别用雄激素敏感及非雄激素依赖的两种细胞系，利用体外及体内实验，研究在 IL-6 和 DHT 的刺激下，薯蓣素对前列腺癌抗癌作用及可能机制。结果发现薯蓣素能够促进 SHP1 磷酸化，抑制 AKT/MAPK 信号通路，促进细胞凋亡，抑制癌细胞的生长和侵袭。体内实验也发现薯蓣素能够抑制肿瘤生长速度，减少肿瘤体积。我们的研究提示自然提取物薯蓣素可能是前列腺癌的潜在治疗药物

二、问题与困惑

已发现多种植物提取物具有抗癌作用，如穿山龙的提取物薯蓣素。薯蓣素具有抗炎，免疫调节，降血脂，抗病毒，抗真菌和抗过敏作用，还通过抗氧化等多种途径表现出抗癌活性。目前已发现薯蓣素能够抑制包括前列腺癌在内的多种实体肿瘤，表现明显的抗肿瘤作用，但是其在前列腺癌中研究较少，其作用机制也尚未完全阐明。SHP1 是络氨酸蛋白家族成员，可以通过活性位点半胱氨酸感受活性氧（ROS）可逆氧化调节，影响酪氨酸磷酸化介导的细胞过程。研究发现 SHP1 能够被植物提取物激活，但是在前列腺癌中，薯蓣素能否通过 SHP1 表现抗肿瘤作用尚且未知。在此，我们探讨薯蓣素是否激活 SHP1 抑制前列腺癌，以及 AKT/MAPK 信号通路在此过程中的作用，为前列腺癌的药物研发提供理论依据

三、创新与思考

我们知道目前各大指南推荐的前列腺癌治疗药物均是人工合成的西药，而中医学具有其丰富的历史和中草药精华，却难以在前列腺癌等癌症治疗中获得深入的研究，为中医学在前列腺癌的诊治作用提供治疗的潜在价值。因此我们结合文献资料及既往研究基础，设计了这项研究，为前列腺癌药物治疗提供新的方向和理论基础。

四、理论支撑

薯蓣素一种天然的类固醇皂苷，越来越多的证据认为薯蓣素可以对多种癌症的促凋亡和抗癌特性。Zhou 等人在研究自然提取物对直肠癌糖酵解的作用时，筛选了 88 种天然产物，最终发现仅薯蓣素可显著抑制 Skp2 从而抑制直肠癌细胞中的糖酵解，主要机制是薯蓣素减弱 Skp2 的磷酸化，增强其泛素化和降解，从而缩短 Skp2 的半衰期降低了 Skp2 的蛋白质水平。用薯蓣素处理人肺癌细胞 A549，NCI-H446 和 NCI-H460 后，发现这些细胞 DNA 损伤，线粒体结构发生改变，并在 S 期阻断细胞周期，促进肺癌细胞凋亡。而研究表明薯蓣素可能是前列腺癌的潜在治疗药物。薯蓣素可以显著抑制 PC3 细胞的细胞活力，克隆形成，运动性并诱导细胞凋亡，同时薯蓣素降低醛脱氢酶（ALDH）及 CD133 和 CD44 共表达的水平，对前列腺癌干细胞（PCSCs）具有有效的抑制活性。而关于薯蓣素在抑制癌症方面的作用机制目前还不是非常明确，值得进一步研究。另外前列腺癌从激素依赖到不依赖，为其治疗带来很大的困难，而探索新的治疗非激素依赖前列腺癌的药物意义重大，薯蓣素能否对激素抵抗的前列腺癌具有潜在的抗肿瘤活性及其可能机制也值得进一步探索。

五、践行实施

(一)研究方法

1. 细胞培养和转染：LNCaP-C-33（LNCaP）和 LNCaP-C81 分别是雄激素敏感前列腺癌细胞和雄激素非依赖前列腺癌细胞，本实验细胞购自中国科学院。将细胞常规保存在常规培养基中进行培养，即补充有 10%（v/v）FBS，2 mM 谷氨酰胺和 50 μg/mL 庆大霉素的酚红阳性 RPMI 1640 培养基。使用 Lipofectamine™ 2000（Invitrogen，CA，USA）转染 siRNA。混合稀释的 siRNA 和稀释的 Lipofectamine™ 3000。将 siRNA-LipofectamineTM3000 复合物加入到每一个包含细胞和培养基的孔中，进行细胞转染。本实验使用 3 种 SHP1 siRNA 序列如下，SHP1-SiRNA-1（siRNA-893，F：5'-GGUGAAUGCGGCUGACAUUTT-3'，R：5'-AAUGUCAGCCGCAUUCACCTT-3'）；SHP1-SiRNA-2（siRNA-666 F：5'-CCUGGAGACUUCGUGCUUUTT-3'，R：5'-AAAGCACGAAGUCUCCAGGTT-3'；SHP1-SiRNA-3（siRNA-340，F：5'-GCAAGAACCAGGGUGACUUTT-3'，R：5'-AAGUCACCCUGGUUCUUGCT-3'）。阴性对照 SHP1-NC（F：5'-UUCUCCGAACGUGUCACGUTT-3'，R：5'-ACGUGACACGUUCGGAGAATT-3'）。

2. 细胞增殖：在 96 孔板加入细胞 100 μL/孔（约 1×10^4），置 37 ℃ 5% CO_2 培养箱培养细胞 24 小时。加入适当浓度的药物处理后继续培育。将 5×MTT（Sigma，USA）用稀释缓冲液稀释成 1×MTT。每孔加 50 μL 1× MTT，孵育 4 小时。吸出上清液，每孔加 150 μL DMSO（Sigma，USA），摇匀。酶标仪（Sunnyvale，USA）在 570 nm 波长处检测每孔的光密度，并计算细胞存活率。

3. 细胞凋亡：Annexin V-FICT/PI（Mbchem M3021，USA）双染法检测细胞凋亡。在室温下收集细胞。用预冷 1×PBS（4 ℃）50 μL 重悬细胞后进行离心。将每份标本（10^5～10^6 细胞）配制 Annexin V 标记液 100 μL，悬浮细胞并培育 15 分钟后，再加入 10 μL PI。再每 100 μL 孵育液中加入预先备好的冷的 400 μL 1×Binding Buffer 稀释，15 分钟内进行流式细胞检测。

4. 细胞划痕修复实验：在 6 孔板背面画出参考线。在每孔中加入 5×10^{-5} 个细胞，待细胞铺满孔底，用 20 μL 枪头在细胞中间划出“一”字形划痕，作为 0 小时对照并计数。用无血清培养基洗涤每孔 3 次，去除划掉的细胞；放入 37 ℃ 5% CO_2 培养箱培养 24 小时，取出 6 孔板进行计数。

5. 细胞克隆形成实验：取对数生长期的单层培养细胞，用 0.25%胰蛋白酶消化并吹打成单个细胞，计数，每皿调整细胞浓度为 1 000 个，并进行药物干预。再将细胞悬液分别接种含 3 mL 37 ℃预温培养液的皿中，并轻轻转动，使细胞分散均匀。置 37 ℃ 5% CO_2 及饱和湿度的环境下，静置培养 2～3 周。计数每个细胞克隆所含细胞的数量，计算细胞集落形成率。

6. 细胞侵袭实验：用 60～80 μL 基质胶稀释液分别包被 Transwell 底面和上层小室（Corning，USA），置 37 ℃ 30 分钟使 Matrigel 聚合成凝胶以制备 Transwell 小室。将细胞进行消化，离心，PBS 洗涤和重悬后，调整细胞密度至 5×10^4/mL。孔板下室加入 1 mL 含 FBS 的培养基。上室加入细胞悬液，培养 24 小时，取出下室基底膜。擦去基质胶和上室细胞；用 95%乙醇固定 15～20 分钟；苏木素染色 10 分钟。于倒置显微镜观察并计数。

7. 裸鼠成瘤：将正常培养 LNCaP、LNCaP-C81 细胞，经传代后进行以下分组及处理。将无特殊处理的 LNCaP-C81 成瘤组（A 组：LNCaP-C81）；最佳剂量薯蓣素处理后的 LNCaP-C81（B 组：LNCaP-C81＋薯蓣素）；将 SHP1 敲除并同时给与最佳剂量薯蓣素处理后的 LNCaP-C81（C 组：LNCaP-C81＋SHP1-KO＋薯蓣素）；无特殊处理的 LNCaP 成瘤组（D 组：LNCaP）；最佳剂量薯蓣素处理后的 LNCaP（E 组：LNCaP＋薯蓣素）；将 SHP1 敲除并同时给与最佳剂量薯蓣素处理后的 LNCaP（F 组：LNCaP＋SHP1-KO＋薯蓣素）。将每组细胞调制 1×10^6 细胞浓度，以每注射点接种总体积 0.2 mL，在 6 周龄 BALB/c 裸鼠（中科院）近肢体皮下部位进行成瘤。饲养一周后开始测量瘤体大小（最长径 a 和最短径 b，3 天 1 次，连续 6 次）。以时间为横坐标，肿瘤体积为纵坐标绘制肿瘤生长曲线（肿瘤体积按照公式：$V=a\times b^2\times0.52$ 计算肿瘤体积，mm^3）。取裸鼠肿瘤组织进行 Ki67 免疫组化检测，检测各蛋白并做分析。

8. 蛋白质印迹：使用 RIPA 裂解液［1% NP-40、0.1% SDS（SIGMA）、50 mol/L DTT］提取细胞或组织蛋白。将蛋白在 10%的 SDS-PAGE 进行电泳分离，加入 1 mL 一抗（Table 2），孵育 2 小时，弃去一抗，再加 2～3 mL PBST 洗涤后，加入 1 mL 二抗，4 ℃过夜。条带信号以 Gel pro 4.0 版凝胶光密度分析软件（Media Cybernetics，MD，USA）进行分析。

9. 免疫组化：切片厚度 3 μm，60 ℃～65 ℃烤片 4 小时。经过切片脱蜡和水化后，1×PBS 缓冲液（0.01 mol/L，pH 7.2）洗涤。采用高压方式修复石蜡切片组织抗原。PBS 冲洗切片，每张切片加 50 μL 第一抗体（Ki-67 GTX16667/genetex 兔抗，稀释度 1∶100），4 ℃过夜。经 PBS 冲洗后，每张切片依次加 5 0 μL 生物素标记的第二抗体，加 50 μL 链霉菌抗生物素及过氧化物酶溶液孵育。PBS 冲洗后，每张切片加 1～2 滴新鲜配制的 DAB（Cat. No：DAB—0031/1031），显微镜下观察。经苏木素复染，梯度酒精脱水干燥，中性树胶封固。每张片子在 200 倍镜下和 400 倍镜下采图并分析。

10. 统计分析：每组实验均按照实验设计的规定一式两份或一式三份进行，并重复至少 2～3 次，并计算实验结果的平均值和标准误差值。Student-t 检验用于各组之间的比较。$P<0.05$ 被认为具有统计学意义。

（二）研究结果

1. 筛选最佳薯蓣素最佳作用剂量和作用：将不同浓度薯蓣素（0.1、0.5、1、5、10、25 及 50 μg/mL）处理 LNCaP-C81 细胞 24 小时后，然后收集细胞进行 SHP1 及其已知的 3 个零酸化位点，即 2 个 C 端酪氨酸残基（Y536 和 Y564）和丝氨酸 591（S591）。结果发现在 10 μg/mL 薯蓣素处理 24 小时情况下时，LNCaP-C81 细胞表达的 SHP1 及 p-SHP1（Y536）表达均最高（$P<0.001$）。提示可以用 p-SHP1（Y536）测量 SHP1 磷酸化水平。再用 10 μg/mL 薯蓣素进行不同时间干预（0、3、6、12、24、48 小时），发现处理 24 小时时，此时 SHP1 蛋白及 p-SHP1（Y536）表达均最高（$P<0.001$）。进行细胞功能实验，发现在 10 μg/mL 薯蓣素处理 24 小时时，LNCaP-C81 细胞增殖活力达到明显抑制，而细胞凋亡明显提高（$P<0.05$），因此后续研究中，我们选择持续 24 小时 10 μg/mL 薯蓣素干预 LNCaP-C81。

同样的方法干预 LNCaP 细胞，以筛选最佳薯蓣素处理浓度及时间，结果也发现在 10 μg/mL 薯蓣素处理 24 小时情况下，SHP1 蛋白及 p-SHP1（Y536）表达最高（$P<0.001$）；此时 LNCaP1 细胞的增殖活力较前明显降低，而细胞凋亡率明显增高（$P<0.05$），因此也我们选择 24 小时 10 μg/mL 薯蓣素作为后续研究中干预 LNCaP。

2. 薯蓣素调控 SHP1 逆转 IL-6 诱发的前列腺癌细胞增殖和侵袭行为：先寻找最佳 SHP1 干扰序列。我们分别用 SHP1-NC、SHP1-SiRNA-1、SHP1-SiRNA-2 和 SHP1-SiRNA-3 转染 LNCaP-c81 24 小时后测定 SHP1 蛋白，发现 SHP1-SiRNA-2 能够完全阻断 SHP1 蛋白的表达，使其表达量为 0，达到 SHP1 基因敲除的作用。

然后将 LNCaP-C81 分为四组，分别进行常规培养（组 A：LNCaP-C81）；IL-6 干预（组 B：＋IL-6）；IL-6 及薯蓣素共同处理（组 C：＋IL-6＋薯蓣素）；SHP1 敲除并给予 IL-6 及薯蓣素共同处理（组 D：＋SHP1-KO＋IL-6＋薯蓣素）。其中 IL-6 的使用剂量 5 ng/mL。处理 24 小时后，发现 IL-6 能够显著抑制 p-SHP1（Y536）表达（$P<0.01$），而后续信号蛋白磷酸化水平也收到明显调控，我们发现 p-Erk1/2（Thr202/Tyr204）、p-P38（Tyr182）、p-AKT（Tyr326）表达均明显增高（$P<0.01$），而对 p-Erk1/2（Thr177）和 p-P38（Thr180）抑制作用不显著（$P>0.05$）。相反，薯蓣素能够逆转 IL-6 对这些磷酸化蛋白的作用，它能够明显促进 p-SHP1（Y536）表达（$P<0.01$），抑制信号蛋白 p-Erk1/2（Thr202/Tyr204）、p-P38（Tyr182）和 p-AKT（Tyr326）（$P<0.05$）。细胞实验发现，IL-6 通过抑制 p-SHP1（Y536），促进 LNCaP-C81 细胞增殖和细胞克隆，增加细胞划痕后修复能力及细胞迁移能力（$P<0.01$），而对细胞凋亡无明显作用（$P>0.05$）。而薯蓣素能够可以促进 p-SHP1（Y536）表达，抑制细胞增殖，促进细胞凋亡，抑制细胞克隆、降低细胞划痕后修复能力及细胞迁移能力（$P<0.05$）。

但是，当把 SHP1 敲除后，薯蓣素的作用明显受到抑制，提示 SHP1 基因可能是薯蓣素的作用靶点。

同样方法研究 IL-6 及薯蓣素对 LNCaP 细胞的作用。在 LNCaP 细胞中，SHP1-SiRNA-2 也能够完全阻断 SHP1 的表达。进一步研究也发现与 LNCaP-C81 中类似的结果，即 IL-6 抑制 p-SHP1（Y536）表达（$P<0.01$），促进 p-Erk1/2（Thr202/Tyr204）、p-P38（Tyr182）、p-AKT（Tyr326）信号蛋白的表达（$P<0.01$），促进细胞增殖，抑制细胞凋亡、促进细胞克隆、增强细胞划痕后修复能力及细胞迁移能力（$P<0.01$）；而薯蓣素能够逆转 IL-6 对 LNCaP1 的这些作用，同时 SHP1 敲除后，薯蓣素的作用明显受抑（$P<0.05$）。

3. 薯蓣素调控 SHP1 逆转 DHT 诱发的前列腺癌细胞增殖和侵袭行为：将 LNCaP-C81 分别进行以下不同处理，分别是常规培养（组 A：LNCaP-C81），DHT 干预（组 B：＋DHT），DHT 及薯蓣素共同处理（组 C：＋DHT＋薯蓣素）及 SHP1 敲除再给予 DHT 及薯蓣素共同处理（组 D：＋SHP1-KO＋DHT＋薯蓣素）。处理 24 小时后，发现 DHT 干预后 p-SHP1（Y536）表达显著降低（$P<0.01$），而其后续信号蛋白 p-Erk1/2（Thr202/Tyr204）、p-P38（Tyr182）和 p-P38（Thr180）表达明显增高（all $P<0.01$），而对 p-Erk1/2（Thr177）和 p-AKT（Tyr326）抑制不明显（$P>0.05$）。而薯蓣素能够逆转 DHT 对 LNCaP-C81 的作用，它能够明显促进 p-SHP1（Y536）表达（$P<0.01$），抑制信号蛋白表达 p-Erk1/2（Thr202/Tyr204）、p-P38（Tyr182）和 p-P38（Thr180）（$P<0.05$）。细胞功能实验发现，DHT 可能通过抑制 p-SHP1（Y536）表达，促进 LNCaP-C81 细胞增殖，细胞克隆、细胞划痕后修复能力均明显增加（$P<0.05$），而对细胞凋亡及细胞迁移能力（$P>0.05$）无明显影响；而薯蓣素能够却可以促进 p-SHP1（Y536）表达，抑制细胞增殖，促进细胞凋亡，抑制细胞克隆、降低细胞划痕后修复能力及细胞迁移能力（$P<0.05$）。而当把 SHP1 敲除后，薯蓣素的作用明显削弱。

同样方法研究 DHT 对 LNCaP 的作用，也发现与 LNCaP-C81 类似的结果。DHT 能够抑制 p-SHP1（Y536）表达（$P<0.01$），促进 p-Erk1/2（Thr202/Tyr204）、p-P38（Tyr182）和 p-P38（Tyr180）表达（$P<0.01$），进而促进细胞克隆形成（$P<0.05$），而对细胞增殖，细胞凋亡、细胞划痕后修复能力及细胞迁移能力无明显影响（$P>0.05$）；而薯蓣素能够逆转 DHT 对这些磷酸化蛋白的作用，同时可以显著抑制细胞增殖、促进细胞凋亡、抑制细胞克隆形成，降低细胞划痕修复能力及细胞迁移（$P<0.05$）。而在 SHP1 敲除后，则薯蓣素的作用明显削弱。

4. 在体实验进一步验证薯蓣素对前列腺癌的抑制作用：将 BALB/c 裸鼠按上述方法分组处理后，观察发现无论是 LNCaP-C81 还是 LNCaP 细胞种植的裸鼠，薯蓣素都可以抑制肿瘤的生长（$P<0.01$）。通过 IHC 检测肿瘤组织 Ki67 表达情况，来评估肿瘤细胞增殖，发现 Ki67 在各组肿瘤中的表达量却无明显变化（$P>0.05$），提示薯蓣素可能不能抑制肿瘤细胞增殖。磷酸化蛋白检测发现，薯蓣素能够促进 p-SHP1（Y536）表达（$P<0.05$），均抑制信号蛋白 p-Erk1/2（Thr202/Tyr204）、p-P38（Tyr182）、p-P38（Thr180）和 Caspase-3（35 Ku）的表达（$P<0.01$），并且均显著促进 Caspase-3（17/19 Ku）及 Bad 表达（$P<0.01$）。而对 p-Erk1/2（Thr177），p-AKT（Tyr326）和 p-AKT（Ser129）的表达则没有显著作用（$P>0.05$）。而 SHP1 基因敲除后，则薯蓣素的作用显著降低，p-SHP1（Y536）及其后续通路蛋白的表达均出现相反结果。这些结果提示薯蓣素可能靶向促进 SHP1 的磷酸化，通过抑制下游 Erk1/2 和 P38 信号通路，促进 Caspase-3 和 Bad 相关的凋亡，从而达到抑制前列腺癌作用（图 24－6－1）。

（三）研究解释与意义

通过结合体内外研究，我们发现薯蓣素能够促进 SHP1 磷酸化 p-SHP1（Y536）表达，并抑制 p-Erk1/2（Thr202/Tyr204），p-P38（Tyr182），p-P38（Thr180）和 Caspase-3（35 Ku）的表达，并促进 Caspase-3（17/19 Ku）及 Bad 表达，从而抑制癌细胞的增殖和侵袭，并且。这一研究为阐释前列腺癌发展的新机制及挖掘新的治疗药物提供了研究基础。

既往发现 IL-6 在前列腺癌进展和治疗中都具有重要作用，因此我们的研究一个主要方面就是对比 IL-6 处理前后薯蓣素对前列腺癌的作用及可能机制。我们发现晚期前列腺癌患者的血清中 IL-6 的水平经

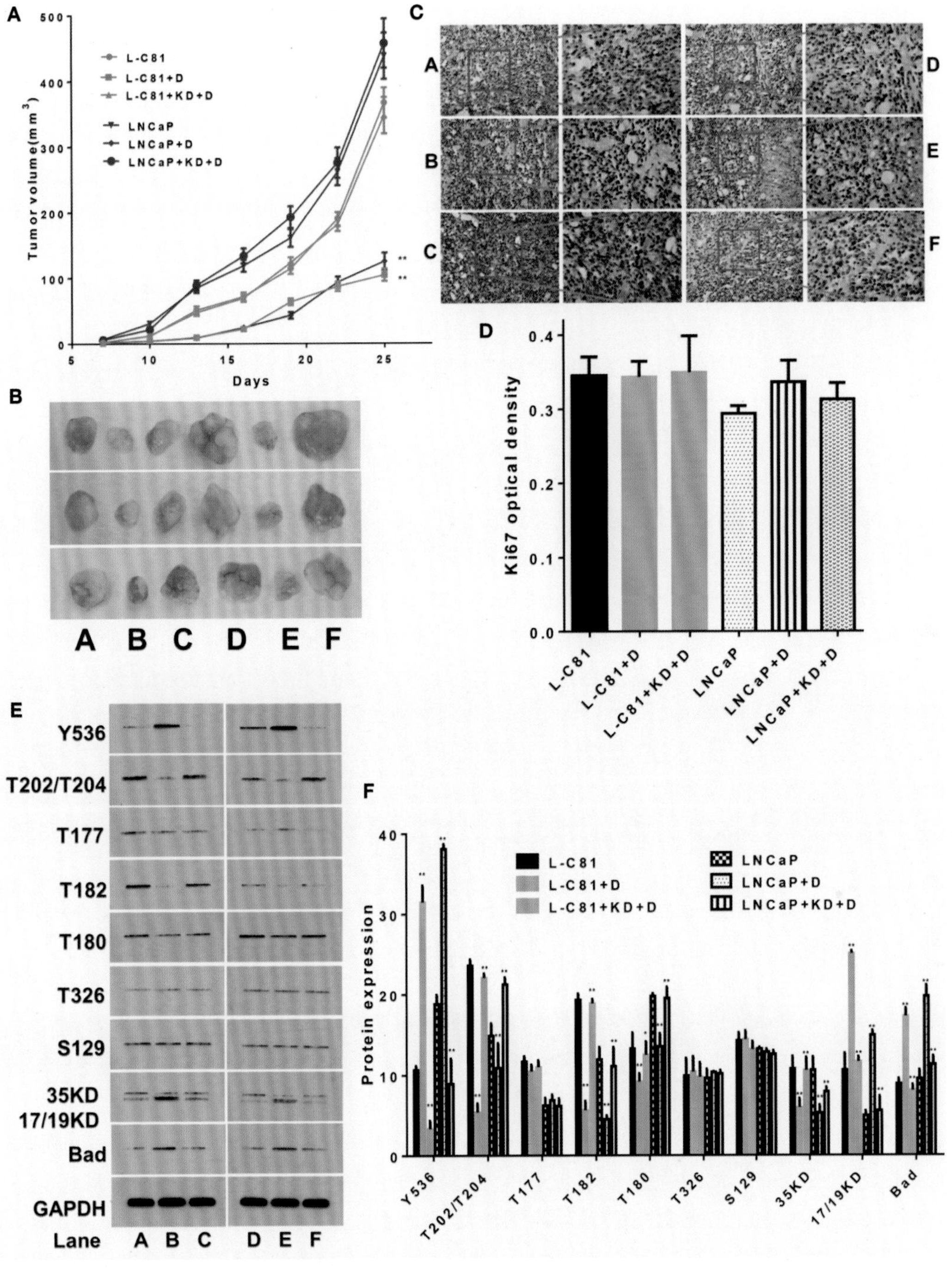

图 24-6-1　体内实验验证了薯蓣素对前列腺癌的抑制作用。（A、B）薯蓣素抑制 LNCaP-C81 或 LNCaP 细胞成瘤 BALB/c 裸鼠的肿瘤生长（$P<0.01$）。(C，D) Ki67 用于评估肿瘤细胞增殖，但两组之间没有显著变化（$P>0.05$）。（E、F）薯蓣素促进 p-SHP1（Y536）的表达（$P<0.05$），并抑制 p-Erk1/2（T202/T204），p-P38（T182），p-P38（T180）和 caspase-3（35 KD）蛋白表达（$P<0.01$）。它还显著促进了 caspase-3（17/19 KD）和 Bad（均<0.01）的表达（F）所示。* 代表 $P<0.05$；* * 代表 $P<0.01$。(图引用自文献 doi：10.3389/fphar.2020.01099)。

常升高，因此可以用 IL-6 长期处理前列腺癌细胞建立晚期前列腺癌的体外模型。研究发现对比未进行 IL-6 处理后的子代细胞，经过 IL-6 处理的 LNCaP 细胞表现出现更强的增殖速率，同时再给予前者 IL-6 治疗，发现这些细胞的增殖不能够被抑制，而后者能够被抑制。IL-6/JAK/STAT3 通路在肿瘤微环境中以及针对该途径的药物研究都具有重要作用，而细胞激酶 SHP1 是 STAT3 激活重要的负调节剂之一，提高 SHP1 的表达可以抑制 STAT3 达到抗肿瘤的作用。在重组 IL-6 培育情况下，通过细胞连续培养从亲代 LNCaP 细胞中衍生出的亲代 LNCaP 细胞和 LNCaP-IL6＋子代系，研究发现与 LNCaP 细胞相比，LNCaP-IL6＋子系中 ERK 和 STAT3 的磷酸化增加，而 pAKT 减少。使用 SHP1siRNA 进行的过度表达和抑制实验表明，SHP1 减少了两种细胞系的增殖和凋亡，SHP1 抑制 LNCaP 和 LNCaP-IL6＋细胞的生长并增加凋亡，表明 SHP1 可能是前列腺癌的治疗靶点。本研究中，薯蓣素能够抑制 IL-6 处理后细胞的增殖及迁移，可能是通过促进 SHP1 磷酸化，从而抑制 Erk1/2，P38，PI3K/AKT 磷酸化蛋白的表达，表现出对抗 IL-6 及 DHT 诱导的细胞增殖、克隆形成、细胞划痕修复及迁移。

同样的 DHT 在前列腺癌发生和进展中都有重要作用，在机制上 DHT 能够诱导 ErbB-2 激活，再激活 ERK1/2 介导 PCa 细胞增殖，反之，ErbB-2 特异性抑制剂可抑制雄激素刺激的细胞增殖，还可以阻断 ERK1/2 激活。我们发现薯蓣素能够抑制 DHT 处理后细胞的增殖及迁移，其作用机制与薯蓣素抑制 IL-6 处理后的 PCa 细胞具有类似的作用机理。

薯蓣素一种天然的类固醇皂苷，越来越多的证据认为薯蓣素可以对多种癌症的促凋亡和抗癌特性。在研究自然提取物对直肠癌糖酵解的作用时，研究者筛选了 88 种天然产物，最终发现仅薯蓣素可显著抑制 Skp2 从而抑制直肠癌细胞中的糖酵解，主要机制是薯蓣素减弱 Skp2 的磷酸化，增强其泛素化和降解，从而缩短 Skp2 的半衰期降低了 Skp2 的蛋白质水平。用薯蓣素处理人肺癌细胞 A549，NCI-H446 和 NCI-H460 后，发现这些细胞 DNA 损伤，线粒体结构发生改变，并在 S 期阻断细胞周期，促进肺癌细胞凋亡。前列腺癌从激素依赖到不依赖，为其治疗带来很大的困难，而探索新的治疗非激素依赖前列腺癌的药物意义重大。而研究表明薯蓣素可能是前列腺癌的潜在治疗药物。薯蓣素可以显著抑制 PC3 细胞的细胞活力，克隆形成，运动性并诱导细胞凋亡，同时薯蓣素降低醛脱氢酶（ALDH）及 CD133 和 CD44 共表达的水平，对前列腺癌干细胞（PCSCs）具有有效的抑制活性。在本研究中，我们分别利用雄激素敏感前列腺癌细胞 LNCaP-C-33（LNCaP）和雄激素非依赖的 LNCaP-C81 进行处理，发现薯蓣素可能对激素敏感和抵抗时期的前列腺癌均有效抑制细胞增殖及减少迁移，具有重要的抗前列腺癌作用。

关于薯蓣素在抑制癌症方面的作用机制目前还不是非常明确。寻找潜在的癌症治疗药物发现薯蓣素可能是 TOP1 抑制剂，可以终止细胞周期和 DNA 复制来治疗癌症，还可以下调 EGFR 和 EGF 抑制癌症，并通过调节 JNK 信号通路具有抗炎活性。薯蓣素也能有效抑制 VEGFR2 信号通路以及 AKT/MAPK 通路诱导的血管生成，从而在体内抑制肿瘤细胞的增殖，并且可以在体外抑制细胞的迁移和侵袭。研究发现传统草药毛蕊花苷可以通过减弱 TAK-1/JNK/AP-1 信号的激活来增强 SHP1 的磷酸化，导致 COX 和 NOS 的表达和活性降低，从而具有抗炎作用；反之 SHP1 耗竭则消除了毛蕊花苷抗炎作用。薯蓣素通过缺氧诱导因子-1α，激活激酶，p38 MAPK 和 Akt 信号通路，上调成骨细胞样细胞中的 VEGF-A 并促进血管生成，从而促进骨形成和骨折愈合。在肺癌研究中，薯蓣素处理 A549 和 H1299 细胞会导致 ERK1/2 和 JNK1/2 活性呈剂量依赖性增加，同时 PI3K 表达降低，Akt 和 mTOR 磷酸化降低。在前列腺癌中，我们发现薯蓣素可以促进 SHP1 磷酸化，通过 AKT/MAPK 信号通路，促进细胞凋亡，抑制癌细胞的生长和侵袭。

需要注意的是薯蓣素的抗肿瘤作用，可能是通过其的水解产物薯蓣素配基起作用的。薯蓣素配基能够抑制 pAkt 表达和 Akt 激酶活性，还通过下调雌激素受体阳性（ER＋）和雌激素受体阴性（ER-）膀胱癌细胞中的细胞周期蛋白表达而导致 G1 细胞周期停滞，从而抑制细胞增殖并诱导凋亡，体内研究表明薯蓣素配基可以显著抑制裸鼠肿瘤生长。薯蓣素配基通过抑制 PI3K/Akt/mTOR 信号通路促进细胞凋亡和自噬抑制 DU145 细胞的增殖，并且介导的自噬抑制作用增加了细胞凋亡，从而增加了其对 DU145 的抑制效果。薯蓣素配基还可以通过调节上皮-间质转化和肌动蛋白细胞骨架来改变细胞运动性，抑制基质屏障降解并抑制血管生成，从而拮抗肿瘤转移。薯蓣素配基可以抑制过表达 HER2 的癌细胞中 FAS 的表达并调节 Akt，mTOR 和 JNK 磷酸化。薯蓣素配基还可以逆转癌细胞的多药耐药性并使癌细胞对标准化学疗法敏感，通过合成薯蓣素配基类似物和纳米制剂，可以改进的抗癌功效和药代动力学特征，增强抗肿瘤作用。另外也发现 SHP1 是一种含 SH2 结构域的蛋白酪氨酸磷酸酶，具有氧化敏感性，可作为抗肿瘤作用的靶点。研究发现 SHP1 蛋白在某些非淋巴细胞细胞系中正常表达或过度表达，例如前列腺癌，卵巢癌和乳腺癌细胞系，其调节功能异常可导致细胞异常生长并诱发各种癌症。在 PC-3 细胞中，小干扰 RNA 诱导 SHP1 耗竭会导致细胞周期停滞 G1 相，另外 SHP1 敲除可提高 p27（Kip1）（p27）蛋白质的稳定性、核定位和 p27 基因转录，这些作用可能是通过 PI3K-AKT 通路进行介导的，因此 SHP1 可能控制细胞周期进程的正常运作必要的因子。另一个研究发现与 PC3 细胞相比，SHP1 在 LNCaP 前列腺癌细胞中表达水平更高，在 LNCaP 细胞中，用 siRNA 沉默 SHP1 导致增殖率增加，而 SHP1 在 PC3 细胞中过表达缺导致增殖减少。并且在前列腺癌患者中，肿瘤水平的 SHP1 表达与生化复发时间和临床进展之间呈负相关。另外，SHP1 启动子的 DNA 甲基化是导致 SHP1 磷酸酶在 T 细胞淋巴瘤和其他恶性肿瘤中丢失的原因，其机制可能 STAT3、DNMT1 和组蛋白脱乙酰酶 1 形成复合物，能在体内与 SHP1 启动子结合，从而诱导 SHP1 的表观遗传沉默，因此逆转 SHP1 的基因沉默可能是一个有潜力的新的抗癌疗法。毛蕊花苷是天然的抗氧化剂，用毛蕊花苷处理后的胶质母细胞瘤细胞表现出减少的细胞增殖，迁移，侵袭和凋亡增加，同样在毛蕊花苷处理后的胶质母细胞瘤小鼠模型中，肿瘤体积和生长减少，这可能是由于毛蕊花苷作用使 SHP1 表达升高，磷酸化（p）-STAT3 表达降低有关。SC-43，SC-78 是 SHP1 的激动剂，可以刺激 SHP1 使 IL-6 诱导的 STAT3 磷酸化 STAT3 失活，从而抑制癌症干细胞，可用于转移性结直肠癌的治疗。我们的研究发现薯蓣素可能是 SHP1 新的作用药物，薯蓣素能够促进 SHP1 的磷酸化，通过抑制下游通路，表现出潜在的治疗前列腺癌的作用。

我们检测肿瘤组织 Ki67 表达，来评估肿瘤细胞增殖，而结果显示在各组肿瘤中的表达量却无明显变化，提示薯蓣素可能没有直接抑制肿瘤细胞增殖。整链 Caspase 3（35 Ku）在薯蓣素作用下明显被抑制，而其分裂形式（19 Ku 和 17 Ku）明显增加，意味着薯蓣素可能促进了 Caspase 3 相关性细胞凋亡的发生。同样我们也发现薯蓣素也能够促进 bad（促凋亡 BCL-2 家族成员）的表达显著增加，也提示薯蓣素可能通过 bad 途径促进肿瘤细胞凋亡。

六、适用与展望

我们利用雄激素敏感及非依赖的两种细胞系进行体外及体内实验，发现薯蓣素能够逆转 IL-6 和 DHT 刺激下的前列腺癌细胞的生物活性。这种作用可能是薯蓣素通过促进 SHP1 磷酸化［p-SHP1（Y536）］，抑制 Erk1/2，P38，PI3K/AKT 等信号通路实现的。我们的结果提示薯蓣素可能是前列腺癌的潜在治疗药物。

〔魏永宝〕

第七节　非那雄胺治疗良性前列腺增生时对同时合并的慢性前列腺炎的治疗效果

一、概　　述

慢性前列腺炎（CP）可以发生在男性的各个年龄段，在成年男性中的发病率为 4%～25%；对有排尿异常的老年男性患者，可以患 CP、良性前列腺增生（BPH）或同时患有该两种疾病。非那雄胺（保列治）是一种 5α 还原酶抑制剂，它选择性地抑制 5α 还原酶活性，阻止睾酮向双氢睾酮转化，降低双氢睾酮水平，缩小前列腺体积，因而保列治是治疗 BPH 的有效药物。非那雄胺（保列治）治疗 BPH 一般在用药 3 个月以上疗效更明显。以往人们多注意非那雄胺在 BPH 治疗中的作用及疗效，近年来，有作者发现非那雄胺治疗 CP 也有较好疗效。

二、问题与困惑

慢性前列腺炎与良性前列腺增生的发病部位均在前列腺。有研究表明良性前列腺增生患者可同时伴有慢性前列腺炎疾病。应用治疗前列腺增生的某些药物是否在治疗 BPH 的同时对 CP 也有治疗效果呢?

三、创新与思考

非那雄胺在治疗 BPH 的临床应用中获得了肯定的疗效，在临床上选用非那雄胺治疗合并 CP 的 BPH 患者，通过检查前列腺液这一诊断 CP 的客观指标的变化来判断其同时治疗 CP 的效果。

四、理论支撑

同时患有 BPH 及 CP 的患者在临床上是客观存在的，以往观察非那雄胺治疗 BPH 的疗效指标常常不包括 CP 的疗效指标，如前列腺液的检查指标变化。在治疗 BPH 观察疗效指标的同时了解 CP 的疗效指标变化，对指导医师非那雄胺的临床用药是有积极作用的。

五、践行实施

（一）应用对象

门诊 40 例 BPH 合并 CP 患者。

（二）诊断标准

所有患者均根据临床表现、直肠指检、B 超检查、尿流率测定诊断为 BPH，并经前列腺液检查（EPS）确诊合并 CP。由于 CP 与 BPH 并存，下尿路症状也与 BPH 有关。故入选病例主要以前列腺液检查中卵磷脂小体、白细胞和脓细胞数量来作为 CP 的重要诊断及疗效判断标准。

（三）治疗方法

口服非那雄胺，5 mg/次，1 次/d，连续 3 个月。治疗前 2 周及治疗期间停用对排尿功能有影响的药物及其他治疗前列腺疾病药。

（四）观察项目

治疗前及治疗 3 个月后观察项目包括：①国际前列腺症状评分（IPSS）。②最大尿流率。③B 超测前列腺体积及残余尿量。④EPS 检查。

（五）前列腺液检查结果疗效判断标准

正常：前列腺液白细胞计数（EPS-WBC）及卵磷脂小体检查结果均转正常；好转：EPS-WBC 和卵磷脂小体检查结果均好转；无效：EPS-WBC 或/和卵磷脂小体检查结果无好转或进一步加重。

（六）治疗效果

1. 非那雄胺疗效观察结果：见表 24－7－1。

表 24－7－1　　非那雄胺疗效观察结果（$\bar{x}\pm s$）

观察指标	治疗前	治疗后	增减幅/%
IPSS/分	19.6±5.7	13.4±4.8	－（31.6±6.7）
最大尿流率/(mL/s)	10.7±4.1	14.8±4.3	38.3±5.1
残余尿量/mL	60.1±23.2	36.9±18.5	－（38.6±7.4）
前列腺体积/mL	46.4±16.6	38.0±19.4	－（18.1±4.3）
EPS-WBC/个	18.6±6.7	11.2±7.1	－（39.8±6.2）

所有观察项目治疗后与治疗前相比：$P<0.01$。

2. 前列腺液检查结果疗效判断：正常 7 例，好转 13 例，好转率 50%。

3. 治疗前前列腺体积与前列腺液检查结果好转率关系：体积≥40 mL 组 21 例，好转率 66.7%(14/21)，体积<40 mL 组 19 例，好转率 31.6%（6/19）。体积≥40 mL 组显著性高于<40 mL 组，说明前列腺体积越大治疗效果越好。

用药 3 个月后与用药前比较，IPSS 平均减少 31.6%，最大尿流率平均增加 38.3%，残余尿量平均减少 38.6%。前列腺体积平均缩小 18.1%，EPS-WBC 平均减少 39.8%。

六、适用与展望

非那雄胺治疗合并 CP 的 BPH 患者，对 CP 及 BPH 均具有良好疗效。对前列腺体积较大者合并慢性前列腺炎的治疗效果尤佳。非那雄胺治疗慢性前列腺炎的机制尚不十分清楚，可能解释是：减轻前列腺的水肿和压力而减轻症状，缩小前列腺组织的体积而使炎症局限化，并具有直接的抗炎、止血作用。

〔杨金瑞〕

第八节　西地那非治疗新婚勃起功能障碍有良好疗效

一、概　　述

新婚勃起功能障碍通常被称为“蜜月期阳痿”，是指夫妻结婚后 1 个月内丈夫出现的勃起功能障碍(ED)。新婚 ED 在一些相对保守的社会特别是在某些亚洲国家中已经成为一种严重的问题。El-Meliegy 等人曾报道在沙特阿拉伯一家男科诊所就诊的 2 375 名 ED 患者中有 17%患有新婚 ED。Shamoul 等人于 1996—2002 年期间在埃及城市开罗和吉达进行的一项临床试验中曾对 191 名新婚 ED 患者通过病史采集、调查问卷、体格检查、实验室检查、影像学检查等多种方式进行了评估，结果发现 74.4%的患者症状是心因性的。目前学者们将这类 ED 归因于新婚期间丈夫的精神压力过大、过度疲劳和意外事件干扰等一系列心理因素。通常认为，新婚 ED 是一过性的，可以通过适当和及时的治疗迅速恢复。但如果没有有效干预，它也可以成为永久性的，并导致患者的终生遗憾。

二、问题与困惑

由于新婚 ED 被认为是心理因素导致的，因此既往对这类 ED 的治疗主要集中在心理咨询和性教育方面。然而由于不同患者的社会背景、受教育程度和认知能力差异较大，导致了治疗的总体效果有限。还有一些患者在接受系统治疗前曾使用过其他费用昂贵的“补肾壮阳”药物，但症状没有任何明显的改善。如果这些患者再不能得到及时有效的治疗，错过最佳的窗口期，他们的精神压力就会加重，也会增加后续治疗的难度和复杂性。

三、创新与思考

西地那非（万艾可）是一种治疗男性 ED 的口服磷酸二酯酶-5 抑制剂，已被多项研究证明对器质性、心因性和混合类型的 ED 均有效，目前已在临床上广泛应用。然而，既往却很少有文献涉及西地那非对新婚 ED 的疗效观察。因此，我们的研究聚焦于使用西地那非来治疗新婚 ED。为了快速起效并减少不良反应的发生率，我们在 2001 年 5 月至 2007 年 3 月对 60 名平均年龄在 27.6 岁的新婚 ED 患者开具起始剂量为 100 mg 的西地那非，并以 4 次用药为 1 个疗程，评估治疗中及治疗后及不同严重程度的 ED 治疗后性交成功率的差异及安全性。

在 Ghamen H 进行的一项研究中，类似的心因性 ED 患者口服 50 mg 剂量的西地那非至少一个月后出现了症状的改善。在我们的试验中，由于所有患者都是年轻人，我们将起始剂量从 50 mg 增加到 100 mg，并缩短了疗程。此外，许多新婚 ED 的患者经历了多次性交失败，从而形成了“性功能障碍-精神焦虑”的恶性循环。因此，医师应该与患者充分沟通，使用药物的目的是打破这一恶性循环，用有效的条件反射建立一个新的良性循环。他们应该明白，使用西地那非并不表明不能正常勃起。这样他们由于怀疑和恐惧药物依赖而造成的精神压力可以得到缓解。

四、理论支撑

既往已有众多研究证明西地那非对于心因性ED有效，而新婚ED作为心因性ED的一种特殊类型理应对于这类药物有良好的治疗反应。此外，我们结合患者的一般情况及既往经验优化了治疗流程，在充分沟通的基础上通过增加药物剂量减少治疗时间期望达到快速起效并兼顾用药安全性的效果。

五、践行实施

（一）病例收集

本研究收集了60名年龄范围在22～38岁（平均年龄27.6岁）之间的病例，他们在第一次就诊时接受了性教育和心理咨询后没有出现勃起功能的改善。除了对外生殖器和第二性征的体格检查以及相关内分泌功能的实验室检查外，每个患者都采集了完全的性生活史和一般病史。符合纳入条件的患者为：①新婚夫妻。②有明显的早晨或夜间勃起史，但婚前没有性经历。③在结婚后1个月内出现由ED引起的性交失败。排除标准：①有明显影响勃起功能的生殖器解剖异常。②糖尿病病史。③血液系统疾病病史。④盆腔和尿道手术史或外伤史。⑤高血压或低血压病史。⑥严重肾或肝功能不全病史。在就诊前1周内已接受任何其他ED治疗的患者和那些拒绝使用西地那非的患者也不被纳入我们的研究。60例患者中，有17例合并慢性前列腺炎（CP）。29例患者在首次就诊前出现1次性交失败，17例2次，5例3次，2例4次，7例性交失败超过5次。

（二）治疗方法

所有患者在第一次就诊时未给予任何药物，仅接受性教育和心理咨询。我们的教育和咨询包括：①使患者获得与性生活相关的解剖学、生理学和性反应周期的足够知识。②纠正患者对性的错误观念，以减轻由焦虑、内疚感或压抑造成的不必要的痛苦。③通过个性化制定的家庭作业来帮助患者及其伴侣提高性相关的沟通技能。如果患者因性教育和咨询治疗无效而再次就诊，则开具口服万艾可的处方，并给予必要的用药指导以缓解他们对使用药物的焦虑。西地那非的剂量和用法：第1次和第2次口服100 mg，第3次和第4次口服50 mg。西地那非在性生活前1小时服用，并给予足够的性刺激。每天用药不超过1次，2次用药间隔1～3天，4次用药形成1个疗程。在整个用药阶段不允许使用任何其他药物。

（三）疗效评估

所有患者在疗程结束后1天和1个月后接受2次门诊随访。疗效评估是基于患者在随访中对全球通用的疗效评估问卷（GAQs）中选择的以下简单问题的回答：“与以前相比，这种治疗改善了你的勃起吗?”“该治疗是否提高了你的性交能力?”对性交成功率的统计来自于两次就诊中对两个问题的回答都为“是”的患者比例。所有病例按照治疗中及治疗后、一次性交失败和多次性交失败分别分为两组，后续研究中用 χ^2 检验计算两组数据之间的统计学差异。

（四）结果分析

在西地那非治疗过程中，勃起改善引起的的性交成功率为93.3%（56/60），而治疗结束后性交成功率为85%（51/60），两者间无显著差异（$P>0.05$）。而在1次和多次失败两组中，西地那非治疗后的性交成功率分别为93.1%（27/29）和77.4%（24/31），两者之间的疗效差异无统计学意义（$P>0.05$）。9例患者在治疗结束后未能达到足够完成性生活的阴茎勃起硬度，其中4例在治疗过程中也无法勃起。在这9例患者中，7例在首次就诊前有不止一次性交失败（3例有5例有6例，2例有8例，1例有10例），其中有5例合并了严重的慢性前列腺炎。另外2例只有1次性交失败的患者表现出了严重的精神压力。在所有患者中总共有3例经历了轻度不良事件，如头痛和潮红，均不需要特殊治疗。而由于我们的疗程不超过2周，且在用药前均与患者进行了充分的沟通和用药说明，所有患者都完成了疗程，没有中途退出或失访。

六、适用与展望

足量短期的西地那非口服治疗可以通过快速改善患者的勃起功能显著增加性交成功率，从而缓解患者的精神压力达到治愈新婚 ED 的效果。随着他达拉非、伐地那非等其他磷酸二酯酶-5 抑制剂的陆续应用，仍需要后续的大数据对照研究进一步证实这种针对特殊类型 ED 疗法的有效性和安全性。

〔何　芊〕

第九节　临床上的困惑：Ⅲa、Ⅲb 型前列腺炎前列腺液检查结果不稳定性的变化

一、概　　述

前列腺炎缺乏精准的诊断标准和有效的治疗手段，国内外许多学者致力于前列腺炎的临床研究。1978 年 Drach 提出了传统的分类方法。1995 年美国国立卫生研究院（NIH）提出了 NIH 分类方法。NIH 分类法被广大泌尿外科医生所接受。我国先后出版的 2007 年、2009 年、2011 年、2014 年、2019 年版《前列腺炎诊断治疗指南》逐步接受 NIH 分类法。NIH 分类方法较传统的分类方法有很大进步，在临床应用中有一定指导意义，但仍有待进一步完善。

二、问题与困惑

前列腺炎的 NIH 分类法将Ⅲ型前列腺炎分为Ⅲa、Ⅲb 型两种亚型，两亚型的区别在于前列腺液（EPS）检查中白细胞计数是否异常而分为炎症型（Ⅲa）和非炎症型（Ⅲb）。Ⅲa、Ⅲb 型在用药治疗上是有区别的，也就是Ⅲa 需用抗菌药物治疗而Ⅲb 不需要用抗菌药物治疗。在临床上我们发现Ⅲa、Ⅲb 型前列腺炎的检查结果存在不稳定性，也就是Ⅲa、Ⅲb 之间可以在没治疗的情况下互相变换，如果这种情况属实，将会给Ⅲa、Ⅲb 型前列腺炎的诊断与治疗带来不便。

三、创新与思考

为验证Ⅲa、Ⅲb 型前列腺炎的 EPS 检查结果的不稳定性，我们在部分已获得 EPS 结果考虑Ⅲa 或Ⅲb 前列腺炎患者中说明缘由取得同意的情况下，不给予任何治疗及不改变生活习惯 1～2 周后复检 EPS，观察Ⅲa、Ⅲb 型前列腺炎的 EPS 结果变化。以求证Ⅲa、Ⅲb 型前列腺炎 EPS 检查结果的这种不稳定性变化。

四、理论支撑

从临床的观察中发现Ⅲa、Ⅲb 前列腺炎的 EPS 检查结果的不稳定性变化，通过临床的实践检验这种现象的存在符合从实践中来到实践中去的认识论。

五、践行实施

Ⅲa、Ⅲb 型前列腺炎 EPS 检查结果不稳定性变化的研究

（一）研究对象

门诊慢性前列腺炎症状患者，行 EPS 检查，收集结果报告。告之患者研究方法目的获得知情同意。嘱不服任何药物，生活习惯依既往。1～2 周后复查 EPS 检查，收集结果报告。根据 2 次结果报告综合分析给予结论与治疗。

（二）分析报告

每个患者未经治疗的前后两次 EPS 检查结果分析。

（三）结果

119 例患者年龄 17～55 岁，平均（32+9）岁。119 例初诊Ⅲ型前列腺炎患者中，Ⅲa 型 39 例，占 32.8%，Ⅲb 型 80 例，占 67.2%。其中 EPS 前后结果不一以至影响Ⅲa、Ⅲb 型分型的患者 34 例，发生率为 28.6%。由Ⅲa 型变化为Ⅲb 型 22 例，Ⅲb 型变化为Ⅲa 型 12 例。

六、适用与展望

通过临床对Ⅲa、Ⅲb 型前列腺炎 EPS 检查结果的前后对比研究，发现Ⅲa、Ⅲb 型前列腺炎 EPS 检查结果存在不稳定性，这种不稳定性带来了临床上诊断的不确定性。临床上是根据 1 次的 EPS 结果还是 2 次或 2 次以上的 WPS 结果诊断及治疗Ⅲa、Ⅲb 型前列腺炎？国内外的有关前列腺炎诊断与治疗的指南均未涉及这一临床问题。因此，有关这方面的临床问题需进一步深入研究。Ⅲa、Ⅲb 型前列腺炎诊断标准的深入研究对临床治疗有望改善及更科学，可造福广大前列腺炎患者。

〔杨金瑞　周克勤〕

参考文献

[1] 夏同礼，孔祥田. 我国成人良性前列腺增生的发生与组织形态特征［J］. 中华泌尿外科杂志，1993，14（6）：415-417.

[2] 夏术阶，吕福泰，辛忠成，等. 郭应禄男科学［M］. 2 版. 北京：人民卫生出版社，2019.

[3] 杨金瑞，黄循，杨竹林. 良性前列腺增生和前列腺癌细胞增殖与凋亡失调及 16 表达［J］. 中华外科杂志，2000，38（7）：547.

[4] 杨金瑞，黄循，杨竹林. 前列腺增生和前列腺癌组织细胞凋亡及 Bc-2、Bax 基因表达的研究［J］. 中华泌尿外科杂志，2000，21（8）：485.

[5] 杨金瑞，黄循，杨竹林. FasL 蛋白在良性前列腺增生及前列腺癌组织中的表达［J］. 中华泌尿外科杂志，2000，21（11）：658.

[6] 杨金瑞，黄循. 前列腺疾病细胞凋亡及 Bcl-2/Bax、Fas/Fasl 调控研究［J］. 国外医学：泌尿系统分册，2000，20（4）：149-150.

[7] UNTERGASSER G，MADERSBACHER S，BERGER P. Benign prostatic hyperplasia：age-related tissue-remodeling［J］. Exp Gerontol，2005，(3)：121-128.

[8] KOHNEN P W，DRACH G W. Patterns of inflammation in prostatic hyperplasia：a histologic and bacteriologic study［J］. J Urol，1979，121（6）：755-760.

[9] BLUMENFELD W，TUCCI S，NARAYAN P. Incidental lymphocytic prostatitis. Selective involvement with nonmalignant glands［J］. Am J Surg Pathol，1992，16（10）：975-981.

[10] NICKEL JC，DOWNEY J，YOUNG I，et al. Asymptomatic inflammation and/or infection in benign prostatic hyperplasia［J］. BJU Int，1999，84（9）：976-981.

[11] ROBERT G，DESCAZEAUD A，ALLORY Y，et al. Should We Investigate Prostatic Inflammation for the Management of Benign Prostatic Hyperplasia［J］. Eur Urol，2009，8（13）：879-886.

[12] BOSTANCI Y，KAZZAZI A，MOMTAHEN S，et al. Correlation between benign prostatic hyperplasia and inflammation［J］. Curr Opin Urol，2013，23（1）：5-10.

[13] THEYER G，KRAMER G，ASSMANN I，et al. Phenotypic characterization of infiltrating leukocytes in benign prostatic hyperplasia［J］. Lab Invest，1992，66（1）：96-107.

[14] STEINER G E，STIX U，HANDISURYA A，et al. Cytokine expression pattern in benign prostatic hyperplasia infiltrating T cells and impact of lymphocytic infiltration on cytokine mRNA profile in prostatic tissue［J］. Lab Invest，2003，83（8）：1131-1146.

[15] DE NUNZIO C，PRESICCE F，TUBARO A. Inflammatory mediators in the development and progression of benign prostatic hyperplasia [J]. Nat Rev Urol，2016，13（10）：613 - 626.

[16] KRAMER G，MITTEREGGER D，MARBERGER M. Is benign prostatic hyperplasia（BPH）an immune inflammatory disease? [J]. Eur Urol，2007，51（5）：1202 - 1216.

[17] LUCIA M S，LAMBERT J R. Growth factors in benign prostatic hyperplasia：basic science implications [J]. Curr Urol Rep，2008，9（4）：272 - 278.

[18] KÖNIG J E，SENGE T，ALLHOFF E P，et al. Analysis of the inflammatory network in benign prostate hyperplasia and prostate cancer [J]. Prostate，2004，58（2）：121 - 129.

[19] KUNDU S D，LEE C，BILLIPS B K，et al. The toll-like receptor pathway：a novel mechanism of infection-induced carcinogenesis of prostate epithelial cells [J]. Prostate，2008，68（2）：223 - 229.

[20] PENNA G，FIBBI B，AMUCHASTEGUI S，et al. Human benign prostatic hyperplasia stromal cells as inducers and targets of chronic immuno-mediated inflammation [J]. J Immunol，2009，182（7）：4056 - 4064.

[21] WANG L，YANG J R，YANG L Y，et al. Chronic inflammation in benign prostatic hyperplasia：implications for therapy [J]. Med hypotheses，2008，70（5）：1021 - 1023.

[22] HE Y，OU Z，CHEN X，et al. LPS/TLR4 Signaling Enhances TGF-β Response Through Downregulating BAMBI During Prostatic Hyperplasia [J]. Sci Rep，2016，6：27051.

[23] OU Z，HE Y，QI L，et al. Infiltrating mast cells enhance benign prostatic hyperplasia through IL - 6/STAT3/Cyclin D1 signals [J]. Oncotarget，2017，8（35）：59156 - 59164.

[24] ZHANG J，ZHANG M，TANG J，et al. Animal models of benign prostatic hyperplasia [J]. Prostate Cancer Prostatic Dis，2021，24（1）：49 - 57.

[25] ST SAUVER J L，JACOBSON D J，MCGREE M E，et al. Protective association between nonsteroidal antiinflammatory drug use and measures of benign prostatic hyperplasia [J]. Am J Epidemiol，2006，164（8）：760 - 768.

[26] WILT T J，ISHANI A，RUTKS I，et al. Phytotherapy for benign prostatichyperplasia [J]. Public Health Nutr，2000，3（4A）：459 - 472.

[27] BUCK A C. Is there a scientific basis for the therapeutic effects of serenoa repens in benign prostatic hyperplasia? Mechanisms of action [J]. J Urol，2004，172（5 Pt 1）：1792 - 1799.

[28] VELA NAVARRETE R，GARCIA CARDOSO J V，BARAT A，et al. BPH and inflammation：pharmacological effects of Permixon on histological and molecular inflammatory markers. Results of a double blind pilot clinical assay [J]. Eur Urol，2003，44（5）：549 - 555.

[29] ADORINI L，PENNA G，AMUCHASTEGUI S，et al. Inhibition of prostate growth and inflammation by the vitamin D receptor agonist BXL - 628（elocalcitol）[J]. J Steroid Biochem Mol Biol，2007，103（3 - 5）：689 - 693.

[30] LIU L，YANG J，LU F. Urethral dysbacteriosis as an underlying，primary cause of chronic prostatitis：potential implications for probiotic therapy [J]. Med Hypotheses，2009，73（5）：741 - 743.

[31] MÄNDAR R，PUNAB M，KORROVITS P，et al. Seminal microbiome in men with and without prostatitis [J]. Int J Urol，2017，24（3）：211 - 216.

[32] MURPHY S F，SCHAEFFER A J，DONE J D，et al. Commensal bacterial modulation of the host immune response to ameliorate pain in a murine model of chronic prostatitis [J]. Pain，2017，158（8）：1517 - 1527.

[33] WU Y，JIANG H，TAN M，et al. Screening for chronic prostatitis pathogens using high-throughput next-generation sequencing [J]. Prostate，2020，80（7）：577 - 587.

[34] 吴意，谭明波，姜海洋，等. 慢性前列腺炎患者尿道分泌物微生物组学分析 [J]. 中华男科学杂志，2021，27（2）：114 - 123.

[35] 杨金瑞，黄循，邹文. 慢性前列腺炎患者心理状况及个性特征研究 [J]. 中国心理卫生杂志，1997，11（2）：90 - 91.

[36] 杨金瑞，黄循，邹文. 慢性前列腺炎的一般症状与心身症状的关系 [J]. 湖南医科大学学报，1997，22（6）：537 - 538.

[37] 杨金瑞，黄循，邹文. 慢性前列腺炎症状特点及与心身症状的关系 [J]. 美国中华心身医学杂志，1997，1（4）：209 - 210.

［38］ 龚耀先. 修订艾森克人格特征问卷手册［M］. 长沙：湖南医学院出版社，1983.
［39］ 张明圆. 精神科评定量表手册［M］. 长沙：湖南科学技术出版社，1993.
［40］ 金华、吴文源、张明圆. 中国正常人 SCL90 评定结果的初步分析［J］. 中国神经精神疾病杂志，1986，5：260－263.
［41］ 夏术阶，吕福泰，辛钟成，等. 郭应禄男科学［M］. 2 版. 北京：人民卫生出版社，2019.
［42］ 杨金瑞. 泌尿外科临床进修手册［M］. 长沙：湖南科学技术出版社，2003.
［43］ 黄循. 男科疾病诊疗手册［M］. 长沙：湖南科学技术出版社，2001.
［44］ POTTS J M. Chronic pelvic pain syndrome：a non-prostatocentric perspective［J］. World J Urol，2003，21（2）：54－56.
［45］ PONTARI M A，RUGGIERI M R. Mechanisms in prostatitis/chronic pelvic pain syndrome［J］. J Urol，2004，172（3）：839－845.
［46］ MI H，GAO Y，YAN Y，et al. Research of correlation between the amount of leukocyte in EPS and NIH-CPSI：result from 1242 men in Fangchenggang Area in Guangxi Province［J］. Urology，2012，79（2）：403－408.
［47］ 蒋照辉，杨金瑞. 前列腺液白细胞计数在慢性前列腺炎诊断中的意义［J］. 中华泌尿外科杂志，2002，23（1）：32－34
［48］ HE S，YANG J，HONG S，et al. Dioscin Promotes Prostate Cancer Cell Apoptosis and Inhibits Cell Invasion by Increasing SHP1 Phosphorylation and Suppressing the Subsequent MAPK Signaling Pathway［J］. Front Pharmacol，2020，11：1099.
［49］ SCHAFER Z T，BRUGGE J S. IL－6 involvement in epithelial cancers［J］. J Clin Invest，2007，117：3660－3663.
［50］ JOHNSON D E，O'KEEFE R A，GRANDIS J R. Targeting the IL－6/JAK/STAT3 signalling axis in cancer［J］. Nat Rev Clin Oncol，2018，15：234－248.
［51］ ERDOGAN S，TURKEKUL K，DIBIRDIK I，et al. Midkine downregulation increases the efficacy of quercetin on prostate cancer stem cell survival and migration through PI3K/AKT and MAPK/ERK pathway［J］. Biomed Pharmacother，2018，107：793－805.
［52］ MUKHERJEE B，MAYER D. Dihydrotestosterone interacts with EGFR/MAPK signalling and modulates EGFR levels in androgen receptor-positive LNCaP prostate cancer cells［J］. Int J Oncol，2008，33：623－629.
［53］ KIM E A，JANG J H，LEE Y H，et al. Dioscin induces caspase-independent apoptosis through activation of apoptosis-inducing factor in breast cancer cells［J］. Apoptosis，2014，19：1165－1175.
［54］ TAO X，YIN L，XU L，et al. Dioscin：A diverse acting natural compound with therapeutic potential in metabolic diseases，cancer，inflammation and infections［J］. Pharmacol Res，2018，137：259－269.
［55］ TAO X，XU L，YIN L，et al. Dioscin induces prostate cancer cell apoptosis through activation of estrogen receptor-beta［J］. Cell Death Dis，2017，8：e2989.
［56］ WEI Y，XU Y，HAN X，et al. Anti-cancer effects of dioscin on three kinds of human lung cancer cell lines through inducing DNA damage and activating mitochondrialsignal pathway［J］. Food Chem Toxicol，2013，59：118－128.
［57］ ZHOU L，YU X，LI M，et al. Cdh1-mediated Skp2 degradation by dioscin reprogrammes aerobic glycolysis and inhibits colorectal cancer cells growth［J］. Ebiomedicine，2019，51：102570.
［58］ DUSTIN C M，HEPPNER D E，LIN M J，et al. Redox regulation of tyrosine kinase signalling：more than meets the eye［J］. J Biochem，2020，167（2）：151－163.
［59］ TONKS N K. Redox redux：Revisiting PTPs and the control of cell signaling［J］. Cell，2005，121：667－670.
［60］ PESCE M，FRANCESCHELLI S，FERRONE A，et al. Verbascoside down-regulates some pro-inflammatory signal transduction pathways by increasing the activity of tyrosine phosphatase SHP－1 in the U937 cell line［J］. J Cell Mol Med，2015，19：1548－1556.
［61］ IGAWA T，LIN F F，LEE M S，et al. Establishment and characterization of androgen-independent human prostate cancer LNCaP cell model［J］. Prostate，2002，50：222－235.
［62］ CHOI S，WARZECHA C，ZVEZDOVA E，et al. THEMIS enhances TCR signaling and enables positive selection

by selective inhibition of the phosphatase SHP－1 [J]. Nat Immunol，2017，18：433－441.

[63] MKADDEM S B，MURUA A，FLAMENT H，et al. Lyn and Fyn function as molecular switches that control immunoreceptors to direct homeostasis or inflammation [J]. Nat Commun，2017，8：246.

[64] HOBISCH A，RAMONER R，FUCHS D，et al. Prostate cancer cells（LNCaP）generated after long-term interleukin 6（IL－6）treatment express IL－6 and acquire an IL－6 partially resistant phenotype [J]. Clin Cancer Res，2001，7：2941－2948.

[65] KRONGRAD A，WILSON C M，WILSON J D，et al. Androgen increases androgen receptor protein while decreasing receptor mRNA in LNCaP cells [J]. Mol Cell Endocrinol，1991，76：79－88.

[66] GERDES J，LEMKE H，BAISCH H，et al. Cell cycle analysis of a cell proliferation-associated human nuclear antigen defined by the monoclonal antibody Ki－67 [J]. J Immunol，1984，133：1710－1715.

[67] PORTER A G，JANICKE R U. Emerging roles of caspase－3 in apoptosis [J]. Cell Death Differ，1999，6：99－104.

[68] GAJEWSKI T F，THOMPSON C B. Apoptosis meets signal transduction：Elimination of a BAD influence [J]. Cell，1996，87：589－592.

[69] TASSIDIS H，CULIG Z，WINGREN A G，et al. Role of the protein tyrosine phosphatase SHP－1 in Interleukin－6 regulation of prostate cancer cells [J]. Prostate，2010，70：1491－1500.

[70] WANG Y，FU M，LIU J，et al. Inhibition of tumor metastasis by targeted daunorubicin and dioscin codelivery liposomes modified with PFV for the treatment of non-small-cell lung cancer [J]. Int J Nanomedicine，2019，14：4071－4090.

[71] SANTER F R，ERB H H，MCNEILL R V. Therapy escape mechanisms in the malignant prostate [J]. Semin Cancer Biol，2015，35：133－144.

[72] YIN L，ZHENG L，XU L，et al. In-silico prediction of drug targets，biological activities，signal pathways and regulating networks of dioscin based on bioinformatics [J]. BMC Complement Altern Med，2015，15：41.

[73] TONG Q，QING Y，WU Y，et al. Dioscin inhibits colon tumor growth and tumor angiogenesis through regulating VEGFR2 and AKT/MAPK signaling pathways [J]. Toxicol Appl Pharmacol，2014，281：166－173.

[74] YEN M L，SU J L，CHIEN C L，et al. Diosgenin induces hypoxia-inducible factor－1 activation and angiogenesis through estrogen receptor-related phosphatidylinositol 3-kinase/Akt and p38 mitogen-activated protein kinase pathways in osteoblasts [J]. Mol Pharmacol，2005，68：1061－1073.

[75] HSIEH M J，TSAI T L，HSIEH Y S，et al. Dioscin-induced autophagy mitigates cell apoptosis through modulation of PI3K/Akt and ERK and JNK signaling pathways in human lung cancer cell lines [J]. Arch Toxicol，2013，87：1927－1937.

[76] LIU B，LOCKWOOD G B，GIFFORD L A. Supercritical fluid extraction of diosgenin from tubers of Dioscorea nipponica [J]. J Chromatogr A，1995，690：250－253.

[77] SRINIVASAN S，KODURU S，KUMAR R，et al. Diosgenin targets Akt-mediated prosurvival signaling in human breast cancer cells [J]. Int J Cancer，2009，125：961－967.

[78] NIE C，ZHOU J，QIN X，et al. Diosgenininduced autophagy and apoptosis in a human prostate cancer cell line [J]. Mol Med Rep，2016，14：4349－4359.

[79] CHEN Y，TANG Y M，YU S L，et al. Advances in the pharmacological activities and mechanisms of diosgenin [J]. Chin J Nat Med，2015，13：578－587.

[80] CHIANG C T，WAY T D，TSAI S J，et al. Diosgenin，a naturally occurring steroid，suppresses fatty acid synthase expression in HER2-overexpressing breast cancer cells through modulating Akt，mTOR and JNK phosphorylation [J]. FEBS Lett，2007，581：5735－5742.

[81] SETHI G，SHANMUGAM M K，WARRIER S，et al. Pro-Apoptotic and Anti-Cancer properties of diosgenin：A comprehensive and critical review [J]. Nutrients，2018，10（5）：645.

[82] WEIBRECHT I，BOHMER S A，DAGNELL M，et al. Oxidation sensitivity of the catalytic cysteine of the protein-tyrosine phosphatases SHP－1 and SHP－2 [J]. Free Radic Biol Med，2007，43：100－110.

[83] WU C，SUN M，LIU L，et al. The function of the protein tyrosine phosphatase SHP－1 in cancer [J]. Gene，

2003，306：1 - 12.

[84] RODRIGUEZ-UBREVA F J，CARIAGA-MARTINEZ A E，CORTES M A，et al. Knockdown of protein tyrosine phosphatase SHP - 1 inhibits G1/S progression in prostate cancer cells through the regulation of components of the cell-cycle machinery [J]. Oncogene，2010，29：345 - 355.

[85] TASSIDIS H，BROKKEN L J，JIRSTROM K，et al. Immunohistochemical detection of tyrosine phosphatase SHP - 1 predicts outcome after radical prostatectomy for localized prostate cancer [J]. Int J Cancer，2010，126：2296 - 2307.

[86] ZHANG Q，WANG H Y，MARZEC M，et al. STAT3-and DNA methyltransferase 1-mediated epigenetic silencing of SHP - 1 tyrosine phosphatase tumor suppressor gene in malignant T lymphocytes [J]. Proc Natl Acad Sci U S A，2005，102：6948 - 6953.

[87] JIA W Q，WANG Z T，ZOU M M，et al. Verbascoside inhibits glioblastoma cell proliferation，migration and invasion while promoting apoptosis through upregulation of protein tyrosine phosphatase SHP - 1 and inhibition of STAT3 phosphorylation [J]. Cell Physiol Biochem，2018，47：1871 - 1882.

[88] CHUNG S Y，CHEN Y H，LIN P R，et al. Two novel SHP - 1 agonists，SC - 43 and SC - 78，are more potent than regorafenib in suppressing the in vitro stemness of human colorectal cancer cells [J]. Cell Death Discov，2018，4：25.

[89] MIN D Y，LEE Y A，RYU J S，et al. Caspase - 3-mediated apoptosis of human eosinophils by the tissue-invading helminth Paragonimus westermani [J]. Int Arch Allergy Immunol，2004，133：357 - 364.

[90] STONER E. Three-year safety and efficacy data on the use of finasteride in the treatment of benign prostatic hyperplasia [J]. Urology，1994，43：284 - 294.

[91] LESKINEN M，LUKKARINEN O，Marttila T. Elfects of finasteride in patients with inflammatory chronic pelvic pain syndrome：double-blind-，placebo-controlled-，pilot study [J]. Urology，1999，53：502 - 505.

[92] 杨金瑞，易路. 保列治治疗合并慢性前列腺炎的良性前列腺增生症疗效观察 [J]. 中国男科学杂志，2003，17 (4)：267 - 268.

[93] HE Q，YANG J R. Efficacy of sildenafil on erectile dysfunction of newly-weds [J]. Andrologia，2009，41 (6)：348 - 351.

[94] BADRAN W，MOAMEN N，FAHMY I，et al. Etiological factors of unconsummated marriage [J]. Int J Impot Res，2006，18：458 - 463.

[95] CARRIER S，BROCK G，KOUR N W，et al. Pathophysiology of erectile dysfunction [J]. Urology，1993，42：468 - 481.

[96] EL-MELIEGY A. A retrospective study of 418 patients with honeymoon impotence in an andrology clinic in Jeddah，Saudi Arabia [J]. Sexologies，2004，13：1 - 4.

[97] GHANEM H，EL-DAKHLY M，SHAMLOUL R. Alternate-day tadalafil in the management of honeymoon impotence [J]. J Sex Med，2008，5：1451 - 1454.

[98] GHANEM H，ZAAZAA A，KAMEL I，et al. Short-term use of sildenafil in the treatment of unconsumated marriages [J]. Int J Impot Res，2006，18：52 - 54.

[99] GOLDSTEIN I，LUE T F，PADMA-NATHAN H，et al. Oral sildenafil in the treatment of erectile dysfunction. Sildenafil Study Group [J]. N Engl J Med，1998，338：1397 - 1404.

[100] MULHALL J P，LEVINE L A，JUNEMANN K P. Erection hardness：a unifying factor for defining response in the treatment of erectile dysfunction [J]. Urology，2006，68：17 - 25.

[101] SHAMLOUL R. Management of honeymoon impotence [J]. J Sex Med，2006，3：361 - 366.

[102] ROSEN R C，ALTHOF S E，GIULIANO F. Research instruments for the diagnosis and treatment of patients with erectile dysfunction [J]. Urology，2006，68：6 - 16.

[103] MUNIYAN S，CHEN S J，LIN F F，et al. ErbB - 2 signaling plays a critical role in regulating androgen-sensitive and castration-resistant androgen receptor-positive prostate cancer cells [J]. Cell Signal，2015，27：2261 - 2271.

第二十五章　尿控与神经泌尿外科学

第一节　氯胺酮对泌尿系统损伤的初步研究

一、概　述

长期滥用氯胺酮的年轻人会出现下尿路症状（LUTS），甚至导致膀胱不可逆性挛缩，肾功能不全或尿毒症。另外少数患者可能伴有尿路感染（UTI）。然而，氯胺酮相关 LUTS 的发病情况、是否有氯胺酮相关 LUTS 伴有 UTI（KALAUTI），以及这些 KALAUTI 发病率和危险因素仍然未知。为此，我们研究了初次就诊时有氯胺酮滥用和 LUTS 患者的相关资料。我们通过在长沙 3 个医疗机构调查了 100 名未经治疗的氯胺酮相关 LUTS 患者。通过问卷获得患者的基本人口统计学和临床信息、KALAUTI 状态和可能的危险因素并进行分析。最终我们发现部分患者在滥用氯胺酮后会出现典型的膀胱挛缩表现，LUTS 中度症状偏多，重度症状较少。其中大多数为储尿期症状，少数患者报告了排尿期症状。单氯胺酮滥用者（MKA）在 IPSS、QoL、储尿和排尿症状方面的得分高于多种药物滥用者（PDA）。多元线性回归分析表明，较低的教育背景、MKA 和较长的氯胺酮滥用持续时间是影响 IPSS 和 QoL 的预测因素。将近 10%患者合并为 KALAUTI，近 20%疑似 KALAUTI，70%左右排除 KALAUTI 的诊断。上尿路受累、滥用持续时间较长或 LUTS 更严重的患者，更容易发生 KALAUTI（$P>0.05$）。频繁的尿培养和较高的排尿症状评分是 KALAUTI 的危险因素（$P<0.05$），使 KALAUTI 的风险明显增加。因此在面对氯胺酮滥用患者，我们要注意评估 LUTS 症状、QoL 及在控制 LUTS 症状时，要考虑 UTI 的可能性并给与适当治疗。

二、问题与困惑

氯胺酮在疼痛管理、儿科和兽医麻醉中被广泛用作麻醉剂和镇痛剂。其非医疗用途于 20 世纪 60 年代首次报道。近几十年来，氯胺酮作为一种新型滥用药物在世界各地都有报道。氯胺酮相关性膀胱炎（KAC）自 2007 开始受到关注，其毒性不仅涉及泌尿道，还涉及生殖功能。还有多种急性或慢性生理和心理问题报道。大量研究表明，氯胺酮滥用者通常是多种药物使用者。单一氯胺酮使用和多种药物使用对 LUTS 和 QoL 的影响仍然未知，需要进一步探索。LUTS 是 KAC 的典型但不特异的临床症状；然而，详细评估 LUTS 及其相关问题尚未解决。

以往的研究发现，KAC 患者的大部分尿培养结果为阴性或仅显示污染，表明 LUTS 的症状主要归因于 KAC 恶化，一般认为这些患者不需要抗菌治疗。但是在我们的研究中，部分患者在接受一次或多次尿培养后被诊断为确诊或疑似 KALAUTI，这与之前的研究结果不同。此外我们也发现莫西沙星，一种喹诺酮类抗生素，可以明显缓解 KAC 患者的 LUTS 症状，尤其是尿痛症状，这表明即使培养阴性的一些患者也可能出现 KALAUTI。因此到底这些患者是否存在 KALAUTI 需要进一步研究。

三、创新与思考

KAC 的症状，包括排尿困难、疼痛性血尿、尿急、尿失禁、尿频和夜尿，伴或不伴上尿路受累。

停止滥用氯胺酮并及早治疗预后较好。另外氯胺酮滥用者是常见滥用多种物质。一项研究发现大多数氯胺酮滥用者是多种药物滥用者，包括3,4-亚甲基二氧基甲基苯丙胺、大麻、可卡因、烟草、甲氧麻黄酮、苯丙胺和硝酸异丙酯。尽管氯胺酮滥用者的LUTS一直是研究的热门话题，但是没有研究重点关注LUTS症状表现及对生活质量影响。本研究旨在报告氯胺酮滥用者的IPSS和QoL，还探讨了LUTS严重程度和QoL的预测因素，评估和诊治这些患者提供参考。

KAC的机制尚不清楚，尽管可能存在UTI，但是既往文献比较认同与泌尿系感染关系不大。KAC患者的尿液培养通常为阴性或仅显示微生物污染。然而，出乎意料的是，一些患者在抗菌治疗后症状有所缓解，我们在临床实践中经常观察到这种现象。由于KAC和急性膀胱炎的症状相似，我们推测一些KAC病例可能伴有UTI。然而，KALAUTI的发病率和危险因素仍不确定。为此，我们调查了初次就诊时有氯胺酮滥用和LUTS史的患者，以进一步研究。

四、理论支撑

IPSS已成为评估男性患者良性前列腺增生症状严重程度的问卷，大量研究发现IPSS也可用于调查患有LUTS的女性患者。如上所述，LUTS是KIU的典型和突出症状，因此我们预期可以用IPSS和QoL评估由KIU诱导的LUTS。在我们的临床实践中也常用IPSS和QoL评估KIU患者的LUTS症状严重程度，以指导药物治疗。因此在本研究中我们再次用这两个量表，系统评估KIU患者LUTS症状情况以及影响因素。

正如前文所述，KAC患者的症状及其机制目前不是非常清楚，一般认为是氯胺酮及其代谢产物对膀胱黏膜及黏膜下层的直接毒性反应有关，细菌感染对其发病作用可能意义不大。因此KAC患者出现尿痛等LUTS症状，一般认为不需要抗菌治疗。但是这与我们的临床经验有所不同，通过接触较多此类患者后，我们发现控制KAC相关的LUTS症状，除了戒断氯胺酮这一措施之外，部分患者能够从经验性的2～4周的抗生素治疗中获益，尤其是尿痛症状的改善尤为明显。基于这些临床经验，我们认为细菌感染可能是加重或诱发KAC患者出现LUTS症状一个重要因素，因此有必要进一步研究和证实。

五、践行实施

我们自2013年3月至2014年3月，在3个医疗机构（中南大学湘雅二医院、湖南省脑科医院、湖南省康达戒毒中心）中，对100名未经治疗的氯胺酮相关LUTS患者进行了初步调查。收集患者的基本人口学和临床信息、KALAUTI状态和可能的危险因素。排除糖尿病、高血压、恶性肿瘤或其他慢性疾病患者。本研究经相关伦理委员会批准。并获得知情同意。

问卷设计。问卷内容包括性别、年龄、教育背景、伴侣状况、既往史、氯胺酮的总消耗量、多种药物滥用的状况、氯胺酮滥用的持续时间、IPSS、QoL、尿培养频率、从尿培养中分离出的细菌类型、上尿路受累状态（UUTI、输尿管扩张或肾积水）和UTI状态。IPSS系统包括7个项目，包括对排尿症状评分（VSS）和储存症状评分（SSS）。QoL范围为0～6分，一般情况下，QoL值为3分或更高表示对患者日常生活影响较大。患者接受面对面访谈，临床信息由指定医师记录在问卷中。尿培养结果和其他医疗信息也记录在问卷中。

事实上，很难准确确定患者每次滥用的氯胺酮剂量。因此我们根据患者接受戒毒治疗前3个月或首次就诊时的每次使用平均剂量和每周使用频率来计算每位患者服用氯胺酮的剂量。如果患者将氯胺酮与其他药物（如麻谷、摇头丸或可吸甲基苯丙胺）结合使用，则该患者被定义为PDA，如果仅使用氯胺酮，则定义为MKA。收集中段第一次尿进行培养。在女性收集尿液之前彻底清洁外阴。若超声检查、腹部X线检查、静脉肾盂造影或计算机断层扫描发现单侧或双侧上尿路扩张或肾积水，则该患者被诊断为UUTI。UTI诊断标准符合中华医学会泌尿外科分会2014版诊疗指南。即UTI的细菌学标准是：①尿培养中细菌菌落＞10 000 cfu/mL时确诊；②尿培养中细菌菌落＞1 000 cfu/mL但＜

10 000 cfu/mL 时疑似诊断。当细菌菌落低于 1 000 cfu/mL 并且患者没有感染相关症状（如发热或肾区叩诊压痛）时，排除 UTI。

连续复查用平均值（SD）表示。独立样本 t 检验用于连续变量检验。进行单变量和多变量逻辑回归分析以确定 KALAUTI 的危险因素。计数数据用比率表示，并用卡方检验进行分析。$P<0.05$ 被认为具有统计学意义。IBM SPSS Statistics 软件版本 24.0（IBM Co.，Armonk，NY，USA）用于所有统计分析。

我们发现 100 例患者中 74%为男性，26%为女性，平均年龄为 28 岁。86%是 PDA；14%是 MKA。IPSS 中度症状 66 人，重度症状 16 人。MKA 在 IPSS、QoL、储存和排尿症状方面的得分高于 PDA。多元线性回归分析表明，较低的教育背景、MKA 和较长的氯胺酮滥用持续时间是影响 IPSS 和 QoL 的预测因素。55%的患者 QoL 得分超过 3 分，表明他们的生活质量明显受到。81%的患者有储尿期症状，而 41%的患者有排尿期症状，这表明在所有氯胺酮滥用者中，储尿期症状受到的影响更大，这可能是由于滥用氯胺酮引起的纤维化膀胱壁增厚和膀胱容量减少。

另一份调查研究细菌感染与 KAC 相关 LUTS 关系中，同样是这 100 名患者中，总共 81 例纳入最终研究，其中 59 名男性和 22 名女性。这些患者的平均年龄为（28.3±6.72）（范围 16～60）岁。平均 IPSS 为 15.11±6.72。根据上述分类方法，轻度症状 11 例（13.58%），中度症状 46 例（56.79%），重度症状 24 例（29.63%）。平均 VSS 为 7.53±4.29。在 81 名患者中，62 名（76.54%）的 VSS 为 4 分或更高，平均 SSS 为 7.58±2.86。67 名患者（82.72%）的 SSS 为 5 或更高，平均生活质量为 3.80±1.60 分。81 名患者中有 62 名（76.54%）的 QoL 值为 3 分或更高。每位患者消耗的氯胺酮平均剂量为（13.84±14.9）（范围 0.17～63.00）g。滥用的平均持续时间为（13.84±14.9）（范围 1～36）个月。68 名（83.95%）和 13 名（16.05%）患者分别有多种药物和单氯胺酮滥用史。最终发现 25 名患者（30.86%）并发 UUTI。41 例（50.62%）尿培养频率为 1 次，40 例（49.38%）2 次以上。8 名患者（9.88%）确诊为 KALAUTI，16 名（19.75%）疑似 KALAUTI。其余 57 名患者（70.37%）中排除了 KALAUTI 的诊断。出于研究目的，确诊或疑似 KALAUTI 的患者被归类为阳性组，而未诊断为 KALAUTI 的患者被归类为阴性组。

进一步分析发现 KALAUTI 发病率相关的易感因素包括年龄、教育背景、有无固定伴侣、氯胺酮的总消耗剂量、是否多种药物滥用、氯胺酮滥用的持续时间、有无 UUTI 和 LUTS 的严重程度。考虑到这些易感因素，将患者分为以下几组：年龄较小（≤28.3 岁）或年龄较大（>28.3 岁），较高（高中及以上）或较低（初中及以下）文化，有或没有固定性伴侣，较大（>13.84 g）或较小（≤13.84 g）氯胺酮的消费剂量，单氯胺酮滥用或多种药物滥用，长期（>12.94 个月）或短期（≤12.94 个月）使用氯胺酮，有或没有 UUTI，以及轻度（IPSS≤15.11）或重度（IPSS>15.11）LUTS。卡方检验以确定哪些因素与 KALAUTI 的阳性发生率相关，结果显示 KALAUTI 的发生率与患者的性别、年龄、教育背景或消耗的氯胺酮剂量之间没有显著关系（$P<0.05$）。然而，如果患者患有 UUTI、药物使用持续时间更长或更严重的 LUTS，则 KALAUTI 往往呈阳性（$P>0.05$）。

我们再用多元逻辑回归分析评估 KALAUTI 的危险因素，其中因变量包括合并或不合并 KALAUTI，自变量包括性别、年龄、教育、有无固定性伴侣、VSS、SSS、QoL 评分、单氯胺酮或多种药物滥用、药物使用持续时间、氯胺酮剂量、UUTI 状态和尿培养频率。结果显示，更频繁的尿培养和更高的 VSS 是合并 KALAUTI 危险因素（$P<0.05$），分别使 KALAUTI 的风险增加了 44.241 倍和 1.923 倍。

所有 81 名患者至少进行了一次尿培养。首次尿细菌培养中 16 例（19.8%）培养出一种细菌，9 例（11.1%）培养出两种细菌，培养出 3 种以上微生物污染物 6 名患者（7.4%）。第二次尿培养检测结果中 15 名患者（18.5%）培养出一种细菌，7 名患者（8.6%）培养出两种细菌，培养出 3 种以上微生物污染物 4 名患者（4.9%）。KALAUTI 阳性组 24 例患者样本中检出大肠埃希菌 13 例（54.17%），粪肠球菌 5 例（20.83%），铜绿假单胞菌 3 例（12.5%），肺炎克雷伯菌、表皮葡萄球菌、普通变形杆菌分别只有 1（4.17%）名患者。

我们的发现表明 UTI 在 LUTS 的 KAC 患者中并不罕见。我们发现大约 30%的选定 KAC 相关 LUTS 患者似乎患有 KALAUTI。KALAUTI 的发生率与患者的性别、年龄、教育背景、单氯胺酮或多种药物滥用或氯胺酮剂量无关，但与 UUTI 状态、氯胺酮使用持续时间和 LUTS 严重程度有关。此外，重复检测尿培养以及严重 VSS 是 KALAUTI 的危险因素。

吸毒人群中 LUTS 的发生率明显高于非吸毒人群。据报道，与不吸毒人群相比，非氯胺酮物质使用者的 LUTS 发生率增加了 2.8 倍，氯胺酮使用者增加了 6.2 倍，尤其是女性氯胺酮使用者（增加了 9.9 倍）。另一个研究表明年轻患者中 80%以上的氯胺酮滥用病例都与 LUTS 相关。大多数患者在接受氯胺酮戒毒后 LUTS 的症状可能会有所缓解，但当患者继续滥用氯胺酮时又会复发。然而，应该注意的是，一些患者在几年前停止使用氯胺酮后出现 LUTS 逐渐加重。在我们的研究中，与低 VSS 的患者相比，高 VSS 患者的 UTI 风险增加了 1.9 倍以上，表明 VSS 可能是 KALAUTI 的一个指标，因此我们建议在有氯胺酮使用史并出现严重排尿症状的患者中应考虑 KALAUTI。了解 KALAUTI 患者的特征菌谱可以指导选择合适的抗生素治疗。在我们的研究中，大肠埃希菌和粪肠球菌分别占 KALAUTI 患者感染的一半以上和大约 1/5。

除了 LUTS，KAC 患者的氯胺酮相关肾积水、肾和肝胆功能障碍、胃肠道问题和心理问题也值得关注。KAC 患者的肾积水在不同研究中的患病率不同，在最近的一项纳入 512 名有氯胺酮使用史的研究中，96 人（16.8%）被发现患有肾积水。肾积水的危险因素包括年龄较大、膀胱容量较小甚至膀胱挛缩（图 25－1－1）、血清肌酐异常和肝酶异常。我们研究中肾积水的发病率超过 30%，远高于之前报道的。在我们的患者队列中，基线症状的严重程度越高，可能是肾积水发病率越高的原因。

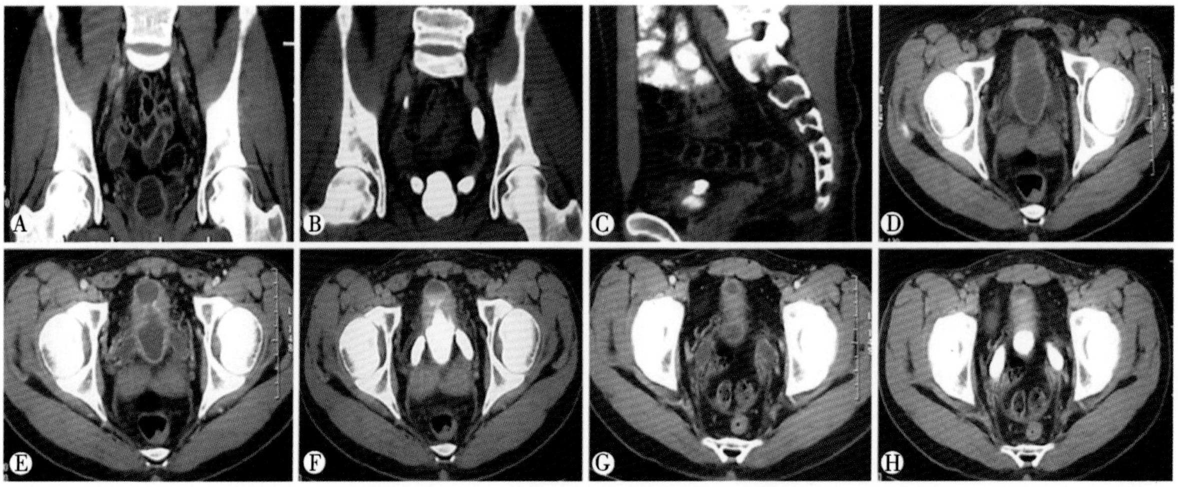

图 25－1－1 长期吸食氯胺酮者膀胱挛缩

膀胱挛缩呈葫芦形膀胱（A. B）；挛缩膀胱完全分成两个小室（C、D）；分离不完全（E、F）；膀胱再次被分成两个单独的膀胱部分（G、H）。

六、适用与展望

我们的研究系统报道了患有 LUTS 的 KAC 患者的流行病学特征。氯胺酮滥用者的 LUTS 大多为中度至重度，这些患者生活质量受到破坏。单氯胺酮滥用者比多种药物使用者有更严重的 LUTS 和更低的生活质量。较低的教育水平、单氯胺酮滥用者和较长的滥用持续时间是 LUTS 和 QoL 严重程度的独立预测因素。另外，多次尿培养检测和严重 VSS 是 LUTS 患者 KALAUTI 的危险因素。在临床实践中，对于患有 LUTS 的氯胺酮滥用者，应考虑合并 UTI 的可能性。

〔魏永宝〕

第二节　吸食氯胺酮致上尿路积水的机制

一、概　　述

氯胺酮是一种非选择性 N-甲基-D-天冬氨酸受体（N-methyl-d-aspartate receptor，NMDAR）拮抗剂，于 20 世纪 60 年代被发现，长期以来用于麻醉和镇痛。由于氯胺酮具有短效性、致幻性和解离性作用，故其本身具有娱乐性滥用的风险，这一现象最早于 20 世纪 70 年代被报道。自 20 世纪 90 年代以来，氯胺酮的娱乐性滥用在年轻人中越来越值得关注。根据流行病学数据，氯胺酮目前仍然是美国、欧洲和亚洲国家青少年中最常滥用的药物之一。氯胺酮相关性膀胱炎（ketamine associated cystitis，KAC）于 2007 年首次报道。KAC 的症状主要为下尿路症状（LUTS），包括尿频、尿急、尿不尽、夜尿、排尿困难，有的甚至伴有血尿。此外，有研究还发现氯胺酮除了引起下尿路的病变，还可引起上尿路积水。与氯胺酮性膀胱炎所致的严重 LUTS 症状不同，上尿路积水通常是慢性、进行性、症状不明显的。其临床表现多为腰痛、腰胀等，有时甚至没有明显的临床症状，这也导致氯胺酮引起的上尿路病变易被忽略，具有一定的隐蔽性。目前，尿蛋白、肌酐和估算肾小球滤过率（glomerular filtration rate，GFR）等实验室方法来协助判断氯胺酮所致泌尿系统病变是否累及上尿路。这些实验室检查是非侵入性的，快速的，但其对上尿路积水的诊断价值仍需进一步研究验证。影像学证据是诊断上尿路积水的重要依据。超声是最常见的用于筛查和诊断的影像学方法，其优点有便捷易行、无放射性等。计算机断层扫描（computed tomography，CT）则能提供更多细节信息，如膀胱厚度、输尿管狭窄、输尿管积水、肾盂积水等情况。尿路造影、膀胱内压力测定图、单光子发射计算机断层成像（single-photon emission computerized tomography，SPECT）等在特定情况下亦可用于辅助诊断。氯胺酮所致的上尿路积水是十分关键的问题，它的许多方面都值得更进一步的探索，如发病率、危险因素、发病机制、临床特征、诊断治疗方式等。但目前的大部分研究都对这一问题缺乏足够的关注和系统的论证，为疾病的诊断治疗带来一定的困难。

二、问题与困惑

目前氯胺酮所致上尿路积水的发病机制仍不明朗。但阐明其发病机制显然是目前研究的重点。只有更加深刻地理解其发病机制，泌尿外科医师才能更为有的放矢地参与对患者的诊断和治疗，进一步制订个性化的治疗方案，使患者得到更大的获益。

三、创新与思考

氯胺酮所致的上尿路积水与氯胺酮性膀胱炎之间联系紧密，很多患者因氯胺酮性膀胱炎引起的下尿路症状来医院就诊，在完善检查的过程中意外发现上尿路积水。氯胺酮所致上尿路积水和氯胺酮性膀胱炎可能存在某些共有的发病机制。在参考氯胺酮性膀胱炎的发病机制和相关文献支持的基础上，本节尝试从以下多个角度阐明氯胺酮所致上尿路积水的发病机制和过程：①氯胺酮及其代谢产物的直接毒性损伤和尿路上皮的屏障功能障碍、膀胱挛缩与膀胱输尿管返流；②炎症反应及输尿管纤维化及狭窄形成；③氧化应激、细胞凋亡及缺血性损伤及肾乳头坏死。

氯胺酮及其代谢产物可能通过其毒性损伤，破坏尿路上皮屏障功能，激活炎症反应，诱导氧化应激、缺血性损伤和细胞凋亡，而细胞层面的功能失调进一步引起膀胱输尿管返流、膀胱纤维化与挛缩、输尿管纤维化和狭窄以及肾乳头坏死等器质性改变，最终导致上尿路积水，损害肾功能。

四、理论支撑

（一）氯胺酮的直接毒性损伤和尿路上皮的屏障功能障碍以及膀胱挛缩与膀胱输尿管反流

氯胺酮的直接毒性损伤可破坏尿路上皮屏障功能障碍，诱导膀胱纤维化改变，降低膀胱顺应性，导致膀胱挛缩与膀胱输尿管反流（vesicoureteral reflux，VUR），继而引起上尿路积水。动物实验发现，与生理盐水组相比，氯胺酮诱导组的大鼠膀胱上皮层变薄，诱导型一氧化氮合酶表达增加，闭锁小带蛋白1（ZO-1）表达降低。氯胺酮的直接毒性作用及其尿代谢物破坏膀胱上皮细胞的增殖，损伤膀胱上皮细胞，随后尿钾泄漏导致膀胱应激反应并引发膀胱炎。有学者发现氯胺酮诱导组小鼠的膀胱肌肉内神经纤维缺失以及胆碱能神经元数目下降。这可能与氯胺酮损害膀胱顺应性的机制有关，膀胱的神经肌肉连接和/或本体感觉纤维在慢性成瘾中退化。据2008年的一篇报道，在泌尿系超声诊断为肾积水的氯胺酮性膀胱炎患者中，大多数病例在完善静脉尿路造影（intravenous urography，IVU）后，被发现伴有膀胱输尿管连接处的输尿管积水。尿动力学结果也提示这些患者膀胱容量减少，膀胱顺应性降低或逼尿肌过度活动，约13%的患者伴有膀胱输尿管返流。亦有研究发现，部分氯胺酮性膀胱炎患者虽然肾功能正常，但仍伴有单侧或双侧肾积水，且合并膀胱容量下降及逼尿肌过度活动。Jacklyn Yek等人的研究也证实了在氯胺酮性膀胱炎患者中监测到膀胱顺应性降低、VUR和肾积水的发生，并且进一步报道了肾盂积水伴输尿管增厚及狭窄的情况。不可否认，继发于下尿路系统病变是上尿路积水的重要发病机制之一。

（二）炎症反应与输尿管纤维化及狭窄形成

炎症可能是氯胺酮引起的尿路疾病的关键致病过程。已有研究证实，在部分重症氯胺酮性膀胱炎患者的输尿管标本中，可见黏膜、肌肉、浆膜下炎症细胞浸润，溃疡和输尿管尿路上皮剥蚀等组织学变化，部分伴有反应性再生改变，广泛的炎症反应甚至可累及输尿管壁、输尿管周围组织，引起纤维化。LY Yeung等人研究的动物模型显示，在氯胺酮长期诱导的小鼠肾脏标本中，不仅仅是肾小球、肾小管周围可见以单核细胞为主的炎症细胞浸润，类似情况甚至可扩展至肾乳头和输尿管。远端肾小管细胞的体外研究显示，氯胺酮通过单核细胞浸润引起肾小管损伤，受损的肾小管分泌炎症细胞因子以招募更多的炎性细胞。即氯胺酮通过浓度依赖的方式显著上调了炎症细胞因子的（TNF-α、IL-6）的分泌和释放。上述研究表明，炎症过程参与了氯胺酮致上尿路系统损伤的发病过程，并与肾脏及输尿管结构改变有关。YS Juan等人研究表明，COX-2通过NF-κB通路的调控参与了氯胺酮诱导的大鼠膀胱炎的炎症信号转导，但该通路是否参与调节上尿路的炎症反应，仍需要进一步的验证。

（三）氧化应激、细胞凋亡及缺血性损伤以及肾乳头坏死

有研究表明氧化应激和细胞凋亡是氯胺酮相关神经系统、泌尿系统（主要是膀胱）、男性生殖系统损伤的关键过程。部分学者发现在肾损伤中，氧化应激和细胞凋亡也发挥了一定的调控作用。氯胺酮可能通过氧化应激改变线粒体膜的通透性，引起细胞色素c释放，细胞凋亡蛋白酶caspase级联激活，最终诱导细胞凋亡。在氯胺酮大鼠模型中，接受氯胺酮诱导的大鼠发生肾损伤和肾细胞凋亡较对照组明显增加，并在戒断氯胺酮2～4周后，肾损伤和肾细胞凋亡部分逆转，在一定程度上佐证了氧化应激和细胞凋亡与氯胺酮所致上尿路损伤的相关性。而氧化应激和细胞凋亡正是肾脏缺血性损伤的中心机制。肾乳头坏死与肾的缺血性损伤密切相关。在既往的研究中，通过泌尿系统超声发现在氯胺酮性膀胱炎患者中发现4例肾乳头坏死，伴有周围炎症浸润。Lin等人在膀胱活检中发现，与健康对照组相比，氯胺酮性膀胱炎患者的微血管较为弯曲且呈多角状，内皮细胞下的基底膜具有较厚、多层的特点。他们还证实了N-甲基-D-天冬氨酸受体在血管内皮上的存在，并推测这种受体的慢性活化可能是血管损伤和继发慢性炎症的原因。膀胱微血管损伤可导致微循环受损和尿路上皮缺血。这种氯胺酮诱导的微血管损伤或许并不局限于膀胱，同样可能对肾脏、输尿管的结构造成破坏。其可能的机制是氯胺酮通过降低了NO的合成，进而影响血管收缩和放松。从这些证据可以看出，氯胺酮可以诱发炎症反应和肾缺血改变，进而导致肾乳头坏死。

五、践行实施

在临床工作中，我们已经收治了数十例氯胺酮膀胱炎患者，在其中也发现了比较典型的上尿路积水的影像学图片，并探索了膀胱水囊扩张、膀胱扩大成形术、留置 DJ 管等方式缓解上尿路积水的治疗思路，但其疗效仍需远期验证（图 25－2－1～图 25－2－4）。

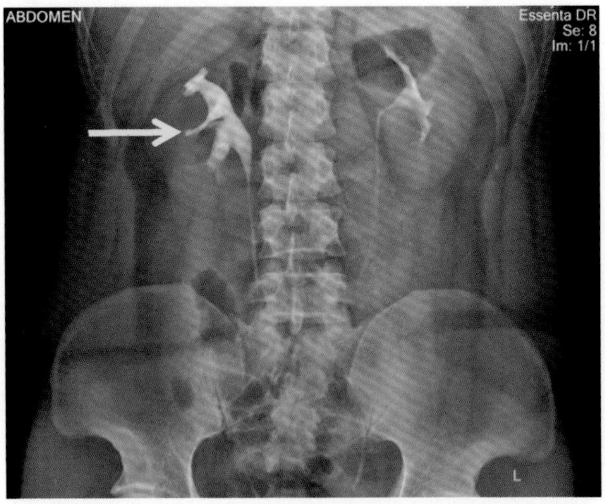

图 25－2－1　黄色箭头示右侧肾盂壶腹积水

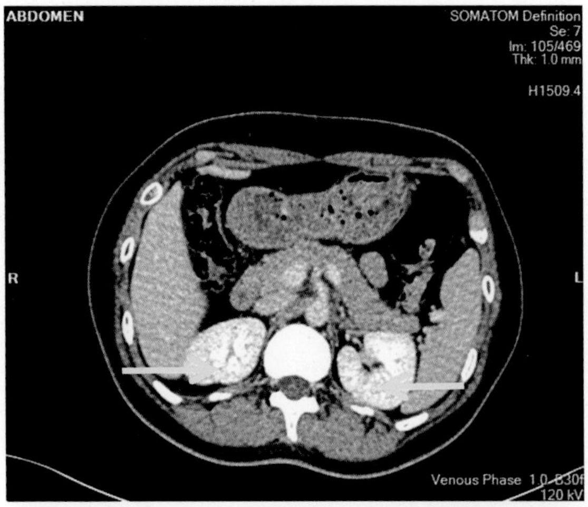

图 25－2－2　黄色箭头示肾髓质钙化

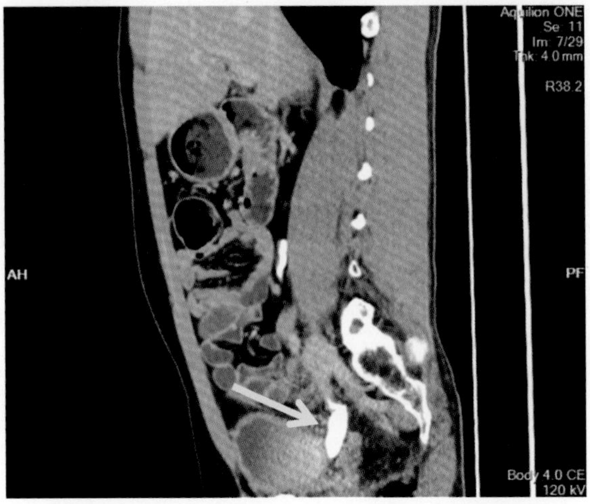

图 25－2－3　黄色箭头示末端扩张的输尿管

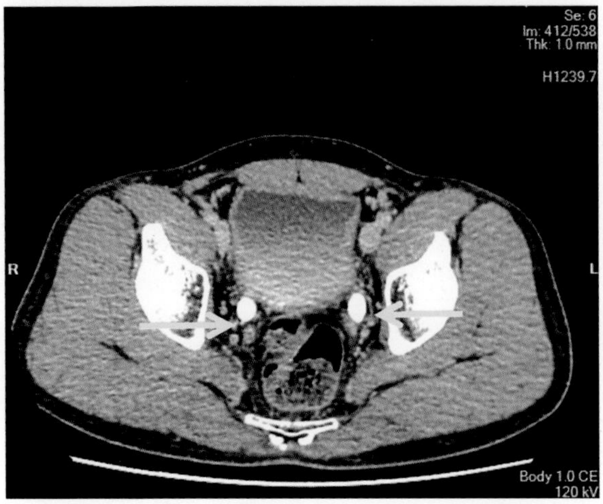

图 25－2－4　黄色箭头示末端扩张的输尿管

在科研方向上，我们已完成氯胺酮相关性膀胱炎的动物模型制作，在动物模型所需氯胺酮剂量的探索及大鼠的行为观察方面已积累了一定的经验。同时，我们完成了氯胺酮相关性膀胱炎细胞模型的探索，研究了最佳的给药浓度及给药时间。为进一步研究氯胺酮所致上尿路积水的发病机制打下了坚实的基础。

六、适用与展望

氯胺酮所致上尿路积水的发病机制尚待更进一步的研究证实，深化对其机制的理解，有助于加深临床医师对氯胺酮引起泌尿系统病变的认识，为该疾病的治疗探索出更多的方向和道路，如戒除氯胺酮避免进一步的毒性损伤，控制炎症反应，保护肾脏、膀胱及输尿管功能、针对特定信号通路的靶向干预等。此外，氯胺酮所致上尿路积水也从另一个角度给氯胺酮性膀胱炎的研究提供了更多思路和线索。在将来，或许随着对该疾病机制认识的逐渐深入，学者们会发现氯胺酮性膀胱炎、氯胺酮所致的上尿路积水、以及其他脏器或系统（如心脏、肝脏、神经系统）的损伤具有某些相似的机制，这些损伤也将被视为氯胺酮滥用综合征在不同系统或不同阶段的不同表现。对氯胺酮滥用的患者来说，医师们能通过阻断这些共通机制来进行综合治疗。

〔郑智桓　王　钊〕

第三节　尿路上皮损伤是否是氯胺酮导致膀胱炎的机制

一、概　　述

氯胺酮俗称 K 粉，属于苯环己哌啶衍生物，是一种非竞争性 N-甲基-D-门冬氨酸受体（NMDA）拮抗剂。氯胺酮是一种有效的解离性麻醉药，可以产生强效的镇痛和遗忘作用而不会减慢呼吸和心率，在临床中应用广泛。然而，在使用氯胺酮的临床实践中发现，部分患者使用后会出现妄想、幻觉、谵妄、神志不清、濒死感等副作用。氯胺酮的这些副作用，在后期被当成一种新型毒品在青少年中广泛传播、滥用，其已经成为严重影响青少年健康的不利因素之一。就泌尿系统而言，氯胺酮对泌尿系统的损伤主要表现在膀胱，Shahani 等人在 2007 年最早报道了氯胺酮诱导膀胱炎的相关病例。本疾病的临床表现以下尿路症状（LUTS）为特征，如尿频、尿急、肉眼血尿和膀胱疼痛等；膀胱镜下主要表现为膀胱黏膜溃疡、糜烂、撕裂及水扩张后球状出血等；病理学主要表现为尿路上皮剥脱伴或不伴肉芽组织增生，肥大细胞、嗜酸性粒细胞、淋巴细胞等炎性细胞浸润，黏膜下及间质纤维化、平滑肌肥厚和胶原含量升高等。临床上灌注膀胱黏膜保护剂，如透明质酸，能缓解部分症状，这说明尿路上皮损伤可能是引起氯胺酮相关性泌尿系统病变的机制之一。

二、问题与困惑

目前氯胺酮所致的膀胱炎的发病机制尚不明。氯胺酮及其代谢产物对膀胱黏膜及间质细胞的直接毒性作用，膀胱微血管的改变，以及氯胺酮通过间接作用引起自身免疫反应和氧化应激等，这些均有可能引起膀胱黏膜损伤。氯胺酮相关性膀胱炎在一定程度上破坏了尿路上皮屏障，局部炎症或氯胺酮及其代谢产物渗漏至上皮下引起的继发性损伤会加速排尿功能障碍，说明尿路上皮屏障功能障碍可能参与了氯胺酮性膀胱炎的发病机制。然而 Rajandram 等人的研究结果并不支持上述观点。在他们的研究中发现，在氯胺酮诱导的小鼠膀胱炎模型中，经检测发现尿路上皮通透性和结构均是完整的。该研究团队认为，尿路上皮屏障功能障碍可能是由于膀胱压力和尿液中氯胺酮及其代谢物积累导致的机械转导过度活跃所致，尿路上皮屏障功能障碍不是排尿功能障碍的原因或直接发病机制。因此，尿路上皮屏障功能障碍是否为氯胺酮性膀胱炎的始动因素，目前仍存在争议。

三、创新与思考

我们认为尿路上皮屏障功能障碍是氯胺酮诱导的膀胱炎发病机制中的一个重要阶段，尿路上皮屏障功能障碍仍是氯胺酮导致排尿功能障碍的潜在因素之一。此外，在动物模型构建过程中，还应注意根据不同种类动物模型的血清及尿液中的氯胺酮及其代谢产物浓度来确定合适的氯胺酮使用剂量，才能更真实地模拟氯胺酮在人体的作用及机制。

四、理论支撑

在氯胺酮相关性膀胱炎的临床研究报道中，发现患者的膀胱可有不同程度的炎症、新生血管，病情较重的患者可见斑点状出血，活组织检查中可观察到尿路上皮黏膜剥脱，伴有反应性再生的上皮细胞，溃疡伴血管肉芽组织和散在的炎症细胞。另外，临床上治疗氯胺酮性膀胱炎的方案中就包括灌注膀胱黏膜保护剂。Li 等人的研究表明与膀胱镜下注水相比，膀胱内灌注透明质酸钠的长期疗效似乎更好，另外，在 Ou 等人的病例报道中，患者在使用透明质酸灌注 10 次后其临床症状及影像学表现得到了完全逆转。Yee 等人报道了用抗炎或抗胆碱药、阿片类镇痛剂或普瑞巴林、膀胱内注射透明质酸、手术干预等层层推进的标准化治疗方案的研究，整个研究纳入了 463 名患者，有 319 名患者反馈了随访评估，结果显示 67.7%患者症状有所改善。说明膀胱黏膜保护剂在氯胺酮性膀胱炎的治疗中起着重要作用，这也从侧面反映出膀胱黏膜损伤可能是氯胺酮性膀胱炎发病机制中的重要环节。

在动物实验中，氯胺酮诱导膀胱炎的动物模型中其膀胱上皮细胞明显变薄，伴有动脉充血扩张，炎症细胞浸润。在膀胱黏膜下和肌间可观察到胶原纤维的沉积增加。Lee 等人在动物实验中证实透明质酸钠膀胱灌注可以改善膀胱过度活动，减少了膀胱黏膜损伤。另外还发现透明质酸可以诱导黏膜增强，调节炎症反应。进一步证实了膀胱黏膜屏障功能损害在氯胺酮相关性膀胱炎发病中的重要作用。

在氯胺酮相关性膀胱炎损伤膀胱黏膜上皮的机制研究中发现，氯胺酮可上调 COX-2、iNOS、eNOS 的表达，而这些酶的上调可能在氯胺酮诱导溃疡性膀胱炎中发挥重要作用。另外，Lee 等人的研究表明氯胺酮性膀胱炎与间质性膀胱炎/膀胱疼痛综合征［interstitial cystitis/bladder pain syndrome（IC/BPS）］的患者相比，其膀胱组织中 E-cadherin 表达减少，细胞凋亡增加更严重。E-cadherin 的表达明显下调，伴随紧密连接蛋白标志物 Claudin-4 和 ZO-1 表达量明显下调，表明氯胺酮诱导尿路上皮细胞连接蛋白异常，进而导致了膀胱病变。这从分子层面证实了氯胺酮相关性膀胱炎存在尿路上皮损伤，说明尿路上皮损伤是氯胺酮诱导膀胱炎的重要机制之一。

五、践行实施

在氯胺酮相关性膀胱炎动物模型中，我们发现氯胺酮诱导后大鼠与正常大鼠相比，其膀胱尿路上皮明显变薄，部分尿路上皮剥脱伴有间质充血（图 25-3-1、图 25-3-2）。

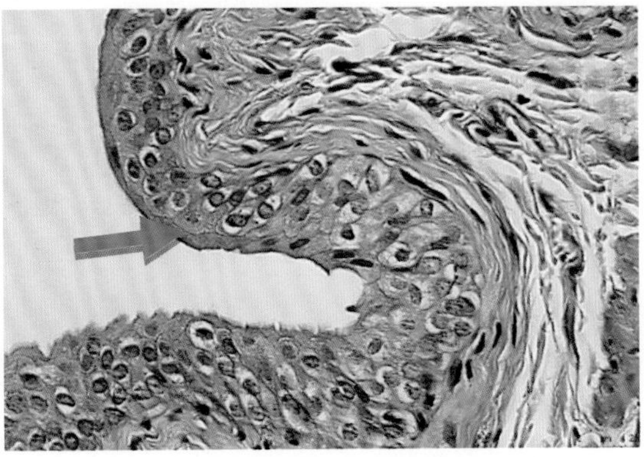

图 25-3-1 紫色箭头示正常大鼠膀胱尿路上皮

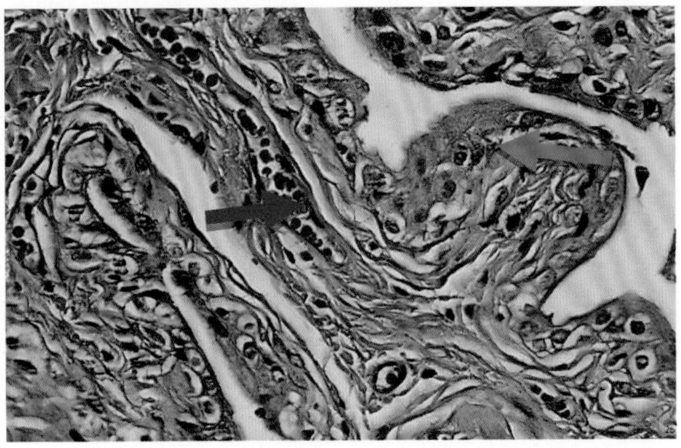

图 25-3-2 红色箭头示部分尿路上皮剥脱、紫色箭头示间质充血

六、适用与展望

氯胺酮相关性膀胱炎的发病机制目前尚无统一定论，深入探讨氯胺酮对尿路上皮的损伤途径及其分子机制，对于理解和治疗氯胺酮相关性尿路上皮损伤有十分重要的作用，同时，为探索治疗该疾病的新疗法、新药物提供新的思路，为延缓氯胺酮性膀胱炎患者的膀胱纤维化及其上尿路病变提供新的治疗策略。

〔吴自强 王 钊〕

第四节 间质性膀胱炎容易误诊为慢性前列腺炎

一、概 述

Ⅲ型前列腺炎（typeⅢ prostatitis）和间质性膀胱炎（IC）都是以局部疼痛、尿急、尿频等症状为共同特征性表现的常见慢性病，其病因及发病机制尚不明确，症状多变，病程迁延易反复发病，诊断标准不统一，严重影响患者生活质量。近年来，随着人们对两病病理生理深入研究，认识到慢性前列腺炎（CP）尤其是Ⅲ型前列腺炎与IC有着惊人的相似之处，包括临床表现、诊断指标、可能的发病机制、甚至对治疗的反应都极其相似。提示两者之间可能存在紧密联系。

二、问题与困惑

近年来IC发病率逐年上升，但其病因复杂，机制不清，疗效欠佳，并缺乏疾病的特异性标志或特殊的组织学变化，因此长期以来都难以诊断，进而影响患者的后续治疗和康复。

1987年美国糖尿病、消化及肾病协会（NIDDK）制定首个IC诊断标准。NIDDK制定的某些排除标准存在明显的问题，该标准最初的设计是用于筛选IC患者进行科学研究的，因此非常严格，可能把部分IC患者排除在外，多数人认为此标准过于严格，漏诊率很高，有研究发现NIDDK标准准确率为90%，漏诊约60%，既往的IC研究显示男性间质性膀胱炎的发病率远低于女性，但近来有研究提示慢性前列腺炎尤其是Ⅲ型前列腺炎与IC有着惊人的相似之处，包括临床表现、诊断指标、可能的发病机制、甚至对治疗的反应都极其相似，在Ⅲ型前列腺炎患者中，很多患者在麻醉下膀胱水扩张时有典型的红斑症，提示很多所谓Ⅲ型前列腺炎患者的症状产生可能与间质性膀胱炎有关。

三、创新与思考

Ⅲ型前列腺炎和间质性膀胱炎临床上都可表现为以下尿路症状为主诉，正是由于两者具有如此多的相似之处，且部分泌尿外科医师对间质性膀胱炎的认识不足，临床上经常容易忽视伴发间质性膀胱炎的Ⅲ型前列腺炎。

结合临床泌尿外科门诊男性患者中，前列腺炎患者可以占到1/3且其中绝大多数为Ⅲ型前列腺炎的情况，故大胆推测男性间质性膀胱炎可能在Ⅲ型前列腺炎患者中有相当比例的伴发情况，由于忽视这种现象的存在而没有采用相应的针对治疗，可能导致Ⅲ型前列腺炎成为目前门诊的难治性疾病之一。

四、理论支撑

由于对IC的病因、临床特征的认识不足，及缺乏统一的、明确的诊断标准，以及部分IC患者与尿路感染、非细菌性前列腺炎、盆腔炎等疾病鉴别诊断不清，这可能是IC发病率存在明显地区性差异的重要因素。近年来，IC发病率逐年上升，调查表明，IC发病率远高于既往估计。IC的诊断采用排除法：长期（6个月以上）下尿路刺激症状及膀胱疼痛，排除尿道或阴道感染、膀胱癌、细菌性膀胱炎、结核性膀胱炎、放射性或化学性膀胱炎、盆腔炎症性疾病、子宫内膜异位症、泌尿系结石、性传播疾病等疾病。该标准最初的设计是用于筛选IC患者进行科学研究的，因此非常严格，可能把部分IC患者排除在外，如不少研究证实儿童及青少年可发生IC，年龄<18岁已不作为IC排除标准。大部分IC患者发病时只出现一种临床症状，同时出现多种临床症状的极少。

（一）下尿路上皮功能障碍

近年来在研究IC的病理生理机制中，发现尿液中高浓度的钾离子在IC的发病中起关键作用，而CP也具有此类似的病理生理机制，即下尿路上皮功能障碍。

有研究对44例前列腺炎患者进行了问卷调查和钾敏感试验，结果发现37例（84%）阳性，89%表现为尿频、尿急，82%表现为局部疼痛。慢性盆腔疼痛综合征（CPPS）与IC有诸多类似的临床表现甚至钾敏感试验的反应，推测两者具有相同的病理生理过程，即下尿路上皮功能障碍，而膀胱、尿道、前列腺是这一病理过程的潜在靶器官。

（二）神经源性炎症

神经源性炎症是神经细胞分泌炎性介质导致局部炎症和痛觉过敏，可很好地解释IC和其他疼痛综合征的发生。在应激状态如寒冷、创伤、毒素、药物作用下，外周神经分泌P物质，引起炎症介质的级联反应，如活化肥大细胞脱颗粒，释放血管活性物质，刺激邻近神经纤维，引起局部炎症和痛觉过敏。研究发现IC患者的尿液中P物质浓度与疼痛程度相关。虽然目前对于CP的研究缺乏上述同样的证据，但发现治疗IC常用的药物二甲基亚砜（DMSO）对CP同样有效，认为DMSO可迅速穿透细胞膜，消耗P物质，起到抗炎、止痛等作用。提示神经源性炎症在IC和CPPS的发病和症状程度上起一定作用。

（三）肥大细胞活化

肥大细胞多聚集于神经周围，在急性应激状态下，肥大细胞活化并脱落颗粒，释放多种血管活性物质如组胺、白三烯、前列腺素、类胰白蛋酶等，参与IgE介导的超敏反应或是对多种刺激物（P物质、细胞因子、补体、细胞毒素等）反应，引起严重的反应。有研究通过膀胱组织活检等发现IC患者膀胱肥大细胞数目为40个/mm，且超过90%有不同程度的活化，正常对照组则10个/mm且几乎无活化。此外，有研究发现IC患者的尿液中类胰蛋白酶、甲基组胺明显升高，而类胰蛋白酶是肥大细胞的特异标志物，甲基组胺是组胺的代谢产物。提示肥大细胞的活化是IC病理生理改变的特征性表现，参与疾病的过程。在动物实验中发现肥大细胞活化与CP有间接的关系。他们采用雌激素诱导形成前列腺炎动物模型时，发现前列腺组织中脱颗粒的肥大细胞数目增多；对CP的组织学研究也确证了这一观点，发现CP患者前列腺组织中肥大细胞数目较正常对照组明显减少，推测系由于肥大细胞脱颗粒所致。

（四）自身免疫

CPPS和IC都具有自身免疫性疾病的特点。例如，表现为症状多变的慢性迁延性疾病，特异组织器官的单核细胞浸润，无明确的病原体发现，对糖尿病皮质激素或免疫抑制剂有效等。

IC常与免疫性疾病如过敏性肠炎、克罗恩病、溃疡性肠炎、系统性红斑狼疮等伴发，据报道IC患者有40%～80%患有过敏症，抗过敏治疗对膀胱症状有改善。已发现患者膀胱组织的生长因子（PD-ECGF、FGF、VEGF）表达增强，蛋白多糖CD44在溃疡型较非溃疡型中表达更高，认为CD44可结合这些可溶的、可扩散的生长因子，造成炎症部位生长因子积聚，促生长积聚，促进炎症发展。但也有学者认为自身免疫只是对局部细胞损伤的间接反应。

总之，CP和IC在临床表现、发病机制、对治疗的反应等诸多方面有相似之处，这提示我们以新的观念来认识这两种疾病，在前列腺炎的诊治过程中，不可忽视IC伴发的存在，这对于CP尤其CPPS和IC的诊治有重要的指导价值。

五、践行实施

向研究人群（具有LUTS症状的Ⅲ型前列腺炎患者）发放LUTS症状情况表，给予标准的指导语，患者根据自身情况，完整填写LUTS症状情况表、O'Leary-Sant评分表（包括症状指数和问题指数）、生活质量调查表和IC相关因素调查表，当场回收问卷。若患者O'Leary-Sant评分表中症状指数和问题指数之和大于12分，则确立为高疑IC患者，对可疑IC患者，行PST，以明确IC的伴发情况，采用问卷调查表和相应诊断（钾离子敏感试验）结合的模式，筛查出可能误诊为CP的IC患者，以便进一步诊断治疗。

1. LUTS症状情况表：包括患者年龄、文化程度、职业、性生活、生育史、具体下尿路症状（储尿期及排尿期）、储尿期疼痛情况及排尿后情况、疼痛评分、下尿路症状病程时间等情况，能够全面地反应出患者的下尿路症状情况，为后期的研究提供了详尽的资料（表25-4-1）。

2. O'Leary-Sant评分表：是1997年由O'Leary-Sant设计并应用于临床间质性膀胱炎的筛查表，这是一个自测表，可以不依赖于医师的调查，患者对评分表有很高的接受性，内容包括问题指数和症状指数两个部分，能够反映患者尿频、尿急、夜尿及膀胱疼痛的情况，能较全面地反应出IC的主要症状，已被证明是一个有效的评分工具，症状指数和问题指数总分≥12分，提示有间质性膀胱炎的可能，可视为评分阳性（表25-4-2）。

25－4－1　　LUTS 症状情况表

性别：□男　□女	出生年月（年/月）：________
文化程度：□中学及以下　□大学　□研究生及以上	
职业：□农民　□工人　□职员　□学生　□无业-无业原因：□自选　□无法工作	
性生活：□有　□无　生育史：□有　□无	
下尿路症状： 储尿期症状：□尿频　□夜尿　□尿急　□尿痛　□尿失禁 排尿期症状：□排尿无力　□尿线变细　□尿踌躇　□间断排尿　□残余尿　□尿后滴沥	
有无尿失禁？	□是　□否（如选择“是”请填 1，2 及 3）
1. 咳嗽后出现尿失禁？	□是　□否
2. 尿急未能忍住出现尿失禁？	□是　□否
3. 两者（1 及 2）兼有之？	□是　□否
如存在上述任何症状，请继续回答下述问题	
憋尿时是否会出现以下情况？ 耻骨上区疼痛（小腹）？ 其他部位疼痛？ （如尿道、会阴、阴囊、睾丸）	 □是　□否 □是　□否
疼痛评分（　） 0 无明显不适或尿意　1 略有不适或尿意　2 强烈不适或尿意　3 一般疼痛　4 明显疼痛　5 强烈疼痛	
排尿后以上部位疼痛是否有缓解？ 耻骨上区疼痛（小腹）？ 其他部位疼痛？ （如尿道、会阴、阴囊、睾丸）	 □是　□否 □是　□否
下尿路何种症状持续存在时间？ 1. 尿频 2. 尿急 3. 尿痛 4. 排尿困难 5. 膀胱疼痛 请在左侧选择后标注编号	□持续一年以上（　） □近一年内持续存在（　） □近半年内持续存在（　） □近三个月内持续存在（　） □一个月一次（　） □三个月一次（　） □六个月一次（　） □一年一次（　） □偶尔发/作曾经发作（　）
是否曾被诊断为前列腺炎？	□是　□否
是否行细菌学检测？	□是　□否
如细菌学检测阳性，为何种细菌？	
前列腺炎发作的频度？	□持续一年以上 □近一年内持续存在 □近半年内持续存在 □近三个月内持续存在 □一个月一次 □三个月一次 □六个月一次 □一年一次 □偶尔发作/曾经发作
抗生素治疗是否有效？	□是　□否
是否曾被诊断为良心前列腺增生？	□是　□否
非细菌性病的下尿综合征患者持续存在超过 3 个月者（除外细菌学检查阳性或者是抗生素治疗有效的患者），请继续填写“O’Leary-Sant”评分表	

25－4－2　O'Leary-Sant 评分表

帮助医师判断你是否患有间质性膀胱炎，请选择下列问题的最佳答案，之后总和评分。

问题指数

在过去的一个月中，以下各项症状成为多大程度的问题？

1. 白天频繁排尿？

______　没问题　＝0

______　很小问题　＝1

______　小问题　＝2

______　中等问题　＝3

______　大问题　＝4

2. 夜间起夜排尿？

______　没问题　＝0

______　很小问题　＝1

______　小问题　＝2

______　中等问题　＝3

______　大问题　＝4

3. 毫无预警排尿？

______　没问题　＝0

______　很小问题　＝1

______　小问题　＝2

______　中等问题　＝3

______　大问题　＝4

4. 您是否感觉到膀胱有灼热、疼痛、不适和压迫？

______　没问题　＝0

______　很小问题　＝1

______　小问题　＝2

______　中等问题　＝3

______　大问题　＝4

总分______

症状指数

在过去的一个月中，以下症状成为多大程度的问题？

5. 在毫无预警时感觉强烈排尿感？

______一点没有　＝0

______小于五分之一次　＝1

______小于一半次数　＝2

______约一半次数　＝3

______大于一半次数　＝4

______总是如此　＝5

6. 两次排尿时间间隔小于两小时？

______一点没有　＝0

______小于五分之一次　＝1

______小于一半次数　＝2

______约一半次数 =3

______大于一半次数 =4

______总是如此 =5

7. 夜间排尿次数？

______无 =0

______1 次 =1

______2 次 =2

______3 次 =3

______4 次 =4

5 次 =5

8. 是否有膀胱灼热或疼痛经历？

______没有 =0

______很少 =2

______相当常见 =3

______几乎总有 =4

______总有 =5

总分______

3. 生活质量评分表：患者对今后生活中，若症状持续存在的态度，能够反映患者对症状的困扰程度，分为 0～6 级（表 25－4－3）。

表 25－4－3 生活质量调查表

如果后半生症状持续存在，你认为怎样？						
非常高兴	满意	大致满意	无所谓	不满意	糟糕	极其糟糕
0	1	2	3	4	5	6

4. IC 相关因素问卷：包括吸烟、饮酒、饮茶、刺激性食物、憋尿习惯，肠道刺激症状等方面（表 25－4－4）。

表 25－4－4 IC 相关因素调查表

是否经常吸烟？	□是 □否 量______
是否经常饮酒？	□是 □否
是否经常喝茶？	□是 □否
是否经常吃刺激性食物（辛辣等）？	□是 □否
是否经常憋尿？	□是 □否
有无里急后重等肠刺激症状？	□是 □否

5. 钾离子敏感试验（PST）：该方法最早在 1994 年由 Parsons 等人介绍，理论基础是 IC 患者膀胱黏膜通透性增加，尿中钾离子通过不完整的黏膜屏障使黏膜下感觉神经末梢去极化从而产生疼痛，PST 作为 IC 的敏感指标，是通过膀胱内灌注氯化钾监测患者是否感到疼痛或尿急，从而检测膀胱上皮渗透性异常，这个试验可以立即诱发不适感和病症的出现。PST 试验是一种敏感的诊断工具，通过判定膀胱上皮渗透性异常而提示 IC 诊断。PST 与患者既往史、阴性尿液分析、体格检查相结合，可诊断大部分 IC 患者。

PST 详细操作流程如图 25－4－1 所示。

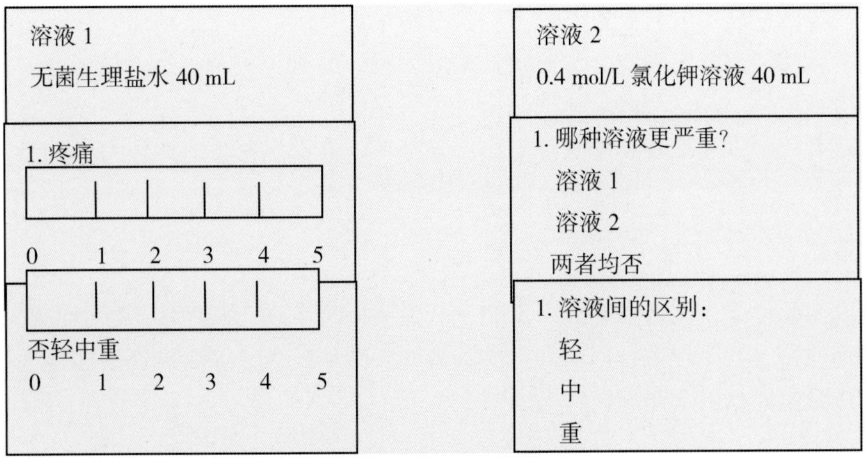

图 25－4－1　PST 操作流程

1. 询问患者最轻微的疼痛和尿急，并用数值标记在上边。
2. 给患者膀胱放置无菌导尿管。
3. 缓慢将 40 mL 溶液 1 注入膀胱。
4. 5 分钟后，询问患者自我感觉的疼痛和尿急程度。
5. 将溶液 1 从膀胱排出。
6. 缓慢将 40 mL 溶液 2 灌注入膀胱，保留 5 分钟。
7. 如果灌注过程患者出现明显疼痛，即停止灌注并将已灌注溶液 2 从膀胱抽出。
8. 询问患者自我感觉的疼痛和尿急程度。
9. 排空溶液 2，应用生理盐水冲洗膀胱。
10. 用上面的问题提问患者，比较两种溶液对患者的影响。
11. 当患者出现下面情况时为钾离子敏感试验阳性：溶液 2 导致疼痛和/或尿急时的得分在 2 分或大于 2 分；溶液 2 导致疼痛和/或尿急比溶液 1 严重。

本项调查的目的是研究男性下尿路症状及慢性前列腺炎患者中间质性膀胱炎的流行病学情况，并会对下尿路症状及慢性前列腺炎患者的诊断和间质性膀胱炎患者有很大的帮助。

六、适用与展望

本创新技术观点针对泌尿外科门诊就诊的Ⅲ型前列腺炎并有下尿路症状（LUTS）的患者，采用临床问卷调查表和相应诊断（钾离子敏感试验）结合的模式，对研究对象进行调查，了解间质性膀胱炎的可能发病率，提高泌尿外科医师对Ⅲ型前列腺炎患者中的间质性膀胱炎伴发情况的认知度，对相关患者的诊断和治疗起到一定的指导意义。促进 IC 及 CP 的理论与研究进一步完善。

〔刘　磊〕

第五节　腹腔镜回肠膀胱扩大术治疗神经源性膀胱的技术流程和改进

一、概　　述

神经源性膀胱是指因具有控尿功能的中枢神经系统或周围神经系统受到损害而出现的尿潴留、尿失禁和肾积水，并因膀胱输尿管反流等症状导致尿路感染和肾功能受损，最终危害患者生命健康。其中，尿失禁与膀胱输尿管反流是影响患者生活质量的最主要因素。神经源性膀胱患者，如果早期没有很好地管理膀胱，长期不合理地排尿，会逐渐进展成膀胱挛缩，导致“高压膀胱”，不仅导致膀胱容量减少，还因膀胱压力过高导致膀胱输尿管反流，严重的损害肾功能，因此临床上认为利用肠道行膀胱扩大术治疗神经源性膀胱导致的“高压膀胱”是目前最佳治疗方案。膀胱扩大术可以降低膀胱内压力，增加膀胱顺应性，减少膀胱输尿管反流从而降低尿路感染、尿失禁的发生率并改善患者生活质量。以往回肠膀胱扩大术一般是通过开放手术来进行，现在随着腹腔镜技术的普及以及术者腔镜技术的熟练，越来越多的医师采用腹腔镜或者达芬奇机器人辅助来进行回肠膀胱扩大术。

二、问题与困惑

腹腔镜下回肠膀胱扩大术与普通开放手术相比，最大的难点在于腹腔镜下回肠的缝制和去管肠片与膀胱的吻合。如何快速、安全地进行回肠肠管的去管化？如何高效、安全地在腹腔镜下进行膀胱与肠管的吻合？成为术中最重要的两个步骤。

三、创新与思考

首先，腹腔镜下肠管的选取和缝制虽然可以借助腔镜下吻合器来实现，但是这就意味着要多建立2个10～12 mm Trocar，同时吻合器的使用必然会导致总体治疗费用的增加，而且吻合器还有出血的风险。关于这一点，我们采用的还是先腔镜下选好肠段，然后在目镜孔延长2～3 cm，将回肠肠管拖到体外来进行手工缝合。这样不仅可以减少费用，减少手术时间，还比吻合器更安全，而且并不增加患者的创伤。接着，把缝制好的肠管重新放回腹腔，把目镜孔所在切口缝合至只能放置Trocar，重新建立气腹，在腔镜下，使用2-0倒刺线从膀胱右侧下缘开始向左侧连续缝合，然后再从膀胱右侧上缘向左侧连续缝合，在这个过程中，我们会预先用蘑菇管做好膀胱造瘘，通过蘑菇管的提拉，帮助膀胱的暴露。

四、理论支撑

回肠是人体内活动度最大的一段肠管，我们只需要在腔镜下标志好末端回肠的长度，就可以从脐部小切口将这段肠管提拉到体外进行操作，且手工缝合肠管是目前最安全的一种方式，对于熟练的手术团队，手工缝制肠管并不会比在腔镜下使用吻合器花费更多时间。

五、践行实施

（一）手术步骤

1. 麻醉成功后，先留置导尿管，建立腹腔镜气腹，取头低脚高20°，用超声刀将膀胱前壁和两侧壁游离，充盈膀胱，将膀胱横行切开至两侧壁（图25-5-1）。

2. 用输尿管导管测量膀胱开口的直径（图25-5-2）。

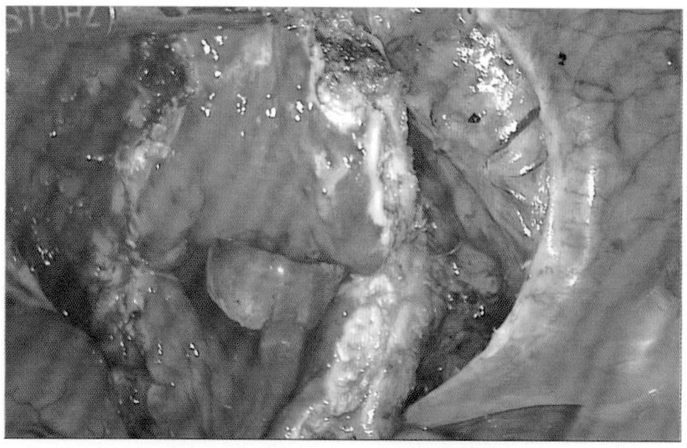

图25-5-1　横行切开膀胱

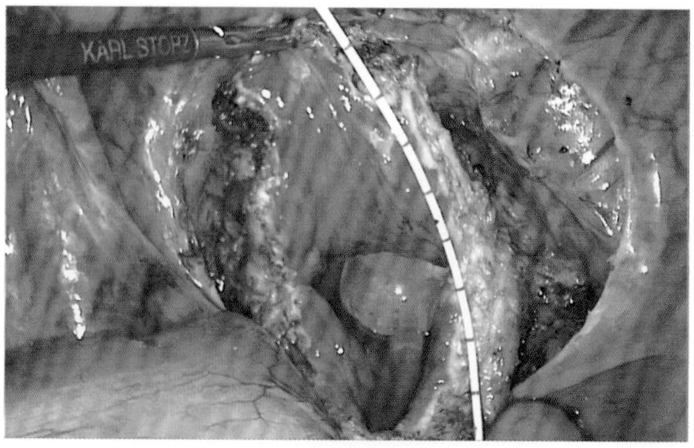

图25-5-2　输尿管导管测量长度

3. 在距离回盲部25 cm处选取一段20～25 cm长的回肠，并分别标志近端和远端（图25-5-3）。

4. 从目镜孔置入腔镜用肠钳，夹住选定的肠管，扩大 Trocar 孔至 2～3 cm，将选定肠管拖出腹腔。

5. 将选定的肠管截取并用湿纱保护，用手工缝合的方式恢复回肠的连续性。

6. 用稀聚维酮碘溶液将截取的肠管管腔进行反复冲洗，直至冲洗液无粪渣和黏液，在对系膜缘用电刀切开肠管，再次用稀聚维酮碘溶液清洗肠管（图 25－5－4）。

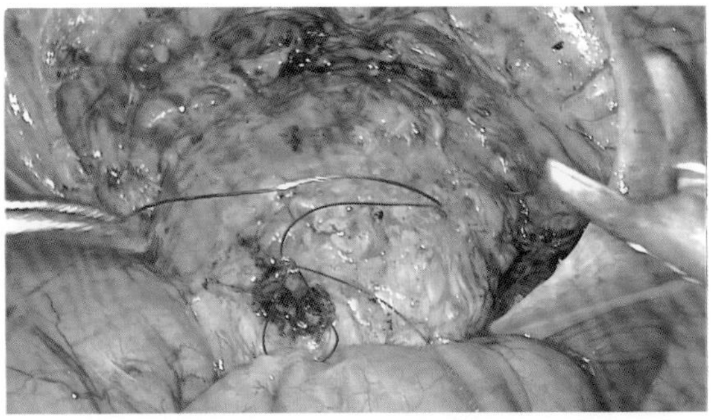

图 25－5－3　标记肠管

7. 用 4－0 抗菌可吸收缝线将肠片进行两次对折缝合形成杯状，并测试其密闭性（图 25－5－5）。

8. 将缝制好的回肠回纳腹腔，并重新建立气腹，在腹腔镜监视下用 10 mm 金属 Trocar 在原膀胱壁上膀胱造瘘，并置入蘑菇管，造瘘成功后用蘑菇管将上瓣膀胱壁向腹壁牵拉，充分暴露膀胱切口，为下一步吻合做准备（图 25－5－6）。

9. 用 2－0 倒刺线从膀胱切口右侧下缘开始吻合膀胱和肠管，向左连续缝合（图 25－5－7）。

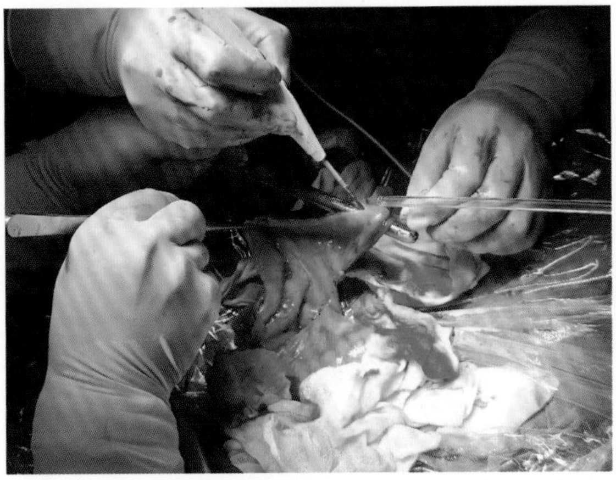

图 25－5－4　对系膜缘切开肠管

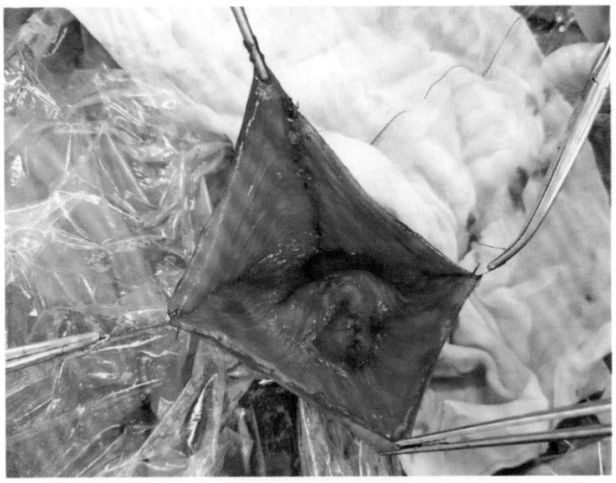

图 25－5－5　将肠管缝合成杯状

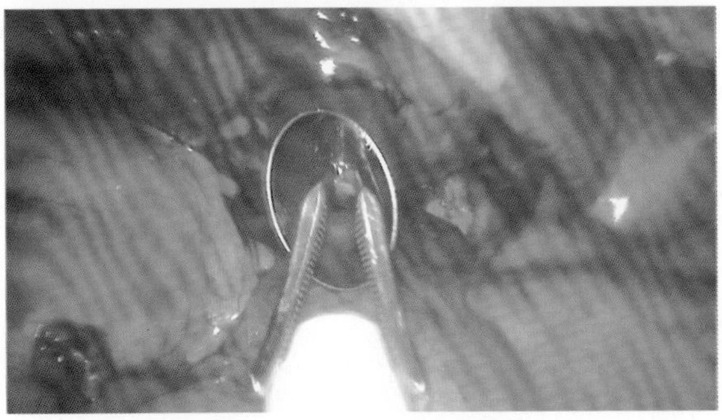

图 25－5－6　膀胱造瘘

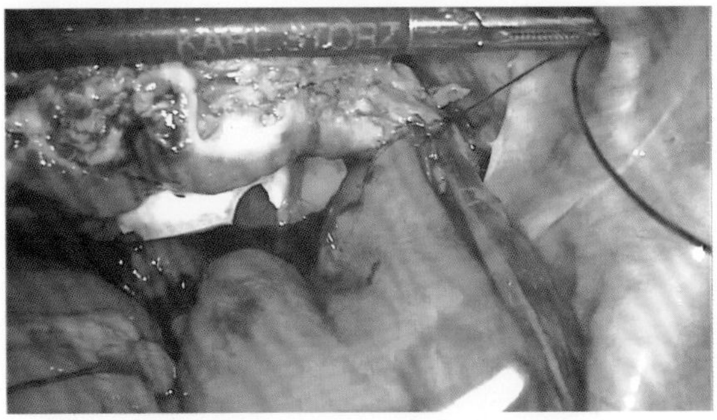

图 25－5－7　吻合肠管和膀胱后缘

10. 再用 2－0 倒刺线从膀胱切口右侧上缘开始向左侧连续吻合膀胱和肠管（图 25－5－8）。

11. 从尿管注水，检测新膀胱的密闭性，若有漏液，则进行单针加固（图 25－5－9）。

12. 放置盆腔引流管，撤除腹腔镜，缝合各切口，结束手术。

13. 回病房后需每天用手工低压冲洗膀胱，将肠管分泌的黏液冲出，避免堵塞尿管。

（二）手术效果

按流程完成手术步骤，不会遗漏关键步骤，并有利于年轻医师快速掌握该手术，通过对手术流程中部分步骤的改进，使得手术更安全、更高效。

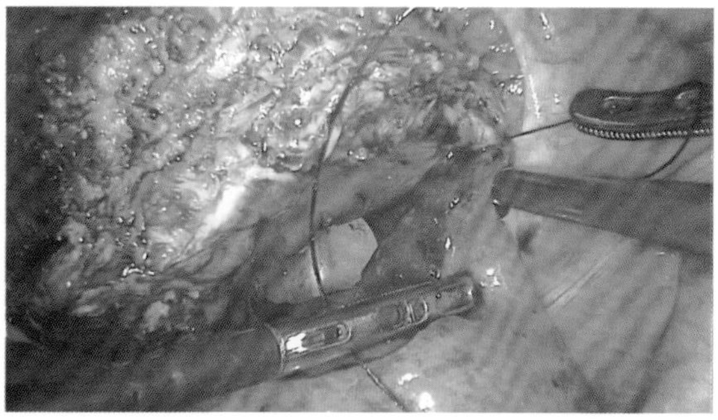

图 25-5-8 吻合肠管和膀胱前缘

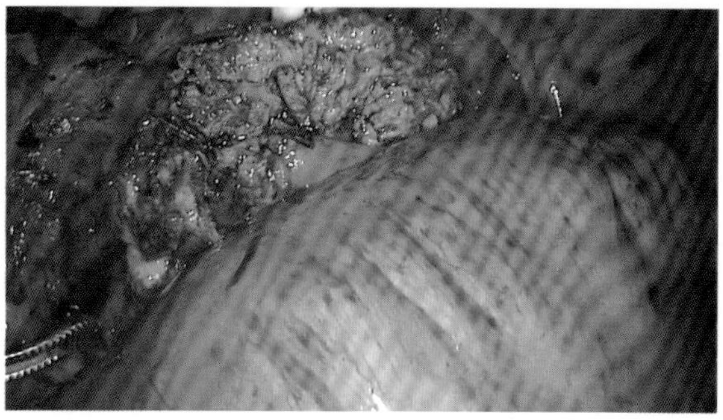

图 25-5-9 充盈新膀胱测漏

（三）操作要点

1. 量体裁衣：根据膀胱的容量来裁取相应长度的肠管，并根据膀胱的切口大小来缝制肠管，减少腔镜下的缝合步骤，缩短手术时间。

2. 吻合前先进行膀胱造瘘，并用造瘘管将膀胱上瓣提起，充分暴露膀胱切口，有利于吻合的高效进行。

3. 吻合时使用倒刺线可以加快缝合的速度，并使吻合口更牢固，减少术后漏尿的发生。

六、适用与展望

通过对该项技术的手术流程优化和改进，可以让越来越多的初学者掌握这个手术方式，帮助年轻医师快速掌握该项手术技巧。

〔钟德文〕

第六节 根治性前列腺切除术保护尿控功能的关键技术

一、概 述

前列腺癌是老年男性最常见的泌尿系统肿瘤之一，在欧美国家各种泌尿生殖系统肿瘤中发病率居第一位。随着我国逐步进入老龄化社会、前列腺癌筛查的普及，前列腺癌发病率逐年增长。根治性前列腺切除术（radical prostatectomy，RP）是局限性前列腺癌的首选治疗方式。随着对前列腺解剖的深入理解和科学技术的持续创新，RP 经历了传统开放术式、腹腔镜技术、机器人辅助腹腔镜技术的迭代。“肿瘤控制”“尿控保护”“性功能保护”始终是 RP 手术的“三驾马车”。尽管微创技术的发展和清晰术野下的精细解剖，前列腺癌根治术后尿失禁的发生仍是其最主要的并发症之一，影响患者的术后生活质量。

二、问题与困惑

前列腺癌根治术后尿失禁是 RP 手术需要重视的一个问题。然而，其发生的解剖基础仍不甚清楚，如何精细操作能够最大程度保留患者尿控功能一直是泌尿外科医师探索的方向。

三、创新与思考

如何降低前列腺癌根治术后尿失禁的发生率一直是广大泌尿外科医师所探索的问题。保留足够长的功能尿道、精细处理背深静脉复合体（dorsal vascular complex，DVC）、尽量保留神经血管束和尿道膀胱黏膜的无张力吻合或可降低尿失禁发生率，值得探索。

四、理论支撑

1. 尿控功能受到尿道括约肌和支配尿道括约肌的神经调节。尿道括约肌包括尿道内括约肌和尿道外括约肌。尿道内括约肌由膀胱平滑肌纤维束向尿道延续，包绕前列腺部尿道的上端和膀胱颈。尿道外括约肌环绕膜部尿道，走行于会阴深横肌的前方，包含有横纹肌和平滑肌纤维，在尿控过程中发挥重要作用。支配尿道括约肌的神经，又称尿控神经、阴部神经盆内支。阴部神经起源于 S2～S4 神经的前支，走行于阴部管内分为 3 支：肛神经、会阴神经和阴茎背神经。控尿神经大多来源于会阴神经，沿尿生殖膈上缘穿肛提肌，于距前列腺尖部远端 0.3～1.1 cm 处的尿道两侧 5 点和 7 点处进入尿道外括约肌，支配肌肉活动。

2. 神经血管束起源于盆丛，具有控制排尿、射精和勃起的功能。神经血管束主要由膀胱下动静脉和来自 T11～L2 神经节的交感神经纤维、S2～S4 的盆内脏神经的副交感节前纤维和骶交感干的节后纤维共同组成。神经血管束成网状分布，主要神经束走行于前列腺的背外侧，在前列腺尖部 3～5 点和 7～9 点穿过尿生殖膈进入阴茎海绵体，其间发出神经纤维支配尿道外括约肌中的平滑肌和尿道黏膜。

3. 盆底肌群及相关的韧带和筋膜在维持控尿方面具有重要作用，排尿是一个系统性协调的动作，通过肌肉收缩和筋膜结构的支持，从而延长功能性尿道长度、增加尿道内压，维持控尿功能。

五、践行实施

（一）手术步骤（以达芬奇机器人前列腺癌根治术为例）

患者全身麻醉满意后，患者取平卧位，常规消毒铺巾，台上留置 16F 导尿管，头低脚高位。于脐上缘 2 指纵行切开皮肤，置入直径 12 mm 穿刺器，在脐水平线下 1 横指分别于左右锁骨中线交界处置入 8 mm 穿刺器，在右侧腋前线平脐上 2 cm 处置入 8 mm 穿刺器，在左侧腋前线平脐处和 2 号臂与镜头孔连线中点垂线左上方约 5 cm 处置入辅助 12 mm 穿刺器，2 号臂外侧置入另一辅助 10 mm 穿刺器，腹腔气压维持在 14 mmHg。暴露盆腔术野，见部分肠管与腹壁粘连，小心离断粘连带。于髂血管分叉处开始行淋巴结清扫，沿髂内动脉及髂外动脉逐步剥离双侧淋巴结，清扫双侧髂总、髂外、闭孔周围肿大淋巴结，显露闭孔神经。淋巴管予以电凝切断。于脐两侧内侧壁之间做“倒 U”型切口进入膀胱前间隙（图 25－6－1）。

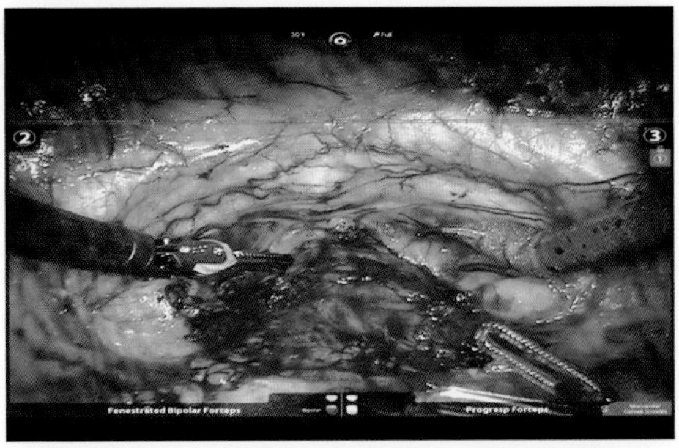

图 25－6－1　“倒 U”型切口进入膀胱前间隙

显露前列腺前壁及双侧盆底筋膜，锐性切开两侧盆筋膜及耻骨前列腺韧带，游离前列腺两侧间隙及 DVC，2－0 可吸收倒刺线连续缝合 DVC。台下协助确定膀胱颈与前列腺交界部位，于膀胱前列腺交界处切开膀胱前壁（图 25－6－2），观察双侧输尿管开口未受侵犯，继续切开膀胱颈后壁将膀胱与前列腺完全离断（图 25－6－3）。将前列腺提起，沿前列腺后表面钝性分离前列腺与直肠之间间隙，打开Denonvilliers 筋膜（图 25－6－4）。

显露精囊，结扎双侧输精管及伴行血管。向上提起导尿管尖端，体外牵拉对抗将前列腺向上牵拉，渐进离断双侧前列腺侧韧带（图 25－6－5）。于前列腺尖部离断 DVC，剪刀剪开尿道前壁，显露导尿管，将导尿管退出视野外，剪断尿道后壁，完全离断尿道。至此，前列腺完整切除（图 25－6－6）。

采用 2－0 倒刺线从 3 点钟方向，缝合膀胱和尿道，黏膜对黏膜，首先缝合后壁至 9 点钟方向，插入 20F 导尿管，若存在张力，可将膀胱后壁与直肠前壁缝合减张。然后逆时针缝合直至关闭，可导尿管注水测试缝合效果。确认无明显渗漏，导尿管气囊注水 40～60 mL（图 25－6－7）。

（二）手术效果

前列腺癌根治术在处理 DVC 上，有不同的理念。结扎 DVC 后，有术者观察到保留神经血管束的前

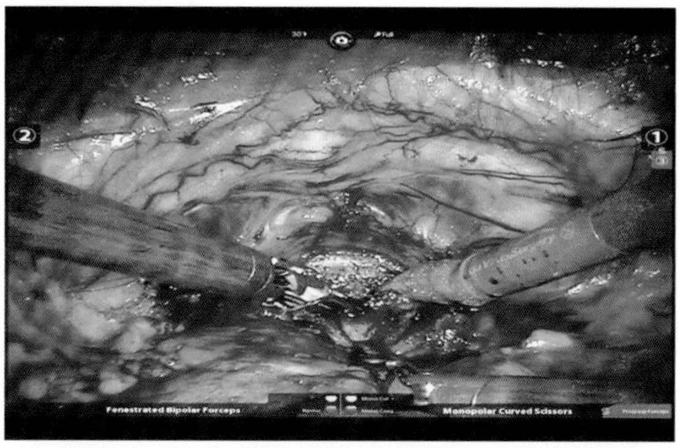

图 25-6-2　膀胱前列腺交界处切开膀胱前壁

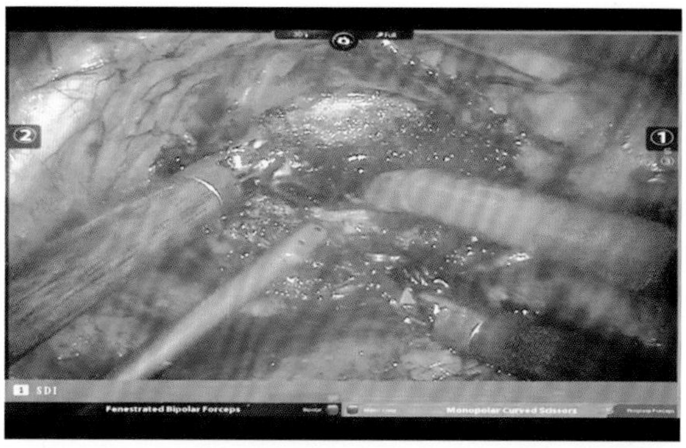

图 25-6-3　切开膀胱颈后壁将膀胱与前列腺完全离断

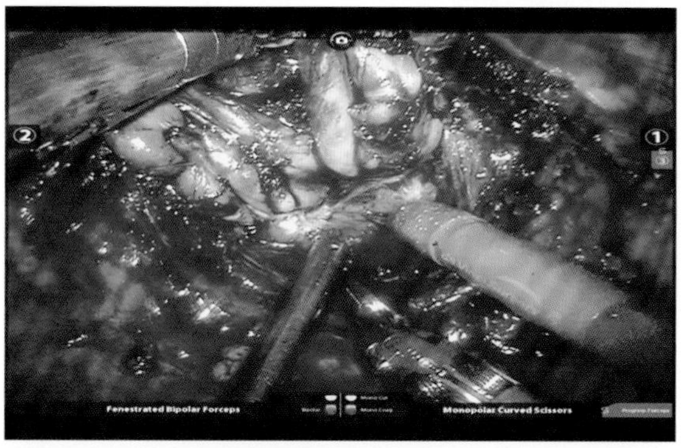

图 25-6-4　抓取精囊腺并提起，打开 Denonvilliers 筋膜

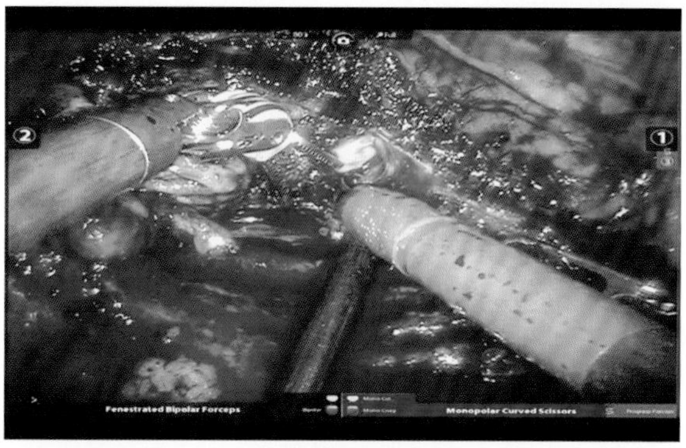

图 25-6-5　渐进离断双侧前列腺侧韧带

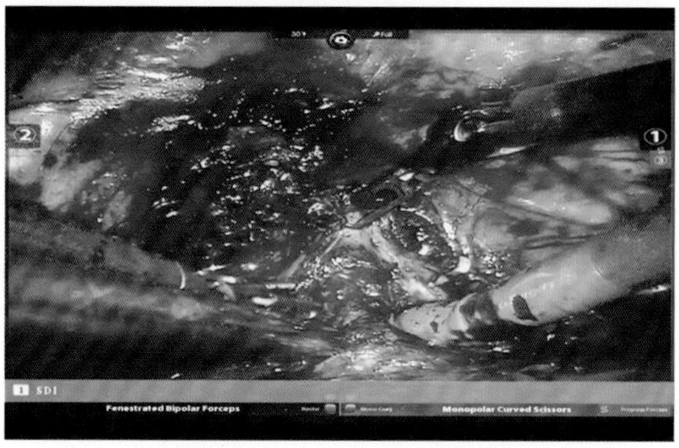

图 25-6-6　前列腺完整切除

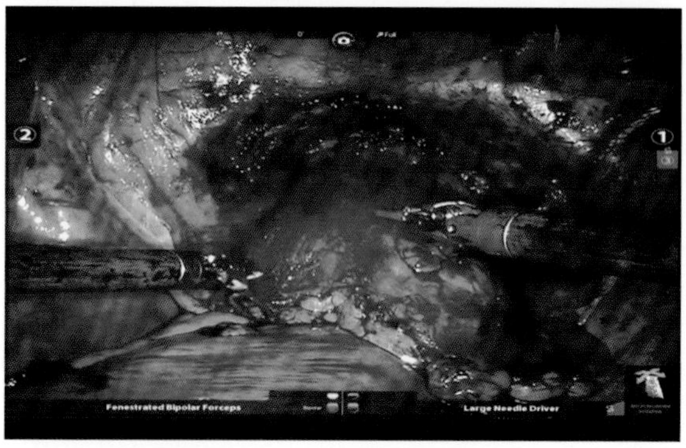

图 25-6-7　膀胱尿道吻合后

列腺癌患者勃起功能有所增强；而不结扎 DVC，有经验的术者能对出血进行很好的控制，视野清晰，有利于对前列腺尖部的解剖，保护两侧神经血管束，避免前列腺尖部切缘阳性率的发生，保留足够长的功能尿道和避免尿道外括约肌和控尿神经损伤。膀胱颈与前列腺部尿道连接处的分离，直接决定膀胱颈开口的大小，“樱桃小口”有利于膀胱黏膜对尿道黏膜的无张力吻合，减少术后尿漏和尿道狭窄的发生。保留勃起功能的前列腺癌根治术对神经血管束的保护尤为重要，冷刀钝锐性结合分离组织、前列腺包膜内切除等方法结合有利于血管神经束的保护。

（三）操作要点

1. 术中保证术野清晰，对背深静脉复合体予以有效处理，避免对背深静脉复合体产生损伤。
2. 对前列腺尖部进行精细解剖，对功能性尿道长度予以尽力保留。
3. 对环形尿道括约肌予以最大化保护，避免对肌肉周围结构造成损伤。
4. 术中对尿控神经予以最大化保护。
5. 对血管神经血管束的保护。

六、适用与展望

前列腺癌根治性手术治疗的主要目的是实现“肿瘤控制”“尿控保护”“性功能保护”。因此，对于局限性前列腺癌的患者，推荐行前列腺癌根治术，尤其是达芬奇机器人辅助下腹腔镜前列腺癌根治术。尽管当前该术式存在费用昂贵的问题，但是随着机器人国产化进程的加速，相信费用会逐步下降并普惠患者。多种入路的手术方式在微创领域发展迅速，经腹膜外途径、腹腔途径、膀胱后入路、膀胱前入路、单孔腹腔镜等方式为个性化治疗带了更多选择。开放手术和微创术式在前列腺癌根治性手术中具有其独特地位，相信随着解剖的进一步认识和微创理念的进一步发展，更精细、微创的术式将带给患者更好的瘤控、尿控、性功能保护。

〔彭　谋　易　路〕

参考文献

[1] SHAHANI R，STREUTKER C，DICKSON B，et al. Ketamine-associated ulcerative cystitis：a new clinical entity [J]. Urology，2007，69：810－812.

[2] CHU P S，MA W K，WONG S C，et al. The destruction of the lower urinary tract by ketamine abuse：a new syndrome? [J]. BJU Int，2008，102：1616－1622.

[3] NG C M，MA W K，TO K C，et al. The Chinese version of the pelvic pain and urgency/frequency symptom scale：a useful assessment tool for street-ketamine abusers with lower urinary tract symptoms [J]. Hong Kong Med J，2012，18：123－130.

[4] MANCINI V，BALZARRO M，ILLIANO E，et al. Lower urinary tract symptoms in elderly men：a simple yet comprehensive approach [J]. J Geron Geriatrics，2018，66：245－252.

[5] YIU M K，NG C M，MA W K，et al. The prevalence and natural history of urinary symptoms among recreational ketamine users [J]. BJU Int，2012，110：E164-E165.

[6] MISRA S，CHETWOOD A，COKER C，et al. Ketamine cystitis：practical considerations in management [J]. Scand J Urol，2014，48：482－488.

[7] TAM Y H，NG C F，WONG Y S，et al. Population-based survey of the prevalence of lower urinary tract symptoms in adolescents with and without psychotropic substance abuse [J]. Hong Kong Med J，2016，22：454－463.

[8] ROBLES-MARTINEZ M，ABAD A C，PEREZ-RODRIGUEZ V，et al. Delayed Urinary Symptoms Induced by Ketamine [J]. J Psychoactive Drugs，2018，50：129－132.

[9] CHEN I C，LEE M H，CHEN W C. Risk Factors of Lower Urinary Tract Syndrome among Ketamine Users [J]. Low Urin Tract Symptoms，2018，10：281－286.

[10] WANG Q，WU Q，WANG J，et al. Ketamine Analog Methoxetamine Induced Inflammation and Dysfunction of Bladder in Rats [J]. Int J Mol Sci，2017，18 (1)：117.

[11] MIDDELA S，PEARCE I. Ketamine-induced vesicopathy：a literature review [J]. Int J Clin Pract，2011，65：27－30.

[12] MORGAN C J，CURRAN H V. Ketamine use：a review [J]. Addiction，2012，107：27－38.

[13] YEE C H，TEOH J Y，LAI P T，et al. The Risk of Upper Urinary Tract Involvement in Patients With Ketamine-Associated Uropathy [J]. Int Neurourol J，2017，21：128－132.

[14] WEI Y，YANG J，SONG W，et al. Gourd-shaped bladder associated with ketamine abuse [J]. Urol Int，2012，89：123－124.

[15] WEI Y B，YANG J R，YIN Z，et al. Genitourinary toxicity of ketamine [J]. Hong Kong Med J，2013，19：341－348.

[16] WEI Y B，YANG J R. Moxifloxacin relieves the persistent symptoms of lower urinary tract after cessation of ketamine abuse [J]. Hong Kong Med J，2011，17：515.

[17] WEI Y B，YANG J R. Dependence and urinary symptoms among recreational ketamine users [J]. BJU Int，2013，111 (3)：E21－22.

[18] WEI Y B, YANG J R. Ketamine-induced ulcerative cystitis is perhaps better labelled ketamine-induced uropathy [J]. Addiction, 2013, 108 (8): 1515.

[19] WANG Z, TANG Z Y, HUANG L, et al. Ketamine-induced upper urinary tract lesions deserve more attention [J]. Neurourol Urodyn, 2017, 36 (3): 824 - 825.

[20] WEI Y B, YANG J R, WU W W, et al. Ketamine-Induced Lower Urinary Tract Symptoms: A Study of International Prostate Symptom Score and Quality of Life [J]. Hong Kong J Emerg Me, 2016, 23 (4): 227 - 33.

[21] LIU W, WU W, WEI Y, et al. Epidemiologic characteristics and risk factors in patients with ketamine-associated lower urinary tract symptoms accompanied by urinary tract infection: A cross-sectional study [J]. Medicine (Baltimore), 2019, 98 (23): e15943.

[22] 魏永宝，宋伟，杨金瑞，等. 氯胺酮相关性泌尿系统损害的研究进展 [J]. 中华泌尿外科杂志，2012，33 (8): 631 - 633.

[23] GU, HUANG, YIN, et al. Long-term ketamine abuse induces cystitis in rats by impairing the bladder epithelial barrier [J]. Mol Biol Rep, 2014, 41: 7313 - 7322.

[24] YEUNG, RUDD, LAM, et al. Mice are prone to kidney pathology after prolonged ketamine addiction [J]. Toxicol Lett, 2009, 191: 275 - 278.

[25] CHU P S, MA W K, WONG S C, et al. The destruction of the lower urinary tract by ketamine abuse: a new syndrome? [J]. BJU Int, 2008, 102 (11): 1616 - 1622.

[26] TSAI T H, CHA T L, LIN C M, et al. Ketamine-associated bladder dysfunction [J]. Int J Urol, 2009, 16 (10): 826 - 829.

[27] JHANG J F, HSU Y H, JIANG Y H, et al. Histopathological characteristics of ketamine-associated uropathy and their clinical association [J]. Neurourol Urodyn, 2018, 37 (5): 1764 - 1772.

[28] SHYU H Y, KO C J, LUO Y C, et al. Ketamine Increases Permeability and Alters Epithelial Phenotype of Renal Distal Tubular Cells via a GSK - 3β-Dependent Mechanism [J]. J Cell Biochem, 2016, 117 (4): 881 - 893.

[29] JUAN Y S, LEE Y L, LONG C Y, et al. Translocation of NF-κB and expression of cyclooxygenase - 2 are enhanced by ketamine-induced ulcerative cystitis in rat bladder [J]. Am J Pathol, 2015, 185 (8): 2269 - 2285.

[30] YE Z, LI Q, GUO Q, et al. Ketamine induces hippocampal apoptosis through a mechanism associated with the caspase - 1 dependent pyroptosis [J]. Neuropharmacology, 2018, 128: 63 - 75.

[31] BAKER S C, SHABIR S, GEORGOPOULOS N T, et al. Ketamine-Induced Apoptosis in Normal Human Urothelial Cells: A Direct, N-Methyl-d-Aspartate Receptor-Independent Pathway Characterized by Mitochondrial Stress [J]. Am J Pathol, 2016, 186 (5): 1267 - 1277.

[32] SHANG H S, WU Y N, LIAO C H, et al. Long-term administration of ketamine induces erectile dysfunction by decreasing neuronal nitric oxide synthase on cavernous nerve and increasing corporal smooth muscle cell apoptosis in rats [J]. Oncotarget, 2016, 8 (43): 73670 - 73683.

[33] ALIDADI, KHORSANDI, SHIRANI. Effects of Quercetin on Tubular Cell Apoptosis and Kidney Damage in Rats Induced by Titanium Dioxide Nanoparticles [J]. Malays J Med Sci, 2018, 25: 72 - 81.

[34] LIU Q, LEI Z, GUO J, et al. Mequindox-Induced Kidney Toxicity Is Associated With Oxidative Stress and Apoptosis in the Mouse [J]. Front Pharmacol, 2018, 9: 436.

[35] LI X, LI S, ZHENG W, et al. Environmental enrichment and abstinence attenuate ketamine-induced cardiac and renal toxicity [J]. Sci Rep, 2015, 5: 11611.

[36] DAEMEN, DE VRIES, BUURMAN. Apoptosis and inflammation in renal reperfusioninjury [J]. Transplantation, 2002, 73: 1693 - 1700.

[37] KAWAGUCHI, MORI, IZUMI, et al. Renal papillary necrosis with diabetes and urinary tract infection [J]. Intern Med, 2018, 57: 3343.

[38] CASTELLANI, PIROLA, GUBBIOTTI, et al. What urologists need to know about ketamine-induced uropathy: A systematic review [J]. Neurourol Urodyn, 2020, 39: 1049 - 1062.

[39] CHEN C L, CHA T L, WU S T, et al. Renal infarction secondary to ketamine abuse [J]. The American journal of emergency medicine. 2013, 31 (7): 1153. e3 - 5.

[40] WANG Z, WANG L, LIU L F, et al. Letter to the editor: "Urothelial barrier dysfunction: cause or outcome of ketamine-induced voiding dysfunction" [J]. Am J Physiol Renal Physiol, 2016, 311 (5): F907.

[41] WANG Z, TANG Z Y, HUANG L, et al. Ketamine-induced upper urinary tract lesions deserve more attention [J]. Neurourol Urodyn, 2017, 36 (3): 824-825.

[42] SHAHANI R, STREUTKER C, DICKSON B, et al. Ketamine-associated ulcerative cystitis: a new clinical entity [J]. Urology, 2007, 5: 810-812.

[43] CHIEW Y W, YANG C S. Disabling frequent urination in a young adult. Ketamine-associated ulcerative cystitis [J]. Kidney Int, 2009, 1: 123-124.

[44] CHU P S, MA W K, WONG S C, et al. The destruction of the lower urinary tract by ketamine abuse: a new syndrome? [J]. BJU Int, 2008, 11: 1616-1622.

[45] JHANG J F, HSU Y H, KUO H C. Possible pathophysiology of ketamine-related cystitis and associated treatment strategies [J]. Int J Urol, 2015, 9: 816-825.

[46] RAJANDRAM R, ONG T A, RAZACK A H, et al. Intact urothelial barrier function in a mouse model of ketamine-induced voiding dysfunction [J]. Am J Physiol Renal Physiol, 2016, 9: F885-894.

[47] LI B, LENG Q, LI C, et al. Comparison of intravesical instillation of hyaluronic acid with intradetrusor botulinum toxin A injection or cystoscopic hydrodistention for ketamine-associated cystitis [J]. J Int Med Res, 2020, 11: 300060520973100.

[48] OU Y L, LIU C Y, CHA T L, et al. Complete reversal of the clinical symptoms and image morphology of ketamine cystitis after intravesical hyaluronic acidinstillation: A case report [J]. Medicine (Baltimore), 2018, 28: e11500.

[49] YEE C H, LAI P T, LEE W M, et al. Clinical Outcome of a Prospective Case Series of Patients With Ketamine Cystitis Who Underwent Standardized Treatment Protocol [J]. Urology, 2015, 2: 236-243.

[50] ZHU Q, LI H, LI K, et al. Proteomic analysis exploring the mechanism of bladder fibrosis induced by ketamine using a rat model [J]. Transl Androl Urol, 2021, 8: 3300-3311.

[51] LEE Y L, LIN K L, CHUANG S M, et al. Elucidating Mechanisms of Bladder Repair after Hyaluronan Instillation in Ketamine-Induced Ulcerative Cystitis in Animal Model [J]. Am J Pathol, 2017, 9: 1945-1959.

[52] LEE C L, JIANG Y H, KUO H C. Increased apoptosis and suburothelial inflammation in patients with ketamine-related cystitis: a comparison with non-ulcerative interstitial cystitis and controls [J]. BJU Int, 2013, 8: 1156-1162.

[53] YANG Y, CUI Y, SANG K, et al. Ketamine blocks bursting in the lateral habenula to rapidly relieve depression [J]. Nature, 2018, 7692: 317-322.

[54] NIETO M A, HUANG R Y, JACKSON R A, et al. EMT: 2016 [J]. Cell, 2016, 166 (1): 21-45.

[55] JHANG J F, HSU Y H, KUO H C. Possible pathophysiology of ketamine-related cystitis and associated treatment strategies [J]. Int J Urol, 2015, 9: 816-825.

[56] LIU K M, CHUANG S M, LONG C Y, et al. Ketamine-induced ulcerative cystitis and bladder apoptosis involve oxidative stress mediated by mitochondria and the endoplasmic reticulum [J]. Am J Physiol Renal Physiol, 2015, 4: F318-331.

[57] GU D, HUANG J, YIN Y, et, al. Long-term ketamine abuse induces cystitis in rats by impairing the bladder epithelial barrier [J]. Mol Biol Rep, 2014, 11: 7313-7322.

[58] LAMOUILLE S, XU J, DERYNCK R. Molecular mechanisms of epithelial-mesenchymal transition [J]. Nat Rev Mol Cell Biol, 2014, 3: 178-196.

[59] KALLURI R, WEINBERG R A. The basics of epithelial-mesenchymal transition [J]. J Clin Invest, 2009, 6: 1420-1428.

[60] 周杰. 氯胺酮相关性泌尿系统损害致病机制的初步研究 [D]. 湖南：中南大学，2014.

[61] 杨金瑞. 间质性膀胱炎诊断与治疗 [J]. 临床外科杂志，2010，18 (11)：724-725.

[62] SANT G R Etiology, pathogenesis, and diagnosis of interstitial cystitis [J]. Reviews in urology, 2002, 4: S9-S15.

[63] NABER KG, WEIDNER W. Chronic prostatitis-an infectious disease [J]. J Antimicrob Chemother, 2000, 46 (2): 157-161.
[64] BERGER R E, MILLER J E, ROTHMAN I, et al. Bladder petechiae after cystoscopy and hydrodistension in men diagnosed with prostate pain [J]. J Urol, 1998, 159 (1): 83-85.
[65] PARSONS C L. Prostatitis, interstitial cystitis, chronic pelvic pain, and urethral syndrome share a common pathophysiology: lower urinary dysfunctional epithelium and potassium recycling [J]. Urology, 2003, 62 (6): 976-982.
[66] MAYER R. Interstitial cystitis pathogenesis and treatment [J]. Curr Opin Infect Dis, 2007, 20: 70-82.
[67] SANT G, HANNO P. Interstitial cystitis: current issues and controversies in diagnosis [J]. Urology, 2001, 57: 82-88.
[68] PONTARI M A. Chronic prostatitis/chronic pelvic pain syndrome and interstitial cystitis: are they related [J]. Curr Urol Rep, 2006, 7 (4): 329-334.
[69] FORREST J B, NICKEL J C, MOLDWIN R M. Chronic prostatitis/chronic pelvic pain syndrome and male interstitial cystitis: enigmas and opportunities [J]. Urology, 2007, 69 (4 Suppl): 60-63.
[70] O'LEARY M P, SANT G R, FOWLER FJ JR, et al. The interstitial cystitis symptom index and problem index [J]. Urology, 1997, 49 (5A Suppl): 58-63.
[71] HANNO P M, LANDIS J R, MATTHEWS-COOK Y, et al. The diagnosis of interstitial cystitis revisited: lessons learned from the National Institutes of Health Interstitial Cystitis Database study [J]. J Urol, 1999, 161 (2): 553-557.
[72] PARSONS C L, STEIN P C, BIDAIR M, et al. Abnormal Sensitivity To Intravesical Potassium In Interstitial Cystitis And Radiation Cystitis [J]. Neurourol Urodyn, 1994, 13 (5): 515—520.
[73] LIANDIER F, GREGOIRE M, NAUD A, et al. Does the potassium stimulation test predict cystometric, cystoscopic outcome in interstitial cystitis [J]. J Urol, 2002, 168 (2): 556-557.
[74] PARSONS C L, ZUPKAS P, PARSONS J K. Intravesical potassium sensitivity in patients with interstitial cystitis and urethral syndrome [J]. Urology, 2001, 57: 428-433.
[75] DAHA L K, RIEDL C R, HOHLBRUGGER G, et al. Comparative assessment of a) maximal bladder capacity, 0.9% NaCl versus 0.2M KCl, for the diagnosis of interstitial cystitis: a prospective controlled study [J]. J Urol, 2003, 170: 807-809.
[76] WARREN J W, MEYER W A, GREENBERG P. Using the International Continence Society's definition of painful bladder syndrome [J]. Urology, 2006, 67 (6): 1138-1142.
[77] PORRU D, POLITANO R, GERARDINI M, et al. Different Clinical Presentation of Interstitial Cystitis Syndrome [J]. Int Urogynecol J Pelvic Floor Dysfunct, 2004, 15 (3): 198-202.
[78] HANNO P M, LANDIS J R, MATTHEWS-COOK Y, et al. The diagnosis of interstitial cystitis revisited: lessons learned from the National Institutes of Health Interstitial Cystitis Database study [J]. J Urol, 1999, 161 (2): 553-557.
[79] NICKEL J C, JOHNSTON B, DOWNEY J, et al. Pentosan polysulfate therapy for chronic nonbacterial prostatitis (chronic pelvic pain syndrome category ⅢA): a prospective multicenter clinical trial [J]. Urology, 2000, 56: 413-417.
[80] BERNIE J E, HAGEY S, ALBO M E, et al. The intravesical potassium sensitivity test and urodynamics: implications in a large cohort of patients with lower urinary tract symptoms [J]. J Urol, 2001, 166: 158-161.
[81] CURHAN G C, SPEIZER F E, HUNTER D J, et al. Epidemiology of interstitial cystitis: a population based study [J]. The Journal of Urology, 1999, 161 (2): 549-552.
[82] PARSONS C L, ALBO M. Intravesical potassium sensitivity in patients with prostatitis [J]. J Urol, 2002, 168 (3): 1054-1057.
[83] TEMML C, WEHRBERGER C, RIEDL C, et al. Prevalence and correlates for interstitial cystitis symptoms in women participating in a health screening project [J]. Eur Urol, 2007, 51 (3): 803-808.
[84] EHAB KELADA, AMANDA JONES. Interstitial cystitis [J]. Arch Gynecol Obstet, 2007, 275 (4): 223-229.

[85] ABRAMS P H, CARDOZO L, FALL M, et al. The standardization of terminology of lower urinary tract function: report from the standardisation Sub-committee of the International Continence Society [J]. Neurourol Urodyn, 2002, 21 (2): 167 - 178.

[86] BJERKLUND JOHANSEN TE, WEIDNER W. Understanding chronic pelvic painsyndrome [J]. Curr Opin Urol, 2002, 12 (1): 63 - 67.

[87] DENSON M A, GRIEBLING T L, COHEN M B, et al. Comparison of cystoscopic and histological findings in patients with suspected interstitial cystitis [J]. J Urol, 2000, 164 (6): 1908 - 1911.

[88] LARSEN S, THOMPSON S A, HALD T, et al. Mast cells in interstitial cystitis [J]. Br J Urol, 1982, 54: 283 - 286.

[89] LYNES W L, FLYNN S D, SHORTLIFFE L D, et al. Mast cell involvement in interstitial cystitis [J]. J Urol, 1987, 138: 746 - 752.

[90] LAMALE L M, LUTGENDORF S K, ZIMMERMAN M B, et al. Interleukin - 6, histamine, and methylhistamine as diagnostic markers for interstitial cystitis [J]. Urology, 2006, 68 (4): 702 - 706.

[91] LOKESHWAR V B, SELZER M G, UNWALA D J, et al. Uronate peaks and urinary hyaluronic acid levels correlate with interstitial cystitis severity [J]. J Urol, 2006, 176 (3): 1001 - 1007.

[92] 祁小龙，徐智慧，刘锋，等. 腹腔镜下回肠膀胱扩大术治疗低顺应性膀胱的初步临床结果 [J]. 中华外科杂志，2015, 53 (8): 594 - 598.

[93] WANG J X, ZHANG D, FAN Y Z. Surgery with ileum segment for enlargement of bladder in the treatment of overactive neurogenic urinary incontinence: follow-up studies [J]. Zhonghua Yi Xue Za Zhi, 2005, 85 (15): 1060 - 1061.

[94] SHISHITO S, TSUCHIDA S. A technique of ileocystoplasty for bladder enlargement [J]. Tohoku J Exp Med, 1966, 90 (1): 35 - 40.

[95] 李佳怡，薛蔚，黄翼然. 膀胱扩大术治疗神经源性小容量低顺应性膀胱 [J]. 临床泌尿外科杂志，2010, 25 (12): 954 - 957.

[96] 鞠彦合，廖利民，李东，等. 三种不同膀胱扩大术治疗神经源性膀胱分析 [J]. 上海交通大学学报（医学版），2008, 28 (7): 807 - 810.

[97] CHENG X, ZHOU L, LIU W, et al. Construction and Verification of Risk Predicting Models to Evaluate the Possibility of Venous Thromboembolism After Robot-Assisted Radical Prostatectomy [J]. Ann Surg Oncol, 2022, 29 (8): 5297 - 5306.

[98] CHENG X, WANG Z H, PENG M, et al. The role of radical prostatectomy and definitive external beam radiotherapy in combined treatment for high-risk prostate cancer: a systematic review and meta-analysis [J]. Asian J Androl, 2020, 22 (4): 383 - 389.

[99] CHENG X, HAUNG Z C, PENG M, et al. Deep dorsal vein complex ligation-free technique in robot-assisted radical prostatectomy for prostate cancer [J]. Zhonghua Nan Ke Xue, 2020, 26 (6): 528 - 531.

[100] 冯亚琪，王朋，代文莉，等. 以 PSMA 为靶点的前列腺癌 PET 显像及核素治疗研究进展 [J]. 华中科技大学学报（医学版），2020, 49 (1): 117 - 121.

[101] 王东文，蔺学铭. 根治性前列腺切除术中保护尿控功能的理论与实践 [J]. 现代泌尿外科杂志，2011, 16 (6): 483 - 486, 504.

[102] 张凯，朱刚. 前列腺外科相关解剖理论更新：如何在根治性前列腺切除术中实现更好的肿瘤控制、尿控保护和勃起功能保留 [J]. 泌尿外科杂志（电子版），2017, 9 (1): 5 - 8.

[103] 薛波新，单玉喜，阳东荣，等. 腹腔镜根治性前列腺切除术中尿控功能保护的方法和手术技巧 [J]. 现代泌尿生殖肿瘤杂志，2013, 5 (2): 87 - 90.

[104] 钟天才. 腹腔镜根治性前列腺切除术中尿控功能保护的方法和手术技巧 [J]. 健康大视野，2020 (13): 277.

[105] 周晓晨，张成，傅斌，等. 单孔经膀胱机器人根治性前列腺切除术：一种保护术后尿控的新术式 [J]. 机器人外科学杂志，2020, 1 (1): 11 - 17.

第二十六章　小儿泌尿外科学与女性泌尿外科学

第一节　改良小儿包皮切割吻合器辅助下包皮环切

一、概　述

包皮环切术是每年在世界各地开展最多的一种手术。这种手术可以减少阴茎癌的患病率，改善患者外生殖器的清洁卫生，降低感染 HIV 风险以及有助于减少配偶宫颈癌的发生率。此外，这种手术还可以改善因包皮问题出现的性功能障碍，并可以减少性生活时阴茎损伤。

二、问题与困惑

世界卫生组织仍然推荐传统开放手术行包皮环切。但传统包皮环切因出血较多，需缝合打结、剪线，手术时间较长，创口长时间暴露增加感染机会，切缘不美观，术者非标准化操作带来的外观和疗效不稳定等。为了改善这些缺点，许多新的包皮环切器械被开发。商环包皮环切术的出现大大推动了标准化包皮环切术的发展，其主要优点是手术时间短，出血等并发症相对减少，术后切缘整齐阴茎外形美观。然而商环包皮环切术还存在着术后长时间的疼痛，伤口愈合时间长和包皮水肿发生率高。因此包皮切割吻合器被设计，它是依据肠吻合器的工作原理，利用术中安装好缝合器后激发刀片切割包皮，同时缝合钉完成缝合。许多研究表明包皮切割吻合器包皮环切术具有手术时间短，创伤小，术后疼痛减少，切缘整齐阴茎外观满意率高和伤口愈合快等优点，与商环包皮环切术一样安全有效，且改进了商环包皮环切上述不足，已在临床上得到了广泛应用，并得到国内外的广泛认可。但包皮切割吻合器包皮环切术也有其不足，将包皮用束带捆扎在拉杆上，包皮切割缺少标准化，包皮切割吻合时术者无法观察到包皮内板的情况，易出现并发症，导致包皮切除过多或过少，使手术医师感到畏惧。

三、创新与思考

为了能标准化包皮环切，减少手术并发症，降低手术难度，缩短学习曲线，提高手术效果，我们总结了传统包皮环切手术方法的优点，结合包皮切割吻合器包皮环切操作技巧，取长补短，借鉴两者的优点，采用 2 点定位法包皮切割吻合器包皮环切，顺利高效完成手术。

四、理论支撑

我们结合了传统包皮环切术和包皮切割吻合器包皮环切技术的优点，在包皮被切除之前于阴茎内板腹侧 6 点和背侧 12 点距离冠状沟 0.5～1.0 cm 处使用丝线进行定位，放置龟头座后将包皮用束带固定于拉杆上，调整龟头座的位置，使它的边缘与丝线定位的地方相重合，这样按“点”沿“线”切除，得到了一个均匀和对称的切口，避免了包皮被切除过多或过少，保持包皮内板和外板切缘长度一致，提高了手术安全性和效果。

五、践行实施

（一）手术步骤

1. 患者平卧位，术前用标尺测量非勃起状态下阴茎直径大小，结合包皮皮肤的弹性，选择合适尺寸的包皮切割缝合器，采用宁“大”勿“小”的原则（图 26－1－1）。

2. 术区常规消毒铺巾，采用 1%利多卡因注射液 3～10 mL 阴茎根部神经阻滞麻醉，麻醉起效后，于阴茎腹侧 6 点和背侧 12 点距离冠状沟 0.5～1.0 cm 处使用丝线进行定位（图 26－1－2、图 26－1－3）。

3. 钟形阴茎头座置入包皮腔内，将包皮用束带固定在拉杆上，调整钟形阴茎头座的位置，使它的边缘与丝线定位的地方相重合（图 26－1－4）。

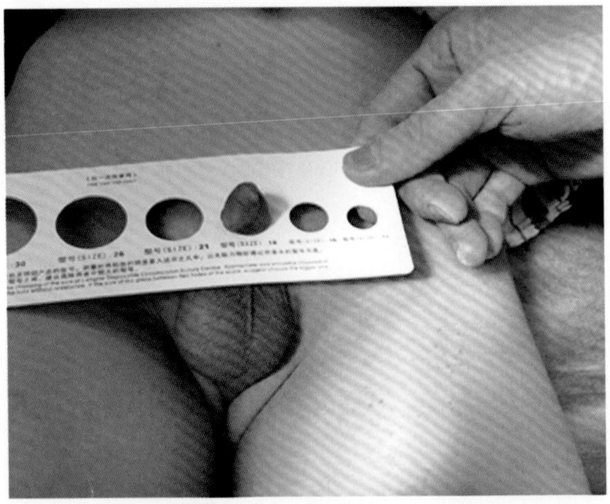

图 26－1－1　测量阴茎大小

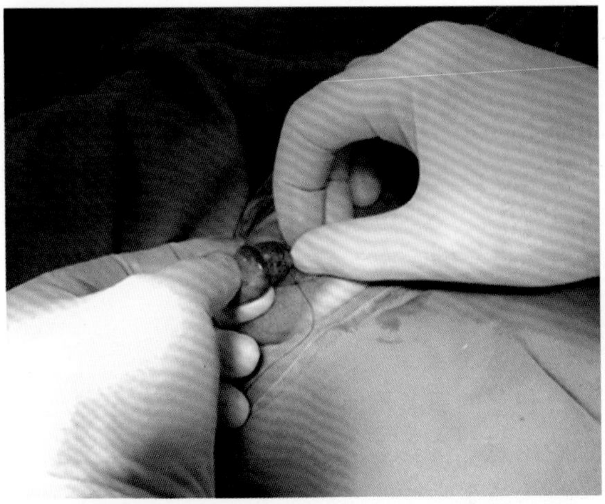

图 26－1－2　阴茎背侧 6 点丝线定位

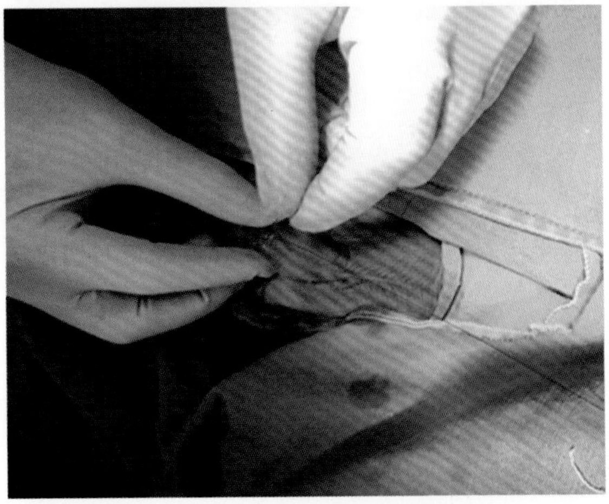

图 26－1－3　阴茎腹侧 12 点丝线定位

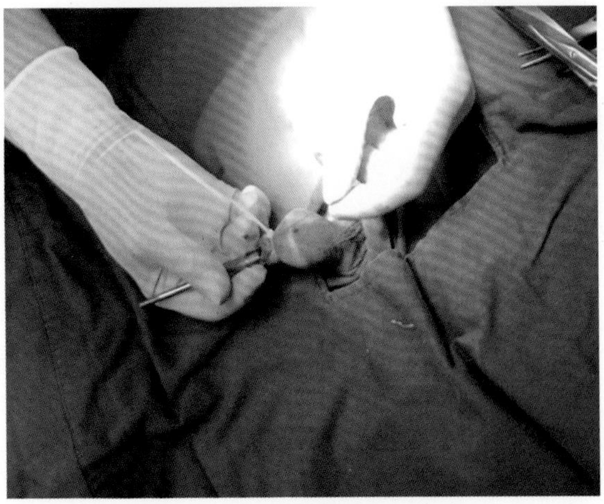

图 26－1－4　调整龟头座位置

4. 套入包皮切割吻合器体轻旋旋钮，再次确定钟形阴茎头座边缘与定位线相重合时，去除定位线，旋紧旋旋钮使钉仓环与龟头座契合紧密，取下保险扣，术者双手缓慢均匀用力按压闭合缝合器手柄，保持 20 秒后缓慢松开手把，左手握住包皮切割吻合器体，右手旋开调节旋钮，右手示指按下拉杆，将拉杆向前顶出，外推出钟形阴茎头座，使钟形阴茎头座槽面与包皮内板分离，轻柔取出器械和切下包皮（图 26－1－5）。

5. 切口分别包扎凡士林纱条、无菌纱布，常规弹性绷带包扎（图 26－1－6）。

（二）手术效果

结合了传统包皮环切术和包皮切割吻合器包皮环切技术的优点，我们重新设计了手术步骤，在包皮

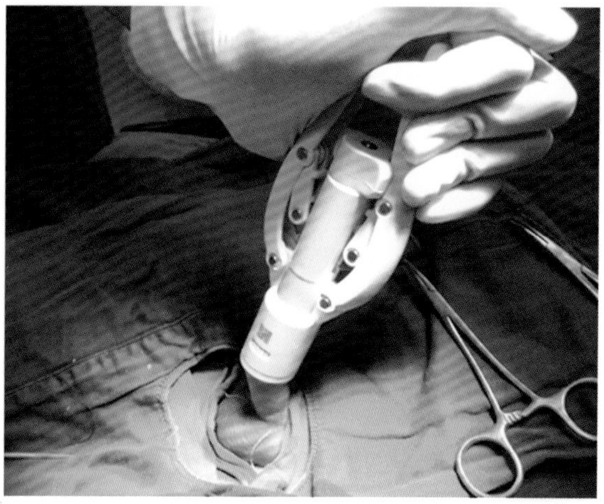

图 26-1-5 去除定位丝线后用力按压闭合

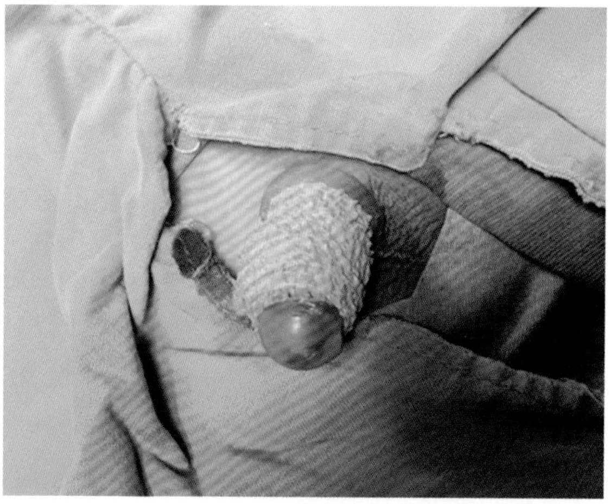

图 26-1-6 弹性绷带包扎伤口

被切除之前于阴茎内板 6 点和 12 点距离冠状沟 0.5～1.0 cm 地方使用丝线进行定位，放置龟头座进入包皮腔后将包皮用束带捆扎在拉杆上，调整龟头座的位置，使它的边缘与丝线定位的地方相重合，这样按“点”沿“线”切除，得到了一个均匀和对称的切口，避免了包皮被切除过多或过少，保持包皮内板和外板切缘长度一致，提高了手术效果，同时节省了调节包皮切割平面所需的时间，减少了手术并发症。

（三）操作要点

1. 包茎的患者不能将包皮上翻露出冠状沟时需包皮背侧切开以显露出冠状沟后再于阴茎内板 6 和 12 点距离冠状沟 0.5～1.0 cm 地方使用丝线进行定位。

2. 为减少术中，术后手术并发症，选择包皮切割缝合器采用宁“大”勿“小”的原则。如果包皮切割缝合器尺寸太小，将包皮用束带捆扎在拉杆上时易出现包皮堆叠在一起，相当于包皮变厚，包皮切割吻合器钉子钉力有限，导致伤口钉子脱落和出血。随着手术经验增加，我们建议使用稍大一些的包皮切割吻合器，这样龟头座入包皮腔后可以保持包皮一定的张力，避免切口对合不良，确保术后获得更好的阴茎美容效果。如果选择包皮切割吻合器过大，易导致包皮被切除过多。

3. 伤口出血是包皮环切术最常见的早期手术并症，通常来源于包皮系带的血管，但也可来自于包皮伤口边缘的血管。包皮切割吻合器包皮环切术中，钉子未钉到的切口间隙可能会出现出血，严重出血可以导致血肿。这种出血通常通过局部加压就能控制，因此我们建议术后立即使用弹性绷带对伤口进行包扎，提高手术安全性。

六、适用与展望

改良后的小儿包皮切割吻合器辅助下包皮环切术操作简单，手术安全有效，手术时间短，解决了以往出血较多、切缘不美观及包皮内外板被切除过多或过少的缺点。随着生产包皮切割吻合器技术的改进，开发出可以重复消毒使用的包皮切割吻合器，这样可以降低手术成本，有利于改良的小儿包皮切割吻合器辅助下包皮环切术在世界范围内广泛推广。

〔饶建明〕

第二节 个体化小切口微创鞘膜切除在鞘膜积液治疗中的价值

一、概　述

鞘膜切除翻转术是治疗鞘膜积液的金标准，但手术后常引起并发症，包括血肿、感染、持续肿胀、鞘膜积液复发和慢性疼痛。近年来，已经推出了几种微创治疗鞘膜积液的方法，但都存在局限性。在此，我们介绍一种成人鞘膜积液的个体化微创治疗新方法。我们分析患有特发性睾丸鞘膜积液的成年患者个体化治疗的相关资料进行回顾性研究。该手术的关键在于根据超声测量的积液的最大直径（d）来确定睾丸鞘膜的切除范围，设定需要切除的鞘膜部分的最大直径约为 $\pi d/2$。手术过程包括在阴囊前壁切开 2 cm 的切口、引流积液和分离及切除足够睾丸的鞘膜。在将鞘膜剥离至预定目标长度后，切除该部分鞘膜，并分析术中所见及术后并发症。我们通过纳入研究的案例发现所有患者均成功治疗，中位手术时间为 18 分钟。超声显示积液的最大直径中位数为 3.5 cm，切除鞘的最大直径中位数为 5.5 cm。少数患者出现并发症：包括轻度阴囊水肿、阴囊血肿和伤口感染。所有并发症均为Ⅰ～Ⅱ级。在中位随访 12 个月期间未观察到鞘膜积液复发、慢性阴囊疼痛和睾丸萎缩等并发症。我们首次报告了一种个性化治疗睾丸鞘膜积液的新技术，该技术是定量的、微创的，结果良好，具有临床推广的潜在价值。

二、问题与困惑

睾丸鞘膜积液是男性常见的良性疾病。鞘膜翻转术被公认为治疗鞘膜积液的金标准，但手术后常引起并发症，包括血肿、感染、持续肿胀、鞘膜积液复发、慢性疼痛等。近年来，出现了多种微创治疗鞘膜积液的方法，如小切口（3 cm）鞘膜积液切除术和鞘膜积液 1.5 cm 切口拔出鞘膜技术。但是这些方法都有局限性，例如 2 cm 的切口手术，只切除了睾丸鞘膜的一小部分，对于较大的积液则需要延长切口大小。总之目前在睾丸鞘膜积液的治疗中的几种微创方法确实给患者带来更多获益，但是不同鞘膜积液的量大小不一，理论上需要切除的鞘膜范围也对应不同，甚至差距很大，切除过少可能造成鞘膜积液容易复发，切除过多容易造成精索或睾丸损伤。是否有一种既能实现微创，又能精准切除的方法呢？

三、创新与思考

手术治疗睾丸鞘膜积液的方法有多种，包括鞘膜开窗术、鞘膜折叠术。近年来鞘膜积液的手术治疗逐渐向微创发展。微创手术的目标是尽可能使用最小的切口，并在不影响安全性和有效性的情况下缩小解剖分离的范围。如 3 cm 小切口的鞘膜积液微创治疗，1.5 cm 切口将鞘膜从阴囊中拖出，然后切除。这类手术的共同点是皮肤切口很小，但它们仍然需要切除大部分甚至全部鞘膜前壁。而我们设计的方法在前人方法的基础上，实现微创和精准切除双重获益的个体化治疗。术前通过某些指标，预定好有效切除范围，实现个体化治疗作用。在此，我们介绍了一种新的鞘膜积液个体化微创治疗方法。与现有方法不同，我们的程序是个体化的、定量的以及微创的，从而确保利用小切口实现微创优势，并促使切除鞘膜的范围足够，有效预防积液复发。

四、理论支撑

我们设计的手术过程与 Onol 等的手术步骤基本相似，都是通过 1～2 cm 小切口切除实现微创大部分鞘膜，防止鞘膜积液复发。这种方法简单易学，并且在设计本次个体化治疗方案前，我们团队即用 Onol 等方法治疗了一些鞘膜积液患者，具有丰富的手术治疗经验。因此，我们的新技术保留了 Onol 等的优点；即切口小、并发症少、恢复快。我们与 Onol 等的主要区别在于我们的治疗是个体化的。即根据术前超声确定的鞘膜积液的最大直径，量化切除鞘膜的最大径，即需要切除的鞘膜部分的最大直径约为 $\pi d/2$。相比之下，Onol 等的手术过程中，鞘膜切除范围完全根据术者的经验确定。尽管据报道他们的复发率很低，但其他外科医师很难始终准确重复该过程。相比之下，我们的个性化和定量治疗方案既易于执行又易于重复。

五、践行实施

我们从 2010 年 9 月到 2018 年 1 月，共纳入有 52 名患有特发性睾丸鞘膜积液的成年患者接受了我们的手术。中位年龄为 53 岁（范围 23～78 岁）。其中 3 名患者有双侧睾丸鞘膜积液，其余 54 名患者有单侧病变。术前症状中位持续时间为 11 个月（范围 3 个月至 8 年）。体格检查见病灶侧阴囊肿大，睾丸及附睾未触及，透照试验阳性。所有患者入院前均在门诊进行了阴囊超声检查。符合以下条件的患者被纳入分析：①影响日常生活的阴囊症状；②确定睾丸鞘膜积液的诊断；③同意按照本手术方案进行治疗；④无外伤、肿瘤、疝气、睾丸扭转、阴囊皮肤急性感染、交通性鞘膜积液、附睾或睾丸结核等其他阴囊疾病或疾病。⑤所有入组患者均被证实患有特发性睾丸鞘膜积液，既往无阴囊外伤、手术、穿刺或硬化疗法。⑥没有合并患有严重的心肺疾病、急性传染病或凝血病等慢性疾病。

为评估临床结果，获得并分析了以下数据：超声显示鞘膜积液的最大积液直径、睾丸壁层鞘膜的最大切除直径、手术时间、术后并发症和患者满意度。所有患者均提供书面知情同意书。所有研究数据均由一名研究人员保存维护。数据仅为本研究目的，不得用于其他用途。

手术方案具体如下。术前 30 分钟至 2 小时给予预防性抗菌治疗。进行腰麻、全身麻醉或局部麻醉。截石位和仰卧位都合适。然后我们对会阴进行了消毒并放置塑料切口布单。用左手在助手的帮助下挤压和收紧患侧的阴囊，我们在阴囊的横向前部皮肤上做了一个 2 cm 的切口（图 26－2－1A）。使用电刀（60 W 电切术和 40 W 电凝）依次分离皮肤皮下、精索外筋膜、提睾肌、精索内筋膜和睾丸壁层鞘膜，然后进入鞘腔（图 26－2－1B）。此时可见淡黄色的积液从阴囊中溢出。用几个血管钳轻轻拉出睾丸鞘膜，并从阴囊壁其他层次组织上接钝性剥离。剥离期间注意止血。如有必要，将左手示指伸入鞘腔内以协助分离（图 26－2－1C）；这既有助于分离鞘膜组织，也便于保护睾丸、附睾和精索免受损伤。尽可能多地分离鞘组织，直到达到预期的目标尺寸，使睾丸、附睾和精索（图 26－2－1D）。电凝切除剥离的鞘膜，使鞘膜创缘彻底电凝止血。在阴囊底部再做一个 0.3～0.5 cm 的切口，放置橡胶引流膜。最后，

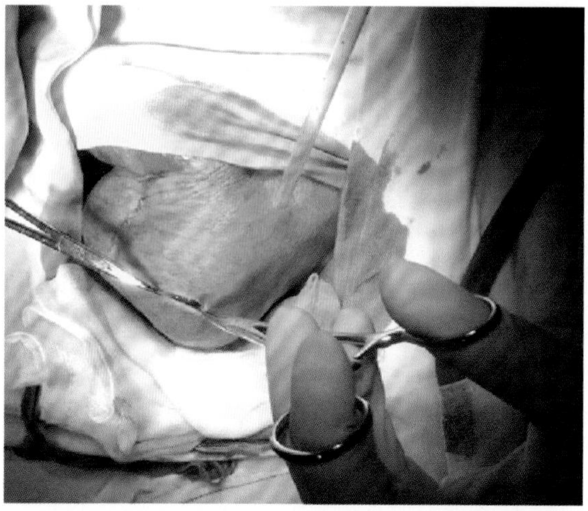
A. 横向在阴囊前部皮肤上做一个 2 cm 的切口

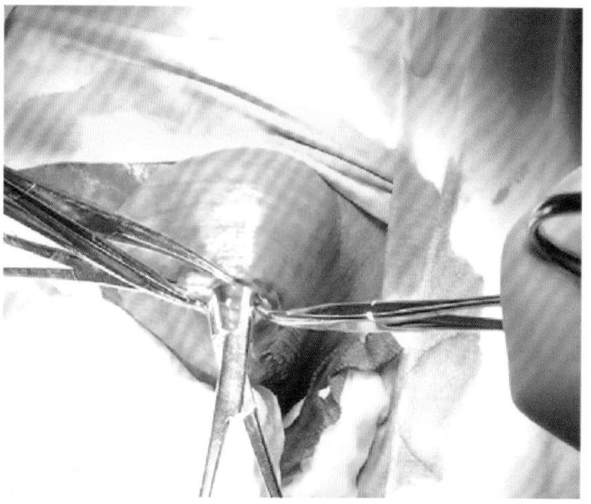
B. 鞘膜腔外露

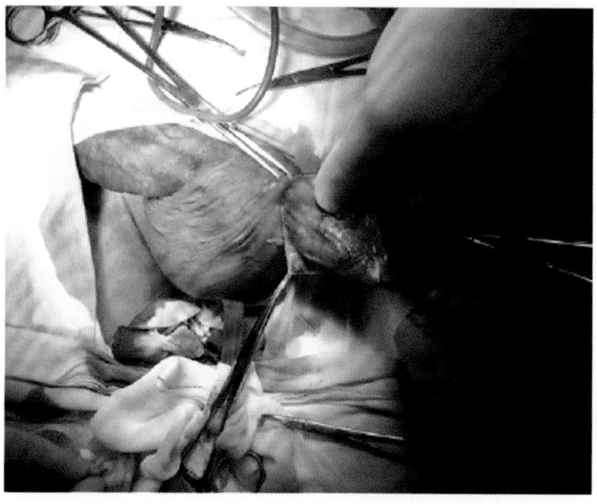
C. 左手示指伸入鞘腔，协助分离，保护阴囊内容物不受损伤

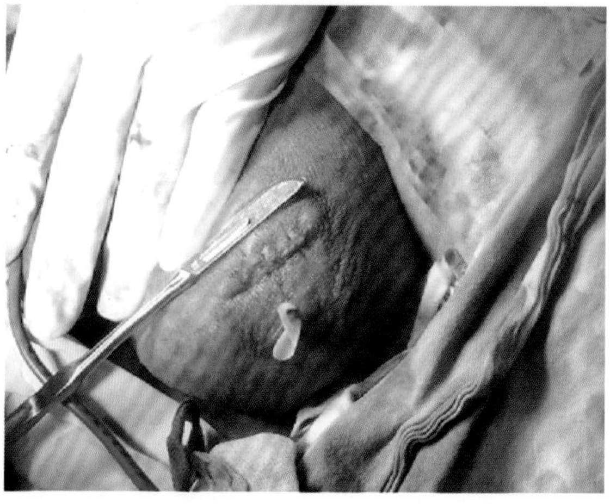
D. 尽可能分离鞘膜组织，直至达到预期的目标尺寸

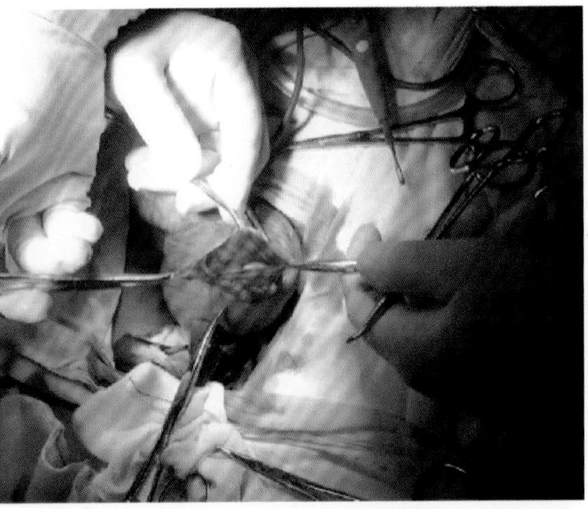

E. 小切口用可吸收缝线缝合

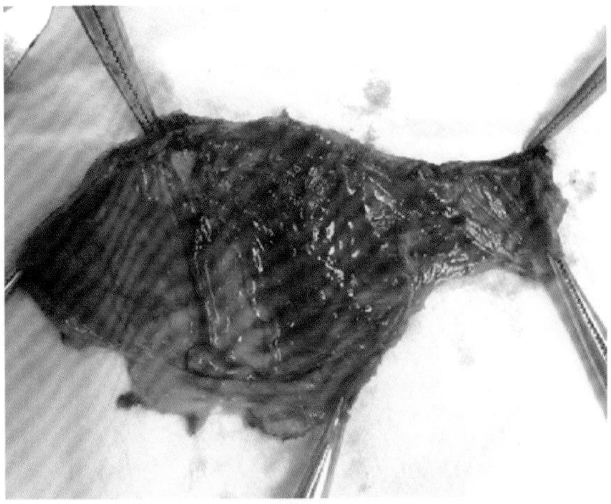

F. 切除的鞘膜组织常规送病理检查

图 26-2-1　手术方案

确认没有活动性出血、睾丸扭转或任何附睾或精索损伤。用可吸收缝线闭合切口（图 26-2-1E）。通常在阴囊切口上用敷料加压包扎。术后 24～48 小时内定期更换创面敷料并去除引流膜。切除的鞘组织常规送病理学检查（图 26-2-1F）。术中取出鞘膜的最大直径根据超声显示的积液最大直径而定。根据该超声结果，术前估计切除鞘膜的最大直径。如果术前超声测量的积液最大直径为 d，则应通过小切口剥离的鞘膜的最大直径约为 $\pi d/2$。这确保了足够量的鞘膜切除，以防止鞘膜积液复发。

我们发现所有患者均顺利完成手术，中位手术时间为 18 分钟（范围 13～35 分钟）。根据超声，积液的中位最大直径为 3.5 cm（范围 2～12 cm）。切除鞘膜以达到术前预定的切除尺寸；也就是说，切除最大直径中位数为 5.5 cm（范围 3.0～18.5 cm）。经术后病理检查证实切除的鞘膜组织正常，未见肿瘤性疾病。共有 4 名（7.7%）患者出现并发症。阴囊轻度水肿 2 例（3.8%），阴囊血肿 1 例（1.9%）。这 3 名患者在局部阴囊加压敷料 48 小时内完全康复。1 名（1.9%）患者出现伤口感染，在抗菌治疗和更换敷料 7 天后感染控制。未发生睾丸、附睾或精索损伤等急性并发症。根据手术并发症分类，我们的并发症均为Ⅰ～Ⅱ级。住院时间的中位数为 2 天（范围 1～5 天）。患者在术后平均 4 天恢复正常日常活动。中位随访时间为 12 个月（范围 12～23 个月）。1 名（1.9%）患者对手术表示不满意，48 名（48/52，92.3%）表示满意，3 名（3/52，5.7%）表示中立。随访期间未出现鞘膜积液、慢性阴囊疼痛或睾丸萎缩。

睾丸鞘膜积液是男性常见的良性疾病，发生率约为 1%。其治疗可根据患者的年龄、鞘膜积液的大小和症状的严重程度来确定。鞘膜翻转术是治疗鞘膜积液的金标准。但由于切口较大，随后阴囊内的分离面积较大，患者在术后短期活动受限，可能会出现阴囊不适和并发症，如阴囊血肿、伤口感染、阴囊持续疼痛，甚至生育能力受损。穿刺抽吸和硬化疗法用于鞘膜积液的保守治疗，但由于结果不确定、局部反应强和复发率高而未广泛使用。

2011 年，Saber 等人首次报道了一个 2 cm 小切口和两倍于切口大小的鞘膜切除术的手术，即所有患者都接受了约 4 cm 的鞘膜切除术。在 Sabre 的报告中，共有 62 名患者接受了手术，中位手术时间为 15.1 分钟，总体并发症发生率为 12.88%，未发生血肿；75.8%的患者表示满意，1 名患者（1.6%）出现鞘膜积液复发。相比之下，我们的样本量略小（52 例），中位手术时间略长（18 分钟），总体并发症发生率似乎较低（7.7%），1 例发生血肿（1/52，1.9%）；然而，患者的满意度略高（48/52，92.3%），最重要的是，我们的患者均未出现鞘膜积液复发，提高患者的满意度。

由于我们的手术有时需要较大程度的鞘膜分离和切除，因此在某些情况下手术时间较长，鞘膜血肿发生的频率较高是可以预期的。然而，我们研究队列的术后并发症均为Ⅰ～Ⅱ级，且无鞘膜积液复发。相比之下，Saber 的研究报道了 1 例Ⅲ级鞘膜积液复发。此类复发可能需要再手术等有创治疗。对于 Sabre 手术，鞘膜积液的复发是可以预测的，因为所有患者的鞘膜积液范围固定为 4 cm。我们认为，当积液的最大直径约为 2.5 cm 时，切除 4 cm 可能就足够了。如果最大直径增加，积液广泛（8 cm 或更大）鞘膜积液复发的可能性会显著增加。与 Sabre 的手术不同，我们的手术是个性化、定量化的治疗，从而确保将复发的可能性最大限度降低。

近年来，阴囊镜也被用于阴囊鞘膜积液、附睾囊肿等阴囊病变的诊治。由于鞘膜积液可能存在较小的继发性部分，并且由于某些原发病即使超声结合其他影像学检查也无法检测到，因此在这种情况下应用阴囊镜的主要目的是直接可视化阴囊内容物，以确认或排除原发病。在这种情况下，如果简单地通过一个小切口切除睾丸鞘膜，可能会误诊鞘膜积液的致病原发病因。我们研究中选择的病例在诊断为特发性鞘膜积液之前，都进行了仔细的体格检查以及超声和其他辅助检查。术前诊断不确切的患者不包括在我们的研究中。此外，术后病理结果与术前诊断一致，在中位随访 12 个月内也未发现其他阴囊病变。

该回顾性研究存在局限性，样本量很小，这与我国的分级医疗制度有关，许多患者在当地医疗机构接受治疗。我们计划在这些医疗机构介绍我们的手术方法，扩大其应用单位。最后定量切除的方法尚未经过数学模型的严格验证。另外，未来需要更大样本量的随机临床试验来进一步确定该方法的临床价值。

六、适用与展望

我们设计了这种新的睾丸鞘膜积液手术治疗方法，具有个体化、量化和微创的优势，安全性和有效性均良好，具有较好的临床推广应用价值。未来仍需要额外的研究来验证该方法在临床实践中的具体价值。

〔魏永宝〕

第三节　重视小儿睾丸扭转的临床特点

一、概　　述

睾丸扭转是指因精索扭转导致睾丸血供中断从而引起的睾丸缺血甚至坏死，该病是泌尿外科常见急症，据国外数据统计，其在 25 岁以下的青少年中的发生率，美国为 4.5/100 000，巴西为 1.4/100 000，韩国为 2.9/100 000，台湾地区为 3.5/100 000。如不及时进行复位，缺血加重将导致睾丸损毁，最终影响生殖功能。起病后 6 小时内进行手术复位，睾丸保留率高达 90%；12 小时后睾丸保留率为 50%；24 小时后则降低至 10%。因此及时而有效的诊断及外科干预是避免睾丸损毁的重要方法。

二、问题与困惑

睾丸扭转好发于青少年，主要表现为睾丸肿胀及疼痛、发热、恶心，会阴部红肿，因其临床表现缺乏足够的特异性，经常误诊为附睾炎或睾丸炎。B 超是诊断睾丸扭转的有效检查方法，可以显示睾丸的位置及血运，为早期诊断提供依据。多普勒彩超检查是诊断睾丸扭转的重要依据，具有方便快捷及特异性高等特点。当在临床工作中遇到疑似睾丸扭转的患者时，应及时进行多普勒彩超检查以及时明确诊断。多普勒彩超检查能够为接诊医师提供方便、快捷的辅助检查依据，但其灵敏度为 69%～100%，而特异度波动于 77%～100%，当多普勒彩超结果无法明确睾丸扭转或附睾炎时，需要接诊医师根据体格检查结果及个人经验做出初步判断是否需手术探查。

三、创新与思考

有调查表明，我国睾丸扭转的首诊误诊率高达 32.8%，导致睾丸切除率达到了 53.3%，远高于国外报道的 22.0%～41.9%。这表明了我国的睾丸扭转诊治水平有巨大不足，亟需改进。目前国内尚未有专门针对于睾丸扭转误诊分析的大样本研究，鉴于此，本研究回顾性分析了274例睾丸扭转患者的临床资料，对其误诊率、睾丸损毁率、误诊原因及临床特征进行了分析，以期为我国睾丸扭转诊治水平的提高提供参考。

四、理论支撑

本研究为一项多中心回顾性研究，纳入2009年5月至2018年11月湖南地区行手术探查及治疗并最终确诊为睾丸扭转患者的临床资料共274例，病例来源于包括中南大学湘雅二医院在内的9家医院，其中三级甲等医院（简称三甲医院）3家，非三甲医院6家。收集并记录患者年龄、发病时气温及季节、就诊时血WBC值、首诊医院等级、首诊诊断、是否行B超检查、B超检查结果、术中Arda分级、是否误诊等数据。根据Arda三级评分系统，按术中患侧睾丸白膜切开深达睾丸髓质的切口的出血情况及出血时间分为3级。Arda分级的标准如下。Ⅰ级：血供丰富，切开后立即有新鲜动脉血流出；Ⅱ级：切开后10分钟内开始出血；Ⅲ级：10分钟后无动脉出血。

按首诊医院是否为三甲医院分为三甲组及非三甲组2组，所有患者均接受手术治疗，术前B超检查结果无法明确诊断者在开放手术前视情况行阴囊镜镜检，镜检结果提示睾丸扭转者行开放手术，镜检结果提示睾丸炎或附睾炎者则在阴囊镜下探查后放置引流条。开放手术根据术中Arda评分决定手术方式，其中Arda分级为Ⅰ级、Ⅱ级患者行患侧睾丸复位及对侧睾丸固定术，ArdaⅢ级患者行患侧睾丸切除术及对侧睾丸固定术。

五、践行实施

睾丸扭转好发于青少年，主要表现为睾丸肿胀及疼痛、发热、恶心，会阴部红肿，因其临床表现缺乏足够的特异性，经常误诊为附睾炎或睾丸炎。B超是诊断睾丸扭转的有效检查方法，可以显示睾丸的位置及血运，为早期诊断提供依据。睾丸扭转的黄金治疗时间为起病6小时内。据多项研究报道，起病后6小时内进行手术复位，睾丸保留率高达90%；12小时后睾丸保留率为50%；24小时后则降低至10%。因此，及时的诊断及外科干预是治疗睾丸扭转的重要环节。国内的研究表明，我国睾丸扭转的首诊误诊率为32.8%，导致睾丸切除率达到了53.3%，远高于国外报道的22.0%～41.9%。这表明我国对于睾丸扭转诊治水平尚有不足，仍有改进的空间。

多普勒彩超检查是诊断睾丸扭转的重要依据，具有方便快捷及特异性高等特点。而本研究中在非三甲医院误诊的133例患者中，有97例未行B超检查，直接予以经验性抗炎治疗，29例B超检查提示附睾炎，行抗炎治疗，误诊率61.9%。首诊医院为三甲医院者59例，41例及时明确了诊断，误诊率30.5%。在三甲医院首诊患者获得正确诊断的概率远高于首诊于非三甲医院的患者，两者差异有统计学意义（$P<0.05$）。当在临床工作中遇到疑似睾丸扭转的患者时，应及时进行多普勒彩超检查以及时明确诊断。多普勒彩超检查能够为接诊医师提供方便、快捷的辅助检查依据，但其灵敏度为69%～100%，而特异度波动于77%～100%，当多普勒彩超结果无法明确睾丸扭转或附睾炎时，需要接诊医师根据体格检查结果及个人经验做出初步判断是否需手术探查，因此加强基层医师的培训及对这一疾病的认识显得尤为重要。

睾丸扭转的手术并非高难度手术，及时有效的外科干预可以在最大限度上保留睾丸。按现行的Arda三级评分系统，对评分低者行睾丸复位术，评分高者行睾丸切除术。274例患者中仅56例患者术中Arda评分为Ⅰ级或Ⅱ级，予以保留睾丸，而其余218例患者Arda评分Ⅲ级，予以切除睾丸同时行对侧睾丸固定术。能否成功保留睾丸与及时明确诊断具有直接的因果关系，在三甲医院首诊的59位患者中25位保留了睾丸，睾丸损毁率57.6%，而非三甲医院首诊的215位患者中仅31例患者保留了睾丸，睾丸损毁率85.6%。这在一定程度上说明除了误诊，非三甲医院在手术方式的选择上或手术处理的及时性上和三甲医院相比，也存在差距。

本次研究结果表明12岁以下年龄段误诊率（66.7%）和18岁以上年龄段误诊率（66.9%）要高于

平均误诊率（55.5%），而睾丸扭转发病率最高的12～18岁年龄段的误诊率（44.4%）却相对低于平均误诊率（55.5%）。这可能是由于在面对睾丸扭转发病率最高的12～18岁年龄段男性患者时，医师将会更多地考虑患者发生睾丸扭转的可能性。而在面对12岁以下年龄段误诊率和18岁以上年龄段患者时，医师则更可能将其忽视。这提示在面对睾丸扭转非高发病率年龄段的疑似患者时，也应同样引起重视。

Srinivasan等人回顾性分析了58例睾丸扭转患者发病时的气温，平均气温为6.9℃，81%的患者起病时气温低于15℃，在春冬季节起病的患者占67.2%，低气温时睾丸扭转的发病率增高，提示低温可能是睾丸扭转的病因之一。国内也有类似研究显示寒冷季节的睾丸扭转发生率最高。而本次纳入研究的274例患者中，发病时气温波动在－4℃～26℃，平均气温低于当地年平均气温，其中春冬季节发病者占73.3%，研究结果与其一致，且温度越低时发病率更高，这说明低气温虽然不是睾丸扭转的诊断标准，但可以从侧面为诊断提供参考，当医师在低温季节接诊主诉为睾丸疼痛的患者时，应更多考虑睾丸扭转的可能性。目前并无相关研究探究低温会导致睾丸扭转的发病率升高的具体原因，笔者认为，基于睾丸会根据外界气温上升或下降以保持睾丸温度相对恒定这一现象，在低气温时，室内与室外温差大或外界气温与体温相差过大时，睾丸的活动度相对增大，这在一定程度上增加了睾丸扭转发生的可能性。

成年人正常血白细胞总数为（4.0～10.0）$\times 10^9$/L，随着时间和情况的变化会有所波动，在机体中起着防卫作用，临床上白细胞升高合并中性粒细胞比值增高时往往考虑存在感染。本研究分析白细胞计数与发病天数的关系，发现在发病后2～4天时白细胞计数及中性粒细胞比值往往高于正常值，这一现象有可能是生理性的白细胞升高，而在发病2天内及4天后来就诊的患者，其白细胞计数多为正常，这也证实了作者的猜想。Demirer等人研究认为白细胞及中性粒细胞百分比受到的影响因素很多，不能单独作为睾丸扭转诊断和预后评价的指标。睾丸扭转的病因是精索扭转而导致睾丸血流中断，短期内不一定会造成感染，如扭转后坏死等情况。发病2～4天时白细胞计数的升高可能是生理性的升高，而附睾炎多由泌尿系感染累及附睾所致，是一种由感染导致的疾病，其白细胞计数多会病理性增高。虽不能以白细胞计数作为诊断依据，但可以作为实验室检查手段与附睾炎相鉴别。

本研究中14例患者术前行阴囊镜检诊断为睾丸扭转，转开放手术，8例患者成功保留了睾丸，6例患者行睾丸切除术。阴囊镜技术是应用微创技术处理阴囊及其内容物病变的方法，在术前检查无法明确诊断的情况下，患者进入手术室后可行阴囊镜检，结合阴囊镜探查结果及多普勒彩超结果决定进一步治疗。如提示睾丸扭转，退镜后可直接在原切口上延长转开放手术治疗，如提示睾丸炎或附睾炎，则无须进一步手术，留置引流后缝合切口即可。阴囊镜检具有操作简便及创伤小等优点，对于急性睾丸炎或急性附睾炎的患者，在与睾丸扭转鉴别困难的情况下行阴囊镜检，可以明确诊断并避免开放手术探查。而对于睾丸扭转的患者，在手术室行开放手术前进行阴囊镜检可以加速外科医师的临床决策过程，一旦明确睾丸扭转的诊断，可在镜检切口上直接进行切口延长转为开放手术。

六、适用与展望

睾丸扭转是泌尿外科不可忽视的急症，成功治疗的关键是及时的诊断和外科干预。我国人口众多，大量患者无法第一时间到三甲医院进行诊治，而非三甲医院在医疗条件和医务人员水平有很大差异，这也导致了非三甲医院对睾丸扭转这一疾病的高误诊率以及高睾丸损毁率。在人群中普及关于阴囊疼痛的医学知识，加强基层医师诊断能力和手术水平，是降低误诊率和成功保留睾丸的关键。

〔李旭睿〕

第四节　重视小儿隐睾的临床特点

一、概　　述

隐睾又称睾丸未降或睾丸下降不全，即睾丸未能按照正常发育过程从腰部腹膜后下降至阴囊，是小儿最常见的男性生殖系统先天性畸形。可以为单侧，也可能双侧。据统计，早产儿的发病率高达30%。约80%的患儿在腹股沟区可摸到隐睾，约20%的患儿不易找到隐睾。隐睾的主要并发症是生育力下降或不育及恶变。

二、问题与困惑

胚胎发育早期，睾丸位于腹膜后间隙，其位置相当于第12胸椎水平，以后随着胚胎的发育逐渐下降。第3个月时睾丸已降至髂窝内，第4～6个月时接近腹股沟内环口，第7个月时随腹膜鞘状突一起降至腹股沟管内，第8～9个月时又随腹膜鞘状突一起降至阴囊内。因此，婴儿出生时睾丸应降入阴囊，其中部分婴儿也可在生后6个月以内降入。如睾丸未降入阴囊内称为隐睾。其下降的过程是受到下丘脑、腺体及睾丸引带的影响，当激素分泌失调或睾丸引带出现异常时，睾丸的下降过程将受到影响，导致睾丸未能下降或下降不完全，增大了隐睾发生的概率。小儿隐睾成年后将影响其生育力早已是不争的事实，因此探讨其组织学改变及机制一直是临床研究的热点。有关生精细胞凋亡、抗精子自身免疫等对生育功能的影响及其发生机制已成为近来关注的热点。研究结果已证实生精细胞凋亡增加和抗精子抗体（AsAb）产生与隐睾不育密切相关。研究结果证实激素和温度是生精细胞凋亡增加的重要调节因素，可能是通过激活生殖细胞内部某些基因的转录和表达诱导生殖细胞的凋亡。目前在基因水平对隐睾生殖细胞凋亡的研究也不少，Bcl-2基因家族、C-myc相偶联的Fas/FasL途径细胞凋亡、一氧化氮合酶（iNOS）基因表达等在调节隐睾生殖细胞凋亡中可能发挥作用。小儿隐睾可致AsAb阳性率增高，且随年龄增加阳性率逐渐增高。在精子尚未大量生产的隐睾患儿中AsAb阳性率增高的原因，目前比较公认的解释有：血-睾屏障的破坏（相对高温环境引起）、输精管梗阻（隐睾患儿多并附睾发育畸形）、免疫调节失调。小儿隐睾可致生殖细胞凋亡明显增加，同时也可使AsAb阳性率增高，此两者的关系，即谁因谁果，还是互为因果也是学者们关注的热点，尚有待进一步研究证实。

小儿隐睾诊断与手术治疗的最佳时间为出生3个月，而12个月以上患儿往往不可能出现自发下降，欧美相关指南推荐小儿隐睾应于12个月内或3～6个月完成手术，而在美国6个月内完成手术的患儿不足30%，国内情况亦是如此。临床医师对隐睾的认识存在不足、诊疗欠规范，治疗方案差异较大，并且在治疗时机、手术策略、激素干预与否等诸多问题上存在争议。

三、创新与思考

由于激素治疗的总体有效率很低，可能延误患儿接受外科治疗的时机，缺乏远期对生育能力提高有效的证据，并且可能带来睾丸肿大、疼痛等并发症，目前已不建议术前使用激素治疗来诱导睾丸下降。为尽可能的提高先天性隐睾患儿成年后生育能力，建议对隐睾患儿行睾丸下降固定术的手术时间从原来的2岁提前至1岁。随着麻醉技术的发展以及隐睾相关随访研究深入，有研究显示9个月接受睾丸下降固定术治疗相较于3岁接受治疗的患儿成年后生育率有明显的提高。根据更多的研究提示，将隐睾患儿接受外科手术干预的时间提前至1岁之前，应该被国内外广大小儿外科专科医师广泛接受。

四、理论支撑

在1975年就有研究发现对不可触及型睾丸患儿在2岁之前行睾丸下降固定术会提高患儿成年后的性功能及生育能力。在新生儿时期，不可触及型睾丸生殖细胞计数可能是正常的，但如果超过2岁未处理，腹腔内睾丸有30%～40%的生精细胞出现凋亡，多个细胞出现纤维化和管形特性差，随着时间的延长这一表现会越发严重。反之，1岁之前行手术治疗的无论是精子计数和活性已被证明更多和更活跃。

五、践行实施

在2016年，欧洲泌尿外科学会隐睾指南中提出对出生6个月的隐睾患儿即应前往小儿泌尿外科接受专业指导，如需手术，选择6～12月龄间为最佳手术时机，最晚不宜超过18月龄，以期减少对成年后生育功能的损害，并降低睾丸癌变风险。目的是最大化的保护患儿患侧睾丸的功能。激素治疗无效且就诊年龄已超过1岁者应尽早行手术治疗。然而，隐睾症手术时机并未引起小儿内科和部分小儿外科医师的足够重视，仍有相当一部分隐睾患儿的手术年龄较为滞后，在接受手术时可能睾丸生殖细胞已经受到影响，使患儿成年后面临生育能力差、睾丸癌发生率高、抑郁症高发等健康问题。

近年来腹腔镜已成为小儿隐睾临床诊治的主要手段，而早期手术治疗已被证实能有效改善患儿成年后生育功能，预防睾丸肿瘤。小儿隐睾因可能位于腹腔后由腹股沟管至阴囊任一位置，甚至萎缩消失等，因此往往单一术式无法实现对隐睾患儿的治疗，同时临床对具体手术方式的选择仍存有较大争议，需根据隐睾术前体格检查、影像学评估资料等制订个体化方案，在获得最佳效果的同时达到微创目的。

六、适用与展望

腹腔镜手术为微创技术的一种，手术切口小，美观效果好，已成为临床首选的治疗方式。近20年来，腹腔镜手术逐渐开展，已列入隐睾治疗的常用方法之一，特别是诊治高位隐睾有明显优势。其他的手术方式还有睾丸自体移植术，若发现睾丸发育不良或萎缩需行睾丸切除术。一次手术无法将睾丸下降至阴囊则需行分期手术。

术后随访的主要目的除观察睾丸生长情况外，还需明确有无睾丸回缩或萎缩，睾丸有无恶变。隐睾患儿手术后最常见的并发症为睾丸回缩及睾丸萎缩。睾丸回缩主要由于精索松解不充分，而睾丸萎缩的原因主要为精索血管短，睾丸下降困难，过度游离腹股沟段的精索血管而导致精索血管损伤所致。隐睾患者年龄越大，睾丸在异常位置时间越长，对睾丸的生长发育及生精功能的影响越严重，将来恶变率也明显增高。建议手术后每3个月复查1次B超至术后2年，以后还需定期观察睾丸变化。

〔李　敏〕

第五节　梗阻性阴道分隔及同侧肾畸形综合征的新型分类法

一、概　　述

梗阻性阴道分隔及同侧肾畸形综合征（obstructive hemivagina and ipsilateral renal anomaly syndrome，OHVIRA）是以双子宫体、双子宫颈、双阴道，一侧阴道完全或不完全闭锁为特征的先天性畸形，多伴闭锁阴道侧泌尿系统畸形，以肾缺如多见。其发生率目前尚无准确数据，有报道称苗勒管发育异常的发病率在0.4%～6.7%，而OHVIRA综合征在苗勒管发育异常中占0.1%～3.8%，但实际发生率远不止于此。OHVIRA综合征容易误诊或误治，早期识别和诊断对患者预后至关重要。

二、问题与困惑

目前临床上最常用的分型方法是根据阴道斜隔上是否有缺口以及双子宫宫颈是否有交通进行分类，分为3型。①Ⅰ型（斜隔无孔型）：斜隔侧阴道完全闭锁，隔后子宫与对侧子宫完全隔离，月经初潮后经血积聚在隔后腔，出现疼痛；随着积血量增多隔后腔增大并出现该侧子宫腔内积血，疼痛呈周期性并进行性加重。②Ⅱ型（斜隔有孔型）：斜隔侧阴道、子宫与外界不完全闭锁，经血可经斜隔上小孔流出，但由于经血流出不畅，常有月经期淋漓不尽、有时合并感染与隔后腔积脓等临床表现。③Ⅲ型（斜隔上无孔合并宫颈瘘管型）：在Ⅰ型斜隔基础上两侧子宫颈间或斜隔侧隔后腔与对侧宫颈间有瘘管，隔后腔经血可经另一侧子宫颈交通支排出，但引流不畅。除了典型的 OHVIRA 畸形，包括子宫双畸形、单侧阴道阻塞和肾脏发育不全外，还存在一些解剖变异。因本病少见，临床表现多样，临床常因认识不足而误诊漏诊，甚至延误治疗。我们尝试从患者生殖道梗阻类型、输尿管开口情况及预后提出一种新的分类方案，指导 OHVIRA 综合征的诊治和治疗。

三、创新与思考

为了能够进一步完善 OHVIRA 综合征的诊治，降低该疾病的漏诊和误诊率，提高手术效果，改善患者预后。我们提出一种与 OHVIRA 综合征相关的“3O”（Obstruction，Ureteric Orifice 和 Outcome）分类系统，并且验证了这种亚分类系统包括所有的解剖变异。其次，确定了该亚分类系统对手术策略具有指导意义。同时，明确了 MRI 在“3O”分类中起着最重要的作用。

四、理论支撑

根据患者生殖道梗阻类型、输尿管开口情况及转归创新性提出该综合征的“3O”分类系统（表26-5-1）。

表 26-5-1　“3O”分类及手术干预措施

梗阻（Obstruction）	手术处理方式
1.1 单侧阴道闭锁	阴道隔膜切除术
1.2 单侧阴道闭锁伴有孔隔膜	或单侧子宫切除术
1.3 单侧阴道闭锁伴宫颈瘘口	或/伴宫颈瘘管封堵
2　宫颈闭锁	宫颈成形术或单侧子宫切除术
输尿管开口（Ureteric Orifice）	
1　输尿管缺如无异位开口	无须手术治疗
2　同侧异位输尿管开口于阴道	单侧异位肾脏输尿管切除术
术后转归（Outcome）	**二次手术处理**
1.1　反复单侧子宫积血	单侧子宫切除术
1.2　反复单侧输卵管积血	单侧输卵管切除术
1.3　卵巢子宫内膜异位症	卵巢子宫内膜异位囊肿切除术
2　子宫畸形所致反复流产	子宫成形术

五、践行实施

我们回顾性的研究了 26 名患有单侧阴道闭锁和同侧肾异常（OHVIRA）的女性，在我们的研究中，我们采取了几个步骤来验证“3O”分类系统。首先，我们试图确定分类系统包括所有的解剖变异。其次，我们的目的是确定该分类系统是否对手术策略具有指导意义。第三，我们试图确定作者是否根据不同的解剖变异和条件，采用了与我们提出的类似的外科手术方法。

（一）患者特征

我们选取的患者包括一组女性个体，其月经初潮年龄、症状发病年龄、诊断和手术年龄分别为 10～15 岁、10～19 岁和 10～31 岁，平均年龄分别为 11.7 岁、12.4 岁和 15.5 岁。从最初的症状到治疗，时间间隔为 0.3～14 年，平均延迟 3.3 年。所有患者均有子宫异常，其中双子宫 20 例，有隔子宫

4 例，双角子宫 2 例。子宫颈异常 19 例，其中右侧宫颈闭锁 1 例，宫颈瘘口 3 例。子宫颈单孔 7 例。共有 25 例患者出现阴道梗阻（17 例伴有单侧阴道闭锁，8 例显示单侧阴道闭锁伴有孔隔膜）。另外，1 例患者有处女膜微穿孔。在我们的研究中，左右两侧的发生率是相同的。这些患者被转到我们的机构进行进一步的评估和管理，所有特征均见表 26－5－2。

表 26－5－2　回顾性分析 26 例患者基本特征

特征	
患者数量（%）	26（100）
月经初潮年龄，年，平均值（范围）	11.7（10～15）
出现症状时的年龄，年，平均值（范围）	12.4（10～19）
诊断和手术时的年龄，年，平均值（范围）	15.5（10～31）
初始症状/症状，n（%）	
痛经	21（80.8）
囊性肿块	16（61.5）
阴道分泌物不规则	11（42.3）
月经周期延长	6（23.1）
下腹部膨隆	2（7.7）
生殖器畸形	4（15.4）
最初症状到手术的间隔，年，平均值（范围）	3.3（0.3～14）
对位，右：左，n（%）	13：13（50：50）
子宫异常，n（%）	
双子宫	20（76.9）
双角子宫	2（7.7）
有隔子宫	4（15.4）
颈部异常，n（%）	
子宫颈异常	19（73.1）
宫颈闭锁	1（3.8）
宫颈瘘口	3（11.5）
子宫颈单孔	7（26.9）
阴道梗阻，n（%）	
单侧阴道闭锁	17（65.4）
单侧阴道闭锁伴有孔隔膜	8（30.8）
同侧泌尿系统异常	
输尿管和肾脏异常	26（100）
同侧输尿管口发育不全	24（92.3）
异位输尿管口进入阴道	2（7.7）
对侧泌尿系统异常，n（%）	
膀胱输尿管反流	2（7.7）
巨输尿管症	1（3.8）
输尿管囊肿	1（3.8）
重复输尿管畸形	1（3.8）

（二）外科治疗

6 例患者在急诊室经阴道脓肿穿刺术抽吸异常脓液或血，以改善症状。25 例阴道梗阻患者行阴道斜间隔切除。部分单侧阴道闭锁伴有孔隔膜或宫颈瘘口患者由于不完全阻塞可能引起致病菌的上升迁移，导致肾盂肾炎，甚至导致脓肿形成和盆腔炎，这类患者可出现高热、腹痛和脓肿形成。对这些患者来说，立即手术可能不是一个合适的选择。可先行抽吸或引流减压缓解症状，减少进一步上行感染的风险。通常，我们也考虑在这样的患者中进行为期 2 周的抗生素治疗。当感染得到控制，一般生命体征稳定时，应在 2～3 周后进行阴道隔膜切除术。

我们的单侧宫颈闭锁患者尝试的宫颈成形术最终失败。随后，该患者行腹腔镜下单侧子宫切除术。微穿孔处女膜患者接受处女膜切除术和十字切除。一名异位输尿管开口于阴道的患者也接受了腹腔镜下肾和异位输尿管切除。

（三）术后随访

平均随访时间为 3.6 年（范围 6 个月至 9 年）。在随访的前 2 年中，每 3 个月进行一次盆腔超声和阴道镜检查。如果检查结果正常，则每年进行一次后续检查。3 例患者因术后狭窄需要进行第二次干预。第一次手术后，1 例异位输尿管术后出现失禁。她接受了输尿管肾切除术作为第二次手术。5 例出现复发性积血肿、输卵管血肿和卵巢子宫内膜瘤的患者接受了单侧子宫切除术、输卵管切除术和卵巢子宫内膜瘤切除术。

关于生殖能力方面，共有 15 名妇女已婚和性行为活跃。在 15 名希望怀孕的妇女中，有 13 名（86.7%）报告有 16 次怀孕。妊娠主要发生在对侧腔（75%），但有 4 例患者在手术后发生在患侧妊娠。在 2 例反复流产的患者中，1 例为子宫间隔子宫，另一例为双角子宫。这 2 例患者接受了子宫异常的手术矫正。2 年后 2 名患者都怀孕了。

（四）"3O" 分类系统

根据我们治疗 26 例 OHVIRA 患者的经验，我们提出了"3O"（梗阻、输尿管口和预后）分类系统，在我们的研究中，"梗阻"类别包括单侧阴道闭锁 14 例，单侧阴道闭锁伴有孔隔膜 8 例，单侧阴道闭锁伴宫颈瘘口 3 例，宫颈闭锁 1 例。"输尿管口"类别包括 24 例无孔输尿管缺失，以及 2 例输尿管口流入单侧阴道。关于"结局"类别，5 例出现复发性子宫血肿、输卵管血肿和卵巢子宫内膜瘤的患者分别接受了单侧子宫切除术，单侧输卵管切除术和卵巢子宫内膜异位囊肿切除术。反复流产的患者（1 例有隔子宫和 1 例双角子宫）均接受子宫矫正。本研究还将"3O"分类系统应用于现有文献的病例系列，以验证其是否合理和有效。我们发现，几乎所有与 OHVIRA 相关的解剖变异都可纳入该分类系统。此外，术者采用了类似于我们所做的和我们所建议的外科手术。因此，这种分类对手术策略具有指导意义。它有助于外科医师以一种全面和系统的方式来理解和识别 OHVIRA 综合征。

六、适用与展望

根据患者的年龄和临床表现的数据，我们可以预测哪些畸形更有可能发生。MRI 提供了阴道、子宫颈和子宫形态的连续性更详细的信息。此外，MRI 还用于诊断"输尿管开口"。它还可以提供泌尿系统解剖和形态学的概述。关于"结果"，MRI 可以通过显示高强度 T1 信号来显示血肿和输卵管的存在。因此，MRI 在"3O"诊断中起着最重要的作用。鉴于 MRI 在这些病例中的诊断准确性较高，对于那些影像学检查后诊断不明确的病例，建议保留腹腔镜检查。"3O"分类系统为我们理解这种罕见的综合征提供了一个基本的框架。个性化管理可以根据此框架进行调整。这类患者病情复杂，"3O"分类系统可能并不完全适用；然而，这是全面识别这种综合征的初步尝试。随着经验的积累和治疗策略的优化，我们可以更新这一分类，以更好地适合 OHVIRA 综合征的治疗。

〔王　龙〕

第六节 经阴网片修补治疗膀胱脱垂的手术流程优化

一、概　　述

膀胱脱垂又称膀胱膨出，是膀胱底部连同阴道前壁的病理性下降，最后在阴道前壁形成袋状突出。根据国际尿控协会的脱垂分级标准术语，术语“阴道前壁脱垂”要优先于“膀胱膨出”，因为没有办法确定阴道前壁后方一定就是膀胱组织，但是对于泌尿外科医师来说，一般所说的阴道前壁脱垂即膀胱膨出。在众多类型的盆腔器官脱垂疾病中，膀胱膨出是最为多见的一种。据国外资料报道，膀胱膨出的发病率大约为34.3%，在我国北京，成年已婚女性阴道前壁脱垂的发病率达到41.6%。对于膀胱膨出的解剖学原因，虽然争议很多，但是疾病的诊治理论依然不外乎20世纪90年代Delancy提出的“吊床假说”、阴道支持结构的“三水平”理论和Petros的“整体理论”。膀胱脱垂，按严重程度可以分为轻度、中度、重度，其中，轻中度的膀胱脱垂可以考虑凯格尔训练或者盆底生物反馈治疗，中重度的膀胱脱垂，特别是合并排尿困难、尿失禁、尿频、尿急等症状的，往往需要手术治疗，手术治疗的方法也很多，有单纯的经阴道膀胱脱垂修补术，经阴道前盆网片修补术，腹腔镜下宫颈侧腹壁悬吊术等，其中经阴道前盆网片修补术是应用最广的一种方法，其手术时间短，手术效果好，术后恢复快，但是该术式也存在损伤膀胱、网片暴露等问题，所以，对于没有经阴道手术经验的泌尿外科医生来说，依然是一个比较复杂的手术。

二、问题与困惑

虽然经阴道前盆网片修补手术具有创伤小，手术时间短等优势，但是，对于绝大多数泌尿外科医生来说，因为缺少经阴道手术的经验，且对于盆底支撑结构不是很熟悉，所以国内能够独立开展经阴道前盆网片修补治疗膀胱脱垂的单位不多，特别是县市一级的医院，在遇到这类患者的时候往往选择了转诊至上级医院。如何能让县市一级的泌尿外科医生快速掌握该项手术，成了一直以来的难题，除了缺少经阴道手术经验外，最大的困难在于，该手术有一部分操作是属于半盲状态，即穿刺钩针在组织内的走行路径、走行方向都只有主刀医生知道，助手在旁边是看不到的，这也为手把手教学带来了困惑。

三、创新与思考

经阴道前盆网片修补术最大的难点在于解剖结构的辨认和穿刺路径的把握，能否有办法把整个手术过程进行优化分步，按Step By Step的方式进行教学，同时结合骨盆模型，进行穿刺路径解剖定位的教学，从而达到学员快速掌握该项手术的目的。

四、理论支撑

经阴道前盆网片修补术按手术流程可以细分为16个步骤，每个步骤都有一个关键操作，同时穿刺路径的选择有相应的骨盆标志物作为参考，可以通过手指的引导让穿刺钩针顺着既定的路径穿行，避免损伤盆腔其他重要组织，从而提高手术安全性。

五、践行实施

（一）术前

患者行全身麻醉或者蛛网膜下腔阻滞，过界截石位，术区常规消毒铺巾。

（二）手术步骤

1. 术前留置导尿，排空膀胱（图26-6-1）。

2. 将导尿管轻轻牵引，通过触摸阴道前壁导尿管球囊位置，从而确定膀胱颈口的定位，再定位宫颈口的位置（图 26-6-2）。

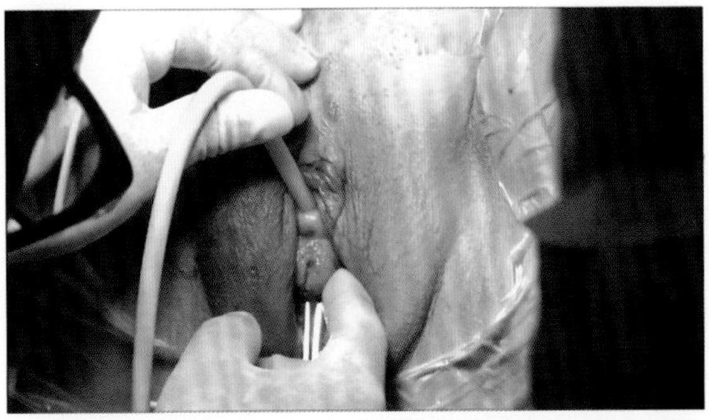

图 26-6-1　导尿，排空膀胱

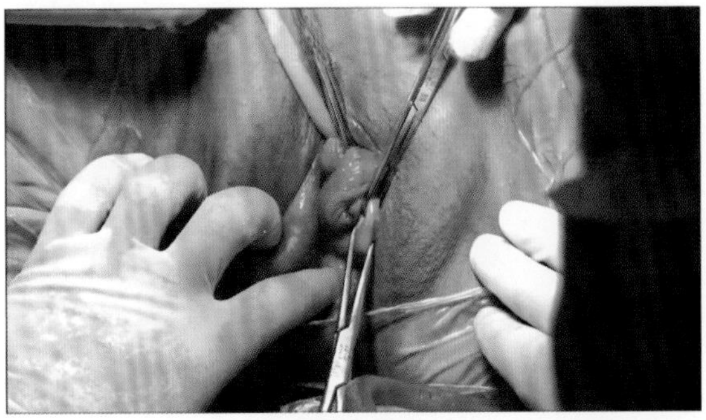

图 26-6-2　确定膀胱颈口、宫颈口位置

3. 往阴道膀胱间隙注入生理盐水进行水分离，达到“变胖不变白”的效果（图 26-6-3）。
4. 纵行切开阴道前壁全层，露出注水后的无血管区（荔枝肉样的白色组织）（图 26-6-4）。

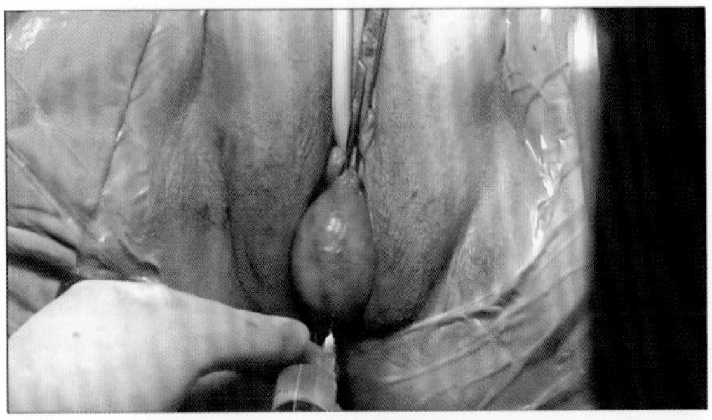

图 26-6-3　膀胱阴道间隙注水

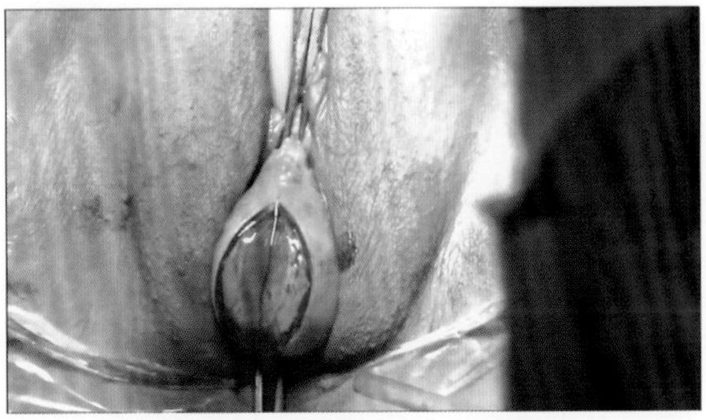

图 26-6-4　切开阴道壁

5. 用剪刀锐性和钝性相结合进行阴道膀胱间隙的分离（图 26-6-5）。
6. 用手指在间隙内找到双侧耻骨弓作为前支的穿刺定位（图 26-6-6）。

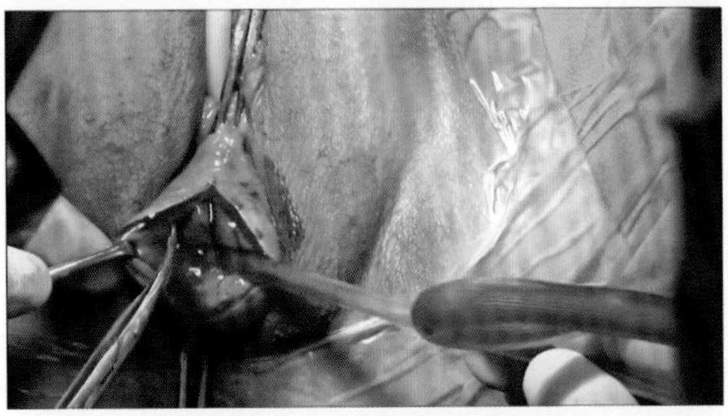

图 26-6-5　分离膀胱阴道间隙

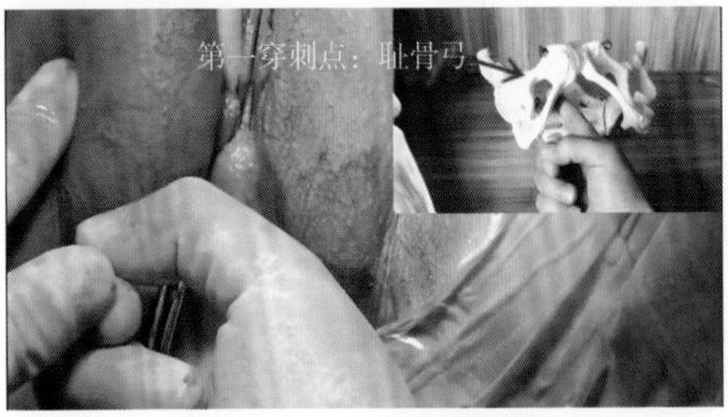

图 26-6-6　定点耻骨弓

7. 用手指在间隙内找到双侧坐骨棘作为前支的穿刺定位（图 26-6-7）。
8. 在手指的引导下进行左前支的穿刺（图 26-6-8）。
9. 在手指的引导下进行右前支的穿刺（图 26-6-9）。
10. 用不可吸收线将网片前端固定在膀胱颈水平（图 26-6-10）。
11. 在手指的引导下进行右后支的穿刺（图 26-6-11）。
12. 在手指的引导下进行左后支的穿刺（图 26-6-12）。
13. 铺平网片，将网片后端固定在宫颈水平（图 26-6-13）。
14. 用稀释的聚维酮碘溶液反复冲洗创面（图 26-6-14）。

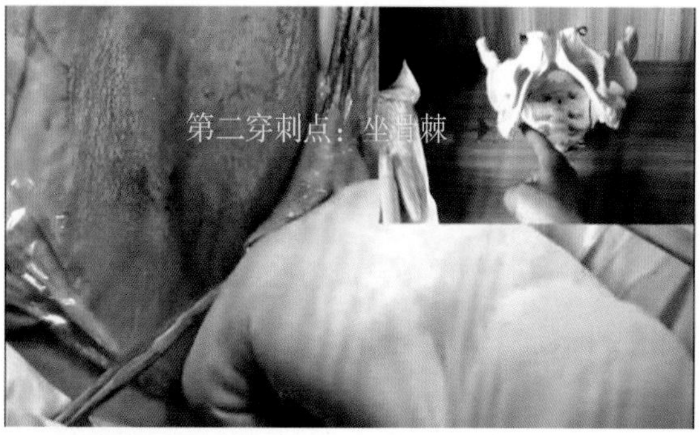

图 26－6－7　定点坐骨棘

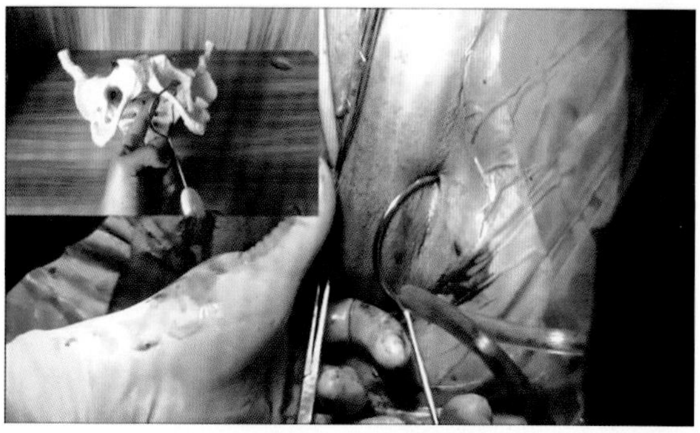

图 26－6－8　左前支穿刺

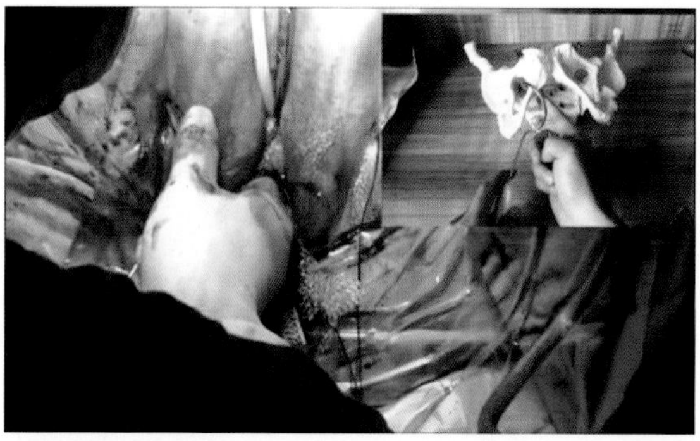

图 26－6－9　右前支穿刺

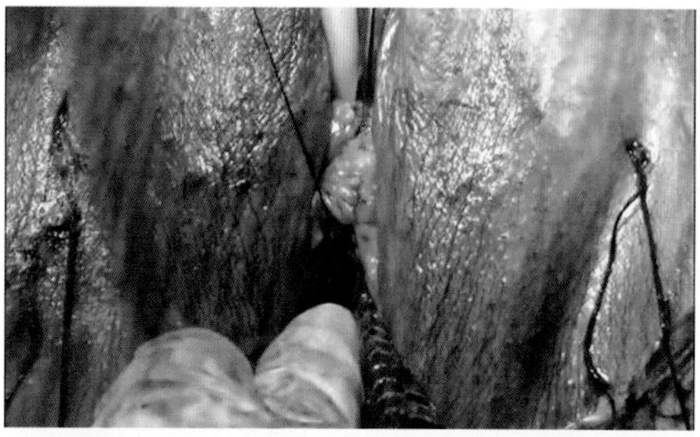

图 26－6－10　网片前端固定在膀胱颈水平

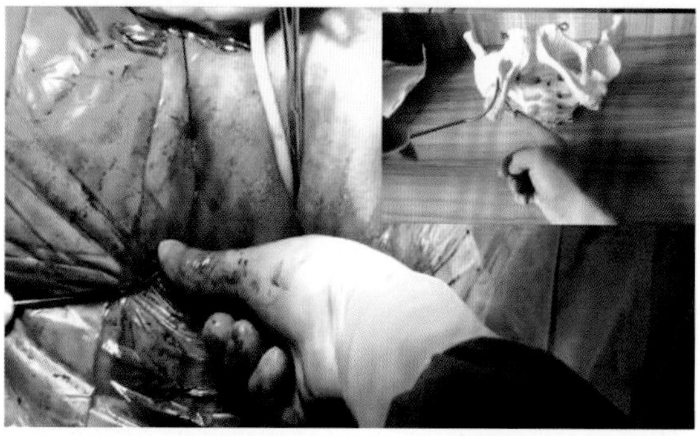

图 26－6－11　右后支穿刺

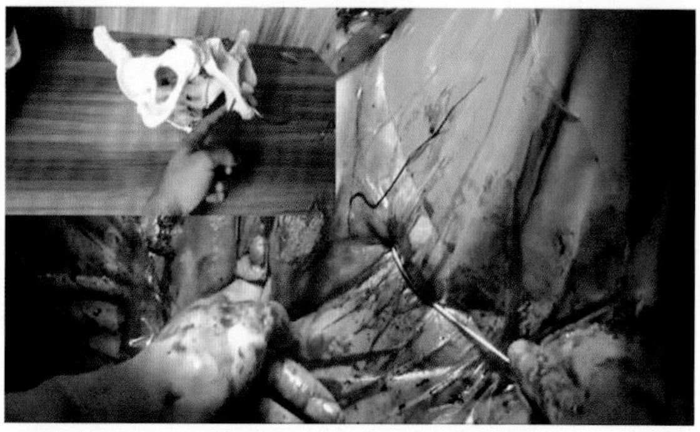

图 26－6－12　左后支穿刺

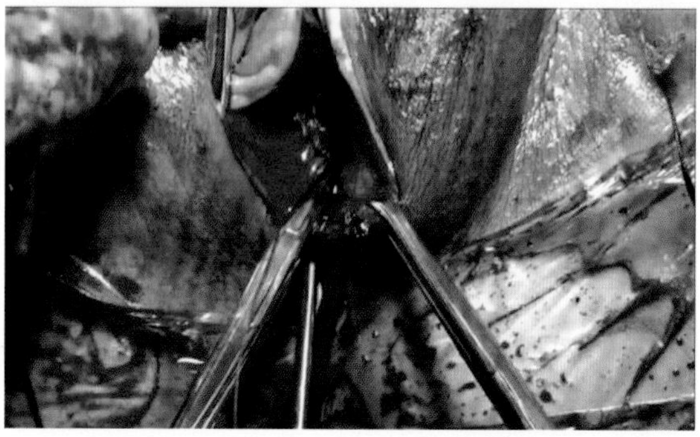

图 26－6－13　网片后端固定在宫颈水平

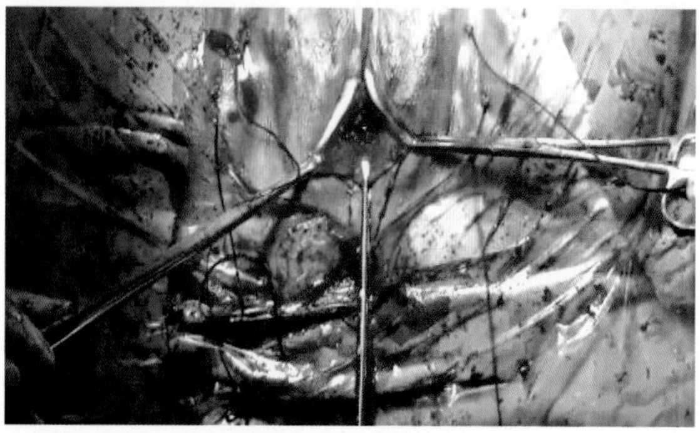

图 26－6－14　铺平网片，稀释聚维酮碘溶液冲洗创面

15. 用 2－0 可吸收线连续缝合阴道壁切口（图 26－6－15）。

16. 将阴道壁复位，拉紧网片的 4 支，将盆底组织恢复解剖结构，阴道内填塞聚维酮碘纱布（图 26－6－16）。

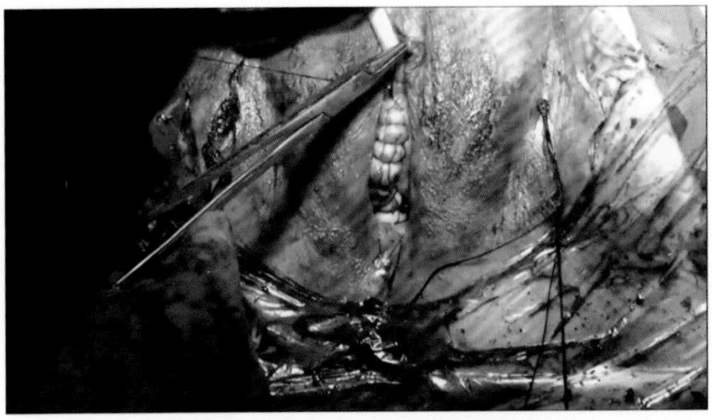

图 26-6-15　缝合阴道前壁

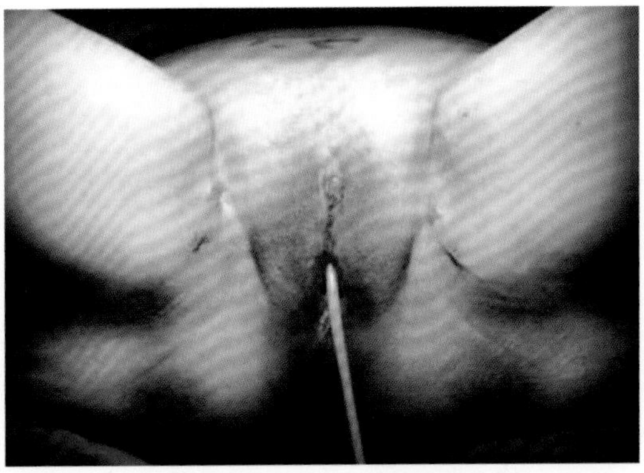

图 26-6-16　解剖复位

（三）手术效果

通过把手术流程步骤化，把整个手术拆分成 16 个关键步骤，让初学者不仅更容易学习，最重要的是每次手术时按这个流程一步一步做下来，不会遗漏关键的手术操作，确保手术的完整性和安全性，同时通过骨盆模型的教学，可以让初学者更好地理解术者手指所寻找的骨性标志物及穿刺针在盆底的走行，避免手术时损伤盆底重要的脏器结构。反复观摩手术视频后，可以让初学者大大缩短学习曲线，提高初学者早期的手术安全性。

（四）操作要点

1. 第三步注水时一定要将生理盐水注入到阴道膀胱间隙的无血管区，这样才能有效的分离该间隙，避免分离间隙时损伤膀胱。

2. 第四步切开阴道壁时，要清楚地看到阴道黏膜、肌肉层及浆膜层 3 个层面，分离的间隙应该是在阴道浆膜层外进行，这样才能有效的保证阴道壁血供，避免术后网片的暴露。

3. 穿刺时一定要用手指在骨性标志物处引导，这样才能避免损伤膀胱和盆底的重要组织结构。

4. 穿刺完成后，一定要铺平网片，并把前端固定在膀胱颈水平，后端固定在子宫颈水平，这样才能把盆底结构恢复在Ⅱ级水平，并提供强有力的支撑效果。

六、适用与展望

通过对该项技术的手术流程优化和改进，可以让越来越多的初学者掌握这个手术方式，帮助基层医院的医师解决绝大部分膀胱脱垂患者的就医问题。为该项技术在基层医院的普及起到促进作用。

〔钟德文〕

第七节　膀胱白斑诊断和治疗新标准探索

一、概　　述

膀胱白斑是膀胱黏膜变异现象，通常认为是由于膀胱移行上皮化生为鳞状上皮，表层细胞有明显角化，并有角质蛋白形成。1862 年 Rokitansky 首次描述其病理特征。膀胱白斑的临床表现为长期反复出现尿频、尿急、尿痛、血尿、下腹部不适等，并由此继发失眠、全身不适等症状，生理和心理痛苦不堪，严重影响生活质量。

膀胱白斑以往长期被认为是罕见病，多见于 52～70 岁男性，可能为癌前病变，且相关研究报道较少。但越来越多的临床观察表明：膀胱白斑可能是一种较常见的疾病，漏诊率高可能是因文献报导该病发病率低而未引起临床医师重视所致，需确立更加简便、安全、可靠、易于掌握推广的诊治标准和理论依据。

唐秀英、叶章群等人报道国内膀胱白斑发病率明显高于以往文献报道，可占有尿路症状患者膀胱镜检总数的13.75%，提示膀胱白斑是常见病，应给予充分重视。

唐秀英、叶章群等研究团队持续30余年对膀胱白斑进行系列研究，通过膀胱白斑患者临床观察，病变膀胱镜影像系统显像分型、病理学分型、电子显微镜检查分型等，揭示膀胱白斑病变程度、发病趋势、细胞增殖活跃程度等，界定病变边界、深度范围，为临床诊断、治疗提供理论依据。研究结果改变了膀胱白斑罕见、可能是癌前病变的传统观念，发现其为较常见的良性病变，膀胱白斑的早期表现是正常膀胱移行细胞转变为单纯鳞状上皮化生。发现了病变细胞形态特点及变化规律，对膀胱镜影像系统显像分型、病理分型、电镜分型，提出了新的分型诊断标准、分型治疗标准方案；客观界定了病变部位电切深度、范围，提出了新的电切治疗宽度和深度建议标准，显著提高了该病的诊断率、治愈率。

二、问题与困惑

我们在临床工作中发现，被诊断为普通泌尿系感染、膀胱炎、尿道炎、肾盂肾炎、泌尿系结核、神经官能症，甚至精神病等疾病的患者中有许多患有膀胱白斑，常常几年或几十年诊治无效。随着腔内泌尿外科的发展，高清显像系统的应用、活检意识的增强以及病理检查技术的提高，能被发现的病例数明显增多，但文献中可参考的诊断治疗建议有限，临床问题越来越多，疑惑及争论亟待解决，下述困惑尤为突出：

1. 文献报道与现实矛盾的困惑：

(1) 国内外文献报道膀胱白斑为罕见病，但我们在膀胱镜检查影像系统使用后膀胱白斑发现率显著增高应如何解释？

(2) 国内外文献报道一直对膀胱白斑是疾病还是人体生长发育的正常现象争论不休，需要循证医学证据给出可靠答案。

2. 尿频尿急久治不愈原因的困惑：临床上常常在这些尿频、尿急患者中发现膀胱白斑患者，需要进一步确定膀胱白斑与这类疾病的关系。

3. 膀胱白斑长期以来诊断标准模糊，缺乏规范的病情轻重分型及精细个性化处理方案。我们的临床发现可以处理上述问题。

4. 膀胱白斑疗效不好、复发率高的困惑：膀胱白斑治疗方法单一，且临床症状难以缓解，复发率高达50%以上，原因是什么？应该采取什么方法解决这些问题？

5. 膀胱白斑是否为癌前病变？膀胱白斑电切术后是否需要按传统疗法作膀胱灌注化疗？

6. 膀胱白斑病因不确切，需要研究确定。

三、创新与思考

既往对膀胱白斑的相关研究报道较少，确诊主要依靠普通膀胱镜检及常规病理检查。但普通膀胱镜下病灶显示不够清晰，难以发现，确诊率低。且长期以来诊断标准模糊，缺乏规范的治疗方案，疗效欠佳，复发率高。近年来虽然报道逐渐增多，但仍未解决上述问题，临床迫切需要规范的诊治方案。

2001年岳阳市中心医院购买等离子电切镜后，将电切镜检查的影像系统与普通膀胱镜连接使用，结果因为影像系统将原影像放大了25倍以上，膀胱内病变得以更清晰地显现，短时间内发现了几十例、上百例疑似膀胱白斑患者，后经病理学检查、电子显微镜检查确诊，发病率明显高于文献报道。提示膀胱白斑并非罕见，只是未引起重视，漏诊、误诊较多，确诊率低。

我们的研究团队在许多尿频、尿急、失眠、焦虑，甚至被认为是精神病的人群中发现了不少膀胱白斑患者，将膀胱白斑治愈后患者症状常常缓解，事实不断提示膀胱白斑应该是疾病，而不是正常状态。但按照传统手术治疗膀胱白斑，发病率高达50%以上，是否手术切除范围不够？膀胱白斑不是恶性病变，可否不按传统治疗方法做膀胱灌注治疗？

为求证上述思考，解决临床问题，我们对膀胱白斑患者进行了系统的临床观察、膀胱镜检查、病理学检查、电子显微镜检查及分型诊断治疗。拟通过较大样本量的膀胱白斑患者不同部位胱黏膜的形态学研究，比较膀胱白斑的超微结构变化，病理变化，膀胱镜影像系统显像变化，观察细胞结构和膀胱黏膜的变化情况，进一步探讨其形态变化的细胞生物学基础，界定膀胱白斑病变的深度、宽度，确定膀胱白斑的病变程度、发病趋势、细胞增殖活跃程度，揭示膀胱白斑的发生、发展规律及其临床意义，并据此进行电子显微镜检查分型、病理学检查分型、膀胱镜影像系统显像检查分型，提出新的膀胱白斑诊断标准和治疗建议，为临床规范诊断和治疗方法提供理论依据。

四、理论支撑

通过系列研究发现的膀胱白斑形态特点如下。

（一）膀胱镜检查特点

膀胱内可见白色碎片在水中漂浮而出现雪暴景象，膀胱内壁可见灰白或灰色斑状隆起，可单发成片或散在多发。或可波及膀胱大部乃至全部。单纯膀胱白斑为不规则成片白斑，病灶稍隆起，边界清楚，表面粗糙，外形不规则，海星样向周围延伸，白斑部血管纹理随角化层厚度增大逐渐减少或消失。白斑旁 1～2 cm 处膀胱黏膜表面粗糙，充血，呈膀胱炎样改变。

膀胱白斑膀胱镜影像系统显像检查分 4 型。①充血型：膀胱黏膜表面粗糙、充血，间有小红点，呈膀胱炎样改变（图 26－7－1）。②斑点型：膀胱黏膜表面粗糙，血管纹理减少，间有白点或小片状白斑，白斑边界不清，其旁 1～2 cm 膀胱黏膜间有小红点（图 26－7－2）。③薄斑型：膀胱黏膜表面粗糙，覆盖薄层白斑，其边界欠清，血管隐约可见。白斑旁 1～2 cm 膀胱黏膜间有小红点（图 26－7－3）。④厚斑型：膀胱黏膜表面覆盖厚层白斑，部分表面凹凸不平，边界清晰，血管纹理消失。白斑旁 1～2 cm 膀胱黏膜粗糙（图 26－7－4）。

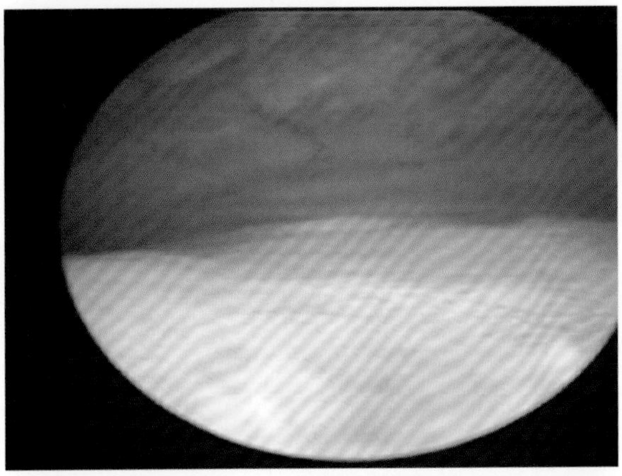

图 26－7－1　膀胱白斑充血型

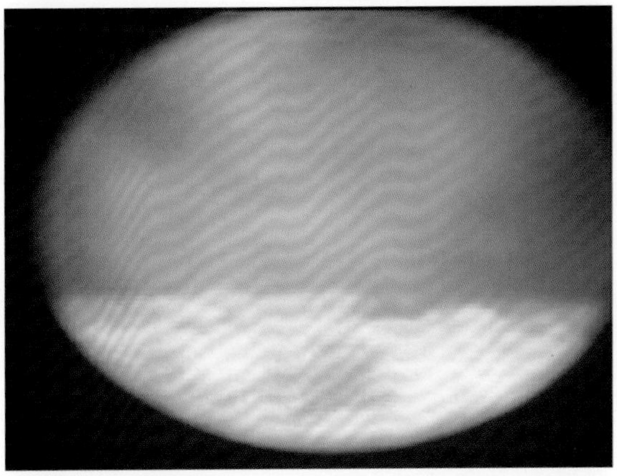

图 26－7－2　膀胱白斑斑点型

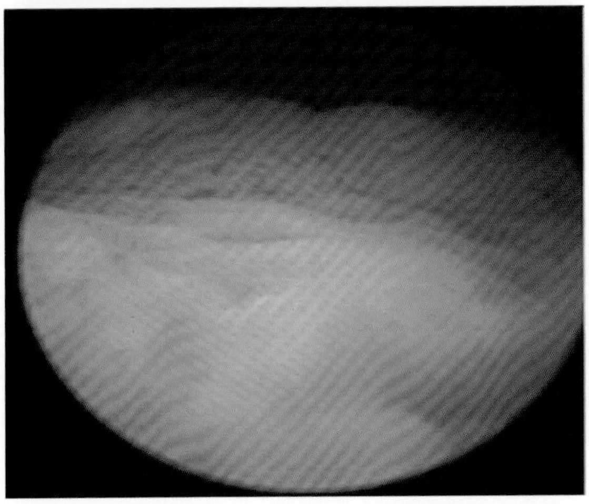

图 26－7－3　膀胱白斑薄斑型

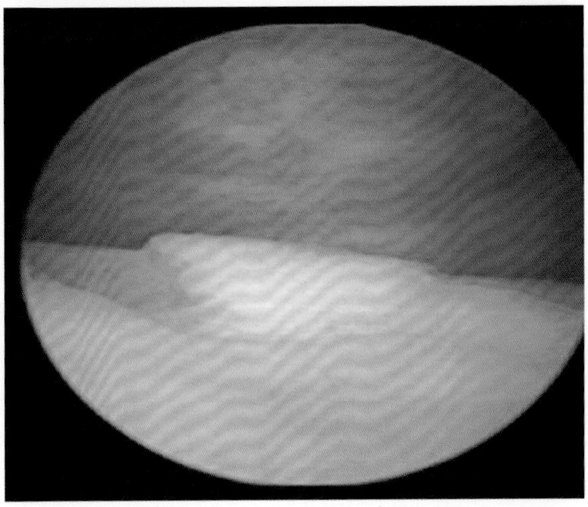

图 26－7－4　膀胱白斑厚斑型

（二）病理学检查特点

1. 普通病理学检查（光学显微镜检查）：膀胱白斑组织为膀胱黏膜鳞状上皮化生，可见细胞间桥，表面可见红色透明不全角化或角化物质。常见鳞状细胞增生活跃，排列紊乱，细胞核可有异形性。病灶区血管常消失，有的可见出血灶，固有层见慢性炎性细胞如淋巴细胞、浆细胞及嗜酸性粒细胞浸润。病变组织各层内（角化层、鳞状上皮层、固有膜层）可有结石结晶。

根据光镜下膀胱白斑上皮细胞变异程度、鳞状细胞角化程度、基膜形状等不同将膀胱白斑病理学检查分为4型。①0型（图26－7－5）：膀胱黏膜移行上皮、鳞状上皮化生交错或单纯鳞状上皮化生，无角化层，基膜平直。②Ⅰ型（图26－7－6）：膀胱黏膜鳞状上皮化生，可见角化层或不全角化层，基膜平直或稍弯曲。③Ⅱ型（图26－7－7）：膀胱黏膜鳞状上皮化生，有角化层，基膜明显弯曲，深入固有层。④Ⅲ型（图26－7－8）：鳞状上皮化生，细胞层数明显增多，细胞增生活跃、排列紊乱、有异型性，角化层明显，基膜乳头状弯曲，深入固有层。

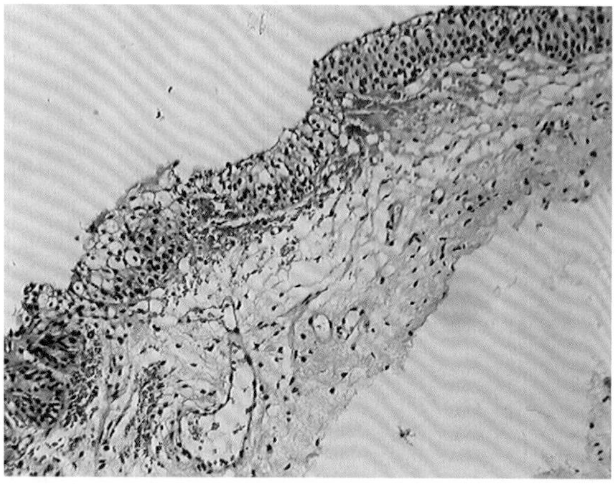

图26－7－5　膀胱白斑0型

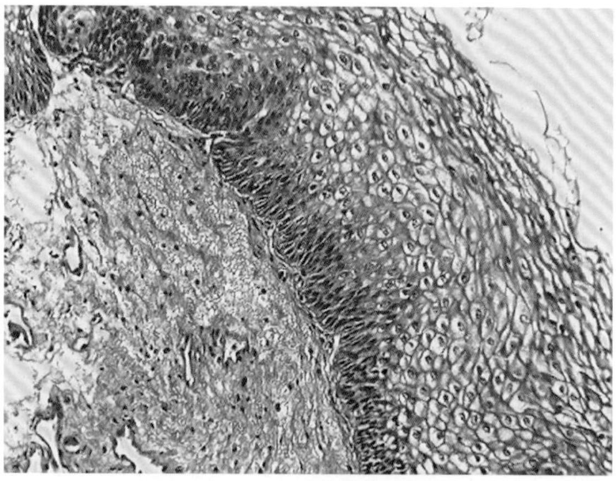

图26－7－6　膀胱白斑Ⅰ型

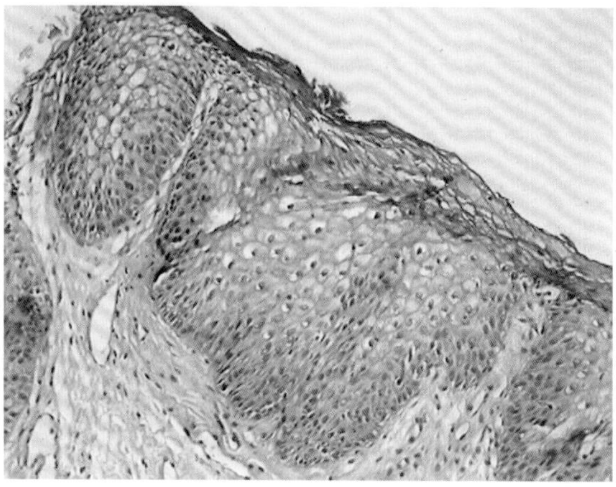

图26－7－7　膀胱白斑Ⅱ型

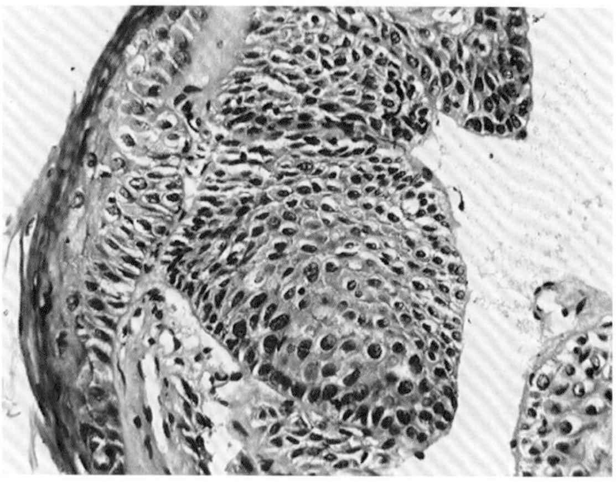

图26－7－8　膀胱白斑Ⅲ型

传统分型法将膀胱白斑分为增生型、萎缩型、疣状型。①增生型：绝大部分为此型。鳞状细胞可达10余层，深层棘细胞增生，棘细胞钉突伸长，表层细胞角化异常活跃。②萎缩型：较少见。其鳞状细胞仅2～3层，棘细胞减少，无钉突或钉突明显缩短，可与增生型同时存在。③疣状型：此型更少。膀胱黏膜鳞状上皮棘细胞钉突延长，可见明显角化不全、角化过度。

2. 超微病理学检查（电子显微镜检查）：发现白斑表面由多层细胞组成的鳞状上皮覆盖，上皮细胞与结缔组织之间可见明显的基膜，基膜弯曲走行，上皮的基底部形成乳头状结构。靠基膜的细胞为立方形或圆形，细胞核大，圆形，常染色质为主，核仁明显，胞质内线粒体及粗面内质网丰富，可见许多张力原纤维；中层为典型的梭形细胞，细胞核圆形或梭形，常染色质为主，核仁较明显，细胞器及张力原纤维较丰富；表层为较扁平的细胞，核梭形，异染色质增加，核仁消失，胞质内细胞器减少，张力原纤维较丰富。上皮细胞间隙较宽，以丰富的指状突起相连，连接部可见丰富的桥粒结构。表层细胞老化，细胞核消失，仅见较致密的胞质。上皮细胞中层胞质内可见丰富的糖原颗粒，有的糖原成片分布（糖原储积）、有的散在分布。糖原量较多的细胞胞核更显幼稚。

电子显微镜检查可见下列4型（5种）典型表现：

（1）0型：膀胱黏膜尿路上皮、鳞状上皮化生交错或单纯鳞状上皮化生，无角化层，基膜平直。0型又可分为两个亚型。①0Ⅰ型：膀胱黏膜尿路上皮、鳞状上皮化生交错，鳞状上皮间隙较宽，细胞表面的指状突起较少，桥粒少见。胞质内可见少量散在糖原。核圆形或稍不规则。无角化层，基膜平直。②0Ⅱ型：单纯鳞状上皮化生，上皮间隙较宽，细胞表面的指状突起增多，桥粒易见。胞质内可见少量散在糖原。核圆形或稍不规则。无角化层，基膜走向较平直。

（2）Ⅰ型：膀胱黏膜鳞状上皮化生，浅层上皮间隙较窄，深层上皮间隙较宽，细胞表面的指状突起丰富，桥粒多见。胞质内张力原纤维丰富。上皮细胞胞质内糖原较多。细胞核圆形或稍不规则，常染色质丰富。可见角化层或不全角化层，基膜平直或稍弯曲。

（3）Ⅱ型：膀胱黏膜鳞状上皮化生，浅层上皮间隙较窄，深层上皮间隙较宽，细胞表面的指状突起丰富，桥粒多见。胞质内张力原纤维丰富，糖原丰富。细胞核圆形或稍不规则，常染色质丰富，核仁明显。有角化层，基膜明显弯曲，深入固有层。

（4）Ⅲ型：鳞状上皮化生，上皮间隙较宽，细胞表面的指状突起丰富，桥粒多见。胞质内张力原纤维丰富、糖原堆积。胞核轻度异形，核圆形或不规则，常染色质丰富，异染色质少见，核仁大或有多个核仁，或可见不对称核分裂象。角化层明显，基膜乳头状弯曲。

研究结果表明膀胱白斑是一种较常见的疾病，应该引起医务人员的充分重视。及时对有间断尿频、尿急、尿痛、血尿、下腹不适、疼痛的患者行膀胱尿道镜检和病灶活检是早期发现和确诊膀胱白斑的有效方法，对早期诊断、提高诊断率、防止误诊漏诊具有重要意义。电子显微镜检查可更加清晰的显示膀胱白斑的超微病理变化，且可提示病变程度、细胞增殖活跃程度、发展趋势等，是膀胱白斑的重要诊断依据，且可更加有效地指导临床治疗。

五、践行实施

（一）新观点、新思考与实施求证

1. 探讨膀胱白斑的超微病理变化及其临床意义：取52例膀胱白斑病灶组织，在电子显微镜下观察超微病理学改变。同时取病灶旁正常膀胱黏膜12例作对照。结果发现膀胱白斑组织电子显微镜下改变显著，表面由多层鳞状上皮细胞组成。胞核较幼稚，核仁明显，胞质内张力原纤维丰富，36例上皮细胞胞质内可见糖原储积，14例糖原颗粒散在分布，上皮细胞之间的间隙较宽，细胞表面均有丰富的指状突起，相邻细胞以指状突起相连，连接部位可见桥粒结构上皮基底部形成乳头状结构。由此得出结论：电子显微镜检查可更加清晰的显示膀胱白斑的超微病理变化，且可提示病变程度、发病趋势、细胞增殖活跃程度等，可作为膀胱白斑的重要诊断依据。

2. 探讨膀胱白斑的临床特点及诊断方法，提高诊断水平：分析160例膀胱白斑患考的临床资料。结果：诊断膀胱白斑160例，其中增生型147例，增生、萎缩混合型11例，萎缩型2例。患者膀胱镜检查、病理学检查、电子显微镜检查可见特征性病理改变。结论：膀胱白斑发病率明显高于文献报道，及时对有间断尿频、尿急、尿痛、血尿、下腹部不适、疼痛的患者进行膀胱镜检，病灶活检是早期发现和诊断膀胱白斑的有效方法。电子显微镜检查可进一步了解病变特点，指导临床诊断治疗。

3. 探讨膀胱白斑不同病变部位超微病理及其临床意义：随机抽取膀胱白斑病变中部标本80例次，白斑边缘处、白斑边缘外1.0 cm处、2.0 cm处及2.5 cm处标本共89例次，用双盲法进行电子显微镜检查。并与非膀胱白斑患者的正常膀胱黏膜比较。结果膀胱镜下所见自斑旁区均已存在早期病变。从白斑边缘外2 cm处到白斑中央，膀胱移行细胞逐渐变为尿路上皮与鳞状上皮化生交错、鳞状上皮化生、

鳞状上皮化生伴不全角化或角化。基膜由平直变弯曲，呈现出 4 型（5 种）典型表现。病变中部的 8 例，0 Ⅰ型 5 例，0 Ⅱ型 8 例，Ⅰ型 12 例，Ⅱ型 42 例，Ⅲ 型 13 例。结论：以病变中部为准，可将膀胱白斑的超微结构表现分为 4 型，即 0 型（0 Ⅰ型、0Ⅱ 型）、Ⅰ型、Ⅱ型、Ⅲ型。该分型能较好地说明膀胱白斑的发生、发展过程，对膀胱白斑的诊断及治疗方法的选择有参考价值。

4. 探讨膀胱白斑在膀胱镜影像系统的显像特点及临床意义：采用双盲随机法抽取经病理检雀确诊的膀胱白斑患者 556 例，观察膀胱镜显像系统中病变的显像特点。予抗感染治疗 1～2 周，复查膀胱镜，对比观察治疗前后的变化。结果，556 例患者膀胱镜显像中膀胱白斑病变呈 4 种表现，按病情轻到重分别为：充血型 42 例、斑点型 56 例、薄斑型 399 例、厚斑型 59 例。抗感染治疗后，病变各型可相互转化，其中好转 131 例、无变化 304 例、加重 121 例。统计学分析显示：膀胱白斑 4 种类型变化比率著异有统计学意义，从充血型到斑点型、薄斑型、厚斑型，治疗后好转比率有逐渐减少趋势。无明显变化和加重比率有逐渐增多趋势。结论在膀胱镜影像系统中膀胱白斑显像表现町初步分为充血型、斑点型、薄斑型、厚斑型 4 型，根据分型不同应采取不同的治疗方案。

5. 探讨膀胱自斑的病理分型及其临床意义：经膀胱镜下活检病理确诊膀胱白斑患者 726 例。女 710 例，男 16 例。平均年龄 41（17～78）岁。随机取白斑边缘旁 1.0 cm、1.5 cm、2.0 cm、2.5 cm 处膀胱黏膜共 121 例次，同期 50 例慢性膀胱炎膀胱黏膜标本作为对照，根据膀胱白斑的病理特点进行病理分型。并与传统分型法比较。结果：726 例标本根据细胞变异程度、鳞状细胞角化程度、基膜形状等不同分为 4 型（0 型 30 例、Ⅰ型 42 例、Ⅱ型 585 例、Ⅲ型 69 例）。而按传统分型法，其中 60 例难以确切分型。101 例白斑边缘旁 2.0 cm 内膀胱黏膜标本中已存在病理改变 64 例。结论：膀胱自斑 4 型病理分型法可较全面地反映膀胱白斑的病理特点及发生、发展过程。根据病理分型可考虑改进膀胱白斑的传统治疗方式。

6. 探讨治疗膀胱白斑的有效方法，提高治疗水平：对 105 例经病理活检证实的膀胱白斑患者，采用单盲随机方法，分别运用经尿道膀胱白斑气化电切术、膀胱白斑电切术及膀胱白斑电烙术进行治疗，并对治愈率、有效率、无效率、复发率等指标进行比较分析。结果：经尿道气化电切术组中治愈 22 例，好转 12 例，无效 1 例，术后复发 2 例；经尿道电切术组中治愈 17 例，好转 14 例，无效 4 例，术后复发 8 例；经尿道电烙术组中治愈 13 例，好转 12 例，无效 10 例，术后复发 11 例。组间比较，3 种手术方式的疗效差异有统计学意义（$P<0.027$）。术后疾病的复发率差异有统计学意义（$P<0.024$）。结论：经尿道膀胱白斑气化电切术治疗膀胱白斑具有较高的治愈率和较低的复发率，是治疗膀胱白斑较好的手术选择。

7. 探讨治疗膀胱白斑的有效方法：分析总结 205 例膀胱白斑患者的临床资料，将传统组治疗方法（经尿道膀胱电切至浅肌层，手术切除范围为病变的膀胱白斑，术后行膀胱灌注化疗）与对照组的治疗方法（经尿道膀胱电切至黏膜及黏膜下层，手术切除范围为病变的膀胱白斑及其周围 2 cm 膀胱黏膜，术后不行膀胱灌注化疗）进行对比分析。结果：对照组治疗膀胱白斑在术后出血、疗效及复发率方面较传统组差异有统计学意义（$P<0.05$）。结论：膀胱黏膜电切法治疗膀胱白斑简单有效，术后可不必常规行膀胱灌注化疗。

8. 探讨心理干预对膀胱白斑患者术前心理状况的影响：将 65 例膀胱白斑患者随机分为心理干预组（33 例）和对照组（32 例），采用症状自评量表 SCL－90 评定心理状况。结果：心理干预组经治疗后与治疗前比较焦虑、抑郁等因子显著下降；而对照组则下降不明显；心理干预治疗后，心理干预组与对照组比较焦虑、抑郁等因子显著下降。但两组与常模比较，焦虑、抑郁等因子仍显著增高。结论：心理干预对膀胱白斑患者的心理状况有改善作用。

我们根据上述研究结果诊治患者，使确诊率更高，手术损伤更小，疗效更好。2001 年以前岳阳市中心医院未曾发现膀胱白斑患者，2001 年诊治 3 例，2002 年 10 例，2003 年 48 例，2004 年 89 例，2005—2008 年 11 月 428 例，2001—2016 年已诊治膀胱白斑患者仅岳阳市中心医院就超过 1 600 例，且该病检出率远远超过课题研究前，远远超过国内外其他医院，病例数为国内外最多。

（二）根据研究结果设计临床分型诊断及分型治疗方案指导临床实践

1. 膀胱白斑分型诊断：根据膀胱白斑病情轻重不同，以 4 型法病理分型为主要依据，参照 4 型法膀胱镜影像系统检查分型、4 型法查电子显微镜检查分型，建议 4 型法临床分型标准如下。

0 型：膀胱镜影像系统检查为充血型，病理学检查为 0 型，电子显微镜检查分型 0Ⅰ型、0Ⅱ型的患者。

Ⅰ：膀胱镜影像系统检查为斑点型，病理学检查为Ⅰ型，电子显微镜检查分型Ⅰ型的患者。

Ⅱ型：膀胱镜影像系统检查为薄斑型，病理学检查为Ⅱ型，电子显微镜检查分型Ⅱ型的患者。

Ⅲ型：膀胱镜影像系统检查为厚斑型，病理学检查为Ⅲ型，电子显微镜检查分型Ⅲ型的患者。

2. 膀胱白斑分型治疗：根据膀胱白斑的超微病理学研究、病理研究发现，膀胱白斑病变主要局限在上皮层，为膀胱移行上皮鳞状上皮化生，固有层除部分可见炎性细胞外无其他阳性发现，且充血型、斑点型患者抗感染等保守治疗可有明显好转或痊愈。故拟定分型治疗方案如下：①0 型细胞变异程度低，予随访观察；②Ⅰ型抗感染对症处理，定期复查；③Ⅱ型、Ⅲ型电切手术；④Ⅲ型电切术后进行单次膀胱灌注化疗。

3. 根据研究结果采用的创新手术的步骤方法如下：硬膜外阻滞或静脉全身麻醉下膀胱白斑病变电切，手术切除范围为病变的可见膀胱白斑及其周围 2 cm 的膀胱黏膜，深度达固有层。有并发症的患者，可同期进行相关手术。术后留置导尿管 5～7 天，予抗感染、对症处理。仅Ⅲ型电切术后进行单次膀胱灌注化疗。

原传统治疗方法是：电切至膀胱浅肌层并术后定期膀胱灌注化疗。

膀胱白斑分型治疗使治疗更加微创，且治愈率提高，复发率降低，治疗周期缩短，治疗费用降低。首创的膀胱白斑微创电切法以尽可能小的损伤达到更好的疗效。对指导临床工作有重要意义，具有较好的社会效益和经济效益。

六、适用与展望

膀胱白斑课题研究结果的临床应用，解除了误诊、漏诊患者的痛苦。课题组关于膀胱白斑研究论文及专著在国内外影响逐渐增大，是近年来相关论文的主要参考文献；并已成为目前膀胱白斑的诊治标准。进行膀胱白斑 4 型法分型诊断治疗，避免了对所有患者常规手术及术后常规膀胱灌注化疗，减少了手术损伤，节约了治疗时间，减少了治疗经费。课题研究结果的临床应用，使膀胱白斑确诊率显著提高，误诊、漏诊显著减少，随着推广应用范围的逐步扩大，将获得更好的社会效益和经济效益。

膀胱白斑 4 型法分型诊断、分型治疗标准有待进一步宣传、推广、完善，膀胱白斑的治疗转归需继续长期观察研究，膀胱白斑的病因等相关问题尚须进一步深入探讨。

〔唐秀英〕

第八节　经闭孔无张力尿道中段悬吊术的改进

一、概　　述

DeLancey 于 1994 年提出尿道中段吊床理论这一全新假说，认为腹压增加时，伴随腹压增加引起的尿道中段闭合压上升，是控尿的主要机制之一。Ulmsten（1996 年）等人依据“吊床理论”应用无张力经尿道中段悬吊术治疗压力性尿失禁，为压力性尿失禁的治疗带来了全新的革命。自从经耻骨后无张力尿道中段悬吊术（midurethral tension free vaginal tape，TVT）提出后，世界范围内的文献都转向了这种新术式的研究。TVT 术式治疗压力性尿失禁，取得了满意的疗效。但随着应用的增多，其手术并发症也逐渐引起了人们的注意，如损伤盆腔脏器（如膀胱、尿道、肠道等）、神经、血管等围手术期并发症的报道屡见不鲜。为了保护耻骨后间隙，2001 年 Delorme 提出了“由外而内”的经闭孔无张力尿道中段悬吊术（trans-obturator vaginal tape，TOT），2003 年 Deleval 等人报道了“由内而外”的经闭孔无张力尿道中段悬吊术（tension free vaginal tape obturator technique，TVT-O），TOT 和 TVT-O 手术原理与 TVT 相同，是目前外科手术治疗女性压力性尿失禁（stress urinary incontinence，SUI）的金标准，但穿刺路径为经闭孔而非经耻骨后，基本排除了损伤膀胱或髂血管的可能性，术中无需再进行膀胱镜检查，使术式简单，创伤更小，住院时间短，并发症少而优势更加明显，从而使 TOT 和 TVT-O 成为现在治疗女性压力性尿失禁的主要手术方式。

二、问题与困惑

1. TVT-O 虽然是治疗女性压力性尿失禁的主要手术方式，但是因为其穿出位置有时难以控制，可能离闭孔神经血管位置更近甚至可能损伤闭孔神经血管，术后出现臀部大腿疼痛、局部血肿甚至继发感染。

2. 调控悬吊张力是该项技术的关键，既往千篇一律的在悬吊下放置一把钳子或腹膜剪，但是每个人的漏尿程度不一样，因此需要适合个体化的调控张力方法。

三、创新与思考

1. 本技术组认为 TOT 紧贴耻骨降支边缘进针，远离闭孔神经血管，大大降低闭孔神经血管损伤的风险；同时用示指尖将螺旋穿刺针由外向内引导穿出，避免了膀胱的损伤及贯穿阴道壁，因此更微创、更安全。

2. “膀胱注水按压腹部调控悬吊张力”法通过膀胱内注水按压腹部观察尿道口喷水的射程，调节吊带的松紧度，可以很好地调节吊带的张力，避免术后出现尿潴留或排尿困难。

四、理论支撑

1. 耻骨降支外缘距离闭孔神经血管的距离 2.5～4.0 cm，TOT 按标准操作悬吊所经过路径与周围重要神经血管均未接触，TOT 术式经闭孔的悬吊与闭孔血管神经的解剖位置较远，因此发生闭孔神经血管损伤的风险较小。

2. 膀胱注水按压腹部调控悬吊张力法，模拟压力性尿失禁发生的机制，在按压腹部压力相同的情况下，收紧吊带后相当于加强稳定了尿道下层的支持结构，从而尿道口喷水射程变短。

五、践行实施

（一）手术步骤

喉罩全身麻醉。患者膀胱截石位，尿道内留置 16F～20F 导尿管，吸引器持续吸引膀胱内尿液。

1. 尿道外口下方 1.0 cm 处阴道黏膜下至尿道之间及阴道黏膜到耻骨降支之间组织间隙内注射生理盐水 10～15 mL，然后作 1.5 cm 纵形切口（相当于尿道中段）切开阴道前壁（图 26－8－1）。

2. 将阴道前壁与尿道间隙锐性分开（图 26－8－2），并用示指向右侧深处与身体纵轴呈 45°分离，达耻骨降支。同法向左侧分离。

3. 于阴蒂水平（尿道外口上方约 2 cm）两侧大腿皱褶处各切开 0.5 cm。作为螺旋穿刺针尖端的穿入点（图 26－8－3）。

4. 将穿刺针从左侧穿入点穿入，旋转手柄使穿刺针穿过闭孔肌和闭孔膜，用示指尖引导穿刺针穿出（图 26－8－4），将吊带一端与穿刺针连接后逆向旋转手柄将吊带从皮肤切口拉出（图 26－8－5）。同法向右侧引出吊带的另一端。

5. 确认吊带无扭曲打折后，调整吊带张力，使吊带无张力的固定于尿道中段，剪除皮下多余的吊带，2－0 DG 线缝合阴道切口及皮肤切口（图 26－8－6）。术后用聚维酮碘纱条填塞阴道压迫止血。

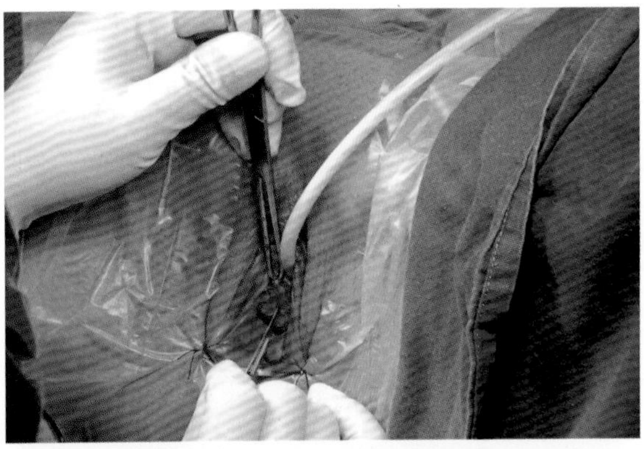

图 26-8-1　切开阴道前壁

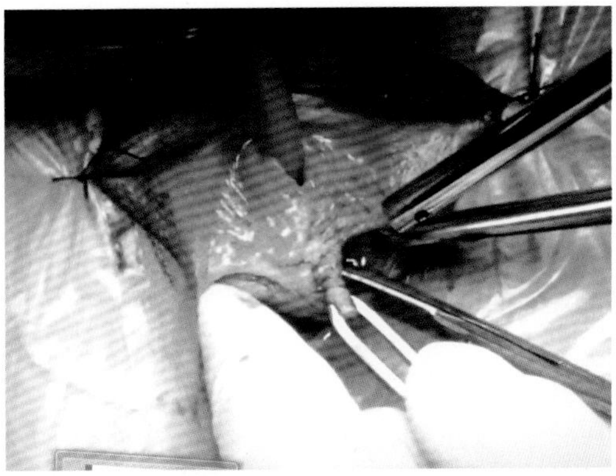

图 26-8-2　分离阴道前壁与尿道间隙达耻骨降支

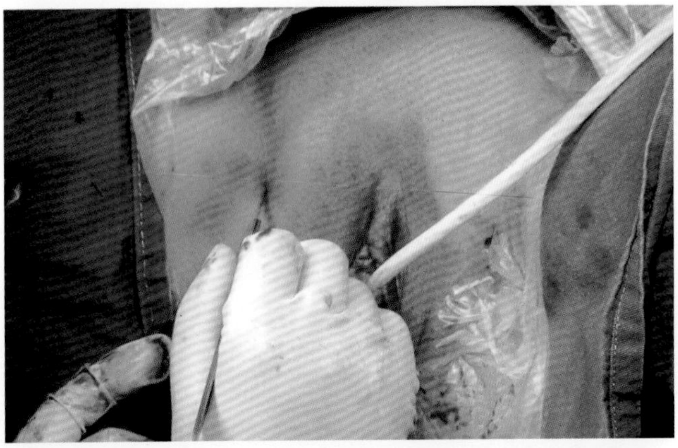

图 26-8-3　两侧大腿皱褶处皮肤各切开 0.5 cm 作为穿刺点

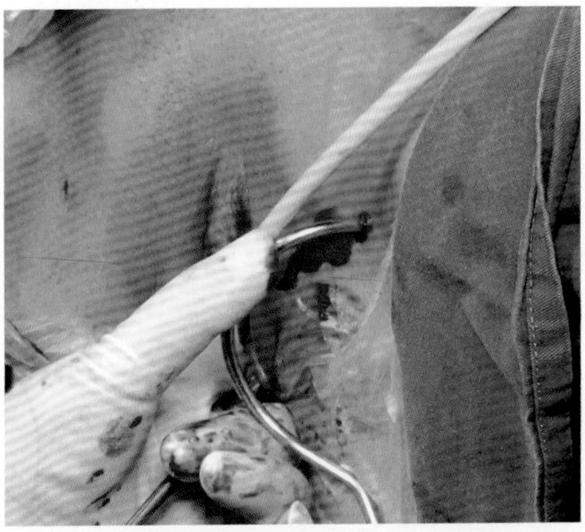

图 26-8-4　自左侧大腿皱褶处皮肤切口处穿刺

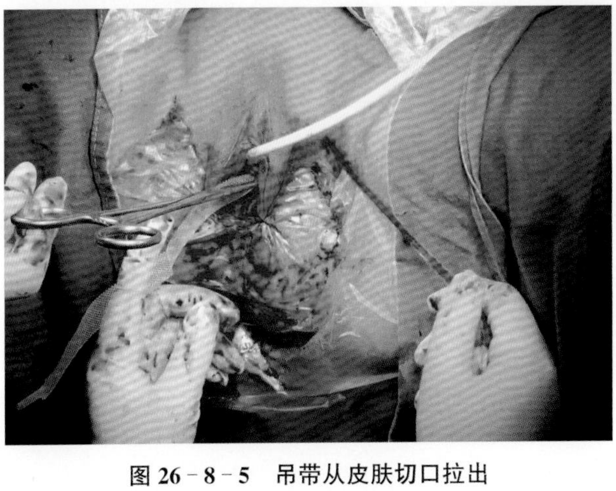

图 26-8-5　吊带从皮肤切口拉出

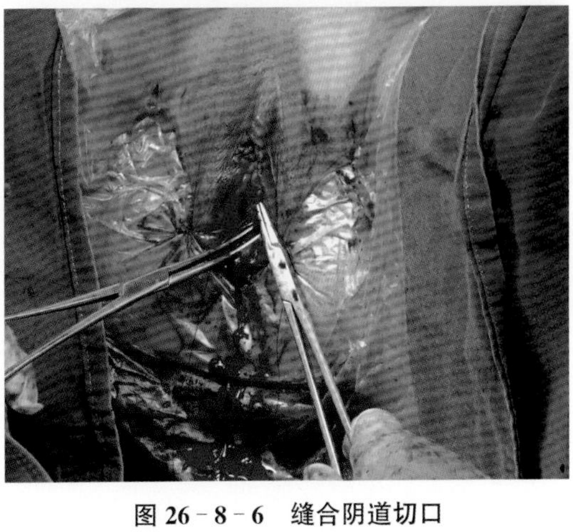

图 26-8-6　缝合阴道切口

（二）手术效果

TOT 非常有效、安全和微创，是治疗女性压力性尿失禁的“金标准”手术。操作腔时间 10～25 分钟，平均 15 分钟。穿刺点位置可根据尿失禁的程度可稍高或稍低相应调整，漏尿程度越重位置就越高，效果与 TVT 相当，却明显降低膀胱损伤的风险，术后无须膀胱镜检，节省了时间；与 TVT-O 比较，明显降低了闭孔神经血管损伤的风险，降低了术后并发症。

（三）体会和操作要点

我们应用体会及该方法操作中的要点是：

1. 手术指征：SUI 中-重度患者，尿动力不是必须，但简易的尿流率可做，如果合并 OAB，还需要药物治疗如米拉贝隆（β_3 受体激动药）、索利那新（M_3 受体拮抗药）等。

2. 穿刺点位置选择大阴唇与大腿皱褶交界处阴蒂水平，根据漏尿程度可以稍高。

3. 分离阴道前壁与尿道间隙后，锐性加用示指向两侧深处与身体纵轴呈 45°分离，超耻骨降支 1.0 cm。

4. 穿刺的时候注意不要贯穿阴道壁。

5. 膀胱注水按压腹部调控吊带张力，从导尿管注水 280 mL，双手压下腹部，观察尿道口喷水的射程，然后再收紧一点吊带，再相同压力按压下腹部，看尿道口喷水的射程变短，但是一定还有，否则就太紧，同时扪及尿道可以在示指下左右滑动，注意宁松勿紧。

6. 术前晚 8 点液状石蜡 40 mL 纳肛，备皮。

7. 术后观察 1 天，术后第 2 天拔尿管，出院。

8. 对于相对年轻，漏尿程度轻的用轻质吊带如钛乐，重度 SUI 的用相对硬质的吊带如格朗尼。

六、适用与展望

尿失禁吊带手术品种繁多，不断更新，选择时需注重该手术的疗效性、微创性、安全性以及最熟悉的手术方式。TOT 是指经闭孔（从外到内）无张力尿道中段悬吊术，该术式的经闭孔的悬吊与闭孔血管神经的解剖位置更远，正确穿刺可避免损伤盆腔内脏器及重要血管神经，而 TVT-O（从内到外）术式术中损伤闭孔神经血管的风险较 TOT 术式大，TOT 术式的解剖学安全性要优于 TVT-O 术式。

〔吴　湘　任诗帆〕

第九节　妇产科手术泌尿道损伤术中和术后处理要点

一、概　　述

泌尿道损伤是妇产科手术的严重并发症之一。目前因难产造成的尿瘘已较少发生，而妇科手术所致尿瘘相对增加。妇产科手术所致泌尿道损伤包括输尿管、膀胱和尿道损伤，最常见的损伤部位是膀胱，最严重的是输尿管损伤。而肾脏除了盆腔异位肾外损伤罕见。

经腹、阴道及腹腔镜辅助所做的全子宫切除术中均可发生输尿管损伤，损伤发生率分别为 0.03%～2.00%、0.02%～0.50%、0.2%～6.0%。有意思的是在多数与腹腔镜手术相关的重要并发症逐渐下降的同时，输尿管损伤发生率仍维持在 1%左右。膀胱损伤在经腹部、阴道及因产科指证所做的全子宫切除术中均可发生。损伤率各为 0.58%、1.86%、5.13%。

二、问题与困惑

发现妇产科手术中的输尿管、膀胱、尿道损伤主要在两个时间点上，一个是手术当中发现，小的损伤术者可能会手术修补处理，损伤过大或者无法判断是否有损伤时常常会请泌尿外科医师台上会诊。有经验的会诊医师会根据即时的术野情况准确判断，无经验者往往在术野中过多进行组织分离以求寻找到损伤。因此，需要经验的积累和处理损伤知识的掌握，才能方便应对会诊并做出正确的判断和决策。发现泌尿道损伤的另一个时间点是术后，常常是 48～72 小时以后了，由于创面肿胀与不清洁即使形成了尿瘘也需以后后期手术修补。掌握术后诊断与处理泌尿道损伤的知识也相当重要，不可采取操之过急，欲速不达的不适宜修补手术。

三、创新与思考

总结妇产科手术致泌尿道损伤的术中和术后诊断与处理经验。在这些经验中有关键性的一些诊断与处理技术。提出对于手术中发现的泌尿道损伤必须即时修复，恢复泌尿尿路的连续性，即时的泌尿道损伤一般勿需后期手术。同时提出了泌尿外科医师台上会诊的思路与方法。

四、理论支撑

掌握妇产科手术对输尿管、膀胱、尿道的术中和术后处理方法有利于临床实践。在临床实践中形成的经验与创新技术对提高临床诊治水平有现实的指导作用。

五、践行实施

（一）输尿管损伤

1. 术中发现：

（1）发现管状物断端，可插输尿管导管协助诊断。

（2）水样液体积存或不断流出。

（3）上段输尿管明显扩张。

（4）尿量减少或无尿。静脉注射呋塞米，注意有否水样液体流出或输尿管增粗扩张。

（5）靛胭脂试验：0.4%靛胭脂 5 mL 静脉注射，5 分钟，尿液蓝色。如果有输尿管破裂术野有蓝色液体。

（6）亚甲蓝试验：向可见到的输尿管注射器针头注入亚甲蓝。观察术野。

（7）泌尿外科医师台上会诊思路与方法：术中未见明显输尿管损伤征象但又无法准确判断是否有输尿管损伤时（如科室间台上会诊），视情况勿需反复分离术野组织查找是否损伤，可于可见的输尿管部位切一微切口，向盆腔膀胱方向插入输尿管导管或导丝，如可顺利插入膀胱，则说明无输尿管损伤或损伤不严重。因为如果是输尿管被结扎或损伤大，则导管或导丝会受阻或进入不了膀胱。证实输尿管导管或导丝可进入膀胱后，放置双 J 管做支架引流即可，即使输尿管有损伤也不会很严重，安放双 J 管有利于损伤愈合。寻找到输尿管比较容易的部位是输尿管越过髂血管处。

2. 术中处理：

（1）如果损伤轻微，可放置输尿管双 J 管 10～14 天。

（2）若损伤严重做输尿管断端吻合或移植于膀胱并且放置双 J 管 4～6 周。

（3）输尿管横断时，行输尿管端端吻合术，或输尿管膀胱再植术，必要时利用膀胱壁肌瓣与输尿管吻合。应放置输尿管内支架和吻合口旁引流管。双 J 管放置 4～6 周。

（4）保持膀胱导尿管的通畅。

3. 术后诊断：

（1）术后患者出现难以解释的发热、腰痛、肠梗阻、血尿、腹膜炎、伤口或阴道大量水样引流等情况时，应考虑可能有输尿管损伤，临床仅有半数患者有上述症状。

（2）当患者双侧输尿管损伤或一侧孤立肾输尿管完全梗阻时表现为无尿。

（3）血清、引流液及尿液肌酐测定，比较三者水平，引流液肌酐水平与尿液接近而远高于血清时提示尿瘘。

（4）阴道漏液测肌酐含量，若其浓度高于血清肌酐值则为尿液（尿液中肌酐含量＞884 μmol/L）。

（5）血常规检查可提示有无感染。

（6）有阴道漏尿者要鉴别是输尿管或膀胱损伤，或两处同时受损。膀胱置管后阴道填塞纱布，然后膀胱内注入美蓝，若所填纱布染色，提示膀胱损伤；若所填纱布未染色，则再静脉注射靛胭脂蓝，此时纱布染色，即提示为输尿管损伤。

（7）超声检查有无肾脏积水、输尿管扩张及腹膜后尿液囊性包块。可行静脉肾盂造影（IVP）、增强 CT（包括尿路造影）。

（8）尿道膀胱镜检及输尿管逆行插管造影予以明确。如导管上行受阻，提示局部梗阻，即为损伤部位。

4. 术后确诊后处理：

（1）较小的早期输尿管瘘可通过放置输尿管导管持续引流10～14天，有愈合的可能。

（2）当双J管置入困难、置入后症状不能缓解、保守治疗无效时需手术治疗，一般于术后3个月后再行Ⅱ期修复术。患者无发烧及已控制感染情况下可根据病情提前行Ⅱ期修复术。

（3）对于暂缓手术者需予以输尿管支架或肾造瘘。

（4）Ⅱ期修复术视情况采取输尿管膀胱再植术、输尿管吻合术、膀胱壁肌瓣输尿管吻合术、膀胱角输尿管吻合术、回肠代输尿管术等。放置双J管，一般在术后4～6周取出。

（二）膀胱损伤

1. 术中发现：

（1）术野尿液样液体流出。

（2）破口处见鲜红光滑的膀胱黏膜。

（3）以手指入破口探查为局限性囊腔。

（4）可在破口处见到或摸到导尿管气囊。

（5）术野渗液较多或尿量偏少。

（6）导尿管注入亚甲蓝，术野蓝染。

2. 术中处理：

（1）膀胱底部损伤不易修复时可经膀胱修补。

（2）充分游离破裂口周围组织。

（3）减张缝合，以免渗漏。

（4）用2－0可吸收线全层连续缝合创缘，间断浆肌层加固。

（5）膀胱及耻骨后充分引流，保留导尿管开放7～10天。

（6）抗感染治疗。

3. 术后诊断：

（1）术后导尿管血性尿液或尿量少，伤口引流管或阴道尿性液体。

（2）数天或数周后出现腰痛、发热、腹账、腹膜炎症状、包块、伤口或阴道漏尿、无尿（双侧损伤立即无尿）。

（3）亚甲蓝试验：导尿管注入亚甲蓝，伤口引流管或阴道见蓝色液体流出。

（4）IVU、B超、CT检查阳性发现。

（5）膀胱注水试验：经尿管注入生理盐水，注入量与流出量不符合。

（6）膀胱逆行造影，可见造影剂外渗。

（7）膀胱镜检，阳性发现。

4. 术后确诊后处理：早期、小的瘘孔可安置导尿管持续引流2周左右，瘘孔可自行愈合，但多数患者均需手术修补。

（1）若24～48小时内发现，创口大，尿清亮，无明显感染，此时组织炎症反应轻微、血供丰富，可探查修补术。

（2）对于复杂的膀胱损伤修复，为保证膀胱引流通畅，利于伤口愈合，需行耻骨上膀胱造瘘术，伤口引流。

（3）若有局部积液感染，应穿刺或切口置管引流。膀胱造瘘，一般以术后3个月后行修补为宜。膀胱阴道瘘，考虑后期经膀胱途径修补时，可视情况避免膀胱开放性膀胱造瘘术。

（4）膀胱阴道瘘可经阴道进行。若瘘孔较大修补可能损伤输尿管口或瘘孔位置较高者，采用腹膜外膀胱内修补为宜，这样可以清楚地看到瘘孔与输尿管的关系。也可考虑开放性或腹腔镜下经腹修补。也有报道腹腔镜经膀胱修补及经尿道修补。

（三）尿道损伤

1. 术中发现：

（1）术野尿液样液体流出。
（2）尿道部位破口。
（3）破口处可见到或摸到导尿管。
（4）导尿管注入亚甲蓝，术野蓝染。
2. 术中处理：术中发现即时修补，置导尿管及视情况置膀胱造瘘管。
3. 术后诊断：
（1）局部炎症、分泌物或阴道内分泌物，形成尿瘘。
（2）亚甲蓝试验：尿道口注入亚甲蓝，伤口或阴道内蓝染。
（3）尿道镜检阳性发现。
4. 术后确诊后处理：
（1）可置导尿管引流。
（2）创口明显感染、积液，置引流管，3个月后修补。

六、适用与展望

妇产科手术泌尿道损伤的处理涵盖病因分析，术前术中预防机制，发现损伤及时处理的措施等，本节重点描述术中和术后发现的处理，适用于临床实践。随着科技的发展尤其是医疗器械的更新发展，手术中的损伤会进一步减少，但避免手术中泌尿道的损伤以及万一发生损伤后的处理关键因素在于人，在于医生的责任、知识与技术水平。

〔杨金瑞〕

参考文献

[1] XU Y，LI F，LI Z，et al. A prospective，randomized controlled trial of circumcision in adult males using the CO_2 laser：modified technique compared with the conventional dorsal-slit technique [J]. Photomed Laser Surg，2013，31 (9)：422-427.

[2] DALING J R，MADELEINE M M，JOHNSON L G，et al. Penile cancer：importance of circumcision，human papillomavirus and smoking in in situ and invasive disease [J]. Int J Cancer，2005，116 (4)：606-616.

[3] BAILEY R C，MOSES S，PARKER C B，et al. Male circumcision for HIV prevention in young men in Kisumu，Kenya：a randomised controlled trial [J]. Lancet，2007，369 (9562)：643-656.

[4] GRAY R H，KIGOZI G，SERWADDA D，et al. Male circumcision for HIV prevention in men in Rakai，Uganda：a randomised trial [J]. Lancet，2007，369 (9562)：657-666.

[5] CRAIG J C，KNIGHT J F，SURESHKUMAR P，et al. Effect of circumcision on incidence of urinary tract infection in preschool boys [J]. J Pediatr，1996，128 (1)：23-27.

[6] CASTELLSAGUÉ X，BOSCH F X，MUÑOZ N，et al. Male circumcision，penile human papillomavirus infection，and cervical cancer in female partners [J]. N Engl J Med，2002，346 (15)：1105-1112.

[7] HAYASHI Y，KOHRI K. Circumcision related to urinary tract infections，sexually transmitted infections，human immunodeficiency virus infections，and penile and cervical cancer [J]. Int J Urol，2013，20 (8)：769-775.

[8] BRITO M O，KHOSLA S，PANANOOKOOLN S，et al. Sexual Pleasure and Function，Coital Trauma，and Sex Behaviors After Voluntary Medical Male Circumcision Among Men in the Dominican Republic [J]. J Sex Med，2017，14 (4)：526-534.

[9] RAO J M，HUANG H，CHEN T，et al. Modified Circumcision Using the Disposable Circumcision Suture Device in Children：A Randomized Controlled Trial [J]. Urology，2020，143：206-211.

[10] 李云龙，邓春华，严春寅，等. 单人操作荷包环扎法包皮环切缝合器手术操作改良与疗效观察 [J]. 中华男科学杂志，2015，21 (7)：669-671.

[11] MIHMANLI I，KANTARCI F. Sonography of scrotal abnormalities in adults：an update [J]. Diagn Interv Radi-

ol，2009，15：64 - 73.
[12] KIDDOO D A，WOLLIN T A，MADOR D R. A population based assessment of complications following outpatient hydrocelectomy and spermatocelectomy [J]. J Urol，2004，171：746 - 748.
[13] SABER A. Minimally access versus conventional hydrocelectomy：a randomized trial [J]. Int Braz J Urol，2015，41：750 - 756.
[14] SABER A. New minimally access hydrocelectomy [J]. Urology，2011，77：487 - 490.
[15] CHALASANI V，WOO H H. Why not use a small incision to treat large hydroceles [J]. ANZ J Surg，2002，72：594 - 595.
[16] DINDO D，DEMARTINES N，CLAVIEN P A. Classification of surgical complications：a new proposal with evaluation in a cohort of 6336 patients and results of a survey [J]. Ann Surg，2004，240：205 - 213.
[17] KHANIYA S，AGRAWAL C S，KOIRALA R，et al. Comparison of aspiration-sclerotherapy with hydrocelectomy in the management of hydrocele：a prospective randomized study [J]. Int J Surg，2009，7：392 - 395.
[18] LE L，HONG H S，GAO Y L，et al. Individualized minimally invasive treatment for adult testicular hydrocele：A pilot study [J]. World J Clin Cases，2019，7 (6)：727 - 733.
[19] MANSBACH J M，FORBES P，PETERS C. Testicular torsion and risk factors for orchiectomy [J]. Arch Pediatr Adolesc Med，2005，159 (12)：1167 - 1171.
[20] MELLICK L B. Torsion of the testicle it is time to stop tossing the dice [J]. Pediatr Emerg Care，2012，28 (1)：80 - 86.
[21] SAXENA A K，CASTELLANI C，RUTTENSTOCK E M，et al. Testicular torsion：a 15-year single-centre clinical and histological analysis [J]. Acta Paediatr，2012，101 (7)：e282 - 286.
[22] 易红美，任洪艳，吴小候，等. 重庆地区 451 例睾丸扭转的临床特征分析 [J]. 重庆医科大学学报，2018，43 (11)：1500 - 1503.
[23] TA A，D'ARCY F T，HOAG N，et al. Testicular torsion and the acutescrotum：current emergency management [J]. Eur J Emerg Med，2016，23 (3)：160 - 165.
[24] NEVO A，MANO R，SIVAN B，et al. Missed torsion of the spermatic cord：a common yet underreported event [J]. Urology，2017，102：202 - 206.
[25] 李文，宋杨一嫣，魏捷，等. 急性睾丸扭转诊治浅析 [J]. 临床急诊杂志，2016，17 (9)：726 - 731.
[26] 朱鑫，刘年，邓远忠，等. 64 例睾丸扭转的临床分析及文献复习 [J]. 重庆医学，2018，47 (3)：371 - 373.
[27] 李旭睿，高云亮，尹焯，等. 274 例睾丸扭转的临床特征及误诊分析 [J]. 南方医科大学学报，2019，39 (4)：490 - 494.
[28] SAMSON P，HARTMAN C，PALMEROLA R A，et al. Ultrasonographic assessment of testicular viability using heterogeneity levels in torsed testicles [J]. J Urology，2017，197 (3 Pt 2)：925 - 930.
[29] 覃道锐，刘国昌，伏雯，等. Arda 评分方法在睾丸扭转诊治中的应用 [J]. 临床小儿外科杂志，2015，14 (5)：408 - 410.
[30] KAPLAN G W. Re：Testicular fixation following torsion of the spermatic cord—does it guarantee prevention of recurrent torsion events [J]. J Urol，2006，176 (1)：413 - 414.
[31] SRINIVASANAK，FREYLE J，GITLIN J S，et al. Climatic conditions and the risk of testicular torsion in adolescent males [J]. J Urol，2007，178 (6)：2585 - 2588.
[32] 陈响秋. 睾丸扭转临床回顾及误诊原因分析 [D]. 广州：南方医科大学，2015.
[33] DEMIRER Z，USLU A U，BALTA S. Letter to the editor：Predictive value of the neutrophil-lymphocyte ratio and mean platelet volume in testicular torsion [J]. Korean J Urol，2015，56 (8)：601 - 602.
[34] 张言. 青少年睾丸扭转的误诊原因及诊治 [J]. 临床医学研究与实践，2016，1 (3)：36 - 37.
[35] 尹焯，杨金瑞，王钊，等. 阴囊镜在睾丸附睾疾病诊断与治疗中的应用 [J]. 北京大学学报：医学版，2015，47 (4)：648 - 652.
[36] YANG J R. Scrotoscopic Surgery [M]. Elsevier，2019.
[37] 李敏，杨金瑞. 230 例隐睾临床分析 [J]. 中华泌尿外科杂志，2004，25 (5)：348 - 350.
[38] 李旭良，于增鹏. 小儿隐睾生殖细胞凋亡和抗精子抗体研究进展 [J]. 实用儿科临床杂志，2009，24 (23)：

1787 - 1789.

[39] 中华医学会小儿外科学分会泌尿外科学组. 隐睾诊疗专家共识 [J]. 中华小儿外科杂志，2018，39 (07)：484 - 487.

[40] 鲍俏，张文. 小儿隐睾的诊断标准与治疗方案 [J]. 实用儿科临床杂志，2012，27 (23)：1847 - 1848.

[41] 颜景灏，和军，李水学. 小儿隐睾手术时机的及相关影响因素研究进展 [J]. 新疆医学，2018，48 (6)：665 - 667.

[42] KIM J K，CHUA M E，MING J M，et al. A critical review of recent clinical practice guidelines on management of cryptorchidism [J]. J Pediatr Surg，2017，24 (17)：30770 - 30774.

[43] HUTSON J M，VIKRAMAN J，LI R，et al. Undescended testis：What paediatricians need to know [J]. J Paediatr Child Health，2017，53 (11)：1101 - 1104.

[44] WILLIAMS K，BAUMANN L，SHAH A，et al. Age at orchiopexy for undescended testisin the United States [J]. J Pediatr Surg，2017，12 (17)：30642 - 30645.

[45] EKWUNIFE O H，MODEKWE V I，UGWU J O，et al. Early Experience with Laparoscopic Management of Nonpalpable Undescended Testes [J]. Niger J Surg，2017，23 (2)：115 - 118.

[46] CHRISTIAN RADMAYR，HASAN S. Dogan P，et al. Management of undescended testes：European Association of Urology European Society for Paediatric Urology Guidelines [J]. J Pediatr Urol，2016，12 (4)：335 - 343.

[47] KOLON T F，HERNDON C D，BAKER L A，et al. American Urological Assocation. Evaluation and treatment of cryptorchidism：AUA guideline [J]. J Urol，2014，192 (2)：337 - 345.

[48] 姜大朋，李志星，耿红全，等. 隐睾患儿手术年龄变化趋势及相关影响因素分析 [J]. 中华小儿外科杂志，2016，2 (37)：134 - 136.

[49] 黄澄如. 实用小儿泌尿外科学 [M]. 北京：人民卫生出版社，2006.

[50] ROHAYEM J，LUBERTO A，NIESCHLAG E，et al. Delayed Treatment of Undescended Testes May Promote Hypogonadism and Infertility [J]. Endocrine，2017，55 (3)：914 - 924.

[51] BRACHO-BLANCHET E，UNDA-HARO S，ORDORICA-FLORES R，et al. Laparoscopic Treatment of Nonpalpable Testicle. Factors Predictive for Diminished Size [J]. J Pediatr Surg，2016，51 (7)：1201 - 1216.

[52] HUTSON J M，VIKRAMAN J，LI R，et al. Undescended Testis：What Paediatricians Need to Know [J]. J Paediatr Child Health，2017，53 (11)：1101 - 1104.

[53] ZHANG J，ZHANG M，ZHANG Y，et al. Proposal of the 3O (Obstruction，Ureteric Orifice，and Outcome) Subclassification System Associated with Obstructed Hemivagina and Ipsilateral Renal Anomaly (OHVIRA) [J]. J Pediatr Adolesc Gynecol，2020，33 (3)：307 - 313.

[54] PURSLOW C E. A case of unilateral haematokolpos，haematometra and haematosalpinx [J]. BJOG，1922，29：643 - 645.

[55] GUTIÉRREZ-MONTUFAR O O，ZAMBRANO-MONCAYO C P，OtÁLORA-GALLEGO M C，et al. Herlyn-Werner-Wunderlich syndromne：case review and report of the literature [J]. Rev Colomb Obstet Ginecol，2021，72 (4)：407 - 422.

[56] SMITH N A，LAUFER M R. Obstructed hemivagina and ipsilateral renal anomaly (OHVIRA) syndrome：management and follow-up [J]. Fertil Steril，2007，87：918 - 922.

[57] ACIEN P，ACIEN M I. The history of female genital tract malformation classififications and proposal of an updated system [J]. Hum Reprod Update，2011，17：693 - 705.

[58] TROIANO R N，MCCARTHY S M. Mullerian duct anomalies：imaging and clinical issues [J]. Radiology，2004，233：19 - 34.

[59] SANTOS X M，DIETRICH J E. Obstructed hemivagina with ipsilateral renal anomaly [J]. J Pediatr Adolesc Gynecol，2016，29：7 - 10.

[60] WANG J，ZHU L，LANG J，et al. Clinical characteristics and treatment of Herlyn-Werner-Wunderlich syndrome [J]. Arch Gynecol Obstet，2014，290：947 - 950.

[61] SHAH D K，LAUFER M R. Obstructed hemivagina and ipsilateral renal anomaly (OHVIRA) syndrome with a single uterus [J]. Fertil Steril，2011，96：e39 - 41.

[62] HADDAD B，BARRANGER E，PANIEL B J. Blind hemivagina：long-term follow-up and reproductive performance in 42 cases [J]. Hum Reprod，1999，14：1962－1964.
[63] FEDELE L，MOTTA F，FRONTINO G，et al. Double uterus with obstructed hemivagina and ipsilateral renal agenesis：pelvic anatomic variants in 87 cases [J]. Hum Reprod，2013，28：1580－1583.
[64] CANDIANI G B，FEDELE L，CANDIANI M. Double uterus，blind hemivagina，and ipsilateral renal agenesis：36 cases and long-term follow-up [J]. Obstet Gynecol，1997，90：26－32.
[65] CAPITO C，ECHAIEB A，LORTAT-JACOB S，et al. Pitfalls in the diagnosis and management of obstructive uterovaginal duplication：a series of 32 cases [J]. Pediatrics，2008，122：e891－897.
[66] SABDIA S，SUTTON B，KIMBLE R M. The obstructed hemivagina，ipsilateral renal anomaly，and uterine didelphys triad and the subsequent manifestation of cervical aplasia [J]. J Pediatr Adolesc Gynecol，2014，27：375－378.
[67] TONG J，ZHU L，LANG J. Clinical characteristics of 70 patients with Herlyn-Werner-Wunderlich syndrome [J]. Int J Gynaecol Obstet，2013，121：173－175.
[68] KAPCZUK K，FRIEBE Z，IWANIEC K，et al. Obstructive Müllerian Anomalies in Menstruating Adolescent Girls：A Report of 22 Cases [J]. J Pediatr Adolesc Gynecol，2018，31 (3)：252－257.
[69] HAN J H，LEE Y S，IM Y J，et al. Clinical implications of obstructed hemivagina and ipsilateral renal anomaly (OHVIRA) syndrome in the prepubertal age group [J]. PLoS One，2016，11：e0166776.
[70] ZHU L，CHEN N，TONG J L，et al. New classifification of Herlyn-Werner-Wunderlich syndrome [J]. Chin Med J (Engl)，2015，128：222－225.
[71] DUONG D T，SHORTLIFFE L M. A case of ectopic dysplastic kidney and ectopic ureter diagnosed by MRI [J]. Nat Clin Pract Urol，2008，5：632－636.
[72] RICCABONA M，RICCABONA M，KOEN M，et al. Magnetic resonance urography：a new gold standard for the evaluation of solitary kidneys and renal buds [J]. J Urol，2004，171：1642－1646.
[73] MANSOURI R，SANDER J C，JANZEN N K，et al. A case of obstructed hemivagina with ectopic ureter leading to severe hydrocolpos and contralateral renal outflflow tract obstruction in a neonate [J]. J Pediatr Adolesc Gynecol，2015，28：e131－133.
[74] WANG Z J，DALDRUP-LINK H，COAKLEY F V，et al. Ectopic ureter associated with uterine didelphys and obstructed hemivagina：preoperative diagnosis by MRI [J]. Pediatr Radiol，2010，40：358－360.
[75] GRIMBIZIS G F，DI SPIEZIO SARDO A，SARAVELOS S H，et al. The Thessaloniki ESHRE/ESGE consensus on diagnosis of female genital anomalies [J]. Gynecol Surg，2016，13：1－16.
[76] YUAN P，QI L，WANG L. Incontinence after vaginal septum resection for a missed diagnosis of ectopic dysplastic kidney and ureter [J]. Int Urogynecol J，2017，28：645－646.
[77] TONG J，ZHU L，CHEN N，et al. Endometriosis in association with Herlyn-Werner-Wunderlich syndrome [J]. Fertil Steril，2014，102：790－794.
[78] BURGIS J. Obstructive Müllerian anomalies：case report，diagnosis，and management [J]. Am J Obstet Gynecol，2001，185 (2)：338－344.
[79] 卞美璐，马莉. 阴道斜隔综合征分型和诊治 [J]. 中国实用妇科与产科杂志，2013，29 (10)：767－769.
[80] COLLINET P，BELOT F，DEBODINANCE P，et al. Transvaginal mesh technique for pelvic organ prolapse repair：mesh exposure management and risk factors [J]. Int Urogynecol J Pelvic Floor Dysfunct，2006，17 (4)：315－320.
[81] MILLER D，LUCENTE V，BABIN E，et al. Prospective clinical assessment of the transvaginal mesh technique for treatment of pelvic organ prolapse－5-year results [J]. Female Pelvic Med Reconstr Surg，2011，17 (3)：139－143.
[82] AMERICAN COLLEGE OF O，GYNECOLOGISTS，THE AMERICAN UROGYNECOLOGIC S，et al. Pelvic Organ Prolapse [J]. Female Pelvic Med Reconstr Surg，2019，25 (6)：397－408.
[83] MAHER C，FEINER B，BAESSLER K，et al. Surgical management of pelvic organ prolapse in women [J]. Cochrane Database Syst Rev，2013 (4)：CD004014.

[84] WANG X，CHEN Y，HU C，et al. Long-term outcomes of transvaginal mesh surgery for pelvic organ prolapse：a retrospective cohort study [J]. BMC Womens Health，2021，21（1）：362.
[85] HENEGHAN C J，GOLDACRE B，ONAKPOYA I，et al. Trials of transvaginal mesh devices for pelvic organ prolapse：a systematic database review of the US FDA approval process [J]. BMJ Open，2017，7（12）：e017125.
[86] 李文坚，朱喜山，孙柳静，等. 女性膀胱白斑患者电切术前后尿动力学检查的临床应用价值 [J]. 中国现代医学杂志，2017，27（23）：117－120。
[87] 唐秀英，叶章群，官阳，等. 膀胱白斑四型法病理分型及临床意义 [J]. 中华泌尿外科杂志，2010，31（4）：279－282.
[88] 唐秀英，叶章群，邢金春，等. 膀胱白斑膀胱镜影像系统显像特点及临床意义 [J]. 中华泌尿外科杂志，2009，30（4）：265－267.
[89] 那彦群，郭震华. 实用泌尿外科学 [M]. 北京：人民卫生出版社，2009.
[90] 唐秀英，叶章群，官阳，等. 膀胱白斑不同病变部位超微病理及其临床意义 [J]. 中华实验外科杂志，2009，26（5）：647－649.
[91] 李斌，唐秀英，王欢. 经尿道气化电切术与电切术、电烙术治疗膀胱白斑的比较研 [J]. 临床泌尿外科杂志，2009，24（2）：130－134.
[92] STAACK A，SCHLECHTE H，SACHS M，et al. Clinical value of vesical leukoplakia and evaluation of the neoplastic risk by mutation analyses of the tumor suppressor gene TP53 [J]. Int J Urol，2006，13（8）：1092－1097.
[93] 唐秀英，叶章群，唐敏，等. 膀胱白斑的临床诊断 [J]. 临床泌尿外科杂志，2006，21（5）：353－354.
[94] 唐秀英，叶章群，李良玉，等. 膀胱白斑的超微病理学研究 [J]. 中华实验外科杂志，2005，22（10）：1227－1228.
[95] 唐秀英，叶章群，唐敏. 膀胱白斑的临床特点及诊断 [J]. 临床外科杂志，2005，13（11）：734.
[96] BURKHARD F C，BLICK N，HOCHREITER W W，et al. Urinary urgency and frequency，and chronic urethral and/or pelvic pain in females. Can doxycycline help? [J]. J Urol，2004，172（1）：232－235.
[97] 唐秀英，叶章群，李良玉，等. 膀胱白斑的电切镜下表现及病理特点 [J]. 中华实验外科杂志. 2004，21（5）：613－614.
[98] 刘涛，白鹏飞，宋林. 等. 经尿道电切术治疗膀胱白斑 20 例报告 [J]. 临床泌尿外科杂志，2002，17（10）：537－538.
[99] 陈志强. 叶章群，李家贵，等. 膀胱黏膜增生性病变的临床及病理特点（附 42 例报告）[J]. 中华泌尿外科杂志，2002，23：100－102.
[100] GUMUS E，YILMAZ B，MIROGLU C. Extensive bilateral renal pelvis，ureter and bladder leukoplakia [J]. Int J Urol，2002，9（11）：653－655.
[101] DELNAY K M，STONEHILL W H，GOLDMAN H，et al. Bladder histological changes associated with chronic indwelling urinary catheter J]. J Urol，1999，161（4）：1106－1108；discussion 1108－1109.
[102] 吴阶平. 泌尿外科 [M]. 济南：山东科学技术出版社，1993.
[103] HØJGAARD A D，JESSEN A L. A case of vesical leukoplakia [J]. Acta Obstet Gynecol Scand，1991，70（7－8）：623－624.
[104] PETROS P E，ULMSTEN U I. An integral theory of female urinary incontinence. Experimental and clinical considerations [J]. Acta Obstet Gynecol Scand Suppl，1990，153：7－31.
[105] PETROS P E，ULMSTEN U I. An integral theory and its method for the diagnosis and management of female urinary incontinence [J]. Scand J Urol Nephrol Suppl，1993，153：1－93.
[106] DELORME E. Transobturator urethral suspension：mini-invasive procedure in the treatment of stress urinary incontinence in women [J]. Prog Urol，2001，11（6）：1306－1313.
[107] DELANCEY J O. Structural support of the urethra as it relates to stress urinary incontinence：the hammock hypothesis [J]. Am J Obstet Gynecol，1994，170（6）：1713－1720；discussion 1720－1723.
[108] HAZEWINKEL M H，HINOUL P，ROOVERS J. Persistent groin pain following a trans-obturator sling procedure for stress urinary incontinenc：a diagnostic and thera-peutic challenge [J]. Int Urogynecol J，2009，20（3）：363－365.

[109] DE LEVAL J. Novel surgical technique for the treatment of female stress urinary incontinence：transobturator vaginal tape inside-out [J]. Eur Urol，2003，44 (6)：724 - 730.

[110] 陈林芳. 妇产科手术导致泌尿系损伤的防治方法（附 45 例报告）[J]. 湖北科技学院学报（医学版），2013，27 (6)：501 - 502.

[111] ONOL S Y，ILBEY Y O，ONOL F F，et al. A novel pull-through technique for the surgical management of idiopathic hydrocele [J]. J Urol，2009，181：1201 - 1205.

[112] CIMADOR M，CASTAGNETTI M，DE GRAZIA E. Management of hydrocele in adolescent patients [J]. Nat Rev Urol，2010，7：379 - 385.

第二十七章　肾移植

第一节　免疫衰老对实体器官移植术后抗排斥治疗的影响

一、概　　述

1954年，世界首例人体肾移植手术在一对同卵双胞胎中成功，揭示了在免疫相容条件下移植器官能在受体体内存活的事实，开启了人类通过移植手术治疗疾病的大门。在此之后，移植免疫排斥抑制剂与外科技术齐头并进、不断发展，推动了器官移植的蓬勃发展。目前，包括心脏、肺脏、肝脏在内的众多器官移植均取得了成功，为改善人类生活质量、延长人类寿命做出了重要贡献。其中，肾移植作为最先开展的器官移植技术，目前已非常成熟，并被认为是终末期肾病的最佳治疗手段。

随着我国经济发展，人民群众生活质量、医疗质量显著改善，平均寿命显著延长，我国老年人口的比重逐年增加。按照国际上通常看法，当一个国家60岁及以上老年人口占人口总数的10%，或65岁及以上老年人口占人口总数的7%，就意味着这个国家及地区已进入老龄化社会。按此标准，我国早于1999年就进入了老龄社会，是较早进入老龄社会的发展中国家之一。由于衰老对人体器官系统、内环境稳态存在着方方面面的影响，故上至国家公共卫生健康政策，下至临床医师的日常诊疗工作，均面对着人口老龄化带来的挑战。在器官移植领域，医疗技术的发展使移植物的存活时间越来越长，受体在移植物存活期间可能跨越从中年到老年的不同年龄阶段。除此之外，技术的发展还使高龄终末期肾病患者接受移植治疗成为了可能。虽然目前对于老年肾移植的定义尚未达成共识，由于终末期肾病对患者存在加速衰老作用，目前大部分研究将年龄大于50岁或以上的患者定义为老年肾移植。美国器官捐献及移植管理部门的报告显示，在2017年肾移植受体平均年龄已达50岁，年龄＞50岁的受体占比高达62%，而年龄＞65岁的受体占比则为21%。因此，老年受体及其管理已成为临床上不可回避的问题。

二、问题与困惑

衰老对老年受体的消化系统、肝脏药物代谢酶等药物代谢相关组织器官亦有显著作用，对各种免疫抑制剂及其他辅助药物在老年受体中的药代动力学造成影响。不仅如此，免疫衰老的存在使免疫抑制剂在老年患者中的应用更加复杂。免疫衰老指随年龄增长机体免疫系统发生的年龄相关结构、功能改变，这一现象塑造了老年患者与其他年龄层患者相比具有显著特征性的免疫反应。已有许多研究证实了肾移植患者术后排斥反应的发生及免疫抑制剂的效果均存在年龄特异性。例如，老年患者发生急性排斥的风险低于中青年及儿童人群。更重要的是，由于心脑血管系统、内分泌系统随着衰老发生的改变，钙调激酶抑制剂、mTOR抑制剂等一线免疫抑制剂在老年患者中导致移植后新发肿瘤、新生糖尿病、高甘油三酯血症的风险也随着年龄增加。不仅如此，以他克莫司为代表的钙调激酶抑制剂不仅抑制促炎性T细胞，同时也抑制了具有免疫调节作用的调节性T细胞（regulatory T lymphocytes，Treg），不利于免疫耐受的诱导。因此，有必要根据老年患者的免疫学、病理生理学改变制订具有年龄特异性的免疫抑制方案，以达到保护移植物、促进免疫稳态、减少毒副作用的目的。

三、创新与思考

在免疫衰老中，固有免疫细胞功能相对保存完好，适应性T淋巴细胞的改变占核心地位，而B细胞的衰老相关性改变继发于T淋巴细胞衰老。$CD4^+$T细胞与$CD8^+$ T淋巴细胞是T淋巴细胞的主要亚群，与免疫抑制相关的免疫衰老可能主要由$CD4^+$T细胞介导。在健康人群中，$CD4^+$与$CD8^+$T淋巴细胞的比值为1.5～2.5，随着年龄增加，$CD4^+$：$CD8^+$比值可较其他年龄层人群降低，甚至发生倒转（比值<1）。有研究显示，在20～29岁的人群中，8%的人群$CD4^+$：$CD8^+$比值<1，而在60～94岁的人群中，$CD4^+$：$CD8^+$比值<1的研究对象占16%。他克莫司在小鼠模型中具有显著的年龄特异性，在血药浓度水平相当的情况下，与年轻的小鼠相比，他克莫司在老年小鼠中能够更加显著地延长移植物的存活时间，并且在$CD8^+$ T淋巴细胞剔除后，这一年龄特异性仍然存在，体外实验证实，他克莫司能够更显著地抑制$CD4^+$T细胞在同种异基因抗原刺激后的增殖与效应性功能。与此类似，西罗莫司对移植物的保护也存在年龄特异性作用，在年轻小鼠中，西罗莫司可将移植物的存活时间从7天延长至12天，而在老年小鼠中，存活时间可从9天延长至19天。这一年龄特异性作用与$CD4^+$T细胞相关，在老年小鼠中，西罗莫司不仅能够显著降低移植后$CD4^+$T细胞效应性功能，还能够促进衰老$CD4^+$T细胞的IL-10表达。上述研究提示，$CD4^+$T细胞可能是介导移植免疫排斥抑制剂年龄相关性作用的核心细胞，因此，我们认为$CD4^+$T细胞是研究年龄特异性移植免疫排斥抑制剂的切入点。针对衰老患者制定年龄特异性免疫抑制方案具有重要意义，代谢重编程对$CD4^+$T细胞的激活、分化及功能存在重要影响，并且随着衰老发生改变，我们假设，利用$CD4^+$T细胞代谢重编程随着衰老发生的改变，能够制订出更适合于老年受体的免疫抑制方案，达到降低急性排斥发生率、延长器官存活时间、促进免疫稳态、减少毒副作用的目的。

四、理论支撑

代谢重编程目前被认为在有效的免疫反应中起重要作用，在经典TCR/CD28通路中，以向有氧糖酵解倾斜为主的代谢重编程进程使T淋巴细胞合成代谢增加，从而积累生化合成所需的前体物质。与氧化磷酸化相比，虽然有氧糖酵解在能量生成上缺乏效率，但能量生成速率显著提高。通过有氧糖酵解迅速生成能量，使T淋巴细胞能够满足相应抗原激活的能量需求。在衰老的T淋巴细胞中，糖酵解关键酶果糖-2,6-双磷酸激酶活性显著降低，导致葡萄糖水解减少、葡萄糖代谢流转向。虽然T淋巴细胞利用有氧糖酵解增强激活后的ATP产出，但线粒体氧化磷酸化仍在细胞代谢中扮演重要角色。在老年个体中，线粒体DNA突变导致异常线粒体蛋白积累。氧化呼吸链是线粒体氧化磷酸化的重要执行者，氧化呼吸链中的电子传递蛋白缺陷影响了老年T淋巴细胞的氧化磷酸化效率，使线粒体无法将能源物质中的能量有效传递给ADP以生产高能态的ATP。因此，老年受者的$CD4^+$T细胞代谢重编程可能是研发年龄特异性免疫抑制剂的潜在靶点。

五、践行实施

为了探讨衰老$CD4^+$T细胞的代谢改变，并尝试使用代谢抑制剂进行年龄特异性免疫抑制，我们以3月龄（年轻）及18月龄（衰老）小鼠为研究对象，取脾脏及淋巴结游离$CD4^+$T细胞，anti-CD3/CD28激活24小时后，使用Seahorse生物能量代谢检测仪研究衰老对$CD4^+$T细胞代谢重编程的影响。结果显示，衰老$CD4^+$T细胞的线粒体氧化磷酸化显著减弱，不仅如此，ATP相关呼吸、最大呼吸能力、储备呼吸能力等指标在衰老$CD4^+$T细胞中也出现了显著的改变（图27-1-1）。糖酵解方面，与年轻小鼠相比，衰老小鼠的$CD4^+$T细胞的糖酵解水平显著降低（图27-1-2）。

线粒体可通过不同代谢通路使用三大能源物质（葡萄糖、氨基酸、脂肪酸）供给能量（图27-1-3A），在静息状态下的$CD4^+$T细胞中，线粒体主要通过脂肪酸氧化及葡萄糖代谢产生的丙酮酸作为能源进行代谢，而在TCR激活引起的代谢重编程中，因葡萄糖代谢流向有氧糖酵解转移，故线粒体能够用

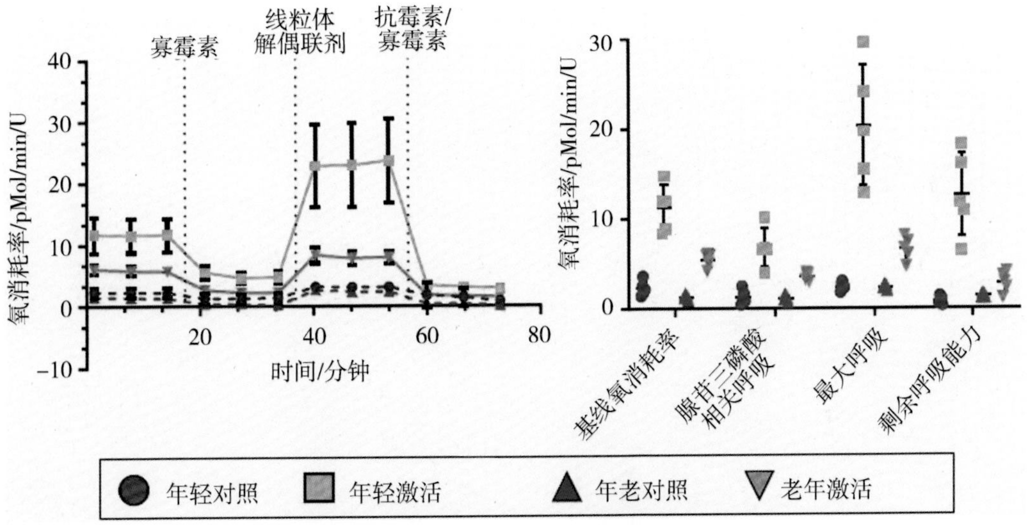

图 27-1-1 衰老 CD4⁺T 细胞线粒体功能

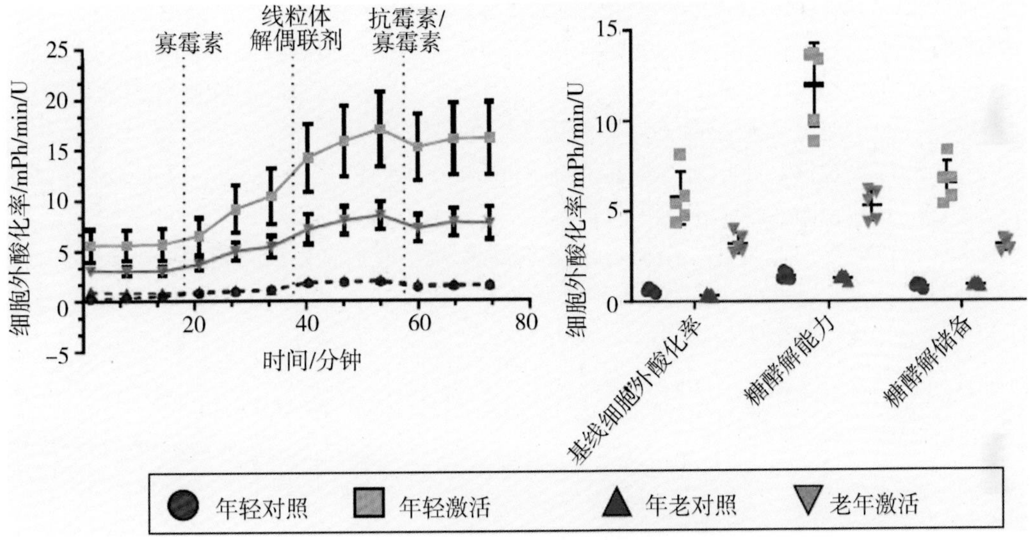

图 27-1-2 衰老 CD4⁺T 细胞糖酵解水平

于维持运转的葡萄糖显著减少，而脂肪酸代谢相对缓慢，无法满足 CD4⁺T 细胞在短时间内迅速扩增及合成效应分子的需求，故 CD4⁺T 细胞需增强谷氨酰胺代谢，合成大量谷氨酸作为 α 酮酸供体以满足线粒体的代谢需求。前述代谢分析实验显示，激活后的衰老 CD4⁺T 细胞线粒体代谢减弱，同时存在糖酵解功能障碍，故葡萄糖代谢流有可能从有氧糖酵解再度向线粒体内的氧化磷酸化偏移，为了探讨衰老 CD4⁺T 细胞在激活后线粒体的能源利用模式，我们进行了 Seahorse 能源依赖性测试，结果显示（图 27-1-3B），与年轻 CD4⁺T 细胞相似，即使有氧糖酵解显著减弱，衰老 CD4⁺T 细胞仍然使用谷氨酰胺作为能量代谢的主要底物。

上述研究结果提示，衰老 CD4⁺T 细胞存在线粒体功能障碍，在应对环境压力时无法进一步增强线粒体代谢，同时，衰老 CD4⁺T 细胞的糖酵解功能也存在显著缺陷，无法在线粒体功能障碍时通过提升糖酵解能力代偿细胞能量需求，与老年细胞相比，正常细胞在面对代谢压力时，线粒体调节功能较强，并且能够通过进一步提升糖酵解能力来满足细胞代谢需要。因此，抑制 CD4⁺T 细胞能量代谢可能是进行年龄特性免疫抑制的新靶点。与年轻 CD4⁺T 细胞相似，即使有氧糖酵解显著减弱，衰老 CD4⁺T 细胞仍然使用谷氨酰胺作为能量代谢的主要底物。

6-重氮-5-氧代-L-正亮氨酸（6-Diazo-5-Oxo-L-Norleucine，DON）是一种能够靶向谷氨酰胺代谢酶的竞争性抑制剂，已有研究证实 DON 能够有效地抑制谷氨酰胺代谢关键酶，另外，有研究报道 DON

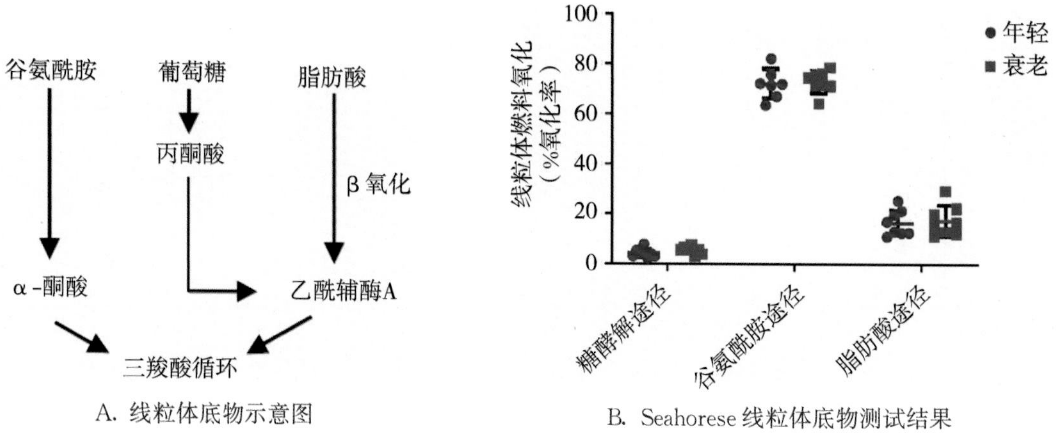

图 27-1-3 线粒体底物

能够通过干预T淋巴细胞的能量代谢重编程，因此，我们选择应用DON研究抑制谷氨酰胺代谢对衰老CD4$^+$T细胞的作用。

激活后的CD4$^+$T细胞需要通过上调细胞能量代谢以应对快速增殖及分泌效应性分子的能量需要，故抑制细胞能量重塑可显著影响CD4$^+$T细胞增殖及功能，但因细胞仍可通过脂肪酸氧化及葡萄糖氧化满足生存需要，故抑制代谢重编程并不一定会造成细胞死亡。衰老CD4$^+$T细胞代谢功能减退，衰老可能增强DON对衰老CD4$^+$T细胞的毒性，而细胞坏死可显著影响能量代谢及免疫学实验结果，造成假阳性的发生，故我们首先探讨DON对细胞存活的影响。我们使用Annexin V细胞凋亡检测法评估DON对衰老CD4$^+$T细胞的毒性，不同年龄的CD4$^+$T细胞在antiCD3/CD28激活条件下培养24小时，并给与5 μmol/L DON及PBS处理，结果显示，在激活24小时后，不同年龄的DON组与对照组相比，细胞凋亡率（Annexin V$^+$ cells）并无显著差异（图27-1-4），故在CD4$^+$T淋巴细胞激活过程中，DON并不影响衰老CD4$^+$T细胞的存活。

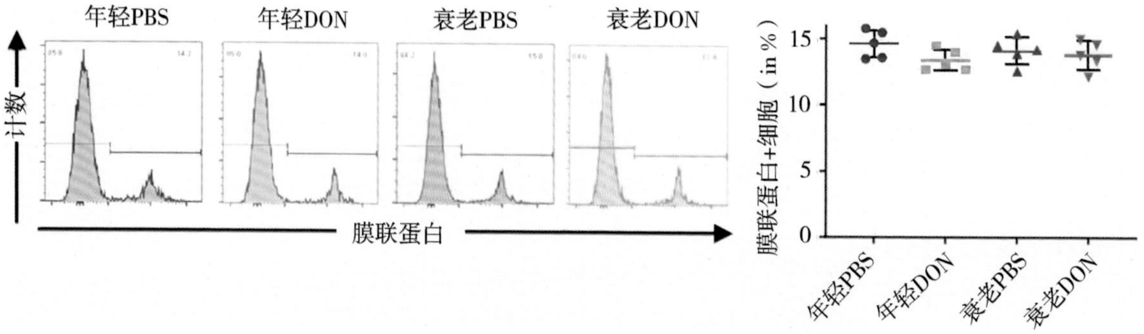

图 27-1-4 DON对不同年龄CD4$^+$T细胞存活的影响

如前所述，因代谢重编程导致葡萄糖代谢流改变，线粒体需依靠谷氨酰胺代谢生成的α酮酸回补三羧酸循环，因此，我们进一步探讨抑制谷氨酰胺代谢对CD4$^+$T细胞激活过程中能量重塑的影响。在这一部分的实验中，我们仍然使用antiCD3/CD28作为激活条件，培养时间24小时，在培养过程中，不同年龄的CD4$^+$T细胞接受5 μmol/L DON、0.5 μmol/L DON或PBS处理，24小时后上机检测细胞代谢水平。结果显示（图25-1-5），5 μmol/L浓度的DON能够显著抑制不同年龄组的线粒体呼吸，同时ECAR也呈现出了与OCR同步性的下降，提示在高浓度下DON能够抑制不同年龄组CD4$^+$T细胞的代谢重编程。在低浓度（0.5 μmol/L）下，年轻CD4$^+$T细胞的OCR及ECAR均不受抑制（0.5 μmol/L DON vs PBS，$P>0.05$），提示在低浓度DON引起的代谢压力下，正常CD4$^+$T细胞仍然能够进行代谢重编程。而与第一部分中的结果相一致，衰老CD4$^+$T细胞的呼吸储备能力及糖酵解储备能力均显著下降，即使在低浓度DON引起的代谢压力下，衰老CD4$^+$T细胞的OCR及ECAR显著降低（0.5 μmol/L DON vs PBS，$P<0.01$），提示低浓度DON（0.5 μmol/L）能够有效抑制衰老

CD4$^+$T 细胞代谢重编程。

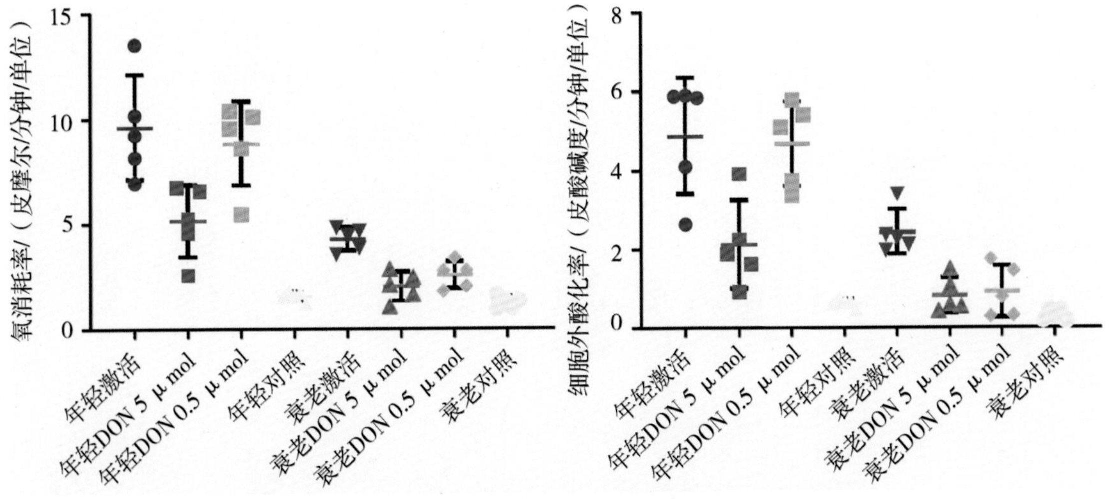

图 27－1－5　DON 对不同年龄 CD4$^+$T 细胞代谢重编程的影响

为了从分子层面进一步验证 DON 对 CD4$^+$T 细胞代谢重编程的抑制作用，并对机制做初步探讨，我们首先使用流式细胞学分析对 mTOR 信号通路活性进行了检测。mTOR 信号通路是调节 T 淋巴细胞代谢重编程的关键信号通路，已有众多研究报道抑制 mTOR 信号通路可显著抑制抗原激活引起的有氧糖酵解及线粒体呼吸爆发。核糖体蛋白 S6 的磷酸化是 mTOR 信号通路的下游事件，其 S235/S236 磷酸化水平直接反应了 mTOR 信号通路活性。流式细胞分析显示（图 27－1－6），CD4$^+$T 细胞 TCR 激活 24 小时后，不同年龄组的 pS6 水平均显著上升。与能量分析结果一致，5 μmol/L DON 显著抑制不同年龄组 mTOR 信号通路活性，而在 0.5 μmol/L 浓度下，DON 仅抑制衰老 CD4$^+$T 细胞活性。c-Myc 能够通过调控多种代谢酶及细胞表面转运体的表达，从而调节糖代谢、氨基酸代谢及脂肪酸代谢在内的多种细胞代谢途径。因此，我们进一步分析了 DON 对 CD4$^+$T 细胞 c-Myc 表达的调节作用，与 mTOR 信号通路检测结果一致，0.5 μmol/L DON 对 CD4$^+$T 细胞的抑制作用存在年龄特异性（图 27－1－6）。

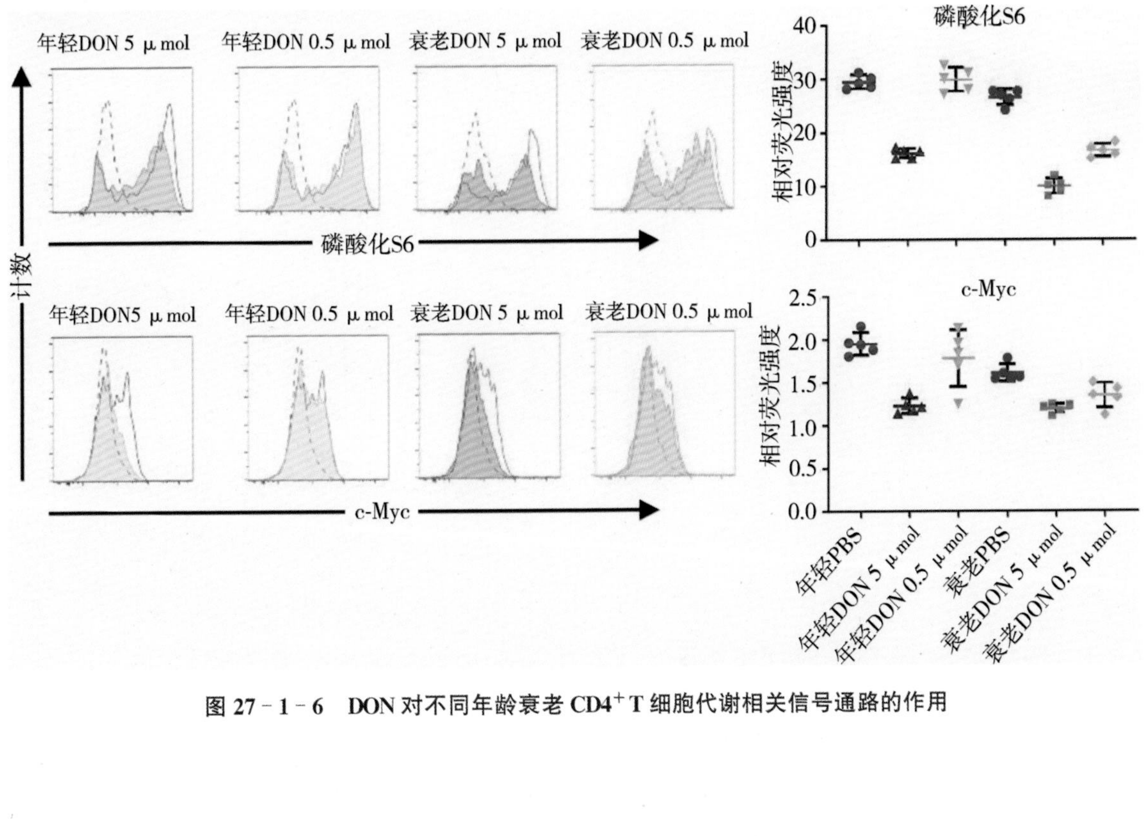

图 27－1－6　DON 对不同年龄衰老 CD4$^+$T 细胞代谢相关信号通路的作用

$CD4^+$ T 细胞激活是适应性免疫反应的第一步，而代谢重编程顺利进行是 $CD4^+$ T 细胞激活的重要条件，理论上 DON 能够通过抑制代谢重编来抑制 $CD4^+$ T 细胞激活，因此我们通过流式细胞仪分析 DON 对 $CD4^+$ T 细胞激活的抑制作用。白细胞介素 2（IL-2）是一种具有多向性作用的细胞因子，能够在抗原激活的基础上通过自分泌作用维持 $CD4^+$ T 细胞活力，并促进其增殖。IL-2 是 $CD4^+$ T 细胞激活最先活化的细胞因子，因此可作为 $CD4^+$ T 细胞激活的标记。流式细胞结果显示（图 27－1－7），80% 的 $CD4^+$ T 细胞在激活 24 小时后能够产生 IL-2，而在老年细胞中，仅有约 50% 的 $CD4^+$ T 细胞能够产生 IL-2。在给与 5 μmol/L DON 处理后，不同年龄组的 IL-2 表达均显著下降，而在 0.5 μmol/L 下，DON 对 $CD4^+$ T 细胞的激活呈现出年龄特异性。

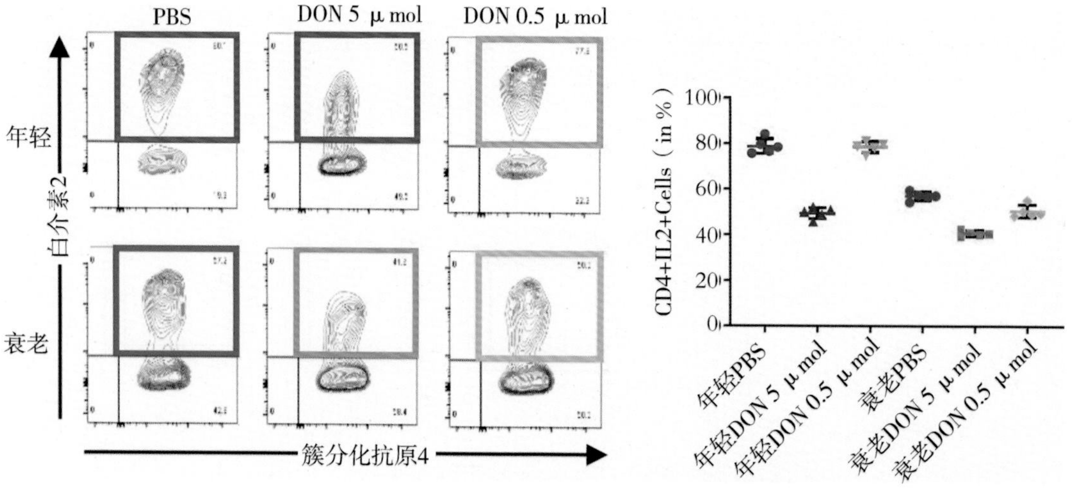

图 27－1－7　DON 对不同年龄 $CD4^+$ T 细胞激活的影响

上述研究结果证实，DON 可抑制不同年龄的 $CD4^+$ T 细胞在激活后的代谢重编程，从而抑制 $CD4^+$ T 细胞激活，而低浓度的 DON 具有年龄特异性抑制作用。为了进一步探索运用 DON 抑制移植免疫排斥反应的可能性，我们运用了混合淋巴毒实验测试 DON 的年龄特异性抑制作用。取不同年龄（的 C57BL/6 小鼠来源的 $CD4^+$ T 细胞为反应细胞，并予以 CFSE 标记，取 3 月龄 DBA 小鼠作为供体提取脾细胞，经丝裂霉素处理用作为刺激细胞。共培养 96 小时后，使用流式细胞学分析评价细胞增殖情况。结果显示（图 27－1－8），5 μmol/L DON 能够抑制不同年龄组的细胞增殖，而 0.5 μmol/L DON 仅对衰老 $CD4^+$ T 细胞的增殖有抑制效果。

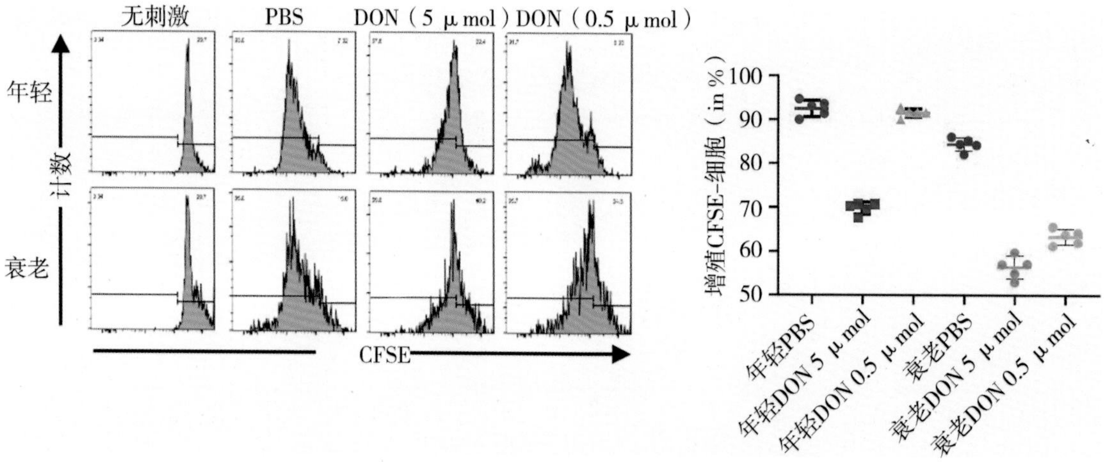

图 27－1－8　DON 对不同年龄 $CD4^+$ T 细胞增殖的影响

上述研究结果表明，DON 能够显著抑制 $CD4^+$ T 细胞的增殖与功能，并且在低浓度下具有年龄特异性作用，为了证实 DON 在体内条件下对抗原特异性免疫反应具有抑制作用，我们采用了 OT-Ⅱ 小鼠作为研究模型。OT-Ⅱ小鼠是一种 TCR 基因工程小鼠，其 $CD4^+$ T 细胞为单克隆性，仅对 OVA 具有反应性，故是一种在免疫学研究中常使用的抗原特异性免疫反应模型。我们取 OT-Ⅱ小鼠为供体，提取其 $CD4^+$ T 细胞（表面标记为 Thy1. 1），过继性输注到野生型 C57BL/6J 小鼠中，并予以 500μg OVA 蛋白腹腔注射，受体予以 DON 1. 6 mg/kg 或 PBS 隔天治疗，抗原刺激 3 天后，取受体脾脏行流式细胞检测，结果显示（图 27－1－9），DON 虽然能够减弱抗原刺激引起的 T 淋巴细胞增殖，但组间无显著差异，同时，DON 能够显著降低 Thy1. 1 细胞的 IFN-γ 表达，上述结果表明，DON 能够在体内模型中抑制抗原特异性免疫反应。由于 OT-Ⅱ小鼠仅有单克隆 T 淋巴细胞，为免疫缺陷鼠，平均寿命有限，故我们未能在老年 OT-Ⅱ小鼠模型中进行验证。

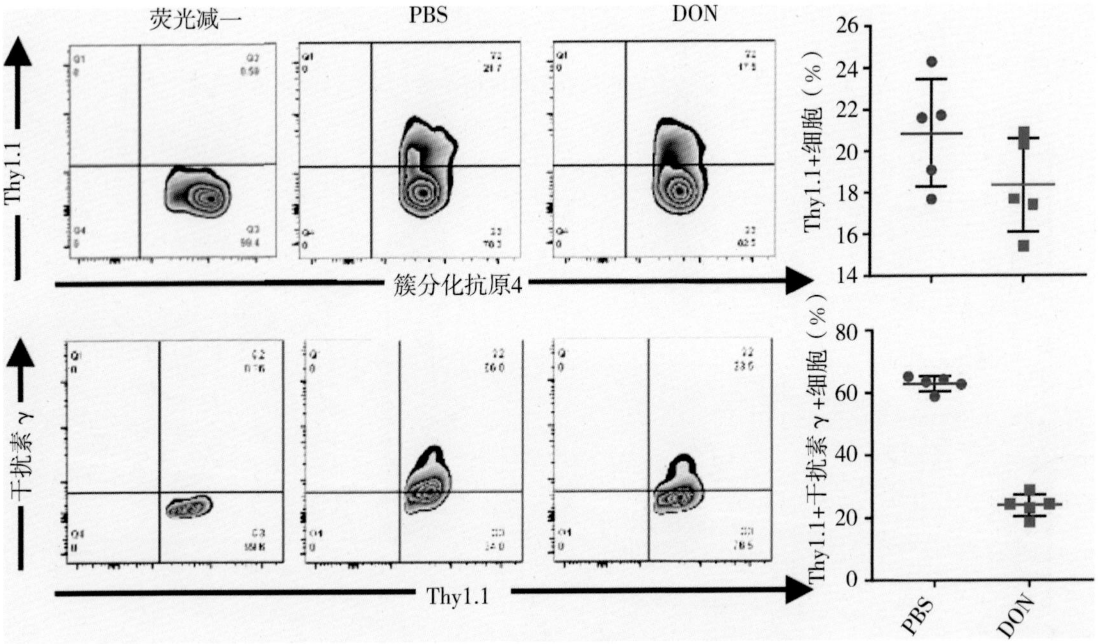

27－1－9　DON 在 OT-Ⅱ模型中对 OVA 免疫应答的影响

体外实验结果及模式动物结果显示，DON 对抗原特异性免疫反应具有抑制作用，且在低浓度下表现出年龄特异性，因此，我们进一步在不同年龄的受体小鼠中研究 DON 用于抗移植排斥反应的可能性。

T 淋巴细胞是急性移植排斥反应的主要介导者，而 $CD4^+$ T 细胞在细胞介导的免疫排斥中占有核心位置，另外，有研究报道，在免疫功能下降的老年人群中，$CD4^+$ T 细胞在 T 淋巴细胞中所占的百分比显著下降，$CD4^+$ T 细胞与 $CD8^+$ T 淋巴细胞的比值可随着衰老降低，最终发生倒转（CD4∶CD8＜1）。为了评价 DON 在体内条件下对移植排斥反应的影响，我们首先探讨 DON 对 T 淋巴细胞亚型及 CD4∶$CD8^+$ T 淋巴细胞比值的影响。不同年龄的 C57BL/6 小鼠在接受 DBA 小鼠来源的皮肤移植后，连续接受 DON1. 6 mg/kg 或 PBS 隔天治疗，术后第 7 天，予以安乐死后取脾细胞行流式细胞学分析检测。结果显示（图 27－1－10），DON 干预能够减少年轻小鼠的 $CD4^+$ T 淋巴细胞的频数，但不影响 CD4 与 CD8 间的比值。与此相比，在老年组中，干预组及 PBS 对照组的 $CD4^+$ T、$CD8^+$ T 淋巴细胞频数均显著低于年轻组。对老年组内的干预组及 PBS 对照组进一步分析发现，DON 治疗在 18 月龄组中进一步使 $CD4^+$ T 细胞频数与 CD4∶CD8 比值降低，这一研究提示，在免疫排斥模型中，谷氨酰胺代谢干预可能能够特异性地抑制 $CD4^+$ T 细胞反应，这意味着 DON 至少可在一定程度上增加免疫衰老带来的差异，在抗免疫排斥方面使高龄受体受益。

为了进一步研究 DON 对 $CD4^+$ T 细胞增殖的作用，我们使用 BrdU 标记了不同年龄的小鼠，并予以皮肤移植及代谢干预，7 天后取脾脏观察 $CD4^+$ T 细胞增殖，结果显示（图 27－1－11），在年轻小鼠中，DON 对 $CD4^+$ T 细胞增殖的抑制作用有显著差异，而老年小鼠中，DON 显著降低 $CD4^+$ T 细胞增殖，上述结果提示，DON 对老年受体在移植术后的 $CD4^+$ T 细胞增殖的抑制作用较强。

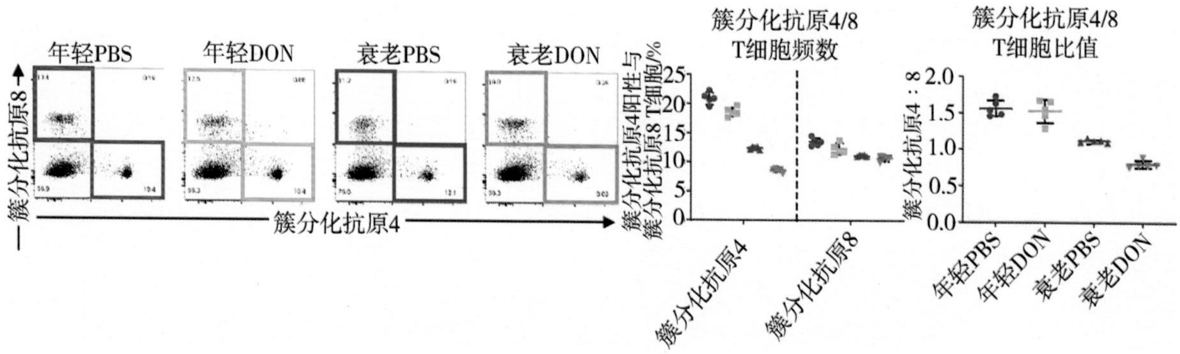

图 27-1-10　DON 在完全错配皮肤移植模型中对 CD4：CD8 比值的影响

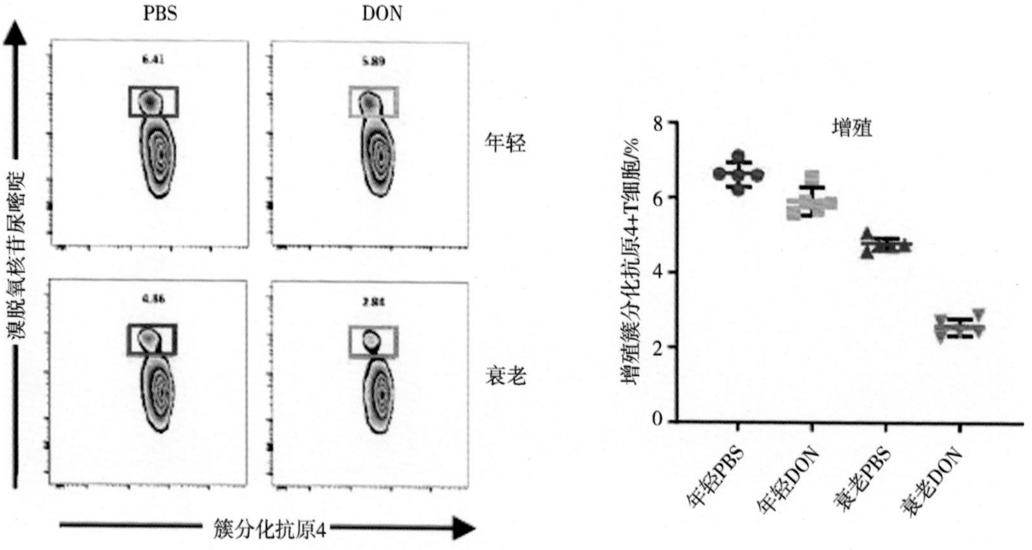

图 27-1-11　BrdU 体内细胞增殖实验

为了探讨 DON 对完全 MHC 错配移植物存活时间的影响，我们取 3 月龄及 18 月龄的 C57BL6 小鼠作为受体进行实验，在接受 DBA 来源的供体皮肤移植后，予以 DON 或 PBS 治疗，结果显示（图 27-1-12A），无论是在 3 月龄小鼠还是 18 月龄小鼠中，DON 均显示出了明显保护作用，在 3 月龄组小鼠中，与 PBS 相比，DON 将皮肤移植物的平均存活时间从 7 天延长到了 19 天（$P<0.01$），而在 18 月龄组小鼠中，皮肤移植物的存活时间从 10 天延长到了 43 天（$P<0.001$），这一结果显示，DON 对移植物的保护具有显著的年龄特异性。

为了验证 DON 对同种异基因皮肤移植物的保护作用与衰老 $CD4^+$ T 细胞的代谢重编程改变相关，我们在一系列条件下对皮肤移植物的存活进行了观察。首先为了评价 $CD8^+$ T 淋巴细胞是否在 DON 的年龄特异性中起作用，我们在进行皮肤移植及 DON 治疗的期间进行了 $CD8^+$ T 淋巴细胞剔除，结果显示，在 $CD8^+$ T 淋巴细胞剔除后，存活曲线并无显著改变，提示 DON 的年龄特异性主要由 $CD4^+$ T 细胞介导（图 27-1-12B）。

为了进一步对此进行证明，我们从不同年龄的小鼠体内提取了具有不同代谢能力的 $CD4^+$ T 细胞，在移植前一天过继性输注到了接受了 DBA 皮肤移植的 18 月龄 C57BL6 受体小鼠体内，每只小鼠接受 3 月龄小鼠来源的 $CD4^+$ T 细胞 2.5×10^6，对照组接受等量 18 月龄小鼠来源的 $CD4^+$ T 细胞，结果显示（图 27-1-12C），在接受了 3 月龄小鼠来源的 $CD4^+$ T 细胞后，DON 在 18 月龄小鼠中对皮肤移植物的保护作用得到了逆转，皮肤移植物的存活时间从 43 天缩短到了 25 天，差异显著。这一结果支持了 DON 对衰老 $CD4^+$ T 细胞的抑制作用强于年轻的 $CD4^+$ T 细胞。

为了证明 DON 对不同年龄 $CD4^+$ T 细胞抑制作用的差别与能量代谢重编程相关，我们取 3 月龄 C57BL6 受体小鼠为研究对象，使用代谢抑制剂抑制 $CD4^+$ T 细胞的线粒体呼吸链（二甲双胍）及糖酵解（2-DG），而后观察 DON 对皮肤移植物存活的影响，结果显示（图 27－1－12D），当 3 月龄受体的 $CD4^+$ T 细胞的线粒体呼吸及糖酵解受到抑制、获得与衰老 $CD4^+$ T 细胞类似的代谢缺陷后，3 月龄治疗组受体的移植物存活时间得到了显著延长。上述结果支持 DON 的年龄特异性免疫抑制作用与衰老导致的 $CD4^+$ T 细胞代谢重编程缺陷相关。

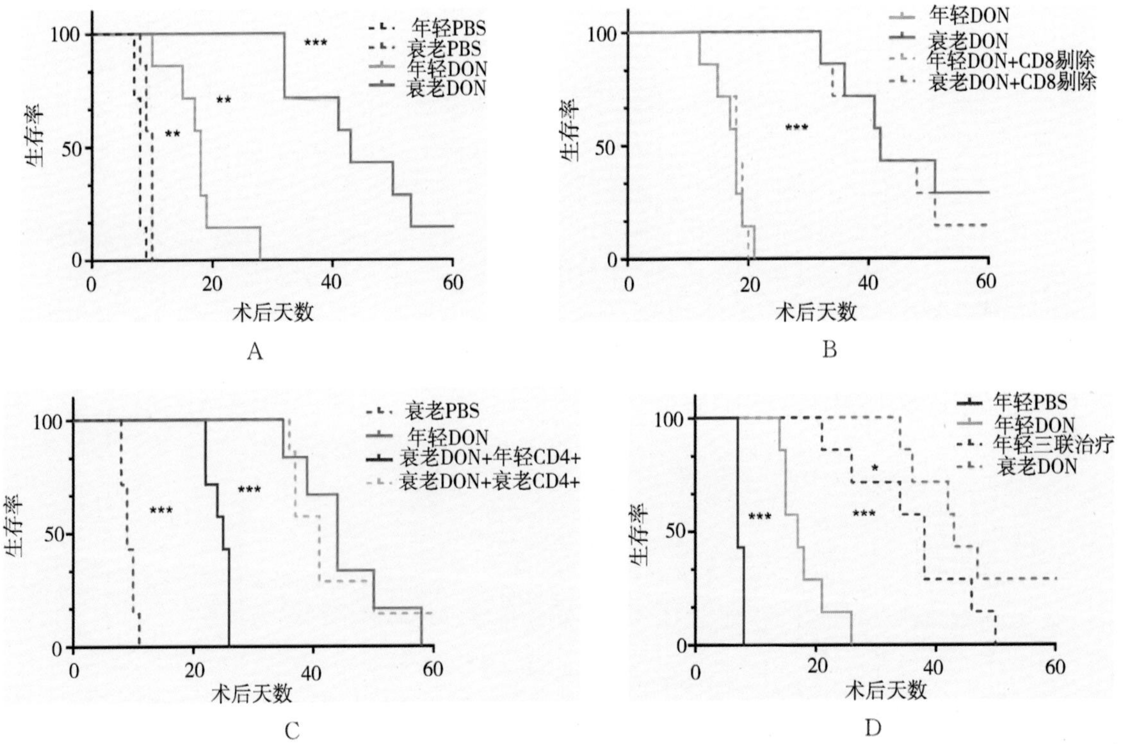

图 27－1－12　靶向代谢靶点对小鼠皮肤移植物存活的影响

六、适用与展望

我们的研究结果提示：①衰老对 $CD4^+$ T 细胞代谢具有显著影响，在衰老 $CD4^+$ T 细胞中，糖酵解能力及线粒体功能存在显著缺陷，而谷氨酰胺代谢功能相对完好。②通过 DON 抑制不同年龄 $CD4^+$ T 细胞的谷氨酰胺代谢，能够显著地抑制 $CD4^+$ T 细胞激活、增殖，并且这一作用具有一定的年龄特异性。③在免疫排斥反应中，DON 能够具有年龄特异性地抑制衰老 $CD4^+$ T 细胞增殖。此外，DON 能够靶向抑制效应性 $CD4^+$ T 细胞分化，对 Treg 影响较小，但这一作用不具有年龄特异性。④DON 能够显著抑制 MHC 完全错配移植物的免疫排斥反应，在老年受体中这一作用更强。⑤我们的研究提供了一种制定年龄特异性免疫抑制的新思路，并对阐明衰老对 $CD4^+$ T 细胞的影响有一定意义。但是，目前 DON 的临床应用受到了其胃肠道并发症的限制，进一步的探索有赖于高选择性谷氨酰胺抑制剂的开发及淋巴结靶向给药技术的发展。

〔粘烨琦〕

第二节　针对边缘供肾的成人双供肾 DCD 肾移植病理评估及手术

一、概　　述

公民逝世后器官捐献（donation after citizen's death，DCD）供者很多是边缘供体，存在高血压等各类基础病变，获取前存在休克、感染等复杂临床情况，对器官质量产生影响。准确评估并合理利用DCD器官，是移植界的重要课题。由于供肾来源的极端紧张和等待肾移植的患者日益增多，迫使对供肾标准一再被放宽，对这类条件不甚理想的供肾常称之为“边缘肾”。采用边缘供肾是解决器官短缺问题的一把钥匙。但是单独使用一个边缘肾给一个受者，术后受者的有效肾单位数量不足。一个可取的方法就是使用2个成人边缘供肾给1个受者，可以增加有效肾单位数目，达到与标准供肾同样的手术效果。

二、问题与困惑

双肾移植手术开展的难点首先在于边缘肾脏的评估，需要确定何时采用单肾或双肾移植，何时应该舍弃。病理评估是解决问题的一把钥匙，但是常规开展病理评估，工作量大，延长冷缺血时间，存在并发症可能，增加器官丢弃率。因而以何种标准进行选择性病理评估是一个难点。

双肾移植另一个需要解决的问题在于手术设计。是单侧皮肤切口？还是中线切口？抑或是双侧皮肤切口，每侧各放置一个肾脏？早期手术选择作双侧下腹皮肤切口或者中线切口，两个肾脏分别于双侧放置，尤其对于再次肾移植患者，或者有过盆腔手术史或多囊肾受者，以及肾脏和骨盆大小过度失配的情况下，应该选择两侧髂窝单独手术。而现阶段基本都是单侧皮肤切口，一般是放置于右下腹腹膜外间隙，优点是手术时间短，创伤小，一旦移植肾失功，对侧髂窝仍然可用于再次移植。问题在于，单侧切口对于血管吻合，肾脏摆放，血管输尿管的走行提出了更高的要求，稍有不慎，可能导致移植肾出现血栓或输尿管并发症。

三、创新与思考

首先，我们选择性进行移植前病检：①不以年龄为标准；②不以蛋白尿为标准；③不以获取前肌酐为标准；④过度肥胖、高血压、糖尿病史只做参考。真正的标准就3条：基础肌酐或者入院时肌酐超过或接近正常上限，获取时大体观异常者，Lifeport灌注评估结论不确切者。凡是符合这3条者，就选择进行术前病理学检查。同时，参照Remuzzi病理评估方法，对供肾取舍标准做了更新。如果2个边缘供肾评分都是5～6分，适合做双肾移植；如果1个肾评分为1～4分，另一个肾脏大于5分，既可以选择做双肾，也可以选择做1个单肾，丢弃1个单肾，不宜做2个单肾移植。按照Remuzzi评分，认为单侧评分大于或等于7分应丢弃，这一点值得商榷。对于基础肌酐值较低的供者，不应丢弃，可以尝试双肾移植。

另外，重新设计了双供肾移植手术方式，选择病理结果较好的肾脏优先移植，假如左肾质量较好，先移植左肾，尽量选择髂内动脉吻合，后右肾。左肾：肾动脉-髂内动脉；肾静脉-髂外静脉。右肾：肾动脉-髂外动脉；肾静脉延长-髂外静脉。输尿管：分别与膀胱做改良式黏膜下隧道移植。摆放：左肾下极在右肾上极内上方，即将上位肾脏摆放在下位肾的内侧，上位输尿管走行于下位肾血管的腹侧与膀胱吻合，这一改进与Ekser的术式有所不同，避免了下位肾对输尿管的压迫，有利于改善输尿管的血运，减少输尿管缺血导致尿瘘和输尿管梗阻。

四、理论支撑

首先，对于如何选择合适的供肾进行病理评估，Ekser等对高危ECD做了界定，标准包括：年龄≥70岁或60～69岁伴有下列一项者：血清肌酐>1.5 mg/dL，肌酐清除率≤60 mL/min，高血压和/或糖尿病史，蛋白尿>1 g，死因为脑卒中；这类高危ECD需要行移植前病理学检查。在此基础上，我院总结了自己的经验，进一步细化了进行移植前活检的标准。其次，关于高危供肾双供肾的手术效果，Remuzzi等人研究表明，针对>60岁的供体，开展供肾快速病理有助于手术决策，提高双肾移植受者的人/肾存活率，提高供肾的利用度。这一策略对于>70岁供体，以及DCD供体，同样有效。

五、践行实施

（一）手术

1. 供肾获取同常规。

2. 供肾修整：劈离后分别修整左右肾，用腔静脉延长右肾静脉。

3. 选择性病理穿刺：下列 3 种情况选择进行病理学检查。①基础肌酐或者入院时肌酐超过或接近正常上限；②获取时大体观异常者；③Lifeport 灌注评估结论不确切者。分别在供肾上极和下极斜行进针，双肾穿刺获取组织共 4 条送快速病检，有条件者以快速石蜡切片为最优，其次选择快速冰冻切片，创面 0/5 Prolenene 线 8 字缝合。

4. 供肾病理评估及术式选择：参照 Remuzzi 病理评估方法，对供肾进行评分，对于取舍稍作了修改。如果 2 个边缘供肾评分都是 5～6 分，适合做双肾移植；如果 1 个肾评分为 1～4 分，另一个肾脏大于 5 分，既可以选择做双肾，也可以选择做 1 个单肾，丢弃 1 个单肾，不宜做 2 个单肾移植。单侧评分大于或等于 7 分，也可以考虑做双肾。

5. 双肾移植：有两种方式。①均移植于右下腹。行右侧下腹 Gibson 切口，两肾均移植于右下腹腹膜外。具体两种方式，先吻合右肾，用腔静脉延长右肾静脉，与髂外静脉端侧吻合，右肾动脉与髂内动脉端端吻合。随后吻合左肾，左肾静脉与髂外静脉端侧吻合，左肾动脉与髂外动脉端侧吻合。两个输尿管分别与膀胱作切口吻合。右肾摆放于左肾内上方，左输尿管走行于右肾血管腹侧（图 27－2－1）。亦可先移植左肾，左肾动脉与髂内动脉端端吻合，后移植右肾，右肾动脉与髂外动脉端侧吻合，其余手术方式与前基本相同，左肾下极摆放在右肾上极内上方（图 27－2－2～图 27－2－4）。②将双肾分别移植于双侧下腹，具体过程与普通单肾移植没有区别。

6. 免疫抑制方案：受者接受巴利昔单抗或兔抗人胸腺细胞免疫球蛋白单剂诱导。术后常规三联抗排斥治疗，调整他克莫司剂量以达到 6～10 ng/mL 的目标血药浓度。

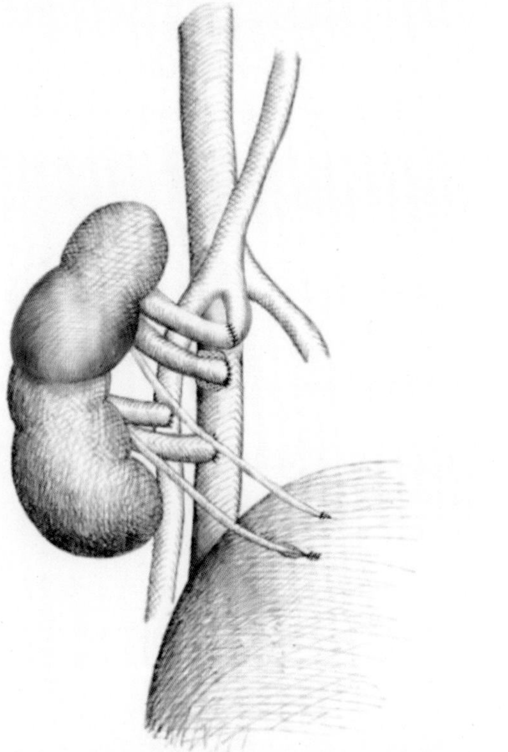

图 27－2－1　左肾在近心端先行移植，注意输尿管走行

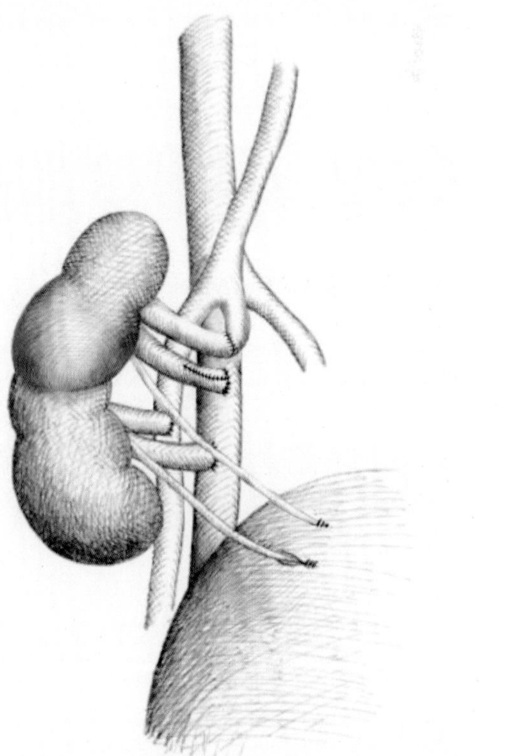

图 27－2－2　肾在近心端先行移植，右肾静脉延长

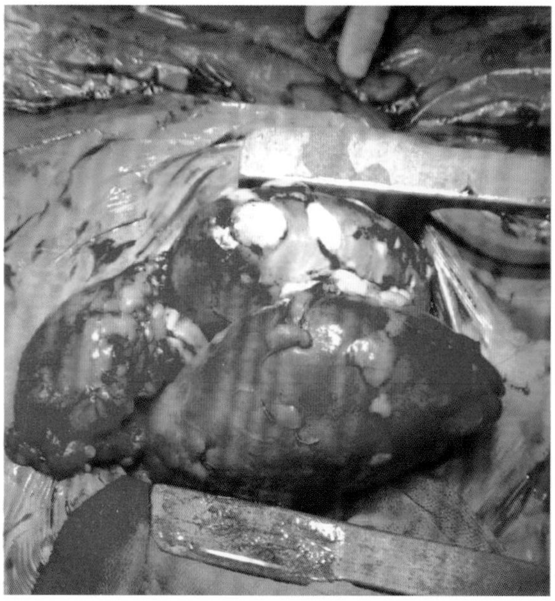

图 27-2-3　双肾移植术中效果图

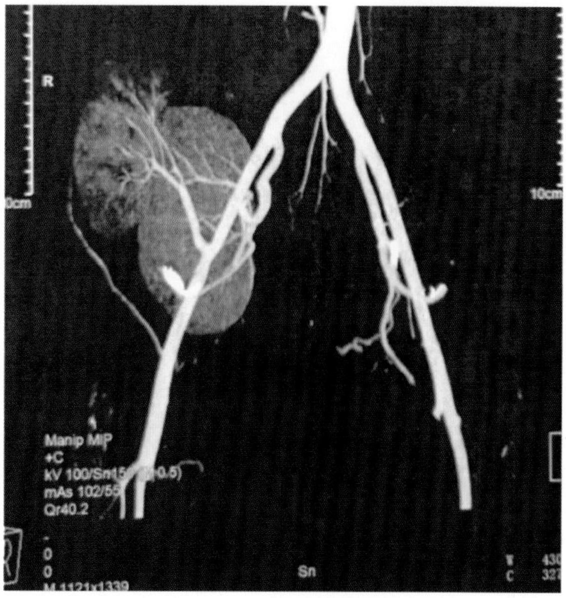

图 27-2-4　双肾移植术后 CTA

（二）手术效果

17 例受者 13 例放置于单侧，4 例双肾放置于双侧髂窝。平均住院日 30 天，16 例血管吻合完毕开放血运后双肾迅速充盈增大，质地坚韧，颜色鲜红，血管搏动可，输尿管可见尿液流出。1 例血管吻合完毕开放后双肾颜色偏暗，质地尚韧，动静脉血管无扭曲、狭窄及外在压迫，血管搏动弱。5 例出现 DGF。4 例出现急性排斥反应，分别联合或单独予以血浆置换、甲强龙、即复宁、ATG-F、利妥昔单抗、丙种球蛋白治疗后肌酐水平逐渐下降至正常范围。1 例出现术后尿瘘，予以导尿并引流处理后好转出院。14 例出院时血肌酐降至正常范围，平均移植肾功能恢复时间 16.25 天，余 3 例出院时肌酐分别为 300 μmol/L、149 μmol/L、152.5 μmol/L。所有受者术中及术后均未使用抗血小板或抗凝血因子药物，均未发生移植肾血栓。

（三）操作要点

获悉供者一般资料后，重点观察基础肌酐水平；获取器官以及修整肾脏的过程中，了解供肾基本状况。如果基础肌酐高，供肾大体外观不佳者，则在修肾时进行移植前快速病检。进行双肾移植术时，将上位肾脏摆放在下位肾的内侧，上位输尿管走行于下位肾血管的腹侧与膀胱吻合，不要走行于下位肾背侧。这一改进与 Ekser 的术式有所不同，避免了下位肾对输尿管的压迫，有利于改善输尿管的血运，减少输尿管缺血导致尿瘘和输尿管梗阻。

六、适用与展望

我们在国内率先成功开展了成人 DCD 双供肾肾移植 17 例，并于早期将此类手术进行了推广，此类手术开展有助于提高对边缘供体的利用。国内武汉同济医院等单位紧接着也做了 20 余例成人双供肾 DCD 肾移植。预计这类手术会更多地在国内得到推广，有效缓解器官短缺问题。

〔彭风华　彭龙开〕

第三节　婴幼儿双供肾给成人受者进行肾移植手术

一、概　　述

自 2015 年 1 月 1 日起，中国宣布全面停止利用死囚器官，公民逝世后器官捐献成为器官移植的主要来源。器官捐献在短短数年内迅猛发展，中国的器官移植例数跃居世界第二，然而我国的器官供需矛盾依然突出。儿童供肾移植，尤其是婴幼儿供肾移植因手术难度大、风险高，在以往被认为是“边缘供肾”，但在器官捐献时代，儿童捐献者占据相当比重，儿童供肾得到重视。儿童供肾成人双肾移植于1969年被首次报道，后逐渐普及。一般而言，利用主动脉/下腔静脉远心端与受者的髂血管做吻合是主流术式。

二、问题与困惑

儿童供肾给成人的首要问题是，儿童尤其是2岁以下婴幼儿的器官能否移植给成人？什么情况下选择单肾移植？什么情况下选择双肾移植？是按照供体的年龄，还是供体的体重，还是供肾本身的大小质量来做出选择？其次的问题是，如何进行手术，是采取整块移植还是采用分离式单肾移植 One by one 进行？采用整块移植时，是采用主动脉/下腔静脉的近心端还是远心端进行吻合？

三、创新与思考

首先要认识到，不同个体的肾脏发育速度存在差异，故供者的年龄和体质量只能做为参考，我们采用的标准是依据肾脏的长径来做出抉择：长径＜6 cm，选择双肾移植；长径介于6～7 cm，可选择单肾移植，但需选择体质量较轻（体质量＜60 kg）的受者；长径＞7 cm，选择单肾移植，且受者体质量不受限制。至于手术方式，我们利用主动脉/下腔静脉近心端与受者的髂血管做吻合，由于主动脉/下腔静脉近心端很短，故手术难度较大。

四、理论支撑

胎儿肾脏在妊娠29周时基本结构发育成熟，出生后快速生长。已有文献表明婴幼儿供肾肾移植术后3个月内可以快速适应性生长，满足受体发育需要。已有研究认为供者体质量＞10 kg，可选择单肾移植。也有研究认为肾脏长径＞6 cm 可将儿童供肾分别移植给2个成年人。

六、践行实施

（一）手术步骤

1. 器官获取：采用原位灌注整块摘取法，但腹主动脉插管方式与成人供者不同，本中心选择管径与供者主动脉直径匹配的管道（如吸痰管、输血器管道等）进行灌注，主动脉近心端不使用气囊进行腔内隔绝，灌注效果良好。

2. 确定手术方式及标准：供肾长径＜6 cm 选择做双肾移植，长径介于6～7 cm，可选择单肾移植，但需选择体质量较轻（体质量＜60 kg）的受者；长径＞7 cm，选择单肾移植，且受者体质量不受限制。

3. 移植肾修整：若欲行整块移植，保留主动脉/下腔静脉的完整性，仔细结扎主动脉/下腔静脉的分/属支，主动脉/下腔静脉远心端缝闭，近心端修整备吻合。若欲行分离式双肾移植，则将左右肾分开，移植肾修整方式与成人供肾修整大致相同，供肾在修肾台上利用下腔静脉对右肾静脉进行延长，再进行分离式双肾移植。

4. 移植手术：整块移植时，利用主动脉近心端与受者的髂外或器总动脉行端侧吻合，下腔静脉近心端与受者的髂外静脉行端侧吻合。分离式移植时，置于近心端的一侧供肾动脉与髂内动脉端端吻合或与髂外动脉端侧吻合，置于远心端的供肾动脉均与髂外动脉端侧吻合，供肾静脉均与髂外静脉端侧吻合。移植肾输尿管未带供者膀胱瓣，分别与受者膀胱黏膜对黏膜吻合（Lich-Gregori 法），留置3F（供者年龄＜5个月）或4.7F（供者年龄＞5个月）输尿管支架管并悬吊丝线，移植术后第9天随导尿管拔出。

5. 受者免疫抑制方案：受者接受巴利昔单抗或兔抗人胸腺细胞免疫球蛋白单剂诱导治疗，配型结果理想可常规激素诱导治疗。术后常规三联抗排斥治疗。

6. 受者抗凝方案：供者年龄>5个月的相应受者，未常规抗凝血；供者年龄<5个月的相应受者，常规予以低分子肝素（8 200 U/d，分2次皮下注射，共3天）抗凝，3天后改为口服阿司匹林（100 mg/d）或利伐沙班（5 mg/d）维持，根据受者的引流量调整抗凝血药的剂量。

7. 血压的控制：供者年龄>5个月，目标收缩压<120 mmHg），目标舒张压<80 mmHg；供者年龄<5个月，目标收缩压<110 mmHg，舒张压<70 mmHg；对于发生单肾栓塞的病例，目标收缩压<100 mmHg，目标舒张压<60 mmHg。降压药物首选钙拮抗药，术后前3天或合并移植肾功能恢复延迟的情况下，慎用血管紧张素转化酶抑制药或血管紧张素受体拮抗药降压药。

（二）手术效果

初步统计了儿童供肾给成人的23例双肾移植受者中，1例发生DGF，予规律血液透析20天后恢复；1例发生双肾栓塞；其余21例即刻恢复肾功能。23例中，供者年龄>5个月的有19例，术后未常规抗凝血，无一例血栓性并发症发生；供者年龄<3个月的有4例，均行分离式双肾移植，术后常规抗凝血，有2例发生单肾栓塞，1例发生双肾栓塞。2例单肾栓塞受者肾功能均恢复正常，双肾栓塞受者接受再次肾移植手术。3例受者出现尿漏，1例保守治疗治愈。2例保守治疗无效，行移植肾输尿管与膀胱重新吻合。

（三）操作要点

如采用双肾整块移植时，用主动脉/下腔静脉近心端与受者的髂血管做吻合，优点在于主动脉/下腔静脉近心端的管径大于远心端管径，故这种术式更符合生理；一旦吻合成功，器官轴会变得相对固定，不容易发生器官的位移和血管蒂的扭转。吻合时，整块肾组织翻转，右肾置于左侧，左肾置于右侧。吻合完成后，肾脏血管和腹主动脉腔静脉的夹角呈“V”字形，不容易产生夹角导致血管扭曲。如采用分离式双肾移植时，利用供者的下腔静脉延长右肾静脉，将右肾植于近心端，左肾置于远心端，有利于预防血管扭曲受压。

六、适用与展望

在器官捐献协调员的实践中，发现潜在儿童DBD供者的捐献成功率远高于潜在的成人供者。在采用儿童供肾为成人进行肾移植手术的成熟个例也越来越多。为此相信，充分利用儿童来源的器官进行移植是改变中国器官短缺现状的必由之路。总之，婴幼儿DBD供肾成人双肾移植是一种有潜力的扩大供者来源的途径，双肾移植手术方式多变，可综合多方面因素灵活选择。

〔彭风华　彭龙开〕

第四节　极低龄婴儿双供肾给大龄儿童或成人受者进行肾移植手术

一、概　　述

持续的器官短缺仍然是移植的障碍。一个可取的解决办法是使用从极低龄（<6月龄）的婴儿捐献者那里获得的供肾。中国人口众多，2018年婴儿死亡率为6.1‰，这就提供了大量的潜在捐赠者。年轻父母也更倾向于捐献器官，因为他们受中国传统文化的约束较少。这些因素导致婴儿器官捐献率高于成人器官捐献率，提高对婴儿供肾者移植肾的利用率可以缩小器官供需缺口。

二、问题与困惑

采用极低龄婴儿供肾，是一种具有挑战性的方法，与血管血栓形成、泌尿系统并发症、急性排斥反应、移植物功能延迟（DGF）和高滤过性损伤的发生有关。血栓是这些并发症中最具挑战性的，迫切需要制定克服这一问题的战略，以帮助扩大捐助池。最初，我们用双分离肾移植对5例婴儿供体进行了双肾移植，包括供体左肾动脉与受体髂内动脉吻合，供者左肾静脉与受体髂外静脉吻合，供者右肾动脉与受体髂外动脉吻合，供者右肾静脉至受者髂外静脉。这类手术的结果不太满意，由于流入供肾的血流缓慢，供肾管径狭小，极易因血流淤滞产生血栓，早期开展此类手术，肾血栓形成的发生率为 80%，其中 3 例需要肾切除。后来采用传统的整体肾移植方法，是将供体近心端腹主动脉和腔静脉封闭，远心端腹主动脉与受体吻合，远心端腔静脉与受体吻合。这种技术对于 5 个月以上、体重>5 kg 或肾直径>5 cm 的供体是有效的。然而，对于极低体重的供体（<5 kg），这可能会导致血流停滞和血栓形成，技术上需要改进。除此之外的不利后果还包括，成人受体血压相对于极低体重婴幼儿供体血压过高，导致供肾在受体体内出现明显高灌注损伤，引起蛋白尿、血尿，术后病理出现移植肾儿童供肾肾小球病，导致移植肾功能不全。

三、创新与思考

我们重新设计婴儿捐献者的手术。首先选择供体近心端腔静脉与受体吻合，远心端腔静脉封闭，近心端腹主动脉与受体吻合，远心端的两条髂总动脉保持开放，随后与受者髂总动脉或髂外动脉吻合。这种大动脉吻合术有利于术后肾脏生长和增加血供需求。重要的创新在于，对于供者的两条髂总血管，我们关闭一条，另一条不关闭，与受者的髂外动脉远端端侧吻合；或者离断结扎腹壁下动脉近心端，与腹壁下动脉回心端端端吻合，建立流出道。流出道的存在使得血液快速流过主动脉，避免血液滞留和原位血栓形成，而小血栓则简单地流过流出道，进一步降低肾动脉栓塞的风险。

四、理论支撑

供肾血管存在流入道和流出道，近心端压力大，远心端压力小，压力差的存在使得供体主动脉内血流快速流动，血液不会淤滞，不容易产生血栓。流入供体主动脉内的血液可以通过流出道分流，可以减轻供肾肾小球灌注压，减轻高灌注损伤。

五、践行实施

（一）手术步骤

1. 器官获取：采用原位灌注整块摘取法，但插管方式与普通儿童供肾不同。在髂外动脉或髂总动脉建立插管点，使用 F8 硅胶管，而不是球囊导管。插管深度不超过双侧肾动脉开口。原位灌注采用低黏度高补液枸橼酸嘌呤（HCA）溶液或静态保存液－2（SPS－2）完全冲洗移植肾，然后高黏度 UW 溶液或 SPS－1 补灌。极低龄供体由于供肝太小，一般很少被利用，肾脏与肝脏和部分胸主动脉一起被获取，腹主动脉连同双侧髂血管一并获取。

2. 移植肾修整：腹腔干、肠系膜上动脉、肠系膜下动脉、肋间动脉、腰动脉、性腺动脉和其他主动脉分支被仔细辨认和结扎。近端胸主动脉作为流入道准备吻合，而远端总动脉或髂外动脉的一侧作为流出道保留吻合，另一端予以结扎。从肝尾状叶分离下腔静脉进行后续吻合。从尾状叶到腔静脉的静脉分支被分离并小心地结扎。结扎腰、性腺和肾上腺静脉。远端腔静脉在髂总静脉分叉处闭合（图 27－4－1）。

移植手术：与传统方法不同（图 27－4－1A）。将整体肾脏腹膜外植入右侧髂窝。供者下腔静脉近端采用 6－0 prolene 缝线与髂外静脉端侧吻合。胸主动脉纵裂 2.5 cm，与髂总动脉/髂外动脉端侧吻合。使用 6－0 prolene 缝合线进行缝合，肝素注入腹主动脉腔排出气泡，然后血管钳阻断供者腹主动脉远心端。然后打开近心端血管钳，开放移植物血流。供者髂总动脉以端对侧方式与受体远端髂外动脉（图 27－4－1B）吻合（A 组），或供者髂外动脉以端对端方式与受体腹壁下动脉（图 27－4－1C）吻合，用作流出道（B 组）。用 F3 或 F4 双 J 管将两条输尿管分别与膀胱吻合。供肾摆放时，左肾放置在右侧，而右肾放置在左侧，血管轴呈“V”形，这样血管不容易出现扭曲狭窄（图 27－4－2）。

3. 免疫抑制方案：受者接受巴利昔单抗或兔抗人胸腺细胞免疫球蛋白单剂诱导治疗，配型结果理想

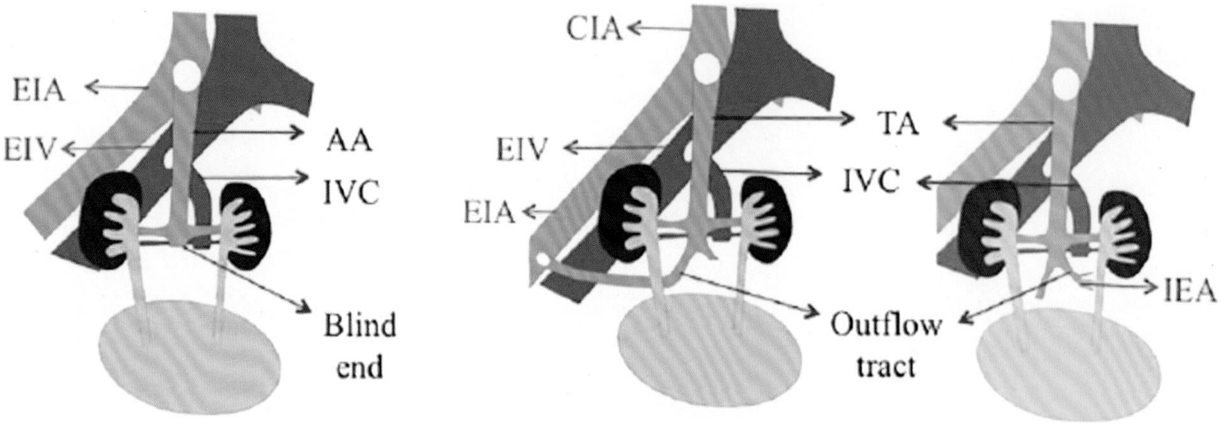

A. 传统术式腹主动脉远心端闭合　B. 与远端髂外动脉建立流出道　C. 与腹壁下动脉建立流出道

图 27－4－1　移植手术的改进

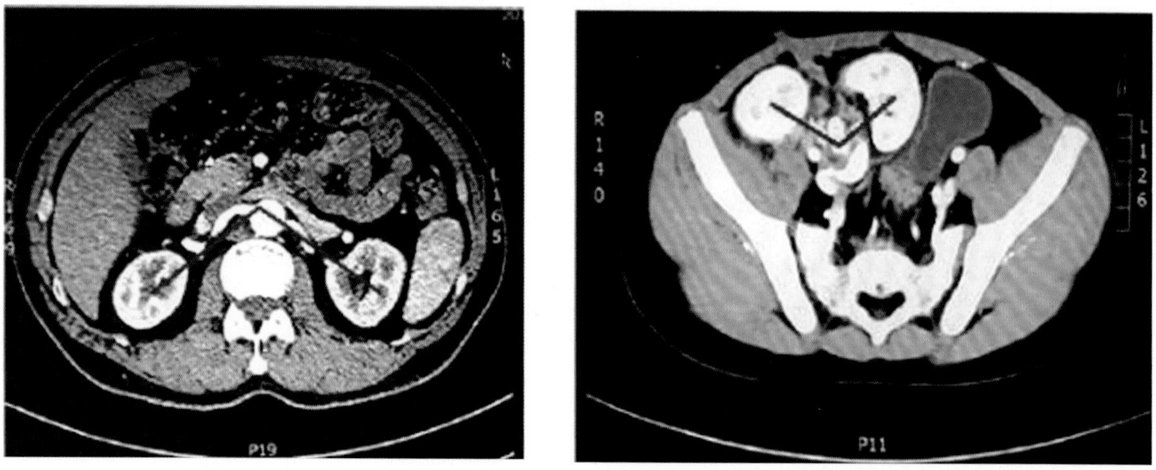

A. 正常双骨及血管走行呈倒 V 形　B. 移植后呈 V 形

图 27－4－2　双肾与血管的走行

可常规激素诱导治疗。术后常规三联抗排斥治疗，调整他克莫司剂量以达到 5～7 ng/mL 的目标血药浓度。

4. 受者抗凝血方案：采用建立流出道的手术方式，可以不用预防性抗凝治疗。

5. 血压的控制：血压控制在 130/85 mmHg 以下。

（二）手术效果

共有 8 例带流出道的整体同种异体肾移植成功移植到 4 例儿童受者（图 27－4－1B，A 组）和 4 例成人受者（图 27－4－1C，B 组）中，1 例观察到 DGF，移植后 90 天肾功能恢复正常。两名受试者出现肺部感染，通过减少免疫抑制，并使用抗生素治愈。两名患者出现尿漏，通过保守治疗治愈，如充分引流、留置导管、延长双 J 支架的保留时间、尽量减少口服类固醇、预防性抗生素和营养支持。4 例儿童受者中有 3 例发生蛋白尿，其流出道由供体腹主动脉与受体髂外动脉吻合建立（A 组），4 例成人受者中有 1 例发生蛋白尿，其流出道由供体髂外动脉与受体腹壁下动脉吻合建立（B 组）。手术在两组改进受者中均取得了成功，但与腹壁下动脉吻合更有利于减少移植肾高灌注损伤，减少蛋白尿的发生。

（三）操作要点

修整肾脏时，一侧的髂总动脉或髂外动脉作为流出道予以保留，不做结扎，另一侧的予以结扎。腔静脉近心端留作吻合，而腔静脉远端在髂总静脉分叉处闭合。受体移植手术时，可以选择游离出腹壁下动脉，近髂外动脉端结扎，另一端不结扎，留作与供体髂动脉吻合。供肾植入时，将供体一侧的髂总动脉或髂外动脉与受体腹壁下动脉（最优选项）或髂外动脉远端（次优选项）吻合。供肾摆放时，左肾放置在右侧，而右肾放置在左侧，呈倒置的“V”形。

六、适用与展望

在本中心器官捐献协调员的实践中，我们发现潜在儿童DBD供者的捐献成功率远高于潜在的成人供者（80% vs 20%）。充分利用儿童来源的器官进行移植是改变中国器官短缺现状的可行之路。之前对于极低年龄，极低体重婴幼儿供体的利用，传统手术方式存在很大的风险，采用了重建流出道的新的手术方式以后，大大降低了血栓形成、移植肾功能延迟（DGF）和高滤过性损伤的风险，必将有力推动婴幼儿供肾肾移植工作的开展。

〔彭风华 余少杰〕

第五节 新型血型抗体检测与清除技术在ABO血型不相容活体供肾肾移植中的应用

一、概述

亲属之间HLA配型成功的可能性很大，但是由于血型屏障的影响，难以开展常规亲属供肾肾移植术。同时，HLA高致敏患者也很难与同血型供体成功配对。这两类人群，在清除了血型抗体后，可以采用跨血型肾移植模式，成功开展手术。目前有关ABO血型不合肾移植的研究，主要集中在术前高效清除血型抗体和提高血型抗体检测准确度两方面。

二、问题与困惑

目前主流的血型抗体清除技术主要包括血浆置换（Plasmappheresis，PE）、双重血浆置换（Double Filtration Plasmappheresis，DFPP）、免疫吸附（Immunoadsorption，IA）。单纯血浆置换需要耗费大量宝贵的血液制品，存在病毒感染、出血等风险。而血型抗体特异性免疫吸附虽然效果显著，但价格十分昂贵。

此外，当前检测血型抗体滴度的常规方式为凝胶法和试管法，判定是否有红细胞的凝集必须通过肉眼观察进行，对于效价的判断往往带有一定的主观性，不客观，不准确。

三、创新与思考

国内目前正在兴起新型蛋白A免疫吸附，使用国产技术，较既往所使用的免疫吸附技术有新的突破。通过这一技术处理血型抗体，不需要或者减少血浆置换，也减少了经血液传播疾病的风险，在ABO血型不合活体供肾肾移植中应用效果值得探讨。

通过流式细胞术来检测血型抗体，能将血型抗体水平结果数值化，更具客观性以及可重复性，准确性也有所提高。此外，流式细胞术能同时检测IgG和IgM两种抗体效价水平，在大批量检测样本时，有助于提高效率。

在临床应用中，如果能够应用新型蛋白A免疫吸附来高效清除血型抗体，同时利用流式细胞术来准确检测血型抗体滴度，将有助于安全高效开展ABO血型不合活体供肾肾移植术。

四、理论支撑

国产新型康比尔免疫吸附柱，使用新技术，较既往所使用的免疫吸附技术有新的突破。使用特别设计的其因工程重组蛋白A与特别技术处理的琼脂糖载体，极大地提高了蛋白A对免疫球蛋白的结合能力，增强了载体/蛋白A复合物的稳定性，并使载体/蛋白A达到最佳结合比例，且减少了蛋白A抗原致敏性，具有高效性及安全性。

采用流式细胞术检测血型抗体效价，其原理是通过流式细胞仪检测试管中以倍数关系稀释的血型抗体 IgG 和 IgM，以荧光抗体强度水平这一客观指标来判断抗体滴度，不依赖于肉眼观察和技术员的个人经验，具有很强的客观性和较高的准确性。

五、践行实施

（一）术前预处理

1. 术前第 14 天使用美罗华，测定受者淋巴细胞亚群，根据 CD19 阳性的 B 淋巴细胞百分比来决定美罗华剂量。CD19％＞15％时使用标准剂量 375 mg，CD19％＜10％时使用低剂量 200 mg。术前第 12 天和第 7 天 B 淋巴细胞占淋巴细胞比值应降低到 0.1％以下，若高于 0.1％ 则再予以美罗华 100 mg 直到达到标准。

2. 术前第 10 天前开始新型蛋白 A 免疫吸附，每 2～3 天一次。同时开始口服吗替麦考酚酯/霉芬酸酯＋他克莫司＋激素三联抗排斥治疗，他克莫司目标浓度 5～10 ng/ml。每次免疫吸附后采用流式细胞术及常规方法检测血型抗体，当术前抗体 IgG、IgM 滴度均≤1：8 时，则可以安排手术。对 4 次免疫吸附后 IgG 及 IgM 效价未达标者，进一步予以 AB 型血浆置换，直至血型抗体滴度达标。

3. 流式细胞术法检测血型抗体滴度方法：①实验准备：取受检测者血清 100 μl（以 B 型血为例）。②血清稀释：稀释梯度分别为 1：4、1：8、1：16、1：32、1：64、1：128、1：256 共计 7 个梯度水平。③红细胞制备：取标准 A1 血型红细胞 750 μl 与 PBS 缓冲液 750 μl 进行 1：1 稀释。④凝集反应：上述流式管顺序依次加入 50 μl 稀释完成的血清，37 ℃避光孵育，弃上清液取凝集物备用。⑤ 流式抗体制备及孵育：取 IgG-PE、IgM-FITC 抗体，采用流式抗体：PBS 缓冲液进行 1：50 倍比稀释，室温下避光孵育，离心，取凝集物备用。⑥流式细胞摄取：将流式管上机。⑦结果分析：数据导入 Flowjo 软件进行数据分析，计算抗 A 效价的 IgG 与 IgM G-mean 值，以阴性对照的两倍值定义为阈值，将观察到的第一个低于阈值的前一组实验组对应的稀释比判定为该标本血清的滴度值。

4. 肾移植手术：手术日按常规进行腹腔镜下供肾切取术和受体肾移植手术。

5. 术后血型抗体监测：术后第 1、3、6 天复测 3 次血型抗体滴度，如滴度上升伴肌酐升高，则立即行血浆置换或者加用美罗华。术后一个月复查一次血型抗体。如果肾功能稳定，一部分病人即便抗体缓慢反弹至（1：32）～（1：64），也无需做特殊处理。

（二）处理效果

目前有 7 例患者顺利完成术前预处理，其中 6 例成功接收手术，1 例因心理问题退出手术。其中病例 1－5 的供受体一般资料详细列出，详见表 27－5－1。

表 27－5－1　病例 1－5 供受体的一般资料

病例	1	2	3	4	5
关系（供体/受体）	父/子	父/子	父/子	母/子	母/女
年龄（供体/受体 ）岁	54/25	46/23	54/30	48/32	50/22
血型（供体/受体）	AB/A	AB/B	AB/B	A/O	B
肾病病因	未知	未知	未知	未知	未知
透析方式	血透	血透	血透	血透	血透
透析时长（月）	2	5	8	4	3
供体特异性抗体	无	无	无	无	无
利妥昔单抗应用时间（天）	13	13	13	13/2	13
巨细胞病毒（供体/受体）	阴/阴	阴/阴	阴/阴	阴/阴	阴/阴

续表

病例	1	2	3	4	5
免疫吸附	4	2	3	5	3
血浆置换	2	2	2	1	0
双重血浆置换	0	0	0	1	0

所有受者血型抗体滴度均降到了 1∶8 以下（图 27－5－1，图 27－5－2），达到了手术条件。

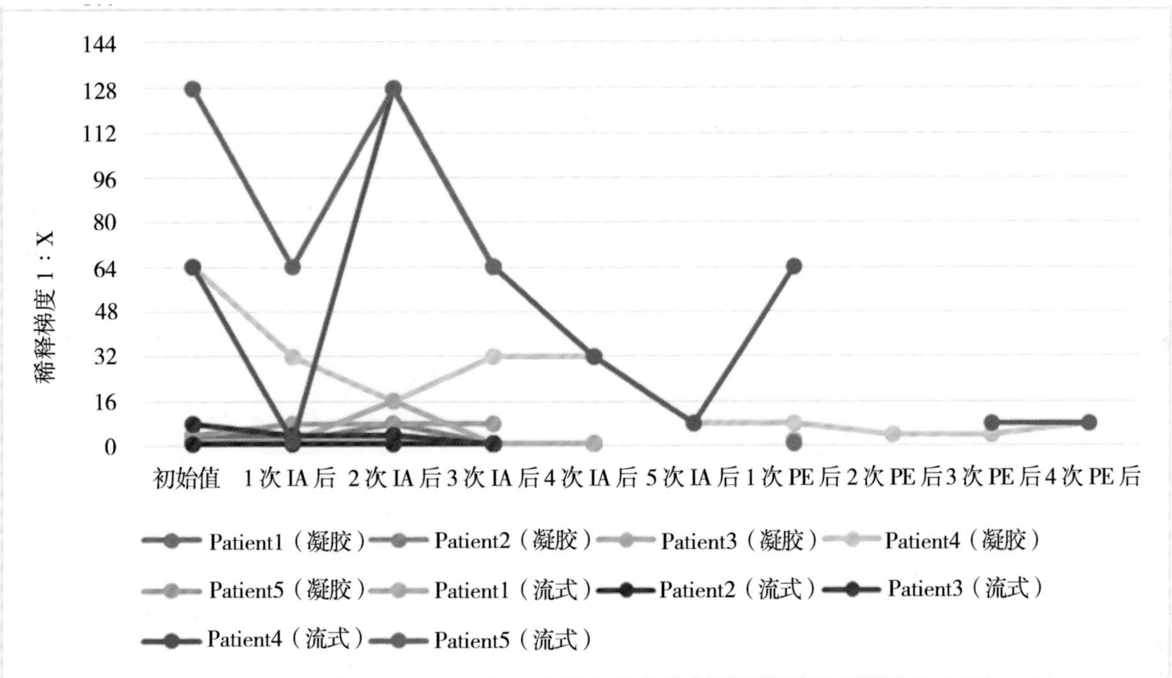

图 27－5－1　病例 1－5 患者预处理阶段血型抗体 IgG 趋势图

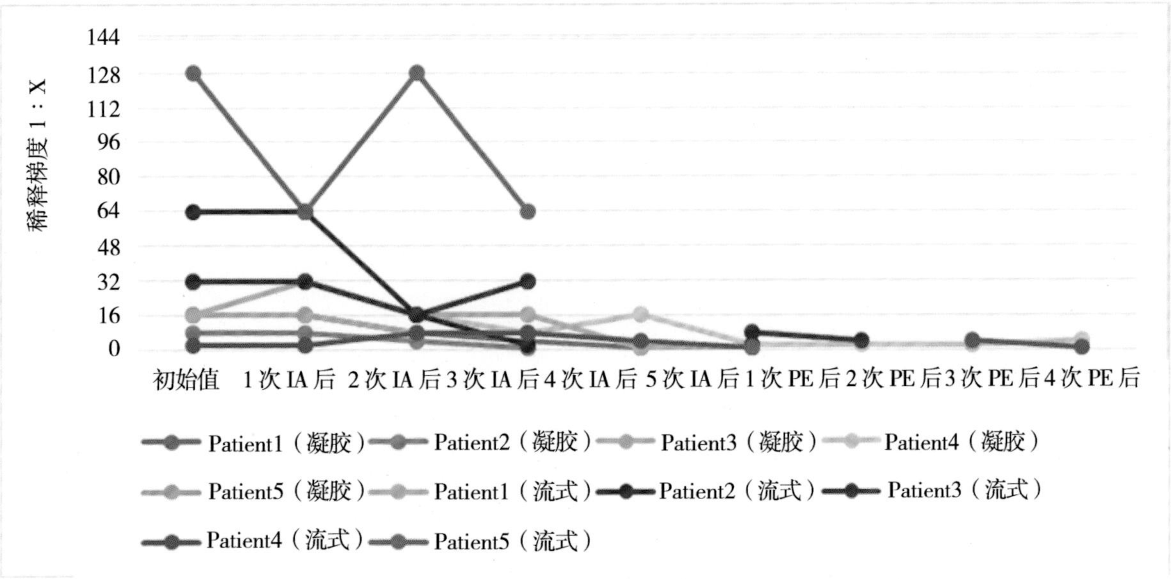

图 27－5－2　病例 1－5 患者预处理阶段血型抗体 IgM 趋势图

两种血型抗体检测方式的结果显示，流式法较之常规方法，更为灵敏。病例 4 的受者在第 5 次免疫吸附前出现呕吐，流鼻涕，常规法检测血型抗体 IgG 滴度水平 1∶8，但流式细胞法检测血型抗体 IgG

滴度水平 1∶64。遂取消手术计划，进一步检查发现微小病毒 B19 轻度活动迹象，予以静脉滴注免疫球蛋白、降低免疫抑制剂剂量，并行 4 次血浆置换后，两种方法检测血型抗体水平均降至 1∶8 以下，最终顺利接受手术。

所有接受肾移植的患者均取得了手术成功，术后移植肾排尿正常（图 27－5－3），血清肌酐逐渐下降至正常水平（图 27－5－4）。术后无尿瘘、无血管狭窄等外科并发症，无排斥反应。

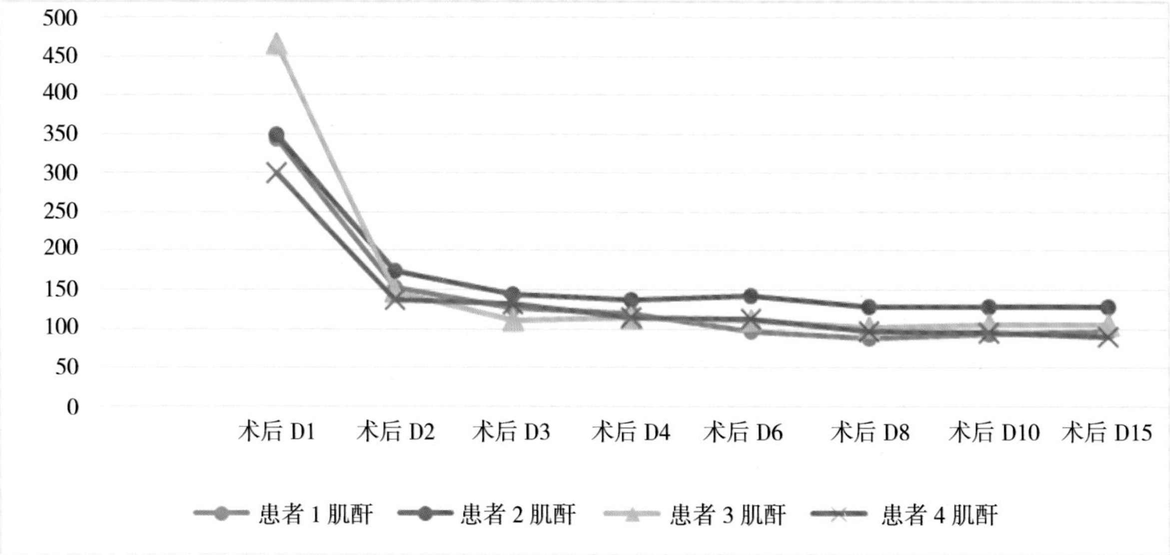

图 27－5－3　病例 1－4 患者围手术期肌酐水平变化趋势

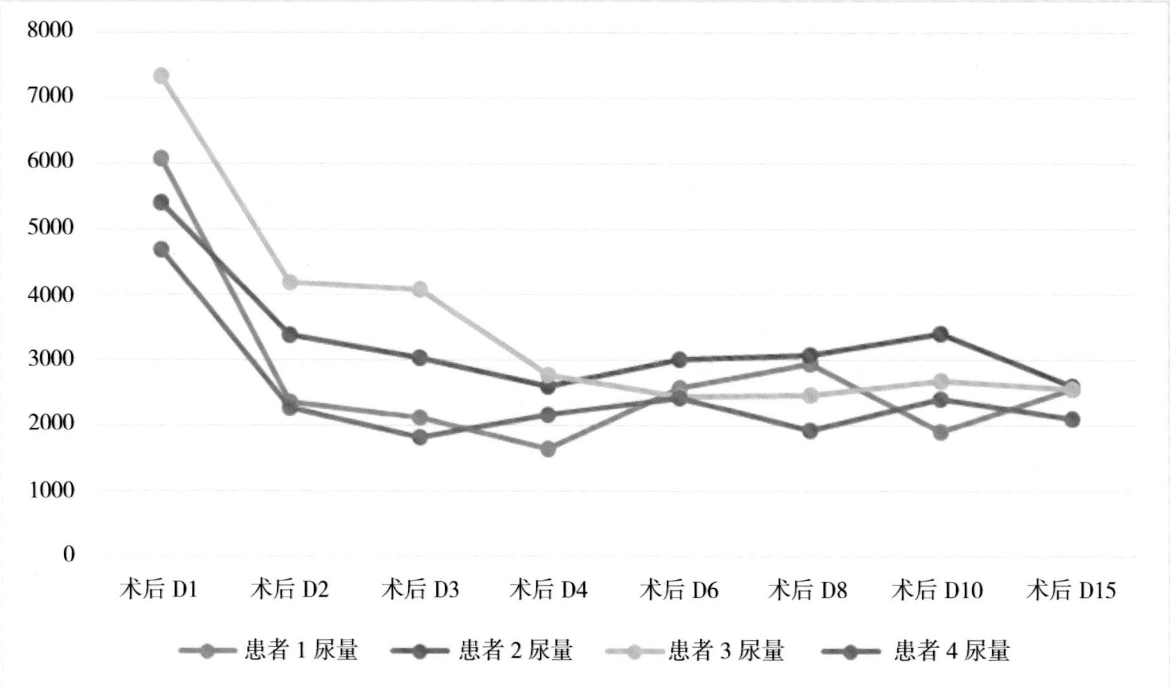

图 27－5－4　病例 1－4 患者围手术期尿量水平变化趋势图

随访期间，病例 1 受者术后 4 月因未遵医嘱按时服药，复查时发现血清肌酐增高至 156 μmol/L，检测流式血型抗体 IgG 滴度轻度反弹至 1∶16，移植肾穿刺活检提示局限性血栓栓塞性微血管病（TMA），予以及时增加骁悉至足量，使用抗凝药物和抗血小板药物，但未使用生物制剂等强力抗排斥治疗，治疗后血清肌酐逐步下降至正常水平。所有患者随访至今均存活，血清肌酐均在正常范围。

（三）操作要点

采用流式细胞法检测血型抗体滴度的要点：留取的血液标本应及时进行检测，不要将标本放置于冰箱内保存隔夜检测。流式细胞血液标本稀释倍数要做合理设置，1∶16 以下设置为 1∶8 和 1∶4 两个稀释倍数即可，有助于节省操作时间，提高检测效率。

采用新型蛋白 A 免疫吸附清除血型抗体的操作要点：蛋白 A 免疫吸附对 IgG 血型抗体清除效果较好，但对 IgM 血型抗体清除效果欠佳，可在前 3～4 次免疫吸附后观察血型抗体滴度下降情况，酌情联合血浆置换，有助于清除 IgM 型血型抗体。

六、适用与展望

在准确测定血型抗体效价的基础上，采用新型蛋白 A 的脱敏策略，既能高效安全地清除血型抗体，又能同步清除高致敏患者体内的 HLA 抗体，打破 HLA 抗体形成的免疫屏障，降低高致敏状态，使得 ABO 血型不相合肾移植、以及高致敏患者肾移植的长期预后可以与 ABO 血型相合肾移植的结果相媲美，对于肾移植发展具有重要意义。

〔彭风华　姚恒昌〕

第六节　预致敏患者的移植前脱敏治疗

一、概述

预致敏状态，意味着等待移植受者对潜在供体移植物有预存抗体，尤其是供体特异性抗体（Donor Specific Antibody，DSA），具有更高更强的排斥风险，长期以来一直是实体器官移植的主要限制因素。目前普遍认为这些抗体形成原因为①自然预先形成，②在妊娠期间、输血或既往同种异体移植中暴露于异基因抗原后产生。在 ABO 相容的供体-受体配对中，致敏抗体主要是人类白细胞抗原（Human Leukocyte Antigen，HLA）抗体。非 HLA 反应性抗体也对预致敏产生影响，并可能影响整体结果。天然抗体是在没有任何免疫接种情况下产生的抗体，主要是抗凋亡抗体，在移植物排斥中同样发挥作用。针对以上情况，目前使用的脱敏方案包括，使用单克隆或多克隆抗体清除 B 细胞亚群，采用血浆置换、大剂量免疫球蛋白冲击清除抗体（见图 27－6－1），从而达到阻断或抑制免疫系统对抗原的持续反应，为器官移植创造条件。

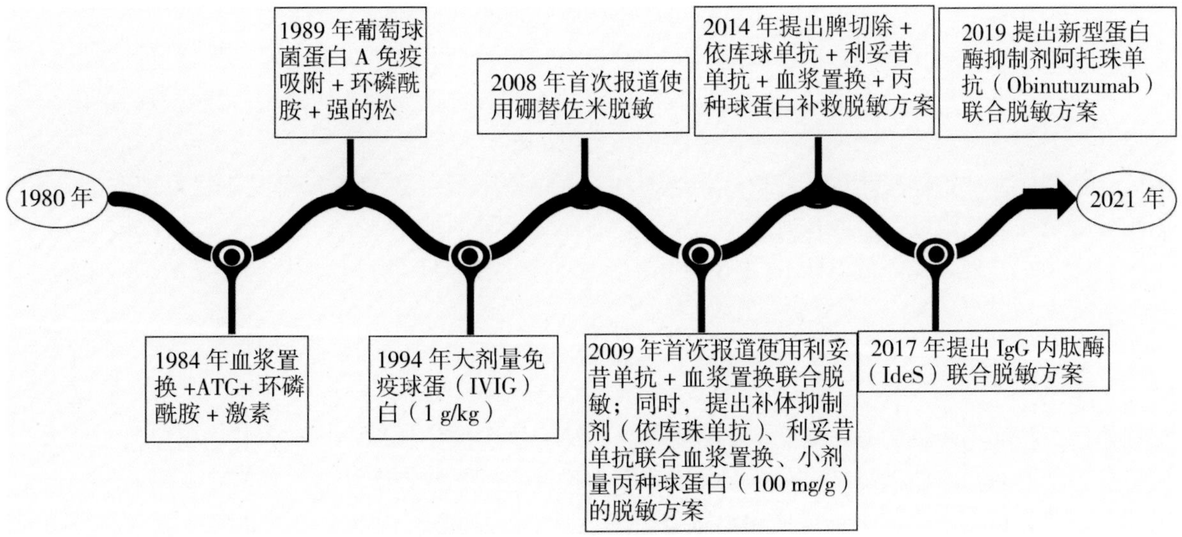

图 27－6－1　脱敏方案的历史演变

二、问题与困惑

无论是预先存在的DSA还是肾移植术后新生DSA都是由长寿命和短寿命浆细胞产生，记忆性B细胞、辅助性T淋巴细胞也在整个抗体生成中起到关键作用，单用一种类型的生物制剂（如CD20单抗或蛋白酶抑制剂）来脱敏处理，难以有效控制HLA抗体产生（表27-6-1）。血浆置换和大剂量免疫球蛋白联合脱敏存在诸多缺陷，如大剂量免疫球蛋白引起血栓、容量超负荷等并发症，经济负担重；血浆置换需要大量血浆，有感染、过敏、再致敏风险，且存在抗体反跳现象。如何合理分配治疗顺序和节点、有无新的脱敏方式、有无人群针对性成为致敏肾脱敏处理的难点。

表27-6-1 常见脱敏治疗的效能

	效应B细胞	记忆B细胞	浆细胞	长寿命浆细胞	HLA抗体	ABO血型抗体	效能分析
抗CD20单抗	+++	+++	—	—	+	++	抗体水平延迟效应；对ABO血型抗体抑制较HLA抗体较持久；通过抑制抗原提呈达到早期临床疗效。
蛋白酶抑制剂	+	+	+++	+	+	++	对活化的浆细胞有很强的抑制效；体外能抑制长寿命浆细胞，但对于迟发性AMR效果不佳。
IVIG	+	+	+	?	+	?	对所有B细胞簇和激活的浆细胞有免疫调节反馈效应；对于长寿命浆细胞的作用尚无研究数据支持；单独使用来清除抗体效果不佳。
抗体清除	—	—	—	—	+++	+++	有效、短暂清除抗体；能增加B细胞和浆细胞活化比例，可能会提高对蛋白酶抑制剂的敏感性。

三、创新与思考

预致敏肾移植患者需要全程、分阶段、靶向性脱敏，为此我们设计一套经过临床实践的脱敏策略，尤其是引入新型蛋白A免疫吸附技术，靶向吸附IgG类型抗体。临床现有方案没有对蛋白A免疫吸附、抗CD20单抗使用顺序、吸附次数与效率、免疫球蛋白的使用剂量和时机、整个脱敏方案时长、抗体反跳进行设计和探讨，因此，在现有方案上进行改进创新是值得探讨的。

我们将整个脱敏过程分为术前脱敏期、等待移植窗口检测期、围手术期、术后随访持续脱敏期四个时期，使致敏受者接近免疫调适状态。术前脱敏期压制大部分抗体反跳的同时，寻找合适的供体，允许1～2个低反应性HLA位点或抗体下降满意的位点进行配型，提高预致敏等待受者的移植几率；等待移植窗口检测期能发现抗体反跳位点并进行相应干预，继续使用蛋白A免疫吸附脱敏和丙种球蛋白压制，降低致敏阈值，延长脱敏或者减敏时间；围手术期有较为系统的抑制Tfh、B细胞亚群方案，使受者处于免疫调适状态，推后或降低ABMR发生；术后随访持续脱敏期有程序性活检和必要的维持脱敏手段，同时预防感染发生。

四、理论支撑

移植相关抗体产生机制存在复杂性、多样性，临床存在各种抗体清除方案，其中仍以血浆置换、大剂量免疫球蛋白和间断使用抗CD20单克隆抗体等为基础的脱敏方案最实用。研究显示免疫吸附对于清除IgG抗体的清除显著高于血浆置换和双重血浆滤过，能快速清除DSA，不需要用血浆或白蛋白作为补充或替代，是各种血液净化单采技术中最有效的，尤其是与利妥昔单抗联用后，降低了高致敏肾移植受者术后发生 ABMR 的几率。

五、践行实施

（一）具体脱敏步骤如下

1. 新型蛋白 A 免疫吸附

术前脱敏治疗采用连续蛋白 A 免疫吸附至少 3 次（强阳性受试者至少五次），隔天 1 次，每次蛋白 A 免疫吸附后需要监测受者的血清球蛋白和免疫球蛋白水平，每 3 次蛋白 A 免疫吸附后补充丙种球蛋白 100 mg/kg/天，连续 2 天，完成丙种球蛋白输注后隔一天再行蛋白 A 免疫吸附；或者蛋白 A 免疫吸附全部结束后再使用 1 g/kg 丙球输注（每天 10 g，连续 3～5 天）；

围手术期术前行蛋白 A 免疫吸附 1 次；术后行蛋白 A 免疫吸附至少 3 次（术后第一天开始，隔天进行）＋丙种球蛋白 100 mg/kg/天，连续 2 天（每 3 次蛋白 A 免疫吸附后进行，完成丙种球蛋白输注后隔一天再行蛋白 A 免疫吸附），HLA 抗体水平强阳性者术前蛋白 A 免疫吸附不超过 10 次，术后不超过 10 次。

2. 生物制剂及免疫诱导药物

美罗华：术前脱敏治疗采用联合利妥昔单抗（美罗华）1 次（剂量：HLA 抗体水平呈弱阳性或中阳性者为 100 mg/次；HLA 抗体水平呈强阳性者为 375 mg/1.73 m^2/次，时间：第一次免疫吸附前）；美罗华使用 3 天以上才能使用免疫吸附；术中使用利妥昔单抗（美罗华）1 次（100 mg/次）；术后视 HLA 抗体滴度情况早期（术后 1 周内）间断使用利妥昔单抗（美罗华）1～2 次（剂量：HLA 抗体水平呈弱阳性或中阳性者为 100 mg/次；HLA 抗体水平呈强阳性者为 375 mg/1.73 m^2/次）。若术前 HLA 抗体水平为强阳性者，术后使用利妥昔单抗（美罗华）至少 2 次，术中及术后使用利妥昔单抗（美罗华）最多 4 次。

兔抗人胸腺细胞免疫球蛋白：围手术期使用兔抗人胸腺细胞免疫球蛋白 2～5 次（25 mg/次），术前诱导 1 次，术前 2～4 h 开始使用；术后视 HLA 抗体滴度情况使用兔抗人胸腺细胞免疫球蛋白至少 1 次（剂量：HLA 抗体水平呈弱阳性或中阳性者为 25 mg/次；HLA 抗体水平呈强阳性者为 1.5 mg/kg/次），若 HLA 抗体滴度为强阳性者，术后至少使用兔抗人胸腺细胞免疫球蛋白 2 次，最多不超过 4 次，每次 1.5 mg/kg。

3. 维持性免疫抑制方案

（1）他克莫司

剂量：1 mg/kg，术后 6 个月内需要维持他克莫司谷浓度为 8～10 μg/L，6～12 个月为 6～8 μg/L，1 年以上维持 5～6 μg/L。若术前 HLA 抗体水平为强阳性者，他克莫司谷浓度 1 年内上调 1～2 μg/L。

（2）吗替麦考酚酯

剂量：1500 mg/天（术后半年内），术后半年后降至 1000 mg/天，MPA 的曲线下面积（AUC）波动在 40～60。若术前 HLA 抗体水平为强阳性者，MPA-AUC 维持在 50～70。

（3）糖皮质激素

肾移植术中＋术后 4 天，使用甲强龙共 1.5 g，使用方式为术中 500 mg 静脉滴注，术后第一天 500 mg 静脉滴注，术后第二天 250 mg 静脉滴注，术后第三天 125 mg 静脉滴注，术后第四天 125 mg 静脉滴注。从术后第五天起改为口服甲泼尼松龙片（4 mg/片）48 mg 一天 3 次，每次 16 mg，逐天减量至 8 mg，一天 2 次，每次递减 8 mg，术后一月减至早上口服 8 mg 一天一次。（如遇患者感染等特殊情况可适当减少甲泼尼松龙用量）。脱敏流程详见图 27－6－2。

（二）处理效果

脱敏处理后，无论是 HLA 相关性 IgG 抗体，还是非 HLA 抗体中 IgG 成分，均能达到满意的清除效果。目前总共用于 40 例高致敏患者的术前脱敏，成功实施了 35 例肾移植，具体情况如下：

1. 供受体配型：错配位点中位数：2 个（1～3 个）（尽量避开致敏位点，不能避开的则选择脱敏期

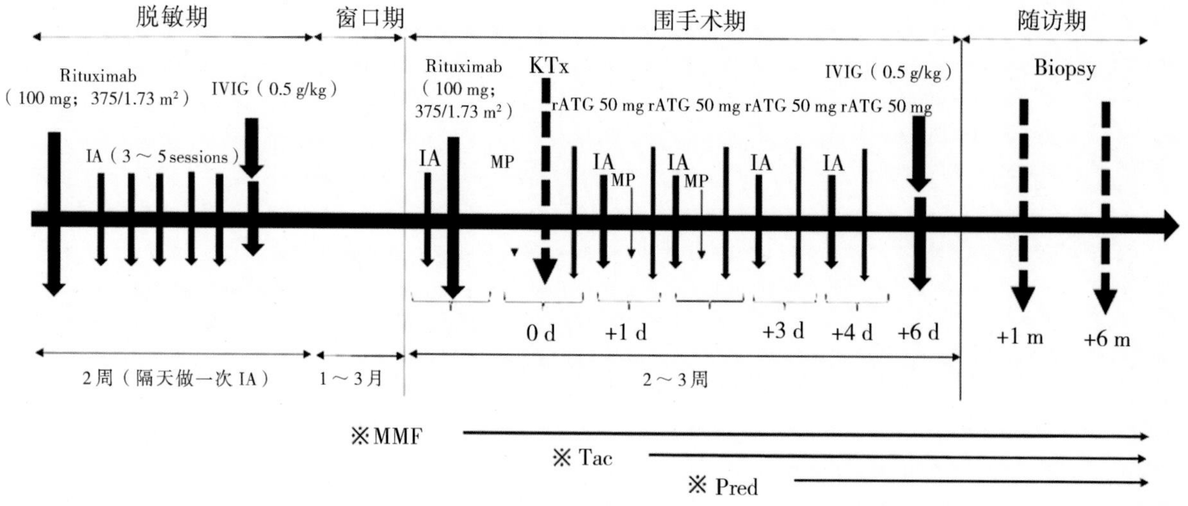

图 27-6-2 脱敏流程

注：Rituximab：利妥昔单抗；rATG：兔抗人胸腺免疫球蛋白；IA：蛋白 A 免疫吸附；MP：甲强龙；IVIG：静脉注射免疫球蛋白；KT：肾移植；MMF：酶酚酯酸；Tac：他克莫司；Pred：泼尼松龙

※对于多次肾移植患者，脱敏期就开始维持他克莫司浓度在 5 ng/ml 直至手术前，吗替麦考酚酯 500 mg bid，甲泼尼松龙片 4 mg/天。定期监测淋巴细胞亚群、免疫球蛋白 IgG、IgG1-4、抗体细分（LSA）

降低最佳位点）；有 11 位存在 DSA（其中两位是术后新发 DSA）。

2. HLA 抗体 35 例肾移植受体中，单独Ⅰ类（＋）有 16 例、单独Ⅱ类（＋）为 3 例，Ⅰ类、Ⅱ类均为（＋）为 16 例，二次肾移植 6 例；HLA 抗体平均荧光强度（MFI）：HLA Ⅰ类抗体为 18365±2738，HLA Ⅱ类抗体为 14471±6887。

3. 免疫吸附次数：免疫吸附总次数中位数：11 次（9～16 次）；术前行免疫吸附次数中位数：6 次（4～9 次）；术后行免疫吸附次数中位数：5 次（4～13 次）。

4. 术前第一次行免疫吸附至肾移植手术等待窗口期时长平均：80.34 天（1～297 天）。

5. 移植肾功能恢复和术后并发症：移植肾功能正常恢复率为 51.43%（18/35），缓慢恢复为 22.86%（8/35），延迟恢复为 25.71%（9/35）。并发症发生率为 51.43%（18/35）（1 年内），其中 7 例肺部感染（真菌 1 例、卡肺 1 例，混合型感染 1 例，余细菌感染），1 例重症肺炎死亡，1 例泌尿系感染；4 例尿 BK 病毒高滴度，1 例因 BKVN 导致移植肾失功，2 例治疗后好转（1 例切换布累迪宁＋丙球，1 例丙球转阴）；活动性抗体介导排斥反应 10 例，T 细胞介导排斥反应 1 例。

6. 术后肌酐变化：所有病例随访 3 个月平均肌酐为 118.75±25.86 μmol/L（估算肌酐清除率 85.25±10.96 ml/min），半年平均肌酐 121.45±30.50 μmol（估算肌酐清除率 70.25±15.50 ml/min）。

7. 抗体清除情况：除第 13、18 例患者外，余 38 例患者经过 1～14 次免疫吸附治疗，血清群体反应性抗体（PRA）和免疫球蛋白 IgG 水平明显下降，而 IgM、IgA、IgE 无明显变化。详见表 27-6-2 。

表 27-6-2 术前脱敏期相关免疫球蛋白变化及 PRA 变化

肾移植手术前免疫吸附治疗前后 PRA 及免疫球蛋白水平比较					
	PRAI（%）	IgG（g/L）	IgM（g/L）	IgA（g/L）	IgE（g/L）
最后吸附前	55.69±18.45	17.1±1.9	0.72±0.37	0.68±0.22	33.78±12.54
最后一次免疫吸附后	15.45±8.28[a]	4.72±2.01[a]	0.66±0.28	0.55±0.39	30.12±10.79

aP<0.001

抗体反跳情况：围手术期抗体反跳：11. 76%（4/35），术后 3 月随访出现抗体反跳：45. 71%（16/35），其中 8 人的 LSA 结果呈强阳性，无 DSA 产生，肾功能及尿量正常；2 人出现新发 DSA，尿量减少，肌酐较出院时升高，1 年后 DSA 转弱阳性，间断 IVIG 治疗效果较好。5 人预存 DSA 变化：40%（2/5）由降反升，但肌酐正常低限，进入随访期密切观察，60%（3/5）保持弱阳性。

9、HLA Ⅰ、Ⅱ类抗体清除效果：非强阳性组抗体清除率较高，对于强阳性组需要更换新吸附柱且达到最佳吸附次数才可以获得较好清除效果（见表 27-6-3）。

表 27-6-3　蛋白 A 免疫吸附对 HLA1、Ⅱ类抗体清除效率分析

抗体分类		清除率（%）	平均秩次	X^2 值	P 值
HLA Ⅰ类抗体	强阳性（n=96）	52.50（44.90～60.10）	56	98.426	0.0081
	中阳性（n=308）	66.80（60.70～72.90）	299		
	弱阳性（n=366）	85.40（79.20～91.60）	397		
HLA Ⅱ类抗体	强阳性（n=52）	30.15（25.74～34.56）	71	88.523	0.0114
	中阳性（n=202）	56.58（50.45～62.71）	278		
	弱阳性（n=184）	80.74（76.75～84.73）	297		

六、应用与展望

预致敏患者的移植前脱敏治疗为术前高抗体或术后 ABMR 的处理提供可用"武器"，减少预致受者移植等待时间，降低肾移植术后早期 ABMR 的发生，持续性脱敏为该类患者移植肾中长期生存提供帮助。按照本技术的处理基本原则：配型尽量避开致敏位点、术前脱敏窗口期一般为三个月内、生物制剂的合理使用、术后加强监测（合适的预测模型建立）对于高致敏受者是一种行之有效的方案。随着靶向抗体药物和新技术的不断推出，致敏移植患者脱敏疗效将更为显著、脱敏持续时间将延长，甚至能完全脱敏。

〔谢续标　宋　磊〕

参考文献

[1] NIAN Y，ISKE J，MAENOSONO R，et al. Targeting age-specific changes in CD4^{+} T cell metabolism ameliorates alloimmune responses and prolongs graft survival [J]. Aging Cell，2021，20 (2)：e13299.

[2] BARKER C F，MARKMANN J F. Historical overview of transplantation [J]. Cold Spring Harb Perspect Med，2013，3 (4)：a014977.

[3] MERRILL J P，MURRAY J E，HARRISON J H，et al. Successful homotransplantation of the human kidney between identical twins [J]. J Am Med Assoc，1956，160 (4)：277-282.

[4] COHEN D J，LOERTSCHER R，RUBIN M F，et al. Cyclosporine：a new immunosuppressive agent for organ transplantation [J]. Ann Intern Med，1984，101 (5)：667-682.

[5] MURRAY J E，MERRILL J P，HARRISON J H，et al. Prolonged survival of huMan-kidney homografts by immunosuppressive drug therapy [J]. N Engl J Med，1963，268：1315-1323.

[6] STARZL T E，TODO S，FUNG J，et al. FK 506 for liver，kidney，and pancreas transplantation [J]. Lancet，1989，2 (8670)：1000-1004.

[7] COLVIN M M，SMITH C A，TULLIUS S G，et al. Aging and the immune response to organ transplantation [J]. J Clin Invest，2017，127 (7)：2523-2529.

[8] 周浩. 人口结构转变对中国经济增长的影响研究 [D]. 济南：山东大学，2018.

[9] 牛忠志，杨维松. 我国社会保障基金筹措机制的完善 [J]. 理论学习，2010，(12)：62-64.

[10] MARTINS P N，TULLIUS S G，MARKMANN J F. Immunosenescence and immune response in organ transplantation [J]. Int Rev Immunol，2014，33 (3)：162-173.

[11] TULLIUS S G, MILFORD E. Kidney allocation and the aging immune response [J]. N Engl J Med, 2011, 364 (14): 1369-1370.

[12] HEINBOKEL T, HOCK K, LIU G, et al. Impact of immunosenescence on transplant outcome [J]. Transpl Int, 2013, 26 (3): 242-253.

[13] KRENZIEN F, ELKHAL A, QUANTE M, et al. A Rationale for Age-Adapted Immunosuppression in Organ Transplantation [J]. Transplantation, 2015, 99 (11): 2258-2268.

[14] KRENZIEN F, QUANTE M, HEINBOKEL T, et al. Age-Dependent Metabolic and Immunosuppressive Effects of Tacrolimus [J]. Am J Transplant, 2017, 17 (5): 1242-1254.

[15] COSSARIZZA A, ORTOLANI C, MONTI D, et al. Cytometric analysis of immunosenescence [J]. Cytometry, 1997, 27 (4): 297-313.

[16] LINTON P J, DORSHKIND K. Age-related changes in lymphocyte development and function [J]. Nat Immunol, 2004, 5 (2): 133-139.

[17] PALLIKKUTH S, DE ARMAS L, RINALDI S, et al. T Follicular Helper Cells and B Cell Dysfunction in Aging and HIV-1 Infection [J]. Front Immunol, 2017, 8: 1380.

[18] QUANTE M, HEINBOKEL T, EDTINGER K, et al. Rapamycin Prolongs Graft Survival and Induces $CD4^+$ IFN-gamma+IL-10+ Regulatory Type1Cells in Old Recipient Mice [J]. Transplantation, 2018, 102 (1): 59-69.

[19] WIKBY A, MANSSON I A, JOHANSSON B, et al. The immune risk profile is associated with age and gender: findings from three Swedish population studies of individuals 20-100 years of age [J]. Biogerontology, 2008, 9 (5): 299-308.

[20] MCBRIDE J A, STRIKER R. Imbalance in the game of T cells: What can the CD4/CD8 T-cell ratio tell us about HIV and health? [J]. PLoS Pathog, 2017, 13 (11): e1006624.

[21] JIN L, ALESI G N, KANG S. Glutaminolysis as a target for cancer therapy [J]. Oncogene, 2016, 35 (28): 3619-3625.

[22] ZHU J, ZHENG Y, ZHANG H, et al. Targeting cancer cell metabolism: The combination of metformin and 2-Deoxyglucose regulates apoptosis in ovarian cancer cells via p38 MAPK/JNK signaling pathway [J]. Am J Transl Res, 2016, 8 (11): 4812-4821.

[23] VAN DER WINDT G J, PEARCE E L. Metabolic switching and fuel choice during T-cell differentiation and memory development [J]. Immunol Rev, 2012, 249 (1): 27-42.

[24] YANG Z, MATTESON E L, GORONZY J J, et al. T-cell metabolism in autoimmune disease [J]. Arthritis Res Ther, 2015, 17: 29.

[25] VAZQUEZ A, LIU J, ZHOU Y, et al. Catabolic efficiency of aerobic glycolysis: the Warburg effect revisited [J]. BMC Syst Biol, 2010, 4: 58.

[26] JONES W, BIANCHI K. Aerobic glycolysis: beyond proliferation [J]. Front Immunol, 2015, 6: 227.

[27] CHAO T, WANG H, HO P C. Mitochondrial Control and Guidance of Cellular Activities of T Cells [J]. Front Immunol, 2017, 8: 473.

[28] MICHALEK R D, GERRIETS V A, JACOBS S R, et al. Cutting edge: distinct glycolytic and lipid oxidative metabolic programs are essential for effector and regulatory $CD4^+$ T cell subsets [J]. J Immunol, 2011, 186 (6): 3299-3303.

[29] GERRIETS V A, KISHTON R J, NICHOLS A G, et al. Metabolic programming and PDHK1 control $CD4^+$ T cell subsets and inflammation [J]. J Clin Invest, 2015, 125 (1): 194-207.

[30] WU J, ZHANG H, SHI X, et al. Ablation of Transcription Factor IRF4 Promotes Transplant Acceptance by Driving Allogenic $CD4^+$ T Cell Dysfunction [J]. Immunity, 2017, 47 (6): 1114-1128 e6.

[31] LEE C F, LO Y C, CHENG C H, et al. Preventing Allograft Rejection by Targeting Immune Metabolism [J]. Cell Rep, 2015, 13 (4): 760-770.

[32] LO Y C, LEE C F, POWELL J D. Insight into the role of mTOR and metabolism in T cells reveals new potential approaches to preventing graft rejection [J]. Curr Opin Organ Transplant, 2014, 19 (4): 363-371.

[33] VAN DER WINDT G J, CHANG C H, PEARCE E L. Measuring Bioenergetics in T Cells Using a Seahorse Extracellular Flux Analyzer [J]. Curr Protoc Immunol, 2016, 113: 3.16B. 1-3.16B. 14.

[34] 彭风华，彭龙开，高陈，等. 成人脑死亡后器官捐献双肾移植术 2 例并文献复习 [J]. 中国医师杂志，2017，19 (1)：22-24.

[35] 彭风华，陈靓靓，彭龙开，等. 选择性供肾病理检查评估的临床意义 [J]. 中华医学杂志. 2018，98 (3)：186-190

[36] EKSER B, FURIAN L, BROGGIATO A, et al. Technical aspects of unilateral dual kidney transplantation from expanded criteria donors: experience of 100 patients [J]. Am J Transplant, 2010, 10 (9): 2000-2007.

[37] RIGOTTI P, CAPOVILLA G, DI B C, et al. A single-center experience with 200 dual kidney transplantations [J]. Clin Transplant, 2014, 28 (12): 1433-1440.

[38] JOHNSON L B, KUO P C, SCHWEITZER E J, et al. Double renal allografts successfullyincrease utilization of kidneys from older donors within a single organ procurement organization [J]. Transplantation, 1996, 62 (11): 1581-1583.

[39] MASSON D, HEFTY T. A technique for the transplantation of 2 adult cadaver kidney grafts into1recipient [J]. J Urol, 1998, 160 (5): 1779-1780.

[40] JOHNSON A P, PRICE T P, LIEBY B, et al. Dual Kidney Allocation Score: A Novel Algorithm Utilizing Expanded Donor Criteria for the Allocation of Dual Kidneys in Adults [J]. Ann Transplant, 2016, 21: 565-576.

[41] OLAKKENGIL S A, VARATHARAJAH K, RAO M M, et al. A Single Center Experience With Adult Dual Kidney Transplantf [J]. Exp Clin Transplant, 2015, 13 (5): 408-412.

[42] GILL J, CHO Y W, DANOVITCH G M, et al. Outcomes of dual adult kidney transplants in the United States: an analysis of the OPTN/ UNOS database [J]. Transplantation, 2008, 85 (1): 62-68.

[43] REMUZZI G, CRAVEDI P, PEMA A, et al. Long-tenn outcome of renal transplantation from older donors [J]. N Engl J Med, 2006, 354 (4): 343-352.

[44] RIGOTTI P, EKSER B, FURIAN L, et al. Outcome of renal transplantation fcom very old donors [J]. N Engl J Med, 2009, 360 (14): 1464-1465.

[45] KOSMOLIAPTSIS V, SALJ I M, BARDSLEY V, et al. Baseline donor chronic renal injury confers the same transplant survival disadvantage for DCD and DBD kidneys [J]. Am J Transplant, 2015, 15 (3): 754-763.

[46] EKSER B, BALDAN N, MARGANI G, et al. Monolateral placement of both kidneys in dual kidney transplantation: low surgical complication rate and short operating time [J]. Transpl Int, 2006, 19 (6): 485491.

[47] 彭风华，余少杰，彭龙开，等. 婴幼儿心死亡后捐献肾行肾移植术：2 例病例报告并文献复习 [J]. 中南大学学报（医学版），2014，39 (2)：204-208.

[48] 蓝恭斌，彭龙开，方春华，等. 儿童 DCD 供肾成人单肾移植与标准 DCD 供肾移植临床疗效比较研究 [J]. 泌尿外科杂志（电子版），2015 (2)：26-32.

[49] 刘凌霄，余少杰，彭龙开，等. 婴幼儿脑死亡后供者器官捐献供肾成人双肾移植 23 例 [J]. 中华器官移植杂志，2015，36 (11)：646-651.

[50] SURESHKUMAR K K, PATEL A A, ARORA S, et al. When is it reasonable to split pediatric en bloc kidneys for transplantation into two adults? [J]. Transplant Proc, 2010, 42 (9): 3521-3523.

[51] UEMURA T, LIANG J, KHAN A, et al. Outcomes of transplantation of single pediatric renal allografts equal to or more than 6 cm in length [J]. Transplantation, 2010, 89 (6): 710-713.

[52] BORBOROGLU P G, FOSTER C E, PHILOSOPHE B, et al. Solitary renal allografts from pediatric cadaver donors less than 2 years of age transplanted into adult recipients [J]. Transplantation, 2004, 77 (5): 698-702.

[53] BRETAN PN J R, FRIESE C, GOLDSTEIN R B, et al. Immunologic and patient selection strategies for successful utilization of less than 15 kg pediatric donor kidneys-long term experiences with 40 transplants [J]. Transplantation, 1997, 63 (2): 233-237.

[54] LACKNER J E, WRIGHT F H, BANOWSKY L H. Long-term function of single pediatric kidneys less than 48 months of age transplanted into adult recipients compared with adult cadaveric and living-related transplants [J]. Transplant Proc, 1997, 29 (8): 283-287.

［55］ HBART M G，MODLIN C S，KAPOOR A，et al. Transplantation of pediatric en bloc cadaveric kidneys into adult recipeints ［J］. Transplantation，1998，66（12）：689－1694.
［56］ SALEHIPOUR M，BAHADOR A，NIKEGHBALIAN S，et al. En-bloc Transplantation：an Eligible Technique for Unilateral Dual Kidney Transplantation ［J］. Int J Organ Transplant Med，2012，3（3）：111－114.
［57］ LI Y，LI J，FU Q，et al. En Bloc Dual Kidney Transplantation from Pediatric Donors after Cardiac Death：Initial Experience in China ［J］. Urol Int，2014，93（4）：482－486.
［58］ SMYTH G P，ENG M P，POWER R P，et al. Long-tenn outcome of cadaveric pediatric en bloc transplantation-a 15-year experience ［J］. Transplant Proc，2005，37（10）：4228－4229.
［59］ BELTRAN S，KANTER J，PLAZA A，et al. One-year follow-up of en bloc renal transplants from pediatric donors in adult recipients ［J］. Transplant Proc，2010，42（8）：2841－2844.
［60］ KAYLER L K，BLISARD D，BASU A，et al. Transplantation of en bloc pediatric kidneys when the proximal vascular cuff is too short ［J］. Transplantation，2007，83（1）：104－105.
［61］ RAZA S S，RAVULA P K，HAKEEM A R，et al. En bloc kidney transplant from young pediatric donors；a scope to increase the donor pool ［J］. Exp Clin Transplant，2014，12（3）：261－264.
［62］ YU S J，LIU H C，SONG L，et al. Dual Kidney Transplantation From Pediatric Donors to Adult Recipients ［J］. Transplant Proc，2015，47（6）：1727－1731.
［63］ 胡善彪，余少杰，彭龙开，等. 40 例儿童肾移植回顾性分析 ［J］. 实用器官移植电子杂志. 2018，6（6）：435－439
［64］ 国家卫生和计划生育委员会脑损伤质控评价中心. 脑死亡判定标准与技术规范（儿童质控版）［J］. 中华儿科杂志，2014，52（10）：756－758.
［65］ CEN M，WANG R，KONG W，et al. ABO-incompatible living kidney transplantation ［J］. Clin Transplant，2020，34（9）：e14050.
［66］ KUMLIEN G，WILPERT J，SäFWENBERG J，et al. Comparing the tube and gel techniques for ABO antibody titration，as performed in three European centers ［J］. Transplantation，2007，84（12 Suppl）：S17－9.
［67］ MONTGOMERY J R，BERGER J C，WARREN D S，et al. Outcomes of ABO-incompatible kidney transplantation in the United States ［J］. Transplantation，2012，93（6）：603－9.
［68］ MORATH C，BECKER L E，LEO A，et al. ABO-incompatible kidney transplantation enabled by non-antigen-specific immunoadsorption ［J］. Transplantation，2012，93（8）：827－34.
［69］ WAHRMANN M，SCHIEMANN M，MARINOVA L，et al. Anti-A/B antibody depletion by semiselective versus ABO blood group-specific immunoadsorption ［J］. Nephrol Dial Transplant，2012，27（5）：2122－9.
［70］ ESKANDARY F，WAHRMANN M，BIESENBACH P，et al. ABO antibody and complement depletion by immunoadsorption combined with membrane filtration—a randomized，controlled，cross-over trial ［J］. Nephrol Dial Transplant，2014，29（3）：706－14.
［71］ 王璀里，冯时，王宇成，姜虹，黄洪锋，陈江华. 流式细胞术与传统试管法检测血型抗体滴度在 ABO 血型不相容肾移植中的临床应用 ［J］. 中华器官移植杂志，2018，39（07）：402－406.
［72］ Yin Hang，Hu Xiao-peng，Li Xiao-bei，et al. Protein A immunoadsorption combined with rituximab in highly sensitized kidney transplant recipients ［J］. Chin Med J（Engl），2009，122：2752－6.
［73］ 中华医学会器官移植学分会. ABO 血型不相容亲属活体肾移植技术操作规范（2019 版）［J］. 器官移植，2019，10（5）：533－539. DOI：10.3969/j.issn.1674－7445. 2019.05.012.
［74］ Qianchuan Tian，Zhaoqi Zhang，Liang Tan，Fan Yang，Yanan Xu，Yinan Guo，Dong Wei，Changhong Wu，Peng Cao，Jiawei Ji，Wei Wang，Xubiao Xie（co-corresponding author），Yong Zhao. Skin and heart allograft rejection solely by long-lived alloreactive TRM cells in skin of severe combined immunodeficient mice. Sci Adv. 2022 28；8（4）：eabk0270. doi：10.1126/sciadv.abk0270.
［75］ Liang Tan，Yanan Xu，Gongbin Lan，Hongxia Wang，Zhanfeng Liang，Zhaoqi Zhang，Qianchuan Tian，Yangxiao Hou，Yong Zhao，Xubiao Xie（corresponding author）. Absence of TSC1 Accelerates $CD8^+$ T cell-mediated Acute Cardiac Allograft Rejection. Aging and disease. 2022. https：//doi.org/10.14336/AD. 2022.0224.
［76］ LiangTan，Manhua Nie，Lei Song，ShaojieYu，Gongbin Lan，Xubiao Xie（co-corresponding author）. The role of cir-

culating T follicular helper cells in kidney transplantation. Transplant Immunology, Volume 69, December 2021, 101459.

[77] Song Lei, Fang Fei, Liu Peng, Zeng Gang, Liu Hongda, Zhao Yang, Xie Xubiao, Tseng George, Randhawa Parmjeet, Xiao Kunhong. Quantitative Proteomics for Monitoring Renal Transplant Injury, Proteomics—Clinical Applications, 2020, 14 (4): 0 - 1900036.

[78] Fang F, Liu P, Song L, Wagner P, Bartlett D, Ma L, Li X, Rahimian MA, Tseng G, Randhawa P, Xiao K. Diagnosis of T-cell-mediated kidney rejection by biopsy-based proteomic biomarkers and machine learning. Front Immunol. 2023 Feb 6; 14: 1090373.

[79] Susal C, Dohler B, Opelz G. Presensitized kidney graft recipients with HLA class I and II antibodies are at increased risk for graft failure: a Collaborative Transplant Study report. Hum Immunol. 2009; 70 (8): 569 - 573.

[80] Zou Y, Stastny P, Susal C, Dohler B, Opelz G. Antibodies against MICA antigens and kidney-transplant rejection. N Engl J Med. 2007; 357 (13): 1293 - 1300.

[81] Maillard N, Absi L, Claisse G, Masson I, Alamartine E, Mariat C. Protein A-Based Immunoadsorption Is More Efficient Than Conventional Plasma Exchange to Remove Circulating Anti-HLA Antibodies. Blood Purif. 2015; 40 (2): 167 - 72.

[82] Schwenger V, Morath C. Immunoadsorption in nephrology and kidney transplantation. Nephrol Dial Transplant. 2010 Aug; 25 (8): 2407 - 13.

[83] Jin Q, Liu H, Song LY, Huang J, Chang Y, Zhang M, Shi YM. Protein A immunoadsorption therapy in the highly sensitized kidney transplant candidates. Chin Med J (Engl). 2011 Mar; 124 (5): 780 - 2.

[84] Noble J, Jouve T, Malvezzi P, Rostaing L. Desensitization in Crossmatch-positive Kidney Transplant Candidates. Transplantation. 2023 Feb 1; 107 (2): 351 - 360.

第二十八章 基础研究

第一节 肌醇氧化酶通过铁死亡促进顺铂诱导的急性肾损伤

一、概　　述

急性肾损伤（AKI）在临床中多见，可由多种因素引起，如药物毒性损伤、横纹肌溶解症脓毒血症及肾脏缺血再灌注等。顺铂（Cisplatin）是多种恶性肿瘤的一线化疗药物，然而其临床应用主要受限该药物的肾毒性。顺铂损伤的主要部位是肾脏的近曲小管，减轻肾脏近曲小管上皮细胞损伤成为治疗顺铂肾毒性的主要策略之一。肌醇氧化酶（myo-inositol oxygenase，MIOX）是一种肾脏近曲小管上皮细胞特异性的氧化还原酶，其主要功能是将肌醇的碳环结构破坏以促进肌醇的降解，MIOX 的酶学活性会消耗 NADPH，影响细胞内的氧化应激平衡，调控肾脏的多种损伤的反应进程。

铁死亡（ferroptosis）是 2012 年新发现的一种调节性细胞细胞，其主要特点是细胞内自由铁含量的急剧增多和过量的脂质过氧化物反应。既往研究显示铁死亡在肾脏缺血再灌注、草酸、横纹肌溶解症及叶酸诱导的急性肾损伤中起着重要的作用。然而在本次研究成果发表之前，尚无文献报道铁死亡在顺铂诱导的 AKI 中的作用。

二、问题与困惑

1. 尽管铁死亡在顺铂诱导 AKI 中的作用之前尚无报道，但是既往资料显示顺铂肾损伤时肾脏中铁代谢的紊乱明显，同时肾脏中不饱和脂肪酸含量高，脂质过氧化反应明显，但目前尚不清楚铁死亡是否参与顺铂诱导的 AKI 的反应进程。

2. MIOX 主要表达于肾脏的近曲小管上皮细胞，且可调节肾脏的氧化应激平衡；而顺铂肾损伤的主要部位在肾脏的近曲小管，且顺铂诱导的 AKI 与氧化应激密切相关；然而 MIOX 是否可以调控 AKI 的进程及其与铁死亡的相关性目前尚不清楚。

三、创新与思考

1. 本研究首次阐明了铁死亡在顺铂诱导的 AKI 中的主导作用，为后续 AKI 中铁死亡相关的研究提供一个稳定重复的损伤模型。

2. 本研究证实了 MIOX 表达水平对顺铂诱导的 AKI 的促进作用，为 MIOX 相关的阻断剂研发提供良好的理论基础。

四、理论支撑

Stockwell 等人首次报道了铁死亡的死亡方式，并详细阐述了脂代谢，铁代谢和氨基酸代谢在其中的重要的作用，同时，Zarjou 报道了顺铂诱导 AKI 中铁代谢的紊乱状态，为本次研究提供了扎实的前期理论依据。

五、践行实施

（一）铁死亡在顺铂诱导的 AKI 中的重要作用

由于铁死亡缺乏特异性的检测治疗，其检测手段主要依靠不同通路的阻断剂的保护效果。因此，为了探究铁死亡在顺铂诱导的 AKI 中的重要作用，我们在体内和体外应用铁死亡阻断剂 Fer-1（脂质过氧化反应阻断剂）和 DFO（铁螯合剂）。我们的研究结果（图 28－1－1）显示：铁死亡阻断剂 Fer-1 和 DFO 可以减轻顺铂引起的 HK-2 细胞死亡和 DNA 损伤。同时，我们的体内研究还发现 Fer-1 可缓解顺铂引起的小鼠肾脏病理学改变（HE 染色）。通过这些体内和体外研究，我们首次证实了铁死亡在顺铂诱导 AKI 中的重要作用，为肾脏病的铁死亡研究提供了一个能够同时在体内和体外稳定重复的损伤模型。

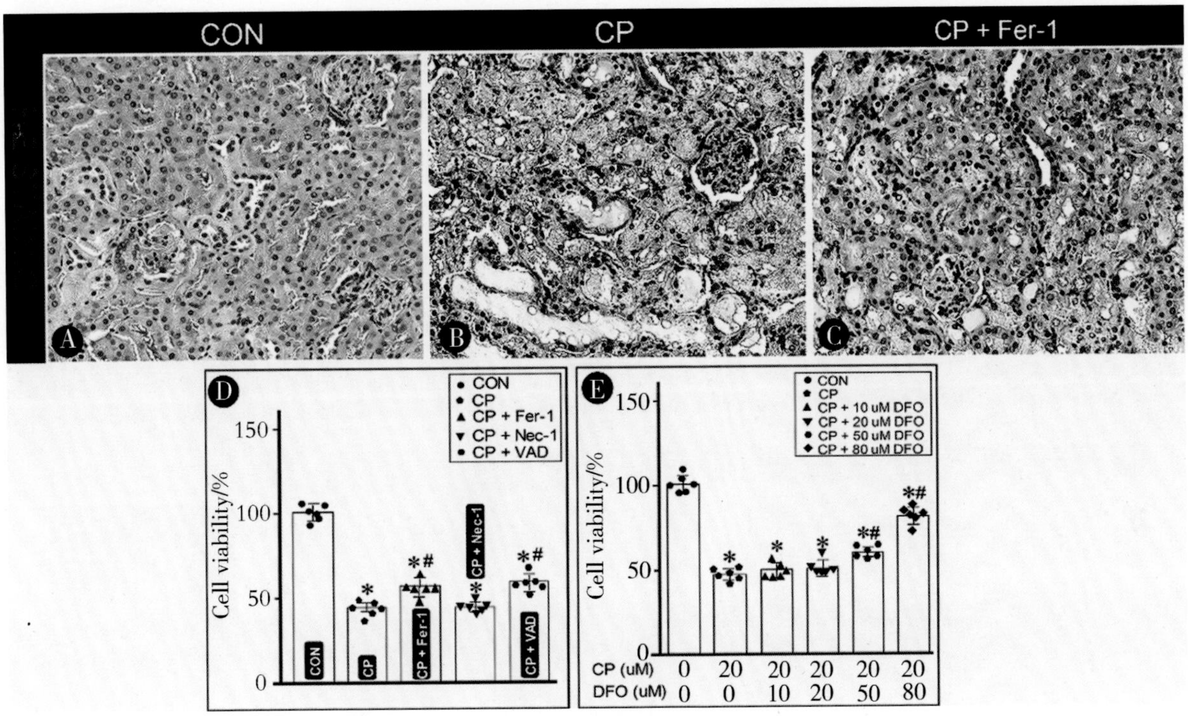

图 28－1－1　铁死亡阻断剂减轻顺铂诱导的 AK1

肾脏组织的 HE 染色（A～C）与 MTT 检测 HK2 细胞生存率（D、E).

（二）MIOX 表达水平对顺铂诱导的 AKI 中铁死亡的调控作用

为了探究 MIOX 表达水平对铁死亡的调控作用，我们在体内和体外干预 MIOX 的表达水平，并建立了顺铂损伤模型。实验结果显示：MIOX 的表达水平可以在体内和体外调控顺铂引起的近曲小管上皮细胞死亡（图 28－1－2、图 28－1－3）。进一步研究发现，MIOX 表达水平可以从多个层面条件顺铂引起的铁死亡通路的改变：脂质过氧化物反应（4-HNE 检测），铁自噬，GPX4 活性及 NADPH 的消耗。

六、适用与展望

本次研究证实了 MIOX 表达水平对顺铂诱导的 AKI 的调控作用，且这一作用与铁死亡密切相关，这给后续的研究提供了很多潜在的方向。AKI 的诱发因素较多，比如肾缺血再灌注损伤和横纹肌溶解症等，肾脏近曲小管都是这些损伤的主要部位之一，且铁死亡在其中起着重要的作用，因此后续研究可在这些模型上进行深入探究。此外，目前尚无针对 MIOX 的阻断剂，本研究应用 MIOX 敲除小鼠阐明了 MIOX 的促肾损伤作用，可用于指导后期的阻断剂研发和临床转化。

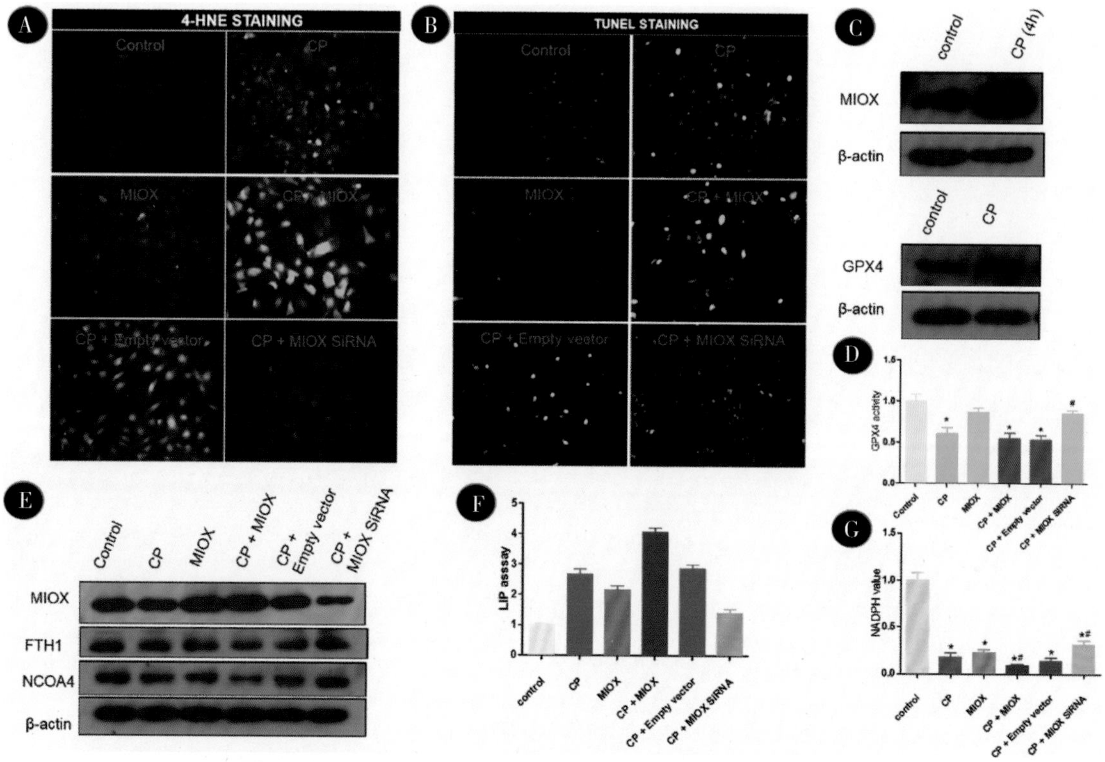

图 28-1-2　MOX 通过加速铁死亡加重铂诱导的 HK-细胞损伤

A. HK-2 细胞 4-HNE 免疫荧光染色；B. HK-2 细胞的 TUNEL 染色；C. western blot 检测细胞的 MIOX 和 GPX4；D. GPX4 活性检测；E. 铁死亡指标的 Western blot 检测；F. LIP assay 检测细胞内自由铁；G. 细胞内 NADPH 的检测。

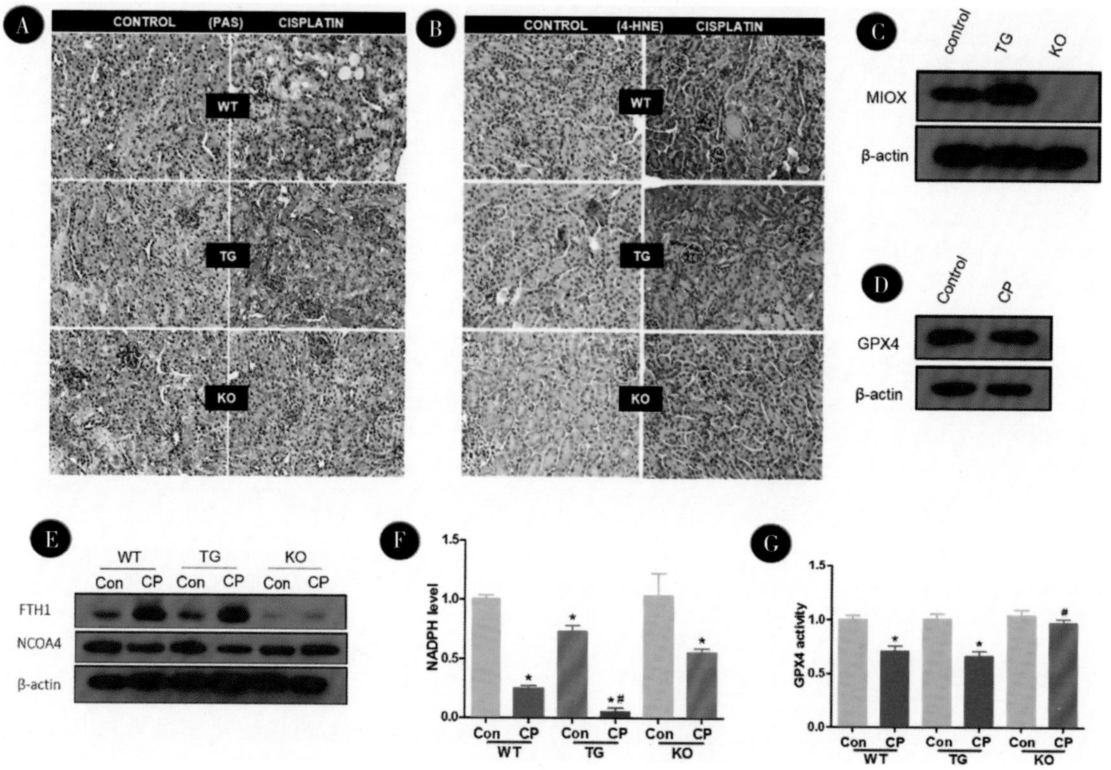

图 28-1-3　MOX 通过促进铁死亡加重顺铂诱导的 AKI

A. 肾脏组织的 PAS 染色；B. 肾脏组织的 4-HNE 免疫组化染色；C. Western blot 检测肾脏组织中的 MIOX 和 GPX4；D. 铁死亡指标的 Western blot 检测；E. 细胞内 NADPH 的检测；F. GPX4 活性检测。

〔邓　飞〕

第二节　血管生成拟态在前列腺癌中发生机制的探索和 EphA2 的临床应用前景

一、概　　述

前列腺癌（PCa）是老年男性较为常见的泌尿生殖系恶性肿瘤，具有很高的致死率。其发生率和死亡率在欧美发达国家与发展中国家中是明显不同的。在欧美等发达国家，前列腺癌的发生率排名高居所有男性恶性肿瘤的第二位。在我国，前列腺癌的发病由于严重的人口老龄化问题和恶化的环境因素也呈逐年上升的趋势。且在临床确诊时多属中晚期。因此，提高前列腺癌的诊断和治疗水平非常重要。目前，与其他癌症一样，前列腺癌的发病机制尚未完全清楚，生活方式行为和遗传因素被认为是危险因素。对于局限性前列腺癌，最佳治疗方法是行根治性前列腺切除术和根治性放射治疗，对于进展期和晚期前列腺癌，以内分泌治疗为主，但经过1～3年的中位时间后绝大部分患者都会转归为去势抵抗性前列腺癌，内分泌治疗和化疗无效后患者将面临生存期缩短、生活质量下降等问题，其中位总生存期＜2年。因此，怎么样能在发病之初就分析和判断影响前列腺癌患者生存和预后的因素，探索高危前列腺癌的侵袭、转移机制，并且根据这些因素对前列腺癌的影响从而进行特异性和靶向性治疗前列腺癌成为人们探索和研究的热点。

经典的肿瘤血管生成理论认为，肿瘤需要血流供应来维持它的生长、浸润和血流转移，当瘤体直径＞2 mm时，需要激活血管内皮细胞（endothelial cell，EC）构建血管获取血供来维持肿瘤的生长、侵润及转移。因此，以往的研究重点是肿瘤血管发生的机制：新生的血管是如何从预存的血管中再生并长入肿瘤中。然而，目前发现血管发生可能并不是供给肿瘤营养和生长的唯一机制。1999年，Maniotis等人发现在视网膜黑色素瘤内部可形成由恶性肿瘤细胞而非血管内皮细胞连接形成的、能为肿瘤提供血供的管网状结构，称为血管生成拟态（vasculogenic mimicry，VM）。由于它不同于内皮细胞在肿瘤内的血管生成模式，它通过肿瘤细胞的自身变形和基质重塑形成类似血管样的通道，肿瘤组织可以通过这种结构与宿主血管连通获取营养，使得肿瘤极易侵袭和转移，增加了肿瘤的恶性程度（图28－2－1）。

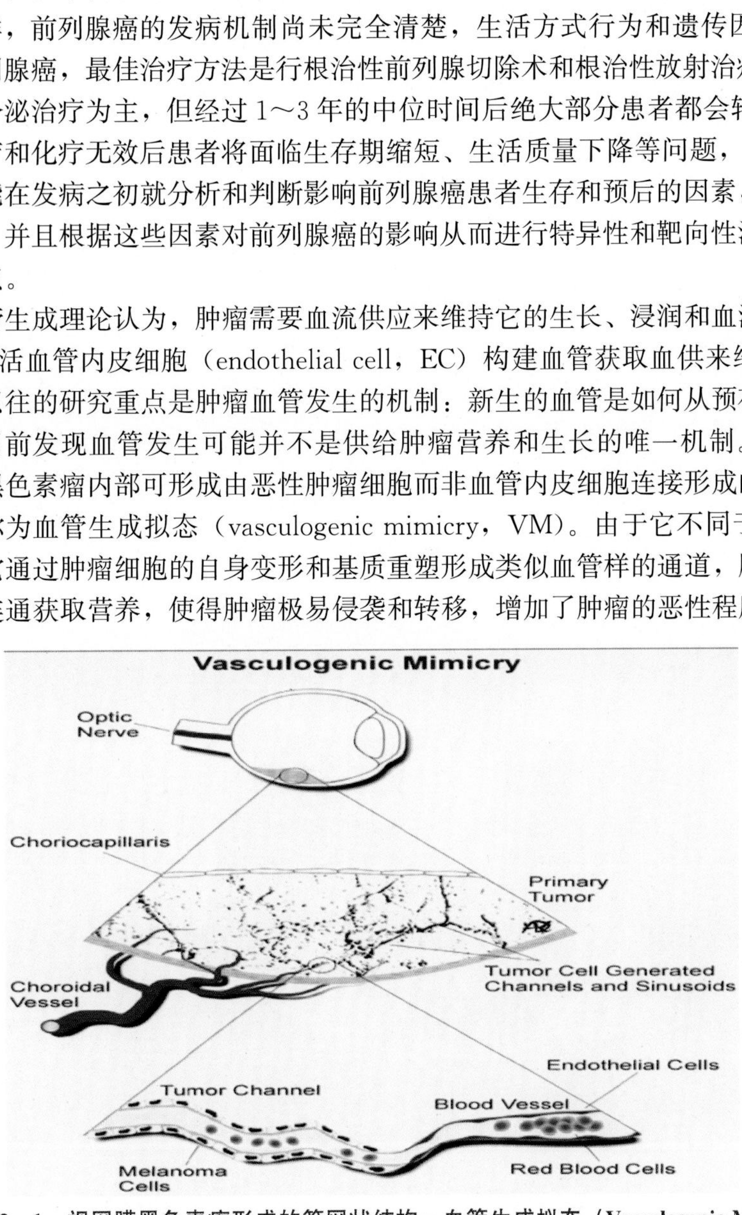

图28－2－1　视网膜黑色素瘤形成的管网状结构一血管生成拟态（Vasculogenic Mimicry）

二、问题与困惑

虽然，Folberg等人首先通过三维培养研究发现VM围绕在团块状肿瘤细胞的周围，并与肿瘤血管之间存在着连接，光学显微镜、电子显微镜以及针对内皮细胞的免疫组织化学染色均未发现在这些管道的基质中存在内皮细胞，进一步研究发现在其他某些高度恶性的肿瘤也存在这种肿瘤微循环的新形式，例如在恶性黑素瘤、乳腺癌、胶质瘤和某些软组织肉瘤均发现由高度恶性肿瘤细胞通过细胞变形生成的被细胞外基质分割的微循环管道。

但血管生成拟态到底是肿瘤中普遍存在的现象？还是某些肿瘤中的个别现象？尚不能得到肯定回答。而且 VM 在不同类型肿瘤中的发生率有很大差异，孙保存等报道 VM 发生率在间皮肉瘤中为 27%，在横纹肌肉瘤中为 18.84%，在恶性黑色素细胞瘤中为 5.26%。

血管生成拟态形成的机制是什么？在前列腺癌中是否广泛存在血管生成拟态？由于肿瘤 VM 的发现，对肿瘤的生长、侵袭和转移的机制又有了全新的理解，随着分子生物学技术的分子，通过对靶向基因的抑制、封闭，达到影响肿瘤 VM 形成的目的，Sun 等人报道 SiRNA 沉默 Twistl 的表达，可以减少肝细胞癌中 VM 的生成。以往把抑制肿瘤的血管生成作为肿瘤治疗的重要手段，目前将不得不重新思考针对血管形成的治疗策略，VM 现象的发现也为肿瘤治疗提供了新的靶点。

三、创新与思考

虽然已有报道在前列腺癌中发现由高度恶性肿瘤细胞形成的 VM，能不能通过三维培养和构建动物模型来进一步探索 VM 的形成机制？VM 现象为前列腺癌的预后判断和治疗又可以提供什么新的思路？当前一些抗肿瘤血管生成的药物是针对内皮细胞，而非肿瘤细胞本身，所以有可能对肿瘤细胞形成脉管的机制不起作用。寻找前列腺癌 VM 与肿瘤血管生成之间有可能存在共同的治疗靶点，将为前列腺癌的治疗带来新的思路。

EphA2 可以通过细胞信号转导通路来诱导肿瘤细胞的分化和增殖，并在维持细胞与细胞之间的黏附、促进血管生成、调节血管生成活性等过程中起着重要的调节作用，并通过这些机制导致血管生成、肿瘤的发生，及肿瘤细胞的侵袭、浸润和转移。EphA2 在调节血管生成拟态中的重要作用引起了许多学者对其活化的下游区信号途径的研究，该途径促使网络状管道结构的形成。因此，VM 与肿瘤血管生成之间是否有可能存在共同的治疗靶点——EphA2（图 28-2-2）？

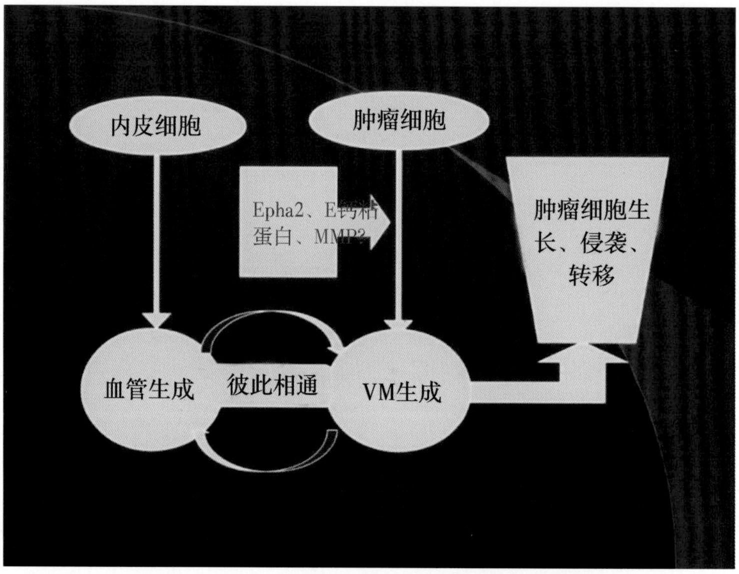

图 28-2-2 血管生成拟态与肿瘤细胞关系图

四、理论支撑

首先从形态学上了解 VM 形成的腔样结构，外富含细胞外基质，可检测到基质蛋白如层粘连蛋白、肝素硫酸盐蛋白多糖、Ⅳ胶原蛋白、Ⅵ型胶原蛋白。层粘连蛋白是血管基底膜的主要成分，是脉管发生的关键糖蛋白，在轴突生长、肿瘤转移、细胞黏附和迁移、血管生成中扮演着活跃的角色。Seftor 等人发现，具有 VM 的肿瘤和无 VM 的肿瘤之间，存在多达 210 个已知基因的不同表达和多种酶活性的差异。尤其存在多种多潜能性的胚胎样基因的表达，提示 VM 现象可能是一种胚胎样表型的反转。低分化的肿瘤细胞具有多潜能胚胎样特性，其异位表达血管表型，是肿瘤形成拟态管道的重要原因。

Eph 受体酪氨酸激酶包括大量的编码人类基因组的酪氨酸激酶家族成员，绝大多数 Eph 激酶最初是在发育过程中表达的，EphA2 有所不同，它最初是在成年人上皮细胞中发现的。虽然 EphA2 在正常上皮细胞中的功能尚未被很好阐明，但通过肿瘤模型的研究提示 EphA2 在调节肿瘤细胞的生长、生存、迁移和血管发生中有潜在的作用。Sakamoto 在恶性黑色素瘤干预中，通过抑制 EphA2 的表达，显著抑制黑色素瘤的增殖。在体外和体内的实验中，均显示 EphA2 异位高表达能促使未转化的乳腺上皮细胞恶性表型的发生。

近期研究涉及 VE 钙黏蛋白是 EphA2 功能的重要调节基因，它是在侵袭性黑色素瘤细胞中表达的一种血管内皮钙黏蛋白。VE 钙黏蛋白在黑色素瘤血管生成拟态中也是重要的组成部分，因此，EphA2 和 VE 钙黏蛋白在肿瘤细胞形成网络状管道结构中的联系为肿瘤的干预治疗提供了一种重要的途径。EphA2 也可能在血管生成拟态形成过程中与细胞信号分子如 PI3 激酶和黏着斑激酶（FAK）相互作用。通过反义寡核苷酸技术减少 EphA2 的表达，FAK 磷酸化随之减少，这个效应子在网络状管道结构的形成中起着非常重要的作用。此外，通过 LY294002（一种 PI3 激酶特异性抑制剂）抑制 PI3 激酶的作用，能抑制血管生成拟态的形成，提示 PI3 激酶与 EphA2 可能存在一种联系，两者在肿瘤细胞血管生成拟态中都至关重要。因此，EphA2 可能通过直接或间接的机制活化 PI3 激酶和 FAK，从而利于高侵袭性黑色素细胞形成网络状管道结构。由 EphA2 激发的假设的信号传导模型代表一种潜在的信号传导途径，在这个模型中，VE 钙黏蛋白调节细胞膜上 EphA2 的复原，EphA2 可以与膜锚定的配体结合引起受体磷酸化。这一步引发瀑布效应，包括 PI3 激酶和 FAK 的活化，导致网络状管道结构形成。

虽然 EphA2 在肿瘤形成和发展中的分子机制，还有许多问题有待于进一步阐明和研究。它在肿瘤临床中存在潜在而巨大的价值，由于肿瘤 VM 的发现，对肿瘤的生长、侵袭和转移的机制又有了全新的理解，随着分子生物学技术的分子，通过对靶向基因的抑制、封闭，达到影响肿瘤 VM 形成的目的，Sun 等人报道 SiRNA 沉默 Twistl 的表达，可以减少肝细胞癌中 VM 的生成。以往把抑制肿瘤的血管生成作为肿瘤治疗的重要手段，目前将不得不重新思考针对血管形成的治疗策略。当前一些抗肿瘤血管生成的药物是针对内皮细胞，而非肿瘤细胞本身，所以有可能对肿瘤细胞形成脉管的机制不起作用。Van der Schaft 等人研究了 Anginex、TNP-470 和内皮抑制蛋白（endostatin）这 3 种血管生成抑制剂对人恶性黑素瘤细胞和人内皮细胞的作用，发现它们都能明显抑制内皮细胞形成管道，而对恶性黑素瘤细胞形成 VM 管状结构无影响，这提示 VM 和新生血管生成有不同的机制。由于 VM 与内皮细胞组成的血管共同为肿瘤供血，两者间互有连接。为了更好地阻止肿瘤血供，需要针对肿瘤血管和 VM 联合治疗，因为某些基因在两者之间有共同表达，因此，VM 与肿瘤血管生成之间有可能存在共同的治疗靶点——EphA2。

五、践行实施

在国内，关于膀胱癌 VM 这方面的研究发现在部分中、低分化的膀胱癌中存在 VM，并且与膀胱癌的生物学特性关系密切。膀胱癌中 EphA2 蛋白高表达，在膀胱癌中 EphA2 与血管生成拟态、肿瘤血管生成均有相关性。但是在对膀胱癌细胞系体外三维培养时均未能成功构建体外的膀胱癌细胞系的血管生成拟态的模型，查找相关国内外文献通过三维培养构建膀胱癌细胞系的血管生成拟态的模型均未见报道，同时 Wang 的研究结论指出前列腺癌标本中存在不被 CD31 免疫组织化学染色和能被 PAS 染色由肿瘤细胞围成的 VM 结构，而且还发现前列腺癌组织 VM 结构的含量与 EphA2 及高 Gleason 评分有高度正相关关系。本研究团队将人前列腺癌 PC3 细胞置于三维培养体系中，可成功构建前列腺癌 VM 样结构体外模型，遂将研究方向转为抑制 EphA2 在前列腺癌细胞血管生成拟态形成机制的研究（图 28－2－3）。

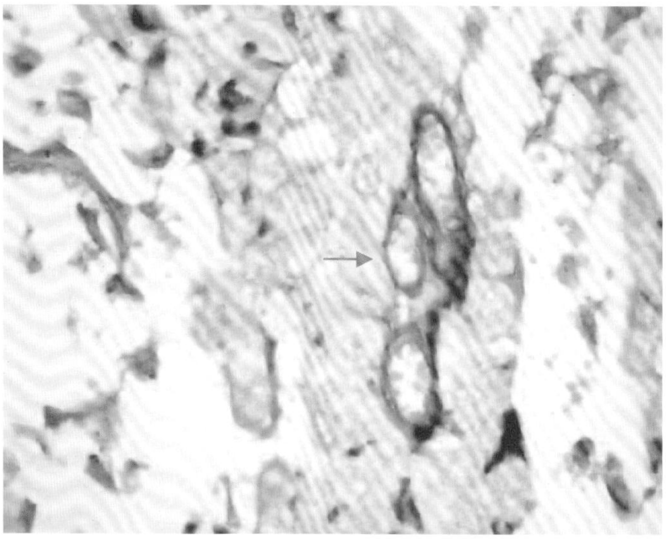

图 28－2－3 尿路上皮恶性肿瘤细胞形成的管网状结构，无内皮细胞，其内有红细胞

课题组首次在 RNA 干扰条件下观察沉默 EphA2 后对前列腺癌 PC3 细胞系生物学性状的改变及在三维培养的模型下观察其对血管生成拟态的影响，发现转染 EphA2-siRNA 后前列腺癌细胞 PC3 在吉非替尼诱导条件下细胞凋亡显著增加，同时在三维培养条件下 EphA2-siRNA 转染可有效减少 PC3 血管生成拟态的形成。这进一步证明了 EphA2 在前列腺癌 VM 形成中的重要作用。

六、适用与展望

随着 VM 研究的深入，VM 也为前列腺癌的治疗提供了新的方向。由于 VM 和新生血管生成有不同的机制，抗肿瘤细胞和抗肿瘤血管生成针对的靶向细胞有所不同，所以一些抗肿瘤血管生成的药物可能对肿瘤细胞形成脉管的机制不起作用。但是 VM 与内皮细胞组成的血管共同为肿瘤供血，两者间互有连接。为了更好的阻止肿瘤血供，需要针对肿瘤血管和 VM 联合治疗，因为某些基因在两者之间有共同表达，由于 EphA2 在 VM 与肿瘤血管生成中的重要作用，EphA2 是可能临床治疗前列腺癌的一个潜在的有效靶点。

前列腺癌的内分泌治疗效果明显，即使进展为去势抵抗性前列腺癌，仍然可以采用新型内分泌治疗和化疗，EphA2 作为前列腺癌治疗的新的靶点，能否成为前列腺癌治疗的另一个亮点，值得进行更深入的研究。

〔李 清〕

第三节 基于组织炎症与行为学证据的慢性前列腺炎动物模型构建

一、概 述

慢性前列腺炎/慢性盆腔疼痛综合征（CP/CPPS）是一种广泛影响男性健康的多病因疾病，对于它的病理和诊断都还不是十分明确。CP/CPPS 的主要症状包括疼痛、排尿异常和性功能改变。其中疼痛是 CP/CPPS 最主要的症状，严重影响了患者了生活质量。在临床上，许多患者主诉下腹部、会阴部、阴茎、阴囊、耻骨后等部位疼痛。此外，有些顽固的前列腺炎疼痛经治疗后前列腺炎症消失后而疼痛仍然持续存在或加重。有学者认为 CP/CPPS 是由神经源性炎症引起，激活前列腺传入神经，从而导致前列腺痛和牵涉痛。疼痛不仅仅限于前列腺所在部分，而且分布在整个膀胱尿道神经支配相关的骶神经支配区。据此推测脊髓中枢调控异常可能参与了CP/CPPS疼痛的发生、泛化及维持。

合适的实验动物模型对于研究CP/CPPS的病理及发病机制至关重要。以往的前列腺炎动物模型都主要关注其组织病理学和炎症机制，对于CP/CPPS疼痛的研究却不够。近年来，研究者设计了多种前列腺炎疼痛模型。大部分模型都采用前列腺内注射化学物质的方式，化学刺激物包括辣椒素、乙醇、福尔马林、二硝基苯磺酸等，往往这些物质前列腺内注射后都会引起局部的组织损伤。

二、问题与困惑

角叉菜胶是一种已被广泛应用于炎症疼痛模型建立的多聚糖，Radhakrishnan将角叉菜胶注入大鼠腓肠肌，可以看到明显的热痛觉过敏（heat hype ralgesia）和机械触诱疼痛（mechanical allodynia），在剂量依赖实验中发现1%的角叉菜胶腓肠肌内注射仅诱发急性疼痛，3%λ-角叉菜胶则能诱发慢性的疼痛，而且他们发现利用角叉菜胶建模具备不产生过度组织损伤的优点。随后，他们将3%λ-角叉菜胶注射至大鼠前列腺内，分别测大鼠阴囊、尾巴根部和阴茎根部皮肤的热痛和机械痛阈值，发现在实验所测的24小时、72小时和1周时，模型组的阈值均低于对照组，而且吗啡的应用可以显著提高该模型的痛阈值。但是他们仅仅是观测了大鼠疼痛的情况，却没有关注局部的炎症情况，并且没有观察到角叉菜胶前列腺内注射诱发的前列腺炎的具体持续时间。

三、创新与思考

尽管目前用于前列腺炎研究的动物模型很多，然而用于研究前列腺炎疼痛特征的动物模型少见，尚未建立CP/CPPS的标准动物模型。以往的动物模型都主要关注其组织病理学和炎症机制，对于CP/CPPS疼痛的研究却不够。角叉菜胶前列腺内注射可以有效的模拟前列腺炎疼痛特征，但关于该模型的时效性以及模型组织学改变缺乏进一步的研究。因此，课题组拟从组织炎症和行为学两个方面全面评估该动物模型的有效性和时效性，不仅将建模后的观察时间延长至1个月，而且通过检测建模后前列腺局部炎细胞浸润、环氧酶-2表达量、前列腺Evens blue渗出量3个方面来观察模型组织学的改变，以及其与行为学改变的关系，期待能为寻找一种标准的CP/CPPS动物模型贡献力量。

四、理论支撑

本课题组是从组织炎症和行为学多维度评价3%λ-角叉菜胶前列腺内注射建立前列腺炎动物模型的有效性与时效性，前期预实验以及文献资料证明该方案安全可行。

五、践行实施

（一）材料与方法

1. 材料：

（1）实验动物：雄性Sprague-Dawley（SD）大鼠80只，250～350 g，均购自长沙东创实验动物公司。饲养于通风良好且干净整洁的动物房内，提供干净饮水与饲料。以随机数字表法随机分为实验组（$n=40$）及对照组（$n=40$）。

（2）主要仪器设备：一次性使用清创缝合换药包（内有塑料镊子、纱布、棉球、橡胶检查手套、非吸收性外科缝线、医用缝合针、洞巾、治疗巾）；2390 Electronic von Frey Anesthesiometer；37370 Plantar Test（Hargreaves's Apparatus）；酶联免疫检测仪；电泳仪等。

（3）主要试剂：λ-carrageenan（Sigma公司）；COX2 Antibody（Santas公司）；Evans blue（Sigma公司）；甲酰胺（Amresco公司）等。

2. 主要实验方法：

（1）大鼠前列腺炎模型建立：大鼠适应环境一周后，随机分为试验组（$n=40$）和对照组（$n=40$）。手术操作见（图28-3-1）。10%水合氯醛麻醉后，常规下腹部备皮、消毒铺巾，在大鼠下腹做一长约 1 cm 的小切口，逐层打开腹壁，在膀胱后找到前列腺，用无菌 28 G 针头分别将 50 μL 3%的无菌λ-角叉菜胶注射至左右前列腺腹侧叶。对照组注入等量的灭菌生理盐水。缝合切口，于伤口处涂抹适量抗生素软膏。继续饲养相应天数后分别用于实验。

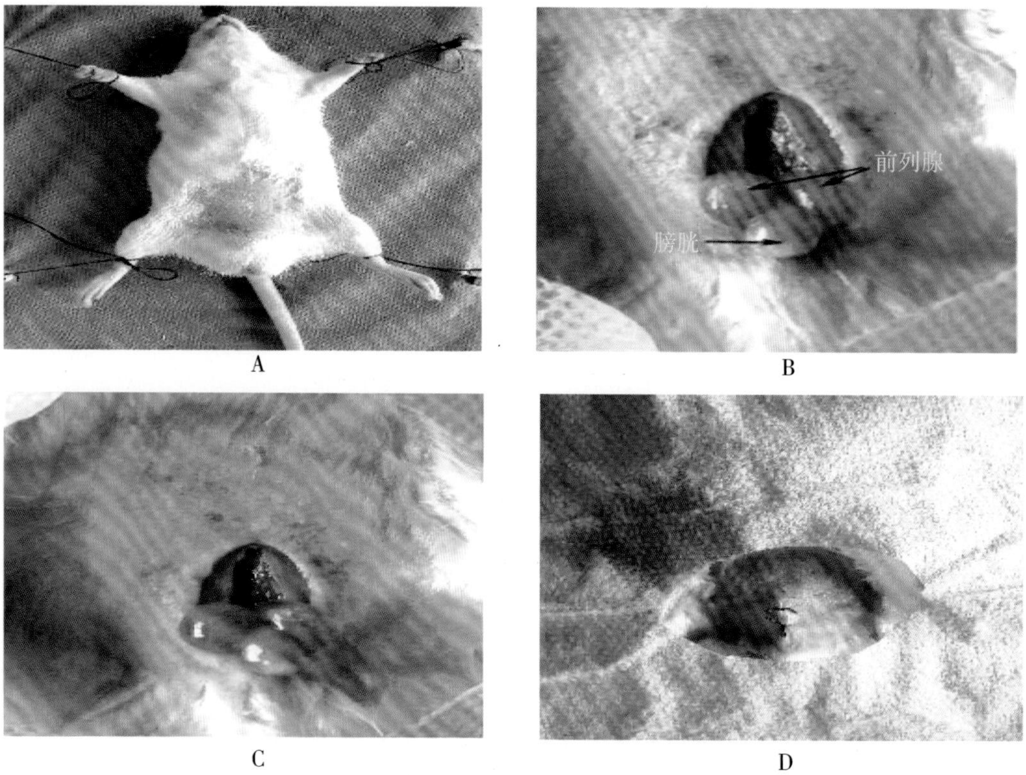

图 28-3-1　角叉菜胶前列腺内注射建立前列腺炎疼痛模

A. 术区准备；B. 显露双侧前列腺及膀胱；C. 角双侧前列腺注射角叉菜胶后的情形；D. 缝合伤口。

（2）疼痛行为学变化（热痛阈测试及机械痛阈测试）：应用 37370 Plantar Test（Hargreaves's Apparatus）分别在术前半小时、术后 24 小时、7 天、14 天、30 天测定各组大鼠（$n=5$）阴囊热痛阈值，即热刺激缩阴囊反射阈值（Scrotal Paw Withdraw Thermal Latency，SWTL）。首先将大鼠置于仪器平台（图 28-3-2）适应半小时，待大鼠安静后开始测试。通过控制器前面板调节红外光源强度（I. R. Intensity）为 40%。将红外光束对准大鼠阴囊正中皮肤，打开控制器红外光源 Start 按钮开始进

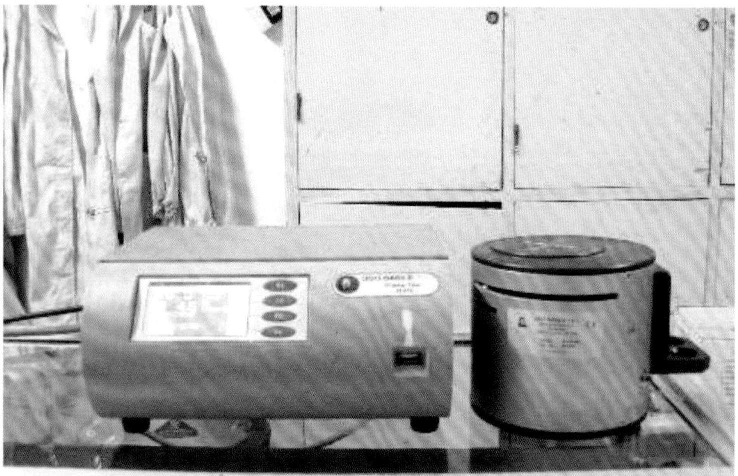

图 28-3-2　热痛阈测定装置（Hargreaves's Apparatus）

行测试，可以观察到数字计时器开始计时，当大鼠自觉疼痛时，主动挪开阴囊，仪器自动停止，记录实验反应时间，精度为 0.1 秒。间隔 5 分钟进行下次测试，重复上述步骤，共测量 5 次，剔除最大值和最小值，取平均值作为该大鼠阴囊热刺激阈值。

应用 2390 Electronic von-Frey Anesthesiometer 分别在术前半小时、术后 24 小时、7 天、14 天、30 天测定各组大鼠（$n=5$）阴囊机械痛阈值，即机械刺激缩阴囊反射阈值（Scrotal Withdraw Mechanical Threshold，SWMT）。热痛阈测定后 1 小时开始机械痛阈的测定。将大鼠仪器的操作台（图 28-3-3）之上，适应半小时待大鼠安静后开始。从操作台下方用 von Frey filaments 向上接触大鼠阴囊正中处皮肤，先让其适应片刻，勿立即用力向上刺，尽量使不同重量的 von Frey filaments 保持相同的弯度。尽可能保证每次刺激同一个部位，以减少实验误差。von Frey filaments 的承受重量范围为 0.6～80 g，从小到大依次测试。当大鼠自觉疼痛主动挪开阴囊时的 von Frey filaments 重量值即为该大鼠阴囊机械刺激反射阈值。间隔 5 分钟进行下次测试，重复上述步骤，共测量 5 次，剔除最大值和最小值，取平均值作为该大鼠阴囊热刺激阈值。

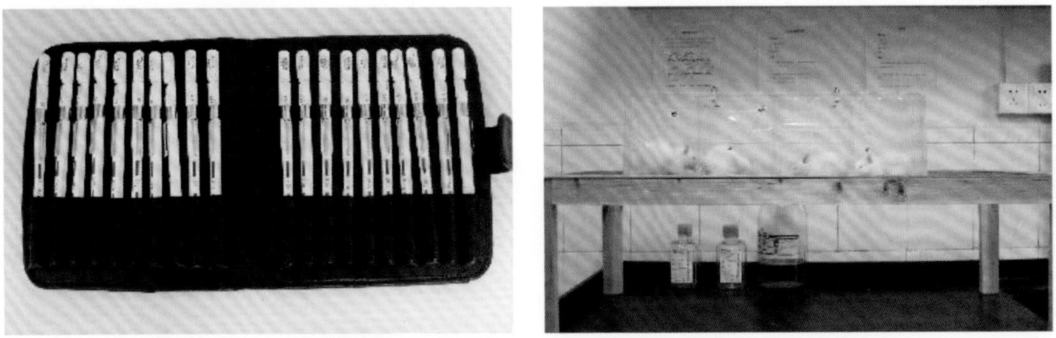

图 28-3-3　机械痛阈测定装置（2390 Electronic von-Frey Anesthesiometer）

（3）血浆蛋白渗漏评价：角叉菜胶前列腺内注射 24 小时（$n=5$）、7 天（$n=5$）、14 天（$n=5$）和 30 天（$n=5$）时将 Evans blue（50 mg/kg）经股静脉注射至大鼠体内，评估血浆蛋白质渗漏情况。10%水合氯醛麻醉大鼠后，常规备皮、消毒铺单，切开大腿内侧皮肤，暴露股静脉。用无菌 28 G 针头将 2%Evans blue 注入股静脉，对照组注入等量生理盐水（图 28-3-4）。股静脉内注射 Evans blue 30 分钟后，剪开胸骨，用镊子夹住心脏，剪开右心耳，由主动脉灌注生理盐水，灌注时间约 10 分钟，待灌洗液趋向清亮时灌洗结束。取下前列腺，以湿滤纸重压，电子天平称重后置于装有 3 mL 甲酰胺的玻璃瓶中，于室温下放置 72 小时将前列腺组织中残留 Evans blue 萃取出。使用分光光度计波长 620 nm 测定组织萃取液的吸光度。先配置 Evans blue 标准溶液作标准曲线，代入萃取液吸光度计算 Evans blue 含量。将 Evans blue 质量除以前列腺组织质量，以 μg/g 为单位，表示组织中所含 Evans blue 的比例。

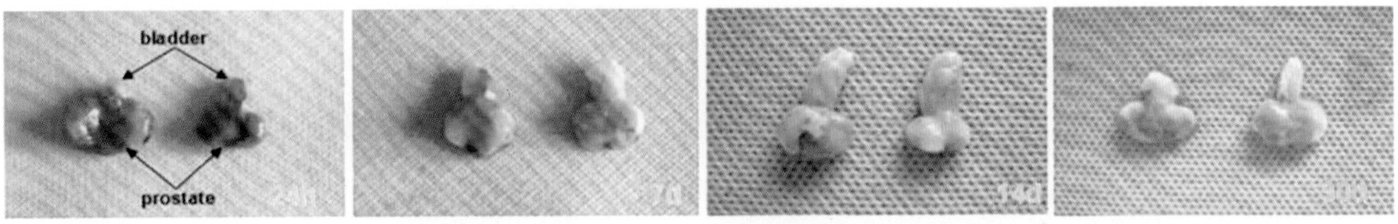

A.

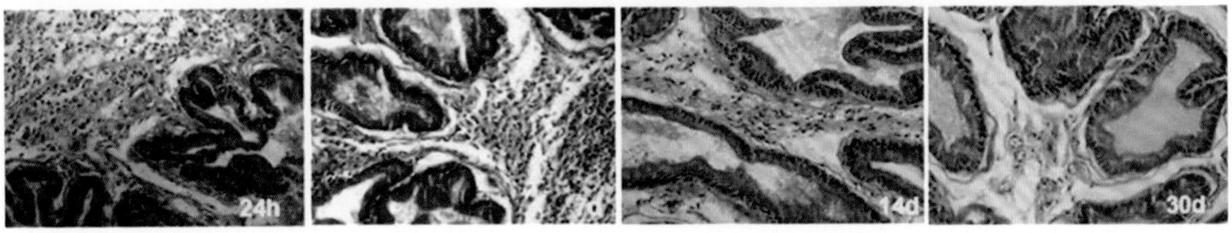

B.

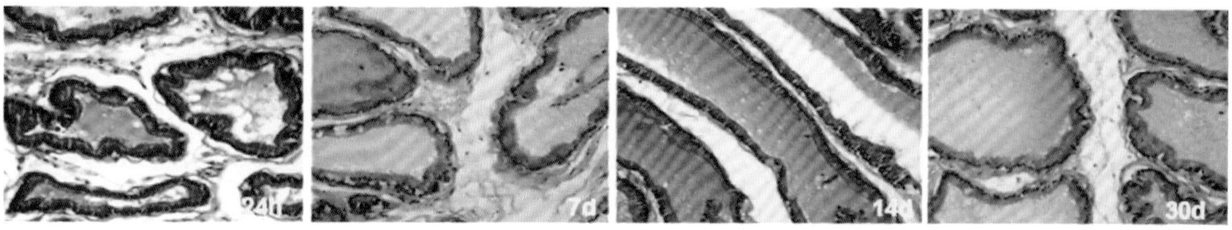

C.

图 28－3－4　前列腺内角叉菜胶注射后组织学改变

A. 建模后 24 小时、7 天、14 天实验组前列腺水肿，体积明显大于对照组，30 天后两组无明显差别；B. 建模后 24 小时、7 天、14 天实验组前列腺组织内白细胞浸润，30 天后回复正常水平；C. 对照组前列腺内注射等量生理盐水后各时间点均未见白细胞浸润。

(4) 通过常规组织切片，以苏木紫-伊红染色评估 λ-角叉菜胶对大鼠前列腺组织学的影响，并计算炎症细胞数量。通过常规免疫组化检测大鼠前列腺组织 COX2 蛋白表达量。

3. 主要实验结果：研究结果显示 SD 雄性大鼠前列腺内注射 3%λ-角叉菜胶后引起大鼠前列腺局部炎细胞浸润（图 28－3－4）、环氧酶-2 表达量增加（图 28－3－5）、前列腺 Evens blue 渗出量增加（图 28－3－6）、阴囊区域皮肤热痛阈和机械痛阈下降（图 28－3－7）等改变，能够有效地模拟人类 CP/CPPS，这种炎症效果至少可以持续 2 周，在 1 个月时基本恢复正常。

我们的研究在以往研究基础上，进一步延长观察时间，从组织炎症和动物行为学两个方面全面评估该前列腺炎疼痛模型，发现 3% λ-角叉菜胶前列腺内注射后引起的阴囊皮肤热痛觉过敏和机械性异常疼痛至少持续 2 周，且组织炎症与痛阈的改变基本一致，提示该模型所诱发的疼痛是神经源性疼痛，该模型能够很好地模拟人类 CP/CPPS 疼痛。

六、适用与展望

3%λ-角叉菜胶大鼠前列腺内注射可以有效的模拟人类 CP/CPPS，以该动物模型为研究对象，可进一步深入探讨 CP/CPPS 的发病机制。

脊髓背角是疼痛调制的一个初级整合中枢，初级感觉传入神经位于脊髓背根神经节，将外周的感觉

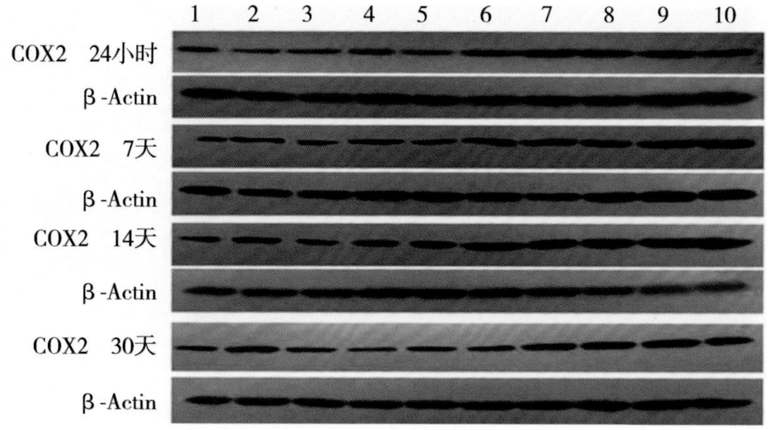

图 28－3－5　前列腺内角叉菜胶注射后组织环氧酶-2（COX2）表达量的变化

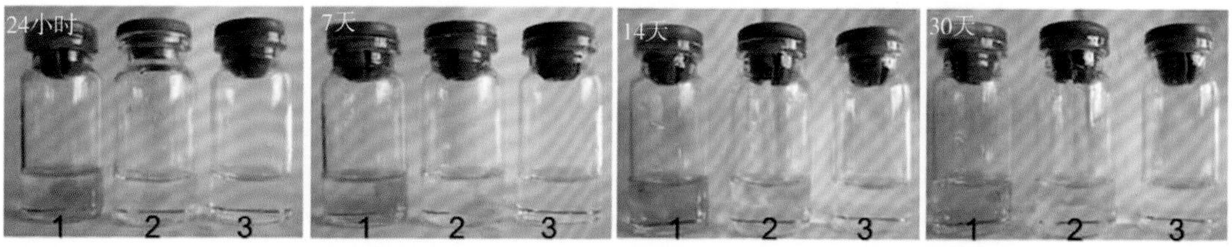

图 28－3－6　前列腺内角叉菜胶注射后组织 Evans blue 渗漏量的变化

1. 实验组；2. 对照组；3. 空白对照组。24 小时、7 天、14 天时实验组渗漏量明显多于对照组，30 天时两组无差异。

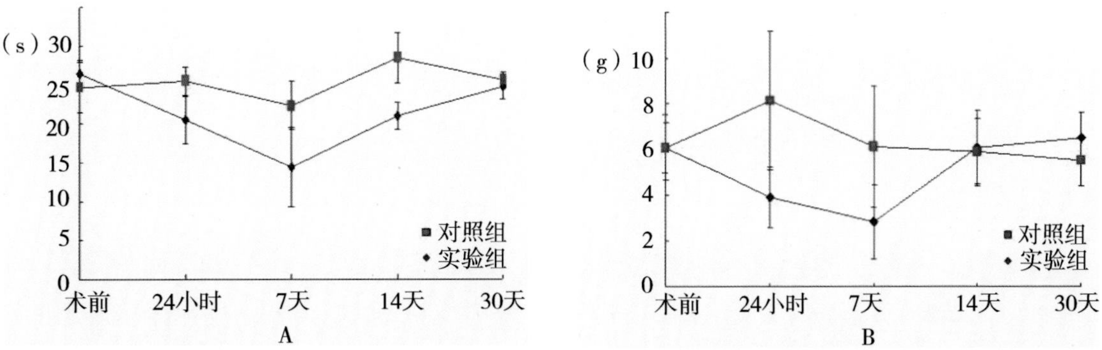

A. 两组大鼠热痛阈比较，建模后大鼠热痛阈下降，7 天时最低，14 天时仍低于对照组，30 天时恢复术前水平

B. 两组大鼠机械痛阈比较，建模后大鼠机械痛阈下降，7 天时最低，14 天时恢复术前水平。对照组均未见明显变化

图 28－3－7　前列腺内角叉莱胶注射后大鼠疼痛行为学比较

信号传入位于脊髓背角的初级感觉神经元。现有研究表明氧化应激在神经病理性疼痛中发挥重要作用。Schwartz 及 Chung 等人发现通过辣椒素刺激外周后，引起大鼠刺激原发部位和继发的外周部位都出现热痛觉过敏和机械性异常疼痛，脊髓后角活性氧（reactive oxygen species，ROS）生成增加，ROS 清除剂可以显著缓解疼痛，进一步研究表明超氧化物歧化酶（SOD）的硝化失活在疼痛的维持中发挥重要作用。

我们研究发现角叉莱胶前列腺内注射建立大鼠前列腺炎模型后，随着时间推移，L6～S1 段脊髓中 8－异前列腺素 F2α（8-epi PGF2α）含量逐渐升高，而 SOD 活性逐渐降低，证实前列腺炎动物模型的脊髓中枢确实存在氧化应激现象。脊髓神经元细胞凋亡的出现晚于局部痛阈值下降，在 1 周时出现，2 周时最为显著，1 个月时未见明显细胞凋亡，这与脊髓中枢氧化应激的表现基本一致，提示 CP/CPPS 患者的疼痛症状可能是脊髓中枢在外周刺激下出现氧化应激，进一步导致神经元凋亡的结果。而且腹腔注射抗氧化剂可以有效抑制模型中的前列腺炎症，缓解疼痛，从而证实氧化应激、细胞凋亡在 CP/CPPS 发病机制中发挥重要作用。

〔曾　锋　刘龙飞〕

第四节　慢性前列腺炎细胞因子基因多态性研究

一、概　　述

按照美国国立卫生研究院的标准，前列腺炎分为 4 种类型，其中Ⅲ型慢性前列腺炎/慢性盆腔疼痛综合征（CP/CPPS）的病因最为复杂。目前认为可能的机制包括潜在的病原体感染、免疫功能失调、尿道括约肌功能失调、前列腺盆底神经病变、性激素失调、尿液反流学说等。其中免疫因素在发病中的作用一直是研究的热点，有很多证据证明免疫因素在慢性前列腺炎和慢性盆腔疼痛综合征的发病过程中起作用。部分研究甚至认为慢性前列腺炎和慢性盆腔疼痛综合征就是一种由于潜在感染、性激素失调、情绪障碍诱发的自身免疫反应性慢性炎症。在这种免疫反应中，细胞因子起到了很重要的作用。

细胞因子是小的可溶性蛋白质，由免疫和炎性细胞分泌，可以在局部或全身发挥作用，也可以通过旁分泌或自分泌的形式影响自身或其他细胞的功能。参与到炎症过程中的细胞因子可以分为 3 种类型，即促炎性细胞因子，抗炎性细胞因子，调节性细胞因子。其中 IL-10 是一种有代表性的抗炎细胞因子，主要由 Th2 类 T 细胞、巨噬细胞、B 细胞、浆细胞以及角质化细胞产生，能抑制细胞免疫反应，具有抑制大多数 1 类 T 辅助细胞分泌促炎性细胞因子如 IL-1、IL-6、IL-8、IL-12、TNF-α、IFN-γ、巨噬细胞炎性蛋白-1α产生以及减低ICAM-1黏附分子表达的作用，还可抑制环氧化酶-2产生，通过下调抗原呈递细胞表面主要组织相容性Ⅱ类抗原表达，抑制抗原呈递，从而可减轻炎性反应，因此低产量的IL-4和IL-10均不利于炎症的抑制。Miller等人多个研究发现：CP/CPPS组患者中精浆内抗炎性细胞因子IL-10的浓度明显低于对照组，而促炎细胞因子IL-8、IL-2、IL-6、IL-8、TNF-α及IFN-γ的浓度明显高于对照组。

鉴于免疫因素、遗传因素、细胞因子在慢性前列腺炎发病当中的重要作用，以及细胞因子基因多态性方面的研究进展，国内外均有学者开始深入到基因水平研究细胞因子与慢性前列腺炎的关系。

2002年，Shoskes等人抽取了慢性盆腔疼痛综合征患者的外周血，反相寡核苷酸探针来检测这些细胞因子包括TNF-α、TGF-β、IL-10、IL-6，结果表明慢性盆腔疼痛综合征患者更易于有IL-10低分泌基因型，进一步支持自身免疫反应是其中的一个潜在的病因。IL-10基因定位于常染色体1q31-31区，约5.1 kb，含4个内含子和5个外显子。5’端侧翼区具有多种基因多态性，其中被人们所深刻认识的主要有5种类型，包括2种短串列重复序列基因多态性，和3种寡核苷酸基因多态性（－1082G/A，－819C/T，－592C/A）。1082位点单核苷酸多态性有两种碱基形式G和A，该位点若是G，IL-10的产量很高，若是A，IL-10的产量就较低。

目前的研究认为前列腺液IL-10水平与前列腺炎患者症状相关，IL-10水平增高，患者疼痛症状越重，对生活质量的影响呈正相关。CP/CPPS患者疼痛症状与血中IL-10和神经生长因子高表达明显相关，也与IL-6的表达有关。前列腺慢性损伤和炎症引起的促炎症细胞因子IL-6和IL-8的表达，进而反馈性引起IL-10的表达。虽然IL-6和IL-8诱导的IL-10的表达会下调IL-6的表达，但高表达的IL-10可诱导神经生长因子产生，从而导致CP/CPPS疼痛。因此可以认为按摩后前列腺液中细胞因子IL-10的水平的变化和症状存在相关性。

二、问题与困惑

Shoskes等人的研究揭示了免疫因素在基因层面上对前列腺炎发病的作用，但其研究较为局限，仅检测4个细胞因子的5个位点，不能全面反应炎性细胞因子及其受体在慢性前列腺炎发病中的地位。

此外，虽然既往研究认为前列腺液IL-10水平与前列腺炎患者症状相关，但IL-10基因多态性是否与慢性前列腺炎患者症状存在相关性，仍然是值得探讨的问题。为此我们做了设计，研究细胞因子单倍体、二倍体表型与慢性前列腺炎患者症状的关系。

三、创新与思考

为了深入探讨免疫因素，尤其在细胞因子基因层面探讨与慢性前列腺炎的关系，需要较为全面的检测更多的细胞因子及其受体基因多态性。为此我们在2005年左右选择了当时市面上能够采购到的，含有大量促炎和抑炎细胞因子基因多态性检测试剂盒，也就是美国PEL-FREEZ公司的细胞因子基因型检测试剂盒。其采用序列特异性引物聚合酶链反应方法（SSP-PCR），可以检测受试者13种抗炎抑炎细胞因子和细胞因子受体22个位点的基因型：IL-1α-889 C/T、IL-1β（－511 C/T、＋3962C/T）、IL-1RPst I 970 C/T、IL-1Rα mspI 11100 C/T、IL-4Rα＋1902 A/G、IL-12-1188 A/C、IFN-γUTR5644 A/T、TGF-β1（密码子10 C/T、密码子25 C/G）、TNF-α（－308 A/G、－238 A/G）、IL-2（－330 T/G、＋166G/T）、IL-4（－1098 G/T、－590 C/T、－33 C/T）、IL-6（－174 C/G、nt565 A/G）、IL-10（－1082 A/G、－819 C/T、－592 A/C），是当时条件下，最为方便和全面的细胞因子基因检测试剂盒。同时我们收集了Ⅲ型慢性前列腺炎患者临床症状，并与其细胞因子基因型多态性进行比较分析。探讨患者细胞因子基因型与症状之间的关系。

四、理论支撑

关于IL-10（－1082，－819，－592）位点单倍体产量的研究很多，一般认为GCC单倍体产量最高，ACC 其次居中，ATA 最低（美国 PEL-FREEZ 公司提供数据）。Crawley 等人也证实，单体型 ATA 相对于 GCC、ACC 转录活性弱，GCC 的转录活性最强，同时他们还做了外周血培养，探讨了 IL-10（−1082，−819，−592）二倍体型中，ATA/ATA 个体的 IL-10 产量最低。Hoffmann 等人研究表明，IL-10（−1082，−819，−592）位点 ACC/ACC、、ATA/ATA、ACC/ATA 为低分泌型，GCC/ATA、GCC/ACC 型为中分泌型，GCC/GCC 型为高分泌型。张嘉琳等人研究表明，虽然在白种人中 ACC/ACC，ATA/ATA，ACC/ATA 等同为低分泌型，但这 3 种类型在汉族人群之间存在差别。其中，ATA/ATA 为低分泌型，而 ACC/ACC，ACC/ATA 两种类型为中分泌型。在体外培养并接受加植物血凝素和人重组 IL-2 刺激后，ATA/ATA 组 IL-10 增高的产量只有 ATA/ACC 型的 1/5 左右，只有非 ATA 组产量的 1/6 左右。

因此，一般认为 IL-10（−1082，−819，−592）位点 ATA/ATA 基因型为 IL-10 低分泌型。为此我们需要在此基础上探讨Ⅲ型 CP/CPPS 患者中细胞因子基因型多态性分布。

五、践行实施

我们纳入 24 例Ⅲ型 CP/CPPS 患者，均为湖南汉族，临床经 B 超、按摩后前列腺液常规、两杯法细菌培养诊断为Ⅲ型 CP/CPPS，慢性前列腺炎症状问卷（NIH-CPSI）中疼痛症状评分在 4 分以上，排除下尿路结石、尿道狭窄、前列腺增生及肿瘤、膀胱病变。其中ⅢA 型 11 人，ⅢB 型 13 人；病程 10 个月至 10 年。同期正常对照组共计 51 人，均为湖南汉族。

采用美国 Texas BioGene（TBG）公司的 BioGene-Expuze DNA 试剂盒，按说明从全血样本中提取 DNA。使用美国 PEL-FREEZ 公司的细胞因子基因型检测试剂盒，采用序列特异性引物聚合酶链反应方法检测受试者 13 种细胞因子和细胞因子受体 22 个位点的基因型：IL-1α-889 C/T、IL-1β（−511 C/T、+3962C/T）、IL-1RPst Ⅰ 970 C/T、IL-1Rα mspI 11100 C/T、IL-4Rα + 1902 A/G、IL-12-1188 A/C、IFN-γUTR5644 A/T、TGF-β1（密码子 10 C/T、密码子 25 C/G）、TNF-α（−308 A/G、−238 A/G）、IL-2（−330 T/G、+166G/T）、IL-4（−1098 G/T、−590 C/T、−33 C/T）、IL-6（−174 C/G、nt565 A/G）、IL-10（−1082 A/G、−819 C/T、−592 A/C）。

按试剂盒说明检测两组受试者 IL-10（−1082，−819，−592）位点单倍体，二倍体基因型频率。所有受试者均于空腹状态下抽外周静脉血 2 mL 采用双抗体夹心 ELISA 法检测 IL-10。所有受试者均取按摩后前列腺液采用双抗体夹心 ELISA 法检测 IL-10 含量。

本组研究结果表明，汉族人群中，慢性前列腺炎患者和正常患者比较，患者组在−819 位点 T/T 纯合子（62.5% vs 31.3%），−592 位点 A/A 纯合子（62.5% vs 31.3%）更为多见，而在−819 位点 C/T 杂合子（11.8% vs 49.0%），−592 位点 C/A 杂合子较少见（11.8% vs 49.0%），目前已知这两个位点与 IL-10-1082 位点 G/A 多态性存在连锁关系。这一结果表明在汉族人群中 IL-10 在−819 C/T，−592 C/A 位点其基因多态性与慢性前列腺炎发病有关。

多个位点的寡核苷酸多态性相连锁组成的单倍体型多态性，其临床意义要更大。本组研究发现，汉族人群中，ATA 单倍体型在慢性前列腺炎患者组出现频率明显高于正常对照组（75.0% vs 55.9%）。这意味着慢性前列腺炎患者更容易有低分泌型 IL-10 的基因型。由于 IL-10 的分泌减少，使得炎症过程中促炎因子的分泌所受抑制程度较轻，在外来或内在刺激因素的作用下，更容易诱发炎症；另一方面，一旦炎症被诱发，更容易引起慢性炎症持续和迁延。

关于 IL-10 二倍体型，本组研究表明 IL-10ATA/ATA 二倍体型在慢性前列腺炎组出现频率显著高于对照组（62.5% vs 31.2%），表明 IL-10 二倍体基因型多态性与慢性前列腺炎发病显著相关。此外本组研究还证实 ATA/ATA 型确实分泌量最少，与 ACC/ACC 及 GCC/ATA 基因型比较，差别明显（表 28-4-1）。

这些研究结果表明，在正常人的免疫系统调控下，由于抗炎型细胞因子的存在，对于炎症的诱发有着足够的抑制或控制能力，在炎症初始阶段，就将其抑制在一定程度，不至于因为正常程度的刺激而引

表 28－4－1　　**IL-10 二倍体型与慢性前列腺炎的关系**

IL-10 二倍体型	患者 N/%	对照 N/%	χ2 值	P 值
非 ATA/ATA	9（37.5）	35（68.8）	6.521	0.013
ATA/ATA	15（62.5）	16（31.2）		
总计 *n*	24（100.）	51（100.）		

起激烈的炎症反应。而患者情况则不同，由于抗炎因子基因型尤其是 IL-10 基因型呈低分泌型，其对促炎因子的抑制不足，使得机体在轻度或正常刺激情况下，就产生了引起机体症状的炎症，导致了慢性前列腺炎症的持续和迁延。

有意思的是，促炎性细胞因子在Ⅲ型 CP/CPPS 患者中基因位点多态性差别不大。在几个基因多态性位点如：IL-1α-889 C/T、IL-1β（－511 C/T、＋3962C/T）、IL-12-1188 A/C、IFN-γUTR5644 A/T、TNF-α（－308 A/G、－238 A/G）、IL-2（－330 T/G、＋166G/T）、IL-6（－174 C/G、nt565 A/G）等，其基因型与等位基因型在慢性前列腺炎和正常对照组两组间均无明显差别。这些结论都提示，虽然促炎细胞因子在慢性前列腺炎患者前列腺液中的大量分泌，但是在慢性前列腺炎的发病机理中，促炎细胞因子基因型影响并不大，促炎细胞因子的高分泌型在慢性前列腺炎的发病过程中并没有起到显著性作用。

此外，本研究也发现，IL-10（－1082，－819，－592）的基因型分布，与 CP/CPPS 患者的年龄、病程、CP/CPPS 类型（Ⅲa/Ⅲb）、CPSI-NIH 症状问卷中疼痛项目评分、疼痛程度、射精后痛、排尿症状、排尿痛、客观症状、生活质量影响等各项评分以及总分等均没有显著关系，表明虽然前列腺液中 IL-10 的含量多少会影响前列腺炎症状，但 IL-10 基因型对Ⅲ型前列腺炎症状，并不产生直接影响。

六、适用与展望

开展本研究之前，为数不多的 CP/CPPS 遗传学研究都是采用传统的候选基因法，一次只能研究单个或几个基因。而 CP/CPPS 作为一种复杂性疾病，是在众多因素共同作用下发生发展的，一般可涉及多个基因、一个基因的多个突变、环境因素以及未知的随机因素等，其遗传模式较为复杂。近年来，随着国际上高通量基因分型技术的迅猛发展，全基因组关联研究成为研究人类多基因复杂性状疾病分子遗传机制的有效策略和方法。通过对比病例组和对照组之间单核苷酸多态性的频率差异，能迅速地找出疾病的易感基因及位点。广西医科大学高勇等通过此类方法，初步发现 100 多个与 CP/CPPS 显著相关的单核苷酸多态性，大多集中在 HLA（人类白细胞抗原，又称主要组织相容性复合物）区域，大部分与免疫相关，这些基因多态性参与调控外周血单核细胞、Thl7 细胞、NK 细胞、胸腺等免疫相关的细胞或组织，这些位点的基因多态性必然也会影响到细胞因子的生成和平衡。推测起始启动因子包括各类隐匿性尿路病原体感染的刺激下，由于体内基因影响，体内免疫平衡被打破，而 T 细胞、肥大细胞、神经元也参与到炎症的过程中来，最终导致慢性前列腺炎的产生。

展望未来，除了继续探求免疫因素对慢性前列腺炎的影响之外，针对各类启动因素，例如对隐匿性感染原的检测，也显得很有必要。当前 NGS（二代测序，next generation sequencing）技术发展迅速，可以有效快速检测出之前未能检测出的病原体，有助于在遗传因素基因多态性基础上，进一步检测疾病的诱发和促进因素，利于疾病的康复。除此之外，激素成分（骨细胞、睾丸组织、FSH 和胰岛素）、肿瘤相关蛋白以及营养标志物与 CP/CPPS 或其亚型显著相关，需要更大样本量的进一步分子和流行病学研究。

〔彭风华〕

第五节　慢性前列腺炎对男性不育的影响

一、概　　述

慢性前列腺炎（CP）与男性不育的关系一直是学术界争论的问题之一，虽然目前仍无足够的证据表明CP会导致不育，但多数学者认为CP与精液质量下降和男性不育之间存在着密切的关系。前列腺是人体最大的实质性附属性腺器官，其分泌物前列腺液是构成精液的主要成分，与精液的质量和精子的活力有密切关系。CP可通过多方面作用引起不育，一般通过微生物对精子的直接作用诱发自身免疫反应，引起生殖道粘连与阻塞及前列腺、精囊等附属性腺的分泌功能紊乱，致使精浆成分与精液参数改变、精子生成障碍与功能下降等。

二、问题与困惑

男性不育是当前医学研究的一个热点，据世界卫生组织调查，15%育龄夫妇存在不育问题，其中由于男性因素造成的不育占8%～22%。男性不育症不是一种独立的疾病，而是由某一种或多种疾病或环境等因素，干扰影响男性生殖的某一个或几个环节造成的临床结果，不育是一种临床表现。导致男性不育的因素很多，CP干扰男性生育力的概念由来已久，但其对精子质量和男性生育的负面影响仍缺乏确凿证据。近几年来，随着现代微生物学、免疫学、流行病学等基础学科的不断发展以及与临床的紧密结合，使对CP的病因、病理和发病机制的认识更全面、更深入，对CP的分型与诊断更加合理，CP对男性生育力的影响机制亦得到进一步阐明。

三、创新与思考

前列腺的分泌液是精液的重要组成部分，约占精液量的1/3。研究表明前列腺组织细胞内存在对锌的主动转运机制，使精液中锌的浓度远高于血浆，精液中锌浓度与精子浓度、精子活率和精子活力等密切相关，CP患者精液中锌的含量降低，造成精子活率和活力下降；CP患者前列腺分泌的液化因子减少，酶活性下降，导致精液液化时间延长，甚至不液化；致病菌及其产生的各种毒性代谢产物、炎性分泌物能够消耗精液中营养物质及氧气，同时破坏精子膜和顶体，造成精子活力下降和畸形率增加。

四、理论支撑

前列腺是人体最大的实质性附属性腺器官，其分泌物前列腺液是构成精液的主要成分，与精液的质量和精子的活力有密切关系。CP可通过多方面机制影响精液质量和男性生育力，有病原微生物直接作用，还有通过改变前列腺局部免疫机制，影响精液质量和精子功能，从而导致不育。

五、践行实施

CP与男性不育的关系一直是学术界争论的问题之一，虽然目前仍无足够的证据表明CP会导致不育，但多数学者认为CP与精液质量下降和男性不育之间存在着密切的关系。

（一）慢性前列腺炎致男性不育的机制

1. 慢性前列腺炎致精浆性状的改变：精浆是附属性腺分泌的混合物，主要由前列腺和精囊分泌物构成。正常情况下，精浆提供了输送和营养精子的基质，且能激发精子的活力。精浆中的成分，尤其是前列腺分泌的卵磷脂小体、酶类、游离氨基酸、果糖、锌（Zn）等，对维持精子的正常营养有重要的意义。前列腺和精囊腺的炎症可引起精浆成分的改变，导致精液量的减少、精液pH升高、液化时间延长以及精液黏度增加，从而降低男子的生育能力。

2. 精液内白细胞和不育：CP患者可以导致精液内白细胞增多。在不育症患者中40%以上有附属性腺感染的证据，精液细菌学检查阳性者，其精子活动力和精子浓度均有不同程度的下降。精液 WBC 增多可导致不育的证据在于：①不育者精浆的 WBC 数目明显高于生育者；②白细胞精子症与精液内精子数目下降以及精子活动能力降低有关；③WBC 体外损伤精子功能和穿透大鼠卵子的能力，也是体外受精失败的预兆。

3. 抗精子抗体在 CP 致不育中的作用：研究证实 CP 不育者抗精子抗体滴度升高，且以精浆中为主。CP 引起的精浆 AsAb 升高，主要可通过降低精子活力而引起不育，也有作者指出，AsAb 可通过影响精子穿透宫颈黏液及其后的受精过程，降低生育力。AsAb 导致不育的具体机制主要有：①直接作用于精子，引起精子凝聚、制动，活动力下降以及精液不液化现象。其中的细胞毒抗体对精子有致死作用；②影响精子穿透子宫颈黏液、精子的顶体反应、受精过程及胚胎着床；③AsAb 的调理作用可以增强生殖道局部吞噬细胞对精子的吞噬作用；④抗原抗体复合物沉积于睾丸组织、影响生精功能，妨碍精子的产生，即所谓的免疫性睾丸炎；⑤干扰胚胎着床。

4. 细胞因子在人精子发生中的意义：细胞因子是一种免疫活性小分子多肽，是睾丸内各种不同细胞间繁杂的局部调节和信号传导的重要因素，以自分泌、旁分泌或内分泌形式直接或者间接影响精子的发生和功能。正常条件下，生殖系统内的免疫细胞、间质细胞、支持细胞以及生殖细胞可以分泌白细胞介素-1（IL-1）、IL-2、IL-6、IL-10、IL-11、IL-12、肿瘤坏死因子-α（TNF-α）以及转化生长因子-β（TGF-β）等作为细胞内信号，能够调节生殖细胞的生长与分化，对生殖系统的神经内分泌、睾丸功能乃至精子发生都有重要的调节作用、同时也维持调节着睾丸局部的微循环。

5. 氧自由基在 CP 导致不育中的作用：氧对于人体的组织器官的正常功能是必需的，但它的代谢产物活性氧（ROS）能损害细胞的功能并且破坏细胞的内环境，ROS 必需不断的灭活才能维持正常的细胞功能，精子细胞也是如此。在正常人生殖系统和精液当中有完善的抗氧化系统，从而使 ROS 的产生和清除保持动态平衡。正常人的精浆中氧自由基的水平较低，而在 40%～80%男性不育患者的精浆中 ROS 的水平明显增高。大量的 ROS 主要包括超氧离子，过氧化氢以及羟自由基等，从而导致精子功能的损害。活性氧导致不育主要表现在以下几个方面：①ROS 攻击精子细胞膜，精液中的吞噬细胞在吞噬过程中产生活性氧，氧自由基可攻击精子细胞膜使精子发生脂质过氧化，使得精子的运动水平大大下降并对精子产生毒性效应（图 28-5-1）。②ROS 抑制精子运动，过量的 ROS 可以明显抑制精子的活动，使得精子线粒体内外膜上的不饱和脂肪酸发生脂质过氧化反应，使细胞膜上的脂质排列松散，内膜脊减少，抑制精子 ATP 的生成，由于精子 ATP 含量降低，导致运动能力减弱，H_2O_2 在这一过程中是

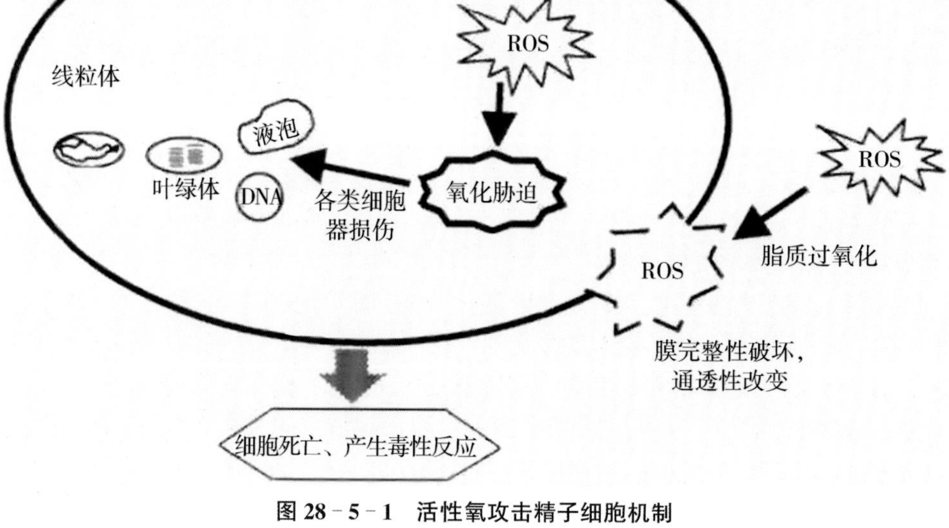

图 28-5-1　活性氧攻击精子细胞机制

主要因素。另外，还有研究发现次黄嘌呤和黄嘌呤氧化酶产生的 ROS 亦可导致 ATP 的损耗而抑制精子的运动，超氧化物歧化酶也影响精子的代谢。③ROS 对于精子 DNA 的影响，一些研究表明 ROS 可以导致染色质交联，DNA 基质氧化和 DNA 链断裂。

6. 性功能障碍：前列腺炎患者常患有心理性性功能障碍，包括勃起功能障碍（ED）、不射精、早泄等，从而影响男性生育力。

7. 精子输送障碍：从曲细精管到射精管均可发生梗阻。前列腺炎或前列腺结核等疾患可以波及生殖道的其他组织器官，产生相应的病理性改变、例如慢性附睾炎、附睾纤维化结节形成、输精管炎、射精管口阻塞等，可以使精子输出管道出现瘢痕粘连、狭窄或闭锁，从而导致精子输送障碍，表现为部分性的排精困难或完全性的梗阻性无精子症。

8. 其他：有人发现，前列腺炎不育者的血清睾酮下降，卵泡刺激素（FSH）上升，治疗前列腺炎后血清睾酮升高，FSH 下降。这种内分泌紊乱，直接影响了男子生育力。此外，前列腺炎合并不育者多伴有不同程度的神经精神症状。长期紧张、焦虑及抑郁可导致下丘脑-垂体性腺轴的改变，有研究报道可以引起生殖细胞和精子的凋亡性死亡的增加，因而可以明显影响生育。

六、适用与展望

CP 可通过多方面机制影响精液质量和男性生育力，有病原微生物直接作用，还有通过改变前列腺局部免疫机制，影响精液质量和精子功能，从而导致不育。但我们在临床工作中应注意的是，CP 可以降低男性生育力，但并不等于男性不育一定是 CP 所造成，必要时还应从其他病因方面多加考虑。

〔吴铁球〕

第六节 良性前列腺增生和前列腺癌组织中细胞增殖数增加而细胞凋亡数是否绝对减少

一、概　　述

良性前列腺增生（BPH）和前列腺癌（PCa）是男性老年的常见疾病。有关 BPH 及 PCa 的发生机制目前还不十分清楚。关于 BPH 和 PCa 的发生机制学说很多，其中细胞增殖与细胞凋亡平衡失调学说，即细胞凋亡受到有关基因及因素的调控，细胞凋亡调控失调可导到 BPH 和 PCa 发生。细胞死亡有两种形式，即细胞坏死及细胞凋亡（细胞程序化死亡），前者是一种病理性死亡，后者是一种生理性死亡。现认为凋亡细胞减少可导致前列腺增生和前列腺癌的发生。

二、问题与困惑

Barrack 等人研究发现犬患 BPH 时，尽管前列腺体积增加 2 倍，但 DNA 合成率与正常相同或甚至略低，而实验诱导的犬 BPH 体积增加 4 倍，DNA 合成率却比对照组减少 33%，表明 BPH 的发生不仅是细胞增殖的增加，细胞死亡的减少可能更为重要。邓方明等人对前列腺增生标本与正常前列腺作了细胞增殖与细胞凋亡的对比研究，发现前列腺增生的增殖活性较正常前列腺明显升高，但细胞凋亡率则较正常前列腺明显减少，结论是细胞增殖的增加和凋亡的减少均参与了 BPH 的发生。因此，BPH 究竟是由于细胞过度增殖所致还是正常细胞凋亡的减少所致，一直未能得到统一的认识。前列腺癌亦呈类似情况，在其形成过程中，可能由于增殖的增加或细胞死亡的减少或两者兼有。

细胞凋亡的调控机制相当复杂，有很多已知的及未知的相关基因参与细胞凋亡的调控，它们之间的相互作用机制尚不清楚。即使是已知的一些细胞凋亡相关调控基因的研究结果亦存在较大差别，如 Bcl-2 基因是研究较多的细胞凋亡相关调控基因之一，有作者发现在膀胱肿瘤中随分级、分期的增加，Bcl-2 基因表达增多，但另有作者却发现在膀胱肿瘤中 Bcl-2 存在明显的逆反性表达。可见，单一的研究指标及单次的研究结果反映细胞凋亡调控之间的关系有其局限性。

三、创新与思考

针对 BPH 和 PCa 组织细胞增殖与细胞凋亡状态研究，以求明确细胞增殖与细胞凋亡之间的关系。针对 BPH 和 PCa 组织细胞凋亡及相关调控基因表达研究，以求了解其细胞凋亡与相关调控基因之间的关系。其研究可提高 BPH 和 PCa 基础研究及临床诊治水平。

四、理论支撑

细胞增殖与细胞凋亡平衡学说是 BPH 和 PCa 的发生机制学说之一。关于 BPH 和 PCa 细胞增殖与细胞凋亡之间具体细节关系仍不清楚，细胞凋亡与相关调控基因之间关系仍有待了解。研究 BPH 和 PCa 细胞增殖、细胞凋亡和相关调控基因的技术方法成熟。

五、践行实施

（一）BPH 和 PCa 组织细胞增殖与细胞凋亡的关系

采用免疫组化法及末端原位标记 ISEL 法对 BPH 和 PCa 及正常前列腺组织的细胞增殖和凋亡状态进行了研究。结果表明，PCa 组织中细胞增殖数及细胞凋亡数均较 BPH 组织明显增高，并且随着肿瘤分级的增加其细胞增殖数及细胞凋亡数也明显增高，而 BPH 中细胞增殖数及细胞凋亡数又均较正常前列腺组织明显增高，说明不论是 PCa 还是 BPH，在其发生发展过程中，细胞增殖和细胞凋亡均呈增加趋势。但 PCa 组织细胞增殖与细胞凋亡比值却明显低于 BPH，而 BPH 又明显低于正常前列腺组织，表明 PCa 及 BPH 组织中凋亡细胞数增加远远低于增殖细胞数的增加，即凋亡细胞数相对减少，而不是绝对数的减少，说明细胞增殖的促进和细胞凋亡的抑制共同参与了 PCa 及 BPH 的发生和发展过程。

（二）BPH 和 PCa 组织细胞凋亡相关调控基因表达

细胞凋亡的相关调控基因很多，调控过程极其复杂，目前已发现许多细胞凋亡相关基因及其表达产物参与细胞凋亡的调控，有促进细胞凋亡的基因和抑制细胞凋亡的基因。还有一些在细胞凋亡过程中表达的基因，但尚未证明是细胞凋亡所不可缺少的。

Bcl-2 基因及 Bax 基因的作用完全相反。Bcl-2 基因对细胞凋亡具有明显的抑制作用，Bax 蛋白具有对抗 Bcl-2 蛋白抑制凋亡的作用，因此认为 Bax 是极重要的促细胞凋亡基因之一。谢庆祥等检测了 BPH 组织中 Bcl-2 和 Bax 的表达，发现与正常前列腺组织相比，Bc1-2 呈高表达，而 Bax 表达则明显减少，提示 BPH 中抑制细胞凋亡作用增强，而促进细胞凋亡的作用降低，表明 Bcl-2 及 Bax 参与了 BPH 的形成。姚宏、李东等人发现 PCa 组织中 Bcl-2 表达明显高于 BPH 组织，并且随着 PCa 分化程度降低，Bcl-2 表达阳性率逐渐增高。

杨金瑞课题组采用免疫组化法检测 PCa、BPH 及正常前列腺组织中 Bcl-2 和 Bax 蛋白表达。在 PCa 组织中 Bcl-2 蛋白表达阳性率较 BPH 组织明显降低，且 Bcl-2 随 PCa 的分级增加而显著性降低，而 Bax 蛋白表达阳性率却较 BPH 组织明显增高。为何与上述作者结果相比会有相反结果呢？首先应该肯定，Bcl-2 和 Bax 参与了 BPH 以及 PCa 等肿瘤的发生发展。但凋亡的调控机制是相当复杂的，尽管我们了解到 Bcl-2 蛋白抑制细胞凋亡，而 Bax 蛋白促进细胞凋亡，但调控细胞凋亡的因素很多，它们之间相互制约及作用的机制十分复杂。并不是所有程序化死亡都可用 Bcl-2 阻止，可能还存在独立于 Bcl-2 的其他引起细胞凋亡的途径和因素。关于细胞凋亡调控机制没弄清的问题还很多。人们习惯于认为，肿瘤不仅增殖率很高，而且细胞死亡速度也降低，导致细胞增殖与死亡平衡失调而发生肿瘤，却难以想到，当肿瘤细胞增殖率高时，其细胞死亡速度不一定就低，而是死亡速度亦可能高，只是与高的细胞增殖率相比，其死亡速度相对地低而已。这种高的细胞增殖率与相对低的细胞死亡率（其实细胞死亡率较高）相比，同样可导致细胞增殖与死亡平衡失调而发生肿瘤。

杨金瑞课题组结果表明，PCa 组织 Bcl-2 蛋白表达阳性率较 BPH 组织降低，而 Bax 蛋白表达阳性率增高，正反映了 PCa 组织细胞增殖率及细胞凋亡速度均高于 BPH 组织这一情况。相关分析表明，在 PCa 组织，凋亡细胞指数与 Bcl-2 表达呈明显负相关，PCa 中 Bcl-2 的低表达则凋亡细胞指数增高。类似的不同研究结果还见于其他肿瘤的研究报道中，如 Bhargara 等人对乳腺癌的研究发现，Bcl-2 在分化好的肿瘤中表达率高，在分化差的肿瘤中表达率低。杨宝龙等人发现肾癌中 Bcl-2 蛋白表达比正常对照组明显增高，而邹高德等却发现 Bcl-2 表达随着肾癌恶性程度的上升阳性率降低。窦中岭等发现 Bcl-2 的表达随着膀胱肿瘤分级、分期的增加而增多，而李本义等人却发现膀胱肿瘤中 Bcl-2 存在明显的逆反性表达。杨竹林等发现高分化胆囊癌和胆管癌 Bax 蛋白表达阳性率明显低于低分化或未分化癌。因此，关于 Bcl-2 和 Bax 基因表达产物与 PCa 及 BPH 发病机制之间的研究仍需深入进行。

（三）关于相关基因表达检测作为评估恶性肿瘤病理特征及生物学行为的价值

临床医师在治疗恶性肿瘤中，很希望用重要的且非常有价值的标志物的检测来反映恶性肿瘤的临床病理特征及生物学行为，但有特异性价值的标志物很少。在一些恶性肿瘤相关基因表达的研究中，常见有作者认为其研究的某些基因表达可反映及预测某恶性肿瘤的病理特征及预后，而另一些作者在他们的研究中却发现同一个基因表达并不能反映某恶性肿瘤的病理特征及预后，某些基因的表达在不同的研究中甚至可出现相反的结果。这种不能确定的结果正是目前临床实际工作中并没有将某些基因表达的检测用于评估一些恶性肿瘤病理特征及预后的原因所在，亦即其临床应用上实际价值不大。通过本研究结果及结合其他作者研究结果亦可说明，恶性肿瘤的发生以及细胞凋亡的调控，均不是某单个基因作用的结果，需有多个相关的促进及抑制的基因共同作用所致，而这种多个基因参与的作用机制并不清楚，可能相当复杂。

笔者认为，在恶性肿瘤的发生发展中，相关的一些基因及其表达产物与恶性肿瘤的病理特征及生物学行为有必然联系，但单一基因表达的结果只是众多基因错综复杂相互作用的一个侧面反映，在不同的肿瘤，或在肿瘤的不同发展阶段，或体内的内在相关因素不同等，这种反映则有差异甚至不同。因此，目前在基因表达检测的研究中，仅凭一两个孤立的检测指标的结果就认为其可评估恶性肿瘤的临床病理特征及生物学行为未免结论过于草率。

六、适用与展望

了解细胞凋亡在分子水平的生理过程，不仅能明确疾病的发病机制，而且也为发展诊断、预后和治疗工具开辟了一个新的途径。ISEL 以及某些在组织切片形态学改变尚不明显就能测定凋亡早期阶段的检测方法，将使有关凋亡状况的诊断更为容易。在进一步阐明凋亡信号发放途径并建立了这些特异信号分子的测定方法后，凋亡过剩和不足的原因将会明确。

凋亡相关基因表达的检测，可用于一些癌症自然病程、恶性程度及预后的评估。但细胞凋亡的调控机制相当复杂，有很多相关基因参与细胞凋亡的调控，它们之间的相互作用机制尚不清楚，有许多作者报道的细胞凋亡相关基因表达的检测结果存在较大差别，甚至大相径庭。因此，仅凭一两个孤立的检测指标来作为目前临床评估肿瘤自然病程、恶性程度及预后的指标未免结论过于草率。

前列腺癌的临床治疗最大难题在于对去势抵抗性前列腺癌缺乏有效的治疗方案。已知即使是去势抵抗性前列腺癌也保存有调亡发生的潜能，所以诱导细胞凋亡可能成为治疗前列腺癌的一种颇有前景的选择。

基因治疗技术已逐渐发展为抗肿瘤的新型技术。研究细胞凋亡相关基因在细胞凋亡中的调控作用，一个重要目的就是采用基因转移的策略，将目的基因导入靶细胞中进行有效治疗。利用 Bcl-2 反义核苷酸可以降低 Bcl-2 的表达，促进细胞凋亡。

肿瘤的发生发展过程中是有很多基因参与其中的，它们之间的作用机制并不是十分清楚。在患同一种肿瘤不同个体之间某些基因表达是有差异的，甚至是完全相反的。因此，基因检测技术应用于临床应持谨慎态度，需要明确的问题还有很多。

〔杨金瑞〕

第七节 大鼠逼尿肌不稳定模型的建立和评估

一、概 述

逼尿肌不稳定（DI）是指膀胱逼尿肌在储尿期自发或诱发出现的使膀胱内压增加≥15 cmH_2O 的某种不能被人为抑制的自主性收缩，是临床最常见的膀胱尿道功能障碍之一，可引起尿频、尿急、急迫性尿失禁等临床症状，严重者导致肾、输尿管积水和肾功能损害，其发生率极高，在下尿路梗阻患者中高达 39%。引起逼尿肌不稳定的主要原因有膀胱出口梗阻（bladder outlet obstruction，BOO）、神经源性因素、发育迟缓以及不明原因的特发性因素等。鉴于膀胱出口梗阻是临床上最常见的引起 DI 的原因，且该类模型的建立方法较为简单，目前 DI 研究模型通常采用 BOO 法建立。BOO 法建立模型的具体术式也多种多样，包括袖带法，套环法及结扎法。最简便也最常用的方式即为切开下腹部，分离尿道，于膀胱颈部丝线结扎。用 BOO 法建立 DI 模型后，还须通过以尿动力仪进行膀胱测压的方法来进行评估。目前大鼠膀胱测压的方法有两种，一种为麻醉状态下经尿道插管测压，另一种在清醒状态下经膀胱造瘘管测压。两种测压方法各有其优缺点，需根据实验的具体要求适当选择。

二、问题与困惑

本课题组在预实验阶段采用传统术式建立 DI 模型，结果发现在术后 1 周内大鼠存活率高，但 2 周后出现大量死亡，死亡原因经解剖发现均为膀胱严重尿潴留引起肾积水最终导致肾功能衰竭。而建模成功后若在清醒状态下测压需预先留置膀胱造瘘管，再通过皮下从背部引出固定，平时封闭，在测压时将封闭段剪除再连接尿动力仪，其主要优点为符合生理状态下排尿方式，可重复测压，可对逼尿肌兴奋性的变化及干预因素进行动态研究，其缺点在于，术中置管过程较为复杂，延长了手术时间，造瘘管易脱落断裂，术后喂养不便，并发感染或尿漏可能性高，且在清醒状态下测压时相关干扰因素较多，容易造成结果误差。经尿道置管测压实施较为简单快速，且麻醉后测压受到的干扰因素较少，测得的尿动力学指标相对稳定。缺点是麻醉药有可能对排尿反射造成影响，且尿道置管增加了排尿阻力，测得结果与生理状态可能相差较大。

三、创新与思考

传统方法建立 DI 模型成功率不高主要原因为在手术中是以当时尿道宽度为标准进行结扎，但大鼠的生长发育远较人类为快，若不加以控制半个月内体重增长明显，故尿道也在不断变宽，相对来说结扎强度逐渐变紧，且由于局部瘢痕增生，故实际上膀胱出口梗阻的程度是呈现一个渐进性加重的过程。因此我们对这一术式进行了如下的改进：①术中统一采用直径为 1 mm 的硬膜外导管，保证实验大鼠形成的梗阻程度和效果一致，且结扎时以线结刚靠近尿道，导管在尿道内能无阻力自由活动即可，宁松勿紧，防止因结扎过紧导致尿潴留及局部组织缺血坏死，导致模型动物短期内死亡。②术前选用体重一致的大鼠进行实验，术后严格控制大鼠的体重，每天监测体重变化，并限制饲料及饮水的摄入量，防止因发育过快造成的梗阻程度加重不一致。③术中尽量缩小操作范围，只需将近膀胱颈部尿道前壁与周围脂肪组织及疏松结缔组织进行分离即可，既可防止损伤输尿管，也可减少术后局部瘢痕的产生。

而在后续尿动力学评估中，笔者在预实验阶段分别采用了两种方法进行了测验，结果发现膀胱造瘘组大鼠术后造瘘管极易脱出，且感染率较高，实验实施难度较大，而最后行尿动力学检测 DI 发生率两组之间并无明显差别，故在正式实验时采用了经尿道置管测压的方式。

四、理论支撑

本课题组选用的 DI 模型的建立与尿动力学评估方法是在传统术式的基础上经过思考后结合实际应

用中出现的问题进行了创新与改进，且经过预实验证明是安全可行的。

五、践行实施

（一）材料与方法

1. 材料：

（1）实验动物：雌性 Wistar 大鼠 25 只，均购自中南大学湘雅二医院医学动物实验中心，月龄 3～4 月，体重 200 g 左右，以随机数字表法分为实验组（15 只）和对照组（10 只）。

（2）主要仪器设备：1 mm 直径硬膜外导管（山东省济宁市医疗器械厂）；一次性使用清创缝合换药包（内有塑料镊子、纱布、棉球、橡胶检查手套、非吸收性外科缝线、医用缝合针、洞巾，治疗巾）（扬州通达卫生器械有限公司）；尿动力学分析（Laborie 医疗科技有限公司）；LION WZ－50C 微量灌注泵（浙江大学医学仪器厂）。

（3）主要试剂：10％水合氯醛溶液（中南大学湘雅二医院）；20％乌拉坦溶液：称取 20g 乌拉坦粉剂（上海市国药集团化学试剂有限公司）加入灭菌注射用水至 100 mL，充分摇匀；硫酸庆大霉素注射液（4×10^4 U/mL，天津市焦作药业有限公司）。

2. 主要实验方法：

（1）膀胱出口梗阻（BOO）模型的建立：

1）主要步骤：Wistar 大鼠以常规饲料、饮水适应性喂养 1 周后，以电子天平称重，按 0.3 mL/100g 体重腹腔注射 10％水合氯醛麻醉后，仰卧固定。下腹部备皮，聚维酮碘消毒下腹部、尿道口、会阴、双侧大腿及尾根部，打开换药包，铺无菌巾，助手协助将直径 1mm 硬膜外导管插入尿道至膀胱，见有淡黄色尿液滴出，取下腹部正中切口，长约 1.5 cm，逐层切开皮肤，皮下，于腹直肌旁钝性分离后打开腹腔，显露膀胱，将膀胱及导管轻轻提起，与周围脂肪组织小心分离，显露膀胱颈及近端尿道，小心在距膀胱颈约 0.5 cm 处以尖镊将尿道及阴道钝性分离后，以 3－0 丝线结扎尿道，结扎松紧度以线结刚靠近导管，移动导管无阻力，且能带动周围组织移动为宜，拔出导管，逐层缝合关闭切口。对照组仅在相同部位作相同手术操作，但不结扎尿道。术后即在大腿内侧肌内注射硫酸庆大霉素注射液 0.2～0.3 mL，此后每天按相同剂量肌内注射一次庆大霉素，共 3 天。每只大鼠单笼喂养，限制饮食，保持垫料干燥及伤口皮肤整洁，一般线头可自然脱落，无需拆线。具体操作如图 28－7－1～图 28－7－10 所示。

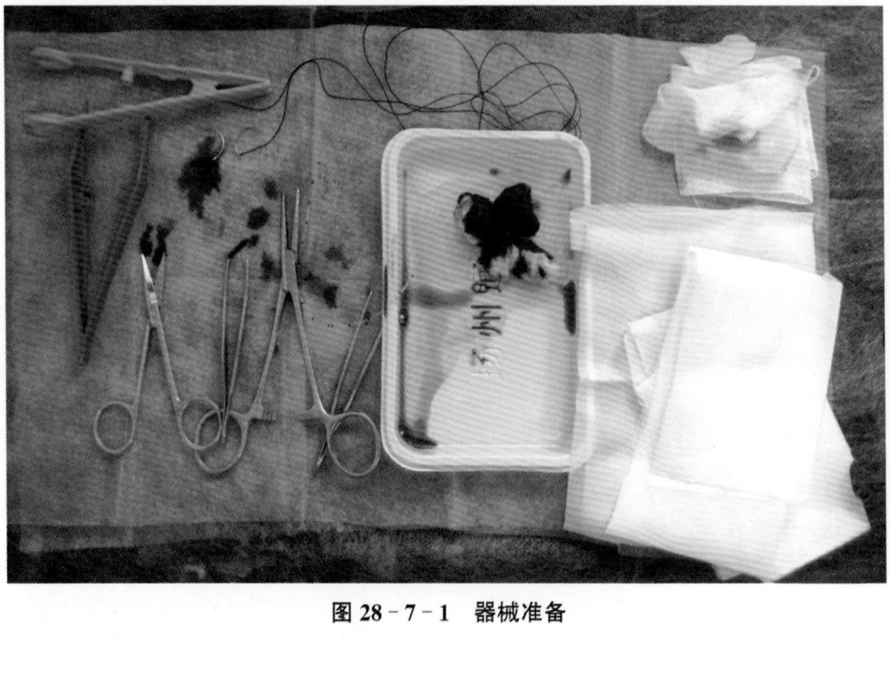

图 28－7－1　器械准备

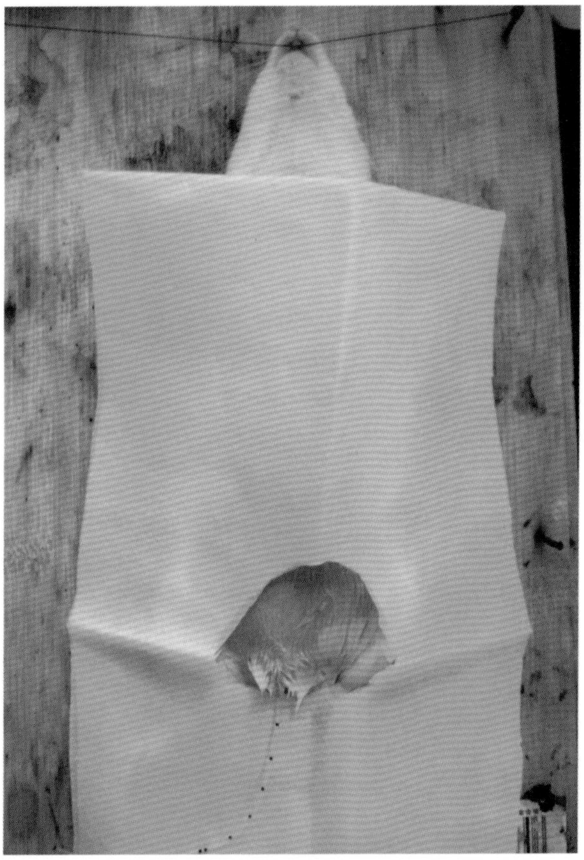

图 28－7－2　尿道置入硬膜外导管

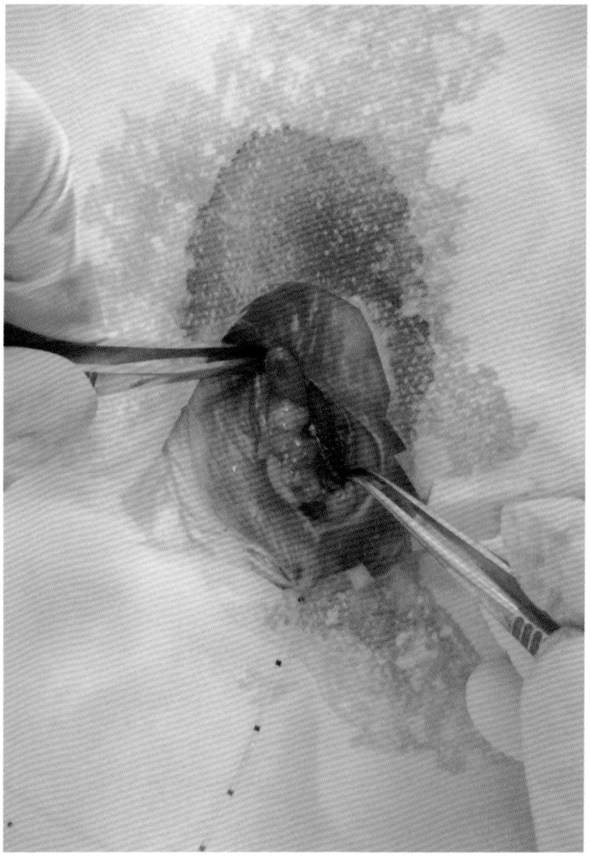

图 28－7－3　下腹正中切口显露膀胱

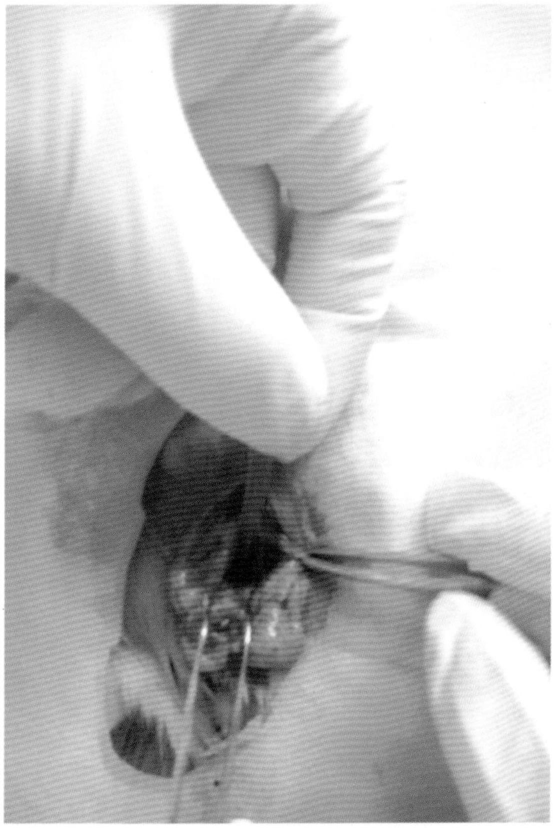

图 28－7－4　暴露近膀胱颈部尿道

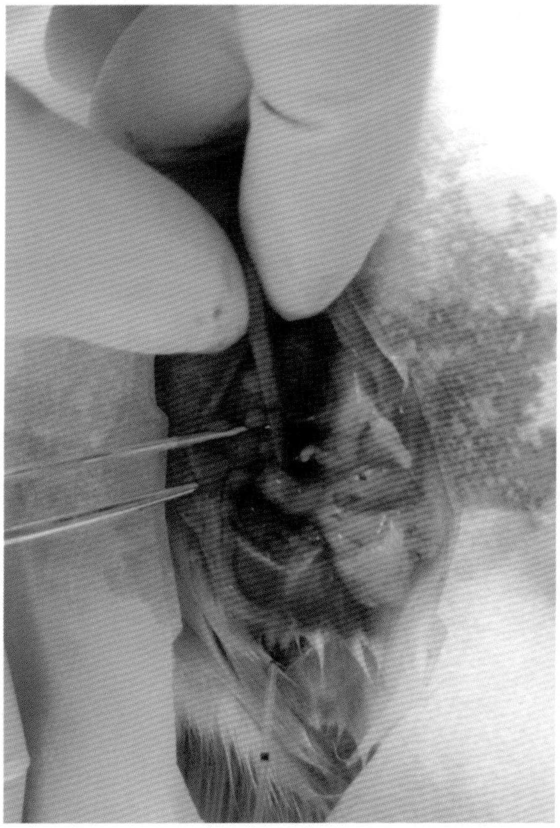

图 28－7－5　在尿道与阴道间仔细分离

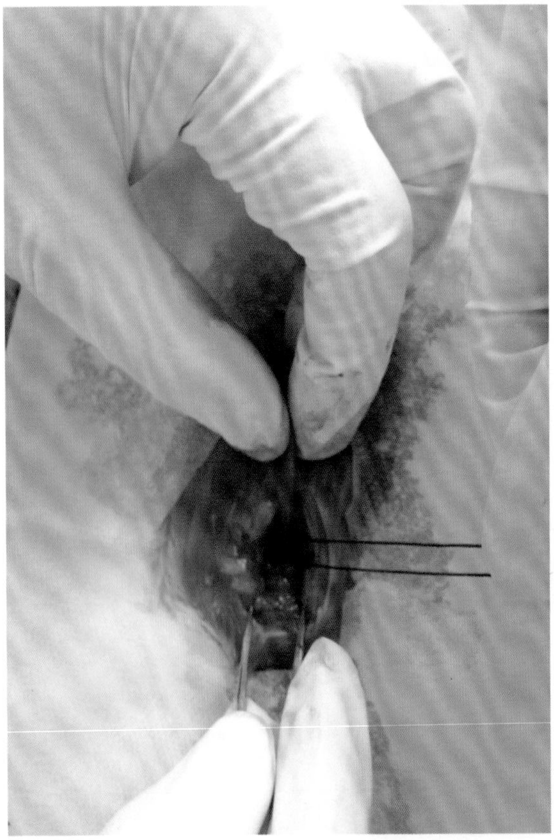

图 28-7-6　3-0 丝线结扎膀胱出口（一）

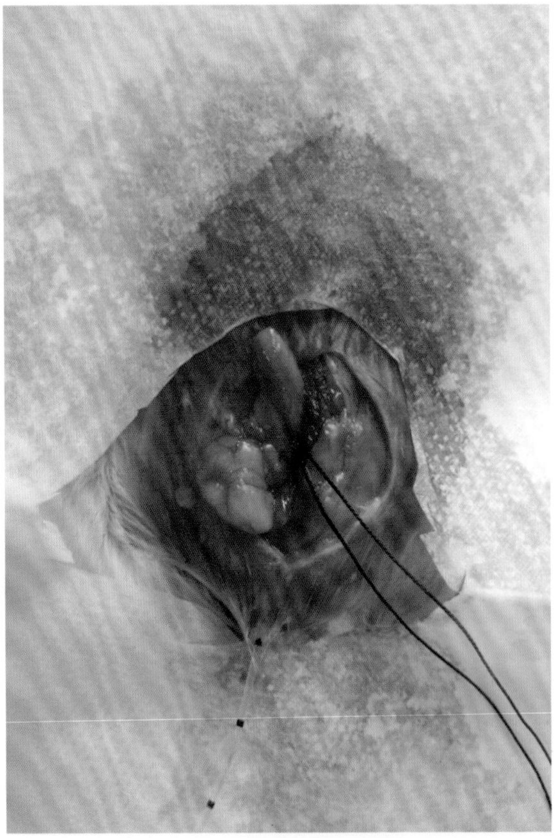

图 28-7-7　3-0 丝线结扎膀胱出口（二）

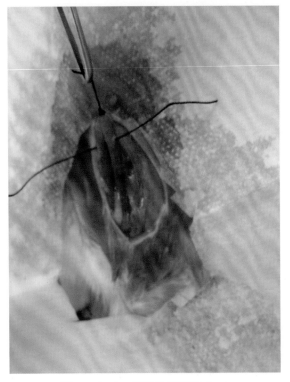

图 28-7-8　逐层关闭切口（一）

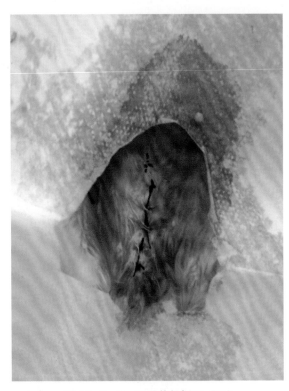

图 28-7-9　逐层关闭切口（二）

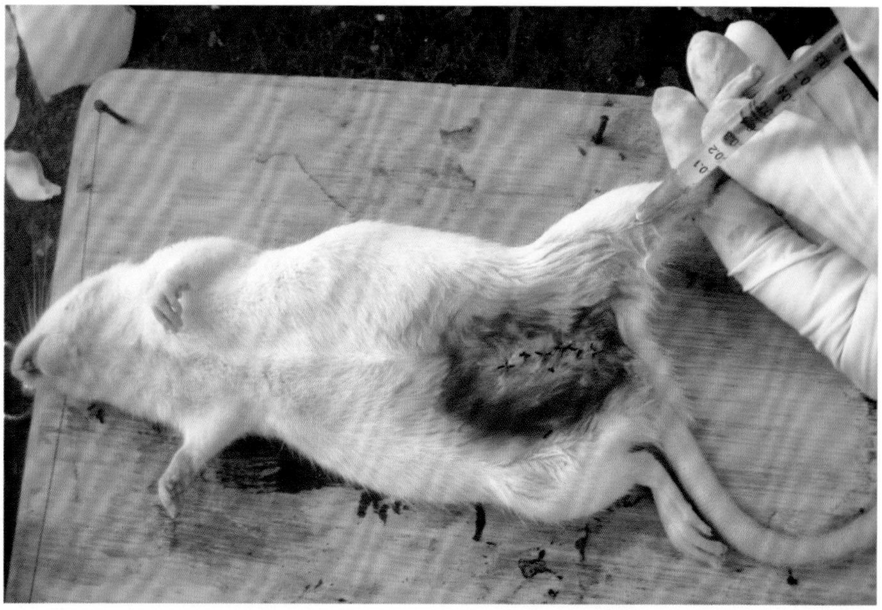

图 28-7-10 术后肌内注射庆大霉素

2）操作要点：①严格无菌操作，术前伤口按外科手术标准消毒，铺单，手术器械经过严格消毒处理，尽量使用一次性器械。术后单笼喂养，3 天内常规肌内注射庆大霉素抗感染，并始终保持伤口干燥清洁。②术前从尿道插入硬膜外导管时要注意雌性大鼠尿道口虽暴露在外比较明显，但尿道在耻骨下方有弯曲，故导管前端在插入尿道 3～4 mm 时若遇阻力切忌粗暴用力，否则容易导致尿道损伤。此时应与助手协作将尿道口拉长并向下压，使尿道弯曲消除后再轻柔向各个方向试探性移动导管，一般都能顺利插入膀胱。③术中用尖镊分离尿道与阴道是最关键的一步，由于膀胱下血管一般与尿道紧贴，稍有不慎即可能导致血管破裂出血，严重时可能使实验动物直接死亡，术中结扎止血后也可能因影响膀胱供血而导致膀胱功能改变，造成观察结果的人为误差，而损伤尿道或阴道可引起尿漏，导致实验失败，故在操作时需保持动作轻柔及稳定，并注意找对层次缓慢分离。

（2）尿流动力学检测：

1）主要步骤：建模术后 6 周取大鼠，给予 20％乌拉坦注射液 1 g/kg 腹腔注射麻醉。以直径 1 mm 硬膜外导管经尿道插入膀胱（手术组大鼠须先拆除结扎线），导管经三通阀与微量灌注泵及尿动力学检测仪相连，排空尿液，标注零点。微量灌注泵以 0.2 mL/min 的速度以生理盐水灌注膀胱，至排尿时停止灌注。尿动力学检测仪观察各项指标并采集数据。描记实验组及对照组膀胱内压力图，每只大鼠重复测量 3 个排尿周期。参照大鼠逼尿肌不稳定的判断标准，在膀胱低压充盈期出现造成膀胱内压升高超过 15 cmH_2O 的逼尿肌收缩时即可判定模型制作成功。膀胱最大逼尿肌压取 3 个排尿周期的均值，膀胱容量＝(排尿量＋残余尿量)，膀胱容量通过灌注停止时所需时间及灌注速度可直接测得，残余尿量则在最后一次排尿结束后，通过 1 mL 注射器从硬膜外导管中测量。具体操作如图 28-7-11～图 28-7-16 所示。

2）操作要点：首先是麻醉药物的选择问题，动物实验中常用麻醉药如戊巴比妥钠、硫喷妥钠、氯胺酮＋地西泮等均可明显抑制排尿反射，测压曲线随麻醉深浅而波动，还可诱发 30％～40％的正常大鼠产生无抑制性收缩。而乌拉坦能较好地保存排尿反射，但在剂量较大时也可能通过其与谷氨酸能递质系统的相互作用而影响正常的排尿过程。因此，在我们的研究中使用 1.0 g/kg 的剂量进行麻醉，结果对照组 10 只大鼠均有明显的排尿收缩波出现，而实验组的 13 只大鼠中有 2 只的测压曲线为平坦的直线，未见明显的收缩，考虑可能为麻醉药物的个体差异及逼尿肌功能受损较重，使麻醉药的效果相对加强，影响了排尿反射的过程。故在具体实验中，需严格控制乌拉坦的剂量。其次，由于手术组结扎处瘢痕增生后再插管困难，故测压前需拆除丝线，并关闭切口，以更好模拟生理状态下的排尿，防止腹压改

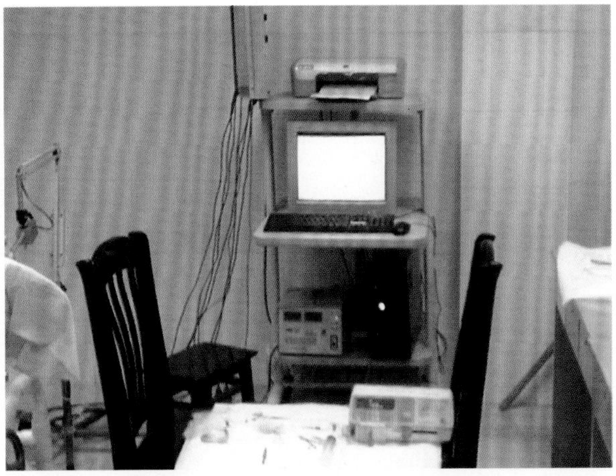

图 28-7-11 尿动力室全貌

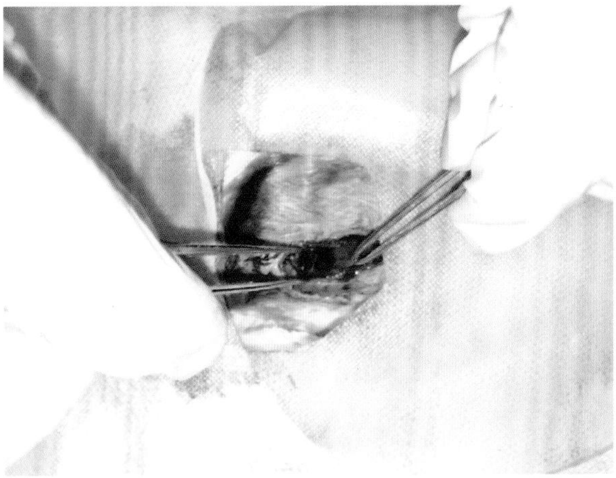

图 28-7-12 仔细分离大鼠尿道结扎部位

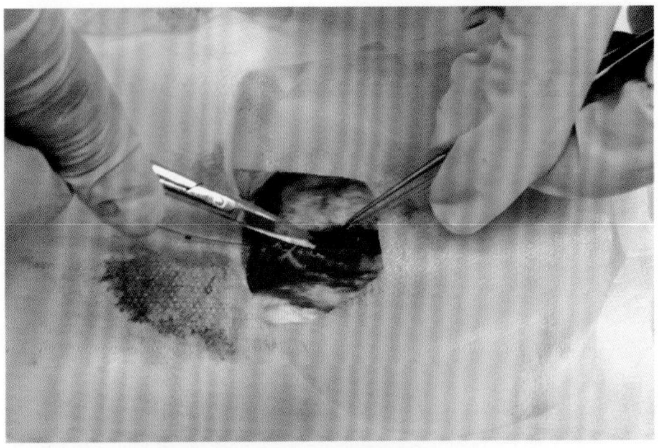

图 28-7-13 剪除结扎丝线

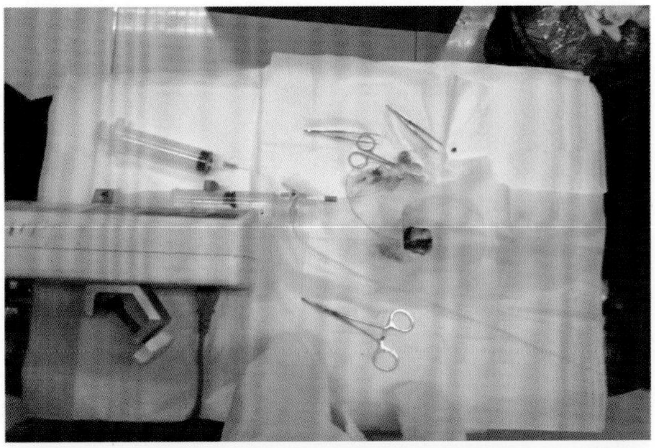

图 28-7-14 进行尿动力学检测

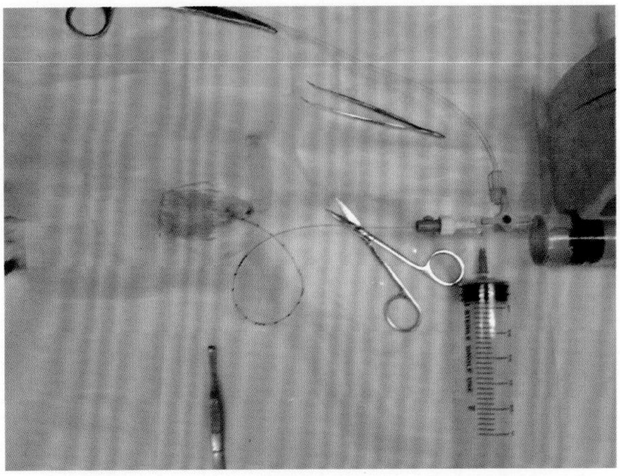

图 28-7-15 对照组直接进行尿动力学检测

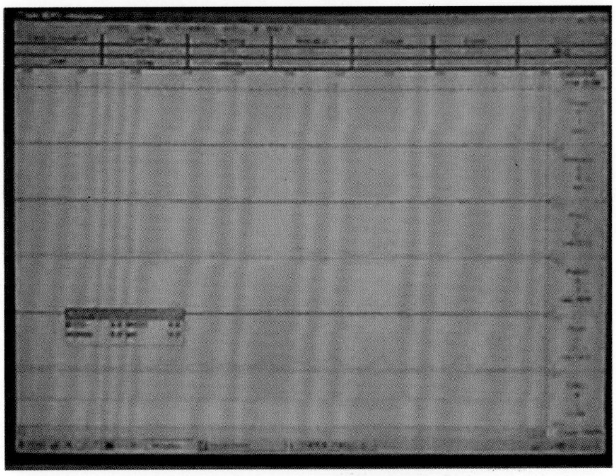

图 28-7-16 检测结果图像

变对结果的影响。最后，关于测压时间点的选择问题。在模型建立后早期，由于膀胱出口不完全梗阻，膀胱功能代偿性增加，故膀胱顺应性增加，排尿压及残余尿增加，膀胱容量也明显变大，并能诱发不同程度的不稳定收缩，但随着梗阻时间的延长，梗阻程度的进一步加重，膀胱功能出现失代偿，逼尿肌受到严重损害，则会使膀胱的排尿压，顺应性及不稳定收缩的出现频率明显下降。有研究显示，在梗阻建立后1周即有大鼠出现逼尿肌不稳定收缩活动，一直到第5周DI发生率逐渐增加，第5、第6周基本上达到稳定水平，到第8周DI发生率虽接近100%，但膀胱的排尿压、顺应性与自发收缩活动于第6周开始出现下降趋势，说明此时膀胱功能已经出现比较严重的损伤，提示梗阻后第5～6周的大鼠是用来研究DI的良好模型。

（3）统计方法：所有数据以均数±标准差（$\bar{x}\pm s$）表示，组间比较采用 SPSS12.0 统计软件进行 t 检验。$P<0.05$ 认为有显著差异。

（二）结果

1. 逼尿肌不稳定模型的建立：建模组 15 只大鼠，2 只分别于术后第 3 天及术后第 8 天死亡，经解剖考虑死亡原因分别为尿道结扎过紧，严重尿潴留导致肾衰竭及术后感染，对照组 10 只全部存活，且均无漏尿发生。建模组剩余 13 只大鼠于术后第 6 周行充盈性膀胱测压，结果 9 只出现逼尿肌不稳定的表现，DI 发生率为 69.2%，2 只未发生 DI，2 只膀胱测压未见明显收缩波。将 9 只 DI 大鼠的测压结果与 9 只对照组大鼠的结果进行比较及分析。

2. 经导管充盈性膀胱测压图形分析：正常对照组 9 例测压曲线：曲线平滑，膀胱容量及压力正常，排尿反射存在（图 28-7-17A）。建模组测压曲线可分类为：逼尿肌稳定（DS）组 2 例，曲线基本平滑，膀胱容量及压力基本正常，排尿反射存在（图 28-7-17B）；逼尿肌不稳定（DI）组 9 例，排尿反射存在，储尿期伴有明显的不稳定收缩波，膀胱容量及压力显著增加（图 28-7-17C）；逼尿肌无反应组 2 例，膀胱无功能，无收缩波表现，排尿反射消失（图 28-7-17D）。

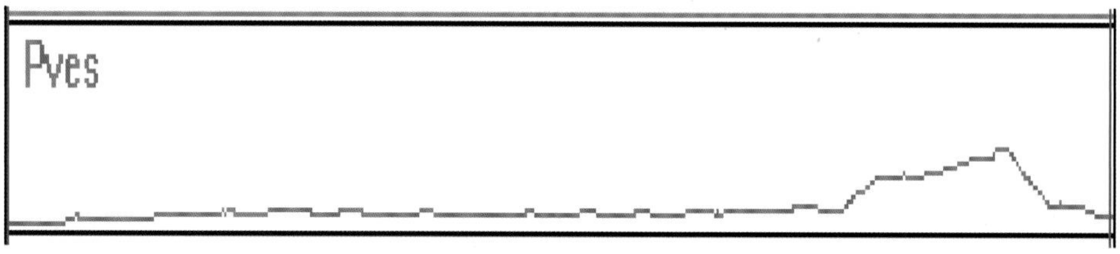

A. 正常对照组

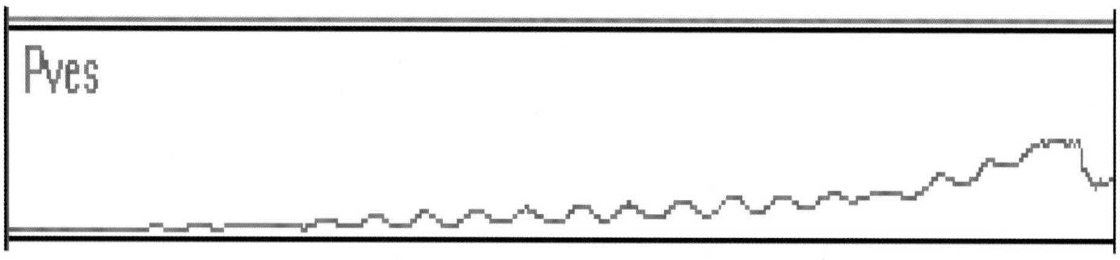

B. DS 组

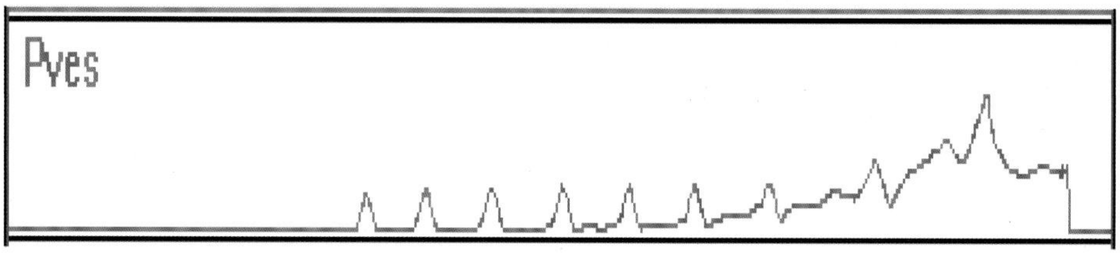

C. DI 组

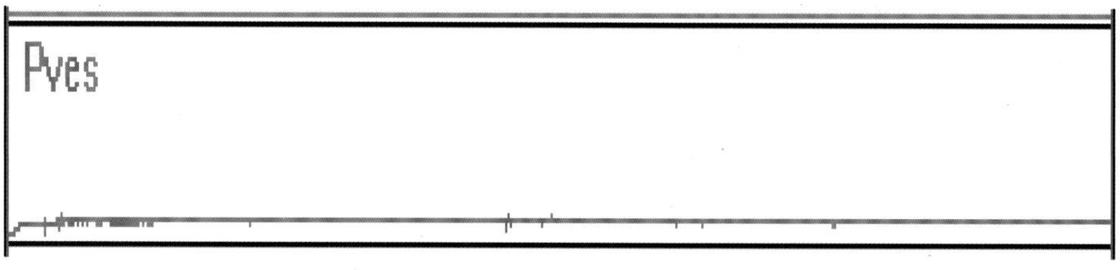

D. 逼尿肌无反应组

图 28-7-17　大鼠充盈性膀胱测压各种曲线

3. 经导管充盈性膀胱测压结果比较：9 只 DI 组大鼠与 9 只对照组大鼠的测压结果相比，DI 组大鼠的膀胱容量、最大逼尿肌压、残余尿及排尿量均显著增加，差异有统计学意义（$P<0.05$）（表 28-7-1）。

表 28-7-1　DI 大鼠与对照组大鼠膀胱测压结果比较（$\bar{x}+S$）

组　别	样本数	膀胱容量/mL	排尿量/mL	残余尿/mL	最大逼尿肌压/cmH_2O
对照组	9	1.34±0.05	0.92±0.09	0.42±0.07	49.89±2.21
DI 组*	9	4.07±0.13	1.96±0.22	2.11±0.22	59.34±3.33

*：与对照组比较，$P<0.05$。

六、适用与展望

本课题组采用改良的人为制造雌性大鼠膀胱出口梗阻的方法建立逼尿肌不稳定模型并通过麻醉状态下尿道插管测压的方式进行评估，结果证实该建模方法可操作性强，数据可靠，能够较好地模拟梗阻早期 DI 的病理状态，可以为对逼尿肌不稳定的深入研究提供一个可靠的实验平台。

〔何　芊〕

第八节　RB1 蛋白 S249/T252 位点磷酸化在前列腺癌发病机制中的研究和应用

一、概　　述

雄激素剥夺治疗（androgen deprivation therapy，ADT）是前列腺癌全身治疗的最主要方案之一。但是接受 ADT 治疗的晚期前列腺癌患者很容易发展成为去势抵抗性前列腺癌（castration-resistant prostate cancer，CRPC），因此，CRPC 已经成为目前前列腺癌治疗的难点和基础研究的热点问题。研究发现，CRPC 患者的肿瘤组织常见的复发相关基因改变包括：AR 突变或扩增（62.7%），TP53 突变或缺失（53.3%），RB1 缺失（8.6%）等。

细胞周期是调控细胞生长的主要方式，其调控机制紊乱可导致肿瘤的发生发展。研究表明大约 1/4 的 CRPC 肿瘤组织中存在细胞周期调控蛋白-视网膜母细胞瘤相关蛋白（retinoblastoma-associated protein，RB1）的缺失和失活以及 CDK 蛋白家族的过度激活。RB1 蛋白与其他蛋白的结合与 RB1 的磷酸化状态密切相关。研究发现未磷酸化/低磷酸化态 RB1 可与转录因子 E2F（transcription factor E2F）相互作用，从而抑制 E2F 靶基因表达及 G1/S 细胞周期转换，最终阻碍肿瘤进展。而细胞周期蛋白/细胞周期依赖性激酶（cyclin dependent kinase，CDK）磷酸化 RB，高磷酸化态 RB 促使 E2F 转录因子从与 RB 结合的状态解离，促进细胞周期转换细胞增殖。目前选择性的 CDK4/6 抑制剂（如 Palbociclib）可通过调控 RB 的磷酸化水平发挥抗肿瘤作用。

二、问题与困惑

目前可被 CDK4/6 磷酸化的 RB1 位点包括其蛋白 N 端的 S249/T252、T356、T373 位点，其 POCK 结构域的 S608、S612 位点，以及其 C 端的 S780、S788/S795、S807/S811、S821、S826 位点（S 为丝氨酸，T 为苏氨酸），如图 28-8-1 所示。目前对 RB1 的磷酸化位点功能的研究主要集中在其 POCK 结构域和 C 端，而其 N 端 S249/T252、T356、T373 位点磷酸化状态在细胞中的作用尚不完全清楚。

三、创新与思考

首先，我们通过实验发现 RB1 可与 p65 蛋白相互结合（图 28-8-2A），并且 p65 的 N 端和 RB1 的 N 端介导了它们之间的相互作用（图 28-8-2B、图 28-8-2C）。通过体外实验，我们发现 S249/T252 位点的磷酸化水平决定了 RB1 与 p65 的结合。

进一步研究发现，RB1 与 p65 的相互结合受 CDK4/6 的调控。即敲低 CDK4/6 或使用 CDK4/6 抑制

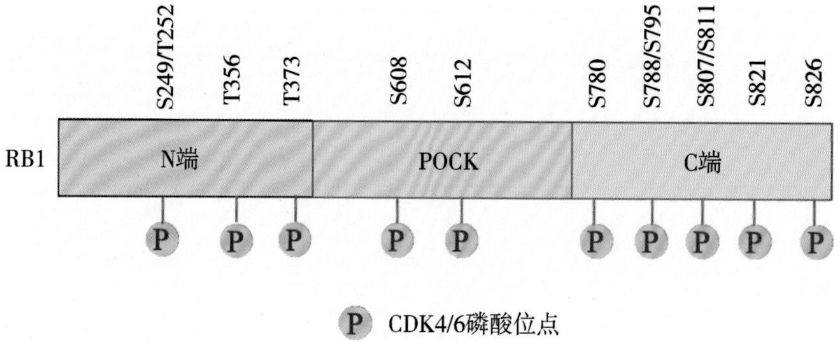

图 28-8-1 RB1 蛋白上已知的可被 CDK4/6 磷酸化的位点

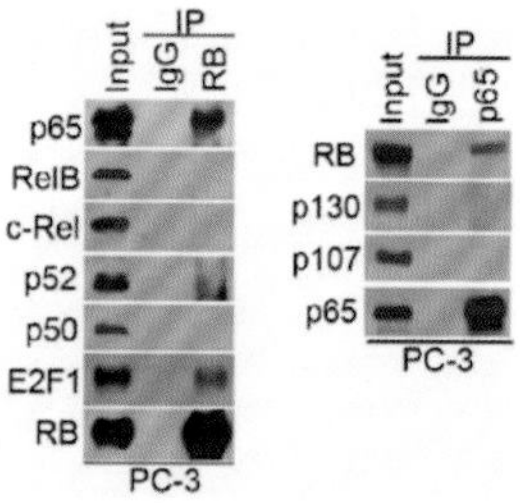

A. p65 与 RB1 在 PC-3 细胞内相互结合

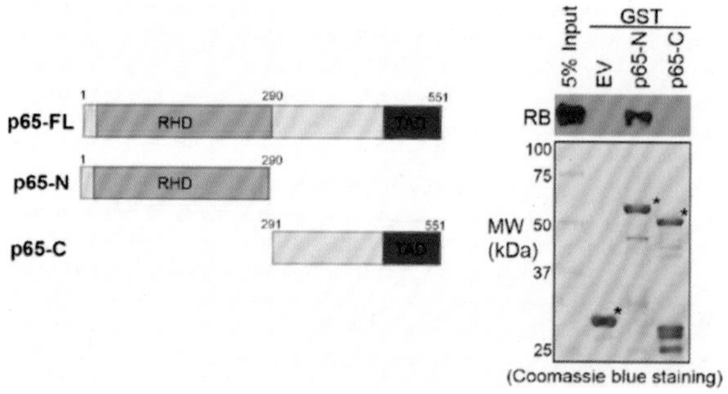

B. GST-Pull down 实验表明 RB1 与 p65 的 N 端相互结合

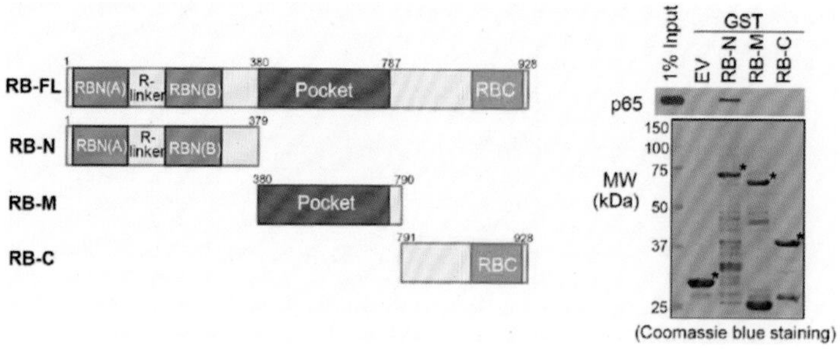

C. GST-Pull down 实验表明 p65 与 RB1 的 N 端相互结合

图 28-8-2 RB1 与 p65 相互作用以及相互作用的具体结构域示意图

[Jin X, et al. Mol Cell, 2019, 73 (1): 22-35]

剂会减弱 RB1 与 p65 的相互结合（图 28-8-3A、图 28-8-3B），这说明 RB1 与 p65 的结合受 RB1 磷酸化水平的调控。因此 RB1 蛋白 N 端的 3 处磷酸化位点（S249/T252、T356、T373）是我们重点研究的对象（图 28-8-3C）。我们通过体外实验证实，RB1 蛋白的 S249/T252 位点介导了 RB1 与 p65 的相互结合（图 28-8-3D）。

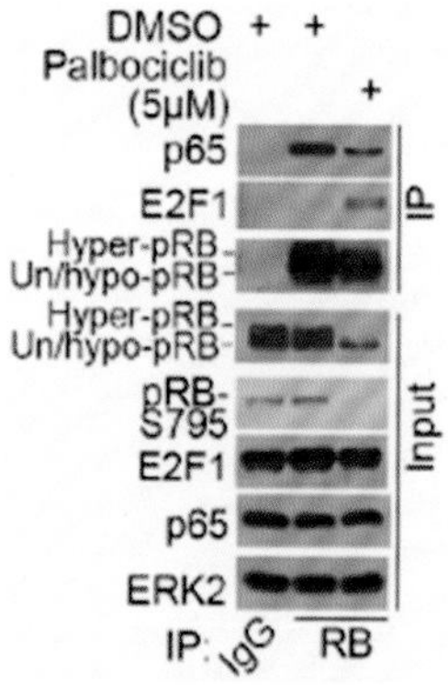

A. CDK4/6 抑制剂处理减弱 RB1 与 p65 的相互结合

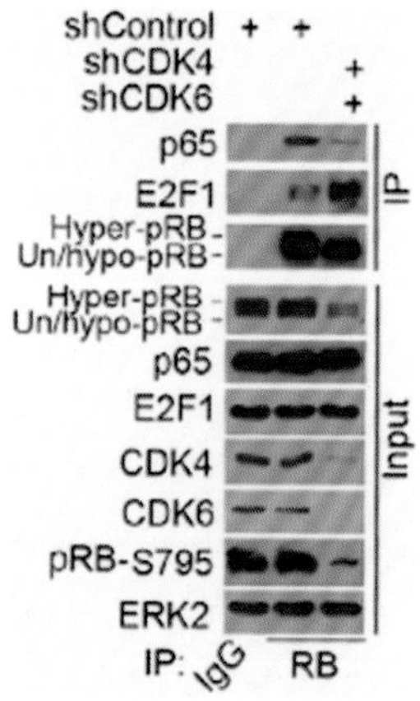

B. 敲低 CDK4/6 减弱 RB1 与 p65 的相互结合

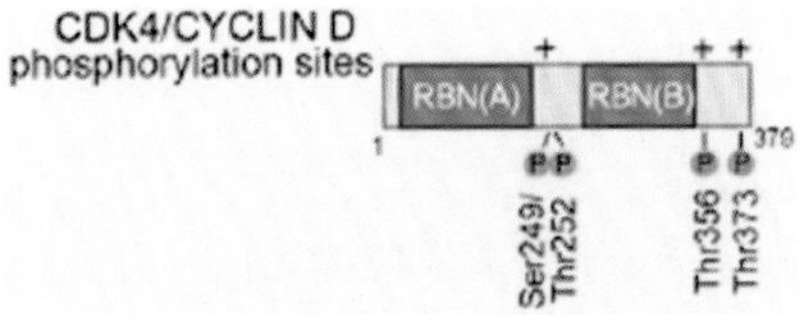

C. RB1 的 N 端可被 CDK4/6 磷酸化的位点

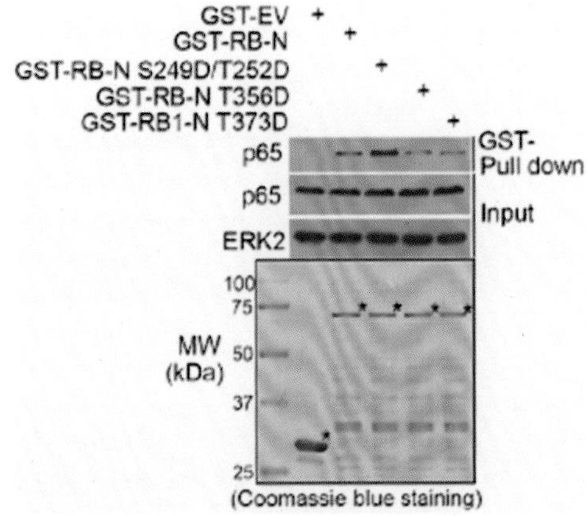

D. GST-Pull down 实验表明，仅 S249/T252 位点通过磷酸化方式与 p65 结合

图 28-8-3　RB1-S249/T252 位点以磷酸化依赖方式结合 p65 具体结构域示意图

［Jin X，et al. Mol Cell. 2019，73（1）：22-35］

Markus Hassler 等人在 2007 年曾报道使用结构解析的方式证明具有“FXXXV”（F，苯丙氨酸；V，缬氨酸；X，任意氨基酸）模序的 EID1（E1A-like inhibitor of differentiation 1）蛋白可与 RB1 的 N 端相互结合。我们分析 p65 的 N 端同样发现了种属保守的“FXXXV”模序。在体外实验中，我们证实“FXXXV”位点缺失后，p65 与 RB1 的结合减弱。通过分析 p65“FXXXV”模序周围的氨基酸电荷（正电荷），以及 RB1 的 S249/T252 位点周围的氨基酸电荷（未磷酸化时为正电荷，磷酸化后为负电荷），我们提出 RB1 与具有“FXXXV”模序靶蛋白的结合遵循电荷“同性相斥，异性相吸”的相互作用规律（图 28-8-4）。

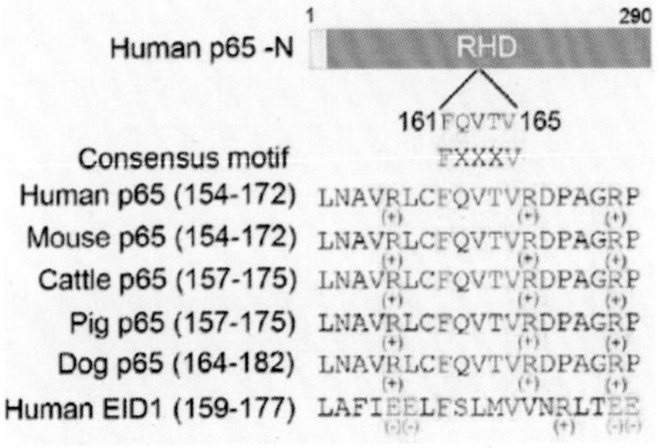

A. p65 的 N 端具有种属保守的“FXXXV”模序

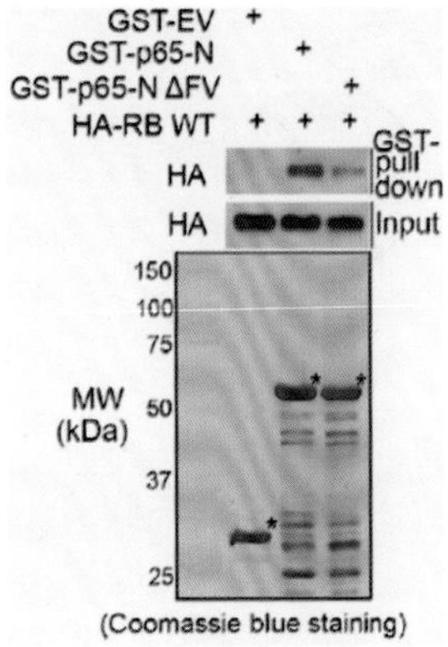

B. GST-Pull down 实验表明 p65 的“FXXXV”模序介导 p65 与 RB1 的相互结合

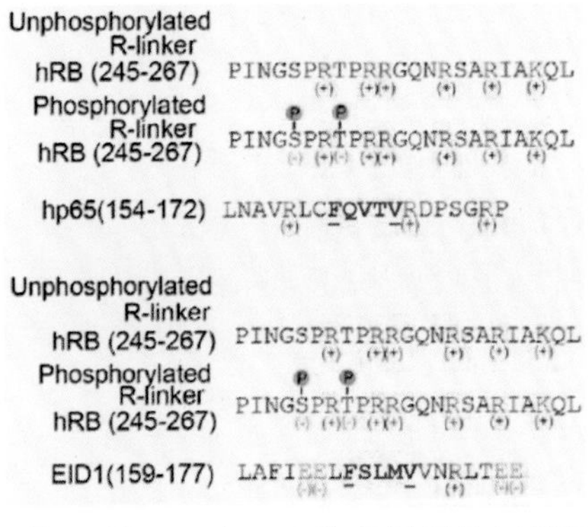

C. RB1 的 N 端 S249/T252 位点周围的氨基酸电荷，p65 的“FXXXV”模序周围氨基酸电荷变化

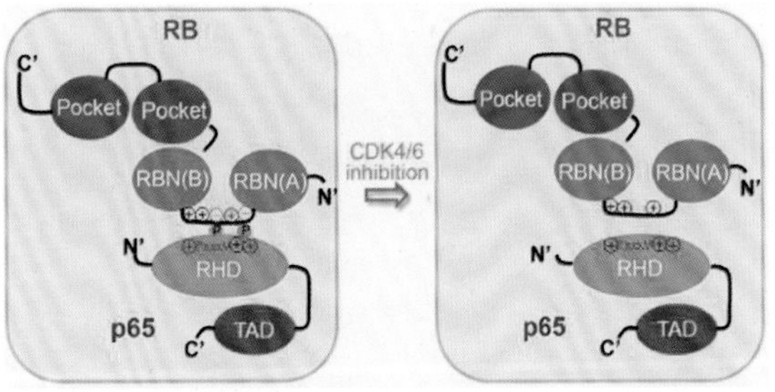

D. 模式图说明 RB1 与具有“FXXXV”模序靶蛋白的结合遵循电荷“同性相斥，异性相吸”的相互作用规律

图 28-8-4　RB1-S249/T252 位点结合 p65 的“FXXXV”模序

［Jin X，et al. Mol Cell，2019，73（1）：22-35］

这一理论在 EID1 和 HDAC5 蛋白上得到了进一步的验证（图 28－8－5）。

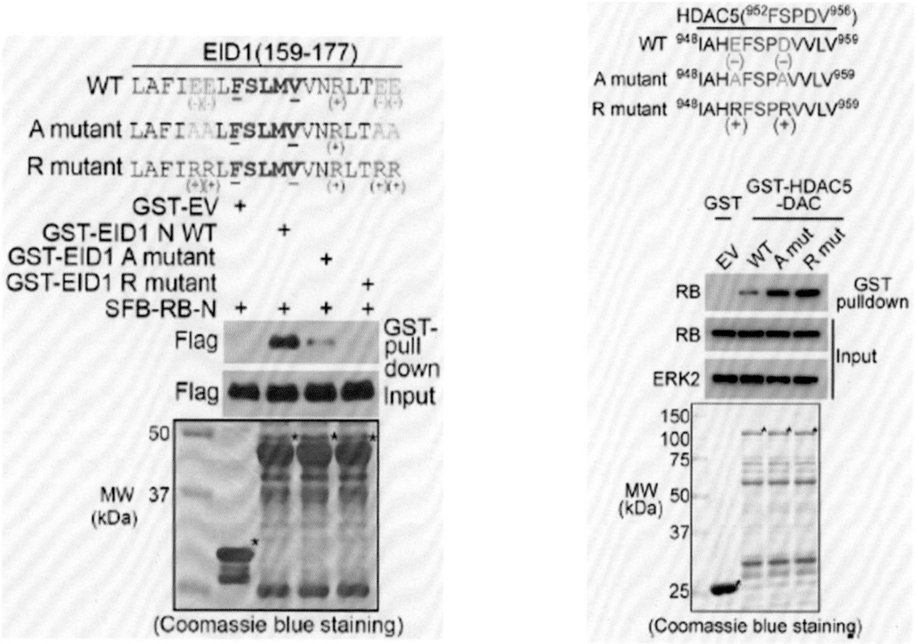

A　　　　B

图 28－8－5　RB1-S249/T252 位点结合 EIDI 和 HDAC5 的“FXXXV”模序

［Jin X，et al. Mol Cell，2019，73（1）：22－35；Zhou Y，Jin X，et al. Cancer Res，2021，81（6）：1486－1499］

四、理论支撑

Markus Hassler 等人在 2007 年曾报道通过结构解析的方式证明具有“FXXXV”（F，苯丙氨酸；V，缬氨酸；X，任意氨基酸）模序的 EID1（E1A-like inhibitor of differentiation 1）蛋白可与 RB1 的 N 端相互结合。结合我们的实验结果，为后续观点的提出做了很好的理论支撑。

五、践行实施

通过研究 RB1 与 p65 在细胞内相互结合的作用机制，我们发现 RB1 可通过结合 p65 调控前列腺癌细胞内 PD-L1 的表达水平，进而调控肿瘤免疫反应。我们根据 RB1 与 p65 相互作用的结构域设计并构建出小分子肽，此肽可在体内抑制放疗诱导的 PD-L1 升高并增强放疗效果。因此该研究不仅揭示了 RB 的新功能和肿瘤免疫逃逸的新机制，还为解决肿瘤免疫检查点抑制剂的耐药问题提供了新的思路，具有重要的临床应用价值（图 28－8－6）。

同时，我们发现 RB1 可通过识别 HDAC5 分子的“FXXXV”结构域与 HDAC5 结合。在 HDAC5 未缺失的前列腺癌肿瘤细胞内，使用 CDK4/6 抑制剂使 RB1 去磷酸化后，RB1 通过与 HDAC5 结合下调 H3K27 的乙酰化水平，阻碍 BRD4/p300 调控下游靶基因并抑制前列腺癌进展。而当肿瘤细胞内的 HDAC5 缺失时，使用 CDK4/6 抑制剂将不再通过 RB1 抑制 BRD4/p300 的功能进而导致 CDK4/6 抑制剂的敏感性下降，这时如联用 BRD4/p300 抑制剂可提高 CDK4/6 抑制剂的抗前列腺癌效果（图 28－8－7）。

六、适用与展望

根据 RB1 与具有“FXXXV”模序靶蛋白的结合遵循电荷“同性相斥，异性相吸”的相互作用规律这一理论，我们可以筛选出更多具有“FXXXV”模序的靶蛋白，这将为进一步探索 RB1 的 N 端在细胞内的作用机制提供了很好的研究方向。

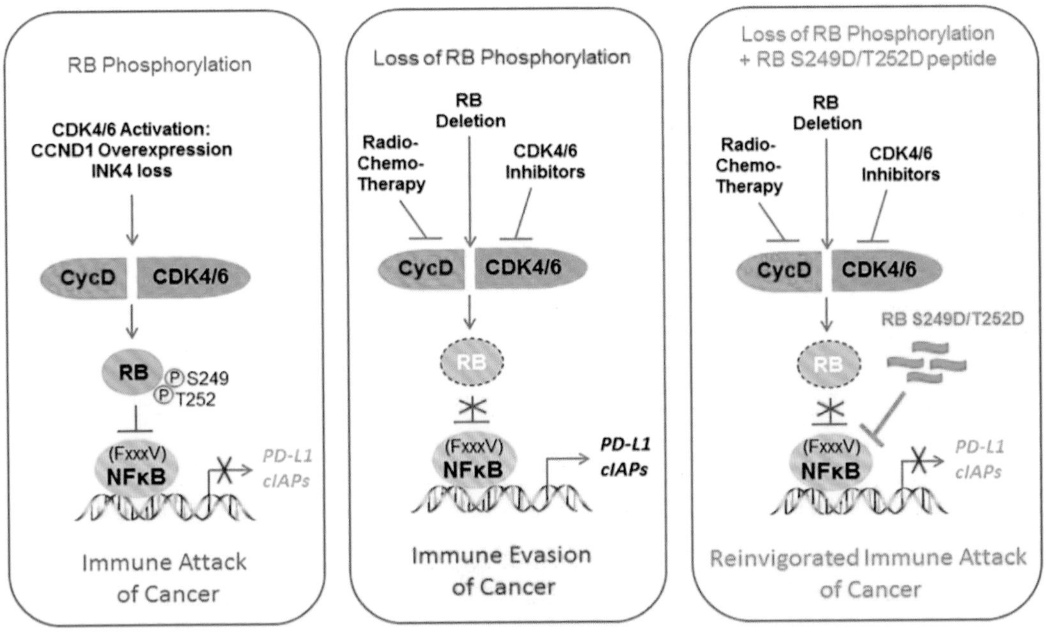

图 28-8-6　CDK4/6-RB1-p65 信号轴调控肿瘤免疫的机制图

示意图所示：当肿瘤细胞内 CDK4/6 激活，CCND1 过表达或者 INK4 缺失时，CCND1-CDK4/6 复合体激活并磷酸化 RB1 蛋白的 S249/T252 位点，导致 RB1 通过识别“FXXXV”模序抑制 NF-κB。RB 缺失，或者放化疗以及 CDK4/6 抑制剂通过抑制 CDK4/6，导致 RB 不能抑制 p65，而使用 RB-S249/T252 的短肽可以逆转这一过程。

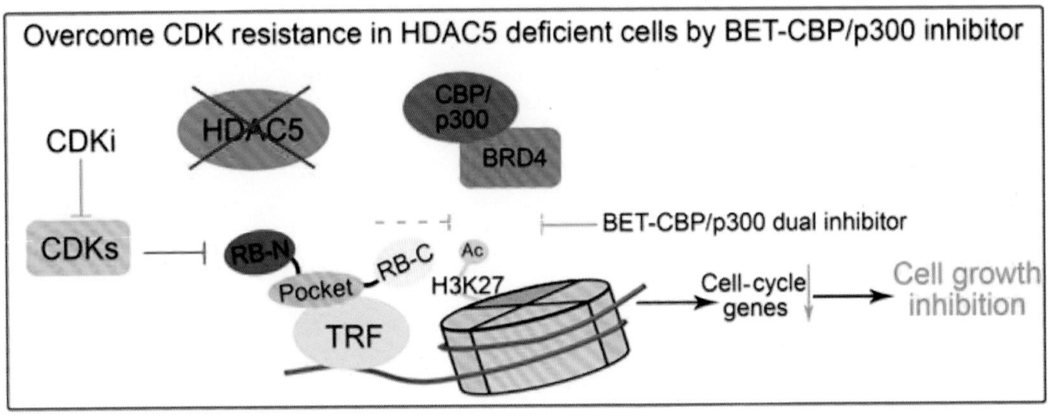

图 28-8-7　RB1-HDAC5 调控 H3K27 乙酰化影响 CDK4/6 抑制敏感性的机制图

〔金　鑫〕

第九节　凋亡抑制蛋白 Livin 与膀胱癌相关性研究

一、概　　述

人类凋亡抑制蛋白（inhibitor of apoptosis proteins，IAP）家族是生物体内参与凋亡调控的重要因素。人体中迄今已发现有 6 种 IAPs 组分，分别冠名为 HIAP1、HIAP2、XIAP、NIAP、Survivin 和 Livin。Livin 是 IAPs 家族中的最新成员，于 2000 年被发现，它包含有一个高度保守杆状病毒 IAP 氨基酸重复序列（baculovirus IAP repeat，BIR）和一个指状结构域，其中 BIR 是 Livin 与含半胱氨酸的天冬氨酸蛋白水解酶（cysteinyl aspartate specific proteinase，Caspase）互相作用并抑制其活性的必要成分。Livin 基因有 α 和 β 两种剪切异构体（亚型），其差别仅是外显子 6 的近端 Livinβ 较 Livinα 缺失

54bp，但它们在体内却具有不同的抗细胞凋亡特性。Livin 基因在大多数正常成人组织不表达，而在多种肿瘤组织和细胞系如膀胱癌、黑色素瘤、结肠癌和前列腺癌中高表达，能抑制凋亡刺激剂诱发的细胞凋亡，其抗细胞凋亡的作用甚至强于 Survivin 和 Bcl-2。

Livin 与膀胱癌的相关性研究始于 2003 年。我们的研究证实：正常膀胱组织 Livin 基因无表达，膀胱癌组织标本 Livin 基因阳性表达率可达 66.6%，且同时表达 Livinα 和 Livinβ 两种亚型，Livin 基因是膀胱移行上皮癌发生和演进中的早期事件之一。其他的学者们亦从不同角度进行了研究，表明 Livin 在膀胱癌的发病、转移、侵袭及肿瘤耐药性等多方面发生重要作用，这些研究提示：Livin 可作为膀胱癌复发和预后的标志和膀胱癌治疗的靶点，针对 Livin 的基因靶向治疗有潜在的重要应用前景。

siRNA 又称小干扰 RNA，近年来在基因靶向治疗中运用广泛。这种技术能中断细胞的 RNA 信使功能，使得该基因蛋白质无法合成，可以“关闭”特定基因。使干扰转录后的基因沉默。我们既往针对人 Livin mRNA，选择特异性 siRNA 靶序列，成功构建了靶向 Livin 基因 siRNA 载体。刘贤奎等人研究了“转染 Livin 基因对膀胱癌细胞增殖的影响”。Lei Yin 等人研究了 CYLD 下调 Livin，并协同改善吉西他滨的化疗敏感性，降低膀胱癌的迁移/侵袭潜能。YA-HUI SONG 等人研究了 siRNA Livin 对丝裂霉素 C 处理 EJ 人膀胱癌细胞的影响。

二、问题与困惑

Livin 与膀胱癌的相关性研究迄今已近 20 年，但资料并不甚丰富。很多问题均有待进一步研究和阐明，如 Livin 基因在膀胱癌发生、发展中的作用及其机制未完全知晓，Livin 基因与其他膀胱癌密切相关性肿瘤基因，例如 P53、NMP22、CK20 等的相互关系和影响及其分子机制还需进一步研究，Livin 基因与膀胱癌耐药性相关性研究、针对 Livin 基因的分子靶向治疗等研究资料尚不丰富等。

三、创新与思考

我们于 2003 年开始涉及 Livin 与膀胱癌的相关性研究领域，当时可参考的文献研究资料相当匮乏。初始，我们的研究重点是 Livin 在膀胱移行细胞癌中的表达，标本源于手术中切取的活体膀胱癌肿瘤组织和对照的正常膀胱组织。研究证实：正常膀胱组织 Livin 基因无表达，膀胱癌组织标本 Livin 基因阳性表达率可达 66.6%，且同时表达 Livinα 和 Livinβ 两种亚型，与 Gazzaniga P 等人的研究结果不同（他们在浅表性膀胱肿瘤组织中仅检出 Livinα 亚型）。Livin 基因是 BTCC 发生和演进中的早期事件之一，并与肿瘤是否复发有相关性。在膀胱移行细胞癌早期（Ta＋T1）和低分级阶段（G1），Livin 就有较高的阳性表达率，分别达 71.4%和 69.23%。复发组 Livin 阳性率为 85.0%，远高于的未复发组的 16.67%。Livin 可作为膀胱移行细胞癌早期诊断和评判术后高复发风险的一项重要指标。

迄今已有多项研究证明：Livin 可作为膀胱癌复发和预后的标志，但以 Livin 基因作为膀胱癌基因治疗靶点的基础性研究资料相对较少。因此我们下一步的研究思路和重点将着眼于 Livin 基因的分子靶向治疗等领域，通过基因干扰（如转染）的途径，研究其对膀胱癌肿瘤细胞和实验动物模型的相关影响，为 Livin 的临床实际使用提供研究基础和相关科学资料。

四、理论支撑

Livin 是人类凋亡抑制蛋白家族新成员，是生物体内参与凋亡调控的重要因素，其抗细胞凋亡特性，迄今已有较充分的研究。Livin 与膀胱癌的相关性研究，我们的研究深度虽然尚浅，但研究基础已具备（如我们先前已成功研究了膀胱癌 Livin 基因的组织表达，也已成功构建了靶向 Livin 基因 siRNA 载体），下一步的研究方向较明确，也有部分相关的文献资料可参考。同时，下一步研究内容所需的分子生物学和细胞生物学等实验技术和方法，均较成熟。

五、践行实施

我们在成功完成 Livin 基因膀胱癌组织内表达研究和 Livin 基因 siRNA 重组载体构建的基础上，对

Livin 基因 siRNA 转染膀胱癌 T24 细胞后细胞增殖和凋亡的影响做了有益的研究和探索。

（一）研究内容和方案

1. 构建有效的 Livin-siRNA 重组质粒：我们按照 GeneBank 的报道的 Livin mRNA 序列用 Ambion 公司的 siRNA 在线软件设计了 3 个 Livin-siRNA（（Livin-1，Livin-2，Livin-3）（表 28－9－1），并成功构建了 3 种 Livin-siRNA 重组质粒。

表 28－9－1　3 个 Livin-siRNA 序列信息

编　号	目标序列
Livin-1	CAGGAGAGAGGTCCAGTCTGA
Livin-2	GGAGAGAGGTCCAGTCTGA
Livin-3	AGTGGTTCCCCAGCTGTCA

2. 分别将 3 种 Livin-siRNA 重组质粒转染 T24 细胞，筛选出转染效果最好的一种 Livin-siRNA 重组质粒。运用实时定量 PCR（Real Time PCR）方法检测出 3 种 Livin-siRNA 重组质粒转染 T24 细胞后 mRNA 的改变，并使用 Western Blotting（蛋白印迹法）检测各自的 Livin 干扰效果，经比较可筛选出转染效果最好的一种 Livin-siRNA 重组质粒（实验步骤略）。

3. 将经筛选后的 Livin-siRNA 重组质粒转染 T24 细胞，检测转染前后 T24 细胞凋亡和细胞周期的变化情况，评判该 Livin 基因分子靶向转染治疗实验的最终效果（实验步骤略）。

（二）结果

1. Livin-siRNA 重组质粒转染后各实验组 mRNA 改变：逆转录实时定量 PCR（Real Time PCR）的结果显示，siRNA-Livin1，siRNA-Livin2 对目标基因的敲低效果并不明显，两者无明显差异（$P>0.05$），而 siRNA-Livin3 对目标基因起到了较明显的敲低作用（39%），敲低作用明显大于 siRNA-Livin1 和 siRNA-Livin2（$P<0.05$）（表 28－9－2、图 28－9－1）。

表 28－9－2　Real Time PCR 数据（比较 CT 值法）

	对照组	siRNA-1	siRNA-2	siRNA-3
Livin	0.95±0.13	1.02±0.11	0.89±0.09	0.58±0.08

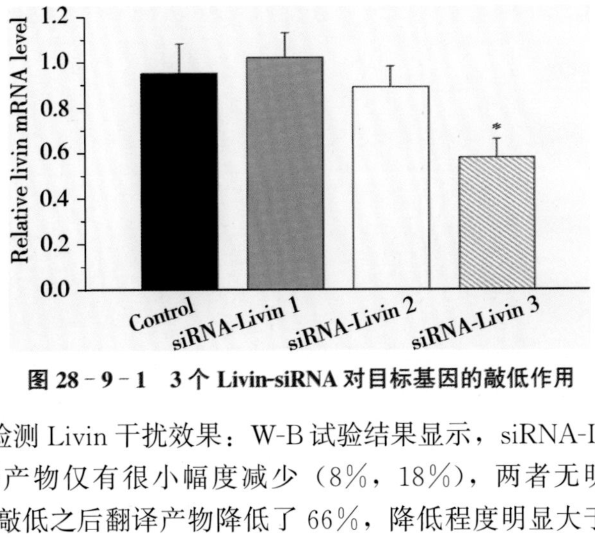

图 28－9－1　3 个 Livin-siRNA 对目标基因的敲低作用

2. Western Blotting 检测 Livin 干扰效果：W-B 试验结果显示，siRNA-Livin1，siRNA-Livin2 对目标基因进行敲低后，翻译产物仅有很小幅度减少（8%，18%），两者无明显差异（$P>0.05$）。而 siRNA-Livin3 对目标基因敲低之后翻译产物降低了 66%，降低程度明显大于 siRNA-Livin1 和 siRNA-Livin2（$P<0.05$）（图 28－9－2）。

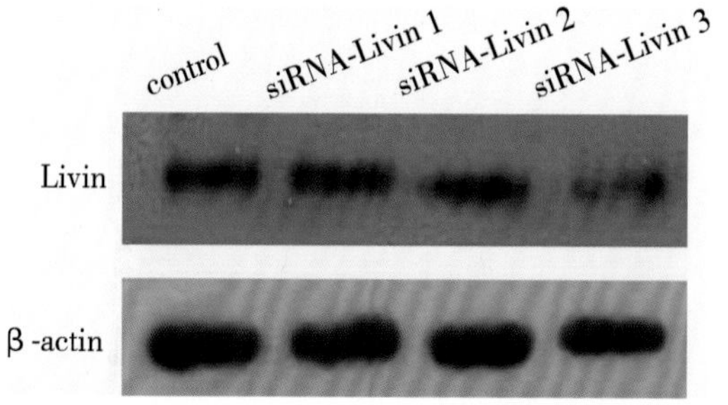

图 28-9-2 3 个 Livin-siRNA 对目标基因的敲低后翻译产物的表达情况

3. Livin-siRNA 转染对 T24 细胞周期的影响：Livin3-siRNA 对 T24 细胞 Livin 基因的表达进行有效敲低之后，T24 细胞的细胞周期出现了明显的改变，有 30.7%的肿瘤细胞停滞于 G2/M 期，较对照组 14.4%明显增多（$P<0.05$）。(图 28-9-3)

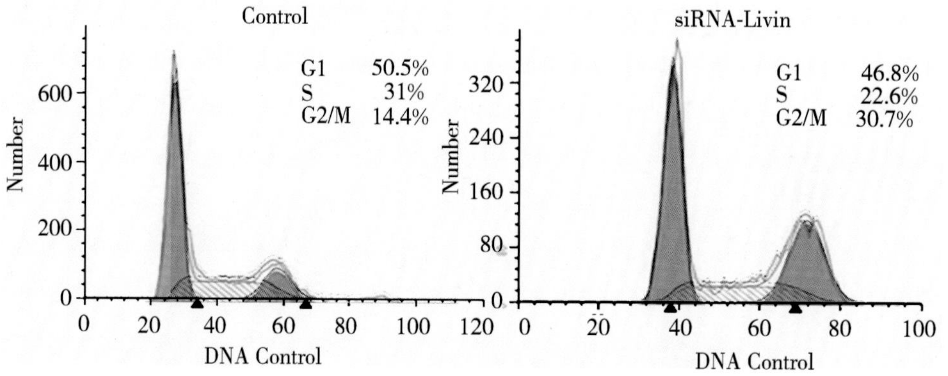

图 28-9-3 小干扰 RNA-Livin 基因转染对 T24 细胞周期的影响

4. Livin-siRNA 转染对 T24 细胞凋亡的影响：Livin3-siRNA 对 T24 细胞 Livin 基因的表达进行有效敲低之后，T24 细胞的凋亡率（Q3）达 12.6%，较对照组 4.04%明显增高（$P<0.05$）。(表 28-9-3、图 28-9-4)。

表 28-9-3 RNA 干扰 Livin 基因转染 72 小时后 T24 细胞凋亡率（%）

象限	对照组	siRNA-Livin 组	P 值（0.05）
Q3（凋亡率）	4.21±0.2154	12.15±0.8620	<0.05

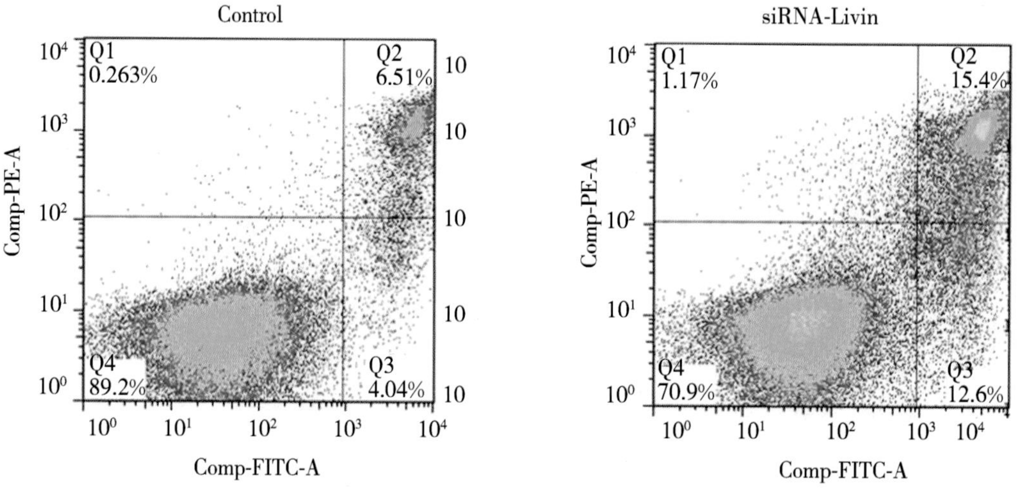

图 28-9-4 双变量流式细胞计数散点图

（三）结论

本研究采用 siRNA 介导的 RNA 干扰方法，成功的实现了对人膀胱癌 T24 细胞中 Livin 基因表达的敲低。研究表明：①转染 Livin-siRNA 重组质粒载体至人膀胱癌细胞系 T24，可以有效降低 Livin 基因转录后 mRNA 水平（均值达 39%），实现 Livin 基因的沉默。②凋亡抑制蛋白家族新成员 Livin 基因对于维持 T24 细胞的正常增殖和抗凋亡能力均有重要作用。③对人膀胱癌 T24 细胞 Livin 基因的高效 RNA 干扰，可导致 T24 细胞自发性凋亡率明显上升（平均由 4.21%升至 12.15%）（$P<0.05$）。④小干扰 RNA 转染，可以使大量 T24 细胞停滞于 G2/M 期（由 14.4%增高至 30.7%）（$P<0.05$），无法完成有丝分裂，从而削弱其增殖能力。这些研究结论，进一步支持了 Livin 基因可望成为膀胱癌基因治疗的新靶点，而以 Livin 基因为靶点的小干扰 RNA 技术，有可能成为膀胱癌基因治疗的新途径。

六、适用与展望

Livin 可作为膀胱癌复发和预后的标志和膀胱癌治疗的靶点，针对 Livin 的基因靶向治疗（如 Livin-siRNA 转染）有潜在的重要应用前景。下一步我们的思路是将 Livin 基因与膀胱癌的相关性研究继续向纵深推进。例如，进一步研究 Livin 基因在膀胱癌演进中的分子机制；Livin 基因与其他膀胱癌密切相关性肿瘤基因，如 P53、NMP22、CK20 等和特异性基因，BLCAP 基因等在膀胱癌活体细胞中的相互影响及其分子机制；Livin 基因与膀胱癌耐药性相关性；Livin 基因分子靶向治疗对膀胱癌实验动物模型的作用，等等。

〔李显文〕

第十节　miR-29b 在前列腺癌中作用机制的研究

一、概　　述

前列腺癌（PCa）是男性最常见的恶性肿瘤之一。在欧美发达国家，前列腺癌已经成为男性患者中发病率最高的恶性肿瘤，而在世界范围内，前列腺癌在男性患者恶性肿瘤发病率中高居第二位。MicroRNAs（miRNAs）是一类非编码的小分子 RNA，长度大约 22 个核苷酸。其通过在转录后水平抑制 mRNA 的翻译或者直接降解 mRNA。最近有大量的研究证实 miRNAs 和广泛的细胞生物学行为相关，比如细胞增殖、凋亡、分化、细胞周期及细胞代谢。过去十年间，大量针对 miRNAs 在肿瘤中的研究提示其在肿瘤的发生、发展和转移有非常重要的作用。miRNAs 形成了一个庞大而复杂的作用网络，其在肿瘤微环境中也发挥着十分重要的调节作用。同时，多个研究提示 miRNAs 可以通过调节肿瘤微环境从而影响肿瘤的进展和转移。

miR-29b 作为 miR-29 家族中的成员之一，其在调节前列腺癌的肿瘤微环境中有十分重要的作用。研究表明 MBP-1 通过上调 miR-29b 进而抑制 Mcl-1（抗凋亡基因）、collagens（胶原蛋白），MMP-2（基质金属蛋白酶-2）等肿瘤微环境相关基因而达到抑制肿瘤生长的作用。同时，miR-29b 通过调控 EMT（上皮间质转化）的信号通路抑制前列腺癌转移。而在乳腺癌和肝癌中，miR-29b 可以通过调节肿瘤微环境而抑制肿瘤转移，产生抑癌作用。miR-29b 作为多种恶性肿瘤的肿瘤抑制因子，在调节肿瘤转移方面有重要作用。

二、问题与困惑

miR-29b 是一种重要的 miRNA，目前研究认为其在生物体中扮演着抑癌基因的角色，在多种肿瘤细胞中 miR-29b 的表达下调。MiR-29 包括 3 种分子：miR-29a、miR-29b、miR-29c，参与多种生长、分化相关基因的调控。研究发现，miR-29 能直接下调 MCLI、TCLI、DNMT3 等多种癌基因的表达，因此 miR-29 被认为是一种抑癌基因。Park 等人认为 miR-29 通过下调靶基因 p85a 和 CDC42，激活

p53，从而发挥抑癌基因的功能。对在 miR-29b 与前列腺癌相关性的研究非常少，有研究认为 miR-29b 通过调控 EMT（上皮间充质转化）的信号通路抑制前列腺癌转移，其他研究认为 MBP-1 能上调 miR-29b 进而抑制 Mcl-1（抗凋亡基因）、collagens（胶原蛋白），MMP-2（基质金属蛋白酶- 2），达到抗肿瘤目的。但是均没有全面系统的研究 miR-29b 在前列腺癌发生、发展中的作用，鉴于 miR-29b 在前列腺癌的研究现状，我们开展相关研究。

三、创新与思考

针对 miR-29b 在前列腺癌中研究较少的情况，首先通过英文综述来总结 miR-29b 在肿瘤中的作用。其次通过探讨 miR-29b 在前列腺癌中的表达及作用机制，证实了 miR-29b 在前列腺癌组织中的表达比在癌旁组织中有明显下调。而增加 miR-29b 的表达可以抑制前列腺癌细胞的增殖和侵袭能力，促进癌细胞凋亡并且增加癌细胞对顺铂化疗作用的敏感性。同时，通过初步探讨 miR-29b 在前列腺癌中的作用机制，确定 miR-29b 通过靶向作用于 AKT3 和 DNMT3b 而发挥抑癌作用。同时，根据研究基础确定除了下一步研究方向，并且成功申报课题。

四、理论支撑

首先，我们确定 miR-29b 在前列腺癌中的表达情况，最后用生物信息学方法以及查阅相关文献，初步筛选 8 个靶基因，此 8 个基因分别为 SOCS-1、Mcl-1、DNMT3b、MMP2、IFN-γ、SMAD3、SOCS5、AKT3。最后确认具有潜在调控的靶基因可能是 AKT3 Mcl-1、DNMT3b。

（一）确定了 miR-29b 在前列腺癌组织和癌旁正常组织中的表达

运用 QRT-PCR 检测 10 对前列腺癌组织中及癌旁正常前列腺癌组织 miR-29b 的相对表达量分别为 1.65±0.54、3.10±1.21，miR-29b 在癌组织中的表达明显低于癌旁组织，两者相比有统计学差异（$P<0.05$）（图 28－10－1）。

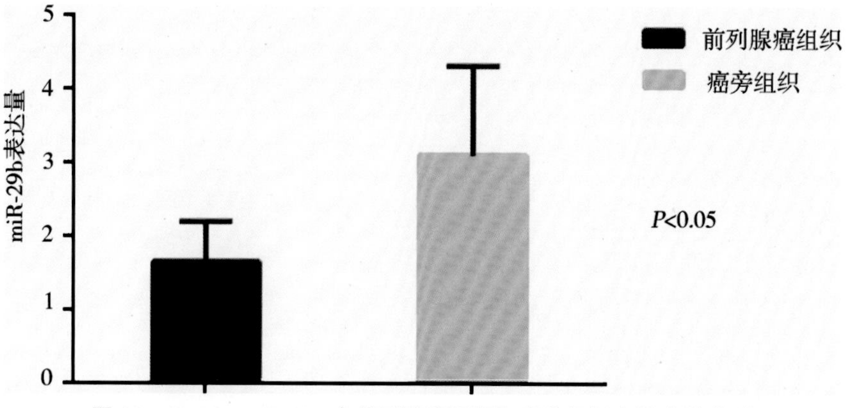

图 28－10－1　miR-29b 在前列腺癌组织和癌旁组织中的表达差别

（二）miR-29b 在 PC3、DU145、LCaNp、Lncap-AI 4 种细胞系中表达的差异

QRT-PCR 法检测结果显示，miR-29b 在 4 种细胞系中的相对表达量从高到低分别为 DU145、PC3、LNCap 和 LNCap-AI，表达量分别为 4.56±0.14、1.45±0.36、1.20±0.08、0.99±0.13；四组间均有统计学差异（$P<0.05$）（图 28－10－2）。其中 DU145 和 PC3 的表达均高于 LNCap，而 LNCap-AI 的表达低于 LNCap。

（三）WB 检测基因转染后预测靶基因蛋白表达的变化（图 28－10－3、图 28－10－4）

五、践行实施

我们发现 miR-29b 在前列腺癌组织中的表达明显低于癌旁组织。增加其表达可以抑制前列腺癌细胞的增殖和侵袭能力，促进癌细胞凋亡并且增加癌细胞对顺铂化疗作用的敏感性。同时，miR-29b 通过

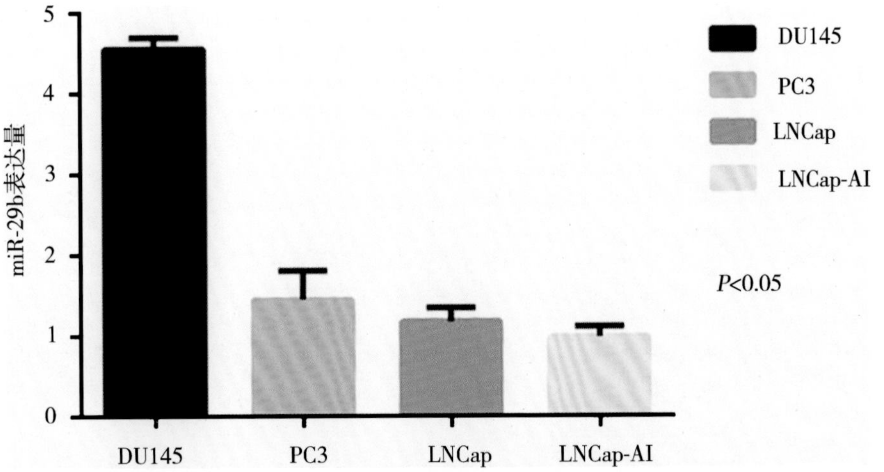

图 28-10-2　miR-29b 在 4 种不同前列腺癌细胞系中的表达

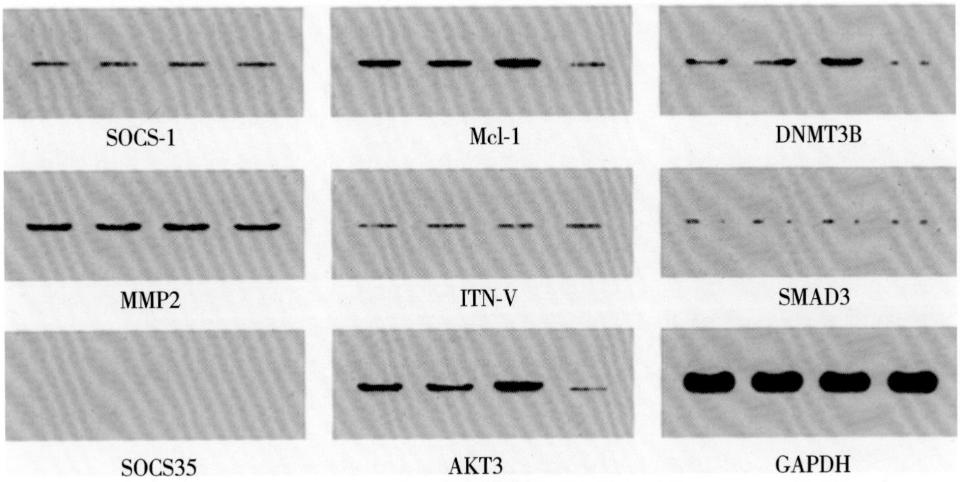

图 28-10-3　8 种预测靶基因的蛋白表达

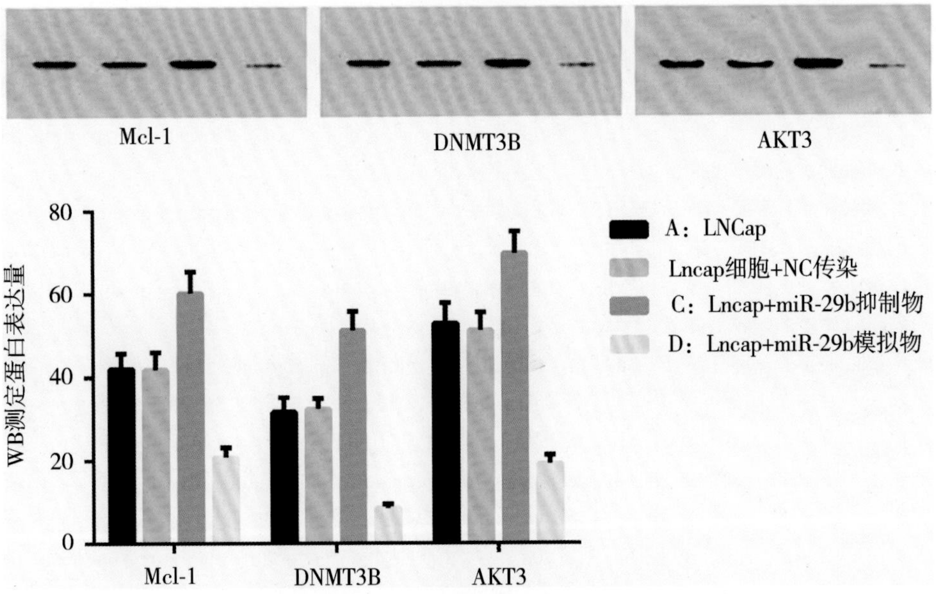

图 28-10-4　3 种可能靶基因的蛋白表达

靶向作用于 DNMT3b 和 AKT3 而发挥抑癌作用。这些结果证实了 miR-29b 在前列腺癌中发挥着重要的作用。根据本研究成果，现在已经发表 2 篇 SCI 论文。同时，根据该研究基础，提出下一步研究方向，提出的假说为：在前列腺癌中，GATA-2 和 GATA-3 很可能通过共同调节 miR-29b 的表达，同时可能通过三者之间的相互作用，从而影响前列腺癌的肿瘤微环境，最后进一步影响肿瘤的转移。假说如图 28－10－5 所示。

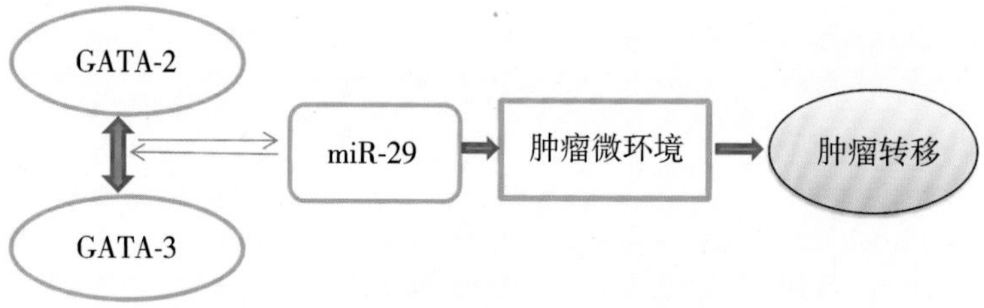

图 28－10－5　后续课题的核心设计思想及研究假说

六、适用与展望

在前期的基础上，我们推测，同样作为前列腺癌的上游调节因子，GATA-2 和 GATA-3 很可能通过共同调节下游某种特殊的肿瘤相关因子，进而调节前列腺癌的进展及转移。因此，GATA-2 和 GATA-3 很可能通过共同调节 miR-29b 的表达。GATA-2 和 GATA-3 是前列腺癌中起主要作用的转录因子，两者在前列腺癌起到相反作用。GATA-2 起到前列腺癌转移驱动作用，GATA-3 主要起到抑癌的作用，但是其中机制不清楚。在乳腺癌中，GATA-3 转录因子可以通过诱导 miR-29b 的表达从而调节肿瘤转移和肿瘤微环境。结合我们前期研究和文献报道，miR-29b 在前列腺癌起到抑癌作用。因此，我们推测，GATA-2/3 通过调节 miR-29b 的表达，从而调控前列腺癌转移和肿瘤微环境。后续课题拟研究 GATA-2/3 对 miR-29b 的调节以及 GATA-2/3 之间相互作用，阐述 miR-29b 在 GATA-2/3 影响前列腺癌转移和肿瘤微环境中的作用机制，通过以转录因子、miRNA 和肿瘤微环境之间相互作用的全新视角去探索前列腺癌转移的分子机制，为发现治疗转移性前列腺癌提供新的线索。

〔严　彬〕

参考文献

［1］ DENG F，ZHENG X，SHARMA I，et al. Regulated cell death in cisplatin-induced AKI：relevance ofmyo-inositol metabolism ［J］. Am J Physiol Renal Physiol，2021，320（4）：F578－595.

［2］ ZHAN M，USMAN IM，SUN L，et al. Disruption of renal tubular mitochondrial quality control by Myo-inositol oxygenase in diabetic kidney disease ［J］. J Am Soc Nephrol，2015，26（6）：1304－1321.

［3］ DIXON S J，LEMBERG K M，LAMPRECHT M R，et al. Ferroptosis：an iron-dependent form of nonapoptotic cell death ［J］. Cell，2012，149（5）：1060－1072.

［4］ LINKERMANN A，SKOUTA R，HIMMERKUS N，et al. Synchronized renal tubular cell death involves ferroptosis ［J］. Proc Natl Acad Sci U S A，2014，111（47）：16836－16841.

［5］ MARTIN-SANCHEZ D，RUIZ-ANDRES O，POVEDA J，et al. Ferroptosis，but Not Necroptosis，Is Important in Nephrotoxic Folic Acid-Induced AKI ［J］. J Am Soc Nephrol，2017，28（1）：218－229.

［6］ GUERRERO-HUE M，GARCÍA-CABALLERO C，PALOMINO-ANTOLÍN A，et al. Curcumin reduces renal damage associated with rhabdomyolysis by decreasing ferroptosis-mediated cell death ［J］. FASEB J，2019，33（8）：8961－8975.

［7］ ZARJOU A，BOLISETTY S，JOSEPH R，et al. Proximal tubule H-ferritin mediates iron trafficking in acute kidney injury ［J］. J Clin Invest，2013，123（10）：4423－4434.

［8］ DENG F，SHARMA I，DAI Y，et al. Myo-inositol oxygenase expression profile modulates pathogenic ferroptosis in the renal proximal tubule ［J］. J Clin Invest，2019，129：5033－5049.

［9］ 李清，杨金瑞，李解方. 膀胱移行细胞癌血管生成拟态的实验研究 ［J］. 肿瘤防治研究，2011，38（6）：651－

653.

［10］ 李清，杨金瑞，李解方．膀胱移行细胞癌中 EphA2 的表达和肿瘤 MVD 计数的关系［J］．现代生物医学进展，2007，7（10）：1533－1535.

［11］ 李清，杨金瑞，李解方．膀胱移行细胞癌中血管生成拟态与 EphA2 的相关性研究［J］．中南医学科学杂志，2012，40（5）：461－464.

［12］ 李清，杨金瑞．EphA2 与肿瘤关系的研究进展［J］．国际泌尿系统杂志，2007，27（3）：360－363.

［13］ 曹阳，李清．沉默 EphA2 对前列腺癌 PC3 细胞生物学性状与血管生成拟态的影响［J］．实用癌症杂志，2016，31（4）：545－547，551.

［14］ SIEGEL R，MA J，ZOU Z，et al．Cancer statistics［J］．CA Cancer J Clin，2014，64（1）：9－29.

［15］ CARMELIET P，JAIN R K．Molecular mechanisms and clinical applications of angiogenesis［J］．Nature，2011，473（7347）：298－307.

［16］ TORRE L A，BRAY F，SIEGEL R L，et al．Global cancer statistics，2012［J］．CA Cancer J Clin，2015，65（2）：87－108.

［17］ KWON E D，DRAKE C G，SCHER H I，et al．Ipilimumab versus placebo after radiotherapy in patients with metastatic castration-resistant prostate cancer that had progressed after docetaxel chemotherapy（CA184－043）：a multicentre，randomised，double-blind，phase 3 trial［J］．Lancet Oncol，2014，15（7）：700－712.

［18］ MANIOTIS A J，FOLBERG R，HESS A，et al．Vascular channel formation by humanmelanoma cells in vivo and in vitro：vasculogenic mimicry［J］．Am J Pathol，1999，155（3）：739－752.

［19］ FOLBERG R，MANIOTIS A J．Vasculogenic mimicry［J］．APMIS，2004，112（8）：508－25.

［20］ LLOYD R V，VIDAL S，HORVATH E，et al．Angiogenesis in normal and neoplastic pituitary tissues［J］．Microsc Res Tech，2003，60（2）：244－250.

［21］ 孙保存，张诗武，倪春生．377 例双向分化恶性肿瘤血管生成拟态临床意义分析［J］．中国肿瘤临床，2005，32（2）：64－67.

［22］ SUN T，ZHAO N，ZHAO X L，et al．Expression and functional significance of Twist1 in hepatocellular carcinoma：its role in vasculogenic mimicry［J］．Hepatology，2010，51（2）：545－556.

［23］ NAUDIN C，SIRVENT A，LEROY C，et al．SLAP displays tumour suppressor functions in colorectal cancer via destabilization of the SRC substrate EPHA2［J］．Nat Commun，2014，5：3159.

［24］ SEFTOR E A，MELTZER P S，KIRSCHMANN D A．Molecular determinants of human uveal melanoma invasion and metastasis［J］．Clin Exp Metastasis，2002，19（3）：233－246.

［25］ LEE L M，SEFTOR E A，BONDE G．The fate of human malignant melanoma cells transplanted into zebrafish embryos：assessment of migration and cell division in the absence of tumor formation［J］．Dev Dyn，2005，233（4）：1560－1570.

［26］ SAKAMOTO A，KATO K，HASEGAWA T，et al．An agonistic antibody to EPHA2 exhibits antitumor effects on human melanoma cells［J］．Anticancer Res，2018，38（6）：3273－3282.

［27］ ZELINSKI D P，ZANTEK N D，STEWART J C．EphA2 overexpression causes tumorigenesis of mammary epithelial cells［J］．Cancer Res，2001，61：2301－2306.

［28］ HESS A R，SEFTOR E A，GRUMAN L M．Molecular regulation of melanoma tumor cell vasculogenic mimicry by EphA2 and VE-cadherin：a novel signaling pathway［J］．Proc Am Assoc Cancer Res，2002，43：36－41.

［29］ SUN T，ZHAO N，ZHAO X L，et al．Expression and functional significance of Twist1 in hepatocellular carcinoma：its role in vasculogenic mimicry［J］．Hepatology，2010，51（2）：545－556.

［30］ VAN DER SCHAFT D W，SEFTOR R E，SEFTOR E A．Effects of angiogenesis inhibitors on vascular network formation by human endothelial and melanoma cells［J］．J Natl Cancer Inst，2004，96（19）：1473－1477.

［31］ YUE W Y，CHEN Z P．Does vasculogenic mimicry exist in astrocytoma?［J］．J Histochem Cytochem，2005，53（8）：997－1002.

［32］ WANG H，LIN H，PAN J．Vasculogenic Mimicry in Prostate Cancer：The Roles of EphA2 and PI3K［J］．J Cancer，2016，7（9）：1114－1124.

［33］ ZENG F，CHEN H，YANG J，et al．Development and validation of an animal model of prostate inflammation-induced chronic pelvic pain: evaluating from inflammation of the prostate to pain behavioral modifications [J]. PLoS One, 2014, 9 (5): e96824.

[34] NICKEL J C, DOWNEY J, HUNTER D, et al. Prevalence of prostatitis-like symptoms in a population-based study employing the National Institute of Health chronic prostatitis symptom index [J]. J Urol, 2001, 165: 842-845.

[35] SCHAEFFER A J, CLINICAL PRACTICE. Chronic prostatitis and the chronic pelvic pain syndrome [J]. N Engl J Med, 2006, 355 (16): 1690-1698.

[36] PONTARI M A, RUGGIERI M R. Mechanisms in prostatitis/chronic pelvic pain syndrome [J]. J Urol, 2008, 179 (5 Suppl): S61-67.

[37] LANG M D, NICKEL J C, OLSON M E, et al. Rat model of experimentally induced abacterial prostatitis [J]. Prostate, 2000, 45: 201-206.

[38] RADHAKRISHNAN R, NALLU R S. Development and characterrisation of a novel animal model of prostate inflammation-induced chronic pelvic pain [J]. Inflammopharmacology, 2009, 17: 23-28.

[39] KEHL L J, TREMPE T M, HARGREAVES K M. A new animal model for assessing mechanisms and management of muscle hyperalgesia [J]. Pain, 2000, 85: 333-343.

[40] YAKSH T L, KOKOTOS G, SVENSSON C I, et al. Systemic and intrathecal effects of a novel series of phospholipase A2 inhibitors on hyperalgesia and spinal prostaglandin E-2 release [J]. J Pharmacol Exp Ther, 2006, 316: 466-475.

[41] RADHAKRISHNAN R, MOORE S A, SLUKA K A. Unilateral carrageenan injection into muscle or joint induces chronic bilateral hyperalgesia in rats [J]. Pain, 2003, 104: 567-577.

[42] CHUNG J M, SCHWARTZ E S, LEE I, et al. Oxidative stress in the spinal cord is an important contributor in capsaicin-induced mechanical secondary hyperalgesia in mice [J]. Pain, 2008, 138 (3): 514-524.

[43] CHUNG J M, LEE I, KIM H K, et al. The role of reactive oxygen species in capsaicin-induced mechanical hyperalgesia and in the activities of dorsal horn neurons [J]. Pain, 2007, 133 (1-3): 9-17.

[44] SCHWARTZ E S, KIM H Y, Wang J et al. Persistent Pain Is Dependent on Spinal Mitochondrial Antioxidant Levels [J]. J Neurosci, 2009, 29 (1): 159-168.

[45] 彭风华，杨金瑞，彭龙开，等. 细胞因子及其受体基因多态性与Ⅲ型前列腺炎关系的初步探讨 [J]. 中华男科学杂志，2008，12：1069-1071.

[46] LITWIN M S, MCNAUGHTON-COLLINS M, FOWLER F J, et al. The National Institutes of Health chronic prostatitis symptom index: development and validation of a new outcome measure. Chronic Prostatitis Collaborative Research Network [J]. J Urol, 1999, 162 (2): 369-375.

[47] MILLER L J, FISCHER K A, GORALNICK S J, et al. Interleukin-10 levels in seminal plasma: implications for chronic prostatitis-chronic pelvic pain syndrome [J]. J Urol, 2002, 167 (2 Pt 1): 753-756.

[48] CRAWLEY E, KAY R, SILLIBOURNE J, et al. Polymorphic haplotypes of the interleukin-10 5' flanking region determine variable interleukin-10 transcription and are associated with particular phenotypes of juvenile rheumatoid arthritis [J]. ArthritisRheum, 1999, 42 (6): 1101-1108.

[49] 张嘉琳，陈 虹，胡良平，等. 白细胞介素 4 和 10 基因多态性与儿童哮喘的相关性及对细胞因子表达的影响 [J]. 中华医学杂志，2002，82 (2)：114-118.

[50] ORHAN I, ONUR R, ILHAN N, et al. Seminal plasma cytokine levels in the diagnosis of chronic pelvic pain syndrome [J]. Int J Urol, 2001, 8 (9): 495-499.

[51] HOFFMANN S C, STANLEY E M, COX E D, et al. Association of cytokine polymorphic inheritance and in vitro cytokine production in anti-CD3/CD28 stimulated peripheral blood lymphocytes [J]. Transplantation, 2001, 72 (8): 1444-1450.

[52] 叶海云，侯树坤，白文俊，等. 慢性前列腺炎患者前列腺液 IL-6 和 IL-8 表达变化及意义 [J]. 中华泌尿外科杂志，2003，24 (4)：279-281.

[53] 段志国，杨为民. 慢性前列腺炎患者前列腺液中 IL-2、IL-8 及 IL-10 水平分析 [J]. 中华男科学杂志，2005，11 (3)：201-203.

[54] SHOSKES D A, A LBAKRI Q, THOMAS K, et al. Cytokine polymorphisms in men with chronic prostatitis/chronic pelvic pain syndrome: association with diagnosis and treatment response [J]. J Urol, 2002, 168 (1): 331-335.

[55] 王娟，刘岩雪，倪虹，等. 白细胞介素-10启动子-872位点多态性在中国汉族人群高频率发生 [J]. 南开大学学报（自然科学版），2004，37（1）：80-82.

[56] GAO Y, WEI L, WANG C, et al. Chronic prostatitis alters the prostatic microenvironment and accelerates preneoplastic lesions in C57BL/6 mice [J]. Biol Res, 2019, 52 (1): 30.

[57] MURPHY S F, SCHAEFFER A J, THUMBIKAT P. Immune mediators of chronic pelvic pain syndrome [J]. Nat Rev Urol, 2014, 11 (5): 259-269.

[58] CHEN Y, LI J, HU Y, et al. Multi-factors including Inflammatory/Immune, Hormones, Tumor-related Proteins and Nutrition associated with Chronic Prostatitis NIH Ⅲa+b and IV based on FAMHES project [J]. Sci Rep, 2017, 7 (1): 9143.

[59] 吴铁球. 慢性前列腺炎患者血清抗精子抗体和精液参数的变化及相关性研究 [C]. 第十二届全国、第七届全球华人泌尿外科学术会议论文汇编（下册）. 2005.

[60] 吴铁球. CP不育与CP已生育男性患者的血清AsAb和相关精液参数的差异及意义 [J]. 当代医学，2013，19（19）：55-57.

[61] DONDERO F, GANDINI L, LOMBARDO, et al. Antisperm antibody detection: Methods and standard protocol [J]. Am J reprod Immunol, 1997, 38: 218.

[62] TRUM J W, MOL B W, PANNEKOEK Y, et al. Influence of different uropathogenic microorganisms on human sperm motility parameters in vivo and in vitro experiment [J]. Andrologia, 1998, 30 (suppl1): 55-59.

[63] FAN Z, ZHONG H. Progress in studies of male infertility resulting from chronic prostatitis [J]. Zhonghua Nan Ke Xue, 2004, 10 (6): 461-464.

[64] 郭应禄，李宏军. 前列腺炎 [M]. 北京：人民军医出版社，2002.

[65] 白文俊，朱积川，闫征，等. 细胞因子IL-1和TNF-α在人精子表达的变化及意义 [J]. 中华泌尿外科杂志，2001，22（3）；172.

[66] 李朝彬，秦川，袁自氢. 慢性前列腺炎与不育夫妇抗精子抗体相关性分析 [J]. 中国男科学杂志，2001，15（2）：12.

[67] POTTS J M, PASQUALOTTO F F. Seminal oxidative stress in patients with chronic prostatitis [J]. Andrologia, 2003, 35 (5): 304-308.

[68] SHARMA R K, PASQUALOTTO F F, NELSON D R, et al. The reactive oxygen species-total antioxidant capacity score is a new measure of oxidative stress to predict male infertility [J]. Hum Reprod, 1999, 14 (11): 2801-2807.

[69] POTTS J M. Association of ureaplasma urealyticum with abnormal reactive oxygen species levels and absence of leukocytospermia [J]. J Urol, 2000, 163 (6): 1775.

[70] 杨金瑞，黄循，杨竹林. 良性前列腺增生和前列腺癌细胞增殖与凋亡失调及16表达 [J]. 中华外科杂志，2000，38（7）：547.

[71] 杨金瑞，黄循，杨竹林. 前列腺增生和前列腺癌组织细胞凋亡及Bc-2、Bax基因表达的研究 [J]. 中华泌尿外科杂志，2000，21（8）：485.

[72] 杨金瑞，黄循，杨竹林. FasL蛋白在良性前列腺增生及前列腺癌组织中的表达 [J]. 中华泌尿外科杂志，2000，21（11）：658.

[73] 杨金瑞，黄循. 前列腺疾病细胞凋亡及Bcl-2/Bax、Fas/Fasl调控研究 [J]. 国外医学泌尿系统分册，2000，20（4）：149-150.

[74] 杨金瑞. 泌尿外科临床进修手册 [M]. 长沙：湖南科学技术出版社，2003.

[75] BARRACK E R, BERRY S J. DNA synthesis in the canine prostate: Effects of androgen and estrogen treatmeat [J]. Prostate, 1987, 10: 45.

[76] 邓方明，顾方六，夏同礼，等. 人良性前列腺增生细胞增殖和凋亡状态的研究 [J]. 中华外科杂志，1996，34：620.

［77］ 谢庆祥，汪鸿，缪友仁，等．细胞凋亡相关基因 Bcl－2 和 Bax 在前列腺增生组织中表达的意义［J］．中华泌尿外科杂志，1998，19：98.

［78］ 姚宏，王全红，袁瑞香，等．前列腺癌中抗凋零基因 Bcl－2 表达产物的分布及意义［J］．中华泌尿外科杂志，1996，17：94.

［79］ 李东，王益鑫，许雁萍，等．前列腺癌中 P53 和 Bcl－2 蛋白的表达及意义［J］．中华泌尿外科杂志，1998，19：544.

［80］ BHARGARA V，DONNA L，KEIL A，et al．Bel－2 immunoreactivityin breast carcinoma correlates with hormone receptor positivity［J］．Am J Pathol，1994，145：535.

［81］ 杨宝龙，顾方六，邓方明，等．Bcl－2/Bax 蛋白在肾癌组织中的表达意义［J］．中华泌尿外科杂志，1996，17：647.

［82］ 邹高德，葛根，孙锡林，等．肾细胞癌抗凋亡基因 Bcl－2 的免疫组化研究［J］．中华泌尿外科杂志，1997，18：329.

［83］ 窦中岭，周四维．抗凋亡基因 Bcl－2 在膀胱肿瘤中的表达及意义［J］．临床泌尿外科杂志，1998，13：506.

［84］ 李本义，章咏裳，冈田谦一郎．癌相关蛋白 Bcl－2 和 P53 在膀胱上皮异生和移行细胞癌的逆反性表达［J］．中华泌尿外科杂志，1998，19：594.

［85］ 杨竹林，钟德午，李永国，等．胆系恶性肿瘤组织中 Bax 蛋白和 Fas 抗原的表达及意义［J］．中华实验外科杂志，1999，16：30.

［86］ 何芊，杨金瑞。大鼠逼尿肌不稳定模型的建立及评估［J］．中国现代手术学杂志，2009，13（5）：321－324。

［87］ JABS C F，STANTON S L．Urge incontinence and detrusor instability［J］．Int Urogynecol J Pelvic Floor Dysfunct，2001，12（1）：58－68.

［88］ MILSOM I，ABRAMS P，CARDOZO L，et al．How widespread are the symptoms of an overactive bladder and how are they managed? A population-based prevalence study［J］．BJU Int，2001，87（9）：760－766.

［89］ MALMGREN A，SJOGREN C，UVELIUS B，et al．Cystometrical evaluation of bladder in-stability in rats with infravesical outflow obstruction［J］．J Urol，1987，137（6）：1291－1294.

［90］ STEERS W D，DEGROAT W C．Effect of bladder outlet obstruction onmicturi-a）tion reflex pathways in the rat［J］．J Urol，1988，140（4）：864－871.

［91］ KATO K，WEIN A．J，Kitada S，et al．The functional effect of mild outlet obstruction on the rabbit urinary bladder［J］．J Urol，1988，140：880.

［92］ SPEAKMAN M J，BRADING A F，GILPIN C J，et al．Bladder outflow obstruction—A cause of denervation supersensitivity［J］．J Urol，1987，138：1461.

［93］ O'CONNOR LT J R，VAUGHAN ED J R，FELSEN D．In Vivo Cystometric Evaluation of Progressive Bladder Outlet Obstruction in Rats［J］．J Uorl，1997，158（2）：631－635.

［94］ 孙双权，陈忠，叶章群，等．两种大鼠膀胱测压方法的比较［J］．中国比较医学杂志，2008，18（7）：50－53.

［95］ MATSURA S，DOWNIE J W．Effect of anesthetics on reflexmicturition in the chronic cannula-implanted rat［J］．Neurourology Urodynamics，2000，19：87－99.

［96］ CANNON T W，DAMASER M S．Effects of anesthesia on cystometry and leak point pressure of the female rat［J］．Life Sci，2001，69（10）：1193－1202.

［97］ 范立新，宋波，李龙坤，等．排尿梗阻大鼠尿动力学及逼尿肌不稳定动态变化的研究［J］．第三军医大学学报，2005，27（5）：399－401.

［98］ JIN X，DING D，YAN Y，et al．Phosphorylated RB Promotes Cancer Immunity by Inhibiting NF-κB Activation and PD-L1 Expression［J］．Mol Cell，2019，73（1）：22－35.

［99］ ZHOU Y，JIN X，MA J，et al．HDAC5 Loss Impairs RB Repression of Pro-Oncogenic Genes and Confers CDK4/6 Inhibitor Resistance in Cancer［J］．Cancer Res，2021，81（6）：1486－1499.

［100］ TANG Q，CHENG B，DAI R，et al．The Role of Androgen Receptor in Cross Talk Between Stromal Cells and Prostate Cancer Epithelial Cells［J］．Front Cell Dev Biol，2021，9：729498.

［101］ CROWLEY F，STERPI M，BUCKLEY C，et al．A Review of the Pathophysiological Mechanisms Underlying Castration-resistant Prostate Cancer［J］．Res Rep Urol，2021，13：457－472.

[102] CANCER GENOME ATLAS RESEARCH NETWORK. The Molecular Taxonomy of Primary Prostate Cancer [J]. Cell, 2015, 163 (4): 1011 - 1025.

[103] SUSANTI NMP, TJAHJONO D H. Cyclin-Dependent Kinase 4 and 6 Inhibitors in Cell Cycle Dysregulation for Breast Cancer Treatment [J]. Molecules, 2021, 26 (15): 4462.

[104] DICK F A, GOODRICH D W, SAGE J, et al. Non-canonical functions of the RB protein in cancer [J]. Nat Rev Cancer, 2018, 18 (7): 442 - 451.

[105] JOHNSON J, THIJSSEN B, MCDERMOTT U, et al. Targeting the RB-E2F pathway in breast cancer [J]. Oncogene, 2016, 35 (37): 4829 - 4835.

[106] GEORGE M A, QURESHI S, OMENE C, et al. Clinical and Pharmacologic Differences of CDK4/6 Inhibitors in Breast Cancer [J]. Front Oncol, 2021, 11: 693104.

[107] ZHANG J, XU K, LIU P, et al. Inhibition of Rb Phosphorylation Leads to mTORC2-Mediated Activation of Akt [J]. Mol Cell, 2016, 62 (6): 929 - 942.

[108] HASSLER M, SINGH S, YUE W W, et al. Crystal structure of the retinoblastoma protein N domain provides insight into tumor suppression, ligand interaction, and holoprotein architecture [J]. Mol Cell, 2007, 28 (3): 371 - 385.

[109] GAZZANIGA P, GRADILONE A, GIULIANI L, et al. Expression and prognostic significance of livin, survivin and other apoptosis-related genes in the progression of superficial bladder cancer [J]. Ann Oncol, 2003, 14 (1): 85 - 90.

[110] 李显文，杨罗艳，王红珊，等. 凋亡抑制蛋白 Livin 在膀胱移行细胞癌中的表达及临床意义 [J]. 临床泌尿外科杂志，2006，21 (3)：216 - 218，220.

[111] WANG J, ZHANG X, WEI P, et al. Livin, Survivin and Caspase 3 as early recurrence markers in non-muscle-invasive bladder cancer [J]. World J Urol, 2014, 32 (6): 1477 - 1484.

[112] LIU H B, KONG C Z, ZENG Y, et al. Livin may serve as a marker for prognosis of bladder cancer relapse and a target of bladder cancer treatment [J]. Urol Oncol, 2009, 27 (3): 277 - 283.

[113] SONG T, HONG B F, GAO J P, et al. Expression of apoptosis inhibitor gene Livin in bladder transitional cell carcinoma and clinical implication [J]. Zhonghua Yi Xue Za Zhi, 2007, 87 (12): 806 - 807.

[114] 王建文，张玉祥，张小东，等. 膀胱癌组织 Survivin 和 Livin 表达及其临床意义的研究 [J]. 中华肿瘤防治杂志，2012，16 (3)：221 - 224.

[115] 王晓庆，卢绩，陈岐辉，等. Livin 基因在浅表性膀胱癌中的表达及其与肿瘤复发的关系 [J]. 中华腔镜泌尿外科杂志（电子版），2010，20 (6)：134 - 137.

[116] 李树国，张延辉，王充，等. Livin 和 MDR1 在膀胱尿路上皮癌中的表达及临床意义 [J]. 中国现代医药杂志，2011，16 (4)：168 - 170.

[117] 李显文，蒋宏毅，刘默睦，等. Livin 基因 siRNA 重组表达载体的构建 [J]. 现代泌尿生殖肿瘤杂志，2014，(4)：129 - 132.

[118] 刘贤奎，孔垂泽，刘海波，等. 转染 Livin 基因对膀胱癌细胞增殖的影响 [J]. 中国现代医学杂志，2008，20 (3)：211 - 214.

[119] YIN L, LIU S, LI C, et al. CYLD downregulates Livin and synergistically improves gemcitabine chemosensitivity and decreases migratory/invasive potential in bladder cancer: the effect is autophagy-associated [J]. Tumour Biol, 2016, 37 (9): 12731 - 12742.

[120] SONG Y H, LIAO R, LI P C, et al. Effects of siRNA Livin on EJ human bladder cancercells treated with mitomycin-C [J]. Oncol Lett, 2015, 10 (4): 2422 - 2426.

[121] YANG J R, YAN B, GUO Q, et al. Micro-ribonucleic acid 29b inhibits cell proliferation and invasion and enhances cell apoptosis and chemotherapy effects of cisplatin via targeting of DNMT3b and AKT3 in prostate cancer [J]. Oncotargets & Therapy, 2015, 8: 557 - 565.

[122] YANG J R, YAN B, GUO Q, et al. The role of miR - 29b in cancer: regulation, function, and signaling [J]. Oncotargets & Therapy, 2015, 8: 539 - 548.

[123] 郭琼，严彬，南小新，等. miRNA - 29b 在前列腺癌中的表达及意义 [J]. 医学临床研究，2015，32 (1)：42 -

44.

[124] BRAY F, FERLAY J, SOERJOMATARAM I, et al. Global cancer statistics 2018: GLOBOCAN estimates of incidence and mortality worldwide for 36 cancers in 185 countries [J]. CA Cancer J Clin, 2018, 68 (6): 394-424.

[125] D'ORONZO S, COLEMAN R, BROWN J, et al. Metastatic bone disease: Pathogenesis and therapeutic options: Up-date on bone metastasis management [J]. J Bone Oncol, 2018, 15: 004-4.

[126] HANAHAN D, WEINBERG R A. Hallmarks of cancer: the next generation [J]. Cell, 2011, 144 (5): 646-674.

[127] FARES J, FARES M Y, KHACHFE H H, et al. Molecular principles of metastasis: a hallmark of cancer revisited [J]. Signal Transduct Target Ther, 2020, 5 (1): 28.

[128] WELCH D R, HURST D R. Defining the Hallmarks of Metastasis [J]. Cancer Res, 2019, 79 (12): 3011-3027.

[129] SHU J, ZHANG K, ZHANG M, et al. GATA family members as inducers for cellular reprogramming to pluripotency [J]. Cell Res, 2015, 25 (2): 169-180.

[130] RODRIGUEZ-BRAVO V, CARCELES-CORDON M, HOSHIDA Y, et al. The role of GATA2 in lethal prostate cancer aggressiveness [J]. Nat Rev Urol, 2017, 14 (1): 38-48.

第二十九章　肾上腺疾病、肾输尿管异常与肾血管外科

第一节　肾上腺区域占位分类的临床应用

一、概　　述

肾上腺是人体重要的内分泌器官，左右各一，位于肾脏的内上方、腹膜后间隙的肾周筋膜内，借肾周脂肪和结缔组织与肾脏隔开，左肾上腺呈半月形，右肾上腺为三角形。各重 5～6g，长 3～5 cm，两侧肾上腺后方均与膈相邻，前面左、右侧肾上腺所邻接的器官不同。右侧前方为肝右叶，内侧为下腔静脉；左侧者前方有胰腺、脾血管、网膜囊上部和胃，前内侧为腹主动脉，上述左右肾上腺位于的区域在体表的投影，大致为膈以下，脊柱外侧两旁，肾蒂血管以上、肾脏的内上方类三角形的区域，称为肾上腺区域（图 29-1-1 红线标注的范围）。

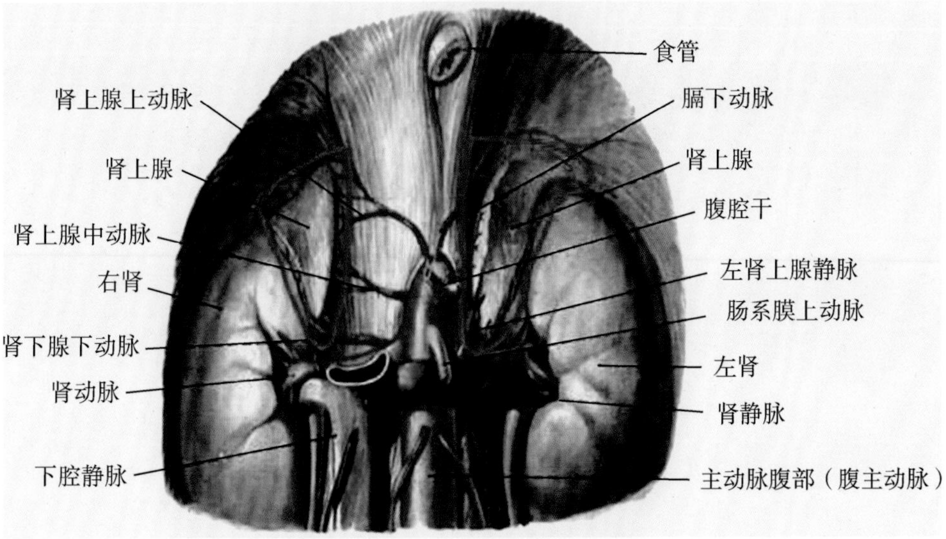

图 29-1-1　肾上腺的解剖位置

肾上腺的血液供应非常丰富，来至肾上腺上、中、下 3 支动脉，分别发自膈下、腹主和肾动脉，肾上腺静脉左右侧各自汇成一条，左侧者注入肾静脉，右侧者直接回流入下腔静脉。

肾上腺由皮质和髓质构成，成人肾上腺皮质占 90%，髓质占 10%。肾上腺皮质由外向内分别为球状带、束状带、网状带。球状带与水盐代谢有关，分泌盐皮质激素（醛固酮）；束状带与糖和蛋白质代谢有关，分泌糖皮质激素（皮质醇）及少量性激素；网状带与性器官和生殖器官有关，分泌性激素（脱氢表雌酮、雄烯二酮）。肾上腺髓质由交感神经节细胞和嗜铬细胞组成，分泌儿茶酚胺类（肾上腺素、去甲肾上腺素、多巴胺）。正因为肾上腺组织构成不同，肾上腺肿瘤细胞来源不同，导致肾上腺肿瘤症状和体征各异。

二、问题与困惑

对于肾上腺区域的占位，临床上往往考虑为肾上腺来源的肿瘤，然而，一些非肾上腺来源的肿瘤或病变的存在，由于临床上考虑欠充分，对于一些少见的病例可能出现误诊，如果按照肾上腺肿瘤行术前准备和手术方式，常导致一些手术在术中的被动，如何能解决这一临床问题？

三、创新与思考

肾上腺区域占位这个概念的提出，可以为泌尿外科临床医生精准判断肿物来源提供参考。在国内提出肾上腺区域概念的文献非常少，最开始在个别影像学的论文中提到“肾上腺区域”，近年来个别论文也提及“肾上腺区域”但均未明确定义，似乎肾上腺区域即肾上腺所在的区域，本文以体表投影的形式将它定义，在解剖位置上划定一个范围，与腹膜后肿瘤既有区别，又有联系，为临床的诊断、术前的准备、手术方式和入路的选择提供极大地帮助。

四、理论支撑

为什么要提出肾上腺区域占位的概念？因为在临床中发现一些肾上腺区域的占位非肾上腺来源，如果仅考虑肾上腺肿物，往往会导致误诊，甚至导致术前准备及手术方式选择错误。因此，将该区域的占位分为肾上腺来源和非肾上腺来源两部分。而不是把思路仅局限于肾上腺肿瘤。

从解剖上来说，该区域包含肾上腺、脂肪、淋巴、血管、神经组织，甚至还有副脾和一些异位病变的组织器官，如胃重复囊肿等。

五、践行实施

因此，可以将肾上腺区域占位分为肾上腺来源和非肾上腺来源两部分，肾上腺来源的外科疾病按组织学分类包括非肿瘤疾病和肾上腺肿瘤，非肿瘤疾病包括肾上腺增生、肾上腺囊肿、结核和出血等，肾上腺肿瘤疾病按照世界卫生组织（WHO）肾上腺肿瘤组织学类型进行如下分类（表29－1－1）：

但是，根据WHO的上述分类，因为副神经节瘤一般不来源肾上腺，因此，会产生一定的疑惑，为什么把副神经节瘤纳入肾上腺肿瘤分类呢？这是因为WHO把嗜铬细胞瘤/副神经节瘤（pheochromocytoma and paraganglioma，PPGL）划为一大类内分泌疾病进行组织分类的，嗜铬细胞瘤来源于肾

表29－1－1　WHO肾上腺肿瘤组织学类

Ⅰ 肾上腺皮质肿瘤
肾上腺皮质腺瘤
肾上腺皮质癌
性索间质肿瘤
颗粒细胞瘤
间质细胞瘤
腺瘤样瘤
间充质和间质肿瘤
髓样脂肪瘤
神经鞘瘤
血液系统肿瘤
继发性肿瘤

续表

Ⅱ肾上腺髓质肿瘤和肾上腺外副神经节瘤
嗜铬细胞瘤
头颈部副神经节瘤
交感神经节细胞瘤
肾上腺神经母细胞肿瘤
神经母细胞瘤
节细胞神经母细胞瘤，结节型
节细胞神经母细胞瘤，混合型
神经节细胞瘤
混合性嗜铬细胞瘤
混合性副神经节瘤

上腺髓质的占 PPGL 的 80%～85%；副神经节瘤多起源于肾上腺外的嗜铬细胞的肿瘤，包括交感神经（腹部、盆腔、胸部）和副交感神经（头颈部）；本文中以肾上腺来源和非肾上腺来源进行区分，大多数嗜铬细胞瘤应该纳入肾上腺源性肿瘤，而副神经节瘤应该纳入非肾上腺源性肿瘤。

非肾上腺来源的占位按组织来源不同分为以下几种。①来自肝、肾、胰腺、胃等周围组织器官：胃肠道间质瘤、胃重复囊肿、副脾等；②来自神经组织：神经鞘瘤、神经母细胞瘤、副神经节瘤等；③来自淋巴组织：Castleman 病、淋巴瘤、淋巴管瘤、淋巴管囊肿等；④来自脂肪组织：脂肪肉瘤；⑤源于胚胎的残留肿瘤，畸胎瘤等。

事实上，也有少数肾上腺区域的占位，例如神经鞘瘤、神经母细胞瘤、淋巴瘤、节细胞瘤、淋巴管瘤、畸胎瘤、脂肪瘤、神经纤维瘤等，可以来自肾上腺也可以来自肾上腺周围组织。

肾上腺区域占位来源于肾上腺和非肾上腺组织的比例分别是多少？由于以前没有肾上腺区域的概念，因此，鲜有文献在这方面做出统计，夏溟报道 106 例肾上腺区域无功能性巨大肿块，71 例为肾上腺来源，占比 67%。

对于肾上腺区域占位又如何鉴别呢？首先，应该行肾上腺源性和非肾上腺源性判断，如果思维仅仅局限为肾上腺源性的不同类型的肿瘤，例如皮质醇症、原发性醛固酮增多症、嗜铬细胞瘤等，导致诊断脱离不开肾上腺肿瘤或病变的范围，这也是肾上腺区域非肾上腺源性占位误诊的原因。其次，要认真细致分析病史、症状和体征，如果患者有典型的不同类型的肾上腺肿瘤的症状和体征，对于临床判断肿瘤的性质应该不困难，如果患者症状不典型，就需要充分分析相应的佐证。例如淋巴瘤往往存在腹膜后淋巴结及全身多处淋巴结肿大，胃肠道间质瘤、胃重复囊肿可伴随消化道症状等。最后，结合一些检查，包括实验室内分泌检查，特别是影像学检查，例如增强 CT 和 MRI，务必仔细阅片，肾上腺肿瘤来自肾上腺内支、外支和结合部，非肾上腺源性肿瘤往往只是压迫肾上腺，与肾上腺有一定分界，当然，巨大的非肾上腺源性肿瘤由于肾上腺受压迫变形，在影像学鉴别上会有一定困难。

六、适用与展望

肾上腺区域占位的提出（图 29-1-2），将拓宽泌尿外科临床医师的思路，提升精准判断肿物的来源的能力，减少误诊率，利于临床医师差异化行术前准备、术式选择和手术入路。随着肾上腺区域占位分类的细化，内含各种疾病诊疗原则的完善，将极大提高泌尿外科临床医师对肾上腺区域占位的判断力和精准治疗效果。

- 肾上腺区域占位
  - 肾上腺来源
    - 非肿瘤性疾病（肾上腺增生、肾上腺囊肿、结核、出血等）
    - 肾上腺肿瘤
      - 肾上腺皮质肿瘤（皮质醇增多症、原发性醛固酮增多症、肾上腺性症异常症、肾上腺偶发瘤、肾上腺皮质癌或转移癌、肾上腺髓样脂肪瘤等）
      - 肾上腺髓质肿瘤（嗜铬细胞瘤、肾上腺神经母细胞瘤）
  - 非肾上腺来源
    - 肝、肾、胰腺、胃等周围组织器官（胃肠道间质瘤、胃重复囊肿、副脾等）
    - 神经组织（神经鞘瘤、神经母细胞瘤、副神经节瘤等）
    - 淋巴组织（Castleman 病、淋巴瘤、淋巴管瘤、淋巴管囊肿等）
    - 脂肪组织（脂肪肉瘤等）
    - 胚胎的残留肿瘤（畸胎瘤等）

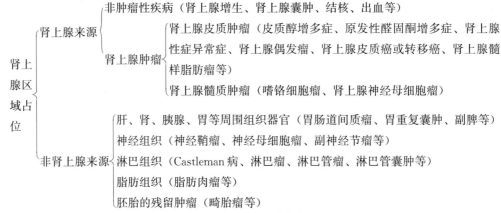

图 29-1-2 肾上腺区域占位分类思维导图

注：少数肾上腺区域占位，如神经鞘瘤、神经母细胞瘤、淋巴瘤、节细胞瘤、淋巴管瘤、畸胎瘤、脂肪瘤、神经纤维瘤等，可以来自肾上腺也可以来自肾上腺周围组织。

〔李 清〕

第二节 PET/CT 误诊肾上腺结核为肾上腺癌个例报道

一、概 述

原发性慢性肾上腺皮质功能减退症又称艾迪生病，病因主要有自身免疫性疾病、肾上腺结核、恶性肿瘤和特发性肾上腺萎缩、转移性肿瘤、母细胞病和组织胞浆菌病等。目前欧洲国家自身免疫性疾病排在艾迪生病病因的首位，而在中国，成年人艾迪生病最常见的病因还是肾上腺结核。艾迪生病的临床症状继发于糖皮质激素、盐皮质激素和雄激素的分泌不足，典型的症状是虚弱乏力、体重减轻、食欲减退、直立性低血压和心动过速、皮肤和黏膜色素沉着、恶心、呕吐、腹泻或反复腹痛等。清晨采血测定 ACTH、皮质醇、血浆肾素和醛固酮浓度。ACTH 水平升高，即超过正常范围上限的 2 倍以上，而皮质醇水平较低，则有助于诊断为艾迪生病。

二、问题与困惑

FDG-PET 被用于区分良性和恶性肾上腺肿块。但是肾上腺结核病患者中，很多患者肾上腺中均可发现 FDG 摄取增加，与原发性双侧肾上腺淋巴瘤或其他恶性肿瘤难以鉴别。

三、创新与思考

在肾上腺结核患者的 FDG-PET 检查中，由于肾上腺中同样可以出现 FDG 的摄取增加，这增加了肾上腺结核和肾上腺癌的鉴别难度，本文打算以一例肾上腺结核误诊为肾上腺癌的病例入手，探究肾上腺结核和肾上腺癌的 PET/CT 表现。

四、理论支撑

FDG-PET 被用于区分良性和恶性肾上腺肿块。FDG-PET 诊断肾上腺病变的敏感性为 100%，特异性为 94%，准确性为 96%。所以 FDG-PET 诊断肾上腺病变的准确率是比较高的，但是仍然有少部分肾上腺良性病变误诊为恶性疾病的可能。

五、践行实施

一位 37 岁的男性患者，因出现腰痛、乏力和色素沉着 3 个月来中南大学湘雅二医院泌尿外科就诊，患者起病以来伴随有食欲不振和体重减轻。实验室检查：清晨血清皮质醇水平较低，为 76.12 nmol/L（正常范围为 85.30～618.00 nmol/L）；肾上腺皮质激素水平较高，为 58 pg/mL（正常范围为 7～32 pg/mL）。CT 平扫增强检查（图 29－2－1）发现双侧肾上腺增大，为了确认是否有原发肿瘤，行全身 FDG-PET 检查，结果显示在双侧肾上腺肿块位置发现有 FDG 的浓聚摄取灶，而在肾上腺以外的区域则没有发现 FDG 的异常摄取。FDG-PET（图 29－2－2）考虑双侧肾上腺癌可能。随后在 CT 的引导下进行了右侧肾上腺肿块的细针穿刺活检（图 29－2－3））病理结果为肾上腺结核。

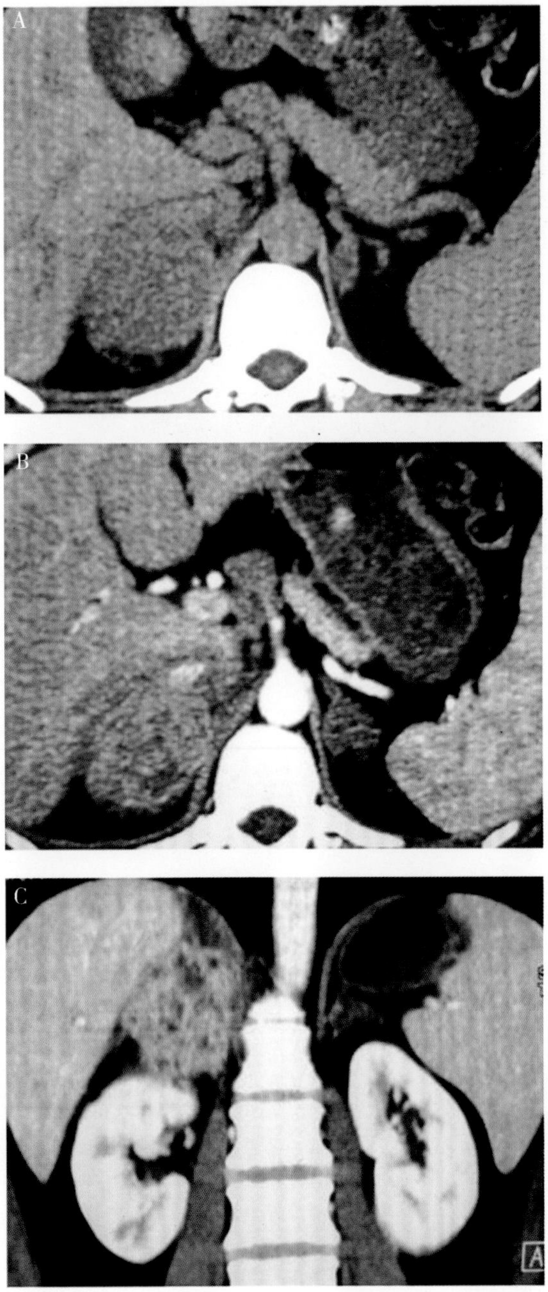

图 29－2－1 CT 平扫增强检查

A 为 CT 平扫图像；B 和 C 为 CT 增强图像，其中 B 为水平位，C 为冠状位，可以看到双侧肾上腺均可见明显增大，其中右侧肾上腺大小为 4.6 cm×6.1 cm×6.9 cm，左侧肾上腺大小为 1.9 cm×2.2 cm×3.1 cm。

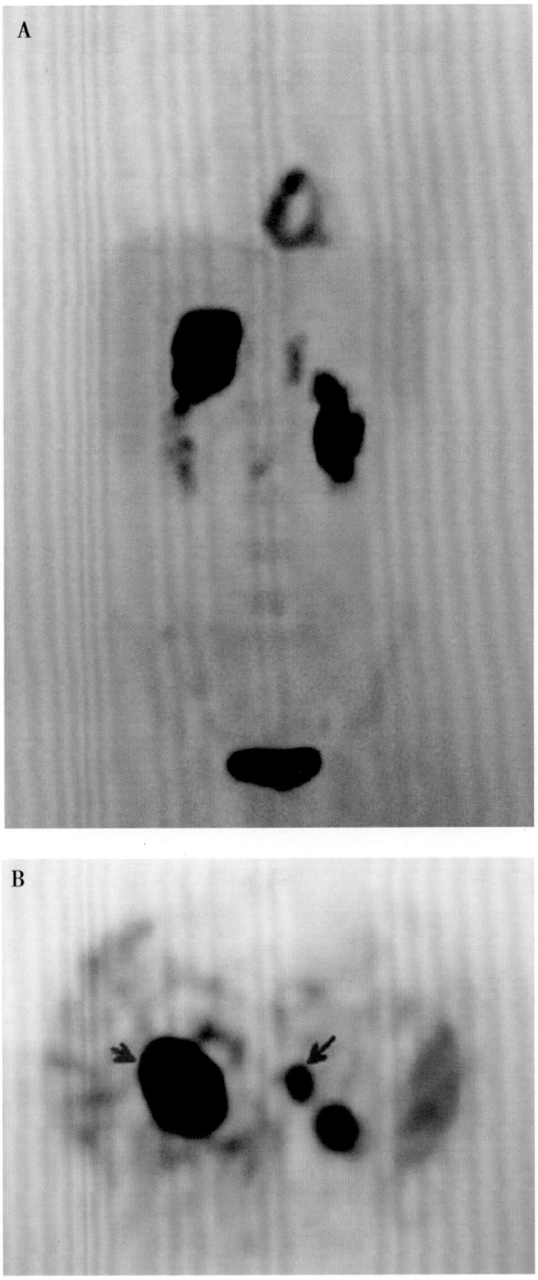

图 29－2－2 FDG-PET 平扫增强检查

A 为 FDG-PET 冠状位图，部位为双侧肾上腺，其他部位没有看到 FDG 异常摄取。

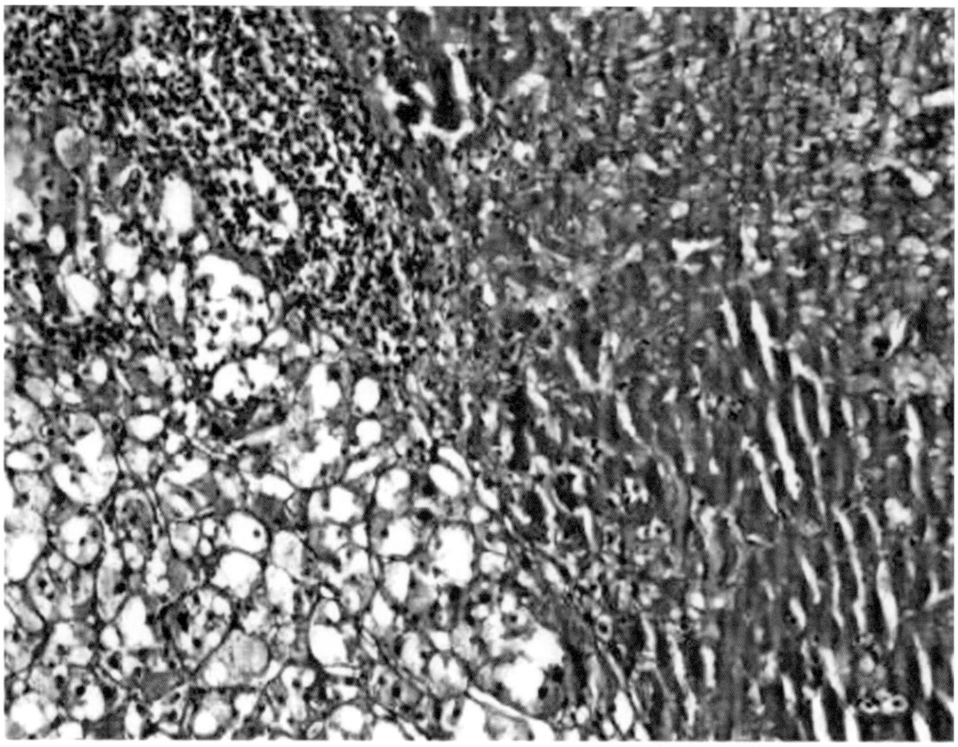

图 29－2－3　右侧肾上腺组织病理切片

苏木精-伊红染色 X200 显示干酪样坏死和淋巴细胞、浆细胞的混合炎性浸润，符合结核表现。

六、　适用与展望

本罕见病例提示，良性肾上腺结节也可以有 FDG 的摄取增高，从而导致 PET 的假阳性结果。所以我们在遇到肾上腺疾病行 PET/CT 检查后出现肾上腺结节有 FDG 的摄取增高时，不一定是肾上腺恶性疾病，也有良性疾病可能。由于没有特定的影像学特征，因此需要进行病理活检以进行诊断。

〔王　龙〕

第三节　肾上腺皮质嗜酸细胞腺瘤的诊断和治疗

一、概　　述

嗜酸细胞瘤是伴有嗜酸细胞特征的肿瘤，光镜下，肿瘤细胞大小一致，具有低脂滴的颗粒状、嗜酸性胞质，核居中，排列成梁状和中空的管状结构。间质中可见少量淋巴细胞浸润，因此被命名为嗜酸细胞瘤，较多见于肾、唾液腺、甲状腺、垂体，以及眼睑、甲状旁腺、胸腺、食管、脊髓等部位。肾上腺嗜酸细胞腺瘤（adrenocortical Oncocytoma，ACO）非常罕见。Kakimoto 等人 1986 年首次报道了 1 例。迄今为止，国外文献报道不足 140 例，国内文献报道不足 50 例。ACO 发病年龄 2.5～72 岁，好发于左侧，女性发病率约为男性的 2.5 倍。

二、问题与困惑

ACO 大多数是无功能的，患者多在体检或因非特异性症状就诊时被发现。在文献报道的 ACO 病例中，有 19 例表现内分泌异常的症状（包括 4 名儿童），其中 7 例为皮质醇增多症，8 例为女性男性化，3 例为男性女性化，1 例为假青春期早熟。关于功能性嗜酸细胞瘤的激素过分泌及潜在的作用机制，目前国内外尚未见相关的报道，需今后进一步的深入研究。

除此之外，ACO无特征性的影像学表现。一般来说，肿瘤比较大，直径2.2～28.5 cm（平均直径10.4 cm），瘤体包膜完整，呈非浸润性生长，需与肾上腺嗜铬细胞瘤（adrenal pheochromocytoma，AP）加以鉴别。AP瘤体通常为圆形或椭圆形，直径一般为3～5 cm，较大者也有10 cm以上，边界清晰，密度均匀或不均匀。在CT平扫时，ACO肿瘤密度相对比较均匀，CT值为20～40HU，增强后可有不均匀的强化，而AP肿瘤密度均匀或不均匀（较小的肿瘤多密度均匀，较大者密度多不均匀），病变区可有钙化，增强后可呈明显不均匀强化。仅从影像学表现无法完全鉴别ACO与AP，需进一步结合血生化及内分泌等相关检查（如VMA等）。

因为ACO在临床上非常罕见，临床症状及影像学均表现缺乏特异性，因此如何准确诊断成为了难题和困惑，治疗方面，目前可借鉴的经验也不多。

三、创新与思考

2008年至今，我们团队一直关注并进行ACO相关的临床研究工作，共收集、整理及全程随访3例ACO病例，均为女性，其中左侧2例，右侧1例，发病平均年龄为40.7岁。在这3例ACO的临床诊治、资料整理及数据挖掘中，我们凝练总结了相应的经验与体会，并形成了原创性的学术成果，分别在中华肿瘤杂志、中南大学学报（医学版）予以汇报及发表。

四、理论支撑

ACO病例临床上极为罕见，临床表现也无特异性，因此术前难以明确诊断，需要完善内分泌相关功能性检测、CT（或MRI）等影像学检查以辅助诊断。ACO治疗首选手术切除肿瘤，必要时行同侧肾上腺部分切除或全切术；根据肿瘤直径大小、良恶性倾向、术者经验等情况可考虑行腹腔镜（或机器人辅助）手术或开放手术。如术后病检提示为恶性，除手术切除外，还需联合放疗或化疗。

五、践行实施

我们团队诊治的3例ACO病例，现介绍如下：

（一）病例1

女，51岁，体检B超发现右肾上腺肿块5天入院。患者血压正常，无明显不适。既往无原发性高血压及其他家族遗传病史。入院体格检查：BP 110/70 mmHg，无肥胖、Cushing面容，心肺腹及专科情况未见明显异常。辅助检查：24小时尿3-甲氧基-4-羟苦杏仁酸（VMA）正常，24小时尿17-羟类固醇（17-OH）升高至65.20 μmol/L（正常参考值5.50～22.20 μmol/L），24小时尿17-酮类固醇（17-KS）升高至114.40 μmol/L（正常参考值21～22.20 μmol/L）；促肾上腺皮质激素（ACTH）昼夜节律正常（晨8时、下午4时及晚12时ACTH正常参考值均为7～32 pg/mL），立卧位肾素-血管紧张素-醛固酮（RAAS）正常；皮质醇昼夜节律上午8时升高至663.87 nmol/L（晨8时、下午4时及晚12时皮质醇正常参考值均为85.30～618 nmol/L）。CT示右肾上腺区可见一圆形软组织肿块影，边界尚清，密度不均匀，大小约为5 cm×6 cm×4 cm，增强扫描有强化，右肾受压下移，右肾未见明显受累，考虑右肾上腺区肿块来自肾上腺。

入院后全身麻醉下行右肾上腺肿瘤切除术，术中见肿瘤大小约5 cm×5 cm×4 cm，包膜完整，剖面可见黄色组织，未见明显坏死。术中血压无明显波动。术后补充氢化可的松。病理学检查：肿瘤大小约5 cm×5 cm×4 cm，包膜完整无浸润，镜下见肿瘤细胞胞质丰富，颗粒状，嗜酸性，细胞核有一定的多形性，染色深，有明显退行性变，未见明显核分裂相和坏死，符合肾上腺嗜酸细胞腺瘤。免疫组织化学：神经元特异性烯醇化酶（NSE）（+），突触素（Syn）（－），抑制素（Inhibin）（－），嗜铬素A（CgA）（－）。随访至今，肿瘤无复发或转移。

（二）病例2

女，60岁，体检B超发现左肾上腺肿块10天入院。患者无明显不适。既往否认原发性高血压及其他家族遗传病史。入院体格检查：BP 110/80 mmHg，无肥胖或Cushing面容，心肺腹及专科情况未见明显异常。辅助检查：24小时尿VMA、24小时尿17-OH、24小时尿17-KS、ACTH昼夜节律、RAAS、皮质醇昼夜节律均正常。CT示左肾上腺区可见一圆形软组织肿块影，边缘清晰，密度不均匀，大小约为8 cm×6 cm×5 cm，增强扫描示肿块轻度强化，内低密度影无强化（图29-3-1，图29-3-2）。双侧肾上腺显示不佳，腹膜后未见增大淋巴结影，考虑肿块为无功能性肾上腺瘤可能性大。入院后全身麻醉下行左肾上腺肿块切除术，术中见肿瘤大小约8 cm×6 cm×4 cm，包膜完整，剖面可见黄色组织，未见明显坏死。术中血压无明显波动。病理检查：肿瘤约8 cm×6 cm×5 cm大小，包膜完整，镜下见肿瘤细胞胞质颗粒状，呈嗜酸性，细胞核有一定的多形性，未见明显核分裂相和坏死，镜下符合肾上腺皮质嗜酸细胞腺瘤。免疫组织化学：钙结合蛋白（S100）（－），CgA（－），Syn（－），ACTH（－），细胞角蛋白（CK）部分（＋）。随访至今，肿瘤无复发或转移。

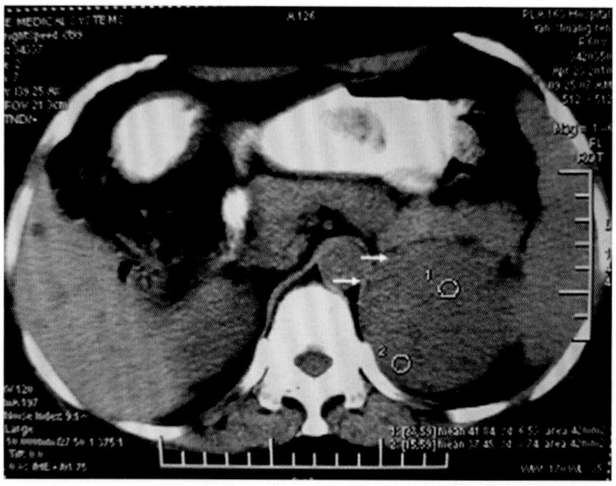

图29-3-1 ACO的CT平扫表现（箭头指示部位为肿瘤）

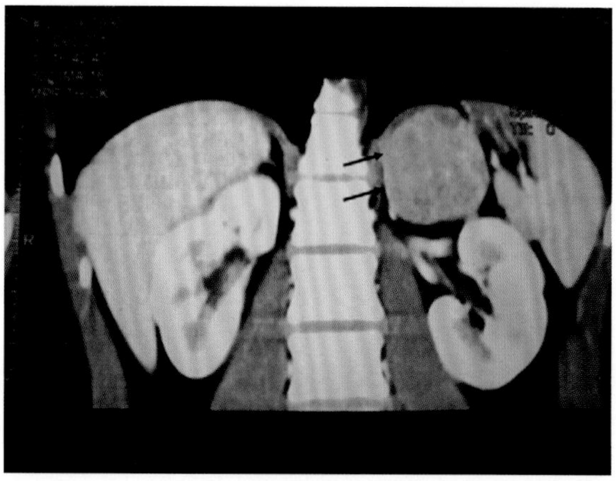

图29-3-2 ACO的CT增强表现（箭头指示部位为肿瘤）

（三）病例3

女，11岁，因声音变粗、身高骤长及体毛增多2年余入院。否认家族遗传病史。入院体格检查：BP 106/65 mmHg，无肥胖、Cushing面容，心肺腹未见明显异常，专科情况：外生殖器及乳腺未发育，阴毛Ⅲ期，可见阴蒂肥大。辅助检查：ACTH昼夜节律、RAAS、24小时尿VMA及17-OH正常，24小时尿17-KS升高至373.00 μmol/L，睾酮升高至39.920 nmol/L（正常参考值0.7～3.1 nmol/L），染色体检查示46，XX。CT示左肾上腺区可见软组织密度肿块影，密度均匀，大小约为4.5 cm×4 cm×4 cm，增强扫描轻度强化。入院后全身麻醉下行左肾上腺肿瘤切除术，术中见肿瘤大小约4.5 cm×5 cm×4 cm，包膜完整，剖面可见黄色组织，未见明显坏死。病理学检查：肿瘤约5 cm×5 cm×4 cm大小，包膜完整无浸润，镜下符合肾上腺嗜酸细胞腺瘤。免疫组织化学：波形蛋白（Vim）（＋＋），Syn（－），NSE（－），Inhibin（－），CgA（－）。术后半年复查，体格检查阴蒂较前缩小，血睾酮水平恢复正常；随访至今，肿瘤无复发。

我们入组研究的3例患者中，1例（病例3）表现为女性男性化，这是国内报道的第1例由ACO引起的儿童女性男性化病例，在手术顺利切除肿瘤后，该病例快速恢复女性第二性征及进入青春期发育阶段；另2例中1例实验室检查正常，1例24小时尿17-OH、17-KS升高，但没有明显的Cushing综合征的症状和体征。影像学检查提示本组3例患者肿瘤均比较大，包膜完整，CT平扫时肿瘤密度欠均匀，增强后有不同程度的强化。病理诊断方面，Bisceglia等人根据肾上腺皮质嗜酸细胞腺瘤的病理学特点，对Weiss评估系统在ACO中的应用进行了如下修改：将有丝分裂大于5/50高倍镜视野、不典型有丝分裂和静脉浸润作为主要评判标准，将肿瘤直径＞10 cm和/或质量＞200 g、有组织坏死、包膜浸润和血窦浸润作为次要评判标准。在组织学上，如符合任何一项主要评判标准就可诊断为恶性，如符合一项或更多次要评判标准则考虑为恶性潜能（临界状态），如不符合任何一项主要评判标准和次要评判标准则考虑为良性。本组3例患者在组织学上不符合任一项主要评判标准和次要评判标准，因此诊断为良性。患者随访至今（最长随访时间 11 年），均未见肿瘤转移或复发。

六、适用与展望

ACO 病例临床上极为罕见，临床表现也无特异性，因此术前难以明确诊断，需要完善内分泌相关功能性检测、CT（或 MRI）等影像学检查以辅助诊断，其中 MRI 多呈 T1WI、T2WI 等低信号，反相位图像上局部信号减低，提示其内含脂肪成分；增强扫描病灶多呈轻度不均匀强化，内可见强化血管影，周围包膜多强化，较大病灶中央可见“辐轮状”纤维瘢痕组织，呈延迟强化。ACO 治疗首选手术切除肿瘤，必要时行同侧肾上腺部分切除或全切术；根据肿瘤直径大小、良恶性倾向、术者经验等情况可考虑行腹腔镜（或机器人辅助）手术或开放手术。如术后病检提示为恶性，除手术切除外，还需联合放疗或化疗。术后需严密随访。

〔宋　伟〕

第四节　交叉融合异位肾合并输尿管倒 Y 重复畸形、输尿管异位开口和双角子宫个例报道

一、概　　述

交叉异位融合肾是一种相对少见的先天性泌尿系统畸形。文献报道，在 2 000 例尸检中可发现 1 例。此畸形男性多见（3∶2），左侧向右侧异位更加常见。一侧肾脏由原位跨过中线异位至对侧，而输尿管开口于膀胱的位置仍然位于原侧，称为肾脏交叉异位畸形。而其中 90%的交叉异位肾表现为融合肾畸形。

交叉异位融合肾主要有如下几种类型：①单侧融合肾并下侧异位；②乙状结肠形或 S 形；③块状或蛋糕状；④L 形或串状；⑤圆盘状、盾形或圆环状；⑥单侧融合肾并头侧异位。

大多数交叉异位融合肾患者通常是无症状的。如有症状，通常会在 30～40 岁出现，症状主要包括下腹部钝痛、血尿、发热、高血压及腹部肿块等。多数患者的原位肾肾功能正常，但若存在异常时，通常引起异位肾的病变，包括囊性发育不良、肾盂输尿管连接部梗阻、反流、肾结石、癌症和异位输尿管结石等。儿童患者比较特殊，通常合并多种先天异常，特别是骨骼系统异常。

二、问题与困惑

（一）病因学

交叉异位融合肾有多种可能的病因，包括脐动脉位置异常、输尿管芽发育异常、胎儿尾端旋转异常、致畸因素和遗传因素等。倒 Y 重复畸形的胚胎学成因是两个不同的输尿管芽尖端融合成为一根后再连接后肾。上述病例中，我们发现其存在交叉异位融合肾合并输尿管倒 Y 重复畸形、异位开口及双角子宫，这种共存的畸形此前尚未有过报道。致畸或遗传因素似乎是这一特殊病例最有可能的原因。但是目前对于交叉融合异位肾的病因尚不明确，还有待进一步研究。

（二）诊断

交叉异位融合肾通常可以通过 IVP 来诊断，但由于异位肾肾功能不佳，其检查价值有限。此时大剂量的 IVP 通常更有价值，如同上述病例。其他检查包括超声检查、放射性核素显像、膀胱镜检查、逆行肾盂造影、CT 和 MRU 等。CT 可以做出准确的诊断，CT 血管造影可以更好地显示血管解剖。MRU 在评估异位输尿管方面具有独特价值。然而在上述病例中，交叉异位融合肾合并倒 Y 形输尿管、异位开口这一诊断极具挑战性，是利用排除法来进行诊断的，即患者前庭潮湿，膀胱镜检、3D-CT 未发现异位输尿管开口，而 MRU 提示异位输尿管与交叉异位融合肾连接，且异位肾切除术后患者漏尿消失。在年轻女性患者中，鉴于其难以接受阴道镜检查，如何明确输尿管开口有一定困难。用何种更容易

接受的方法来定位输尿管异位开口，值得思考。

三、创新与思考

交叉异位融合肾有各种畸形表现形式。各种不同畸形的表现应采取个体化的手术治疗方法。治疗原则是纠正畸形，解除梗阻，保护肾功能。

四、理论支撑

根据不同交叉异位融合肾的不同畸形，采取个体化的治疗，符合精确治疗原则。

五、践行实施

女，15 岁，因正常排尿的同时出现间歇性尿失禁就诊。其体格检查示阴道口有间歇性滴尿，通过导尿管向膀胱注入亚甲蓝，未见蓝色液体从阴道口流出。实验室检查未见明显异常。超声和静脉肾盂造影（intravenous pyelography，IVP）显示一巨大、孤立、旋转不良的左肾。大剂量 IVP 显示，输尿管起源于“左肾”的内下侧，穿过 L5～S1 水平的中线，走向盆腔（图 29－4－1）。

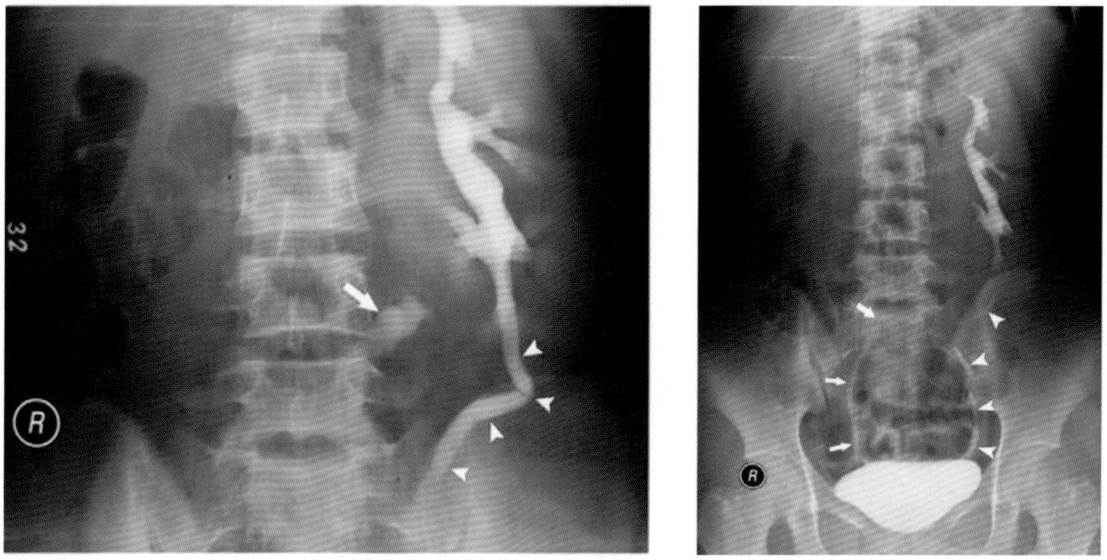

图 29－4－1　静脉肾盂造影

大剂量 IVP 显示左侧一巨大、旋转不良的肾脏。右侧交叉融合异位肾的输尿管起自左肾的内下部，穿过 L5～S1 水平的中线走向盆腔（长箭头）。左肾输尿管如短箭头所示。

膀胱镜检查显示膀胱三角区发育良好，无右输尿管开口。膀胱、尿道和前庭均未见异位输尿管开口。阴道镜检查因患者家属拒绝而未行。为了进一步研究，患者接受了延迟对比的三维计算机断层扫描（3D-CT），结果显示 L 形交叉异位融合肾和倒 Y 形异位输尿管，而倒 Y 形异位输尿管未进入膀胱（图 29－4－2）。磁共振尿路造影（magnetic resonance urogram，MRU）证实存在交叉异位融合的发育不良右肾，伴有倒 Y 形输尿管重复畸形，同时发现有双角子宫。

患者随后接受了开放性交叉异位融合肾切除术。手术探查时，交叉融合的右肾大小约 4 cm×3 cm×2 cm。经输尿管导管向异位输尿管内注入亚甲蓝后，可见插入膀胱的导尿管及和外阴引流液分别为透明和蓝色。术后患者可自主控制排尿（图 29－4－3）。

交叉异位融合肾的治疗原则是矫正畸形，解除梗阻，保护肾功能。治疗的目的是针对畸形的并发症，而不是畸形本身。本例患者治疗目的是为了解除其长期存在且严重困扰患者的尿失禁症状。通常的治疗方式为异位肾切除术。交叉异位融合肾伴异位输尿管的情况下，肾脏血管供应的变异性大，其可来自腹主动脉的任何一侧、髂总动脉或髂外动脉。手术时，必须仔细避免损伤正常肾脏的输尿管和血管。

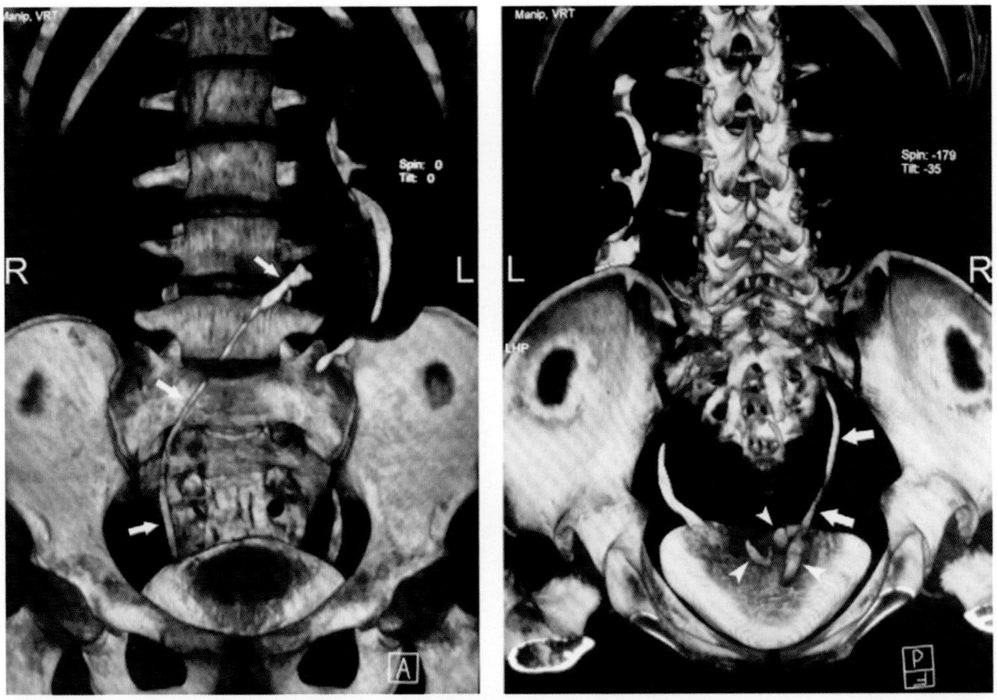

图 29－4－2 三维计算机断层扫描（3D-CT）

扫描清楚地显示异位肾输尿管（长箭头），其呈倒 Y 形重复（短箭头），似未进入膀胱。A：前视；P：后视。

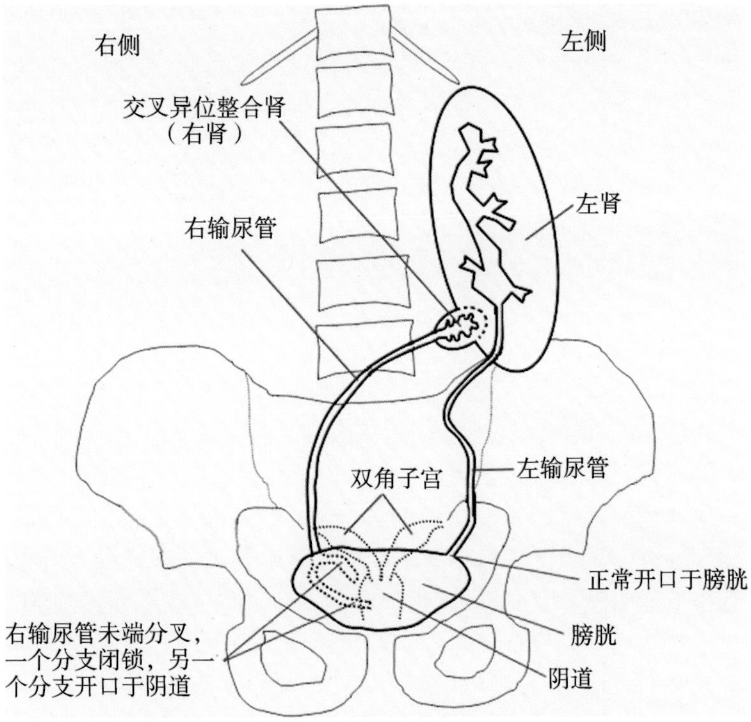

图 29－4－3 交叉异位融合肾合并输尿管倒 Y 重复畸形、异位开口和双角子宫示意图

但在某些情况下，特别是当异位肾有残余功能时，可行输尿管膀胱再植术以达到保存肾功能和维持尿控的目的。

六、适用与展望

这是世界首例报告的交叉异位融合肾同时合并倒 Y 输尿管重复、异位开口和双角子宫的病例。该病例对于帮助泌尿外科医师加深对上尿路畸形的理解方面具有一定的临床价值。

〔刘龙飞　刘佳豪〕

第五节　左侧交叉异位融合肾并左输尿管发育不全个例报道

一、概　述

交叉异位融合肾（crossed-fused renal ectopia，CFRE）是指原本应分别位于脊柱两侧的双肾，其中的一侧肾脏越过身体中轴线，到达对侧并与对侧肾脏融合，但是融合的双肾却对应彼此独立的输尿管。一般来说，异位到对侧的肾脏发出的输尿管会越过身体中轴线，回到正常的这一侧，并开口在膀胱内的正常位置。

CFRE 临床上极为罕见，发病率约为 1/3 000，男女比例约为 3：2，且左侧异位到右侧较为常见，1964 年国际上首次报道第 1 例，国内也有学者报道极为稀少的病例。根据融合方式、合并其他畸形等情况，CFRE 可有六种不同的具体分类形式。

二、问题与困惑

CFRE 患者大多数没有临床症状，如果出现临床症状，发病年龄常在 30～40 岁。这些临床症状包括腹痛、恶心、呕吐、血尿、发热及可触及的包块。通常来说，绝大多数没有异位的肾脏是正常的（形态及功能），合并的其他畸形多发生在异位的肾脏，如囊性变、UPJO、结石形成、感染、反流、肿瘤发生等。小儿 CFRE 病例还常合并其他泌尿生殖系先天性畸形，国内外学者曾报道小儿 CFRE 合并阴道异位输尿管开口病例。

CFRE 的具体机制至今尚未完全阐明。目前多认为与妊娠 4～8 周时输尿管芽与后肾胚基的异常发育有关，而有学者则提出异位脐动脉的压力也可能是一个重要的因素。其他一些因素，如致畸因子、遗传因素也被认为是 CFRE 的相关因素；而关于输尿管的发育，目前能够获知的信息就更少了。

因为 CFRE 在临床上极为罕见，患者往往没有临床症状，或者临床症状缺乏特异性，因此如何准确诊断成为了难题和困惑，治疗方面，目前可借鉴的经验也不多。

三、创新与思考

2011 年至今，我们团队一直关注并开展交叉异位融合肾（CFRE）合并其他畸形相关的临床研究工作，共收集、整理及全程随访 2 例完全不同的 CFRE 病例（另一例由中南大学湘雅医院刘龙飞教授在本章第四节报道），本节介绍的是 1 例 5 岁女性患儿的 L 形右侧异位至左侧的 CFRE 合并左输尿管发育不全病例。一般来说，未异位的肾脏形态及功能正常，合并的畸形多发生在异位的肾脏，本病例是右肾异位至左侧，与左肾相互融合，异位的右肾形态及功能正常，而没有异位的左肾重度积水，合并左输尿管发育不全（左输尿管中上段未发育）。根据国内外文献检索，尚未见合并类似复杂畸形的 CFRE 病例报道。因此，我们对这个特殊病例进行资料整理、经验总结以及国内外文献复习，我们凝练总结了相应的原创性学术成果，分别在 *Urologia Internationalis*、《中华泌尿外科杂志》发表。

四、理论支持

CFRE 病例临床上极为罕见，临床表现无特异性，且常合并不同的泌尿生殖系畸形，临床上高度怀疑 CFRE 应结合超声、CT（或 MRI）、膀胱镜检及逆行肾盂造影等影像学检查以协助诊断。治疗主要分为保守治疗和手术治疗。对于无并发症的 CFRE 可行保守治疗，定期随访复查即可。对于合并有结石、肿瘤、肾盂输尿管连接处梗阻或肾积水患者，需要进行相应的外科手术干预，术后需定期观察及随访。

五、践行实施

我们团队诊治的这一例特殊的右至左 CFRE 合并左输尿管发育不全病例，现介绍如下。

女，5 岁，因发现腹部包块入院。患儿无腹胀腹痛，无恶心呕吐，无发热或肉眼血尿。既往无家族遗传病史。入院检查：左侧中上腹部可扪及包块。辅助检查均在正常值范围。B 超提示左肾体积增大、形态改变，分为上下两部分，其中上半部分呈实性回声，大小约 62 mm×28 mm，下半部分呈重度积水改变，肾皮质菲薄，未见右肾声像。膀胱镜检提示双侧输尿管开口正常，于双侧开口逆插输尿管导管，右侧输尿管内可置入约 28 cm（距输尿管开口），而左侧仅能置入约 5 cm。进一步逆行肾盂造影提示第 2～4 腰椎前方可见一肾脏轮廓，其中下极发出一输尿管，在第 4～5 腰椎前方越过身体中线进入盆腔，左侧输尿管中上段未见显影（图 29－5－1）。CT 示右肾交叉异位至左侧，与左肾相互融合，左肾重度积水（图 29－5－2）。

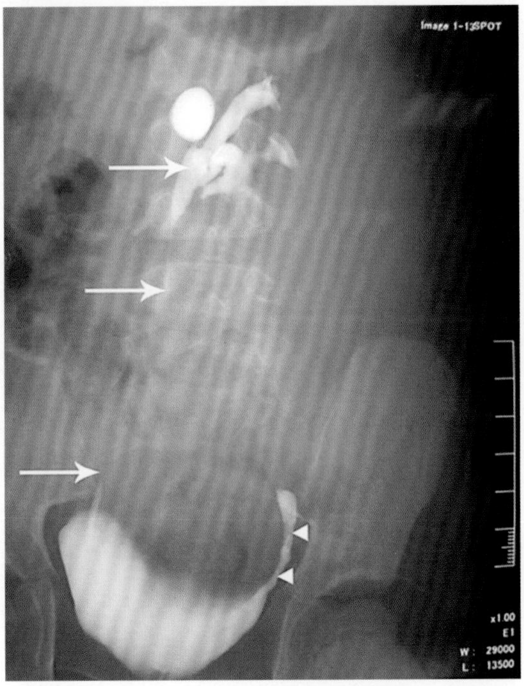

图 29－5－1　逆行肾盂造影

第 2～4 腰椎前方可见一肾脏轮廓，其中下极发出一输尿管，在第 4～5 腰椎前方越过身体中线进入盆腔，左侧输尿管中上段未显影。

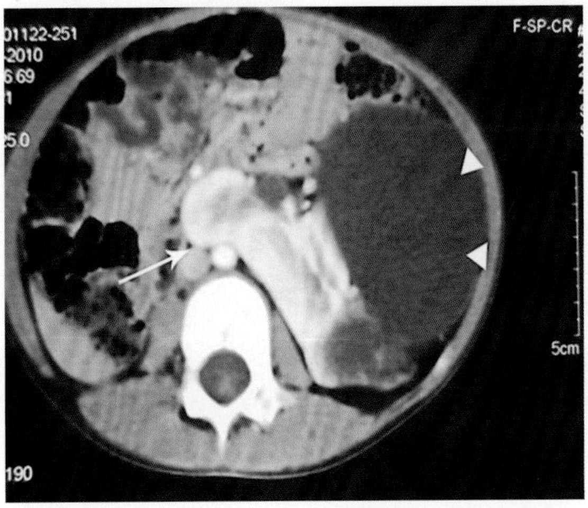

图 29－5－2　CT 检查

右肾交叉异位至左侧，与左肾相互融合，左肾重度积水。

明确诊断后，先于局部麻醉下行左肾穿刺造瘘术。1 个月后再次返院评估，经左肾造瘘管造影提示左肾增大呈囊状，左输尿管未显影，再次行 CT 增强提示左肾功能极差、肾皮质菲薄，且左输尿管中上段未显影（考虑发育不良），于全身麻醉下行左肾切除术，术中探查证实右至左 CFRE，左侧输尿管中上段未发育。患者术后恢复顺利出院。术后 6 个月复查，患者一般情况良好，CT 提示异位至左侧的右肾功能良好（图 29－5－3、图 29－5－4）。随访至今，患者身体健康，无明显不适。

六、适用与展望

CFRE 病例临床上极为罕见，临床表现无特异性，且常合并不同的泌尿生殖系畸形，主要依靠超声、CT（或 MRI）、膀胱镜检及逆行肾盂造影等影像学检查。治疗主要分为保守治疗和手术治疗。若合并有结石、肿瘤、肾盂输尿管连接处梗阻或肾积水的患者，可选择手术治疗，术后需定期观察及随访。

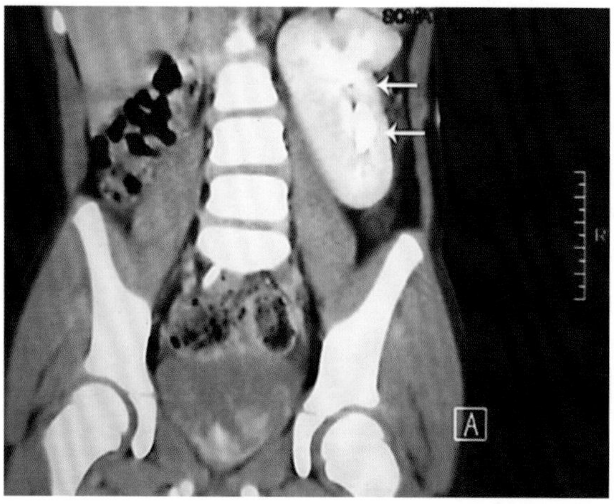

图 29-5-3 术后 6 个月复查，异位至左侧的右肾功能良好

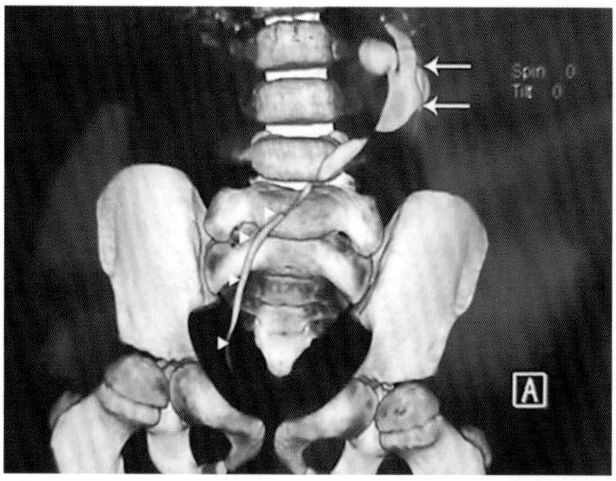

图 29-5-4 术后 6 个月复查，异位至左侧的右肾功能良好

〔宋 伟〕

第六节 肾先天畸形的总结与交叉异位融合肾新亚型的发现

一、概 述

交叉异位融合肾是肾融合畸形的一种，发病率比马蹄肾更低，男性发病率高于女性（男女患病比为 3∶2），左侧异位至右侧更为多见。Abeshouse 在 1947 年报道尸检中的发现概率为 1∶7 500，但是再 Glodny 等人的研究中，交叉异位融合肾的发病率为 1∶3 078，产生差异的原因可能有两个，一是随着 CT 的普及，大量无症状的患者在筛查中被发现；二是因为后者研究选择的样本是因为泌尿系疾病做 CT 检查的患者，可能存在样本选择偏倚。

二、问题与困惑

目前文献提到的交叉异位肾融合畸形有 6 种亚型：①单侧肾融合（异位肾在下）；②“S”形肾；③团块肾；④“L”形肾；⑤盘状肾；⑥单侧肾融合（异位肾在上）。我们在临床收治了一例患者，通过一系列影像学检查证实，该例无法归入上述任何一种亚型。该例患者的特点是：一侧有 2 个肾，对侧的肾发生交叉异位到本侧后，与本侧的下面一个肾发生融合，而本侧上面的一个肾发育不良并肾结水，3 个肾在同一侧。我们检索英文文献和中文文献，发现自 20 世纪 40 年代以来，在所有有关交叉异位融合肾的医学文献中，本例所呈现的融合类型在世界上是第一次报道。由此我们提出问题，这是不是一种交叉异位融合肾的新亚型？

三、创新与思考

我们检索英文文献和中文文献，发现自 20 世纪 40 年代以来，在所有有关交叉异位融合肾的医学文献中，本例所呈现的交叉异位融合肾的融合特征在世界上是第一次报道。通过追溯查询至 20 世纪 40 年代文献，我们发现 Abeshouse 在 1947 年曾提到过 1 例未分类的病例，患者一侧有 2 个肾，其中下面一个肾交叉异位到对侧，与对侧的肾发生融合，而本侧上面的一个肾发育不良并肾积水。我们报道的本例特点是一侧有 2 个肾，对侧的肾发生交叉异位到本侧后，与本侧的下面一个肾发生融合，而本侧上面的一个肾发育不良并肾结水，3 个肾在同一侧。我们通过中南大学图书馆专业检索中英文文献，文献查新后再次证实本例在世界上是第一次报道。结合这 1 例和 Abeshouse 未分类的另 1 例患者的两种情况，我们提出交叉异位肾的一种新亚型：一侧有 2 个肾，位于上方的一个肾发育不良并积水萎缩，位于下方的一个肾异位到对侧或者由对侧的一个肾异位到本侧与下方的肾脏融合，两者融合形成交叉异位肾融合。

四、理论支撑

经过我们详细地收集临床资料和影像资料，证实我们诊治的该例患者不能纳入上述交叉异位肾融合畸形，任何一种亚型。我们通过中南大学图书馆专业检索中英文文献，文献查新后证实本例在世界上是第一次报道。我们的研究成果发表在国内外泌尿外科权威杂志*Urology*和《临床泌尿外科杂志》。

五、践行实施

（一）病因与发病机制

交叉异位肾的产生，有两种不同假说。一种认为肾脏在正常一侧完成发育后才异位到对侧；另外一种观点认为输尿管首先产生了异位，异位的输尿管芽继续发育形成了异位肾。本例患者的交叉异位肾的供血血管来自右髂动脉，我们推测可能与第一种假说比较相符，即肾脏在右侧发育之后再异位至左侧与左肾融合。但是迄今为止，我们对于交叉异位融合肾的发生机制仍然知之甚少。目前认为，胚胎发育到第4～8周时，输尿管芽和后肾发育异常导致了交叉异位肾融合，在这个过程中，脐血管的位置异常所产生的压力以及其他致畸因素可能共同发挥了作用。

（二）临床表现与诊断

关于交叉异位肾的诊断，各种影像学检查各有优势。泌尿系统造影是传统的方法，具有直观和经济的优势，但是该检查只能显示集合系统，对于复杂的畸形，不能显示血管和肾实质的融合情况；对于有些发育不良的肾脏，集合系统可能不显影，从而发生漏诊的可能。超声是一种无创和经济的检查，同时可以发现结石梗阻和血管异常，但是对于肾脏融合的情况不能进行很好的判断，适合作为初步的检查。多层螺旋CT可以显示出不同时相的肾脏，包括平扫期、肾实质期和肾盂期，不同时相的图像可以清晰而准确地判断肾实质融合的情况、肾脏供血血管以及并发症的发生情况（如结石、肿瘤和肾积水）。对于造影剂过敏不能行CT增强的患者，磁共振是一个很好的选择，但是磁共振在发现结石和肾脏血管异常方面不如CT敏感，与CT相比，磁共振和血管造影都有可能低估肾动静脉的数目。用CT血管成像来评估交叉异位肾的血管情况，扫描区域应该覆盖从第11胸椎（T11）到第5骶骨（S5）的整个区域。

（三）治疗

对交叉异位肾的处理，并非针对这种先天畸形本身的纠正，而往往是针对交叉异位肾所并发的结石、泌尿系感染、肿瘤和异位输尿管开口导致的尿失禁。Negre报道了一例交叉异位肾患儿合并高血压和范科尼贫血，通过经腹途径的腹腔镜实施了异位萎缩肾的切除，术后6个月复查患儿的血压恢复正常。虽然此例取得了成功，但通过切除异位萎缩肾来控制高血压的效果是难以预测的，不推荐作为常规选择，该例患儿选择切肾，是因为异位肾发育不良并产生了萎缩。Romero等人报道了用腹腔镜切除融合肾来治疗交叉异位肾合并肾癌，取得良好效果。我们迄今治疗了3例交叉异位融合肾患者，一例为交叉异位肾合并输尿管发育不全，1例为交叉异位肾合并输尿管倒Y畸形并输尿管异位开口，一例就是交叉异位肾的新亚型合并髂血管后巨输尿管并异位开口。通过切除患肾，3例患者的肾积水、尿失禁和尿路感染分别得到治愈。

六、适用与展望

对交叉异位融合肾患者的诊治而言，有如下经验适用：①要仔细寻找发育不良的肾脏，不要轻易放弃CT上增强时相没有显影的异常管腔；②不要轻易下孤立肾的诊断，要考虑肾融合畸形；③肾融合畸形患者术前一定要通过CT血管成像明确血供情况，避免术中误伤肾脏供血血管；④尿道膀胱镜未能发现正常输尿管开口时，要考虑输尿管异位开口可能；⑤男性的输尿管异位开口因为没有尿失禁症状，较女性更为隐匿，因此要仔细寻找，如果膀胱尿道镜不能发现，可以考虑从上往下的方式行集合系统顺行造影。

〔尹　焯〕

第七节　气肿性肾盂肾炎的临床特点和治疗策略

一、概　　述

气肿性肾盂肾炎（emphysematouspyelonephritis，EPN）是一种罕见的泌尿外科疾病，1898 年 Huang 和 Mallallum 首先报道，1962 年由 Schultz 和 Klorfein 正式命名。它是泌尿外科的一种罕见的特殊感染性疾病，疾病发展整体呈爆发性进展，表现为肾实质及肾周组织的弥漫性坏死性炎症，由于局部气体的高压，毒素和细菌大量进入循环系统，很容易进展为全身脓毒症，导致意识障碍和休克，部分患者首诊时直接进入重症 ICU 进行生命支持。EPN 的气肿成分包括 CO_2、H_2、N_2 和 NH_3 等，属混合性感染；产气菌多为大肠埃希菌，其次是克雷伯菌及变形杆菌等。Huang 等人对 EPN 的 CT 分型标准做出具体分型：Ⅰ型，气体只存在于肾盂；Ⅱ型，肾盂及肾实质积气，但未扩散至肾周围间隙；Ⅲa 型，气体或脓肿扩散至肾周间隙；Ⅲb 型，气体或脓肿扩散至肾旁间隙；Ⅳ型，双肾均发病或单一肾患者患 EPN（图 29－7－2～图 29－7－4）。目前对于气肿性肾盂肾炎的发病机制尚不清楚，初步推测与以下 4 个方面有关。①尿路梗阻：基本上所有的气肿性肾盂肾炎都存在泌尿系的梗阻，梗阻导致尿液机械冲刷作用减弱，致病菌停留并继发感染；②血糖控制不理想：长期血糖控制不良，导致肾脏小血管的硬化、堵塞，导致局部缺血，厌氧菌生长，抵抗力降低，同时葡萄糖将会成为致病菌良好的培养基；③产气杆菌导致的尿路感染：目前认为气肿性肾盂肾炎的致病菌主要是大肠埃希菌，其次为克雷伯杆菌和变形杆菌；④免疫力低下：糖尿病患者、中年肥胖女性以及器官移植术后患者等均是易发人群。据大部分的文献报道，本病多发生于女性，男女比例为 1∶4，且左侧多发，并且多数合并有糖尿病病史。

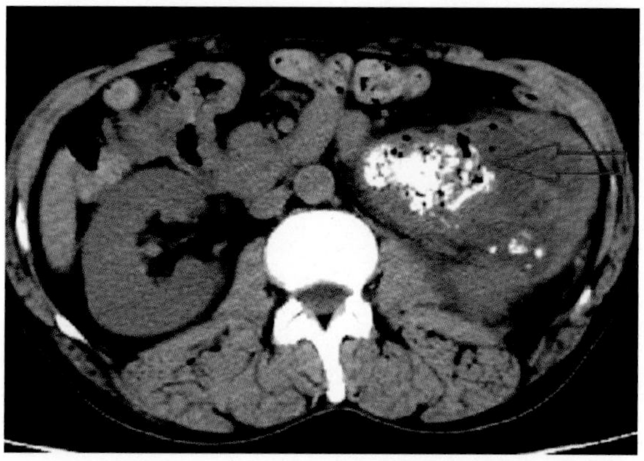

图 29－7－1　Ⅰ型（肾盂内积气）

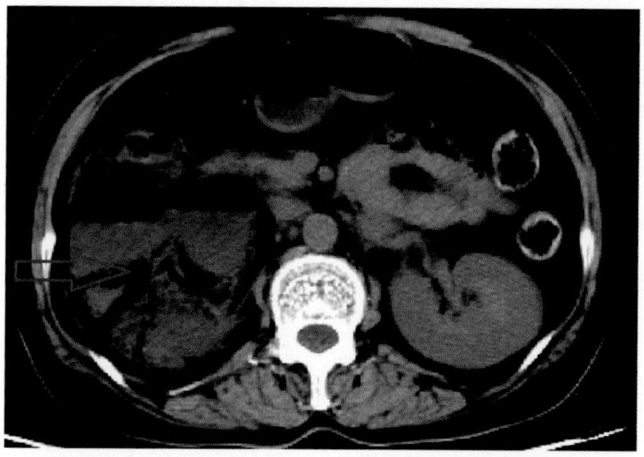

图 29－7－2　Ⅱ型（肾盂及肾实质积气）

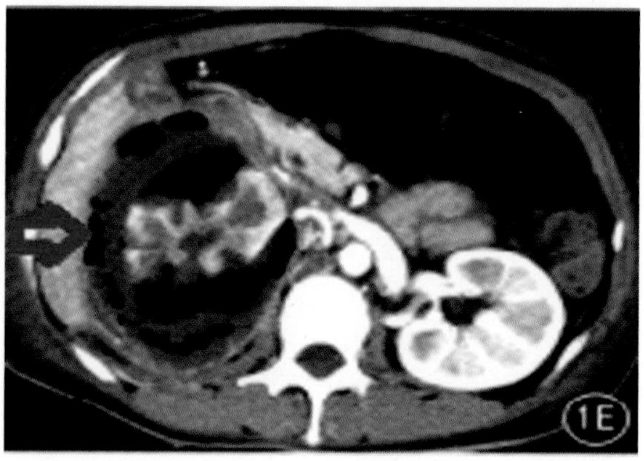

图 29－7－3　肾周间隙有积气

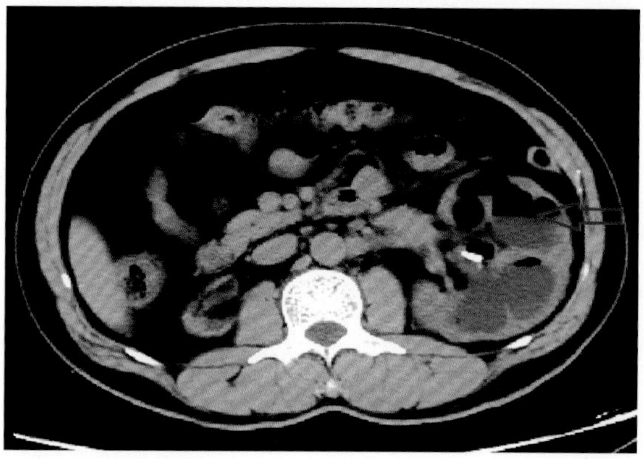

图 29－7－4　孤立肾积气

二、问题与困惑

气肿性肾盂肾炎在日常的临床工作中少见，很多临床医师对于本病的认识不够充分。但是本病一旦发生，进展迅速，病情恶化快，若不能早期识别和处理，很容易错失最佳的抢救时机。那么，如何对气肿性肾盂肾炎进行早期诊断和及时有效的治疗就成了临床工作中面临的难点。

三、创新与思考

气肿性肾盂肾炎本质上还是属于泌尿系统的感染，因此，目前临床上用于判断尿源性脓毒症的早期指标都可以用于气肿性肾盂肾炎的早期预警，包括血常规、CRP、降钙素原等。同时，根据气肿性肾盂肾炎的发病机制，对有尿路梗阻、控制不佳的血糖和免疫力低下的人群应进行重点监测，及时发现气肿性肾盂肾炎的存在。在诊断上依赖于泌尿系 CT 检查，通过 CT 平扫观察到集合系统或者肾实质内有气体就可以进行明确诊断。因此，在临床工作中，对于高危人群，当出现腰痛、发热、泌尿系感染症状时，及时完善泌尿系 CT，是否能更早期地帮助我们诊断出气肿性肾盂肾炎？在治疗方面，目前的观点认为可以根据 CT 检查分型不同，制定不同的诊疗方案，Ⅰ、Ⅱ型气肿性肾盂肾炎患者予内科保守治疗，合并 SIRS 时，可联合经皮肾穿刺或置双 J 管引流，Ⅲ、Ⅳ型患者需积极抗感架治疗＋经皮肾穿刺或置双 J 管引流。但是，CT 检查的分型是否与疾病的严重程度及进展是否成正比，目前尚无完整的大数据支持，钟德文等在 *Lancet* 上曾经报道过一例气肿性肾盂肾炎，在短短 8 小时内，CT 检查分级从Ⅰ型快速进展到Ⅳ型，因此，单纯的 CT 检查分级无法准确的反应患者的病情严重程度，根据 CT 检查分级进行治疗仍然存在一定的滞后性。

四、理论支撑

钟德文等人通过对一组 8 例患者（表 29－7－1）的资料进行分析，推测糖尿病并不是本病发生的必须条件，泌尿系梗阻以及产气夹膜梭菌的感染才是本病发生的必须条件。并建议对于该疾病的治疗应该放在解除泌尿系梗阻，以及选用对产气夹膜梭菌敏感的抗生素上。该组 8 例病例均在第一时间选用抗菌谱广的美罗培南，并在条件允许的情况下第一时间进行外科引流，因此所有患者均在接受处理后出现病情好转直至治愈出院，无一例死亡。

表 29－7－1　8 例 EPN 患者分析

序号	性别	年龄	是否有糖尿病	部位	脓液培养	治疗
1	男	44	否	左侧（孤立肾）	铜绿假单胞菌	左侧经皮肾镜碎石取石术（PCNL）
2	女	73	否	双侧	无细菌	双侧置双 J 管
3	男	65	否	右侧	大肠埃希菌	右侧置双 J 管
4	女	67	是	双侧	无细菌	导尿处理
5	女	55	否	右侧	产酸克雷伯菌	肾切除
6	男	64	否	左侧	大肠埃希菌	左侧置双 J 管
7	男	56	否	左侧	大肠埃希菌	左侧 PCNL
8	男	58	是	左侧（孤立肾）	大肠埃希菌	肾切开引流

五、践行实施

（一）手术步骤

手术步骤包括床边局部麻醉下经皮肾穿刺引流、局部麻醉下膀胱镜下放置双 J 管、开放肾探查及引流、开放肾切除。其中床边局部麻醉下经皮肾穿刺引流采用俯卧位或者侧卧位，在B超定位下确定穿刺点，局部麻醉成功后B超引导下Cook穿刺针进入肾盏，从穿刺针置入斑马导丝，在导丝引导下扩至8F，沿导丝置入8F引流管，若多个盏梗阻，引流欠佳的情况下可穿刺放置2～3个8F引流管。局部麻醉下经膀胱镜放置双J管则采取截石位，尿道表面麻醉成功后在膀胱镜监视下往患者输尿管开口置入斑马导丝，顺利通过梗阻段后可见输尿管开口脓液喷出，沿导丝置入6F双J管，留置导尿管。开放肾探查及引流均采取侧卧折刀位，取第11肋间切口，逐层切开皮肤、皮下组织、肌肉和腰背筋膜，进入腹膜后脂肪层，打开吉氏筋膜，可闻及气流喷出的“噗”的一声，打开吉氏筋膜后未见明显肾脏轮廓，见肾区大量豆腐渣样坏死组织，予清理坏死组织后放置两根蘑菇管引流。开放肾切除术则采取侧卧折刀位，取第11肋间切口，逐层切开皮肤、皮下组织、肌肉和腰背筋膜，进入腹膜后脂肪层，打开吉氏筋膜，见肾脏增大，变软，部分肾薄弱区可见透明气体，从腰大肌侧寻找到肾动静脉后予结扎离断，完整切除肾脏。

（二）手术效果

8例患者在入院后第一时间均通过CT扫描得到了及时的诊断，一旦诊断为气肿性肾盂肾炎，第一时间予改美罗培南加强抗感染处理，监测血糖、血白细胞、血小板、肌酐和患者生命体征，并在积极控制感染、维持生命体征平稳的基础上进行积极的外科干预达到充分引流的效果，经过治疗，8例患者均治愈出院，其中序号为8的患者左侧孤立肾行肾切开引流术后3个月复查左肾轮廓存在，术后肌酐长期保持在330～400 μmol/L，门诊定期腹腔透析。序号为3的患者行右侧置双J管术后予碱化尿液等处理后结石消失，1个月后顺利拔除双J管，序号为1、2、6和7的患者在病情稳定后均行PCNL术处理结石后顺利拔除双J管，序号为5的患者切除患肾后患者门诊定期随访，肾功能维持正常。序号为4的患者因糖尿病导致神经源性膀胱，并出现双上尿路反流，在病情稳定后完善尿流动力学检查，明确为高顺应性膀胱后门诊行自身清洁间歇性导尿，后期随访双上尿路积水改善。

六、适用与展望

气肿性肾盂肾炎虽然临床少见，且疾病进展迅速，病情变化快，死亡率高，但是如果能做到早期诊断和早期干预治疗，依然能取得很好的治疗效果。在早期诊断方面，应注意早期炎症指标的变化，泌尿系CT检查应作为常规检查。在治疗方面，笔者认为早期积极有效的干预可以大大缩短病程，早期干预措施包括：①在无药敏的情况下第一时间经验性使用覆盖革兰氏阴性杆菌的广谱抗生素，如美罗培南或者亚胺培南等；②因为泌尿系梗阻是本病的主要发病因素之一，因此不管CT检查分型为哪一型，在条件允许的情况下尽快进行外科引流，包括开放肾引流、经皮肾穿刺造瘘、膀胱镜下置双J管术等；③对于血糖控制不佳的患者，严格控制血糖，必要时使用胰岛素泵，快速将血糖降至正常水平。气肿性肾盂肾炎虽然临床少见，但是相信通过系统的学习之后，有助于临床一线的青年医师及早识别和处理，争取最佳的预后。

〔钟德文〕

第八节　巨输尿管症不同手术方法的比较

一、概　　述

巨输尿管描述的是一类病理学上输尿管直径过大的的疾病。巨输尿管可分为梗阻型、非梗阻型、反流型、非反流型。原发梗阻型巨输尿管的病因，与输尿管肌层和黏膜下Ⅲ型胶原纤维异常增生、肌细胞被破坏有关。对于输尿管直径>1 cm的巨输尿管，需要考虑输尿管缩窄成型。

二、问题与困惑

1923年，Caulk最早在文献中描述了巨输尿管患者。1976年国际小儿泌尿外科会议（美国费城会议）将巨输尿管症分为 3 类：梗阻型、反流型、既无梗阻又无反流型。1980 年，King 指出要特别注意梗阻合并反流的情况，因为反流掩盖了梗阻，导致临床上忽略了梗阻因素的处理。这些认识形成了今天的 4 型分类：梗阻型、反流型、梗阻合并反流型、既无梗阻又无反流型。Cussen 等人提出直径大于正常上限（通常认为是 0.7 cm）的小儿输尿管都可以诊断为巨输尿管。巨输尿管症常用的诊断方法有：B 型超声、静脉尿路造影、排泄性膀胱尿道造影、经皮肾穿刺造影、利尿性肾图、MRI。那么我们的问题来了，究竟怎么样选择有手术指征的患者？临床研究显示不同手术方式到底有何优势？我们又该如何选择呢？

三、创新与思考

随着微创技术的发展，腹腔镜和机器人辅助腹腔镜在输尿管成型和再植手术中应用日益广泛。Tatlişen 等人在腹腔镜下直接采用乳头状末端输尿管再植，巨输尿管不做裁剪或者折叠，患者术后随访未出现梗阻。这种方法虽然简便，但是扩张的输尿管有可能产生尿流动力学紊乱，对上尿路功能产生危害。Ansari 等人提出了体外裁剪输尿管的方法，大大缩短了腹腔镜下输尿管成型的时间，降低了手术难度，使腹腔镜下巨输尿管手术更容易为大家接受。我们能否充分发挥不同术式的优势，使得微创和疗效得到有机的结合呢？

四、理论支撑

输尿管缩窄成型，常用的方法有输尿管裁剪和输尿管折叠，前者的代表是 Hendren，后者的代表是 Kalicinski 和 Starr 分别提出的 2 种折叠技术。输尿管再植的抗反流技术，有黏膜下隧道再植和乳头状再植。

五、践行实施

（一）病因与发病机制

原发梗阻性巨输尿管的形成，与输尿管末端内纵肌缺乏导致无动力梗阻有重要关系。电子显微镜观察到输尿管肌层和黏膜下有大量胶原纤维增生，以Ⅲ型胶原为主，靠近胶原增生区的肌细胞受损，而肌层神经的分布没有异常，这些发现有力地支持肌源性因素在原发梗阻型巨输尿管中发挥重要作用。

（二）临床表现与诊断

2014 年 1 月至 2017 年 1 月我院收治了 18 例原发性梗阻型巨输尿管症的患者，其中男 13 例，女 5 例；年龄 12～21 岁，平均（15.8±2.3）岁；平均 BMI 为（21.9±1.6）kg/m^2。患者均为单侧发病，其中左侧 14 例，右侧 4 例。患者既往有下腹疼痛和反复尿路感染病史。患者术前完善 CT，输尿管梗阻部位于输尿管下段，平均巨输尿管直径（1.7±0.3）cm。排尿期尿路造影未见膀胱输尿管反流，术前肾动态显像评估患侧肾功能，平均肾小球滤过率（GFR）为（30.6±3.5）mL/min。纳入标准：①患者有腰痛症状；②既往有反复尿路感染病史；③输尿管直径 B 超或 CT 测量>1 cm。排除标准：①泌尿系结石；②神经源性膀胱；③后尿道瓣膜；④膀胱输尿管反流；⑤缺乏术前或术后的肾动态显像评估。

（三）治疗

经腹腔建立腹腔镜操作通道。腹腔镜下沿输尿管跨髂血管处向上游离至输尿管管径正常处，向下游离至输尿管入膀胱入口，发现管径由明显扩张变为显著狭窄时，在狭窄处用 Hem-O-Lock 夹闭输尿管，离断。游离过程中注意保护输尿管滋养血管。排空气腹后将游离的扩张输尿管经髂嵴上操作孔牵出体外，裁剪组患者采用裁剪法，置入双 J 管，在巨输尿管滋养血管对侧裁剪掉冗余的输尿管壁，用 4－0 可吸收线连续缝合，间断加固。输尿管末端劈开 1.5 cm，翻转成乳头状，翻转后 4－0 可吸收线与浆膜层吻合。折叠组患者用 Kalicinski 方法进行折叠，置入双 J 管，用 4－0 可吸收线连续缝合缩窄输尿管，保留输尿管主要血液供应来源的一侧为成型后的输尿管，将输尿管外侧无血管部分作为折叠部分，由前向后进行折叠并且间断缝合固定。输尿管末端乳头状翻转吻合同前。成型后的输尿管放回腹腔，腹腔镜下输尿管再植，再植后行膀胱注水实验，证实输尿管膀胱吻合口无渗漏，膀胱充盈后输尿管无扭转。手术过程如图 29－8－1 所示。

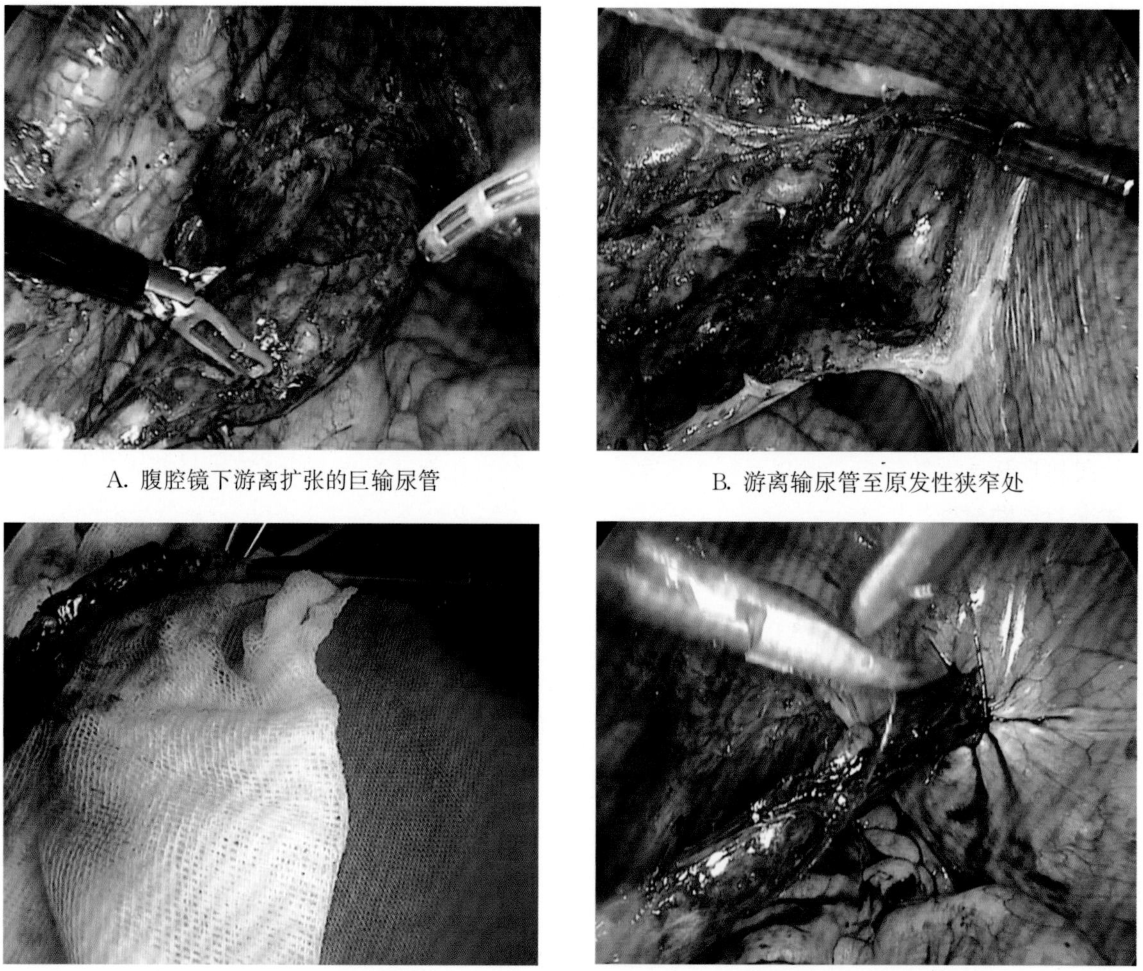

A. 腹腔镜下游离扩张的巨输尿管　　B. 游离输尿管至原发性狭窄处

C. 体外巨输尿管裁剪或折叠成型　　D. 腹腔镜下输尿管再植

图 29－8－1　腹腔镜下巨输尿管成形再植术

术后 3 周门诊膀胱镜室拔除双 J 管，术后 3 个月复查尿常规和 B 超，术后 6 个月和术后 1 年复查尿常规、CT、排尿期尿路造影、肾动态显像。以后每年复查尿常规和 CT，排尿期尿路造影，肾动态显像。

六、适用与展望

根据我们的临床研究结果，采用裁剪或折叠技术进行输尿管缩窄成型，两组的手术成功率差异无统计学意义，说明只要注意输尿管血运保护，裁剪法并不增加青少年巨输尿管术后缺血和狭窄发生的概率。两组均采用体外巨输尿管成型，手术时间短，手术效率高。输尿管折叠因为不需要做组织裁剪，术者在输尿管血运保护方面的顾虑更少，但是会增加输尿管再植的难度，尤其是黏膜下隧道再植。我们采用输尿管乳头状再植技术有效解决了这一问题。采用输尿管末端乳头状再植技术有如下优势：①减少了腹腔镜下再植后狭窄发生的概率；②放宽了输尿管折叠时对输尿管直径<1.75 cm 的要求，因为不需要考虑黏膜下隧道再植时输尿管直径和隧道长度的比值；③手术简便，容易推广。

〔尹　焯〕

第九节　肾静脉受压综合征诊治技术创新和应用

一、概　　述

肾静脉受压综合征（renal vein entrapment syndrome，RVES）又称胡桃夹综合征（nutcracker syndrome，NCS），1937 年格兰特首次从解剖学上对其进行了如下定义：“位于主动脉（aorta，AO）和肠系膜上动脉（superior mesenteric artery，SMA）之间的左肾静脉就像胡桃夹子钳口之间的坚果”。肾静脉受压综合征多见于 13～16 岁的青少年，男女比例约为 24：5，最常见的临床表现包括为反复发作性血尿、直立性蛋白尿、骨盆疼痛，腰部疼痛和性腺静脉曲张等。

二、问题与困惑

首先，肾静脉受压综合征作为一个相对罕见但被低估的疾病值得更多关注。反复发作性血尿、体位性蛋白尿和骨盆疼痛等症状应引起对肾静脉受压综合征的怀疑，尤其是在青春期的瘦长体型患者中。症状、体征与辅助检查相结合对该疾病的诊断很重要。肾静脉受压综合征主要是根据影像学结果来诊断的，包括多普勒超声（doppler ultrasound，DUS）、CT、MRI、静脉造影和血管内超声（intravascular ultrasound，IVUS）。肾静脉受压综合征的确诊还需结合患者的临床症状、体征和尿常规等相关结果。但 Liebl 认为普通人群行多普勒超声和 CT 检查也常能发现无症状性左肾静脉扩张这种正常变异。只有当影像学发现并发临床症状如肉眼或镜下血尿、体位性蛋白尿、腰痛或左侧精索静脉曲张时才能诊断为肾静脉受压综合征，若仅仅影像学发现左肾静脉受压而无临床症状则称为胡桃夹现象（nutcracker phenomenon，NCP）。如果诊断仍然不明确，可以通过静脉造影和测量 LRV 和 IVC 之间的静脉压力梯度或血管内超声来确诊，这两种诊断方法仍然是诊断的“金标准”，但由于其侵入性而应用受限。此外，临床上儿童诊断为肾静脉受压综合征时，应排除肾炎，尤其是 IgA 肾病，当患儿有以下表现时，应考虑 IgA 肾病：反复发作性肉眼或镜下血尿，且多出现在呼吸道感染后 1～3 天；伴或不伴蛋白尿；不典型的急性肾炎或肾病表现。胡桃夹现象和肾小球肾炎二者可合并，同样，当考虑为 IgA 肾病时，也应行相应影像学检查，排除肾静脉受压综合征。

其次，肾静脉受压综合征的最佳治疗方案仍然是一个有争议的话题。对于出现轻度血尿或症状较轻的患者，建议保守治疗。结合国内外文献及本院经验，肾静脉受压综合征患者外科治疗适应证是：①18 岁以下患者 24 个月或成人 6 个月的保守治疗无效或加重者；②出现并发症，如腰酸、头晕、乏力、贫血等；③有肾功能损害，包括持续体位性蛋白尿、精索静脉曲张形成排除其他原因者。

（一）保守治疗

对于未成年患者，优先考虑采用保守疗法。随着年龄的增长，SMA 起点处周围结缔组织增加，梗阻缓解，症状可能会随之缓解。在平均 26 个月的随访中，以体重增加为重点的保守治疗导致腹膜后脂肪组织的增加，从而降低了 LRV 张力，可解决 30％患者的肾静脉受压综合征症状；静脉侧支的形成也有助于症状缓解。此外，还可以采用药物治疗，血管紧张素转化酶抑制剂（angiotensin converting enzyme inhibitor，ACEI）可改善体位性蛋白尿。

（二）外科治疗

如果在 24 个月的保守治疗后症状加重或没有缓解，那么即使患者年龄小于 18 岁，也应考虑手术。同样，当症状严重或保守治疗 6 个月后持续存在的成人也需要手术干预。外科手术方式包括 LRV 移位术、SMA 移位术、自体肾移植术、性腺旁路术和外支架置入术等。目前，LRV 移位术是肾静脉受压综合征患者最常用的外科治疗方法，即切断左侧肾静脉后下移 5 cm，与下腔静脉端侧吻合后解除压迫，主要优点是肾缺血时间更短，吻合更少，缺点是存在 LRV 血栓形成的可能。

SMA 移位术，即切断肠系膜上动脉后，下移至左侧肾静脉下方与腹主动脉上行端侧吻合。该手术方式容易影响到肠道血液供应和肠蠕动，临床上应用很少。Hardy 等人首次成功进行了针对输尿管损伤患者的自体肾移植术。自体肾移植术和 LRV 移位术都能使 LRV 免于 AO 和 SMA 夹角过小导致的压迫，但与 LRV 移位术相比，自体肾移植可能会带来更多的风险，包括增加肾缺血时间、更大的术野和两个额外的吻合口（肾动脉和输尿管）。

在某些情况下，性腺静脉回流持续存在。通过阻断 LVR 引流途径，结扎侧支血管可以改善性腺静脉综合征，但会加重 LRV 高压。在这种情况下，性腺旁路可能是一个很好的选择。为了解除 LRV 受到的压迫，可以引入外支架包裹狭窄处。然而，支架有可能受到周围组织的侵蚀或发生术后支架位置移动。

随着微创手术的发展，腹腔镜手术治疗 NCS 也已成为一种选择。Chung 报道了一例腹腔镜下脾肾静脉转流术治疗 NCS 的病例，Hartung 等人成功地进行了腹腔镜下 LRV-IVC 转位术。Xu 等人发表了 2 例腹腔镜下肠系膜下性腺静脉旁路术治疗 NCS 的病例报道。此外，个别外科医师采用了不同的手术方法，亦取得了满意的效果。

（三）介入治疗

介入治疗主要为左肾静脉内支架置入术（EVS），一般通过穿刺股静脉将支架送入左肾静脉受压处并配合球囊扩张肾静脉来改善症状。此方法不用开腹而且创伤小，是一种很有前景的治疗方法，但该治疗价格昂贵、远期疗效不明确，有支架脱落或变形、再次狭窄、血栓形成等并发症可能，术后还需长期服用抗凝血药。

对于部分因左肾静脉高压所致盆腔静脉淤血的中老年女性，手术降低肾静脉压力对于缓解盆腔静脉曲张意义不大，通过介入注射硬化剂鱼肝油酸钠栓塞曲张盆腔静脉，可取得较好疗效。

三、创新与思考

为了能标准化 NCS 的外科手术治疗，降低手术难度，在 LRV 移位术中，我们针对手术方式总结了一些经验以更好的保护肾功能，减少手术并发症。

四、理论支撑

通过对湘雅二医院治疗的 NCS 病例进行总结，结合临床经验和指南，我们总结出了以下的关键点：①Treitz 韧带离断后，腹主动脉与肠系膜上动脉夹角处的左肾静脉周围被很多纤维条索束缚，须完全松解、离断。②结扎左侧肾上腺静脉、睾丸（卵巢）静脉及腰静脉，以确保左肾静脉下移无张力。③在左肾静脉汇入口下方 5～6 cm 的下腔静脉左侧方做一与左肾静脉口径相等的切口，用 Stinsky 钳控制待用；阻断左肾动脉、左肾静脉后，迅速离断左肾静脉与下腔静脉作端侧吻合，可减少肾缺血时间。④采用结扎后离断左肾静脉代替缝合下腔静脉壁，减少手术时间。⑤术中予冰袋肾脏降温，注意保护肾功能。

五、践行实施

（一）手术步骤

1. 全身麻醉，过伸仰卧位，经腹正中切口，游离十二指肠，切断 Treitz 韧带，暴露左肾静脉及下腔静脉汇合处，分离结扎左侧肾上腺静脉、睾丸（卵巢）静脉及腰静脉。

2. 分离显露左肾静脉后，在左肾静脉汇入口下方 5～6 cm 的下腔静脉左侧方做一与肾静脉口径相等的切口，管腔用肝素盐水冲洗，用 Satinsky 钳控制待用；同时阻断左肾动脉，左肾静脉近心端和远心端，迅速离断肾静脉与下腔静脉作端侧吻合（图 29－9－1）。

（二）手术效果

以血尿表现为主的男性患者，肉眼血尿于术后 2 天消失，镜下血尿于术后 4～6 天后消失。以蛋白尿表现为主的女性患者，术后 3 天尿蛋白恢复正常，均无腹膜后血肿、肠梗阻和血栓形成等并发症。随访 6 个月以上，症状均无复发，尿常规检查均未见异常，肾功能正常。复查彩超及 CT 均示左肾静脉受压现象消失，血流通畅，吻合口无狭窄。

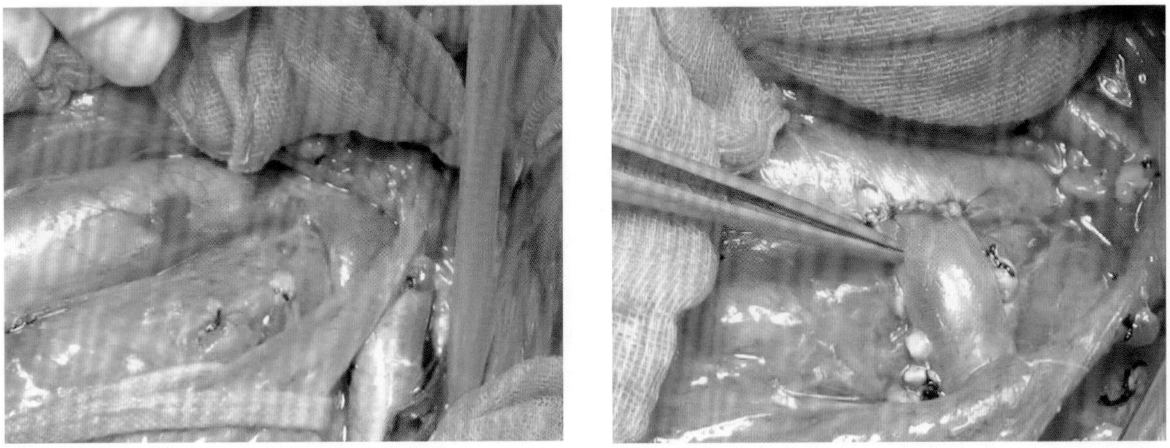

A. 术前左肾静脉位置　　B. 术后左肾静脉位置

图 29－9－1　术前、术后左肾静脉位置

左肾静脉下移 5 cm 后与下腔静脉端侧吻合，镊子所指为下移 5 cm 后的左肾静脉。

（三）操作要点

1. Treitz 韧带离断后，腹主动脉与肠系膜上动脉夹角处的左肾静脉周围被很多纤维条索束缚，须完全松解、离断。

2. 结扎左侧肾上腺静脉、睾丸（卵巢）静脉及腰静脉，以确保左肾静脉下移无张力。

3. 在左肾静脉汇入口下方 5～6 cm 的下腔静脉左侧方做一与左肾静脉口径相等的切口，用 Stinsky 钳控制待用；阻断左肾动脉、左肾静脉后，迅速离断左肾静脉与下腔静脉作端侧吻合，可明显减少肾缺血时间。

4. 采用结扎后离断左肾静脉代替缝合下腔静脉壁，减少手术时间。

5. 术中予冰袋肾脏降温，注意保护肾功能。

六、适用与展望

对于未成年 NCS 患者，优先考虑采用保守疗法。对于具备外科治疗指征的患者，左肾静脉移位术是易于施行而且有效的方法，改良后的左肾静脉移位术操作规范，手术安全有效，减少了下移后左肾静脉张力和肾缺血时间，保护了患者肾功能，降低了手术并发症的发生率。

〔王　龙〕

第十节　肾静脉受压综合征合并右腔静脉后输尿管个例报道

一、概　　述

腔静脉后输尿管是下腔静脉发育异常所致，而肾静脉受压综合征，是指左肾静脉走行于腹主动脉和肠系上动脉形成的夹角内使其机械受压。腔静脉后输尿管和肾静脉受压综合征都是泌尿外科临床上少见疾病，而同一小孩同时出现这两种疾病就更罕见。这两种疾病临床表现无特异性，诊断主要依据影像学检查，治疗主要分为保守治疗和手术治疗，选择何种方案主要取决于泌尿系梗阻和临床症状严重程度。

二、问题与困惑

腔静脉后输尿管是下腔静脉发育异常所致的一种先天畸形，发病率约为 1/1 500，男女比例 2.8：

1，临床上少见，大多数患者早期无明显临床症状，只有当梗阻逐渐加重并导致肾积水伴发结石时才出现腰部酸胀不适，患者一般表现为右侧腰痛，尿路感染、肉眼血尿、泌尿系结石等，严重肾积水患者感到右上腹饱满或触及包块。若因长时间的肾积水并发感染时，可出现脓尿及发热；伴有结石时可出现肾绞痛及血尿等。严重者可导致右肾功能受损甚至丧失。少数患者可无任何症状，偶在B超、尿路造影或腹盆腔CT等检查时发现。而肾静脉受压综合征是左肾静脉于腹主动脉与肠系膜上动脉分叉处受压造成肉眼或镜下血尿、直立性蛋白尿和腰痛为主的一种少见病。同一患者同时出现这两种疾病非常罕见，这两种疾病临床症状无特异性，诊断成为了一大挑战，如何治疗目前可借鉴的经验也不多。

三、创新与思考

据了解，目前世界上还没有报道同一患者同时出现右侧腔静脉后输尿管和左侧肾静脉受压综合征这样病例，我们报告了这样一个少见病例，术前结合静脉肾盂造影和B超检查进行初步的诊断，结合CT平扫＋增强进行确诊。右侧腔静脉后输尿管采用了腔静脉后离断输尿管于腔静脉前输尿管端端吻合，而左侧肾静脉受压综合征则随访观察。

四、理论支撑

右侧腔静脉后输尿管和左侧肾静脉受压综合征这两种疾病临床上均少见，临床表现无特异性，凡是临床上高度怀疑腔静脉后输尿管和肾静脉受压综合征及时行CT或MRI增强可以确诊，主要的治疗方式为保守治疗和手术治疗，选择何种方案主要取决于泌尿系梗阻和临床症状严重程度。

五、践行实施

目前认为下腔静脉后输尿管是由于胚胎期下腔静脉发育异常引起的一种先天畸形，即肾下下腔静脉由位于输尿管腹侧的后主静脉发育而成。正常情况下，后主静脉应该萎缩，肾下下腔静脉由位于输尿管背侧的上主静脉和下主静脉及其分支发育而成。临床症状常出现于30～40岁，但无特异性，可有腰痛、血尿和尿路感染等，亦可无症状。其诊断主要依赖影像检查。B超发现不明原因的右肾输尿管扩张积水，应考虑有本病的可能。CT强化和MRU是诊断腔静脉后输尿管无创性检查方法，并能清楚显示下腔静脉和输尿管间的解剖关系，但费用较高。影像表现可区别两种类型。①Ⅰ型或“低襻型”：临床上更常见，表现为输尿管在L3～L4前呈鱼钩状或S状向中线移位，约50%的患者有中至重度的肾积水和典型的尿路梗阻形态，梗阻出现在髂腰肌的边缘，输尿管扩张膨大处超过下腔静脉外缘1～2 cm，在经过腔静脉后方之前输尿管向头方走行，绕过静脉后远端输尿管不扩张；②Ⅱ型或“高襻型”：上段输尿管没有出现扭曲，在较高的位置从腔静脉后面经过，环绕静脉之前，肾盂和上段输尿管几乎处于一条水平线上，该型罕见，一般情况下也不造成输尿管梗阻。对于高襻型患者梗阻轻，肾积水程度较轻，可密切随访肾功能和肾积水情况的变化，一般不必急于手术。低襻型患者出现尿路梗阻症状，上尿路明显积水或肾功能已受损者，以及发生并发症如感染或结石，均需手术治疗。部分患者因梗阻导致无功能肾而对侧肾功能正常，可行患侧肾切除术。随着微创技术发展和设备进步以及术者操作经验不断增加，也可以通过经腹腔或腹膜后路径腹腔镜或机器人辅助腹腔镜手术。

正常情况下左肾静脉需穿经腹主动脉和肠系膜上动脉所形成的夹角后方可注入下腔静脉，通常此夹角为45°～60°，并为肠系膜脂肪、淋巴结、腹膜等组织充填而左肾静脉并不受压，但某些情况，如青春期身高迅速增长而成瘦高体型、椎体过度伸展压迫左肾静脉、腹腔脏器下垂、直立活动时腹腔脏器因重力关系牵拉肠系膜上动脉、肠系膜上动脉起始部脂肪组织减少等，可使夹角变窄，左肾静脉受压，导致左肾静脉及其引流的输尿管周围静脉、生殖静脉等发生淤血，男性患者可出现精索静脉曲张；当淤血、高压的静脉系统与尿液收集系统间发生交通时即出现血尿；左肾静脉于腹主动脉和肠系膜上动脉之间受压后，压差增高致肾小球滤过的蛋白增加，当超过了肾小管的重吸收时会导致蛋白出现。其诊断需结合影像学检查。彩色多普勒超声检查能实时显示左肾静脉及其走行，并能实时显示左肾静脉扩张程度及血流动态变化，是诊断肾静脉受压综合征直接、有效的检查方法，因其简单无创，可重复性强，可作为高度怀疑肾静脉受压综合征首选检查，其敏感性和特异性分别为100%和93%。彩色多普勒超声能测出左肾静脉与下腔静脉间的压力差而导致左肾静脉受压处血流加速，可见左肾静脉显著扩张，腹主动脉和肠系膜上动脉间有一锐角，提示为压迫现象。彩色多普勒超声检查高度怀疑肾静脉受压综合征时，CT三维重建加血管成像可以显示腹主动脉、肠系膜上动脉及左肾静脉解剖结构，能明确诊断肾静脉受压综合征。目前处理肾静脉受压综合征的主要方法为随访观察和外科手术治疗。对于青少年肾静脉受压综合征，手术指针应严格把握。有镜下血尿或短时、间歇无痛肉眼血尿及轻微腹痛、腰痛，但血常规正常者，可以随访观察。儿童随年龄增长，肠系膜上动脉与腹主动脉夹角处脂肪和结缔组织增加或侧支循环的建立，淤血状态得以改善而症状缓解。若经2年以上观察或内科对症治疗，症状无缓解或加重者，出现并发症如精索静脉曲张、贫血或肾功能损害者，需外科手术治疗。外科手术治疗的目的是解除左肾静脉压迫、使流出左肾的静脉血流通畅无阻。外科治疗包括介入治疗和手术治疗。介入治疗因其价格昂贵，并发症多，而且需较长时间的抗凝治疗，临床上已少用。该病的开放手术治疗包括肠系膜上动脉与腹主动脉端侧吻合术、自体肾移值术、左肾静脉下移术以及左肾静脉-下腔静脉成形术等。

男，9岁。因左侧腹痛伴肉眼血尿于2007年4月入院。血常规、尿常规、肾功能检查均正常。B超示右肾盂积水，右输尿管上段扩张；左肾静脉近肾门处内径增宽，约0.61 cm，腹主动脉与肠系膜上动脉夹角处左肾静脉管腔受压，内径变细，约0.18 cm，其比值超过正常范围。彩色多普勒血流超声显像示夹角处左肾静脉内血流紊乱，流速增快。IVP示右肾盂、右输尿管上段扩张积水，并于第4腰椎水平向脊柱侧移位，呈S形，右输尿管中下段未见明显显示，右肾功能轻度减退（图29-10-1）。左肾形态、功能均正常。CT示右肾盂及右输尿管上段扩张、积水，扩张输尿管段位于下腔静脉右侧，远端输尿管未显示。增强扫描见右肾排泄功能较对侧延迟约6分钟，右输尿管内仍无造影剂充盈。肠系膜上动脉与腹主动脉夹角较小，左肾静脉受压，局限性狭窄，左肾静脉近端扩张（图29-10-2）。诊断为右侧腔静脉后输尿管，左侧肾静脉受压综合征。患者为低襻型下腔静脉后输尿管，存在尿路梗阻，符合手术指征，因此采用了开放手术输尿管离断复位治疗。腰部斜切口，于腹膜后分离过长、扭曲、扩张的上段输尿管，用一输尿管钳提起。于腔静脉前分离出梗阻远端的输尿管，保存其血液供应。因腔静脉后输尿管与腔静脉明显粘连，分离困难，在腔静脉两侧切断输尿管并旷置原处。裁剪已分离的上段输尿管，使之变直，将两断端成斜面于腔静脉外侧行无张力吻合，留置双J管作内引流。术后4周拔除双J管。患者为9岁儿童，间歇性出现左侧腹痛伴肉眼血尿，但血常规正常，随年龄增长，肠系膜上动脉与腹主动脉夹角处脂肪和结缔组织增加或侧支循环的建立，淤血状态得以改善而症状缓解，因此左侧肾静脉受压综合征随访观察。

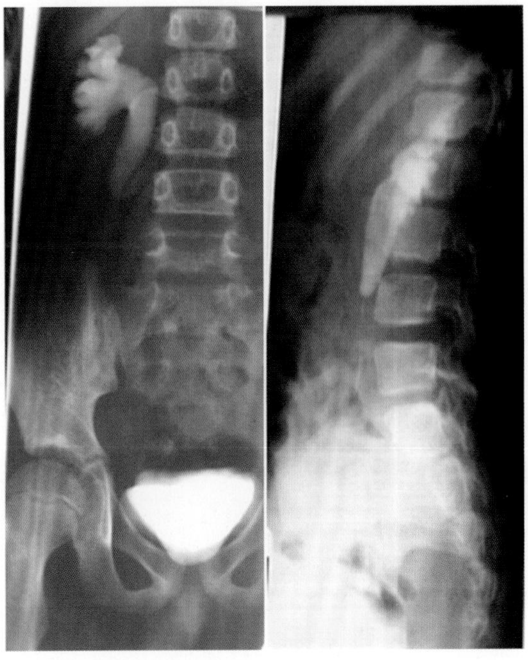

图29-10-1 IVP

右肾盂、右输尿管上段扩张积水，并于第4腰椎水平向脊柱侧移位，呈S形。

六、适用与展望

右侧腔静脉后输尿管和左侧肾静脉受压综合征这两种疾病临床症状无特异性，可先行静脉肾盂造影和B超检查，当高度怀疑腔静脉后输尿管和肾静脉受压综合征后行CT或MRI增强可以确诊，治疗主要分为保守治疗和手术治疗，若患者泌尿系梗阻明显和出现严重的临床症状，可选择手术治疗。

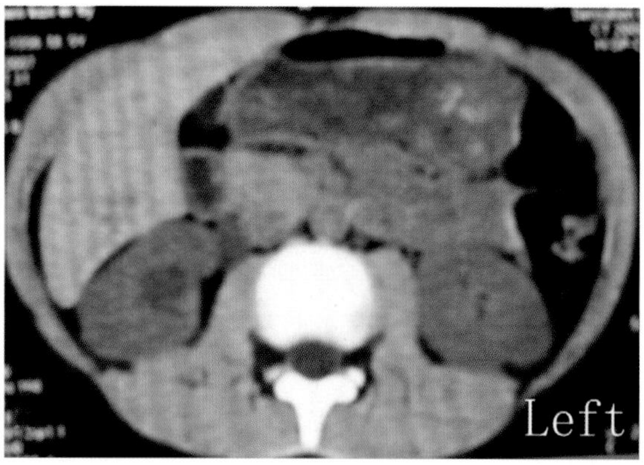

A. CT 示右肾盂及右输尿管上段扩张，扩张输尿管段位于下腔静脉右侧

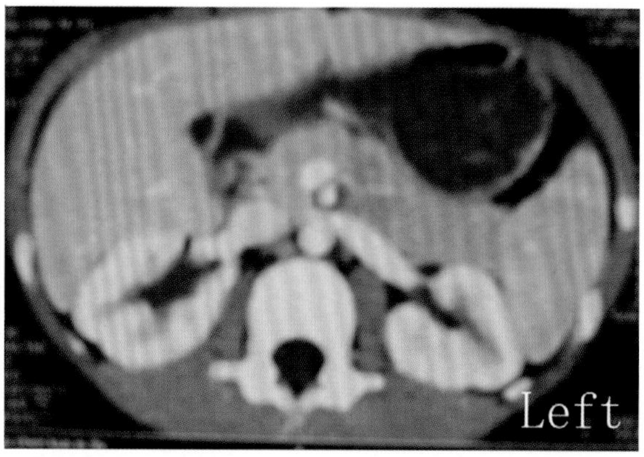

B. 增强 CT 示肠系膜上动脉与腹主动脉夹角较小，左肾静脉受压，局限性狭窄，左肾静脉近端扩张

图 29－10－2　CT 检查

〔饶建明〕

第十一节　外伤性肾动脉假性动脉瘤的诊断和治疗

一、概　　述

肾动脉假性动脉瘤（renal artery pseudoaneurysm，RAP）是指肾动脉管壁破裂后血液从破口流出而被肾周软组织包裹形成的搏动性血肿，日后血肿周围纤维包裹，成为与动脉腔相通的搏动性肿块，在临床上较少见。RAP 最常见于某些肾脏手术的并发症，如肾脏活检，经皮肾镜手术，肾脏开放手术或内窥镜手术或穿透性损伤所致。它一旦形成，由于 RAP 瘤壁并不是真的血管壁，而是血肿周围组织机化而形成的囊壁，随着出血的进行性发展，量越来越多，对囊壁的牵扯力逐渐增大，使得囊壁突发破裂，引起大出血，严重时危及患者生命，应予以及时处理。

二、问题与困惑

肾损伤发病率约在每年 5/100 000，多见于 16～44 岁的男性青壮年，以闭合性损伤多见，1/3 常合并有其他脏器损伤。在这些肾损伤患者中，部分患者会出现肾血管损伤，包括出现 RAP 可能。RAP 的临床症状无特异性，常为肉眼血尿，腰腹痛、腹部包块、腹部血管杂音或高血压等。由于 RAP 瘤壁为纤维组织，不易自然愈合，多数会逐渐增大，容易破裂出血，严重时危及患者生命的可能；若 RAP 囊内血栓形成，则有血栓脱落造成肾梗死而影响肾功能的可能。如何快速诊断 RAP 并及时治疗，避免不必要的肾切除，尽最大限度保护肾功能，使患者得到最大益处，应成为我们临床医师努力的目标。

三、创新与思考

患者肾损伤后出现持续性出血或迟发性肉眼血尿时，应想到此种疾病的可能性，及时采取正确诊治措施，尽最大限度保护肾功能。回顾性分析 RAP 患者的临床表现，诊断及治疗，总结诊断和治疗 RAP 的临床经验，提高泌尿外科医师对 RAP 的认识，减少 RAP 的漏诊，增强保障患者生命安全的能力。

四、理论支撑

诊断为肾脏外伤的患者，若出现持续性出血或迟发性肉眼血尿时，应该考虑到 RAP 的可能，以尽快行血管造影检查。通过血管造影可以明确 RAP 的诊断并进行超选择性动脉栓塞治疗，这样有助于快速止血，尽最大限度保护肾功能，减少不必要的肾切除，减少手术并发症，提高了医疗安全。

五、践行实施

（一）病因与发病机制

肾脏是易受损伤的器官之一，主要为医源性和外伤性损伤。腹部钝器伤或穿透伤者出现肾脏损伤占8%～10%，其中腹部钝器伤引起者约占80%，而穿透伤引起者占6%～14%。在这些外伤者中，6%～14%会发生肾血管损伤，但肾脏大血管损伤并不常见，不到3%。目前肾血管损伤所报道的病例中，70%为肾动脉，20%为肾静脉，肾动静脉同时损伤者占10%左右。穿透伤可直接引起肾动脉损伤，而肾血管钝性损伤可能的机制为：①由于腹主动脉的位置相对固定，肾脏由后向前急性减速运动导致肾动脉受到牵拉而损伤；②运动时，肾血管向脊柱的椎体侧受压，这样会引起血管内膜受损。由于肾血管的解剖结构及分布特点，左肾动脉最易损伤。肾动脉壁损伤后肾动脉外膜、肾实质或肾周筋膜加上机体的凝血机制以及失血引起的低血压可引起出血暂时停止。随着时间延长，由于血凝块和周围坏死组织溶解，血管裂口和其外的组织相通，动脉血经损伤的动脉壁裂口进入裂口周围的组织间隙，在组织间形成血肿。由于此血肿与动脉血流相通，故血肿呈搏动性。因为包裹血肿周围的瘤壁组织为纤维性组织，不含组成正常血管壁的3层组织，故称为假性动脉瘤。随着正常的血流动力学恢复，在动脉压力的作用下，博动性血肿随动脉血流冲击，日渐增大，可压迫周围组织和器官造成疼痛和器官功能障碍，或侵蚀周围的肾盂、肾盏或肾周组织，引起血尿和血肿，或由于瘤壁薄弱，突发破裂出血，造成失血性休克。

（二）临床表现与诊断

RAP的临床症状无特异性，常为肉眼血尿、病侧腹部疼痛、腹部包块、腹部血管杂音或高血压。尤其是出现持续性出血或迟发性肉眼血尿，应该高度怀疑肾动脉损伤，包括RAP存在的可能性。其诊断主要依靠影像学检查。B超表现为搏动的无回声囊腔（图29-11-1），有时周围可见不规则的低回声血栓。彩色多普勒血流显像示相邻动脉有一破口与瘤腔直接相通，或通过一蜿蜒通道相连，血流通过破口自动脉射入瘤体。瘤体内见五彩血流信号，并常沿一个方向旋转。脉冲多谱勒示在破口与瘤体相通处探及典型的双期双向血流频谱，流向瘤体方向的波形高而尖，背向瘤体方向的波形低而宽，是RAP特征性表现，即“往复图像”。这是由于收缩期动脉内压力高，高速血流身破口冲入瘤腔，而舒张期动脉

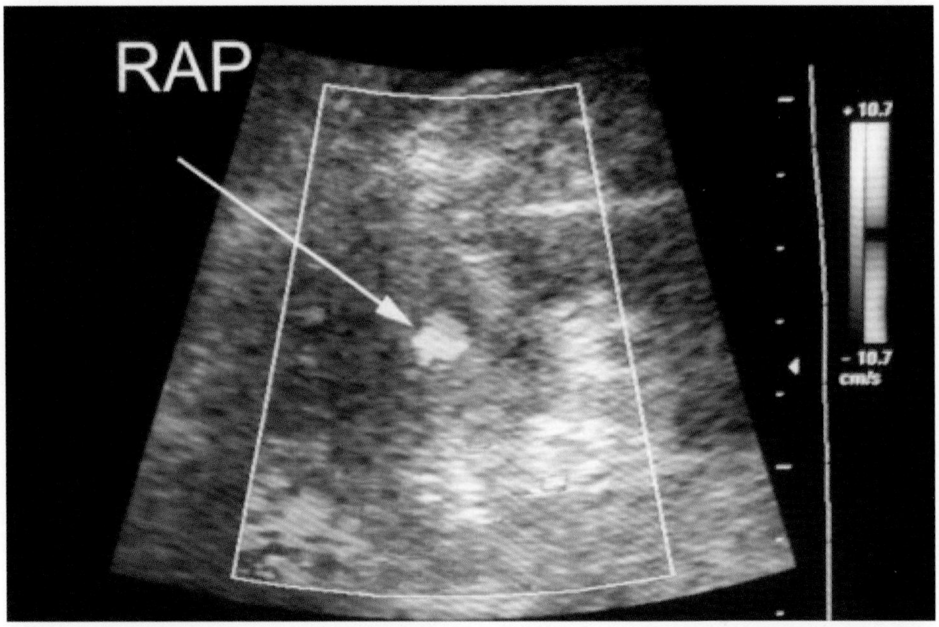

图29-11-1　彩超显示一个搏动的无回声囊腔（白色箭头），彩色多普勒血流显像可见血管破口，脉冲多谱勒示在破口与瘤体相通处探及典型的双期双向血流频谱

压力低，瘤体内压力相对较高，血液从瘤体返回动脉。当用CT对肾窝进行薄层扫描时，通常在假性动脉瘤的动脉期呈现增强影像，而在延迟期影像消退（图29-11-2）。此外，CT检查能迅速准确的了解肾实质损伤情况、坏死组织状况、肾动脉阻塞情况、肾盂、肾盏破裂以尿外渗、肾周血肿范围，同时还可了解对侧肾功能，肝、脾、胰、大血管情况。对造影剂过敏的患者可选择MRA检查，可明确肾脏碎裂及血肿的情况。目前任何无创的检查均不如有创的检查肾血管造影诊断RAP灵敏，它是诊断RAP的金标准，可以直接显示RAP的部位、大小、形态、瘤腔情况和周围血管改变，故对正确选择治疗方案和治疗方法有指导意义。RAP血管造影表现有损伤动脉破裂、断裂、造影剂外溢、可成喷射状，肾内见充盈造影剂的圆形、椭圆形或不规则形囊腔状结构（图29-11-3）。

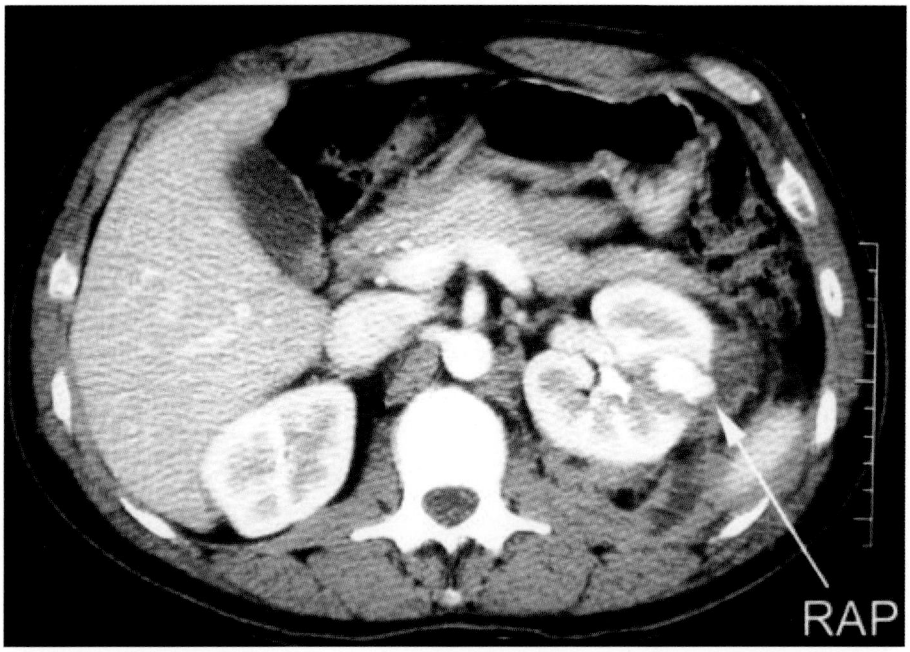

图29-11-2　肾动脉假性动脉瘤CT示动脉期呈现增强影像（白色箭头），而在延迟期影像消退

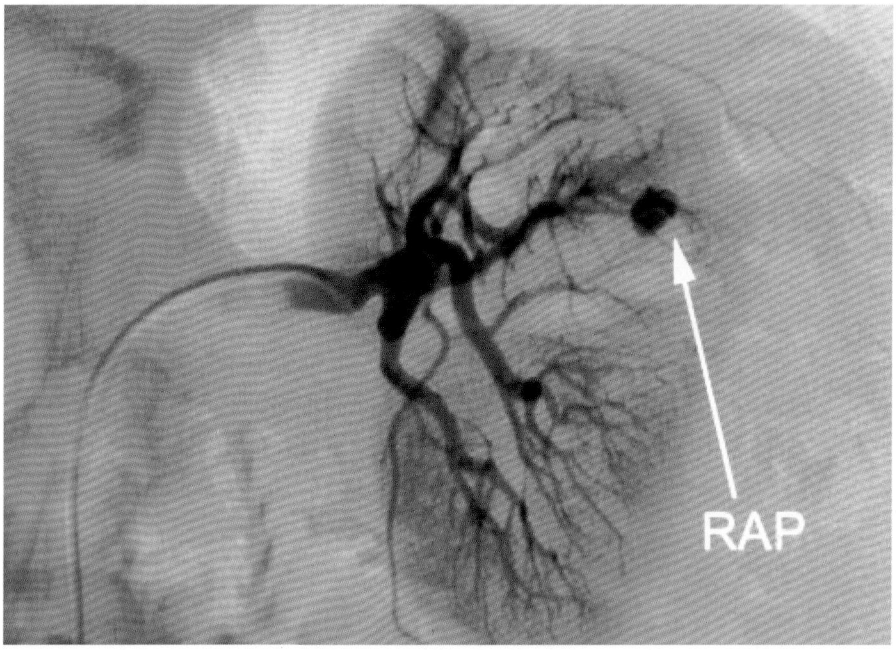

图29-11-3　肾动脉假性动脉瘤数字减影血管造影显示边缘光整的椭圆形影瘤腔（白色箭头），注入造影剂时出现造影剂外溢

（三）治疗

小的 RAP 可选择保守治疗，但因为存在着自发性破裂和患者死亡的风险，故许多医师不管 RAP 大小都会建议患者手术治疗。若患者出现大量出血或持续性肉眼血尿，一定要采取有效的治疗措施。对于 RAP 的治疗，目前有介入治疗和手术治疗两种。随着介入技术、器材和栓塞材料的进步，介入治疗变得相对容易，成功率高，创伤小，患者恢复快，术后并发症少。手术治疗 RAP 在逐年减少，而肾动脉造影加栓塞成为治疗 RAP 的一种有效治疗方法。一般通过穿刺股动脉将金属钢圈或结合其他材料送至出血部位进行超选择性栓塞，这样有助于快速止血，也有助于最大限度保护肾功能。RAP 栓塞的并发症主要有栓塞后综合征、肾功能损害、RAP 复发、金属钢圈脱落等。若患者血流动力学不稳，一般情况较差，或栓塞治疗后出血症状无缓解，可探查患肾，行肾部分切除或肾切除术。

病例 1：男，17 岁。因腹部多发性枪弹伤伴失血性休克入院。急诊剖腹探查见腹腔大量积血，左侧后腹膜血肿，左肾中极裂伤约 1 cm，并发现脾破裂和胃穿孔，即行胃穿孔修补、血肿清除和脾切除术。术中清除血肿后，肾脏无活动性出血，裂伤处包裹止血沙布，肾周放置胶管引流。术后第 6 天拔除肾周引流管，留置导尿管接袋内尿清。术后约 1 个月开始出现持续性肉眼血尿，其后多次发生明显的肉眼血尿，伴大量血块，经抗炎、止血、输血、膀胱持续冲洗和膀胱镜下清除血块等保守治疗仍未能止血。B 超示左肾周血肿，膀胱内有大量血块。诊断性血管造影示左肾中极动脉一分支中断，并可见假性动脉瘤，大小为 20mm×17mm 左右。超选择性插管至病变分支，用 5×8 号弹簧圈 3 支及 3 条明胶海绵栓塞治疗。栓塞治疗后肾动脉造影示病变血管闭塞，RAP 完全消失，正常肾动脉分支保留。术后第 2 天尿液变清，第 10 天出院。3 个月后随访，患者血压正常，CT 示双肾功能正常。

病例 2：男，42 岁。因左腹部撞击伤伴肉眼血尿 20 天入院。患者 20 天前因左腹部撞击伤后出现腰痛和肉眼血尿，在当地医院急诊 CT 平扫示左肾上中极挫裂伤，行抗炎、止血、留置导尿管引流尿液等治疗，患者病情平稳出院。出院后第 3 天，患者行走后突然出现血压下降，腹痛、左腹部可触及包块。CT 示左肾周、后腹膜巨大血肿，肾上中极后面活动性出血。血管造影显示左肾上中极后面一后段动脉分支出血，在局部肾实质中形成假性动脉瘤。动态造影示血管破裂，瘤内造影剂呈“涡流”样变化。其后超选择性栓塞后段动脉分支治疗。术后患者生命体征平稳，第 35 天仍有一个大的腹膜后血肿，3 个月后血肿变小。6 个月血肿消失，无高血压，血肌酐和尿常规均正常。

六、适用与展望

RAP 是肾外伤少见但严重的并发症，若出现持续性出血或迟发性肉眼血尿时，临床医师应高度重视，应尽快行血管造影检查。若确诊为 RAP 应同时行超选择性动脉栓塞治疗，这样有助于快速止血，尽最大限度保护肾功能，减少不必要的肾切除，使患者得到最大益处。

〔饶建明〕

第十二节　从一例腹膜后肿块的病程演变谈腹膜后纤维化的诊断和治疗

一、概　　述

腹膜后纤维化（retroperitoneal fibrosis，RPF）是一种罕见的纤维炎性疾病，发病率 1.38/10 万，男性患病机会是女性的 2～3 倍，平均患病年龄 50～60 岁，大多数发生在腹主动脉和髂动脉周围，常导致输尿管梗阻进而引起肾衰竭。大致分为原发性（特发性）和继发性两大类，其中继发性 RPF 占 20%～30%，大部分多继发于肿瘤、药物、放疗等，其中淋巴瘤、腹膜后肉瘤、类癌和原发性肿瘤转移是继发性 RPF 的恶性致病因素；特发性 RPF 病因尚不明确，其临床表型很复杂，因为它可能与涉及其他器官的纤维炎症性疾病有关，被认为是 IgG4 相关疾病谱的一部分，并且经常出现在患有其他自身免疫性疾病的患者中。其特征是腹主动脉和回肠总动脉周围的纤维化病变导致输尿管梗阻。大部分患者起病以腰背部疼痛、发现腹膜后肿块为首要临床表现，梗阻性尿路病变是最常见的并发症，但也可能发生其他类型的肾脏受累，包括肾动脉和静脉狭窄、肾萎缩和不同类型的相关肾小球肾炎等。

二、问题与困惑

临床上对于腹膜后肿块的确诊较为困难，大部分依靠病理活检，但特发性腹膜后纤维化病理活检往往无法找到恶性证据，大部分以淋巴细胞、浆细胞浸润为主要表现，患者需要经历一个漫长的排除性诊断过程，针对不同类型 RPF 的病理过程和临床结局我们需要采取不同的治疗手段，如何能够做到规范、快速的诊断而不耽误患者的治疗，是我们临床亟待解决的问题。

三、创新与思考

在特发性 RPF 的发展过程中，自 20 世纪 90 年代就有学者提出了一些自身免疫相关机制，到 21 世纪，关于特发性 RPF 相关的组织学自身免疫性疾病机制（如自身免疫性胰腺炎）也被越来越多的学者发现和报道。2012 年日本学者 Hisanori Umehara 等人提出了 IgG4 相关疾病（IgG4-related disease，IgG4RD）的概念及其诊断标准：以多个器官或组织（如泪腺和唾液腺、胰腺、胆管、甲状腺、垂体、肾脏、前列腺、眼眶和腹膜后等部位）IgG4 阳性浆细胞浸润为特征的自身免疫性相关疾病，目前，大多数特发性 RPF 被认为是该疾病谱的一部分，另一部分则为非 IgG4 相关性疾病，也有学者认为该分类其实是同一个疾病的不同终点，其中 IgG4RD 相关病变往往只累及腹膜后而无腹膜外表现。2011 年提出的 IgG4RD 诊断标准如下。①临床检查提示累及单个/多个器官特征性的局限性/弥漫性水肿或肿块。②血液学检查显示血清 IgG4 浓度升高（≥135 mg/dL）。③组织病理学检查：a. 淋巴细胞和浆细胞浸润明显，纤维化；b. IgG4 阳性浆细胞浸润，IgG4/IgG 阳性细胞比例＞40%，IgG4/IgG 阳性浆细胞比例＞10%。其中①是必备条件，当②和③中有一项为阳性时，提示患者为 IgG4RD 可能性大，若患者三条诊断条件都具备时，患者便可以确诊为 IgG4RD。

对于特发性 RPF 的诊断主要依靠两大手段：影像学检查及病理活检。其中影像学检查包括 B 超、CT/MRI、PET-CT 等，其中 CT/MRI 往往表现为围绕腹主动脉前外侧并环绕髂总动脉的均质斑块，而 B 超往往是最先发现包块的，检出率几乎为 100%。同时病理活检是排除继发性 RPF 所必须，CT 引导下肿块的穿刺活检因侵入性较小、定位准确而受到推崇，但对于腹膜后病变的标本难以取得，对于恶性淋巴瘤，穿刺组织无法提供足够的标本用于诊断和分类。基于以上情况，腹腔镜下的肿块活检可以作为首选的手术方法，它可以提供更安全、更可靠的组织采样，但这种手术方式可能在主动脉周围难以获得足够厚度的纤维组织。此时，可以选择开放手术活检来获得足够的标本，尽管这样的手术更具侵入性、风险更大。

对于特发性 RPF 治疗的主要目的是保留肾功能，在引起输尿管梗阻的特发性 RPF 中，尽管经常需要长期类固醇治疗和尿流引流，但预期肾功能会有良好的结果，从泌尿外科医师的角度来看，治疗特发性 RPF 的最终目标应该是解决泌尿系梗阻，需要引流和停用类固醇治疗。

四、理论支撑

特发性腹膜后纤维化患者临床表现多样，特异性差，鉴别诊断复杂，临床确诊难度较大，需影像学检查及病理活检，其中影像学检查包括 B 超、CT/MRI、PET-CT 等，其中 B 超往往是最先发现包块，而 CT/MRI 往往表现为围绕腹主动脉前外侧并环绕髂总动脉的均质斑块，同时病检结果排除继发性因素，而继发性因素的确诊往往需要手术对肿块进行切除或者活检来确诊。对于特发性 RPF 治疗的主要目的是保留肾功能，在引起输尿管梗阻的特发性 RPF 中，尽管经常需要长期类固醇治疗和尿流引流，但预期肾功能会有良好的结果，从泌尿外科医师的角度来看，治疗特发性 RPF 的最终目标应该是解决泌尿系梗阻，需要引流和停用类固醇治疗。

五、践行实施

（一）病例 1

我们报道了这样一例特发性 RPF 病例。

男，36 岁，因“右侧腰背部间歇性疼痛 3 个月余”入院。血常规提示小细胞低色素性贫血、尿常规、肝肾功能电解质、C12、抗 O、结核全套检查均基本正常，血浆 β_2 -微球蛋白水平为 3.66 mg/L（正常值 1～3 mg/L），C 反应蛋白 72 mm/L（正常值 0～15 mm/L）。红外热成像检查显示腰椎和背部肌筋膜炎。腹部超声检查、胃肠道内窥镜检查及结肠镜检查均未见明显阳性发现。腹部 CT 扫描显示在右肾静脉平面上有一个腹膜后肿块（约 7 cm×2 cm），下腔静脉被肿块包裹，无肾盂积水或输尿管扩张的迹象（图 29－12－1）。为了明确肿块的性质，我们随后经过准备后进行腹腔镜下肿块探查术，术中见右输尿管上段与下腔静脉粘连，肿块覆盖包裹于肾门水平的腹主动脉和下腔静脉表面，腹腔镜下仅获取少量组织，快速病检提示纤维结缔组织；与患者家属谈话后决定中转开放手术活检，术中再次探查，将腹主动脉及下腔静脉表面肿块予自动活检枪 3 针，组织病检结果提示镜下可见纤维和脂肪组织被炎症细胞浸润，未见恶性肿瘤细胞（图 29－12－2）。术后考虑腹膜后肿块无恶性证据，肿块病检考虑纤维与脂肪组织被炎性细胞浸润，考虑诊断特发性 RPF，术后 1 个月开始进行泼尼松治疗：起始剂量 30 mg/d 持续 1 个月后减量为 25 mg/d，每月减量 5 mg，半年后减为 5 mg/d，后逐渐减量至 1 mg/d 共持续 1 年，治疗期间，患者每 3～6 个月接受 CT 扫描复查（图 29－12－3～图 29－12－6）。患者自接受

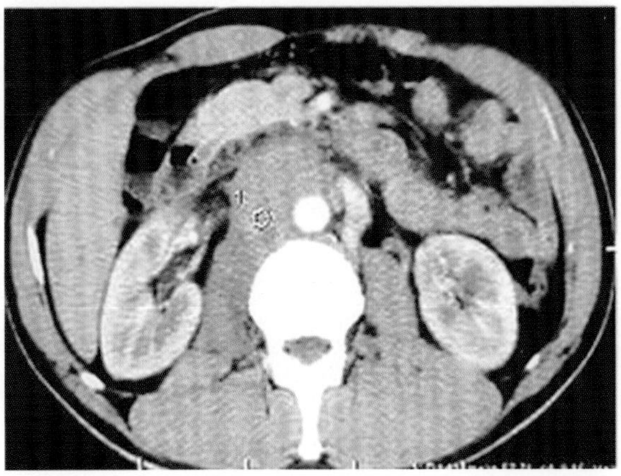

图 29－12－1　腹部 CT 右肾门水平腹膜后肿块包绕于腹主动脉及下腔静脉周围

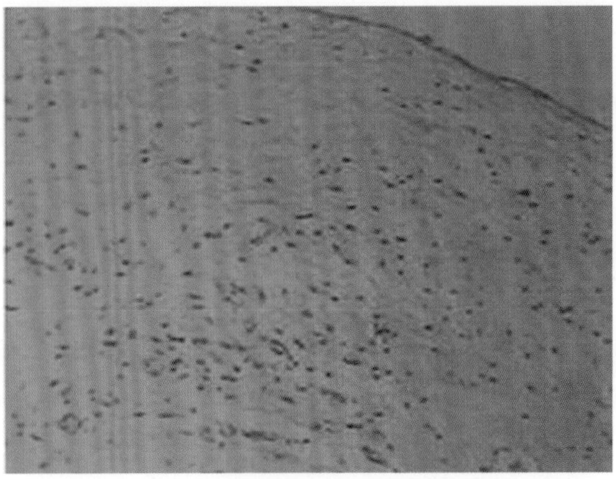

图 29－12－2　腹膜后肿块开放活检镜下见纤维和脂肪组织被炎性细胞浸润

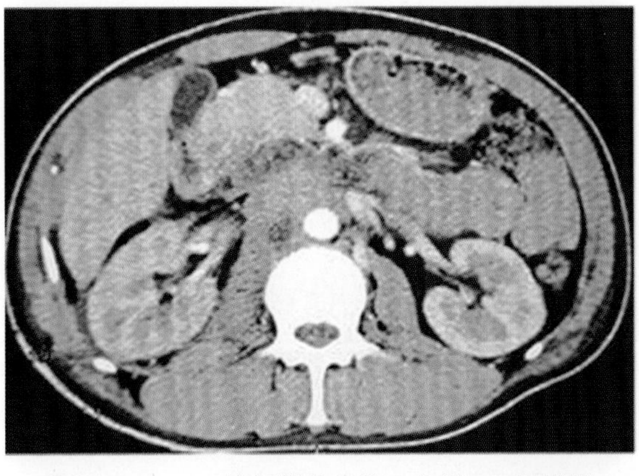

图 29－12－3　泼尼松治疗第 1 个月 CT 扫描显示肿块大小无明显变化，但临床症状，包括背痛，均减轻

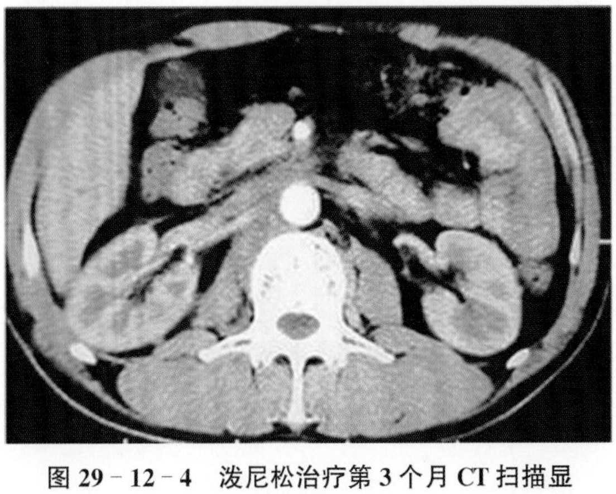

图 29－12－4　泼尼松治疗第 3 个月 CT 扫描显示肿块较前明显缩小，临床症状明显减轻

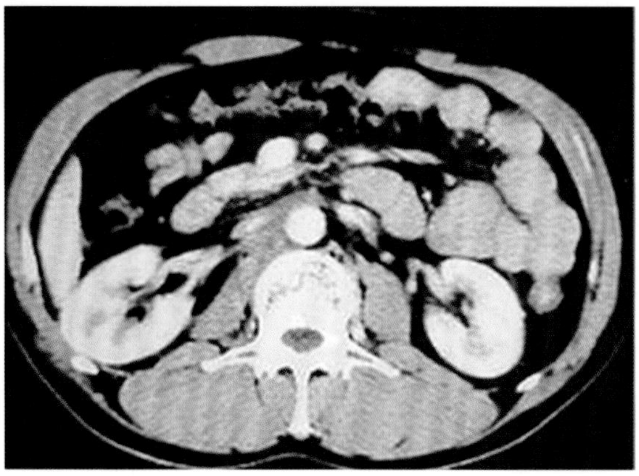

图 29－12－5　泼尼松治疗第 6 个月，CT 扫描显示周围组织边界清晰，临床症状基本消失

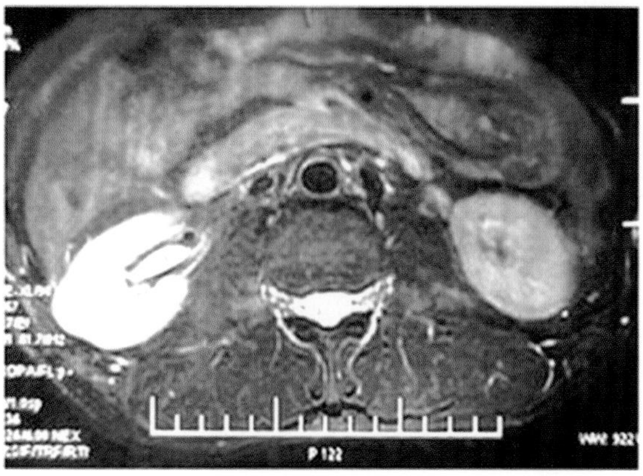

图 29－12－6　泼尼松治疗第 12 个月，MRI 显示肿块几乎消失，腹主动脉和下腔静脉轮廓清晰

泼尼松治疗第一个月便自觉腰背部疼痛减轻，肿块随着治疗进展而逐渐缩小，最后 1 年复查的 MRI 中我们发现原本包绕在肾门处腹主动脉和下腔静脉表面的 7 cm×2 cm 腹膜后肿块基本消失了。

（二）病例 2

2020 年我们团队再次接诊并处理了一位特发性 RPF 患者。

男，18 岁，因“左下肢水肿 1 个半月”入院。体格检查：血压 166/107 mmHg，脉搏 106 次/min，左下肢胫骨前及左侧踝部皮肤轻度水肿。腹部彩超提示盆腔左侧囊实性混合回声包块，左侧输尿管上段扩张并左肾积水。盆腔增强 CT 示左侧盆壁肿块，包绕左侧髂血管，侵及左输尿管中段，左输尿管上段梗阻性扩张，左肾积水、扩张（图 29－12－7）。全身正电子发射计算机体层显像仪/X 射线计算机体层摄影（positron emission computed tomography /X-rad computed tomography，PET/CT）示左侧髂总动脉-髂内外动脉起始处糖代谢增高的软组织密度肿块，提示恶性肿瘤可能性大；血清 IgG4 812 mg/L，患者于 2020 年 1 月 8 日行盆腔肿物切除＋输尿管切除吻合术。术后病理学检查，镜下见淋巴细胞增生，大量淋巴滤泡形成，破坏固有的纤维韧带组织，滤泡区大量浆细胞浸润，形态学呈“假性淋巴瘤”改变（图 29－12－8）。免疫学表型：IgG4＋浆细胞＞10 个/HP，IgG4＋浆细胞/IgG＋浆细胞＞40%，CD38（浆细胞＋），CD138（浆细胞＋），Kappa（＋），CD20（＋）。术后 6 个月肾脏 CT 提示左肾积水较术前明显好转（图 29－12－9）。术后 9 个月复查血清 IgG4 382 mg/L 已明显降低，血压已降至正常范围。患者术后 6 个月随访发现肾积水情况改善，在无肾脏及其他器官明显受累证据及血清 IgG4 水平逐渐下

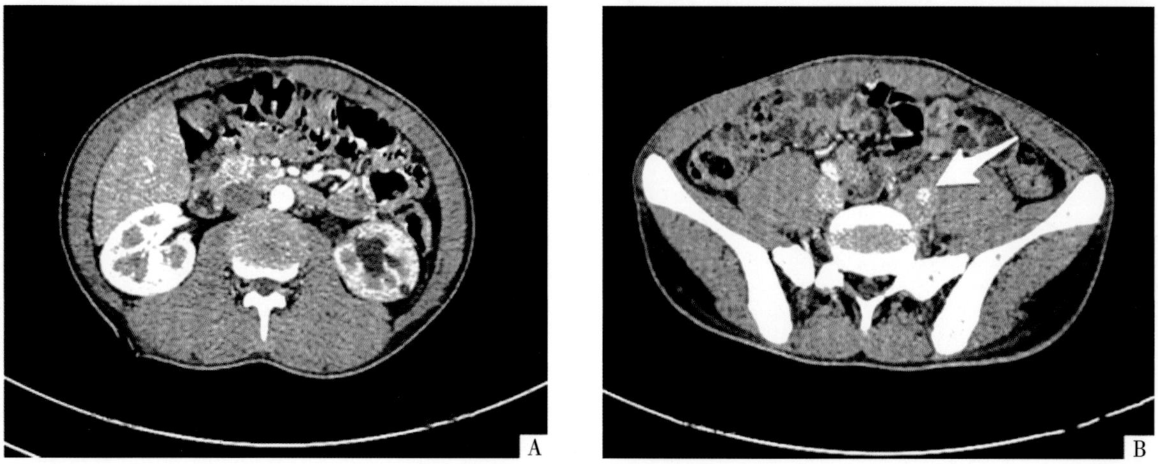

图 29－12－7　盆腔增强 CT

肿块与髂腰肌分界不清（A），肿块可见轻度不均匀强化，包绕左侧髂血管，侵及左输尿管中段（B）。

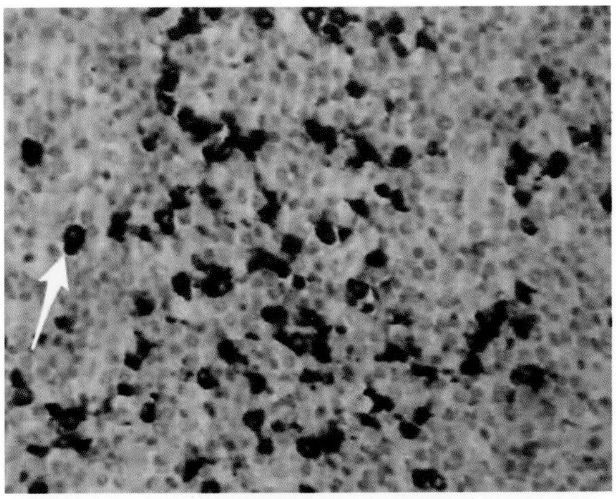

图 29-12-8　病理学检查 IgG4+浆细胞>30 个/HP；IgG4+浆细胞/IgG+浆细胞>40%

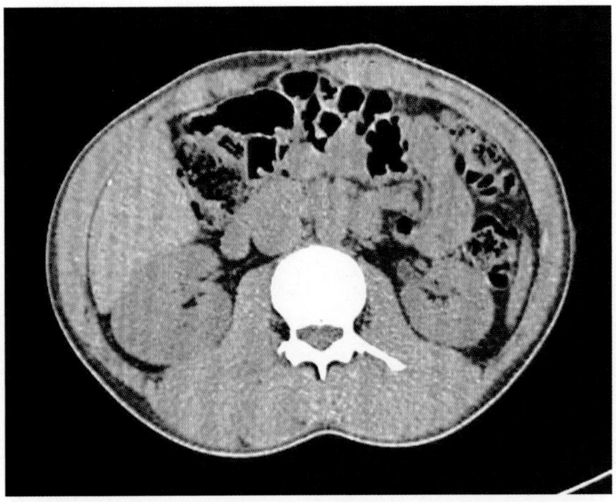

图 29-12-9　术后 6 个月复查 CT 左肾积水较术前明显好转

降的情况下，暂未予以激素治疗，继续密切随访中。

六、适用与展望

特发性腹膜后纤维化患者临床表现多样，特异性差，鉴别诊断复杂，临床确诊难度较大，需病理学检查结果排除继发性因素，而继发性因素的确诊往往需要手术对肿块进行切除或者活检来确诊，由于患者病情的不确定性及临床表现的复杂性，在临床工作中易出现病情的迁延，在临床工作中，我们需要灵活应用现有的临床经验和知识储备对现有的临床表现进行分析，特别是血清 IgG4 等特征性标志物的应用，规范相关疾病的诊断流程和治疗策略，使得患者在面对罕见病时能够少走弯路，及时得到合理、正确的治疗。

〔梁波罗　尹　焯〕

参考文献

[1] 刘宇军，张建平，贾亦臣，等. 肾上腺区域和肾周 Castleman 病 5 例报道 [J]. 泌尿外科杂志（电子版）2016，8（1）：27-32.

[2] 李芳，王进京，邓会岩，等. WHO（2017）肾上腺内分泌肿瘤新分类解读 [J]. 临床与实验病理学杂志，2018，34（7）：709-713.

[3] 吴阶平. 吴阶平泌尿外科学 [M]. 济南：山东科学技术出版社，2004.

[4] VITA J A，SILVERBERG S J，GOLAND R S，et al. Clinical clues to the cause of Addison's disease [J]. Am J Med，1985，78（3）：461-466.

[5] SEIDENWURM D J，ELMER E B，KAPLAN L M，et al. Metastases to the adrenal glands and the development of Addison's disease [J]. Cancer，1984，54（3）：552-557.

[6] BETTERLE C，PRESOTTO F，FURMANIAK J. Epidemiology，pathogenesis，and diagnosis of Addison's disease in adults [J]. J Endocrinol Invest，2019，42（12）：1407-1433.

[7] WANG L，LU L，LU Z L，et al. [Etiology and clinical features of primary adrenal insufficiency] [J]. Zhonghua Yi Xue Za Zhi，2020，100（12）：915-921.

[8] KUMAR R，XIU Y，MAVI A，et al. FDG-PET imaging in primary bilateral adrenal lymphoma：a case report and review of the literature [J]. Clin Nucl Med，2005，30（4）：222-230.

[9] CHEN Y K，SHEN Y Y，KAO C H. Abnormal FDG PET imaging in tuberculosis appearing like lymphoma [J]. Clin Nucl Med，2004，29（2）：124.

[10] YUN M，KIM W，ALNAFISI N，et al. 18F-FDG PET in characterizing adrenal lesions detected on CT or MRI

[J]. J Nucl Med，2001，42（12）：1795－1799.
[11] WANG L，YANG J. Tuberculous Addison's disease mimics malignancy in FDG-PET images [J]. Intern Med，2008，47（19）：1755－1756.
[12] 宋伟，杨金瑞，易路，等. 肾上腺皮质嗜酸细胞腺瘤一例 [J]. 中华肿瘤杂志. 2010，32（4）：319.
[13] 宋伟，杨金瑞，黄莉. 肾上腺皮质嗜酸细胞腺瘤 3 例诊断和治疗并文献复习 [J]. 中南大学学报（医学版），2012，37（6）：633－636.
[14] CHANG A，HARAWI S J. Oncocytes，oncocytosis and oncocytic tumors [J]. Pathol Annu，1992，27（1）：263－304.
[15] KALIMOTO S，YUSHITA Y，SANEFUJI T，et al. Non-hormonal adrenocortical adenoma with oncocytoma-like appearances [J]. Hinyokika Kiyo，1986，32（5）：757－763.
[16] BISCEGLIA M，LUDOVICO O，DI MATTIA A，et al. Adrenocortical oncocytic tymors：report of 10 cases and review of literature [J]. Int J Surg Pathol，2004，12（3）：231－243.
[17] WONG D D，SPAGNOLO D V，BISCEGLIA M，et al. Oncocytic adrenocortical neoplasms—a clinicopathologic study of 13 new cases emphasizing the importance of their recognition [J]. Hum Pathol，2011，42（4）：489－499.
[18] AGARWAL S，AGARWAL K. Rare pediatric adrenocortical carcinoma with oncocytic change：a cytologic dilemma [J]. Endocr Pathol，2011，22（1）：40－43.
[19] WEISS L M，MEDEIROS L J，VICKERY A J. Pathologic features of prognostic significance in adrenocortical carcinoma [J]. Am J Surg Pathol，1989，13（3）：202－206.
[20] 王亮，张峰，李黎明. 后腹腔镜手术治疗肾上腺皮质嗜酸细胞腺瘤的可行性及安全性 [J]. 中华腔镜泌尿外科杂志（电子版），2015，9（05）：363－367.
[21] LIU L，YANG J，ZHU L，et al. Crossed-fused renal ectopia associated with inverted—Y ureteral duplication，ectopic ureter，and bicornuate uteruses [J]. Urology，2010，75（5）：1175－1177.
[22] SONG W，YANG J，ZHU L，et al. L-shaped right-to-left crossed-fused renal ectopia with left dysplastic ureter [J]. Urol Int，2012，88（2）：241－244.
[23] 宋伟，杨金瑞，朱梁，等. 左侧交叉异位融合肾并左输尿管发育不全一例报告 [J]. 中华泌尿外科杂志，2012（9）：720.
[24] LIU L，YANG J，ZHU L，et al. Crossed-fused renal ectopia associated with inverted—Y ureteral duplication，ectopic ureter，and bicornuate uteruses [J]. Urology，2010，75（5）：1175－1177.
[25] 尹焯，王珂楠，魏永宝，等. 一种交叉异位融合肾新亚型及诊治 [J]. 临床泌尿外科杂志，2014，29（10）：892－894.
[26] ZHUO YIN，YANG J R，WEI Y B，et al. A New Subtype of Crossed Fused Ectopia of the Kidneys [J]. Urology，2014，84（6）：e27.
[27] HUANG KELLY H A，MALLALLUM W G. Pneumaturia [J]. JAMA，1898，31（3）：375－381.
[28] SCHULTZ E H，JR，KLORFEIN E H. Emphysematous Pyelonephritis [J]. J Urol，1962，87：762－766.
[29] VAN H J，NIESSEN H W，PERENBOOM R M. Myocardial air collectionsas a result of infection with a gas producing strain of Escherichia coli [J]. J Clin Pathol，2004，57（6）：660－661.
[30] ALAN R P，RICHARD D B. Current management of emphysematous pyelonephritis [J]. Nat Rev Urol，2009，6（5）：272－279.
[31] 李云祥，王安果，张宗平，等. 气肿性肾盂肾炎 3 例报告并文献复习 [J]. 现代泌尿外科杂志，2010，15（1）：25－27.
[32] 蔡建通，李少鹏。经皮肾穿刺造瘘术治疗气肿性肾盂肾炎 10 例 [J]. 现代泌尿外科杂志，2011，16（3）：256－258.
[33] KOMURA S，SHINDOH N，MINOWA O，et al. Emphysematous pyelophritis-conversion of type Ⅰ to type Ⅱ appearance on serial CT studies E [J]. Clin Imaging，1999，23（6）：386－388.
[34] 何龙，范连慧，朱凯，等. 气肿性肾盂肾炎诊治体会 [J]. 临床外科杂志，2013，21（9）：739－741.
[35] 何国珍，毛会芬，杨敬博，等. 经皮肾穿刺引流联合抗生素治疗糖尿病并气肿性肾盂肾炎临床分析 [J]. 中国综

合临床，2015，31（1）：54－56
[36] 陈少安，孟慧林，李斌，等．糖尿病并发气肿性肾盂肾炎临床分析并文献复习[J]．泌尿外科杂志（电子版），2014，6（4）：31－33.
[37] 姜春晓，张家伟，苏容万，等．气肿性肾盂肾炎的诊断与治疗[J]．中国老年保健医学，2013，11（1）：72－73.
[38] 钟德文，李隘卿，许炯煊，等．气肿性肾盂肾炎的临床特点及诊治（附8例报告）[J]．中国医学工程，2017，25（9）：70－72.
[39] 马军，哈木拉提·吐送，宋光鲁，等．肾结石合并气肿性肾盂肾炎的诊治分析（附8例报告）[J]．中华泌尿外科杂志，2019，40（4）：285－289.
[40] DEWEN ZHONG，YI YI，CHAOLU LIN．A kidney changes size：frst increasing and then decreasing [J]．Lancet，2019，393：1641.
[41] 尹焯，杨金瑞，王荫槐，等．腹腔镜下巨输尿管成型2种手术方法的疗效比较[J]．临床泌尿外科杂志，2020，35（8）：638－641.
[42] TATLIŞEN A，EKMEKÇIOĞLU O．Direct nipple ureteroneocystostomy in adults with primary obstructed megaureter [J]．J Urol，2005，173（3）：877－880.
[43] ANSARI M S，MANDHANI A，KHURANA N，et al．Laparoscopic ureteral reimplantation with extracorporeal tailoring for megaureter：a simple technical nuance [J]．J Urol，2006，176（6）：2640－2642.
[44] KASSITE I，RENAUX PETEL M，CHAUSSY Y，et al．High Pressure Balloon Dilatation of Primary Obstructive Megaureter in Children：A Multicenter Study [J]．Front Pediatr，2018，6：329.
[45] ZHONG W，YAO L，CUI H，et al．Laparoscopic ureteral reimplantation with extracorporeal tailoring and direct nipple ureteroneocystostomy for adult obstructive megaureter：long-term outcomes and comparison to open procedure [J]．Int Urol Nephrol，2017，49（11）：1973－1978.
[46] RADMAYR C，SCHWENTNER C，LUNACEK A，et al．Embryology and anatomy of the vesicoureteric junction with special reference to the etiology of vesicoureteral reflux [J]．Ther Adv Urol，2009，1（5）：243－250.
[47] KURKLINSKY A K，ROOKE T W．Nutcracker phenomenon and nutcracker syndrome [J]．Mayo Clin Proc，2010，85（6）：552－559.
[48] HOHENFELLNER M D，ELIA G，HAMPEL C，et al．Transposition of left renal vein for treatment of the nutcracker phenomenon in long term follow-up [J]．Urology，2002，59：354－357.
[49] PARK Y B，LIM S H，AHN J H，et al．Nutcracker syndrome：intravascular stenting approach [J]．Nephrol Dial Transplant，2000，15：99－101.
[50] CHIESA R，ANZUINI A，MARONE E M，et al．Endovascular stenting for the nutcracker phenomenon [J]．J Endovasc Ther，2001，8：652－655.
[51] ANANTHAN K，ONIDA S，DAVIES A H．Nutcracker Syndrome：An Update on Current Diagnostic Criteria and Management Guidelines [J]．Eur J Vasc Endovasc Surg，2017，53（6）：886－894.
[52] SCULTETUS A H，VILLAVICENCIO J L，GILLESPIE D L．The nutcracker syndrome：its role in the pelvic venous disorders [J]．J Vasc Surg，2001，34（5）：812－819.
[53] HARDY J D．High ureteral injuries．Management by autotransplantation of the kidney [J]．JAMA，1963，184：97－101.
[54] CHUNG B I，GILL I S．Laparoscopic splenorenal venous bypass for nutcracker syndrome [J]．J Vasc Surg，2009，49（5）：1319－1323.
[55] HARTUNG O，AZGHARI A，BARTHELEMY P，et al．Laparoscopic transposition of the left renal vein into the inferior vena cava for nutcracker syndrome [J]．J Vasc Surg，2010，52（3）：738－741.
[56] XU D，GAO Y，CHEN J，et al．Laparoscopic inferior mesenteric-gonadal vein bypass for the treatment of nutcracker syndrome [J]．J Vasc Surg，2013，57（5）：1429－1431.
[57] 饶建明，刘紫庭，杨金瑞，等．右侧腔静脉后输尿管和左侧胡桃夹症1例[J]．临床泌尿外科杂志，2008，23（3）：208.
[58] RAO J，YANG J，LIU Z，et al．Right retrocaval ureter and left nutcracker syndrome：a case report [J]．Urology，2008，71（6）：1226．e9－11.

[59] 纪长威，张古田，张士伟，等. 经腹膜及经后腹膜入路腹腔镜下治疗腔静脉后输尿管的疗效分析 [J]. 中华外科杂志，2014，52 (8)：580-583.

[60] WANG L，YI L，YANG L，et al. Diagnosis and surgical treatment of nutcracker syndrome：a single-center experience [J]. Urology，2009，73 (4)：871-876.

[61] 王龙，杨金瑞，刘紫庭，等. 胡桃夹综合症的诊断和手术治疗（附3例报告）[J]. 临床泌尿外科杂志，2006，21 (5)：360-362.

[62] LEE R S，PORTER J R. Traumatic renal artery pseudoaneurysm：diagnosis and management techniques [J]. J Trauma，2003，55 (5)：972-978.

[63] 饶建明，杨金瑞，刘紫庭，等. 外伤性肾动脉假性动脉瘤的诊断和治疗（附2例报告及文献复习）[J]. 临床泌尿外科杂志，2008，23 (3)：198-199.

[64] KONDO T，TAKAGI T，MORITA S，et al. Early unclamping might reduce the risk of renal artery pseudoaneurysm after robot-assisted laparoscopic partial nephrectomy [J]. Int J Urol，2015，22 (12)：1096-1102.

[65] CHAVALI JSS，BERTOLO R，KARA O，et al. Renal Arterial Pseudoaneurysm After Partial Nephrectomy：Literature Review and Single-Center Analysis of Predictive Factors and Renal Functional Outcomes [J]. J Laparoendosc Adv Surg Tech A，2019，29 (1)：45-50.

[66] YAMAÇAKE K G，LUCON M，LUCON A M，et al. Renal artery pseudoaneurysm after blunt renal trauma：report on three cases and review of the literature [J]. Sao Paulo Med J，2013，131 (5)：356-362.

[67] MULLER A，ROUVIÈRE O. Renal artery embolization-indications，technical approaches and outcomes [J]. Nat Rev Nephrol，2015，11 (5)：288-301.

[68] LIANG B，YIN Z，GUO Q，et al. Diagnosis and treatment of retroperitoneal fibrosis：A case report [J]. Exp Ther Med，2013，5 (4)：1236-1238.

[69] 黄梦军，尹焯. 以左下肢水肿为首发症状的青少年IgG4相关性腹膜后纤维化1例 [J]. 中南大学学报（医学版），2021，46 (12)：1437-1441.

[70] VAGLIO A，MARITATI F. Idiopathic Retroperitoneal Fibrosis [J]. J Am Soc Nephrol，2016，27 (7)：1880-1889.

[71] ROSSI G M，ROCCO R，ACCORSI BUTTINI E，et al. Idiopathic retroperitoneal fibrosis and its overlap with IgG4-related disease. [J]. Inter & Emerg Med，2017，12 (3)：1-13.

[72] SWARTZ R D. Idiopathic retroperitoneal fibrosis：a review of the pathogenesis and approaches to treatment [J]. Am J Kidney Dis，2009，54 (3)：546-553.

[73] UMEHARA HISANORI，OKAZAKI KAZUICHI，MASAKI YASUFUMI，et al. A novel clinical entity，IgG4-related disease (IgG4RD)：general concept and details. [J]. Mod Rheumatol，2012，22：1-14.

[74] UMEHARA H，OKAZAKI K，MASAKI Y，et al. A novel clinical entity，IgG4-related disease (IgG4RD)：general concept and details [J]. Mod. Rheumatol，2012，22：1-14.

第三十章　疾病诊治认知调查

第一节　调查类文章在泌尿外科医师中的应用

一、概　　述

发表临床医学研究对于任何一个中国的医师或医学生都非常重要。但是对于缺乏经验的医学生或年轻医师而言，发表临床研究的文章是很困难的。在本文中，我们通过从关注一个新的临床疾病—氯胺酮相关性泌尿生殖道损伤，分享我们自己对这一疾病开展的系列临床研究的经历及经验，以帮助初学者开始自己的临床研究之路，并希望他们能找到自己的关注点并顺利进行第一篇临床医学研究的写作及发表。

二、问题与困惑

医学论文的写作是每个医学生或者年轻医师都应该掌握的一项基本科研技能。其重要性不言而喻，但是初学者难度也不小。我们知道医学科学研究包括临床研究及基础研究，或临床及基础相结合的研究。无论是开展哪种研究，都是万事开头难。从而让医学生或没有经验的年轻医师束手无策，难以开始。即便经过一些医学科研设计等教育和练习，再让医学生或者年轻医师去创造性的设计一个医学研究，并写作成稿去投稿，都是一件非常不容易的事情。此时如果这些医学生能够加入到某个研究团队，由有医学研究设计及写作经验的人员手把手的辅导，将会事半功倍。但是这样子的机会不是每个人都有的。因此这里我们团队借助由氯胺酮泌尿系损伤的临床研究，由点到面，手把手指导他们如何开启科学研究之路。

三、创新与思考

临床医师离不开科研，不仅是自己需要他人的科研成果来获取新的技术和知识，也要自己能够发表论文来进行经验交流和职称聘任等。基础研究对于大多数临床医师来说是可望而不可及的，因此调查表类的临床研究就显得简单易行。在网络带来生活的便利同时，也给网络类调查研究提供了极大的便利。但是很多临床医师一提到临床研究，第一想到的是随机对照研究，而面对这类耗时耗力耗金钱的研究，又望而却步。因此我们认为有必要这里向各位一无所措的临床研究新手，通过以点带面的形式，重点讲解调查类文章的相关情况，让各位有所思想准备。

四、理论支撑

调查类文章大多发表的形式是所谓的论著，这是一种重要的临床研究或人文研究的类型。此类研究不乏高质量文章的发表，从而深刻影响到人们的认识。目前国际上各类成熟广泛应用的量表不胜枚举，量表的统计数据处理模块也是非常全面而又不至于太难。因此，在此大背景下，以调查表为代表的临床研究开展起来应该来说比较容易。这里，我们从发现临床问题，到综述写作时发现新的临床问题，再用调查类研究来解决临床问题这一思路，来进行系统介绍，希望能有裨益。

五、践行实施

（一）由临床案例入手

首先我们介绍如何从临床有意思的案例入手，走出临床医学研究的第一步。

自 2010 年，我们即多次在门诊患者中遇到年轻的患者出现下尿路症状（LUTS），经过多种常规治疗方法均无法控制病情，追问病史发现这些人存在一个共同的特点，即有不同程度的氯胺酮滥用史。当时我们开始怀疑，这些患者的 LUTS，是否与氯胺酮的滥用有关呢？我们去查阅了文献，发现早在 2007 年 Shahani 等人即报告了氯胺酮引起的溃疡性膀胱炎，甚至挛缩膀胱及上尿路受损，这些患者的症状与我们遇到的患者一致。因此我们了解了这些有意思患者的临床病理特征，并获得了疾病诊治的初步经验。直到 2011 年底我们发现一例非常罕见的疾病状态，即该氯胺酮吸食者呈现出葫芦形膀胱的特征，我们查阅了氯胺酮相关性膀胱炎的所有文献，均未发现有人有类似案例的报道。因此我们认为这是个很有研究价值的特殊案例。我们即开始这个案例的写作及投稿，设定的投稿类型是案例报告。经过 1 次的失败投稿后，2012 年 4 月文章历时 1 周左右时间被 *Urol Int* 杂志接受并发表。这是我们氯胺酮泌尿系损伤研究的第一篇文章。

我们以案例这一个点，成功迈开了氯胺酮这一临床研究的起点。这个起点是很容易的过程，关键在于不放过任何一个你感兴趣的案例，并及时完整的收集这个有意思案例的临床资料，通过查阅文献，你就可以发现这些临床资料的意义所在。然后再进行模仿和写作，投稿，你也很可能就能顺利迈开这最难的一步。当然如果你的案例足够多，也可以发表系列案例的分析研究，可能意义更大，起点更高。

（二）由案例再到综述

这部分是由点到面的一个重要转折。如何由一个案例完成一个综述的写作，其实是比较简单的，只要你阅读足够多的文献，一边阅读一边摘抄关键的句子，你也可以很快写出一篇综述型的文章。

如上所述，我们通过阅读文献找出我们有意思的案例，并成功开启了第一步。那么找出这个案例的与众不同是关键，因此我们阅读了大量的相关文献才发现的这一个点。第一篇文章发表后，我们回过头来发现，一篇关于氯胺酮相关性泌尿及生殖系统损害的综述文章在大脑里已经初步形成。因此我们紧接着究着手整理文献并进行分析写作了。经过一年时间，我们的第二篇文章顺利接受并发表（图 30－1－1）。

Review > Hong Kong Med J. 2013 Aug;19(4):341-8. doi: 10.12809/hkmj134013 IF: 1.256 Q4 . Epub 2013 Jul 8.

Genitourinary toxicity of ketamine

Y B Wei [1], J R Yang, Z Yin, Q Guo, B L Liang, K Q Zhou

Affiliations + expand

PMID: 23832948 IF: 1.256 Q4 DOI: 10.12809/hkmj134013 IF: 1.256 Q4

Free article

Abstract

Ketamine is a relatively new recreational drug used by youngsters in recent decades. Its toxic effects on the genitourinary system were first reported in 2007, and now attract extensive attention from urologists, pharmacologists, and toxicologists all over the world. As many front-line health professionals and medical social workers are still unaware of this new clinical entity and an increasing number of the drug users seek help for urological symptoms, this mini-review aimed to summarise the clinical features and possible mechanisms of ketamine-induced genitourinary toxicity. By raising public awareness of these toxic effects, the authors hope that the contents of this review will be widely disseminated not only to medical professionals, but also to relevant government departments and the general public.

Keywords: Cystitis; Hydronephrosis; Ketamine; Lower urinary tract symptoms; Toxicity.

图 30－1－1　2013 年发表的氯胺酮导致泌尿系统损伤综述

当然很多导师对自己学术的起点是阅读某一领域的文献，直接进行综述的写作。这也是一个不错的起点。但是存在一些问题，很多学生不是自己的兴趣去做这件事，而是迫于导师的要求，因此其完成过程是比较枯燥无味的。我们以有意义的案例这个点出发，让学生带着疑问，带着兴趣，完成综述这个面可能是个更好的激励方法。

（三）由综述到发现新临床问题

阅读大量文献，写作综述的过程中，总会发现一些疑问，甚至产生一些自己独到的见解或者解决问题的新办法。那么这些想法就弥足珍贵了，要及时把这些新的想法记录下来，然后慢慢寻找方法逐一解决。这种发现问题，解决问题的过程，就可以产生更多的临床研究，发表更多的相关文章。

我们在写作上述综述过程中，发现发表的文章的观点存在不足，我们针对这些不足，写出了我们自己的看法，并以信件这种形式投稿给这些杂志，成功的与这些领域的专家进行了问题的探讨，也顺便发表了一些我们的小文章。比如 Yiu 等人详细的描述了氯胺酮滥用者 LUTS 的现象及自然史，文章中提到仅 17%的氯胺酮滥用者出现药物依赖，而我们发现的现象与 Wang 等人比较一致，即氯胺酮戒断比治疗氯胺酮引起的 LUTS 更棘手，并通过说明我们自己遇到的案例进行论证，最终这篇问题探讨的小文章也发表在了 *BJU Int* 杂志。另外我们注意到自 2007 年首次报道开始，至 2013 年 Morgan 等人发表的氯胺酮滥用的综述，人们都用习惯了用氯胺酮导致的溃疡性膀胱炎（ketamine induced ulcerative cystitis）来描述氯胺酮对泌尿系统的损害，似乎更加关注氯胺酮引起的膀胱问题，而没有足够重视氯胺酮也对上尿路造成的严重问题，因此针对这一问题也提出了我们自己的看法，呼吁大家同时要注意氯胺酮对整个泌尿系统的损害，而不仅仅是膀胱的损害，这一观点也得到了其他学者认可。

有意思的是，我们在写作上述综述的过程中，还发现几乎所有的文献都不同程度的报道了氯胺酮引起的 LUTS 问题，但是却没有对这一问题展开更为详细的研究和报道。另外大家似乎都认同氯胺酮引起的 LUTS 一般与尿路感染关系不大，但是我们在临床实践中，却发现有些患者存在尿路感染的问题，还有这些患者存在情绪问题也没有得到很好的研究。因此为了解这些问题，我们自己设计了几个组合量表，开展后面的一系列研究。

（四）设计量表进行创新性研究

设计量表进行科学研究是个不错的方法，效率高，成本底，容易出成果。尤其对于那些有科学问题，却又得到经费，实验条件不满足，人力不够等原因造成难以解决这些科学问题时，问卷调查着实是个不错的选择。

我们上面提到氯胺酮引起的 LUTS 问题，是否合并尿路感染问题以及滥用者的情绪问题等，都还没有得到很好的研究。因此带着这些疑问，我们开展为期近一年时间多中心的住院及门诊患者的调查，包括一般资料，关键是氯胺酮滥用量及频次，国际前列腺症状评分表（IPSS）和生活质量（QoL）评分，多次尿培养，超声等影像学结果，以及汉密尔顿焦虑和抑郁量表等。总计收集了 100 例左右完整问卷，经过统计分析，我们对上述的问题进行了比较满意的回答，并且顺利分别在 2016 年和 2019 年发表了两篇研究文章（图 30－1－2，图 30－1－3）。还有一部分数据仍等待挖掘，相信还有 1～2 篇的相关文章发表。

另外值得一提的是，我们完成并发表了上述的一些较低成本，质量稍低的临床研究，现在也在开展氯胺酮滥用相关的基础研究，期待能够将一些科学问题弄清楚，为诊治这些患者带来裨益。

六、适用与展望

研究的范畴很广，医学研究的体裁也是多种多样的，临床随机对照研究固然重要，但是一些证据级别较低的案例报道，综述以及一些学术问题探讨的信件都可以帮助我们踏出医学研究创作的第一步，帮助我们进入这个相对较新的领域。另外不得不提的是，设计一些调查量表也是很不错的解决科学问题的思路和方法，帮助我们更熟练地走临床研究的道路。最后，希望这篇文章能够帮助没有经验的医学生或年轻医师，找到自己合适的点，实现由点到面的升华。

Hong Kong Journal of Emergency Medicine

Ketamine-induced lower urinary tract symptoms: a study of International Prostate Symptom Score and Quality of Life

氯胺酮導致的下尿路症狀：一項利用國際前列腺症狀評分和生活質量量表的研究

YB Wei 魏永寶, JR Yang 楊金瑞, WW Wu 吳韋瑋, IV Chinaegbomkpam, GQ Jiang 姜國慶

Introduction: Ketamine associated cystitis was first reported in 2007. Although many articles have been published concerning the effects of ketamine on lower urinary tract, not much focus had been put on the Quality of Life (QoL). This study was to assess lower urinary tract symptoms (LUTS) and QoL in ketamine abusers. ***Methods:*** One hundred ketamine abusers with LUTS were included in the study. All patients were interviewed by one of the three trained investigators through face-to-face interview. Their LUTS were evaluated by the survey instrument consisting of International Prostate Symptom Score (IPSS) and 7-points Likert-type QoL scale. ***Results:*** Sixty-six of them had moderate symptoms and 16 suffered from heavy symptoms. Eighty-one percent patients reported storage symptoms compared to 41% with voiding symptoms. Mono-ketamine abusers (MKA) had higher scores in IPSS, QoL, storage and voiding symptoms than poly-drug abusers (PDA). Multiple linear regression analysis demonstrated that lower educational background, MKA, and longer duration of ketamine abuse were found to be predicting factors on IPSS and QoL. ***Conclusions:*** LUTS in ketamine abusers are mostly moderate to severe, and their quality of life were wrecked. Mono-ketamine abusers have more severe LUTS and lower quality of life than poly-drug users. Lower educational level, mono-ketamine abuser and longer duration of abuse are independent predictors of severity of LUTS and QoL. (Hong Kong j.emerg.med. 2016;23:227-233)

图 30－1－2　2016 年发表的系统研究氯胺酮下尿路症状特色的研究

Observational Study

Medicine®

OPEN

Epidemiologic characteristics and risk factors in patients with ketamine-associated lower urinary tract symptoms accompanied by urinary tract infection

A cross-sectional study

Weihua Liu, MD[a,b], Weiwei Wu, MD[c,*], Yongbao Wei, MD[a,d,*], Jinfeng Wu, MD[d], Tao Li, MD[d], Qingguo Zhu, MD[d], Liefu Ye, PhD[d], Fuyuan Hong, MD[b], Yunliang Gao, PhD[e], Jinrui Yang, PhD[e]

Abstract

Young adults with longstanding ketamine abuse present with lower urinary tract symptoms (LUTSs), which may be accompanied by urinary tract infection (UTI). However, the morbidity and risk factors for ketamine-associated LUTS accompanied by UTI (KALAUTI) are still unknown. To ascertain these, we surveyed patients with a history of ketamine abuse and LUTS at the time of their initial presentation.

One hundred untreated patients with ketamine-associated LUTS were initially surveyed at 3 medical institutions. The patients' basic demographic and clinical information, KALAUTI status, and possible risk factors were obtained via a questionnaire and analyzed.

Eighty-one patients were finally enrolled. Eight patients (9.88%) had a definitive diagnosis of KALAUTI and 16 (19.75%) had suspected KALAUTI. The diagnosis of KALAUTI was ruled out in the remaining 57 patients (70.37%). Patients with upper urinary tract involvement, longer duration of drug use, or more severe LUTS ($P<.05$), were more prone to KALAUTI. Frequent urine culture and a higher voiding symptom score (VSS) were risk factors for KALAUTI ($P<.05$), increasing the risk of KALAUTI by 44.241- and 1.923-fold, respectively.

The study indicates that frequent urine culture and severe VSS are risk factors for KALAUTI. The possibility of UTI should be considered in ketamine abusers with LUTS in the clinical setting.

Abbreviations: IPSS = International Prognostic Scoring System, KAC = Ketamine-associated cystitis, KALAUTI = ketamine-associated LUTS accompanied by UTI, LUTSs = lower urinary tract symptoms, SSS = storage symptom score, UTI = urinary tract infection, VSS = voiding symptom score.

Keywords: Cystitis, hydronephrosis, ketamine, lower urinary tract symptoms, urinary tract infection

图 30－1－3　2019 年发表的氯胺酮所致下尿路症状与尿路感染之间关系研究

〔魏永宝〕

第二节　中国泌尿外科医师对慢性前列腺炎的认知和诊治行为问卷调查

一、概　　述

慢性前列腺炎/慢性盆腔疼痛综合征（CP/CPPS）是一种好发于青壮年男性的常见病、多发病。目前国内报道在成年男性中发病率为6%～32.9%，约50%的成年男性在一生中某个时期会出现前列腺炎不适症状。然而，其发病机制还未完全阐明，导致目前尚未发现明确、有效、针对性强的治疗药物。因此，泌尿外科医师对本病发病的机制、诊断及治疗等方面仍充满困惑。临床上，无论是泌尿外科医师还是患者在治疗过程中都经历过明显的挫折和失望。目前国外已有关于临床医师对认知及诊治行为的调查研究，而中国却鲜见相关报道。

二、问题与困惑

CP/CPPS主要表现为下尿路症状和骨盆区域疼痛。其中下尿路症状包括尿频尿急、夜尿增多、排尿踌躇、排尿困难、尿不尽、尿后滴沥等；骨盆区域疼痛包括前列腺痛、小腹部疼痛、会阴部不适等，病程反复。由于其临床症状的复杂多样，临床医师在诊治过程中颇感棘手：①在诊断过程中，临床医师如何在诸多检查中合理选择；②临床医师很难判断患者仅仅需要选择一般治疗或心理治疗，还是需要药物治疗或其他治疗方法；③如果采取药物治疗，临床医师如何针对不同的患者给予合理的药物治疗方案。

三、创新与思考

CP/CPPS患者具有非常大的人口基数。由于其病因和症状复杂多样且其机制尚未完全阐明，导致临床疗效欠佳，致使患者反复出现前列腺炎不适症状，严重影响其生活质量，并对公共卫生事业造成巨大的经济负担。因此，中国泌尿外科医生对慢性前列腺炎都有自己的见解和经验。如果我们通过一些方法去了解中国不同地区、不同等级医院、不同级别的泌尿外科医师对CP/CPPS的认知和诊疗行为，那么我们就可以大致了解目前中国泌尿外科医师对CP的认知和诊疗行为，从中我们可以总结一些宝贵的临床经验，为CP/CPPS的诊断和治疗提供助力。

四、理论支撑

研究表明，CP/CPPS发病机制未明，病因学十分复杂，存在广泛争议：可能是由一个始动因素引起的，也可能一开始便是多因素的，其中一种或几种起关键作用并相互影响。多数学者认为其主要病因可能是病原体感染、炎症和异常的盆底神经肌肉活动和免疫、心理、神经内分泌异常等共同作用。这也导致其临床症状多样。因此其诊断检查也较多，如体格检查、心理学评估、尿液分析、细菌培养、前列腺按摩液（EPS）常规检查、精液检查、血液检查（血常规及PSA）、尿流动力学、泌尿系超声、X线（KUB，IVP）等。面对症状多样的前列腺炎患者，泌尿外科医师对其治疗方法也是复杂多样：一般治疗、心理治疗、药物治疗、前列腺按摩、物理治疗、生物反馈、局部治疗、手术治疗等。其中药物治疗常用的药物包括抗生素、α受体阻滞剂、植物制剂和非甾体抗炎药等。

五、践行实践

（一）调查对象

2006年10月13～15日，调查第13届中国泌尿外科学术会议的部分与会代表——泌尿外科专科医生。共调查656人，收回问卷656份，有效问卷627份。由于部分医师没有回答所有的问题，因此不同问题的有效应答人数并不一致。

（二）调查方法

采用匿名问卷调查的方法。针对争议较大的问题自行设计问卷，采用多选或单选的两种选择题形式，调查内容包括被调查者的一般情况、对病因的认识、检查方法、对治疗的态度（包括对心理治疗的态度）、治疗方法的选择（包括药物种类及抗生素种类的选择）、抗生素及α受体阻滞剂的使用指征等。被调查者不参考文献资料、不相互讨论当场独立完成填写。

（三）调查结果

1. 调查对象的一般资料：被调查者来自全国29个省份（包括自治区、直辖市，缺香港、澳门、台湾、西藏、青海），141个地区（县、市）的291所医院。年龄介于21～72岁，平均37岁。58.0%（314/541）的医师来自一般性医院，37.5%（203/541）来自大学附属医院，4.4%（24/541）来自部队医院。多数医师（74.8%，442/591）来自三级医院。75.2%（440/585）的医师具有5年以上的泌尿外科工作经验。

2. 对病因的认识：分别有64.6%、51.0%、40.8%、37.1%、8.9%的医师认为非细菌感染、细菌感染、精神心理因素、膀胱及盆底功能障碍及其他为病因。

3. 诊断策略：医师采用的临床诊断评估方法为前列腺液检查（86.3%）、细菌培养（57.4%）、体格检查（56.9%）及尿常规（39.8%）、B超检查（33.7%）、X线（2.1%）。此外，分别有20.7%、15.5%、15.2%、12.1%、8.2%的医师采取心理学分析、血液检查、精液检查、尿流率检查及前列腺组织活检。

4. 治疗行为：当问及CP/CPPS是否需要治疗时，分别有4.2%、29.2%的医师回答“否”或“不一定”。分别有86.2%、60.7%、54.2%、44.7%的临床医师最常采用药物治疗、心理治疗、前列腺按摩及物理治疗，部分医师行一般性治疗（36.1%）及生物反馈治疗（22.3%），少数医师行局部药物注射治疗（10.9%）及手术治疗（5.8%）。关于药物治疗，临床医师首选的药物种类为抗生素（74.0%），其中喹诺酮类（79.0%），大环内酯类（45.7%）及头孢菌素类（35.2%）。次选药物为α受体阻滞剂（60.3%）、植物药（38.7%）及中草药（37.2%），部分医师使用5α-还原酶抑制剂。

5. 医师诊治观念与医疗模式的关系：医生对CP/CPPS病因的认识影响检查手段、诊疗药物及方法的选择：认为细菌感染为CP/CPPS病因的医师更常行细菌培养和使用抗生素；而认为膀胱及盆底功能障碍为CP/CPPS病因的医师更常行尿流率检查及使用α受体阻滞剂；认为精神心理障碍为CP/CPPS病因的医师更常行心理学分析及心理治疗。

医师对检查手段的选择影响治疗行为：常规行细菌培养的医师更常使用抗生素；常规行尿流率检查的医师更常使用α受体阻滞剂；常规行心理分析的医师更常行心理治疗。

六、适用与展望

当时，该调查是中国第一份关于泌尿外科医师对CP/CPPS医疗模式的全国性调查报告，调查对象涉及中国大部分行政区域。因此，本调查能够在一定程度上反映中国泌尿外科医师对CP/CPPS的认知及诊治行为的情况。而在开始这项调查之前，国内并没有自行编写的临床诊治指南。调查表明良好的认知及积极的态度能形成科学、合理的诊治行为。这些发现亦揭示了医师对发病机制、诊断及治疗等全面认识的重要性。同时，本调查也有助于中国泌尿外科医师对慢性前列腺炎的病因、诊断和治疗有更深的认识。

〔刘龙飞〕

第三节　中国泌尿外科医师对慢性前列腺炎患者精神症状的认知和诊治行为调查

一、概　　述

慢性前列腺炎（CP）是泌尿外科最常见且难以治愈的一种疾病，多发于成年男性。研究发现，精神心理因素在CP的发病、治疗及转归中所起的作用已成为不容忽视的重要因素。然而，此前中国泌尿外科医师对患者精神心理障碍认知及诊治行为的现状如何，仍未见相关报道。

二、问题与困惑

目前，CP发病机制尚未阐明，病因学十分复杂。已有研究表明焦虑和抑郁在CP患者中具有普遍性。泌尿外科医师逐渐意识到精神心理因素在CP的发病、诊治过程中有着一定作用。然而，由于尚未明确精神心理因素的评估流程以及精神心理因素如何指导CP的诊治，所以中国泌尿外科医师更多的是根据自己的理解及其临床经验对CP患者采取一些心理评估和心理治疗方法。因此，很多中国泌尿外科医师来对CP患者精神症状的认知及诊疗存在诸多困惑：①是否应该明确精神心理因素即为CP的病因；②如何对CP患者进行精神心理因素的评估；③是否应该对CP患者进行心理分析和心理辅导。

三、创新与思考

CP是泌尿外科最常见的疾病，虽然前列腺炎不是一种威胁生命的疾病，但严重影响着患者的生活质量。随着现代医学模式从生物医学模式向社会-心理-生物医学模式的转变，社会心理因素成为重要的致病因素已逐步为人们所认识。在CP的病因学研究中精神心理因素正为大家所接受。虽然泌尿外科医师对CP患者的精神心理因素认知不一，但是我们可以通过调查的方式去了解当下中国泌尿外科医师对其的见解，从而为提高CP的诊疗水平提供一些依据。

四、理论支撑

研究表明，CP患者中多半存在明显的精神心理因素改变，如焦虑、压抑、疑病症、癔病甚至自杀倾向。这些精神、心理因素的变化可引起自主神经功能紊乱，造成后尿道神经肌肉功能失调，导致骨盆区域疼痛及排尿功能失调，或引起下丘脑-垂体-性腺轴功能变化而影响性功能进一步加重症状，消除精神紧张可使症状缓解或痊愈。

五、践行实践

（一）调查对象

2006年10月13～15日第13届中国泌尿外科学术会议（沈阳）的部分与会代表，全部为泌尿外科专科医师。共调查656人，收回问卷656份，有效问卷627份。由于部分医师没有回答所有的问题，因此不同问题的有效应答人数并不一致。

（二）调查方法

针对CP争议较大的问题自行设计问卷，内容包括调查对象的一般资料、医师对CP病因的认识、对CP患者心身症状发生率及临床表现的认识及诊治行为等。

（三）调查结果

1. 调查对象的一般资料：被调查者来自全国29个省（包括自治区、直辖市，缺香港、澳门、台湾、西藏、青海），141个地区（县、市）的291所医院。年龄介于21～72岁，平均37岁。58.0％的医师来自一般性医院，37.5％来自大学附属医院，4.4％来自部队医院。多数医师（74.8％）来自三级医院。75.2%的医师具有5年以上的泌尿外科工作经验。

2. 精神心理因素与CP的关系：40.8%医师认为精神心理因素为CP病因，是继感染因素（57.8%）之后的CP第二大病因。对于精神心理因素与CP的关系，71.8%医师认为前者为病因，12.8%认为仅为CP的伴随症状，10.5%不确定，4.9%认为无关联。

3. CP患者精神心理障碍的发生率及临床表现：认为CP患者精神心理障碍的发生率在0%～25%占8.8%，在26%～50%占48.5%，在51%～75%占37.9%，在76%～100%占4.7%。

4. 诊治行为：分别有20.7%、60.7%的医师常规行心理学分析及心理治疗。认为精神心理障碍为病因的医师中分别有30.6%、73.4%进行心理学分析及心理治疗，不认为其为病因的医师中分别有13.8%、52.9%行心理学分析及心理治疗。常规行心理学分析的医师中有81.3%行心理治疗，而不常规行心理学分析的医师中有55.6%行心理治疗。对伴有心身症状的CP患者，6.0%的医师应用“常规治疗”，53.3%应用“常规治疗+心理治疗”，17.2%应用“常规治疗+精神药物”，综合应用上述3种治疗方法者仅占23.5%。

六、适用与展望

中国泌尿外科医师对CP患者精神心理障碍的认知及诊治行为仍充满困惑。虽然精神心理障碍与CP之间的因果关系仍无定论，调查表明焦虑和抑郁是患者常见表现，能够部分解释CP的临床特点，因此更多的泌尿外科医师认为精神心理因素可能是CP的病因。调查表明，判断患者的心理状况，不能单凭医师主观感觉，亦需应用精神卫生量表来评定。泌尿外科医师应该采取心理治疗，除解释、鼓励、安慰及适当的保证等一般心理治疗外，专门的心理治疗如森田疗法、认知疗法、行为疗法等也需受到泌尿外科医师的关注。这种认知、诊断及治疗三者之间相互影响的关系，要求泌尿外科医师对精神心理障碍的发病机制、诊断及治疗各方面有更系统的认识。

〔刘龙飞〕

第四节　中国泌尿外科医师对前列腺癌的认知和诊治行为调查

一、概　　述

前列腺癌是世界范围内发病率十分高的一种恶性肿瘤，其在全球男性恶性肿瘤中发病率排名第2位，死亡率排名第5位。前列腺癌在中国的发病率低于欧美等发达国家。但是随着生活水平以及医疗水平的提高，更多的前列腺癌被发现，发病率也随之提高。在最近的10～20年，我国前列腺癌发病率快速上升。目前，中国前列腺癌发病率在男性恶性肿瘤中排名第7位，死亡率排名第10位。由于前列腺癌早期筛查在我国还未全面开展，其真正的发病率可能高于此。前列腺癌的诊疗指南更新很快，需要泌尿外科医师不到学习和更新。

二、问题与困惑

前列腺癌的诊治在国际上一直是热点，包括欧洲泌尿外科协会（EAU）指南、美国泌尿外科协会（AUA）指南和中华医学会泌尿外科学分会（CUA）指南都对前列腺癌有重点介绍。同时，针对一些前列腺癌的热点问题，国际上还有争议。但是，我国泌尿外科医师对前列腺癌的认知与诊疗行为究竟如何，我国泌尿外科医师对前列腺癌的热点问题的认识究竟如何，我国泌尿外科医师对前列腺癌的认知与诊疗水平是否有提高，认知水平是否和指南有出入，这些问题都是一个未知数。

三、创新与思考

为解决这些疑问，笔者团队在2014年已经调查了中国泌尿外科医师对前列腺癌认知与诊疗行为的基础上，于 2017 年采用同一内容的调查问卷，再次对全国泌尿外科医师进行重复调查。前后时间跨度为 3 年，以探讨中国泌尿外科医师对前列腺癌认知与诊治行为的变化。这也是国内首次通过问卷调查的形式前后两次探讨中国泌尿外科医师对前列腺癌诊疗行为及认知情况的变化。问卷结果很好反应了我国泌尿外科医师前列腺癌诊疗行为的现状，为提高我国泌尿外科诊治水平提供了方向。

四、理论支撑

前列腺癌筛查一直是一个有争议的话题，其中有争议的重要话题包括前列腺筛查、前列腺治疗方案的选择等。目前的研究证实，PSA 是现阶段最常用和最广泛的筛查指标，此筛查虽然会降低前列腺癌死亡率，但也会带来过度诊断和过度治疗。中国作为前列腺癌发病率上升地区，前列腺癌筛查面临着和欧美国家同样的难题和挑战。中国前列腺癌筛查工作仍处于起步阶段，发病率逐年上升，许多患者诊断时已处于晚期，晚期患者比例比欧美国家大，由此可见筛查还不够充分。对于筛查开始的年龄和前列腺穿刺活检的针数问题还存在不统一的地方。

在前列腺癌的病例中，绝大部分是进展缓慢的。根治性治疗可提高患者生存期，但是无论根治性放疗或者手术治疗，都会因为各种并发症影响患者生存质量。因此，对于一部分前列腺癌患者，采用等待观察和主动监测的手段是合理和必要的，目的是减少低危患者的过度治疗。主动监测是针对患者采取严密随访，在出现明显进展时采取根治性治疗的一种管理策略；观察等待通常用于高龄及伴有严重基础疾病的患者，当疾病出现进展或转移时给予干预。在我国，前列腺癌的详细规范治疗开展的比较晚，很多医师往往忽视了对早期局部前列腺癌患者进行观察等待和主动监测的认知，更是忽视了指南中所要求的对前列腺癌根治术时要求患者 10 年预期寿命重要性。大多数前列腺癌疾病过程比较漫长。对于一些早期前列腺癌患者，可以采取观察等待或者主动监测的方式。但是这种类似“不治疗”的方式并不是不管，而是需要严密的随访。因此严密的随访就成了实际意义上的治疗，需要医生与患者的密切配合，共同积极监测疾病发展进程。对于接受内分泌治疗的患者，治疗后出现生化复发或者发展成去势抵抗性前列腺癌比较常见，因此对接受内分泌治疗的前列腺癌患者进行定期随访十分重要。

淋巴结阳性患者（N1）是否行根治性手术在国际上是有讨论的。一部分学者主张对淋巴结阳性患者行根治术，术后给予辅助治疗，可使患者提高生存期。内分泌治疗一直是前列腺癌的重要治疗手段，是在我国开展的很早的治疗，也是贯穿前列腺癌整个病程的重要临床治疗方案。目前，国内前列腺癌患者仍然以中老年、中晚期为主，患者合并症较多，大部分患者是在门诊完成治疗，因此内分泌治疗决策的制定十分重要。内分泌治疗的方案有很多种，包括单纯去势、单一抗雄、最大限度雄激素治疗（MAB）以及间歇内分泌治疗，其各有优点和缺点，以及有各自适应证，关于各个方案之间的比较也有一些争议。MAB 与单纯去势相比可延长总生存期 3～6 个月。同时，新辅助内分泌治疗（neoadjuvant hormone therapy，NHT）方案是指在放射性根治或者手术根治治疗前进行的内分泌治疗，我国 CUA 指南提及新辅助治疗可能降低肿瘤临床分期，可以降低于术切缘阳性率和淋巴结浸润率，降低局部复发率。但是具体我国泌尿外科医师对于 NHT 的认同存在争议。

五、践行实施

本次调查结果提示，经过 3 年的变化，越来越多的医师认同指南推荐。同时，前列腺活检穿刺是前列腺确诊的必要检查，在早期开展前列腺穿刺时，为了减少并发症，很多医院选择行 6 针或者 10 针的穿刺，较少选择 12 针或者以上饱和穿刺。但本次调查显示，选择 12 针以上穿刺的医师有明显增加趋势，由 2014 年的 56.6%上升到了 65.7%，而且越来越多的医师会进行两次以上的重复穿刺。这证明更多的医院开展前列腺穿刺越来越成熟，这与指南的推荐相一致。同时，大部分医师会在术前考虑患者 10 年预期寿命。但是，对 10 年预期寿命概念正确理解的医师只有 70%左右，且两次调查没有差异。说明在实际临床工作中，我国泌尿外科医师还未能正确理解这些概念，这说明对于我国医师普及这方面的相关知识还是十分有必要的。对于选择行根治性放疗还是手术治疗，绝大部分医师选择行手术治疗，说明对泌尿外科医师来说，更愿意或者更加熟悉根治性手术治疗。对于 N1 患者选择行手术治疗的比例增加，但是选择和肿瘤科或者放射科医师术前进行讨论的比例却有所下降。这从一个侧面反映出我国泌尿外科医师对于前列腺癌越来越侧重手术治疗。

在内分泌治疗方面，我国接近半数的泌尿外科医师首选 MAB。本次调查显示选择进行根治术前的 NHT 治疗的比例十分高。这可能与我国确诊的前列腺癌患者分期往往较国外高有关，多数医师对术前使用 NHT 较为认可。但术前使用 NHT 能否改善总生存率还有待大数据研究的进一步证实。对于去势抵抗性前列腺癌，雄激素受体仍有活性，因此必须继续雄激素抑制治疗。而本次结果提示，2014 年仅有 59.4%的医师选择去势抵抗后仍继续使用抗雄治疗，2017 年有更多的医师选择该治疗。这从一个侧面说明近 3 年我国泌尿外科医师对去势抵抗前列腺癌的治疗更加规范。在疾病的随访方面，我国大部分医师的选择比较积极和规范。而对于同时接受过泌尿外科及肿瘤科等多科室治疗的患者随访科室的选择，大部分医师选择泌尿外科随访。

六、适用与展望

本次问卷调查跨时 3 年，研究结果显示，与 2014 年相比，2017 年我国泌尿外科医师对于前列腺癌的筛查更加积极，更多的医师意识到 PSA 筛查的重要性以及穿刺针数和重复穿刺的必要性。对于治疗，我国泌尿外科医师更加倾向于积极的手术治疗，但是对于包括预期寿命等基本概念并未正确理解；对于随访和内分泌治疗，大多数能按照指南规范的开展内分泌治疗和随访。这些中国泌尿外科医师对前列腺癌的认知与诊疗水平的进步，固然与学会学术交流、个人学习分不开，也与 CUA 组织的公益活动分不开，此活动调动了医师积极总结和参与，促进了泌尿外科医师对前列腺癌的认知与诊疗水平。最后，无论是治疗还是随访，都需要多学科的合作。

〔严　彬〕

第五节　中国泌尿外科医师对前列腺癌放疗的认知调查

一、概　　述

前列腺癌是世界范围内发病率十分高的一种恶性肿瘤，其在全球男性恶性肿瘤中发病率排名第 2 位，死亡率排名第 5 位。前列腺癌在中国的发病率低于欧美等发达国家。但是随着生活水平以及医疗水平的提高，更多的前列腺癌被发现，发病率也随之提高。在最近的 10～20 年，我国前列腺癌发病率快速上升。目前，中国前列腺癌发病率在男性恶性肿瘤中排名第 7 位，死亡率排名第 10 位。由于前列腺癌早期筛查在我国还未全面开展，其真正的发病率可能高于此。

二、问题与困惑

前列腺癌的诊治在国际上一直是热点，包括欧洲泌尿外科协会（EAU）指南、美国泌尿外科协会（AUA）指南和中华医学会泌尿外科学分会（CUA）指南都对前列腺癌有重点介绍。放疗是前列腺癌治疗中非常重要一种手段，而目前前列腺癌的治疗在很多医院形成了多学科会诊机制（multidisciplinary team，MDT）。MDT 诊治集中了多学科专家的观点与认知，给前列腺癌的诊治带来了明显优势。因此，放射治疗医师与泌尿外科医师有必要相互了解在前列腺癌诊治中的共识与差异。大部分前列腺癌患者首诊都在泌尿外科。因此，泌尿外科医师对放疗的认知水平对于能否给患者最优化的治疗起到非常重要的作用。

三、创新与思考

为了了解我国泌尿外科医师对前列腺癌放疗的认知情况，本团队在 2014 年 10 月已经调查了中国泌尿外科医师对前列腺癌放疗的认知状况。在此基础上，于 2017 年 11 月采用同一内容的调查问卷，再次对参会泌尿外科医师进行重复调查。前后时间跨度为 3 年，以探讨中国泌尿外科医师对前列腺癌放疗认知的变化。医师对疾病的诊疗认知常来源于指南的掌握。因此，此调查亦反映了我国泌尿外科医师对前列腺癌治疗指南掌握的变迁。

四、理论支撑

前列腺癌的治疗方法较多，有根治性手术治疗、内分泌治疗、化疗和放疗。放疗作为前列腺癌传统的主流治疗手段之一，在临床早期、局部晚期和转移期皆具有明确适应证。对于临床局限性前列腺癌的治疗，指南推荐可选择前列腺癌根治手术或根治性放疗两种非保守治疗方案，两种方案疗效是相同的。对高危特征（精囊浸润、切缘阳性）患者，辅助放疗在改善无生化进展生存、提高整体存活率的作用已被多项试验证实。术前辅助放疗可以有效缩小肿瘤体积，提高手术成功率。有研究显示术前对高危前列腺癌患者实施放疗能够提高无生化进展生存率。而术后即刻辅助巩固放疗也有助于提高生存率，外照射（external beamradiation therapy，EBRT）和近距离照射（brachytherapy，BT）治疗是前列腺癌常用的放射治疗方法。EBRT 的照射剂量受直肠、膀胱等器官的耐受性的限制，BT 具有高几何精度和剂量快速跌落特性，在提高肿瘤靶区治疗剂量的同时避免剂量沉积于周围的正常组织，对周围正常组织影响相对较小。因此两者各有优缺点，临床上各有应用。

放疗不仅用于局限性早期前列腺癌，对于转移期前列腺癌也是重要的减瘤和减症手段。随着三维适形放射治疗（3D-CRT），调强放射治疗（IMRT），影像引导放射治疗（IGRT）等技术的应用，放疗可以给予肿瘤组织更高的根治性剂量，同时最大限度保证正常组织安全。这显著改善了前列腺癌患者的生存率。高剂量 IMRT 已经成为根治性外放疗的金标准技术。外放射治疗根据治疗目的可分为三大类：①根治性放疗；②术后放疗（术后辅助放疗和术后挽救放疗）；③转移性前列腺癌的姑息性放疗。近年来，越来越多的证据表明，近距离放疗对局限期高危和局部进展前列腺癌同样效果满意。前列腺癌近距离照射治疗包括短暂插植治疗和永久粒子种植治疗。永久粒子种植治疗常用^{125}I 和^{103}Pb，但是我国大部分被调查者表示并未开展此类治疗。对于我国泌尿外科医师来说，放疗可能比较陌生，也可能是受限于医院设备缺乏等客观因素。具备一定的硬件条件是开展前列腺癌近距离放疗的前提，这些硬件包括高剂量率后装治疗系统或放射性粒子植入系统、影像引导设备、质控设备和质控检测。同时，放射防护也需要满足国家的规定要求。因此，粒子种植的开展一般是放疗科或者肿瘤科。

根治性放疗是前列腺癌治疗手段之一，对于局限期前列腺癌和局部进展期前列腺癌均可达到根治效果。多项研究证明在局限性前列腺癌的治疗中，根治性放疗和根治性手术治疗可以达到同样的效果。且对于中高危患者，根治性放疗能提高无生化进展生存率、无转移生存率等指标。前列腺癌治疗手段多，患者即使在晚期也能获得长期控制，因此传统单一科室和单一治疗手段的医疗模式难以达到最优诊疗效果。这就催生了新的多学科综合诊治模式，也就是多个科室的多个临床医师进行共同讨论，制订出对患者最适合、最优的诊治方案，最终由一个临床专科予以执行。MDT 诊治是恶性肿瘤最有效的诊治方式。在前列腺癌诊治领域，MDT 的作用尤其明显。一些平台和共识的推出，都将推动包括前列腺癌在内的泌尿系肿瘤的多学科合作。这些可能都是提高我国泌尿外科医师放疗认知的因素。

五、践行实施

本调查分为 2 次，2 次调查对象均为参加全国泌尿外科年会的部分泌尿外科医师。第一次对象为 2014 年 10 月 23 日至 26 日参加在山东济南举行的第二十一届全国泌尿外科学术会议的部分代表，共发放问卷 680 份，回收有效问卷 670 份，回收率 98.5%。第二次对象为 2017 年 11 月 2 日至 5 日参加在安徽合肥举行的第二十四届全国泌尿外科学术会议的部分代表，共发放问卷 519 份，回收有效问卷 487

份，回收率 93.8%。2 次调查对象涵盖了全国各个省、直辖市、自治区（除台湾、香港、澳门）的 200 多家医院，参加的泌尿外科医师数分别为 670 人和 487 人。医院涵盖了三级、二级及以下医院人员，职称涵盖了住院医师、主治医师、副主任医师及主任医师等层次。工作年限最低 2 年，最高 35 年。两次调查相比较，两者的调查对象在年龄、医院等级、工作年限、学历等方面的差异无统计学意义。

1. 对于放疗方法的选择，2 次调查结果均显示，选择外放射治疗（27.9% vs 31.2%）和近距离照射永久粒子（35.3% vs 38.4%）的较多，但 2 次调查之间无统计学差异（表 30-5-1）。

表 30-5-1　　2 次调查前列腺放疗方式选择比较　　*n*（%）

	外放射治疗	近距离照射短暂插值	近距离照射永久粒子	近距离照射+外放射
2014 年	178/637（27.9%）	125/637（19.6%）	225/637（35.3%）	109/637（17.1%）
2017 年	134/430（31.1%）	105/430（23.3%）	165/430（38.4%）	60/430（14.0%）
χ^2	15.94	3.49	1.03	1.92
P	0.273	0.069	0.331	0.172

注：部分项目存在调查者漏填现象。

2. 在对放疗基本概念的认知方面，对于短暂插植或永久粒子种植试行的科室，两次调查均提示近半数被调查者认为应在泌尿外科进行（48.0% vs 52.3%）。绝大多数被调查者知晓包括断层治疗、调强适形、容积调强及图像引导在内的放射治疗技术（83.9% vs 77.5%）。有 40.7% vs 38.8%的被调查表示没有开展永久粒子的治疗。认为“无法进行根治性手术的患者才选择放疗”者分别为 62.9%、41.8%，有统计学差异（表 30-5-2）。

表 30-5-2　　2 次调查放疗基本概念的认知比较　　*n*（%）

	粒子种植的科室选择（泌尿外科）	对外放疗技术的了解（不了解）	放射性粒子的选择（没开展）	无法手术患者选择放疗（选择放疗）
2014 年	48.0%（309/644）	16.1%（100/622）	40.7%（237/583）	51.8%（399/577）
2017 年	52.3%（238/455）	22.4%（97/432）	38.8%（174/449）	41.8%（176/421）
χ^2	1.99	6.82	0.38	74.5
P 值	0.160	0.01	0.564	0.000

注：部分项目存在调查者漏填现象。

3. 关于不选择放疗的原因，选择医院设备受限的医师最多，分别为 38.0%、33.9%。

表 30-5-3　　2 次调查不选择放疗的原因比较（多选）　　*n*（%）

分　组	对放疗不了解	设备受限	手术治疗效果更佳	并发症多	治疗周期长费用高
2014 年	112/611（18.3%）	232/611（38.0%）	163/611（26.7%）	124/611（20.3%）	172/611（28.2%）
2017 年	83/410（20.3%）	139/410（34.0%）	97/410（23.7%）	102/410（25.0%）	112/410（27.3%）
χ^2	0.581	1.755	1.178	2.991	0.085
P 值	0.465	0.207	0.305	0.091	0.776

注：部分项目存在调查者漏填现象。

4. 关于选择放疗的理由选项，不能耐受手术和根治手术术后切缘阳性的比例最多，其中，选择“切缘阳性”“挽救性放疗”以及“老年患者”为原因者明显有升高趋势，而且前后两次调查有统计学差异。

表 30-5-4 2 次调查选择放疗的理由比较（多选） n（%）

分组	不能耐受手术	老年患者	根治性放疗	远处转移	去势抵抗	切缘阳性	挽救性放疗
2014 年	392/627（62.5%）	214/627（34.1%）	125/627（19.9%）	243/627（38.8%）	188/627（30.0%）	273/627（43.5%）	217/627（34.6%）
2017 年	257/426（60.3%）	189/426（44.3%）	125/426（29.3%）	113/426（26.5%）	148/426（34.7%）	252/426（59.1%）	187/426（43.9%）
χ^2	0.515	11.249	12.397	16.955	2.643	24.737	9.253
P 值	0.478	0.001	0.001	0.000	0.106	0.000	0.002

注：部分项目存在调查者漏填现象。

2 次调查结果显示，被调查者对外放射治疗、近距离照射永久粒子、近距离照射加外放射的认知 3 年来没有明显变化。大多数医师选择放射治疗的理由是不能耐受手术和根治手术术后切缘阳性。本文两次调查结果可以看到，接近半数的泌尿外科医师选择在泌尿外科科室行粒子种植，这从一个侧面说明我国泌尿外科医师对粒子种植欠缺了解。虽然两次调查结果提示选择行根治性放疗的医师比例不大，但 2017 年较 2014 年相比，选择根治性放疗的医师有增加的趋势。同时，对于老年患者、切缘阳性、需要挽救性放疗的患者，越来越多的医师会选择放疗，这可以反映出越来越多的泌尿外科医师认识到了放疗的重要性，并了解了一定的相关知识。笔者推测，这种认识的提高可能是由于最近几年越来越多的针对前列腺癌 MDT 的讨论所产生的。前列腺癌放疗的各种技术与手段，均需在成熟完善的质量控制与保障体系下完成。虽然本调查结果提示我国泌尿外科医师对放疗的认识有一定的提高，但仍需进一步增加对泌尿外科医师放疗知识的学术讲座，增加泌尿外科和肿瘤科以及放疗科等科室的合作，促进国内前列腺癌的 MDT 诊治，能够让前列腺癌患者真正享受到最精准和合适的治疗。

本项调查问卷是了解我国泌尿外科医师整个群体对前列腺癌放疗认知的 3 年变化情况。当然，不同医院和不同职称医师对问卷的某项调查存在着认知差异，因文章篇幅所限，这种差异未在本文中涉及，但这并不影响对泌尿外科医师群体认知调查的结果。问卷调查这种形式本身存在一定的局限性，其结果最大程度上反映调查对象意识层面的认知，也包含部分调查对象在临床医疗中的实践。本研究中 2017 年被调查者人数少于第一次，但统计学上并不影响结果判定。

六、适用与展望

本次问卷调查跨时 3 年，分别回收有效问卷 670 份和 487 份，问卷质量可靠。两次问卷结果提示我国泌尿外科医师对于前列腺癌的手术治疗倾向积极，但对于放疗的认知需进一步提高。随着国内针对泌尿系肿瘤的 MDT 会诊平台的建立，越来越多的医师对放疗的作用、效果、适应证等认识有了一定提高。更多的认识和提高需要进一步加强对放疗部分指南的学习，同时需要促进与肿瘤科、放疗科等科室的交流。

〔杨 欣〕

参考文献

[1] TEACHMAN B A, DRABICK D A, HERSHENBERG R, et al. Bridging the gap between clinical research and clinical practice: introduction to the special section [J]. Psychotherapy (Chic), 2012, 49 (2): 97-100.

[2] SHAHANI R, STREUTKER C, DICKSON B, et al. Ketamine-associated ulcerative cystitis: a new clinical entity [J]. Urology, 2007, 69 (5): 810-812.

[3] WEI Y, YANG J, SONG W, et al. Gourd-shaped bladder associated with ketamine abuse [J]. Urol Int, 2012, 89 (1): 123-124.

[4] WEI Y B, YANG J R, YIN Z, et al. Genitourinary toxicity of ketamine [J]. Hong Kong Med J, 2013, 19 (4):

341－348.

[5] YIU M K, NG C M, MA W K, et al. The prevalence and natural history of urinary symptoms among recreational ketamine users [J]. BJU Int, 2012, 110 (6): E164－165.

[6] WEI Y B, YANG J R. Dependence and urinary symptoms among recreational ketamine users [J]. BJU Int, 2013, 111 (3): E21－22.

[7] MORGAN C J, CURRAN H V. Ketamine use: a review [J]. Addiction, 2012, 107 (1): 27－38.

[8] WEI Y B, YANG J R. "Ketamine-induced ulcerative cystitis" is perhaps better labelled "ketamine-induced uropathy" [J]. Addiction, 2013, 108 (8): 1515.

[9] WANG Z, TANG Z Y, HUANG L, et al. Ketamine-induced upper urinary tract lesions deserve more attention [J]. Neurourol Urodyn, 2017, 36 (3): 824－825.

[10] MIDDELA S, PEARCE I. Ketamine-induced vesicopathy: a literature review [J]. Int J Clin Pract, 2011, 65 (1): 27－30.

[11] WEI Y B, YANG J R, WU W W, et al. Ketamine-Induced Lower Urinary Tract Symptoms: A Study of International Prostate Symptom Score and Quality of Life [J]. Hong Kong J Emerg Med, 2016, 23 (4): 227－233.

[12] LIU W, WU W, WEI Y, et al. Epidemiologic characteristics and risk factors in patients with ketamine-associated lower urinary tract symptoms accompanied byurinary tract infection: A cross-sectional study [J]. Medicine (Baltimore), 2019, 98 (23): e15943.

[13] LINYING LIU, HAIJIAN HUANG, YONGBIN L I, et al. Severe Encephalatrophy and Related Disorders From Long-Term Ketamine Abuse: A Case Report and Literature Review [J]. Front. Psychiatry, 2021, 12: 707326.

[14] 杨金瑞，刘龙飞. 中国泌尿外科医师慢性前列腺炎认知与诊治行为问卷调查 [J]. 中华泌尿外科杂志，2007 (9): 627－631.

[15] 米华，陈凯，莫曾南. 中国慢性前列腺炎的流行病学特征 [J]. 中华男科学杂志，2012，18 (7): 579－582.

[16] SCHAEFFER A J, KNAUSS J S, LANDIS J R, et al. Chronic Prostatitis Collaborative Research Network Study Group. Leukocyte and bacterial counts do not correlate with severity of symptoms in men with chronic prostatitis: the National Institutes of Health Chronic Prostatitis Cohort Study [J]. J Urol, 2002, 168 (3): 1048－1053.

[17] WAGENLEHNER F M, VAN TILL J W, MAGRI V, et al. National Institutes of Health Chronic Prostatitis Symptom Index (NIH-CPSI) symptom evaluation in multinational cohorts of patients with chronic prostatitis/chronic pelvic pain syndrome [J]. Eur Urol, 2013, 63 (5): 953－959.

[18] DELAVIERRE D. Prostatite chronique et syndrome douloureux pelvien chronique de l'homme. Enquête auprès des urologues français [Chronic prostatitis and chronic pelvic pain syndrome: a survey of French urologists] [J]. Prog Urol, 2007, 17 (1): 69－76.

[19] KIYOTA H, ONODERA S, OHISHI Y, et al. Questionnaire survey of Japanese urologists concerning the diagnosis and treatment of chronic prostatitis and chronic pelvic pain syndrome [J]. Int J Urol, 2003, 10 (12): 636－642.

[20] KU J H, PAICK J S, KIM S W. Chronic prostatitis in Korea: a nationwide postal survey of practicing urologists in 2004 [J]. Asian J Androl, 2005, 7 (4): 427－432.

[21] MCNAUGHTON COLLINS M, FOWLER F, ELLIOTT D, et al. Diagnosing and treating chronic prostatitis: do urologists use the four-glass test [J]. Urology, 2000, 55 (3): 403－407.

[22] MAGISTRO G, WAGENLEHNER F, GRABE M, et al. Contemporary Management of Chronic Prostatitis/Chronic Pelvic Pain Syndrome [J]. Eur Urol, 2016, 69 (2): 286－297.

[23] 孟安启，郑少斌，陈文山，等. 慢性前列腺炎发病的多因素分析 [J]. 南方医科大学学报，2002，22 (9): 846－848.

[24] PONTARI M, MCNAUGHTON-COLLINS M, O'LEARY M, et al. A case-control study of risk factors in men with chronic pelvic pain syndrome [J]. BJU Int, 2005, 96 (4): 559－565.

[25] 胡小朋. 慢性前列腺炎综合征细菌及免疫学研究 (D). 北京：北京大学，2001.

[26] 杨金瑞，刘龙飞. 中国泌尿外科医师对慢性前列腺炎患者精神症状的认知及诊治行为调查 [J]. 中国心理卫生杂志，2007 (6): 416.

[27] MAGISTRO G，WAGENLEHNER F，GRABE M，et al. Contemporary Management of Chronic Prostatitis/Chronic Pelvic Pain Syndrome [J]. Eur Urol，2016，69 (2)：286 - 297.

[28] AUBIN S，BERGER R E，HEIMAN J R，et al. The association between sexual function，pain，and psychological adaptation of men diagnosed with chronic pelvic pain syndrome type Ⅲ [J]. J Sex Med，2008，5 (3)：657 - 667.

[29] MEHIK A，HELLSTRöM P，SARPOLA A，et al. Fears，sexual disturbances and personality features in men with prostatitis：a population-based cross-sectional study in Finland [J]. BJU Int，2001，88 (1)：35 - 38.

[30] NICKEL J，TRIPP D，CHUAI S，et al. Psychosocial variables affect the quality of life of men diagnosed with chronic prostatitis/chronic pelvic pain syndrome [J]. BJU Int，2008，101 (1)：59 - 64.

[31] 陈群，王翠华，严志强，等. 慢性前列腺炎患者情绪因素与森田疗法 [J]. 中华男科学，2003，9 (9)：676 - 678.

[32] 陈修德，郑宝钟，金讯波，等. 慢性前列腺炎患者的心理障碍及治疗 [J]. 中华男科学，2004，10 (2)：113 - 114.

[33] TRIPP D，CURTIS NICKEL J，LANDIS J，et al. Predictors of quality of life and pain in chronic prostatitis/chronic pelvic pain syndrome：findings from the National Institutes of Health Chronic Prostatitis Cohort Study [J]. BJU Int，2004，94 (9)：1279 - 1282.

[34] ANDERSON R，ORENBERG E，CHAN C，et al. Psychometric profiles and hypothalamic-pituitary-adrenal axis function in men with chronic prostatitis/chronic pelvic pain syndrome [J]. J Urol，2008，179 (3)：956 - 960.

[35] HETRICK D，CIOL M，ROTHMAN I，et al. Musculoskeletal dysfunction in men with chronic pelvic pain syndrome type Ⅲ：a case-control study [J]. J Urol，2003，170 (3)：828 - 831.

[36] ROWE E，SMITH C，LAVERICK L，et al. A prospective，randomized，placebo controlled，double-blind study of pelvic electromagnetic therapy for the treatment of chronic pelvic pain syndrome with1year of followup [J]. J Urol，2005，173 (6)：2044 - 2047.

[37] SHOSKES D，BERGER R，ELMI A，et al. Muscle tenderness in men with chronic prostatitis/chronic pelvic pain syndrome：the chronic prostatitis cohort study [J]. J Urol，2008，179 (2)：556 - 560.

[38] 严彬，杨欣，魏永宝，等. 中国泌尿外科医师对前列腺癌认知与诊疗行为 3 年变迁的调查 [J]. 中华男科学杂志，2021，27 (1)：81 - 86.

[39] BRAY F，FERLAY J，SOERJOMATARAM I，et al. Global cancer statistics 2018：GLOBOCAN estimates of incidence and mortality worldwide for 36 cancers in 185 countries，2018 [J]. CA Cancer J Clin，2018，68 (6)：394 - 424.

[40] CHEN W Q，ZHENG R S，BAADE P D，et al. Cancer statistics in China，2015 [J]. CA Cancer J Clin，2016，66 (2)：115 - 132.

[41] MOHLER J L. The 2010 NCCN clinical practice guidelines in oncology on prostate cancer [J]. J Natl Compr Canc Netw，2010，8 (2)：145.

[42] 杨欣，严彬，何佳. 中国泌尿外科医师对前列腺癌放疗认知的 3 年变迁调查 [J]. 中国现代手术学杂志，2020，24 (05)：359 - 364.

[43] BRAY F，FERLAY J，SOERJOMATARAM I，et al. Global cancer statistics 2018：GLOBOCAN estimates of incidence and mortality worldwide for 36 cancers in 185 countries，2018 [J]. CA Cancer J Clin，2018，68 (6)：394 - 424.

[44] CHEN W Q，ZHENG R S，BAADE P D，et al. Cancer statistics in China，2015 [J]. CA Cancer J Clin，2016，66 (2)：115 - 132.

[45] 中国抗癌协会泌尿男生殖系肿瘤专业委员会，中国临床肿瘤学会前列腺癌专家委员会，中国肿瘤医院泌尿肿瘤协作组，等. 泌尿男生殖系统肿瘤多学科团队诊治组织与实施规范中国专家共识（2020 年版）[J]. 中国癌症杂志，2020，30 (4)：313 - 320.

[46] PAN H Y，JIANG J，HOFFMAN K E，et al. Comparative toxicities and cost of intensity-modulated radiotherapy，proton Radiation，and stereotactic body radiotherapy among younger men with prostate cancer [J]. J Clin Oncol，2018，36 (18)：1823 - 1830.

[47] PATKAR V，ACOSTA D，DAVIDSON T，et al. Cancer multidisciplinary team meetings：evidence，challenges，

and the role of clinical decision support technology [J]. Int J Breast Cancer，2011，2011：831605.

[48] LINNEY H，BARRETT S. Stereotactic body radiation therapy for patients with early-stage prostate cancer. Anticancer Res，2018，38 (3)：1231－1240. 8. Mohler JL，Antonarakis ES，Armstrong AJ，et al. Prostate Cancer，Version 2. 2019，NCCN Clinical Practice Guidelines in Oncology [J]. J Natl Compr Canc Netw，2019，17 (5)：479－505.

第三十一章　泌尿外科诊疗器械设备的研发

第一节　基于尿液 DNA 的膀胱癌液体活检技术平台

一、概　　述

膀胱癌是全球第九大最常见的恶性肿瘤，也是第十三大最常见的癌症死因。尽管血尿是膀胱癌的标志性症状，但在临床实践中观察到的血尿病例中只有 3%～28%是由膀胱癌引起的。膀胱镜检查被广泛认为是检测膀胱癌的金标准。然而，它是侵入性的、昂贵的，而且无法达到 100%的准确性，特别是对早期肿瘤。近年来，液体活检作为一种利用体液进行癌症诊断和监测的非侵入性工具得到了广泛关注。由于尿液具有容易、无创取样的优势，与其他体液相比，尿液获得了极大的关注。

二、问题与困惑

尿液细胞学和其他尿液检测，如膀胱肿瘤抗原、核基质蛋白 22，或荧光原位杂交，可以作为泌尿系统疾病的液体活检。尽管如此，由于目前的敏感性和/或特异性有限，这些标志物都没有被接受用于常规的诊断。因此，开发一种可靠的无创膀胱癌检测方法作为膀胱镜检查的替代方法仍有很大价值。

三、创新与思考

这项研究比较了尿液上清液、尿液沉淀物和血浆与从同一受试者获得的肿瘤组织样本在识别出现血尿的患者的恶性肿瘤方面的诊断潜力。在这 4 种类型的标本中共分析了 48 个膀胱癌相关的候选基因。在尿液上清液和沉淀物中发现的 cfDNA 突变与从相同病例中提取的血浆样本相比，是最丰富的。通过对尿液 DNA 突变信息的生物信息学分析，产生了由 5 个目标基因（TERT、FGFR3、TP53、PIK3CA 和 KRAS）和 7 个基因（TERT、FGFR3、TP53、HRAS、PIK3CA、KRAS、PIK3CA 和 KRAS）组成的诊断模型，分别利用尿液上清液或尿液沉淀物成功鉴定血尿患者的恶性疾病。不同的生物样本，如血浆、尿液上清和尿液沉淀物，其突变的数量和频率会因膀胱癌的类型和是否有转移而有所不同。虽然案例有限，但研究数据表明，恶性膀胱癌患者的尿液显示出较高的突变总数，正常尿液样本显示出较低的平均突变总数。尽管突变总数具有信息量，但它不能直接用于诊断，因为这些总数在患有恶性膀胱癌的患者和对照组之间是重叠的。

四、理论支撑

尿液中可测量的分子有很多，包括游离 DNA（cfDNA）、细胞 DNA、不同的 RNA 类别（如 microRNA、长非编码 RNA、信使 RNA）、蛋白质和外泌体。以前的研究表明，在血浆或尿液中检测的 DNA 生物标志物可用于预测血尿患者的膀胱癌风险。然而，预测的准确性受到基因组复杂性、肿瘤等级和基因组 DNA 不足的影响。cfDNA 在各种体液中以降解的核酸片段的形式广泛存在。尿液中 cfDNA 的基因改变反映了在肿瘤细胞内发现的基因改变。有报道称，恶性和良性血尿与不同的基因突变有关。此外，一些研究显示，尿液中的 cfDNA 的肿瘤基因组负担高于细胞 DNA，这可能对诊断效率有影响。比较潜在生物标志物候选者在膀胱癌中的诊断准确性将是非常有用的。

五、践行实施

（一）研究目的与研究步骤

本研究利用血尿患者尿液上清液中的游离 DNA（cfDNA）或尿液沉淀物中的细胞 DNA 来确定无创性诊断的 DNA 标记物组。选择了一个由 48 个膀胱癌特异性基因组成的组。采用了基于 NGS 的检测方法，比较了 16 名膀胱癌患者的血液、尿液和肿瘤样本的突变情况。接下来，从 125 名患者（92 名膀胱癌患者和 33 名对照组）中前瞻性地收集尿液细胞 DNA 和 cfDNA，并使用 48 个基因组进行分析。根据病理结果对单个基因标记和标记组合进行验证。计算并比较了用各种建模方法获得的受试者工作特征（ROC）曲线下的平均面积（图 31－1－1）。

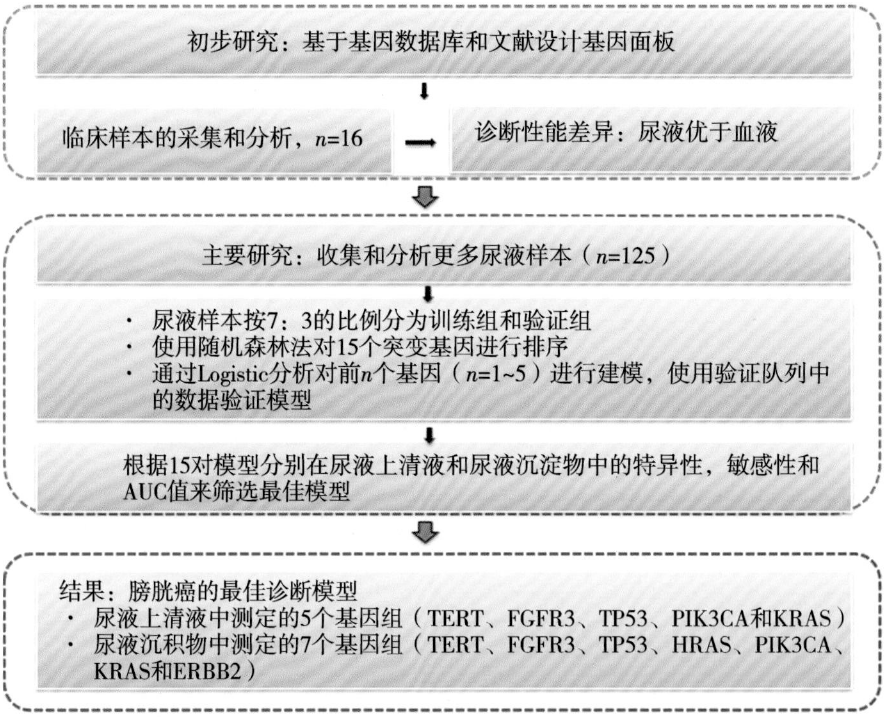

图 31－1－1　研究计划概述

本研究由 3 个阶段组成：初步研究、主要研究和诊断模型的确定，分别用灰色、蓝色和红色表示。

（二）研究结果

这项针对 16 名膀胱癌患者的初步研究表明：与血浆相比，尿液上清和沉淀物中的基因突变与癌症组织有更好的一致性。Logistic 分析表明，有两种基因组合可用于基因诊断模型：尿液上清液的 5 个基因（TERT、FGFR3、TP53、PIK3CA 和 KRAS）和尿液沉积物的 7 个基因（TERT、FGFR3、TP53、HRAS、PIK3CA、KRAS 和 ERBB2）。在验证队列中，5 个基因组和 7 个基因组的准确性分别为 0.94［95％置信区间（CI）0.91～0.97］和 0.91（95％CI 0.86～0.96）。随着年龄和性别的增加，尿液上清液五基因模型和尿液沉淀物七基因模型的诊断能力有所提高，改进后的 AUCs 为 0.9656（95％ CI 0.9368～0.9944）和 0.9587（95％ CI 0.9291～0.9883）。

（三）研究总结

尿液中的 cfDNA 具有巨大的诊断潜力。尿液上清液的 5 个基因组和尿液沉淀物的 7 个基因组是鉴别血尿患者膀胱癌的很有前途的选择。

六、适用与展望

尿液基因分析在膀胱癌精准医疗中的诊断价值有很大的临床潜力。从生物信息学分析中得到的诊断模型的高灵敏度可能有助于减少或避免对出现血尿的人使用膀胱镜检查。尿液 DNA 检测识别恶性血尿的高灵敏度和特异性，除了在血尿患者中的实际应用外，还可能在无血尿患者的膀胱癌监测筛查中具有巨大潜力。

〔王　龙〕

第二节　一种用于造口袋底盘开口的精准切割装置

一、概　述

造口袋是用于储蓄人体排泄物的容器物，如尿液、粪便，适用于肛肠、尿道等造口患者，是肠造口患者的必用品。据不完全统计，中国造口患者的总数已超 100 万人，且以每年 10 万的速度增长。剪裁不合适的造口袋底盘会引起包括造口部位周围疼痛、皮肤脱落或造口坏疽在内的并发症。因此一种快捷、便利、易操作的造口袋底盘开口的精准切割装置应运而生，为广大造口袋使用者带来了福祉。

二、问题与困惑

（一）国内外造口袋使用现状

在中国，每年约有 10 万患者因患肿瘤或括约肌外伤、先天性畸形等疾病，接受腹部造口手术。其中大部分是直肠癌、肛管癌以及膀胱癌患者，他们需要做永久性肠造口。据不完全统计，这类患者的总数在我国已超 100 万人。

而截止 2018 年底，根据西澳大利亚造口协会（Western Australian Ostomy Association）的数据，全球已经有超过 300 万的造口袋携带者。于此同时，其相关的护理及配件市场已达 28.1 亿美元。

根据造口袋设计可分为一件式和二件式。对于使用一件式造口袋的患者，每次需要更换整个肠造口袋。因而二件式造口袋更受欢迎，它由底盘和袋子组成，二者可分开，护理较方便，保护造口周围皮肤效果较好，佩带舒适、安全、隐蔽，经济实用。与一件式相比，二件式袋子本身可以根据需要随时更换。

（二）患者使用困境

使用造口袋时，需要以其底部的圆孔为中心将底盘剪出相应大小的开口，围绕贴合在造口周边皮肤上，连接口袋并收集自身排泄物。造口袋底盘开口需要适应患者不同伤口的需求，调整开口的大小，并且开口边缘应平滑规则，以免对造口处皮肤造成不必要的损伤。然而，目前仅部分市面上的底盘上印有带刻度的导轨，方便对其进行裁剪。

佩戴造口袋患者的主要并发症如下。①轻微患者：难闻气味、结肠造口袋反复漏液和结肠造瘘器具需要反复引流；②中度患者：造口部位周围疼痛与皮肤脱落、造口相关性腹泻与便秘，甚至重复结肠造口术进行冲洗或灌肠；③严重患者：造口处坏疽、造口处回缩、结肠造口脱垂、造口旁疝、皮肤黏膜分离以及其他并发症。最容易引起上述中度以上并发症发生的原因就是造口袋底盘不吻合。此时最好的解决办法就是对更换的底盘应用适当尺寸的切割装置，使其不超过造口直径的 1/8，从而防止粪便物质与造口周围皮肤接触，引起造口部位周围疼痛、皮肤脱落乃至坏疽。

通常造口护理会有专业人士进行指导，患者可以从他们那里得到相应的支援。但患者受疾病、疼痛的影响，加上经验不足，往往不能取得类似药剂等固定规格的治疗所取得的效果。因此，一种用于造口袋底盘开口的精准切割装置亟待发明。

三、创新与思考

这种新型的造口袋底盘开口的精准切割装置需要两个结构部分组成：切割器和底座（图 31－2－1）。

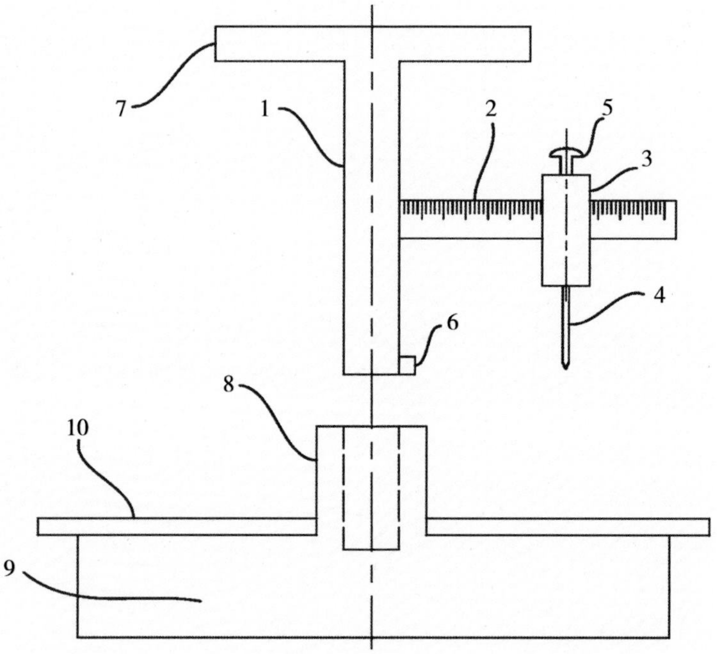

图 31 - 2 - 1　一种用于造口袋底盘开口的精准切割装置结构

1. 连接杆；2. 横梁刻度尺；3. 固定连接块；4. 切割刀；5. 锁紧螺钉；6. 定位块；
7. 操作手柄；8. 连接凸台；9. 切割台；10. 造口袋底盘。

切割器部分主要包括连接杆、横梁刻度尺、固定连接块、切割刀、锁紧螺钉、定位块和操作手柄。具体的功能是：①连接杆用于连接切割器与底座两个部分；②横梁刻度尺根据需要指示造口所需要的半径大小；③固定连接块允许切割刀在其上滑动并避免切割刀尾部伤及操作者；④切割刀直接切割造口袋底盘；⑤锁紧螺钉对切割刀进行固定；⑥定位块固定切割器与底座的位置；⑦操作手柄负责旋转操作。

底座部分主要包括连接凸台和切割台。其中，连接凸台与定位块铆合连接切割器与底座。切割台上设有同心布置的若干圆形切槽指导切割。

三、现实基础与优势

这种用于造口袋底盘开口的精准切割装置生产开发难度小，本身体量小。除刀身外其他部分均可使用新型可降解材料制备，对环境的伤害小。同时，本实用专利技术不需要设置多个切割刀具即可实现造口袋不同尺寸开口的精准切割，体现了个性化的特点。切割人员无论专业与否可以按秒完成切割，提高了造口袋使用效率。除此之外，最重要的是底盘设有的圆形切槽可保障底盘开口切缘规则且平滑，避免对造口皮肤及肠道黏膜造成损伤等中度以上并发症的发生。

四、操作过程、示意图与注意事项

1. 安装造口袋底盘：将造口袋底盘安装在切割台上。
2. 连接切割器与底座：通过定位块与连接凸台将切割器与底座进行连接。
3. 调节切割刀位置：通过横梁刻度尺或者选择切割台上的圆形切槽来选择切割半径。
4. 固定锁紧螺钉：防止切割刀滑动。
5. 切割：另一只手扶住操作手柄，并匀速转动完成切割（图 31 - 2 - 2～图 31 - 2 - 4）。
6. 取下底盘：松开切割器与底座，取下造口器底盘，并检查切缘情况。

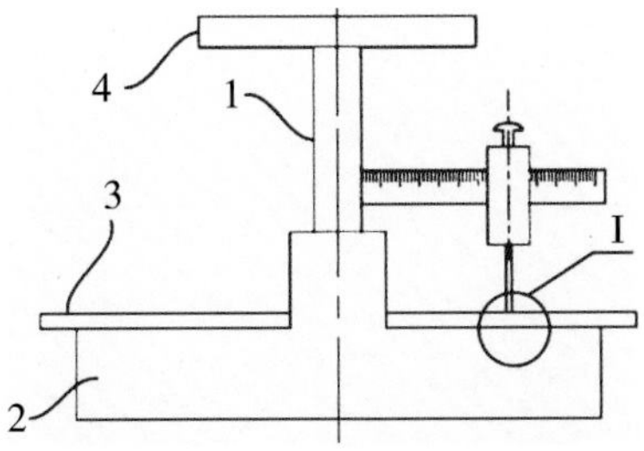

图 31－2－2　切割宏观示意图

1. 切割器；2. 底座；3. 造口袋底盘；4. 操作手柄。

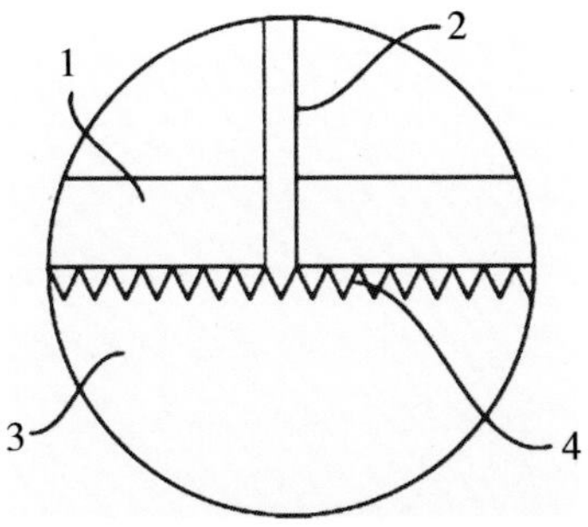

图 31－2－3　切割局部微观示意图

1. 造口袋底盘；2. 切割刀；3. 切割台；4. 圆形切槽。

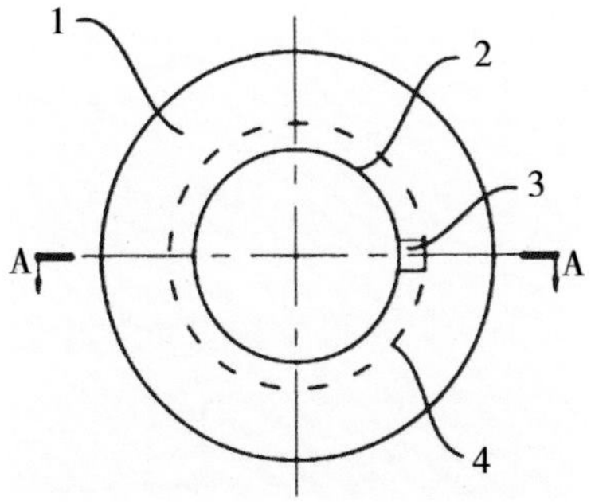

图 31－2－4　连接处放大示意图

1. 连接凸台；2. 连接杆插孔；3. 定位块插槽；4. 定位块环槽。

注意事项：①目前仍处于样品制作阶段，受专利保护，已与公司对接完成转化事宜；②切割完成后仍需检查切缘情况，以保护造口；③接触造口袋底盘仍需要严格无菌，严禁切割使用过的造口袋底盘；④切割刀属于锐器，需锐器盒收纳，必要时可连同固定连接块 3 与锁紧螺钉 5 一同丢弃（图 31－2－1），防止切割误伤。

〔刘龙飞　钱　程〕

第三节　一种用于阴囊内容物病变诊断和电切治疗的一体镜

一、概　　述

目前阴囊内腔的器官病变如需手术治疗采取的是开放手术，如睾丸、附睾的切除，囊肿切除等。开放手术损伤大，需要采用微创的手术方法。人体许多器官部位的手术已应用微创手术方法，通常是用内镜器械来完成微创手术的。人体各器官部位的内镜诊断治疗技术发展很快，几乎涵盖了所有器官部位，但用于人体阴囊部位的诊断与手术治疗的专用阴囊镜仍为空白。

二、问题与困惑

现有用内镜技术在阴囊内腔器官完成的微创手术的内镜是用其他内镜代替的，如尿道膀胱镜、前列腺电切镜、关节镜，因这些内镜不是专门为阴囊内腔部位设计制造的，使用起来不方便，也不安全，容易出现误伤及其他并发症。

三、创新与思考

目前无专用阴囊内腔诊断与电切手术一体镜。人体阴囊内腔病变的内镜手术实际上是用其他内镜代替的，达不到理想的治疗效果，使用不方便。设计研制一种阴囊内腔诊断与电切手术一体镜应用于阴囊内容物病变诊治是可行的。

四、理论支撑

人体腔镜微创技术几乎涵盖了人体所有器官部位。在腔镜技术可行和对人体安全的基础上，没有哪个人体部位的病变不需要微创手术治疗。阴囊鞘膜腔为人体自然体腔，在阴囊镜腔镜直视下诊断与治疗阴囊内容物睾丸、附睾、精索及阴囊内壁的病变是完全可行的。

五、践行实施

（一）获得专利

1. 向中华人民共和国国家知识产权局申报“一种阴囊内腔诊断与电切手术一体镜”实用新型专利，获批准。

（二）实用新型装置内容

本实用新型装置的目的是提供一种阴囊内腔诊断与电切手术一体镜，解决了现有阴囊微创手术中无专用窥镜、操作复杂、患者容易出现误伤及其他并发症的问题。

本实用新型装置所采用的技术方案是，一种阴囊内腔诊断与电切手术一体镜，包括内鞘、外鞘和操作器，外鞘尾端设置有外鞘筒，外鞘筒设置有外鞘出水口，内鞘由外鞘尾端插入，使得内鞘可在外鞘内滑动，内鞘尾端设置有内鞘进水口，操作器前端从内鞘的尾端插入并延伸至内鞘前端，操作器包括上下水平设置的内镜通道和电极通道，内镜通道延伸操作器的前端和后端，并通过旋紧螺纹与内鞘的尾端连接，电极通道延伸至操作器前端，在电极通道前端内插入手术电极，手术电极从电极通道尾端穿出，手术电极从操作器前端延伸至操作器尾端，手术电极尾端连接有手柄装置。

手柄装置设置在内镜通道尾端上并可来回滑动，内镜通道尾端内插入有内镜。内镜上设置有光源线接口。

手柄装置上部设置有第一双极导线接口，下部设置有第二双极导线接口。手术电极与第一双极导线接口和第二双极导线接口分别连接。

手术电极尾端插入至内鞘内的电极通道，并可平行滑动。手术电极前端设置有电切环。

内鞘前端为陶瓷结构的内鞘梢。外鞘前端均匀设置有若干个出水孔。

（三）本实用新型装置的有益效果

1. 结构形式以及尺寸大小适合阴囊内病变专用。

2. 内鞘和外鞘设置有进出水系统，且外鞘短于内鞘，远离镜前端形成进出水循环，避免在内鞘和外鞘等长时在一个部位进水和出水形成的压力升高和气泡。

3. 采用手柄装置，来回滑动时即可带动手术电极的电切环在病变处来回切割，操作方便。

4. 内鞘前端设置有陶瓷结构的内鞘梢，在电切环进行工作时可以耐高温，避免对内鞘造成损伤。

5. 设置有内镜通道，可以方便的对病变处进行诊断，同时进行电切手术。

（四）具体实施方式

本实用新型阴囊内腔诊断与电切手术一体镜，使用时，内镜的光源线接口连接外部电源，第一双极导线接口和第二双极导线接口与外部电刀系统连接，内鞘进水口和外鞘出水口分别与外部管子连接，将外鞘与阴囊创口处接触固定，内鞘可在外鞘内平行滑动，内鞘尾端连接有操作器，手柄装置以内镜通道为轴心来回滑动，通过第一双极导线接口和第二双极导线接口即可带动手术电极来回运动，在内镜的直视下，手术电极前端的电切环对阴囊内的病变进行切割手术。更换手术电极为其他诊断工具如软性活检钳等，从电极通道尾端进入延伸至内鞘前端，可对病患进行其他诊治。

六、适用与展望

本实用新型填补了现有技术中无专用阴囊内腔诊断与电切手术一体镜的空白，摆脱了手术中用其他内镜代替的尴尬局面。而且，还使得只需微创手术即可将阴囊病变处进行切除，治疗效果好，使用方便。本专利可成果转化研制生产出专用阴囊镜。该专用阴囊内腔诊断与电切手术一体镜在临床应用中可根据使用情况适时改进。

〔杨　欣〕

第四节　一种用于阴囊微创口的固定装置

一、概　　述

以往阴囊内容物的手术均采取开放性手术，开放性手术创伤大。目前阴囊内容物，即睾丸、附睾、精索的手术已有微创的手术方式。微创手术需要在阴囊部位做一个通道切口，即微创通道。通过微创通道可置入阴囊内镜等微创手术器械，对阴囊内容物的病变进行诊断与治疗，包括微创手术治疗。

二、问题与困惑

由于阴囊皮肤松软，容易塌陷，手术器械包括阴囊内镜进出阴囊微创切口不方便，容易造成阴囊壁的损伤。当阴囊镜及相关手术器械脱出再进入阴囊腔时，易误入阴囊壁夹层而致血肿与水肿及丢失手术视野。为避免这种损伤发生，故需要设计一个医疗器械安放在阴囊微创切口通道处起固定作用并形成微创通道。

三、创新与思考

为避免阴囊镜及相关微创手术器械进出阴囊腔时方便进出，不致于误入阴囊壁夹层造成损伤，需要设计一个医疗器械安放在阴囊微创切口通道处起固定作用。该器械装置本身就形成了阴囊微创手术的微创通道。使阴囊镜及微创手术器械通过这个微创通道进出阴囊腔方便，不会造成阴囊壁的损伤。目前无这样的器械装置。

四、理论支撑

特制的阴囊微创切口固定装置固定阴囊壁切口的边缘，避免塌瘪。夹住了阴囊壁全层，既使阴囊镜及相关微创手术器械脱出至阴囊外，也容易再插入。可避免阴囊镜镜体及手术器械误入阴囊壁夹层而致血肿及水肿。阴囊鞘膜腔为人体自然体腔，利用阴囊壁微创通道可施行腔内容物睾丸、附睾、精索及阴囊内壁病变的微创诊断与治疗。

五、践行实施

（一）获得专利

向中华人民共和国国家知识产权局申报“一种阴囊微创通道的固定装置”实用新型专利及发明专利，获批准。

（二）实用新型装置内容

本实用新型装置的目的是提供一种阴囊微创通道的固定装置，解决了现有技术中存在的阴囊微创手术中无切口通道固定装置容易造成阴囊壁损伤的问题。

本实用新型装置所采用的技术方案是，一种阴囊微创的通道的固定装置，包括相互配合使用的撑开钳和夹闭钳。撑开钳包括呈剪刀状的撑开钳钳身和撑开钳钳头，撑开钳钳头由两个半圆形形状组成，合起来呈圆筒状；夹闭钳包括呈剪刀状的夹闭钳钳柄和夹闭钳钳头，夹闭钳钳头前端带有两个弧形叶片，两个叶片合起来后呈圆筒状。

撑开钳钳头的一端带有外胶帽凸，撑开钳钳头另一端的外壁设置有纵向的第一条形齿纹。外胶帽凸外套有中心带孔的外胶帽，外胶帽的作用在于防止撑开钳钳头插入阴囊微创切口之后液体流出。撑开钳钳身和撑开钳钳头呈 108°～112°夹角，撑开钳钳头由两个半圆形形状组成，合起来呈圆筒状，撑开钳钳身中下部设置有锁扣条。

夹闭钳叶片内侧面设置有纵向的第二条形齿纹。夹闭钳钳柄中下部设置有锁扣齿条。夹闭钳钳柄和夹闭钳钳头呈 98°～102°的夹角。

撑开钳钳头外壁的第一条形齿纹和夹闭钳钳头的叶片内侧面的第二条形齿纹相咬合。利用这种咬合关系将阴囊壁小切口边缘夹闭固定。

（三）本实用新型装置的有益效果

由于阴囊皮肤松软，阴囊的微创小切口通道容易塌陷，设计的装置能够使阴囊微创小切口通道固定。本装置本身形成机械微创通道，使阴囊镜及相关微创手术器械进出阴囊内腔方便自如，也避免了对阴囊壁的损伤，便于顺利完成微创手术操作。

（四）具体实施方式

本实用新型装置工作时，撑开钳钳头插入阴囊微创切口内，撑开钳撑开合适程度后用锁扣条固定维持撑开状态，再用夹闭钳在阴囊微创切口外将阴囊壁创口边缘夹闭，即阴囊壁创口边缘位于撑开钳钳头与夹闭钳钳头之间，利用夹闭钳钳头的叶片内侧面的第二条形齿纹与撑开钳钳头两半圆形外壁的第一条形齿纹相咬合，将阴囊壁创口边缘夹闭，起固定微创通道作用。撑开钳钳头两半圆形闭合后所形成的圆形腔内通道即为阴囊微创手术通道。

六、适用与展望

本实用新型一种阴囊微创通道的固定装置解决了由于阴囊皮肤松软阴囊的微创小切口通道容易塌陷的问题，而固定装置本身形成阴囊微创通道有利于阴囊镜及相关微创手术器械操作。本专利可行成果转化研发出器械实物用于临床并进一步改进。

〔杨　欣〕

第五节　一种阴囊镜穿刺套管

一、概　　述

目前阴囊内腔器官病变的手术治疗已由传统的开放手术转为微创手术方法，通常微创手术是由内镜器械来完成的。现在用于阴囊内腔器官病变微创手术的内镜称之为阴囊镜。由于阴囊皮肤无自然通道开口，需要穿刺或小切口在阴囊建立创口并形成微创通道。

二、问题与困惑

由于阴囊的皮肤松软，容易塌陷，阴囊镜置入阴囊后，操作过程中容易滑脱至阴囊创口外。如果滑脱，必须又重新置入，反复置入容易造成阴囊壁的损伤，因此需建立阴囊镜进出阴囊壁的微创通道。微创通道可呈圆筒状，经阴囊壁开放手术置入。但经开放手术置入的微创通道与阴囊壁小切口间缝隙过大，阴囊腔内充盈的液体容易漏出，且阴囊壁的小切口仍显切口过大。

三、创新与思考

如果设计一种阴囊镜穿刺套管，经穿刺阴囊壁建立的微创通道可以解决上述困惑问题。该穿刺套管的套管鞘可做为阴囊镜进出阴囊腔的微创通道。为解决在阴囊镜微创手术中套管鞘脱出阴囊壁问题，需另设计固定钳固定阴囊壁穿刺的创缘。穿刺套管还应解决在穿刺过程中很难掌控进入阴囊深度的问题，稍不注意就会刺到阴囊内器官组织，造成损伤的问题。

四、理论支撑

阴囊镜穿刺套管有两个作用：建立了阴囊壁微创通道，同时也固定阴囊壁切口的边缘，避免塌瘪。夹住了阴囊壁全层，既使阴囊镜及相关微创手术器械脱出至阴囊外，也容易再插入。阴囊镜穿刺套管对阴囊壁的损伤更细小。阴囊鞘膜腔为人体自然体腔，利用阴囊壁微创通道可施行阴囊腔内容物睾丸、附睾、精索及阴囊内壁病变的微创诊断与治疗。

五、践行实施

(一) 获得专利

向中华人民共和国国家知识产权局申报“一种阴囊镜穿刺套管”实用新型专利，获批准。

(二) 实用新型装置内容

本实用新型装置旨在提供一种具有穿刺阴囊形成微创通道并固定于阴囊创口不易滑脱的阴囊镜穿刺套管。

本实用新型装置解决问题的技术方案是：一种阴囊镜穿刺套管，包括套管鞘及与套管鞘配合使用的穿刺锥。套管鞘包括中空的套管本体、位于套管本体前端的多个出水小孔、套管本体中后部分叉连接的与套管本体相连通的进水管和出水管、以及在进水管和出水管与出水小孔之间的套管本体段上沿纵向设置的第一条形齿纹。

还包括固定钳，该固定钳上设有能够与第一条形齿纹相咬合的纵向第二条形齿纹。

穿刺锥包括能够插入套管本体的锥身、位于锥身前端的针刺部、位于锥身尾端的手持部，锥身和针刺部的外径不大于套管本体内径，锥身长度大于或等于套管本体长度，且针刺部从套管本体前端伸出。

套管本体尾端安装有用于封闭套管本体尾部的外胶帽，该外胶帽采用弹性材料制成，外胶帽用于封闭管口的封闭面设有十字形开口，该十字形开口将外胶帽的封闭面均分为四片柔性密封片。

柔性密封片在穿刺锥插入时能够被推开，允许穿刺锥进入套管本体，在穿刺锥退回后能够自动回弹，封闭套管本体尾端。

套管本体尾端设有凸起的外胶帽凸，外胶帽通过与外胶帽凸卡接于套管本体尾端。外胶帽的作用是防止阴囊镜器械插入套管鞘后，阴囊内的液体从套管本体尾端流出。

固定钳包括钳头和呈剪刀状的钳柄，钳头前端带有两个弧形叶片，两个叶片弧度与套管本体弧度相同，两个叶片合起来后呈椭圆状，所述纵向的第二条形齿纹设置于叶片内侧面。钳柄中下部设置有锁扣齿条。

当穿刺锥连同套管鞘穿刺阴囊形成创口之后，固定钳在阴囊外将阴囊壁创口边缘夹闭，即阴囊壁创口边缘位于套管本体外表面与固定钳钳头叶片之间，利用第一条形齿纹和第二条形齿纹相咬合，将阴囊壁创口边缘夹闭固定，起到固定套管鞘，避免滑脱作用。

锥身为圆柱状、针刺部为圆锥状，针刺部的圆锥底面直径大于锥身的外径。当针刺部刺入阴囊后，套管本体前端的出水小孔也进入阴囊，将针刺部的圆锥底面直径设计为大于锥身的外径，其目的是为了给锥身和套管本体内壁之间留一定的间隙，该间隙与出水小孔相连通，使得穿刺进入阴囊后，在不退回穿刺锥的情况下也可以同时进水和出水，方便手术操作。

穿刺锥设有贯通通道。该贯通通道从手持部经过锥身，最终贯通针刺部。该贯通通道的作用在于：当穿刺锥穿刺进入阴囊后，阴囊中的液体会从该贯通通道中流出，相当于给医师一个信号，告知医师目前穿刺已经到达什么部位，是否已经穿刺成功。

套管本体中后部的进水管和出水管上分别设有节流阀。用于可调节阴囊腔进水与出水，便于手术操作。

(三) 本实用新型装置的显著效果

1. 由于阴囊无自然通道开口，设计的穿刺套管可穿刺建立阴囊微创通道。

2. 套管鞘上的第一条形齿纹与固定钳上的第二条形齿纹相咬合，将阴囊壁创口边缘夹住，使套管鞘固定于阴囊壁不滑脱，套管鞘即形成阴囊镜器械进出阴囊的微创通道。

3. 穿刺锥中间贯通通道的设计，能够让手术医师准确知道穿刺是否成功。

（四）具体实施方式

本实用新型装置工作时，在阴囊壁做 0.8 cm 一小切口，切开皮肤皮下不切入鞘膜腔。穿刺锥从带有外胶帽套管鞘尾端插入，穿刺锥连同套管鞘一起，利用穿刺锥的针刺部穿刺入阴囊内腔。穿刺锥尾部的贯通通道开口有液体流出后，用固定钳在阴囊外将阴囊壁创口边缘夹闭，即阴囊壁创口边缘位于套管鞘与固定钳钳头之间，利用固定钳钳头的叶片内侧面的第二条形齿纹与套管鞘外壁的第一条形齿纹相咬合，将阴囊壁创口边缘夹闭，拔出穿刺锥，将套管鞘留在阴囊壁作为微创通道，开启进水管上的节流阀，液体充盈阴囊内腔。套管鞘尾端外胶帽的柔性密封片弹性封闭，阻止液体外流。阴囊镜的相关器械（另配）从带有外胶帽的套管鞘尾端插入，进出套管鞘，实施微创手术，即穿刺套管的套管鞘通道形成阴囊镜进出阴囊的手术通道。

六、适用与展望

本实用新型一种阴囊镜穿刺套管通过在阴囊壁小切口上进一步经穿刺建立阴囊壁微创通道，比纯开放的阴囊壁建立的微创通道更加优势合理。阴囊壁创口边缘紧贴穿刺套管的套管鞘也即阴囊镜进出阴囊的手术通道，更加减少阴囊腔充盈液体的外漏，使手术更方便。本专利可行成果转化研发出器械实物用于临床并进一步改进。

〔杨　欣〕

第六节　一种小儿生殖器术后保护罩

一、概　　述

本实用新型装置涉及保护罩技术领域，具体为一种小儿生殖器术后保护罩。

二、创新与思考

儿童的生殖器手术已经是非常常见，很多家长都会带着孩子来做这类手术，以确保孩子的生殖器能够健康发育，术后医师会用保护罩来保护儿童的生殖器，以确保其能够健康的恢复和不受伤害；但是如今的术后保护罩也存在着诸多的问题，已经不能适应使用需求，比如容易脱落，不方便穿戴，不能够很好地保护患儿术后的生殖器等，针对上述问题，在原有一种小儿生殖器术后保护罩的基础上进行创新设计。

三、理论支撑

本实用新型装置的目的在于提供一种小儿生殖器术后保护罩，以解决上述背景技术中提出容易脱落，不方便穿戴，不能够很好地保护患儿术后的生殖器问题。

为实现上述目的，本实用新型提供如下技术方案：一种小儿生殖器术后保护罩，包括上保护罩、下保护罩、上绑带和腰带，所述上保护罩与下保护罩的内部均开设有透气孔，且上保护罩的尾端设置有转轴，并且转轴活动连接有下保护罩，所述下保护罩的内侧设置有卡块，且卡块活动连接有上保护罩，并且上保护罩的底部焊接有固定块，所述上绑带的内侧固定连接有固定块，且上绑带的内侧设置有连接带，并且连接带固定连接有下绑带，所述上绑带与下绑带的尾端均设置有拉环，且上绑带与下绑带的顶端均设置有第一固定件，并且第一固定件活动连接有拉环，所述上保护罩的顶端设置有连接块，所述腰带贯穿于连接块，且腰带的尾端设置有拉环，所述腰带的顶端固定连接有第二固定件，且第二固定件的顶端活动连接有拉环，所述上保护罩与下保护罩的内壁上均设置有记忆棉，且下保护罩的内侧设置有网罩，并且网罩的内部填充有消毒棉，所述上绑带固定连接有固定带，且固定带的顶端设置有固定环，并且固定环活动连接有腰带。

所述下保护罩底端的宽度大于上保护罩顶端的宽度，且下保护罩在上保护罩上为旋转结构，并且下保护罩的旋转角度范围为 0°～90°。

所述下保护罩的表面积等于记忆棉的面积，且记忆棉的内侧均匀填充有消毒棉，并且消毒棉的安装结构为拆卸结构。

所述下绑带平行于上绑带，且下绑带与上绑带均关于上保护罩的中轴线对称设置有 2 条，并且下绑带平行于腰带。

所述下绑带、上绑带与腰带均为伸缩结构，且下绑带顶端的第一固定件与第二固定件的结构均与魔术贴的结构相同。

所述固定带垂直于下绑带，且固定带顶端的固定环在腰带上为拆卸结构。

设置有下保护罩与上保护罩，该装置的下保护罩与上保护罩构成的梯形结构能够很好地适应孩子生殖器的形状，从而能够对其进行全方位的保护，而且下保护罩可以进行旋转，从而该装置也不会影响孩子上厕所，也方便家长和孩子的操作。

设置有记忆棉与消毒棉，下保护罩与上保护罩的内侧均设置有记忆棉，从而让该装置能够更好地适应孩子的生殖器，让孩子能够佩戴的更加舒适，而消毒棉保证该装置的安全卫生，能够对孩子的生殖器进行一个更好的保护，防止其被感染。

设置有下绑带与上绑带，该装置设置的下绑带与上绑带均用来绑腿的，下绑带与上绑带通过拉环与第一固定件固定在孩子的腿上，可以很好的防止该装置脱落，加强该装置的牢固性，解决了之前装置容易脱落的问题。

设置有第一固定件与第二固定件，下绑带、上绑带与腰带均可以进行伸缩，可以让不同体型和不同年龄的孩子都可以进行佩戴，大大提高了该装置的实用性，而第一固定件与第二固定件的魔术贴结构也大大方便使用者进行操作，解决了不方便佩戴的问题。

设置有固定带与固定环，固定带用于连接下绑带与腰带，其顶端的固定环可以进行拆卸，从而大大加强了该装置的稳定性，防止在佩戴的过程中有脱落的情况发生，非常的实用。

与现有技术相比，本实用新型的有益效果是：该小儿生殖器术后保护罩，解决了之前装置容易脱落的问题，同时也解决了保护罩不能很好地保护孩子术后的生殖器的问题，该装置既方便穿戴，也不容易脱落，防止孩子打闹导致装置脱落的情况发生，同时也能够很好地保护孩子术后的生殖器，以确保其能够正常恢复。

四、践行实施

下面将结合本实用新型实施的图例，对本实用新型实施例中的技术方案进行清楚、完整地描述，显然，所描述的实施例仅仅是本实用新型一部分实施例，而不是全部的实施例。基于本实用新型中的实施例，本领域普通技术人员在没有做出创造性劳动前提下所获得的所有其他实施例，都属于本实用新型保护的范围。

如图 31-6-1～图 31-6-4 所示，本实用新型提供一种技术方案：一种小儿生殖器术后保护罩，包括上保护罩 1、透气孔 2、转轴 3、下保护罩 4、连接带 5、第一固定件 6、下绑带 7、上绑带 8、连接块 9、第二固定件 10、拉环 11、腰带 12、记忆棉 13、网罩 14、消毒棉 15、固定块 16、卡块 17、固定带 18 和固定环 19，上保护罩 1 与下保护罩 4 的内部均开设有透气孔 2，且上保护罩 1 的尾端设置有转轴 3，并且转轴 3 活动连接有下保护罩 4，下保护罩 4 的内侧设置有卡块 17，且卡块 17 活动连接有上保护罩 1，并且上保护罩 1 的底部焊接有固定块 16，上绑带 8 的内侧固定连接有固定块 16，且上绑带 8 的内侧设置有连接带 5，并且连接带 5 固定连接有下绑带 7，上绑带 8 与下绑带 7 的尾端均设置有拉环 11，且上绑带 8 与下绑带 7 的顶端均设置有第一固定件 6，并且第一固定件 6 活动连接有拉环 11，上保护罩 1 的顶端设置有连接块 9，腰带 12 贯穿于连接块 9，且腰带 12 的尾端设置有拉环 11，腰带 12 的顶端固定连接有第二固定件 10，且第二固定件 10 的顶端活动连接有拉环 11，上保护罩 1 与下保护罩 4 的内壁

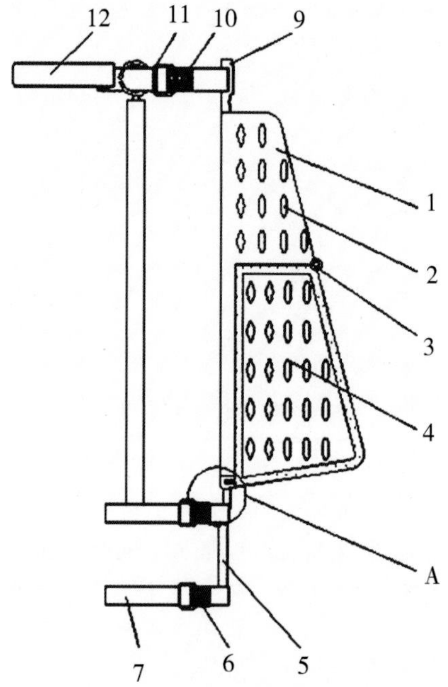

图 31－6－1　本实用新型侧视结构示意图

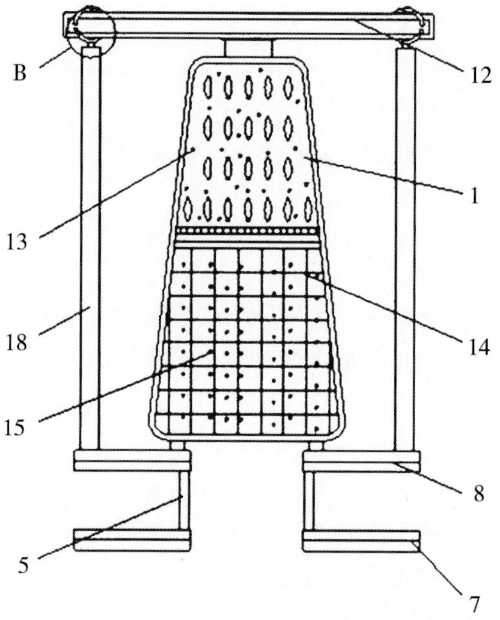

图 31－6－2　本实用新型正视结构示意图

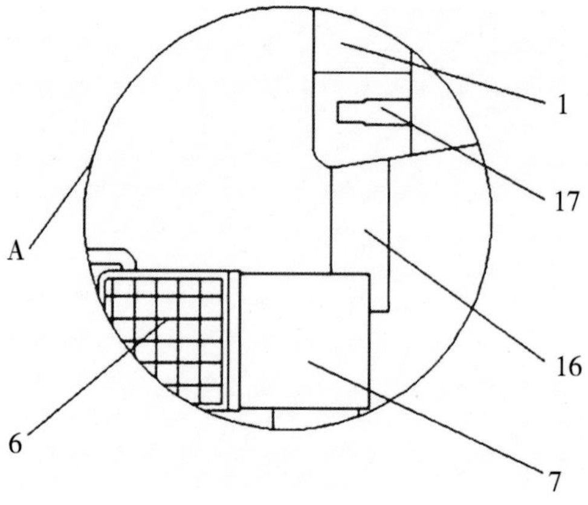

图 31－6－3　本实用新型图 31－6－1 中 A 点放大结构示意图

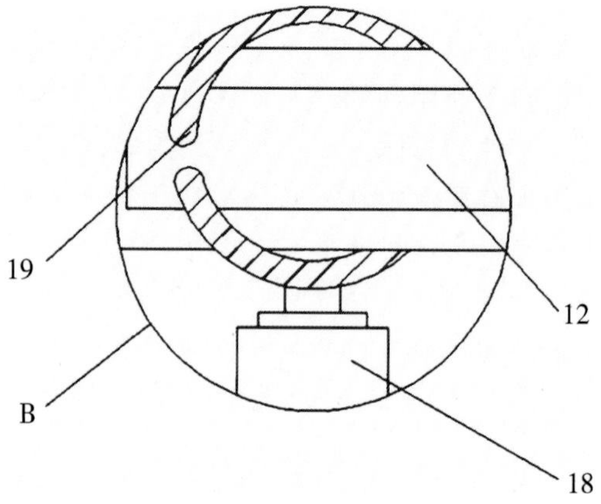

图 31－6－4　本实用新型图 31－6－2 中 B 点放大结构示意图

上均设置有记忆棉 13，且下保护罩 4 的内侧设置有网罩 14，并且网罩 14 的内部填充有消毒棉 15，上绑带 8 固定连接有固定带 18，且固定带 18 的顶端设置有固定环 19，如图 31－6－2 中固定带 18 垂直于下绑带 7，且固定带 18 顶端的固定环 19 在腰带 12 上为拆卸结构，固定带 18 用于连接下绑带 7 与腰带 12，从而进一步加强该装置的牢固性，解决了之前装置容易脱落的问题，孩子在佩戴之后也可以进行正常活动，不用担心脱落的问题，并且固定环 19 活动连接有腰带 12。

如图 31－6－1 中下保护罩 4 底端的宽度大于上保护罩 1 顶端的宽度，且下保护罩 4 在上保护罩 1 上为旋转结构，并且下保护罩 4 的旋转角度范围为 0～90 °，这样下保护罩 4 可以通过转轴 3 打开，方便孩子进行如厕，从而就不用将整个装置脱下来了，大大提高了该装置的实用性，非常的方便。

如图 31－6－2 中下保护罩 4 的表面积等于记忆棉 13 的面积，且记忆棉 13 的内侧均匀填充有消毒棉 15，并且消毒棉 15 的安装结构为拆卸结构，消毒棉 15 可以保证装置内部的安全与干净，使用者也可以对消毒棉 15 进行更换，使该装置一直安全卫生，从而能够对孩子术后的生殖器进行一个全方位的保护。

如图 31－6－1 中下绑带 7 平行于上绑带 8，且下绑带 7 与上绑带 8 均关于上保护罩 1 的中轴线对称设置有2条，并且下绑带7平行于腰带12，该装置设置的下绑带7与上绑带8可以大大加强该装置的稳定性，防止该装置脱落的情况发生，其也方便家长帮助孩子进行穿戴，提高了该装置的实用性，如图31-6-2中下绑带7、上绑带8与腰带12均为伸缩结构，且下绑带7顶端的第一固定件6与第二固定件10的结构均与魔术贴的结构相同，第一固定件6与第二固定件10的魔术贴结构可以大大方便家长的操作，解决了之前装置佩戴难的问题，无论是佩戴还是脱下的操作都非常的简单，也非常的实用。

工作原理：在使用该小儿生殖器术后保护罩时，首先需要佩戴该装置，将孩子术后的生殖器放置于保护罩的内部，将腰带12绑在孩子的腰部，腰带12可以进行伸缩，从而可以适应各种尺寸的腰部，将腰带12顶端的第二固定件10固定在腰带12尾端的拉环11上，因为第二固定件10与第一固定件6为魔术贴，所以其很方便家长帮助孩子进行佩戴，然后将下绑带7与上绑带8均绑在孩子的腿部上，下绑带7与上绑带8通过第一固定件6与拉环11固定在孩子的腿部上，非常方便进行操作，而且也大大加强了该装置的稳定性，防止该保护罩在佩戴的过程中掉落，最后可以将固定带18顶部的固定环19套在腰带12上，从而其可以进一步加强该装置的稳定性，使该保护罩被佩戴的更加牢固，解决了之前装置容易脱落的问题，在上保护罩1与下保护罩4的内部均设置有记忆棉13，其可以很好的适应孩子生殖器的形状，让孩子佩戴的更加舒适，而记忆棉13的内侧填充有消毒棉15，消毒棉15能够保证该装置的安全卫生，防止孩子的生殖器被感染，从而能够对其进行一个全方位的保护，使用者也可以对消毒棉15进行更换，将消毒棉15从网罩14拿出来即可，非常的实用，上保护罩1与下保护罩4内部的透气孔2可以进行通风，配合消毒棉15能够对孩子的生殖器进行一个更好的保护，使其能正常的恢复，如果孩子想上厕所，可以将下保护罩4通过转轴3进行旋转，将下保护罩4底部的卡块17从上保护罩1上拔下，从而可以将下保护罩4打开，方便孩子如厕，进而大大提高了该装置的实用性。

本实用新型使用到的标准零件均可以从市场上购买，异形件根据说明书的和附图的记载均可以进行订制，各个零件的具体连接方式均采用现有技术中成熟的螺栓、铆钉、焊接等常规手段，机械、零件和设备均采用现有技术中常规的型号，加上电路连接采用现有技术中常规的连接方式，在此不再详述。

尽管已经示出和描述了本实用新型的实施例，对于本领域的普通技术人员而言，可以理解在不脱离本实用新型的原理和精神的情况下可以对这些实施例进行多种变化、修改、替换和变型，本实用新型的范围由所附权利要求及其等同物限定。

〔彭双〕

参考文献

［1］ ZHAO C，PAN Y，WANG Y，et al. A novel cell-free single-molecule unique primer extension resequencing (cf-SUPER) technology for bladder cancer non-invasive detection in urine［J］. Transl Androl Urol，2020，9（3）：1222-1231.

［2］ OU Z，LI K，YANG T，et al. Detection of bladder cancer using urinary cell-free DNA and cellular DNA［J］. Clin Transl Med，2020，9（1）：4.

［3］ CHAKRABORTY A，DASARI S，LONG W，et al. Urine protein biomarkers for the detection，surveillance，and treatment response prediction of bladder cancer［J］. Am J Cancer Res，2019，9（6）：1104-1117.

［4］ YIN G，TANG J，WANG L. Re：A Urine Based Genomic Assay to Triage Patients with Hematuria for CystoscopyK. E. M. van Kessel，J. J. de Jong，A. C. J. Ziel-van der Made，H. Roshani，S. M. Haensel，J. H. Wolterbeek，E. R. Boevé，E. H. G. M. Oomens，N. J. van Casteren，M. Krispin，J. L. Boormans，E. W. Steyerberg，W. van Criekinge and E. C. ZwarthoffJ Urol，2020，204：50-57［J］. J Urol，2020，204（5）：1062.

［5］ LI P，NING J，LUO X，et al. New method to preserve the original proportion and integrity of urinary cell-free DNA［J］. J Clin Lab Anal，2019，33（2）：e22668.

［6］ WANG Z，BI S S，WANG L. Re：Validation of a DNA Methylation-Mutation Urine Assay to Select Patients with

Hematuria for Cystoscopy：K. E. M. van Kessel，W. Beukers，I. Lurkin，A. Ziel-van der Made，K. A. van der Keur，J. L. Boormans，L. Dyrskjøt，M. Márquez，T. F. Ørntoft，F. X. Real，U. Segersten，N. Malats，P. -U. Malmström，W. Van Criekinge and E. C. Zwarthoff J Urol，2017，197：590－595［J］. J Urol. 2017，197（6）：1573.

［7］ ZHAO C，PAN Y，WANG Y，et al. A novel cell-free single-molecule unique primer extension resequencing（cf-SUPER）technology for bladder cancer non-invasive detection in urine［J］. Transl Androl Urol，2020，9（3）：1222－1231.

［8］ LI P，NING J，LUO X，et al. New method to preserve the original proportion and integrity of urinary cell-free DNA［J］. J Clin Lab Anal，2019，3的3（2）：e22668.

［9］ 杨金瑞. 阴囊镜手术学［M］. 北京：人民卫生出版社，2016.

［10］ Yang J R. Scrotoscopic Surgery［M］. Elsevier，2019.

［11］ 杨欣，杨金瑞. 一种阴囊镜穿刺套管：201620451587. 2［P］. 2016－12－28.

［12］ 杨欣，杨金瑞. 一种阴囊微创通道的固定装置：201520850254. 2［P］. 2016－04－20.

［13］ 杨欣，杨金瑞. 一种阴囊微创通道的固定装置：201510715417. 0［P］. 2017－08－25.

［14］ 杨金瑞，杨欣. 一种的阴囊内腔诊断与电切手术一体镜：201520846307. 3［P］. 2016－03－30.

图书在版编目（CIP）数据

创新泌尿外科学 / 杨金瑞等主编. -- 长沙 : 湖南科学技术出版社，2024. 7. -- ISBN 978-7-5710-3097-1

Ⅰ. R69

中国国家版本馆 CIP 数据核字第 20246U7A67 号

CHUANGXIN MINIAO WAIKEXUE

创新泌尿外科学

主　　编：杨金瑞　彭风华　饶建明　杨　欣

出 版 人：潘晓山

责任编辑：李　忠　杨　颖

出版发行：湖南科学技术出版社

社　　址：长沙市芙蓉中路一段 416 号泊富国际金融中心

网　　址：http://www.hnstp.com

湖南科学技术出版社天猫旗舰店网址：

http://hnkjcbs.tmall.com

邮购联系：0731-84375808

印　　刷：长沙沐阳印刷有限公司

（印装质量问题请直接与本厂联系）

厂　　址：长沙市开福区陡岭支路 40 号

邮　　编：410003

版　　次：2024 年 7 月第 1 版

印　　次：2024 年 7 月第 1 次印刷

开　　本：889mm×1194mm　1/16

印　　张：40.25

字　　数：1211 千字

书　　号：ISBN 978-7-5710-3097-1

定　　价：398.00 元